中文翻译版

哈里森血液学与肿瘤学

Harrison's Hematology and Oncology

原书第2版

原　著　Dan L. Longo
主　译　薛　妍　陈　衍
副主译　杨　谨　高广勋　董宝侠　杨静悦
译　者　（以姓氏笔画为序）
王　凡　王　欣　申艳伟　白引苗
吕　萌　李舒婷　李新涛　杨　姣
杨　舒　杨　锦　杨　谨　杨静悦
时　新　张　消　张　璇　张亚华
张潇嫚　陈　衍　陈哲灵　郑　璇
高广勋　郭　燕　唐海龙　曹　春
董宝侠　谢建刚　薛　妍

科学出版社
北　京

图字:01-2017-7084

内 容 简 介

本书是世界著名的哈里森系列教科书之一，是在第18版《哈里森内科学》基础上编撰而成。分为12部分，共55章，分别介绍了造血的细胞基础、血液系统疾病的主要临床表现、贫血、骨髓增殖性疾病、血液肿瘤、止血障碍、肿瘤生物学、癌症预防和治疗原则、肿瘤性疾病、内分泌肿瘤、癌症的间接影响、肿瘤相关急症和晚期并发症的影响。本书系统回顾了血液系统常见疾病和多种恶性实体肿瘤的流行病学、病因、临床表现、诊断、分期、治疗和预防相关内容。另外，还有关于血液学和肿瘤学相关的基础知识，如血细胞生成、癌细胞生物学、癌症预防的独立篇章，内容囊括了这些领域的前沿发展。

本书是血液学和肿瘤学临床医生、科研人员、医学院校研究生的必备参考书，还适用于开展内科系统的医学继续教育工作。

图书在版编目(CIP)数据

哈里森血液学与肿瘤学:原书第2版/(美)丹·隆格(Longo Dan)著;薛妍,陈衍主译.—北京:科学出版社,2018.1

书名原文:Harrison's Hematology and Oncology

ISBN 978-7-03-055991-3

Ⅰ.①哈… Ⅱ.①丹… ②薛… ③陈… Ⅲ.①血液学②肿瘤学 Ⅳ.①R331.1②R73

中国版本图书馆CIP数据核字(2017)第312894号

责任编辑:路 弘 / 责任校对:韩 杨

责任印制:赵 博 / 封面设计:龙 岩

Dan L. Longo
Harrison's Hematology and Oncology
ISBN 978-0-07-181490-4

北京市版权局著作权合同登记号:01-2017-7084

科学出版社 出版
北京东黄城根北街16号
邮政编码:100717
http://www.sciencep.com
三河市春园印刷有限公司 印刷
科学出版社发行 各地新华书店经销
*
2018年9月第 一 版 开本:889×1194 1/16
2018年9月第一次印刷 印张:41 3/4
字数:1 200 000
定价:198.00元
(如有印装质量问题，我社负责调换)

2nd Edition

HARRISON'S™

HEMATOLOGY AND ONCOLOGY

Dan L. Longo, MD
Professor of Medicine, Harvard Medical School; Senior Physician, Brigham and Women's Hospital; Deputy Editor, New England Journal of Medicine, Boston, Massachusetts

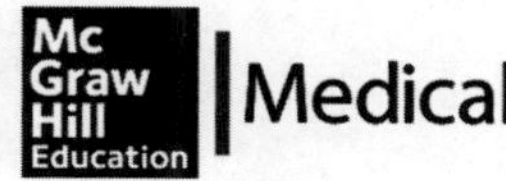

New York Chicago San Francisco Lisbon London Madrid Mexico City
Milan New Delhi San Juan Seoul Singapore Sydney Toronto

CONTRIBUTORS

原著者

James L. Abbruzzese, MD
Professor and Chair, Department of GI Medical Oncology; M.G. and Lillie Johnson Chair for Cancer Treatment and Research, University of Texas, MD Anderson Cancer Center, Houston, Texas

John W. Adamson, MD
Clinical Professor of Medicine, Department of Hematology/Oncology, University of California, San Diego, San Diego, California

Kenneth C. Anderson, MD
Kraft Family Professor of Medicine, Harvard Medical School; Chief, Jerome Lipper Multiple Myeloma Center, Dana-Farber Cancer Institute, Boston, Massachusetts

Frederick R. Appelbaum, MD
Director, Division of Clinical Research, Fred Hutchinson Cancer Research Center, Seattle, Washington

Wiebke Arlt, MD, DSc, FRCP, FMedSci
Professor of Medicine, Centre for Endocrinology, Diabetes and Metabolism, School of Clinical and Experimental Medicine, University of Birmingham; Consultant Endocrinologist, University Hospital Birmingham, Birmingham, United Kingdom

Valder R. Arruda, MD, PhD
Associate Professor of Pediatrics, University of Pennsylvania School of Medicine; Division of Hematology, The Children's Hospital of Philadelphia, Philadelphia, Pennsylvania

Robert C. Basner, MD
Professor of Clinical Medicine, Division of Pulmonary, Allergy, and Critical Care Medicine, Columbia University College of Physicians and Surgeons, New York, New York [Appendix]

Robert S. Benjamin, MD
P.H. and Fay E. Robinson Distinguished Professor and Chair, Department of Sarcoma Medical Oncology, University of Texas MD Anderson Cancer Center, Houston, Texas

Edward J. Benz, Jr., MD
Richard and Susan Smith Professor of Medicine, Professor of Pediatrics, Professor of Genetics, Harvard Medical School; President and CEO, Dana-Farber Cancer Institute; Director, Dana-Farber/ Harvard Cancer Center (DF/HCC), Boston, Massachusetts

Clara D. Bloomfield, MD
Distinguished University Professor; William G. Pace, Ⅲ Professor of Cancer Research; Cancer Scholar and Senior Advisor, The Ohio State University Comprehensive Cancer Center; Arthur G. James Cancer Hospital and Richard J. Solove Research Institute, Columbus, Ohio

George J. Bosl, MD
Professor of Medicine, Weill Cornell Medical College; Chair, Department of Medicine; Patrick M. Byrne Chair in Clinical Oncology, Memorial Sloan-Kettering Cancer Center, New York, New York

Otis W. Brawley, MD
Chief Medical Officer, American Cancer Society Professor of Hematology, Oncology, Medicine, and Epidemiology, Emory University, Atlanta, Georgia

Cynthia D. Brown, MD
Assistant Professor of Medicine, Division of Pulmonary and Critical Care Medicine, University of Virginia, Charlottesville, Virginia [Review and Self-Assessment]

Brian I. Carr, MD, PhD, FRCP
Professor of Oncology and Hepatology, IRCCS De Bellis Medical Research Institute, Castellana Grotte, Italy

Irene Chong, MRCP, FRCR
Clinical Research Fellow, Royal Marsden NHS Foundation Trust, London and Sutton, United Kingdom

Francis S. Collins, MD, PhD
Director, National Institutes of Health, Bethesda, Maryland

Jennifer M. Croswell, MD, MPH
Acting Director, Office of Medical Applications of Research, National Institutes of Health, Bethesda, Maryland

David Cunningham, MD, FRCP
Professor of Cancer Medicine, Royal Marsden NHS Foundation Trust, London and Sutton, United Kingdom

Josep Dalmau, MD, PhD
ICREA Research Professor, Institute for Biomedical Investigations, August Pi i Sunyer (IDIBAPS)/Hospital Clinic, Department of Neurology, University of Barcelona, Barcelona, Spain; Adjunct Professor of Neurology University of Pennsylvania, Philadelphia, Pennsylvania

Lisa M. DeAngelis, MD
Professor of Neurology, Weill Cornell Medical College; Chair, Department of Neurology, Memorial Sloan-Kettering Cancer Center, New York, New York

Janice Dutcher, MD
Department of Oncology, New York Medical College, Montefiore, Bronx, New York

Jeffery S. Dzieczkowski, MD
Physician, St. Alphonsus Regional Medical Center; Medical Director, Coagulation Clinic, Saint Alphonsus Medical Group, International Medicine and Travel Medicine, Boise, Idaho

Andrew J. Einstein, MD, PhD
Assistant Professor of Clinical Medicine, Columbia University College of Physicians and Surgeons; Department of Medicine, Division of Cardiology, Department of Radiology, Columbia University Medical Center and New York-Presbyterian Hospital, New York, New York [Appendix]

Ezekiel J. Emanuel, MD, PhD
Vice Provost for Global Initiatives and Chair, Department of Medical Ethics and Health Policy, University of Pennsylvania, Philadelphia, Pennsylvania

Robert Finberg, MD
Chair, Department of Medicine, University of Massachusetts Medical School, Worcester, Massachusetts

Jane E. Freedman, MD
Professor, Department of Medicine, University of Massachusetts Medical School, Worcester, Massachusetts

Carl E. Freter, MD, PhD
Professor, Department of Internal Medicine, Division of Hematology/Medical Oncology, University of Missouri; Ellis Fischel Cancer Center, Columbia, Missouri

Robert F. Gagel, MD
Professor of Medicine and Head, Division of Internal Medicine, University of Texas MD Anderson Cancer Center, Houston, Texas

John I. Gallin, MD
Director, Clinical Center, National Institutes of Health, Bethesda, Maryland

Samuel Z. Goldhaber, MD
Professor of Medicine, Harvard Medical School; Director, Venous Thromboembolism Research Group, Cardiovascular Division, Brigham and Women's Hospital, Boston, Massachusetts

Rasim Gucalp, MD
Professor of Clinical Medicine, Albert Einstein College of Medicine; Associate Chairman for Educational Programs, Department of Oncology; Director, Hematology/Oncology Fellowship, Montefiore Medical Center, Bronx, New York

Anna R. Hemnes, MD
Assistant Professor, Division of Allergy, Pulmonary, and Critical Care Medicine, Vanderbilt University Medical Center, Nashville, Tennessee [Review and Self-Assessment]

Patrick H. Henry, MD
Clinical Adjunct Professor of Medicine, University of Iowa, Iowa City, Iowa

Katherine A. High, MD
Investigator, Howard Hughes Medical Institute; William H. Bennett Professor of Pediatrics, University of Pennsylvania School of Medicine; Director, Center for Cellular and Molecular Therapeutics, Children's Hospital of Philadelphia, Philadelphia, Pennsylvania

A. Victor Hoffbrand, DM
Professor Emeritus of Haematology, University College, London; Honorary Consultant Haematologist, Royal Free Hospital, London, United Kingdom

Steven M. Holland, MD
Chief, Laboratory of Clinical Infectious Diseases, National Institute of Allergy and Infectious Diseases, National Institutes of Health, Bethesda, Maryland

Leora Horn, MD, MSc
Division of Hematology and Medical Oncology, Vanderbilt University School of Medicine, Nashville, Tennessee

J. Larry Jameson, MD, PhD
Robert G. Dunlop Professor of Medicine; Dean, University of Pennsylvania School of Medicine; Executive Vice President of the University of Pennsylvania for the Health System, Philadelphia, Pennsylvania

Robert T. Jensen, MD
Digestive Diseases Branch, National Institute of Diabetes; Digestive and Kidney Diseases, National Institutes of Health, Bethesda, Maryland

David H. Johnson, MD, FACP
Donald W. Seldin Distinguished Chair in Internal Medicine; Professor and Chairman, Department of Internal Medicine, University of Texas Southwestern Medical School, Dallas, Texas

Barbara Konkle, MD
Professor of Medicine, Hematology, University of Washington; Director, Translational Research, Puget Sound Blood Center, Seattle, Washington

Barnett S. Kramer, MD, MPH
Director, Division of Cancer Prevention, National Cancer Institute, Bethesda, Maryland

Alexander Kratz, MD, PhD, MPH
Associate Professor of Pathology and Cell Biology, Columbia University College of Physicians and Surgeons; Director, Core Laboratory, Columbia University Medical Center, New York, New York [Appendix]

Marc E. Lippman, MD, MACP
Kathleen and Stanley Glaser Professor; Chairman, Department of Medicine, Deputy Director, Sylvester Comprehensive Cancer Center, University of Miami Miller School of Medicine, Miami, Florida

Dan L. Longo, MD
Professor of Medicine, Harvard Medical School; Senior Physician, Brigham and Women's Hospital; Deputy Editor, New England Journal of Medicine, Boston, Massachusetts

Joseph Loscalzo, MD, PhD
Hersey Professor of the Theory and Practice of Medicine, Harvard Medical School; Chairman, Department of Medicine; Physician-in-Chief, Brigham and Women's Hospital, Boston, Massachusetts

Lucio Luzzatto, MD, FRCP, FRCPath
Professor of Haematology, University of Genova, Scientific Director Istituto Toscano Tumori, Italy

Guido Marcucci, MD
Professor of Medicine; John B. and Jane T. McCoy Chair in Cancer Research; Associate Director of Translational Research, Comprehensive Cancer Center, The Ohio State University College of Medicine, Columbus, Ohio

Robert J. Mayer, MD
Stephen B. Kay Family Professor of Medicine, Harvard Medical School, Boston, Massachusetts

Pat J. Morin, PhD
Senior Investigator, Laboratory of Molecular Biology and Immunology, National Institute on Aging, National Institutes of Health, Baltimore, Maryland

Robert J. Motzer, MD
Professor of Medicine, Weill Cornell Medical College; Attending Physician, Genitourinary Oncology Service, Memorial Sloan-Kettering Cancer Center, New York, New York

Nikhil C. Munshi, MD
Associate Professor of Medicine, Harvard Medical School; Associate Director, Jerome Lipper Multiple Myeloma Center, Dana Farber Cancer Institute, Boston, Massachusetts

Hari Nadiminti, MD
Clinical Instructor, Department of Dermatology, Emory University School of Medicine, Atlanta, Georgia

Hartmut P. H. Neumann, MD
Head, Section Preventative Medicine, Department of Nephrology and General Medicine, Albert-Ludwigs-University of Freiburg, Germany

William Pao, MD, PhD
Associate Professor of Medicine, Cancer Biology, and Pathology, Division of Hematology and Medical Oncology, Vanderbilt University School of Medicine, Nashville, Tennessee

Shreyaskumar R. Patel, MD
Center Medical Director, Sarcoma Center; Professor of Medicine; Deputy Chairman, Department of Sarcoma Medical Oncology, MD Anderson Cancer Center, Houston, Texas

Michael A. Pesce, PhD
Professor Emeritus of Pathology and Cell Biology, Columbia University College of Physicians and Surgeons; Columbia University Medical Center, New York, New York [Appendix]

Myrna R. Rosenfeld, MD, PhD
Professor of Neurology and Chief, Division of Neuro-oncology, University of Pennsylvania, Philadelphia, Pennsylvania

Edward A. Sausville, MD, PhD
Professor, Department of Medicine, University of Maryland School of Medicine; Deputy Director and Associate Director for Clinical Research, University of Maryland Marlene and Stewart Greenebaum Cancer Center, Baltimore, Maryland

David T. Scadden, MD
Gerald and Darlene Jordan Professor of Medicine, Harvard Stem Cell Institute, Harvard Medical School; Department of Stem Cell and Regenerative Biology, Massachusetts General Hospital, Boston, Massachusetts

Howard I. Scher, MD
Professor of Medicine, Weill Cornell Medical College; D. Wayne Calloway Chair in Urologic Oncology; Chief, Genitourinary Oncology Service, Department of Medicine, Memorial Sloan-Kettering Cancer Center, New York, New York

Michael V. Seiden, MD, PhD
Professor of Medicine; President and CEO, Fox Chase Cancer Center, Philadelphia, Pennsylvania

David C. Seldin, MD, PhD
Chief, Section of Hematology-Oncology, Department of Medicine; Director, Amyloid Treatment and Research Program, Boston University School of Medicine; Boston Medical Center, Boston, Massachusetts

Martha Skinner, MD
Professor, Department of Medicine, Boston University School of Medicine, Boston, Massachusetts

Jerry L. Spivak, MD
Professor of Medicine and Oncology, Hematology Division, Johns Hopkins University School of Medicine, Baltimore, Maryland

Jeffrey M. Trent, PhD, FACMG
President and Research Director, Translational Genomics Research Institute, Phoenix, Arizona; Van Andel Research Institute, Grand Rapids, Michigan

Walter J. Urba, MD, PhD
Director of Cancer Research, Robert W. Franz Cancer Research Center, Providence Portland Medical Center, Portland, Oregon

Gauri R. Varadhachary, MD
Associate Professor, Department of Gastrointestinal Medical Oncology, University of Texas MD Anderson Cancer Center, Houston, Texas

Camilo Jimenez Vasquez, MD
Assistant Professor, Department of Endocrine Neoplasia and Hormonal Disorders, Division of Internal Medicine, University of Texas MD Anderson Cancer Center, Houston, Texas

Bert Vogelstein, MD
Professor of Oncology and Pathology; Investigator, Howard Hughes Medical Institute; Sidney Kimmel Comprehensive Cancer Center; Johns Hopkins University School of Medicine, Baltimore, Maryland

Everett E. Vokes, MD
John E. Ultmann Professor and Chairman, Department of Medicine; Physician-in-Chief, University of Chicago Medical Center, Chicago, Illinois

Carl V. Washington, MD
Associate Professor of Dermatology, Winship Cancer Center, Emory University School of Medicine, Atlanta, Georgia

Anthony P. Weetman, MD
University of Sheffield School of Medicine, Sheffield, United Kingdom

Jeffrey I. Weitz, MD, FRCP(C), FACP
Professor of Medicine and Biochemistry; Executive Director, Thrombosis and Atherosclerosis Research Institute; HSFO/J. F. Mustard Chair in Cardiovascular Research, Canada Research Chair (Tier 1) in Thrombosis, McMaster University, Hamilton, Ontario, Canada

Patrick Y. Wen, MD
Professor of Neurology, Harvard Medical School; Dana-Farber Cancer Institute, Boston, Massachusetts

Meir Wetzler, MD, FACP
Professor of Medicine, Roswell Park Cancer Institute, Buffalo, New York

Charles M. Wiener, MD
Dean/CEO Perdana University Graduate School of Medicine, Selangor, Malaysia; Professor of Medicine and Physiology, Johns Hopkins University School of Medicine, Baltimore, Maryland [Review and Self-Assessment]

Neal S. Young, MD
Chief, Hematology Branch, National Heart, Lung and Blood Institute, National Institutes of Health, Bethesda, Maryland

PREFACE

译者前言

《哈里森血液学与肿瘤学》是世界著名的哈里森系列教科书之一，权威性高、实用性强，本书是在第18版《哈里森内科学》基础上编撰而成。

本书分为12部分，共55章，分别介绍了造血的细胞基础、血液系统疾病的主要临床表现、贫血、骨髓增殖性疾病、血液肿瘤、止血障碍、肿瘤生物学、癌症预防和治疗原则、肿瘤性疾病、内分泌肿瘤、癌症的间接影响、肿瘤相关急症和晚期并发症的影响。本书系统回顾了血液系统常见疾病和多种恶性实体肿瘤的流行病学、病因、临床表现、诊断、分期、治疗和预防相关内容。另外，还设独立篇章介绍了血细胞生成、癌细胞生物学、癌症预防等领域的前沿进展。

本书是血液学和肿瘤学临床医生、科研人员、医学院校研究生的必备参考书，也可用于内科系统的医学继续教育工作。翻译人员具有多年的临床工作经验和科研经历。在此，衷心感谢各位译者的倾情付出和大力支持。

因译者能力有限，书中可能存在不当和疏漏之处，敬请读者不吝指教。

第四军医大学西京医院　薛　妍　陈　衍

2018年1月

PREFACE

原著前言

《哈里森内科学》在血液学领域享誉悠久。Maxwell Wintrobe 是血液学杰出专家，他的工作为血液学成为内科学亚专业奠定了基础。作为最先参与此项工作的编辑，Maxwell Wintrobe 参与了前 7 版《哈里森内科学》的出版，在第 6 版和第 7 版中作为主编替代了 Tinsley Harrison。Wintrobe 生于 1901 年，1927 年作为新奥尔良杜兰大学的一名医学助理开始深入研究血液疾病。1930—1943 年，他在约翰·霍普金斯大学继续研究。1943 年，转到犹他大学继续工作，直至 1986 年去世。现在临床常规用于描述红细胞异常的很多参数是由 Wintrobe 创造的，包括血细胞比容、红细胞指数和红细胞沉降率，他还给这些参数定义了正常值和异常值。在他 50 年的研究生涯中，还有很多其他重要的贡献。

作为一门医学亚专业学科，肿瘤学发展较晚，它是作为血液学的特殊亚学科发展起来的。在 20 世纪 50 年代中期到 60 年代初期，一些对血液肿瘤有着特殊兴趣的血液学家，开始应用化学药物治疗白血病和淋巴瘤。随着新型药物和临床研究的研发与进展，肿瘤学知识体系不断发展壮大，开始独立于血液学。一方面，基于肿瘤生物学的研究，人们对血液肿瘤的关注扩展到全身各系统肿瘤；另一方面，随着人们对凝血相关疾病认识的深入，这类疾病也占据了血液疾病的很大部分；这两方面原因加速了肿瘤学与血液学的分离，使肿瘤学成为一门独立学科。

现在，尽管很多医学研究中心的血液学和肿瘤学仍合并在一起，但已经在概念上明确区分开来。血液学和肿瘤学具有各自独立的奖学金培训项目（尽管还有很多联合培养项目）、独立的学会认证考试、独立的专业组织、独立的教科书和独立的知识体系，这使得两者差别更为明显。在一些医学研究中心，肿瘤学不再仅是内科学的一个亚专业，而是一个完全独立的学科，地位与内科相当。经济因素也促进血液学和肿瘤学的分离。

也许上述观点存有偏见，但我的确不赞成将医学亚专业不断细分。现在心脏病专家分有创性和无创性的，胃肠病专家分应用内镜和不应用内镜的，专注于器官的亚专业专家（糖尿病专家、甲状腺专家）也代替了专注于器官系统的亚专业专家（内分泌专家）。当需要快速掌握专业知识时，培训时间却并未延长来适应需求，就很难达到精湛技艺。因此，一定要特别关注实习生的培训时间和培训质量。

尽管现代医学分科越来越精细，学生、实习生、普通内科医生、家庭内科医生、内科医生助教、护理师和非医学专业人士仍需要系统学习血液学和肿瘤学相关知识，帮助他们治疗临床患者。鉴于缺乏血液学和肿瘤学系统知识的学习书籍，《哈里森内科学》的编辑们将血液学和肿瘤学的相关篇章整合起来，编辑成这本《哈里森血液学与肿瘤学》。2010 年根据第 17 版《哈里森内科学》出版了第 1 版《哈里森血液学与肿瘤学》，由于反响良好，在第 18 版《哈里森内科学》基础上又出版了第 2 版《哈里森血液学与肿瘤学》。

本书包括 12 部分共 55 章，这 12 部分是：①造血的细胞基础；②血液系统疾病的主要临床表现；③贫血；④骨髓增殖性疾病；⑤血液肿瘤；⑥止血障碍；⑦肿瘤生物学；⑧癌症预防和治疗的原则；⑨肿瘤性疾病；⑩内分泌肿瘤；⑪癌症的间接影响；⑫肿瘤相关急症和晚期并发症的影响。

每一篇章都是由在相关领域具有开创性贡献的专家撰写，内容具有权威性和先进性。每一篇章包含遗传学、细胞生物学、病理生理学和疾病治疗等内容。另外，关于血细胞生成、癌细胞生物学、癌症预防的独立篇章囊括了这些领域的最新进展，也是血液学和肿瘤学相关疾病的基础。

将血液学和肿瘤学合并在一本书内并不常见，我们希望这样会对读者有用。像医学的许多领域一样，血液学和肿瘤学知识体系也在飞速进展着。改变临床实践的新发现不断涌现，这需要付出持之以恒的努力才能同步跟随。我们希望这本书能对您的临床工作有所帮助。

衷心感谢麦格劳希尔集团的 Kim Davis 和 James Shanahan，他们对这本书的出版给予了大力支持。

Dan L. Longo MD

CONTENTS

目 录

第一部分　造血的细胞基础

第 1 章　造血干细胞 …… 3
David T. Scadden　Dan L. Longo

第二部分　血液系统疾病的主要临床表现

第 2 章　贫血及红细胞增多症 …… 11
John W. Adamson　Dan L. Longo

第 3 章　出血和血栓形成 …… 22
Barbara Konkle

第 4 章　淋巴结肿大和脾大 …… 31
Patrick H. Henry　Dan L. Longo

第 5 章　粒细胞及单核细胞疾病 …… 39
Steven M. Holland　John I. Gallin

第 6 章　血液学总论和外周血涂片分析 …… 54
Dan L. Longo

第三部分　贫　血

第 7 章　铁缺乏及其他造血障碍性贫血 …… 69
John W. Adamson

第 8 章　血红蛋白异常性疾病 …… 78
Edward J. Benz,Jr

第 9 章　巨幼细胞贫血 …… 90
A. Victor Hoffbrand

第 10 章　溶血性贫血和急性失血性贫血 …… 102
Lucio Luzzatto

第 11 章　再生障碍性贫血、骨髓增生异常综合征及相关骨髓衰竭综合征 …… 118
Neal S. Young

第 12 章　输血生物学与治疗 …… 131
Jeffery S. Dzieczkowski　Kenneth C. Anderson

第四部分　骨髓增殖性疾病

第 13 章　真性红细胞增多症和其他骨髓增殖性疾病 …… 141
Jerry L. Spivak

第五部分　血 液 肿 瘤

第 14 章　急性和慢性髓细胞白血病 …… 153
Meir Wetzler　Guido Marcucci　Clara D. Bloomfield
第 15 章　淋巴细胞恶性肿瘤 …… 170
Dan L. Longo
第 16 章　不常见的血液系统恶性肿瘤 …… 190
Dan L. Longo
第 17 章　浆细胞疾病 …… 198
Nikhil C. Munshi　Dan L. Longo　Kenneth C. Anderson
第 18 章　淀粉样变性 …… 209
David C. Seldin　Martha Skinner

第六部分　止 血 障 碍

第 19 章　血小板和血管壁疾病 …… 219
Barbara Konkle
第 20 章　凝血功能障碍 …… 229
Valder R. Arruda　Katherine A. High
第 21 章　动脉和静脉血栓形成 …… 240
Jane E. Freedman　Joseph Loscalzo
第 22 章　肺血栓栓塞 …… 246
Samuel Z. Goldhaber
第 23 章　抗血小板抗凝和纤维溶解药物 …… 255
Jeffrey I. Weitz

第七部分　肿瘤生物学

第 24 章　肿瘤遗传学 …… 277
Pat J. Morin　Jeffrey M. Trent　Francis S. Collins　Bert Vogelstein
第 25 章　癌症细胞生物学和血管生成 …… 288
Dan L. Longo

第八部分　癌症预防和治疗的原则

第 26 章　癌症治疗策略 …… 311
Dan L. Longo

第 27 章　肿瘤的预防和早期检测 …… 322
Jennifer M. Croswell　Otis W. Brawley　Barnett S. Kramer
第 28 章　肿瘤治疗原则 …… 333
Edward A. Sausville　Dan L. Longo
第 29 章　肿瘤相关感染 …… 361
Robert Finberg
第 30 章　造血细胞移植 …… 373
Frederick R. Appelbaum
第 31 章　妊娠期肿瘤 …… 382
Dan L. Longo
第 32 章　姑息治疗和临终关怀 …… 386
Ezekiel J. Emanuel

第九部　肿瘤性疾病

第 33 章　皮肤癌 …… 409
Walter J. Urba　Carl V. Washington　Hari Nadiminti
第 34 章　头颈部癌 …… 421
Everett E. Vokes
第 35 章　肺部肿瘤 …… 426
Leora Horn　William Pao　David H. Johnson
第 36 章　胸腺瘤 …… 445
Dan L. Longo
第 37 章　乳腺癌 …… 448
Marc E. Lippman
第 38 章　胃肠道癌 …… 459
Robert J. Mayer
第 39 章　肝胆管肿瘤 …… 472
Brian I. Carr
第 40 章　胰腺癌 …… 482
Irene Chong　David Cunningham
第 41 章　膀胱癌和肾细胞癌 …… 487
Howard I. Scher　Robert J. Motzer
第 42 章　前列腺良、恶性疾病 …… 494
Howard I. Scher
第 43 章　睾丸癌 …… 505
Robert J. Motzer　George J. Bosl
第 44 章　妇科恶性肿瘤 …… 511
Michael V. Seiden
第 45 章　软组织肉瘤、骨肉瘤、骨转移癌 …… 518
Shreyaskumar R. Patel　Robert S. Benjamin
第 46 章　原发和转移性神经系统肿瘤 …… 524
Lisa M. DeAngelis　Patrick Y. Wen

第 47 章　原发灶不明癌 …… 538
Gauri R. Varadhachary　James L. Abbruzzese

第十部分　内分泌肿瘤

第 48 章　甲状腺癌 …… 545
J. Larry Jameson　Anthony P. Weetman
第 49 章　胃肠胰腺神经内分泌肿瘤 …… 553
Robert T. Jensen
第 50 章　多发性内分泌肿瘤 …… 572
Camilo Jimenez Vasquez　Robert F. Gagel
第 51 章　嗜铬细胞瘤和肾上腺皮质癌 …… 580
Hartmut P. H. Neumann　Wiebke Arlt　Dan L. Longo

第十一部分　癌症的间接影响

第 52 章　副肿瘤综合征:内分泌与血液系统 …… 593
J. Larry Jameson　Dan L. Longo
第 53 章　副肿瘤神经综合征 …… 601
Josep Dalmau　Myrna R. Rosenfeld

第十二部分　肿瘤相关急症和晚期并发症的影响

第 54 章　肿瘤相关急症 …… 611
Rasim Gucalp　Janice Dutcher
第 55 章　癌症及其治疗的后期影响 …… 626
Carl E. Freter　Dan L. Longo
彩图 …… 633

第一部分　造血的细胞基础

第 1 章

Chapter 1

造血干细胞

David T. Scadden　Dan L. Longo

外周血中所有类型的细胞及全身各组织中的一些细胞均来源于造血干细胞。如果造血干细胞受损失去功能(如核事故所致),在缺乏额外支持治疗时,人体只能存活 2～4 周。随着造血干细胞的临床应用,每年有数以千百万的生命得以拯救(详见第 30 章)。约几十万的干细胞池中可产生数百亿的造血细胞。造血干细胞如何造血,在历经数十年的时间里如何满足造血需求,在临床中如何才能充分使用造血干细胞是医学面临的主要问题。

研究血细胞的产生过程,也为其他组织产生及受到调控的可能过程给予了有力的提示。造血的基础研究,包括确定细胞在功能性成熟的改变过程中所伴随的分子改变、分类细胞为不同的功能性亚组,阐述特定微环境对造血干细胞的调控作用,也为其他组织的发育提供模型。而且这些概念不仅局限于正常组织,还可延伸到组织的恶性变。干细胞在异质性的细胞群中数量很少,其生物学功能仅在一些涉及造血重组研究的动物模型中被观察研究。因此,我们对干细胞的了解主要基于一些基因调控的动物模型的结果。

造血干细胞的主要功能

所有的干细胞具有两个主要功能:自我更新及分化(图 1-1)。造血干细胞主要用于生成、维持及修复组织。在长期的生命过程中,干细胞成功地补充了生存期较短的成熟细胞。这种自我更新的过程可确保干细胞能够维系其数量。没有自我更新,干细胞池会出现枯竭,而且也不可能维系组织的形成。分化的过程也引起组织功能的产生:生成成熟细胞。没有正确的分化,组织功能的完整性将会受损,器官功能也会受损。

在外周血中,成熟细胞的平均寿命不同,成熟中性粒细胞为 7h,红细胞为数月,记忆淋巴细胞为数年。但是,干细胞池是所有血细胞及免疫细胞的中心及永久来源,具有通过单细胞来源产生大量细胞群的功能,而且在数十年里保持旺盛生命力。作为单个干细胞,具有以下三种功能:生成两个干细胞;生成两个具有不同分化能力的细胞;生成一个干细胞及另一个分化的细胞。前两种是干细胞对称分裂的结果,后一种则是干细胞分化为不同子细胞的结果——通过不对称分裂。在机体发育过程中,或特定状态下,干细胞的这些不同分化方式处于动态的变化和平衡中。

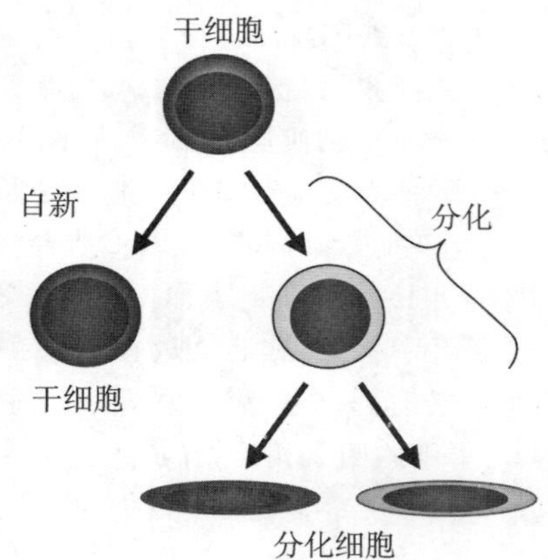

图 1-1　干细胞的特征

干细胞有两个基本特征:分化成各种成熟细胞的能力和自我更新的能力。与自我更新相关的内源性因子包括 Bmi 1、Gfi 1、PTEN、STAT5、Tel/Atv6、p21、p18、MCL-1、Mel-18、RAE28 和 HoxB4 的表达。外源性自我更新的信号包括 Notch、Wnt、SHH 和 tie-2 /Ang-1。基于小鼠研究,造血干细胞主要表达以下细胞表面分子:CD34、Thy 1(CD90)、c-kit 受体(CD117)、CD133、CD164 和 c-Mpl(CD110 也被称为血小板生成素受体)

造血干细胞发育生物学

在发育过程中，血细胞产生自不同部位。最初，卵黄囊产生携氧红细胞，继而胎盘及内胚层的一些部位也参与造血。这些内胚层造血部位是按顺序发生的，在生殖嵴期从主动脉、性腺组织发展到胎肝，在胚胎中期，发展到骨髓及脾。造血干细胞的定位会发生改变，其产生的血细胞也随之改变。卵黄囊产生表达胚胎血红蛋白的红细胞，而内胚层产生红细胞、血小板及天然免疫细胞。当骨髓造血及胸腺生成时，才会产生适应性免疫细胞。即使在骨髓中，干细胞保持快速的增殖速度，直到出生后短期内，其增殖速度才下降。在长骨开始钙化后，来自于胎肝的造血细胞运至骨髓开始造血。在生长过程中循环的干细胞不只在一独有的时间窗口出现，相反，在整个生命过程中造血干细胞都出现于循环中。细胞自由循环的时间很短(在鼠以分钟为单位)，但循环干细胞具有移植功能。有很多方法可用于扩增循环的干细胞数量，以便于获取和移植到自体或异体受者。

造血干细胞动员

细胞依赖于分子间相互作用进出骨髓。循环干细胞(通过 CD162 和 CD44)结合在内皮细胞表面的 P 选择素或 E 选择素，以滚动的方式在血管内皮表面缓慢移动。继而干细胞整合素被活化，形成干细胞与血管壁之间的紧密黏附，其中主要是通过干细胞的 VCAM-1 和内皮细胞的 VLA-4 结合。细胞因子 CXCL12(SDF1)与干细胞表面 CXCR4 受体在干细胞从外周循环到骨髓的定位过程中起到重要作用。在从胎肝转移进入骨髓的发育过程中尤为重要。但是，与干细胞归巢相比，在成人此分子的作用与干细胞在骨髓中的存留更加相关。通过特定分子受体阻滞剂阻断这一过程中 CXCR4/CXCL12 的相互作用，剪切 CXCL12 或下调受体均可导致干细胞释放进入血液循环。可利用这个过程在外周血进行白细胞分离而获取造血干细胞，不用像既往那样通过在手术室进行骨髓穿刺获取干细胞。充分认识干细胞如何迁移或归巢入骨髓，可使我们提高获取干细胞的能力，使干细胞更有效地归巢于骨髓中特定的部位"干细胞龛"，从而具有更高的血细胞生产效率。

造血干细胞的微环境

第一次提出特定骨髓微环境的概念，干细胞龛，是用来解释为什么来源于一种动物的骨髓细胞可用于移植和可在受体的骨髓中被再次发现。但干细胞龛不仅仅是干细胞居留的地方，它更是一个解剖学上的定位，提供调控信号使干细胞增殖，在机体需要时不断扩增，提供不同数量的子代细胞。此外，基于干细胞未分化的状态和自我更新的能力，若其不受调控，则会出现问题。因此，干细胞龛也是调控干细胞的数量的位点。从这个意义上讲，干细胞龛既具为干细胞提供养分，又限制干细胞增殖。实际上，是营养并制约干细胞的家。

造血干细胞龛会随着发育而更改位点，但在人的发育过程中，它主要位于骨髓。骨髓中至少有两个干细胞龛：一个是在骨小梁表面，一个是在血管周围。组织学分析发现，干细胞在这两个位点即骨内皮和血管表面具有功能性调控作用。尤其是，成骨间充质细胞、成骨细胞均参与造血干细胞的功能，影响其定位、增殖和产量。这种相互作用的基础是通过诸多细胞因子介导定位，如趋化因子 CXCL12(SDF1)，通过血管生成素 1 介导的增殖信号，通过 Notch 配体、kit 配体和 Wnt 信号调节细胞自新或存活。其他骨成分，如细胞外基质糖蛋白、骨桥蛋白和在骨小梁表面的高钙离子，共同在骨小梁上形成独特的骨髓微环境或干细胞龛。这个生理结构具有实际应用价值。首先，通过药物来改变骨髓龛可调整干细胞的功能。目前已发现有一些化合物有潜在作用，其中一些正用于临床评估。其次，目前可评估干细胞龛是否参与疾病，靶向干预干细胞龛是否可以治疗某些疾病也在临床应用中。

造血干细胞其他功能

在没有疾病的情况下，人体永远不会出现干细胞枯竭。确实如此，在小鼠的序贯移植中观察到干细胞可逐代充分重组数个受体小鼠，且每个小鼠都可产生出充分的造血细胞。异基因造血干细胞移植受者也从来没有耗竭其造血干细胞，其寿命可以延长几十年，反证了即使移植时提供了有限的干细胞数量，这些干细胞也是充足的。干细胞如何在不同的条件下，增加或减少它们产生成熟的血细胞，对此仍然了解甚少。大部分细胞的产量通过负反馈机制调节，才使血细胞数量保持在正常水平，但是相对成熟的造血祖细胞分化成熟为血细胞的分子机制，与干细胞不尽相同。同样，大多数调控干细胞池大小的分子机制也不适用于祖细胞。例如，促红细胞生成素可以刺激前体细胞生成红细胞，但对造血干细胞无影响。同样，粒细胞集落刺激因子驱动粒细胞前体快速增殖，但对循环中的干细胞很少或几乎没有影响。但是，它可通过改变干细胞龛中 CXCL12 间接改变干细胞的定位。对干细胞增殖、自我更新或存活具有重要调控作用的分子，如细胞周期蛋白依赖激酶抑制因子、转录因子如 Bmi-1 或 microRNA（如 miR125a），对造血祖细胞调控作用并不显著，或者有不同的调控作用。造血干细胞具有与其所分化产生的血细胞不同的调控机制。

造血干细胞的分化

造血干细胞是处于造血发育过程的最顶端，包括产生血液及免疫系统的成熟细胞（图 1-2）。引起终末分化和功能性血细胞成熟的过程是内源性基因表达改变及与干细胞龛和细胞因子与外源性作用于细胞的双重结果，具体细节不详。随着干细胞成熟为祖细胞、前体细胞及终末效应细胞。其功能也在发生变化，包括成熟细胞获取特定功能，如吞噬细胞的功能及红细胞合成血红蛋白的功能，以及失去干细胞可塑性（如成为其他细胞类型）等。例如，粒系祖细胞可以生成粒系所有的细胞，而不能生成淋系细胞。共同髓系祖细胞成熟时，可成为单核细胞和粒细胞或红细胞、巨核细胞，但不能同时成为任何两

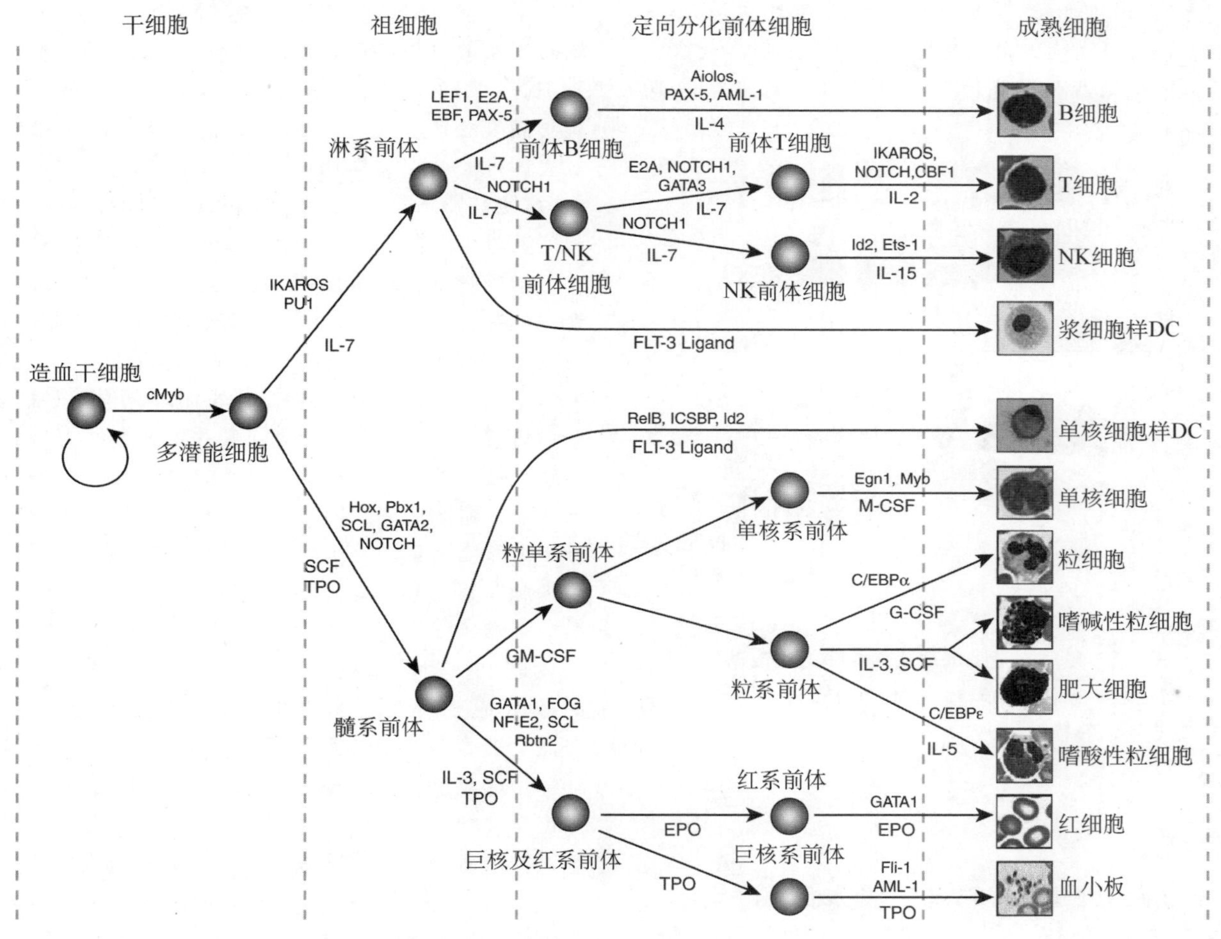

图 1-2　造血分化的层次结构

干细胞是多能干细胞，并有能力长期（以年衡量）或短期（以月衡量）提供几个子代细胞。祖细胞分化能力有限，它们通常可以短暂地产生成熟细胞，是一群高度增殖的细胞，也称为瞬时扩增细胞。前体细胞是细胞向单一的血液谱系发育的细胞，有继续增殖的能力；它们并没有完全成熟细胞的所有功能。成熟细胞是分化过程的终末分化产物，包括血液及免疫系统的效应细胞。通过基因表达变化介导发育，可溶性因子和细胞-细胞间通信在骨髓龛内的分化调控仍在研究中。特定细胞转换所特有的转录因子以箭头说明；参与调控分化进程的可溶性因子是蓝色。EPO. 促红细胞生成素；SCF. 干细胞因子；TPO. 促血小板生成素；M-CSF. 巨噬细胞集落刺激因子；GM-CSF. 粒细胞-巨噬细胞集落刺激因子；G-CSF. 粒细胞集落刺激因子

系细胞。在分化瀑布的早期阶段可以发生逆向分化，但超出一定阶段，此功能就丢失了。当细胞分化时，它们可能会失去增殖能力(图 1-3)。成熟粒细胞失去了增殖能力，它们只能通过前体细胞的增殖，增加粒细胞的数量。淋巴样细胞保留了增殖能力，但只有其表面上的特异性抗原受体识别了特定蛋白质或多肽的情况下才能增殖。在大多数组织中，增殖的细胞群是不成熟的祖细胞。一般情况下，增殖旺盛的祖细胞群中细胞是相对短寿的，通过相关的一组基因顺序激活的特定分子机制执行分化功能。对于任何特定的细胞类型，分化程序难以加快。在人类，造血祖细胞变为成熟细胞所需的时间是 10～14d，这一点在临床上也能得到验证。细胞毒药物化疗结束后患者血细胞计数恢复的时间间隔也是 10～14d。

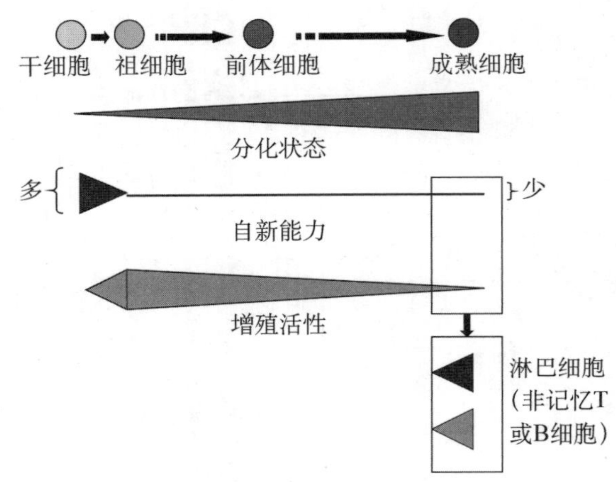

图 1-3　细胞在造血的层次结构中的相应功能

框代表不同功能的髓细胞(上部的框)与淋巴(下部的框)中的细胞的特点

自新

造血干细胞必须平衡其 3 个潜在的命运结局：凋亡、自我更新和分化。除了记忆 T 和 B 细胞及干细胞的自我更新，细胞增殖分裂通常与细胞的自新无关。当细胞不再是造血干细胞时，细胞分化则是分裂后的唯一途径，直到它们有机会成为记忆淋巴细胞。

除了这种自我更新的能力，干细胞还具有其他特征，即增殖。在很多成熟的成人组织，干细胞可能是一群异质性细胞，其中有一些处于深度静息状态，作为机体的储备细胞，而其他细胞成为分化的祖细胞或高度增殖的短寿细胞。在造血系统中，干细胞通常对细胞因子抵抗，在细胞因子驱动造血祖细胞增殖时，通过数小时的监测，发现干细胞依然保持惰性状态。相反，干细胞的分裂间期更长，甚至长达数月至数年，大多数情况下保持静息。在体外这种静息状态很难克服，限制了对人类造血干细胞扩增的能力。此过程可由高水平的细胞周期依赖蛋白激酶抑制剂控制，它可以限制干细胞进入细胞周期，阻止 G_1-S 转化。来自骨髓龛的外源信号也调控细胞的静息状态，包括干细胞表面由成骨细胞分泌的促血管生成素 1 激活的酪氨酸激酶受体 tie-2。

干细胞增殖调控似乎也随年龄改变。在小鼠，细胞周期蛋白依赖激酶抑制剂 p16INK4a 在老龄的干细胞中积累，与包括细胞周期等五种不同的干细胞功能改变相关。p16INK4a 在老龄小鼠干细胞的低表达可促进细胞周期，并且增加在受体中的重组能力，使其像年轻小鼠一样具有造血功能。成熟细胞的数量不受其影响。因此，关于干细胞调控功能的分子机制正在逐步阐明，可通过改变干细胞的功能，提供新的治疗方法。干细胞功能的调控机制中，目前最不清楚的关键就是关于自我更新的调控。

医学上，自我更新可能是干细胞最重要的功能，因为这对调节干细胞的数量至关重要。对于自体和异体干细胞移植治疗来说，干细胞数目是一个关键的限制因素。假如我们能够使用更少的干细胞或体外扩大有限数量的干细胞，则可以减少死亡率，降低干细胞收集的费用，并利用其他干细胞来源。尤其是脐带血干细胞。然而，脐血干细胞量极小，可获得的造血干细胞的总数一般只足以移植体重＜40kg 的患者，这也限制了脐血作为干细胞来源的潜力。脐血干细胞有两个特点极其重要：①来源的个体多样性远远超过成人捐赠库，因此可以克服绝大多数免疫交叉配型的障碍。②脐带血干细胞有大量 T 细胞，但(矛盾的)是，与异体不全相合的干细胞移植相比，脐带血干细胞移植后的移植物抗宿主病发病率却更低。如果能通过细胞自我更新实现干细胞的扩增，干细胞数目足以满足更多成年人使用。这一问题的解决方法是改善捐助者干细胞植入的效率。移植工程正在寻找可提高植入效率的方法。此外，至少有一些数据表明清除宿主的自然杀伤(NK)细胞可降低重建造血所需的造血干细胞数量。对于干细胞自我更新的认知仍有限，有趣的是，基因产物与染色质状态相关，此状态可影响染色体高度有序地转录。包括 Polycomb 家族，这是一种含有锌指结构的转录因子，可与染色质结构结合，调控转录。Bmi-1是调控造血干细胞自我更新的重要一员，它通过细胞周期调控因子如细胞周期蛋白依赖激酶抑制剂起到调控作用。在缺乏 Bmi-1 或转录调节子 Gfi 1 时，造血干细胞的数量和功能下降。与此相反的是，Bmi-1 失调可致白血病；当它在组织中高表达，可促进白血病干细胞的自我更新。其他转录调节子也与自新相关，特别是 homeobos 或"*hox*"基因。这些转录因子以其调控基因的功能被命名，其中包括在无脊椎动物中调控发育模式的基因。*HoxB4* 通过其 DNA 结合序列诱导干细胞的自我更新。已经发现 *Hox* 基因家族的其他成员可调控干细胞，它们也与白血病相关，也可能会影响干细胞的自我更新或分化相关的外源信号包括 Notch 配体和 Wnt 的特异性配体。胞内信号也参与自我更新的调控，有趣的是，通常与通过 Notch 或 Wnt 受体激活的途径不相关。这些基因包括 *PTEN*（AKT 途径的一种抑制基因）和*STAT5*，这两个基因通常是生长因子受体下游的活性因子，至少在小鼠模型中，是调控正常干细胞功能包括自我更新的必需因子。这些分子之间的相互作用仍有待确定，对它们在干细胞自我更新过程中的生理调节作用仍然知之甚少。

癌症类同于具有自新功能的器官

干细胞与癌症的关系是干细胞生物学中进化论的重要部分。癌症与正常组织共享生物调控。癌症可能也有干细胞样细胞，具有显著的干细胞特征如自我更新和分化、发育为各级组织细胞的能力。这些干细胞样细胞可能是肿瘤增生的基础，以缓慢分裂、数量稀少、在特定微环境中增殖等为特点。部分具有自我更新能力的细胞亚群被称作癌症。一个对癌症干细胞更深的认知有助于研发新的治疗策略，解决常规方法中以分裂期癌细胞为主要目标所不能或相对难治的癌症类型。

癌症干细胞的概念是否为深入了解癌症起源提供了契机？癌症中存在一些干细胞样细胞并不意味着癌症就源于干细胞本身。相反，更成熟的细胞可以获得干细胞的自我更新特性。任何一个单一的遗传事件不足以使一种正常细胞全面转型到完全恶性的细胞。相反，癌症是一个多步骤的过程，并且是不断积累的多个步骤，细胞的起源在多步骤中始终维持着，它还必须能够生成大量的子细胞。正常干细胞具有这些属性，其自我更新能力，可能使其更容易转换为恶性表型。这一假说已在造血系统经实验证实。利用造血细胞的细胞表面标志物可以区分不同成熟度干细胞、祖细胞、前体和成熟细胞。通过强大的转基因技术，发现最有潜力产生恶性肿瘤的细胞依赖于基因转化。在某些情况下由干细胞驱动了癌症，但在其他癌症中，可能是祖细胞启动和维持了癌症。这表明，在恶性肿瘤中具有与干细胞相似的细胞。

造血干细胞还能做什么

一些实验数据表明，造血干细胞或其他细胞可由相同的细胞因子被动员进入血液循环，动员的造血干细胞作用于脑卒中和心肌梗死过程中相关血管和组织的损伤愈合。这些数据尚有争议，在非造血条件下的干细胞研究的适用性仍处于实验阶段。然而，造血干细胞生物学的不断发展可以广泛用于临床实践。干细胞是真正的双刃剑，它有巨大的治愈性，为生命所必需的；但其如果不受到控制，则可能危及生命。

了解干细胞如何发挥作用、通过信号调控如何改变它们的生物学行为，以及对损伤和疾病的干细胞组织壁龛等，可以更有效地发展以干细胞为基础的医学。这方面的医学将包括干细胞的使用和针对干细胞的靶向药物、促进受损组织的修复，还将包括采取谨慎平稳的干预措施，控制功能失调或恶性的干细胞。

（董宝侠　郑　璇　译）

第二部分　血液系统疾病的主要临床表现

第 2 章

Chapter 2

贫血及红细胞增多症

John W. Adamson　Dan L. Longo

红细胞生成的生理学基础及造血

造血过程是产生血液有形成分的过程。此过程源于对造血干细胞的调控，且经过一系列步骤进行。干细胞能产生红细胞、各种粒细胞、单核细胞、血小板和免疫系统的所有细胞。精确的分子机制——通过干细胞本身内源或外在因素，使干细胞分化为特定的血细胞，具体机制尚不确定。小鼠实验表明在缺乏 GATA -1(GATA -1 类)和 FOG-1 等转录因子(详见第 1 章)的表达时，红系/巨核系祖细胞并不会向红系发育。在血细胞发育中，造血祖细胞和前体细胞在生长因子及激素调控下定向发育。促红细胞生成素(erythropoietin，EPO)是调节红细胞生成的激素。EPO 为红系祖细胞定向发育所需，缺乏这种激素时，则出现程序性细胞死亡(凋亡)。红细胞生成素调控红细胞生成，其关键要素见图 2-1。

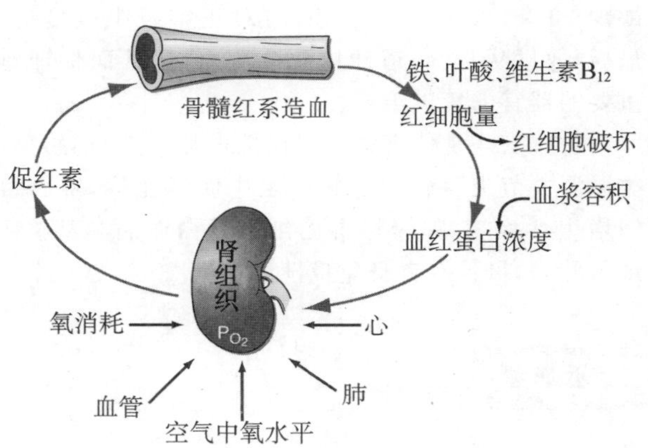

图 2-1　组织氧分压对红细胞产生的生理调节

在骨髓中，第一个形态可识别的红系前体是原始红细胞。细胞在进行 4～5 次分裂后，产生 16～32 个成熟红细胞。提高 EPO 产量或以 EPO 为治疗药物，可促进早期祖细胞数量扩增，继而引起红细胞数量增加。EPO 产量受组织氧的调控。

在哺乳动物，氧与循环红细胞中的血红蛋白结合，并被输送到组织中。成熟红细胞直径为 8μm，无核，圆盘状，极具变形能力可成功通过微循环。红细胞膜完整性由细胞内 ATP 代谢维持。由于正常红细胞的平均寿命为 100～120d，因此每天循环血中有 0.8%～1% 的红细胞被更新。产生红细胞的器官被称为红系。红系是由骨髓中快速增生的前体红细胞和外周循环中大量的成熟红细胞组成的动态造血器官。红细胞数量的多少由红细胞的产生与破坏形成的平衡决定。红细胞产生和破坏的生理基础为理解贫血的机制提供了依据。

红细胞产生的生理调控因子、糖蛋白激素 EPO 是由肾小管管周毛细血管内皮细胞产生和释放的。这些细胞是高度分化的上皮样细胞。肝细胞产生极少量的 EPO。产生 EPO 的基本刺激是组织代谢时对氧的需求。主要调控 EPO 基因的是低氧诱导因子(HIF)-1α，当氧存在时 HIF-1α 脯氨酸被羟化，它可经由泛素化及蛋白酶体通路降解。缺氧时，不会发生关键的羟化反应，HIF-1α 与其他蛋白结合，被转运入核，上调 EPO 及其他基因。

红细胞数量减少(贫血)、氧与血红蛋白分子结合异常或氧与突变血红蛋白亲和异常(低氧血症)，肾血流量受损(肾动脉狭窄等)均可导致肾缺氧。EPO 调控红细胞正常水平为 10～25U/L，可通过敏感的免疫印迹法检测其在血浆中的水平。当血红蛋白浓度低于 100～120g/L(10～12 g/dl)时，血浆 EPO 水平会随贫血的严重程度而提高(图 2-2)。在循环中，EPO 的半衰期为 6～9h。EPO 结合到骨髓前体红细胞表面的特定受体，促进其增殖和成熟。EPO 刺激红细胞的产率可在 1～2 周增加 4～5 倍，前提是有足够的营养条件，特别是铁充分。因此，红

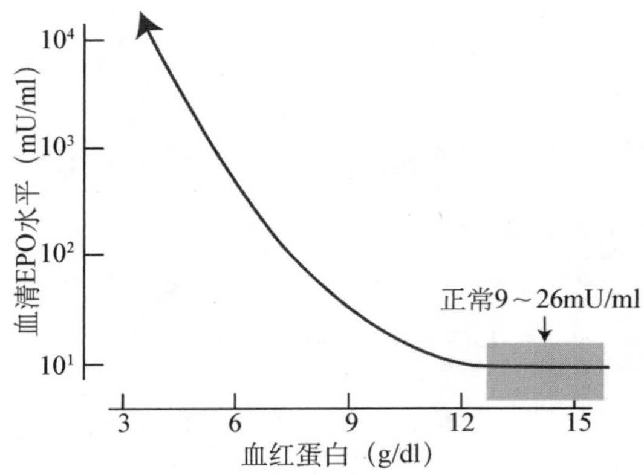

图 2-2　贫血时促红细胞生成素(EPO)水平的应答

当血红蛋白水平下降到 120g/L (12g/dl) 时，血浆促红细胞生成素水平呈对数增加。慢性肾病或慢性炎性贫血，促红细胞生成素水平通常比预期程度低。随着个人年龄增长，维持正常的血红蛋白水平的促红细胞生成素水平增加

系的生成需要肾能正常产生 EPO，且血红蛋白正常合成所需的原料充足供应。缺乏主要原料可导致贫血。一般来说，当血红蛋白或血细胞比容低于预期值(正常范围)，实验室检查可确定为贫血。贫血的严重程度，是基于从年龄和性别匹配的正常值，血红蛋白/血细胞比容与正常相比的偏差程度。成人血红蛋白浓度具有高斯分布特征。平均血细胞比容值成年男性是 47%(±7%)，成年女性是 42%(±5%)。任何单个红细胞或血红蛋白值对贫血具有指示意义。因此，成年男性的血细胞比容≤39%、成年女性的血细胞比容<35% 则有贫血可能，只有约 25%的概率并非贫血。同一个体前期有基础值为对比，目前显示更低血红蛋白或血细胞比容值，则更易提示贫血。世界卫生组织(WHO)贫血定义男性血红蛋白水平为<130g/L(13g/dl)，女性<120g/L(12g/dl)。

红细胞生成的关键因素——EPO 产量、骨髓中可利用铁量、骨髓的增殖能力和红系前体细胞有效成熟用于贫血(稍后讨论)的初步分类。

贫血

贫血的临床表现

症状与体征

贫血通常通过实验室筛查被发现。随着贫血进展，其症状与体征逐渐显现。急性贫血常见于失血或溶血。如果缓慢失血，则氧的输送功能提高，主要是通过血液 pH 降低或二氧化碳的增加，氧与血红蛋白解离增加(玻尔效应)而代偿。急性失血时，临床表现与失血量相关，而血红蛋白水平、血细胞比容等不能反映失血量。10%～15%的急性失血会出现血压不稳定现象。在这类患者，贫血不是主要问题，但低血压和器官血流灌注减少是主要问题。当血容量突然丢失>30%时，患者无法通过血管收缩的机制补偿局部血流量的变化，建议患者保持仰卧位，否则会出现直立性低血压和心动过速。如果失血量>40%(即成人>2L)，临床表现可包括思维混乱、呼吸困难、出汗、低血压和心动过速的低血容量休克迹象(详见第 10 章)。这类患者会出现重要器官灌注等严重等问题，需立即扩容。

急性溶血的症状和体征取决于导致红细胞破坏的机制。血管内溶血时血及尿中游离血红蛋白释放，出现急性腰痛、肾衰竭。慢性或进行性贫血症状取决于患者的年龄及对重要器官的血液灌注。中度贫血患者的症状包括疲劳、耐力降低、气喘和心动过速(特别是体力活动后)。然而，由于氧-血红蛋白解离曲线的内在补偿机制，贫血的症状或体征——特别是在年轻患者可以不明显，直到贫血严重时血才出现[血红蛋白<70～80g/L(7～8g/dl)]。当贫血发展几天或几周后，总血量正常或略有增加，心输出量变化，局部血流量的改变均有助于补偿携氧力的下降。氧-血红蛋白解离曲线变化用于贫血的代偿。慢性贫血时，细胞内 2,3 二磷酸甘油上升，氧解离曲线右移，促进氧卸载。这种机制只能代偿血红蛋白缺少 20～30g/L(2～3g/dl)时对正常组织氧输送。最后，通过从肾、肠道和皮肤分流血液，从而保证对重要的器官的氧供给。

一些疾病常伴有贫血。慢性炎症状态(如感染、类风湿关节炎、癌症)伴轻度至中度贫血；而淋巴组织增生性疾病，如慢性淋巴细胞性白血病和某些 B 细胞肿瘤，可伴有自身免疫性溶血。

走近患者　贫血

评价贫血患者需要细致的询问病史和体格检查。应评估患者是否有药物或乙醇摄入史及贫血家族史。某些遗传性的血红蛋白异常或中间代谢异常疾病，高发病率可能与地域和种族相关。葡萄糖-6-磷酸脱氢酶(G-6-PD)缺乏症和某些血红蛋白病较常见于中东或非洲国家，包括非裔美国人 G-6-PD 缺乏

症发病率较高。当暴露于某些细胞毒试剂或药物时出现与贫血相关的症状也提示 G-6-PD 酶缺乏症可能。这些症状和体征包括：出血、疲劳、不适、发热、体重减轻、盗汗和其他系统症状。了解贫血发病的线索包括：体格检查、感染、便血、淋巴结肿大、脾大或瘀斑。脾和淋巴结肿大提示潜在的淋巴组织增生性疾病，瘀斑提示血小板功能异常。既往实验室检查有助于确定发病时间。

贫血患者体格检查如心跳加速、血管搏动增强和收缩期杂音。如果血红蛋白在 80～100g/L(8～10g/dl)，可出现皮肤、黏膜苍白。体格检查时应注意观察血管附近黏膜、甲床及掌面。如果掌侧面皮肤颜色苍白，血红蛋白水平通常＜80g/L(8g/dl)。

实验室检查　表 2-1 列出了贫血初步检查的项目。常规的全血细胞计数(CBC)是评估贫血必需项目，包括血红蛋白、血细胞比容、红细胞指数：平均细胞体积(MCV)单位为飞升(fl)，细胞血红蛋白量(MCH)(pg/细胞)和平均细胞血红蛋白浓度(MCHC)g/L(非标准单位：g/dl)。随年龄计算红细胞指数如表 2-2 所示，血红蛋白和血细胞比容的变化如表 2-3 所示。许多生理因素影响全血细胞计数，包括年龄、性别、妊娠、吸烟和海拔高度。正常血红蛋白增高可见于生活在高海拔区域的男性和女性，或长期吸烟者。吸烟者血红蛋白增高反映了血红蛋白中氧被一氧化碳置换后机体的正常代偿反应。其他重要指标如网织红细胞计数和铁代谢，包括血清铁、总铁结合力(TIBC，间接测量转铁蛋白水平)和血清铁蛋白。红细胞指数的明显改变通常反映了红细胞成熟异常或铁缺乏症。外周血涂片和临床实验室检查很重要，着重描述红细胞大小及数量、白细胞计数、血小板计数。骨髓涂片及活检可协助诊断严重贫血患者异常的血红细胞形态和(或)低网织红细胞计数。在后序章节专门讨论了特殊检查在特定贫血的诊断价值。

全血细胞计数有助于贫血的分类。小细胞贫血是指红细胞体积小于正常平均细胞体积(＜80fl)，而大细胞贫血指红细胞体积(＞100fl)。平均细胞血红蛋白量和血红蛋白浓度反映了血红蛋白合成(低血红蛋白)的缺陷。自动计数仪描述红细胞体积分布宽度(RDW)。平均细胞体积(代表分布曲线的峰值)对于鉴别轻度的小细胞或大细胞贫血不敏感。经验丰富的实验室技师能够在红细胞指数改变之前识别红细胞的轻度改变。

表 2-1　诊断贫血的相关实验室检查

Ⅰ. 全血细胞计数(CBC)	Ⅱ. 铁代谢检查
A. 红细胞计数	A. 血清铁
1. 血红蛋白	B. 总铁结合力
2. 血细胞比容	C. 血清铁
3. 网织红细胞计数	Ⅲ. 骨髓检查
B. 红细胞指数	A. 穿刺
1. 平均细胞体积(MCV)	1. 粒、红比[a]
2. 平均血红蛋白量(MCH)	2. 细胞形态
3. 平均血红蛋白浓度(MCHC)	3. 铁染色
4. 红细胞分布宽度(RDW)	B. 骨髓活检
C. 白细胞计数	1. 细胞数量
1. 细胞分化	2. 形态
2. 中性粒细胞核分叶	
D. 血小板计数	
E. 细胞形态	
1. 细胞大小	
2. 血红蛋白含量	
3. 红细胞大小不均	
4. 异形红细胞	
5. 嗜多色红细胞	

[a] M/E，粒红系前体细胞比值

表 2-2　红细胞指数

指数	正常值
平均细胞体积(MCV)＝(血细胞比容×10)/(红细胞计数×10^6)	(90±8)fl
平均血红蛋白含量(血红蛋白×10)/(红细胞计数×10^6)	(30±3)pg
平均细胞血红蛋白浓度＝(血红蛋白×10)/血细胞比容，或 MCH/MCV	(33±2)%

表 2-3　正常血红蛋白/血细胞比容随着年龄及在妊娠时的变化

年龄和性别	血红蛋白(g/dl)	血细胞比容(%)
出生时	17	52
儿童期	12	36
青春期	13	40
成年男性	16(±2)	47(±6)
成年女性(月经期)	13(±2)	40(±6)
成年女性(绝经后)	14(±2)	42(±6)
妊娠期间	12(±2)	37(±6)

源自：RS 希尔曼，等. 血液学临床实践. 5 版. 纽约：麦格劳-希尔，2010.

外周血涂片　外周血涂片提供异常红细胞生成（详见第6章）的重要信息。作为对红细胞指数的补充，血液涂片还提供红细胞大小（大小不均）和形状（异形红细胞）的变化。红细胞大小不均的异常程度，表现在红细胞容积分布宽度增加。异形红细胞表现为骨髓中红细胞前体成熟障碍或循环血中成熟红细胞破碎等。血液涂片还可能看到多色红细胞——瑞氏-吉姆萨染色显示略大于正常的浅灰蓝的红细胞，这些细胞是过早被释放于骨髓中的网织红细胞，其颜色表示细胞中核糖体RNA的残留。这些细胞出现在EPO刺激后的外周血或损伤的骨髓（纤维化，恶性细胞的骨髓浸润）中，从骨髓中释放紊乱会导致循环血中出现有核红细胞、豪-焦小体、靶形红细胞、镰状细胞，这些异形细胞可为一些特定疾病提供线索（图2-3至图2-11）。

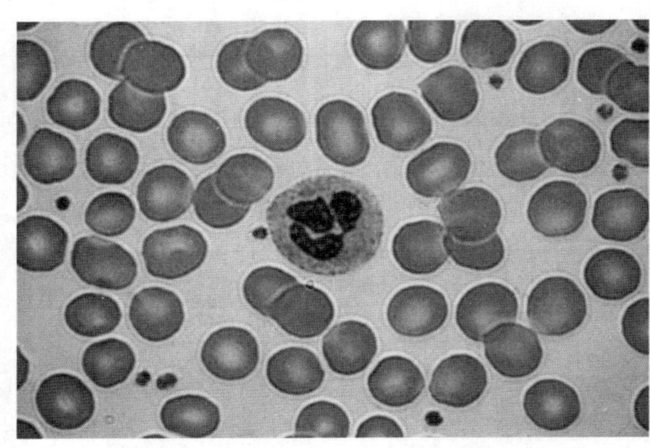

图2-3　正常血液涂片（瑞氏染色法）

高倍镜显示正常红细胞、中性粒细胞和血小板

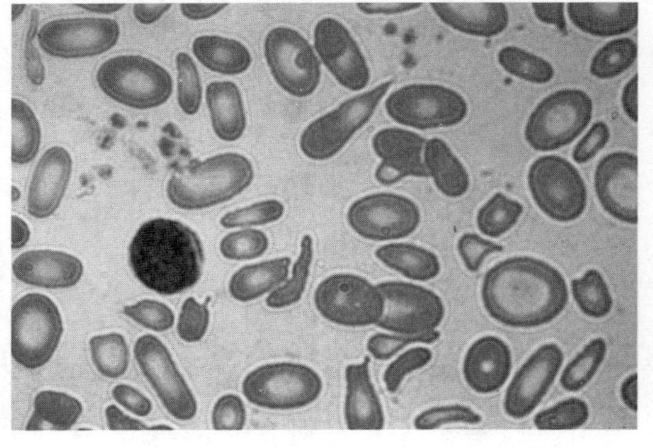

图2-4　严重缺铁性贫血

红细胞的大小和形状（异形红细胞）具有明显的差异，小细胞低色素（红细胞）较有核的淋巴细胞小得多

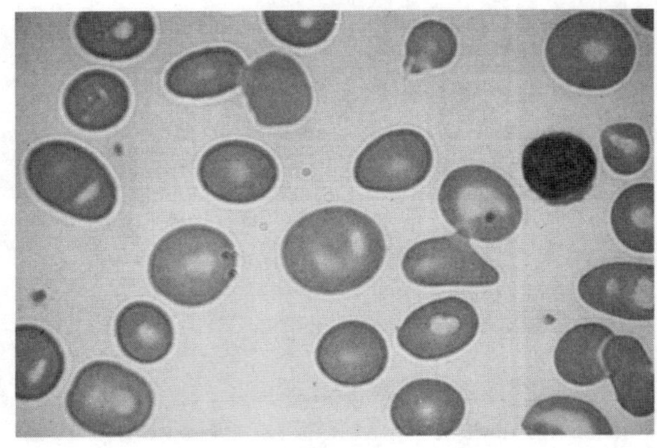

图2-5　大红细胞

红细胞较小淋巴细胞大，血红蛋白丰富。大红细胞通常是椭圆形状（大卵圆形细胞）

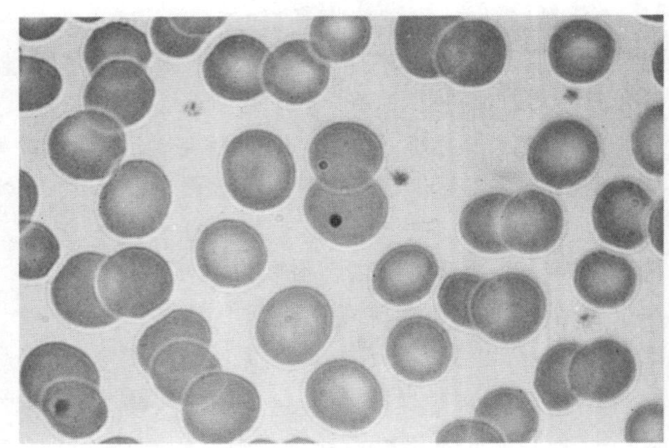

图2-6　豪-焦小体

在脾没有功能的情况下，核残留物不能从红细胞完全去除，残留物被瑞氏染液着色为蓝色均质颗粒状包涵体

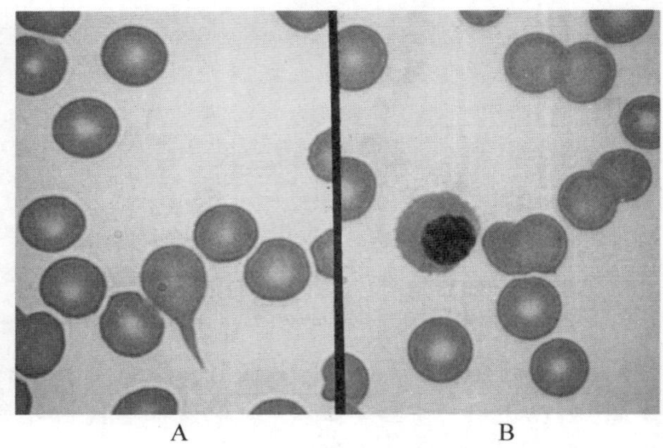

图2-7　骨髓纤维化红细胞的改变

A. 泪滴形红细胞；B. 有核红细胞。这些形态可见于骨髓纤维化

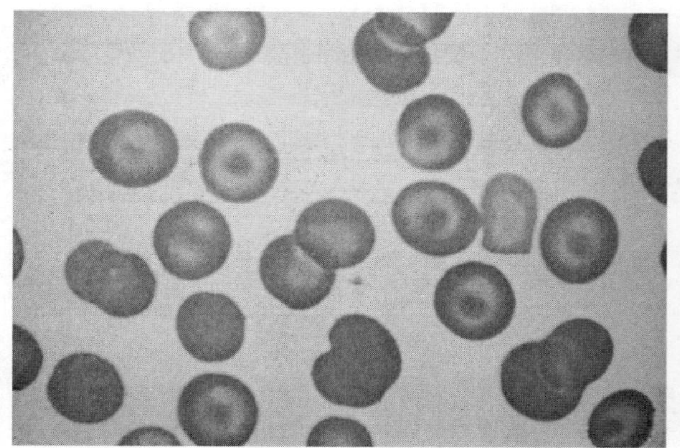

图 2-8　靶形细胞

靶形细胞具有靶心的外观，可在地中海贫血和肝病患者看到

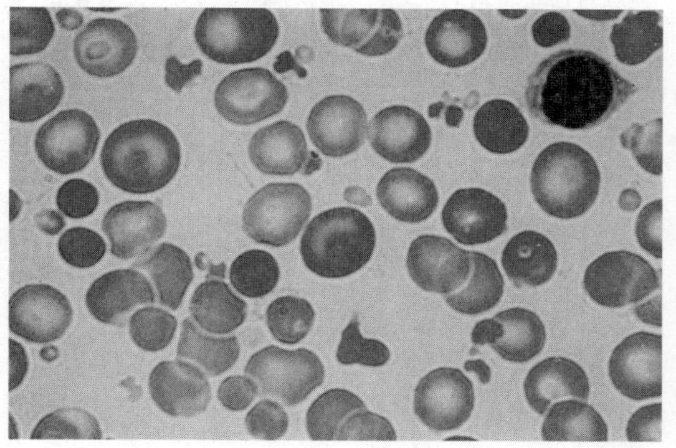

图 2-9　红细胞碎片

红细胞会成为碎片，在外周循环中的红细胞可见异形小体，如安装机械心脏瓣膜后

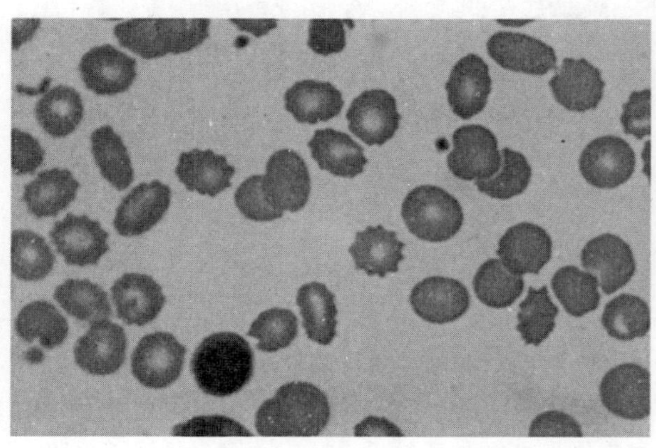

图 2-10　尿毒症

在尿毒症患者红细胞可有大量规则间隔的、具小刺的突触。这种细胞称为毛刺细胞，很容易与不规则毛刺棘区分(图 2-11)

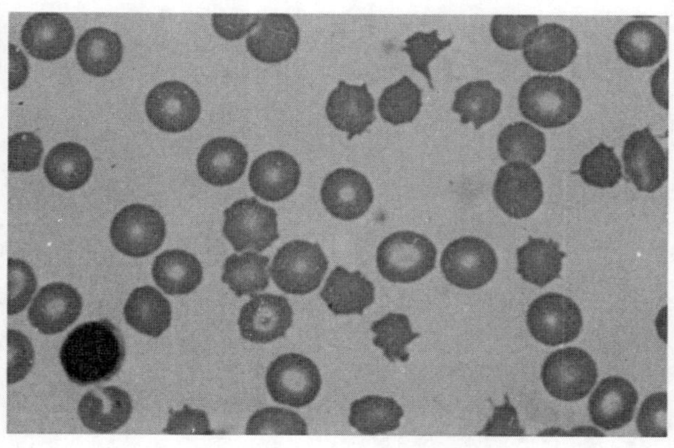

图 2-11　棘突红细胞

棘突细胞是指异形红细胞包含几个不规则分布的刺状突触。这种形态异常的细胞被称为棘突细胞

网织红细胞计数　网织红细胞准确计数是贫血初步分类的关键。通常情况下，网织红细胞是最新从骨髓释放的红细胞。它们是由核糖体 RNA 沉淀在细胞中(图 2-12)可被体外活性染料染色标识。这些沉淀物被染色为蓝色或黑色的斑点状物。残余的 RNA 在第 24～36 小时的循环代谢中被清除，即形成网织红细胞的寿命。正常情况下网织红细胞计数为 1%～2%，反映了循环红细胞每天有 0.8%～1.0%更新率。修正的网织红细胞计数提供了更为可靠的红细胞产生的检测指标。

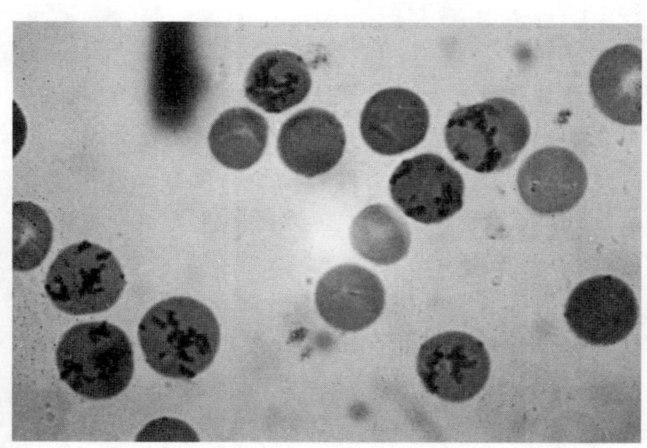

图 2-12　网织红细胞

亚甲蓝染色显示残余 RNA 在刚产生的红细胞中的分布

在贫血分类时，可观察患者网织红细胞计数并与正常对照。一般来说，如果发生了中度贫血[血红蛋白<100g/L(10g/dl)]，当骨髓 EPO 和骨髓红系应答正常时，在贫血发生 10d 内，红细胞产率可增加

2～3倍。针对确定的贫血，网织红细胞少于2～3倍正常值则提示骨髓反应不充分。

为了使网织红细胞计数能反映骨髓造血情况，应采用以下两个指标来修正。第一修正指标是循环红细胞数量减少时应调整网织红细胞计数。贫血时，网织红细胞百分比可增加，但绝对数量保持不变。使用网织红细胞百分比乘以患者血红蛋白或血细胞比容对不同年龄和性别的血红蛋白或血细胞比容正常值的比值(表2-4)，可校正这种效应。这提供了校正贫血时网织红细胞计数的方法。为了使校正的网织红细胞计数能正确反映骨髓增殖情况，应该进行二次校正，是否校正取决于循环中网织红细胞在成熟后是否被骨髓释放，这可凭借外周血涂片检查是否有嗜多色红细胞存在来反映。

表2-4 网织红细胞的生成指数

贫血校正 #1:校正网织红细胞计数，一个人的网织红细胞计数是9%，血红蛋白7.5g/dl，血细胞比容23%，绝对网织红细胞计数＝9 ×(7.5/15)[或×(23/45)] = 4.5%
校正 #2:网织红细胞在成熟前释放入血的校正。这种校正为，一个人的网织红细胞计数是9%，血红蛋白7.5g/dl，血细胞比容23%，网织红细胞生产指数＝9×(7.5/15)(校正血红蛋白)/2(的校正成熟时间)＝2.25

过早被骨髓释放的网织红细胞，统称为“移位”细胞，移位的程度及其校正系数的相关性如图2-13所示。由于过早释放的网织红细胞在血液循环中存活＞1d，从而为每日红细胞产量提供了一个虚高的估计，因此校正是必要的。如果嗜多色红细胞增加，贫血的因素被校正后的网织红细胞应除以2，作为红细胞成熟的延迟时间。第二校正因子介于1～3，大小取决于贫血的程度。通常使用2加以校正。正确的校正方法见表2-4。如果外周血涂片未见到嗜多色红细胞，则不需进行二次校正。经两次校正的网织红细胞计数称作网织红细胞生成指数，反映了骨髓对成熟血细胞的产量。

EPO升高刺激骨髓，会引起网织红细胞的过早释放。然而，如果骨髓被肿瘤浸润、发生纤维化或因其他疾病导致释放异常，则会出现有核红细胞或嗜多色巨红细胞，应该对网织红细胞进行二次校正。应始终根据贫血程度、高网织红细胞计数进行校正，

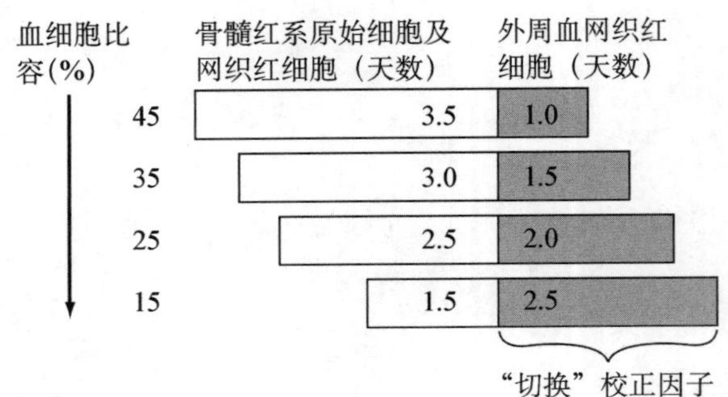

图2-13 修正的网织红细胞计数

为了使网织红细胞计数作为一种有效的红细胞产量指标，网织红细胞百分比必须基于贫血的水平和循环中网织红细胞的寿命进行纠正。红细胞约4.5d成熟。血红蛋白正常时，网织红细胞约1d被释放到循环中。然而，随着贫血程度的不同，网织红细胞(甚至更早期的红系祖细胞)可能会从骨髓提前释放。临床大多数患者血细胞比容在20%以上，通常使用校正因子2，因为网织红细胞会在约2d的循环中丢失RNA

进而得到真正能够反映骨髓状况的网织红细胞计数。已知重度慢性溶血性贫血患者红细胞产出可能会增加多达6～7倍。此指标可帮助确定患者具有正常的EPO反应、正常反应的骨髓和充足的铁，可用来补偿机体对缺失红细胞的需求(表2-5)。如果网织红细胞指数＜2，则提示患者骨髓红系增殖与成熟有缺陷。

表2-5 对贫血的正常骨髓反应

血细胞比容	代偿指数	网织红细胞(包括校正后的网织红细胞)	骨髓粒红比
45	1	1	3:1
35	2.0～3.0	4.8%/3.8/2.5	2:1～1:1
25	3.0～5.0	14%/8/4.0	1:1～1:2
15	3.0～5.0	30%/10/4.0	1:1～1:2

铁利用与存储铁的检测 实验室检查可以反映铁的吸收利用及血红蛋白合成，包括血清铁、TIBC和转铁蛋白饱和度的百分比。血清铁水平(×100)除以TIBC推导出转铁蛋白饱和度(%)。正常血清铁为9～27μmol/L(50～150μg/dl)，正常TIBC是54～64μmol/L(300～360μg/dl)；正常转铁蛋白饱和度的范围为25%～50%。血清铁的昼夜变化导致

转铁蛋白饱和度的变化。血清铁蛋白用来衡量机体铁的储存。成年男性有平均 100μg/L 的血清铁蛋白，相应铁储存为约 1g。成年女性有较低的血清铁蛋白水平，平均 30μg/L，储存铁约 300mg。血清铁蛋白水平为 10～15μg/L，代表体内储存铁耗竭。然而，铁蛋白在急性或慢性炎症急性期时，可能会上升至基线水平几倍以上。原则上讲，血清铁蛋白>200μg/L 意味着组织有铁储备。

骨髓检查　骨髓涂片或穿刺活检用于贫血患者的评价。骨髓活检可提示低增生性贫血和患者的铁营养状况。骨髓检查可以诊断原发性骨髓疾病，如骨髓纤维化、红细胞成熟障碍或浸润性疾病（图 2-14 至图 2-16）。在骨髓涂片中一系细胞（髓与红细胞）相比另一系骨髓有核细胞计数增加或减少[粒/红（M/E）比]。低增生性贫血患者和网织红细胞产生指数<2 将显示 M/E 比为（2～3）:1。相反，溶血性疾病患者，红细胞产生指数>3，则 M/E 比至少为1:1。通过在 M/E 比和网织红细胞产生指数之间的差异，可确定成熟障碍性疾病。可染色的铁在骨髓涂片或活检中反映了储存或红细胞中铁代谢。储存铁是以铁蛋白或含铁血黄素形式存在。在骨髓涂片中、油镜下，小铁颗粒通常见于骨髓中 20%～40% 红系前体细胞，这种细胞被称为铁粒幼细胞。

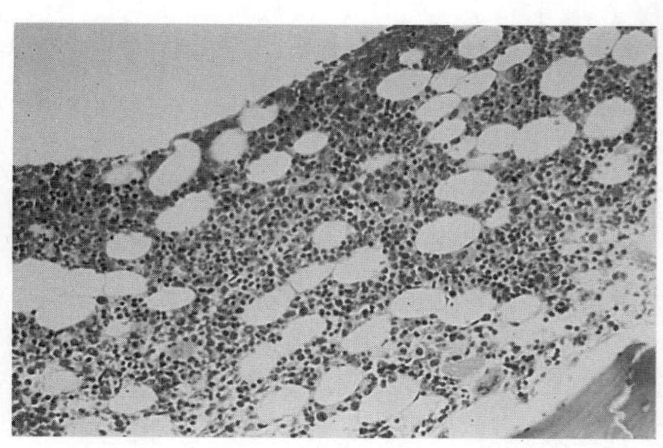

图 2-14　正常骨髓

这是一段用苏木精和曙红（H&E）染色的正常骨髓活检低倍镜图。请注意有核细胞成分占 40%～50%，脂肪（浅染区）占 50%～60%的面积

其他实验室检测　可作为特殊诊断检测。这些检测如何应用在具体疾病的诊断中，请参阅第 7～11 章。

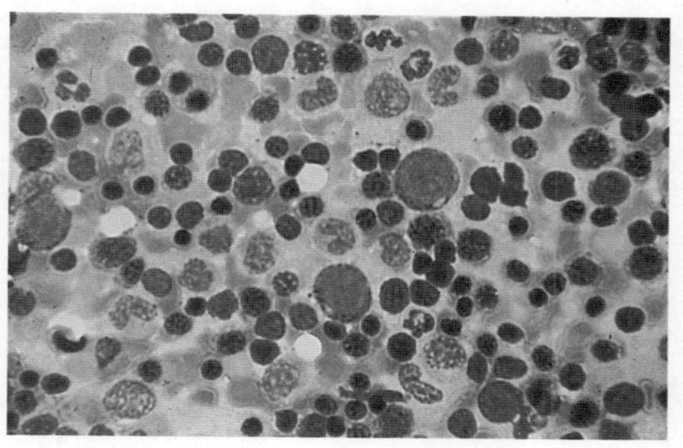

图 2-15　红系增生

这个骨髓象显示红系增生，当骨髓出现急性失血或溶血时，正常的骨髓即出现代偿性增生。粒/红比约为 1:1

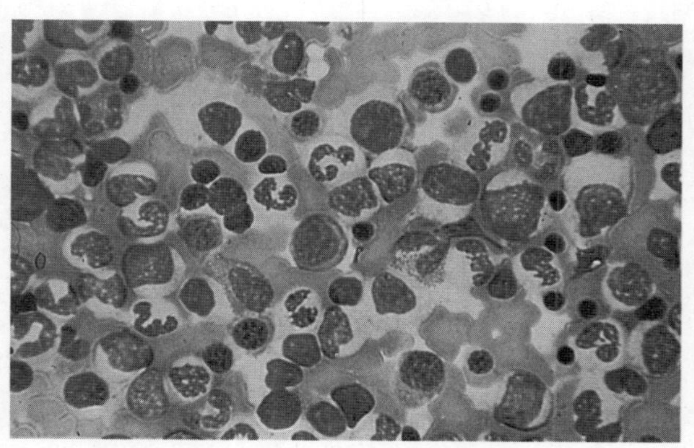

图 2-16　髓系增生

这个骨髓象显示髓系或粒细胞谱系中的细胞增生，可能是骨髓对感染的正常反应。髓细胞/红细胞比>3:1

贫血的定义和分类

1. 贫血的初步分类　①骨髓产生降低（增生减低）；②红细胞成熟障碍（无效红细胞生成）；③红细胞存活降低（失血或溶血）。分类如图 2-17 所示。低增生性贫血的典型表现为低网织红细胞产生指数，红细胞形态（正细胞、正色素性贫血）轻度或没有改变（详见第 7 章）。成熟障碍性疾病通常有轻至中度增高的网织红细胞产生指数，伴随大红细胞（详见第 9 章）或小细胞的形态改变。（详见第 7 章和第 8 章）。继发于溶血的红细胞破坏增加（见第 10 章），在充足的铁供应情况下，网织红细胞产生指数增加至少 3 倍。由于铁不足，失血性贫血时，骨髓红细胞通常不会超过 2.0～2.5 倍。

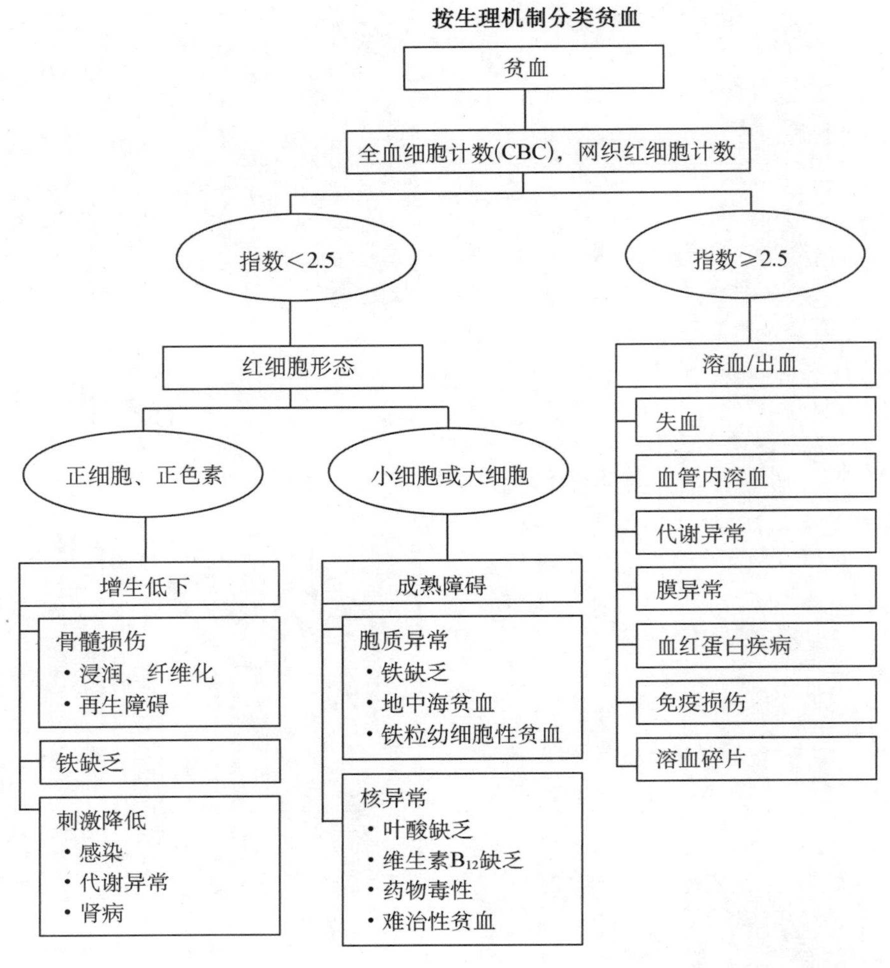

图 2-17　生理性贫血的分类

在贫血分类中，网织红细胞产生指数分类的第一个截点为>2.5，提示最有可能溶血。网织红细胞产生指数<2，提示低增生性贫血或成熟障碍；后者可进一步通过外周血涂片或骨髓活检进行区分。如果红细胞指数正常，贫血几乎可以肯定是低增生性质。成熟障碍性疾病的特点是红细胞无效生成和网织红细胞产生指数降低。其异常红细胞的形态——巨红细胞或小细胞低色素性贫血——在外周血涂片上可看到。低增生性贫血的，骨髓中无红系细胞增殖，而无效红细胞生成的患者有红细胞增生和 M/E 比<1∶1。

2. 低增生性贫血　至少 75%都是骨髓增生活跃的贫血。低增生性贫血反映了绝对或相对的骨髓衰竭，红细胞增生程度不能弥补贫血的程度。低增生性贫血，绝大多数是因轻度至中度缺铁或炎性病变导致。当骨髓损伤、缺铁或 EPO 不足可导致低增生性贫血。EPO 不足可能反映了肾功能损害，炎性因子导致 EPO 生成受抑(如白细胞介素-1)、代谢性疾病(如甲状腺功能减退症所致的组织 O_2 减少)。少数情况下，骨髓不能以正常的速度产生红细胞，这在肾损害时比较常见。在糖尿病患者或骨髓瘤患者肾功能不全时，EPO 降低较肾功能不全更为明显。一般情况下，低增生性贫血的特点是正细胞性、正色素性红细胞。小细胞低色素性贫血常见于长期的慢性炎症性疾病和轻度铁缺乏。区分各种形式的低增生性贫血的主要实验室检查包括血清铁和铁结合力、肾和甲状腺功能、骨髓活检(可评价骨髓损伤或浸润性疾病)和血清铁蛋白评估铁储存。骨髓铁染色将确定铁的分布。急性或慢性炎症的贫血患者血清铁低、TIBC 正常或低、转铁蛋白饱和度低和血清铁蛋白正常或高。调节铁量变化的主要激素为铁调素(详见第 7 章)。不同模式提示轻度至中度缺铁(低血清铁、高 TIBC 低转铁蛋白饱和度、低血清铁蛋白)(详见第 7 章)。药物、浸润性疾病如白血病和淋巴瘤、骨髓损伤所引起的低增生性贫血可从外周血和骨髓形态学诊断,对于诊断浸润性疾病或纤维化,骨髓活检是必需的。

3. 成熟障碍　表现为网织红细胞产生指数降低、骨髓涂片显示大细胞或小细胞贫血和异常红细胞指数。成熟障碍可分为两类:核成熟缺陷,伴巨细胞改变:细胞质成熟缺陷,通常因血红蛋白合成缺陷而表现为小细胞低色素。低网织红细胞产生指数反映了骨髓内红系前体细胞发育异常所致的无效造血。骨髓检查提示红细胞增生活跃。

核成熟障碍源于维生素 B_{12} 或叶酸缺乏、药物损害或骨髓增生异常。甲氨蝶呤或烷化剂药物可干扰细胞 DNA 合成,导致核成熟异常。酒精也会导致产生大细胞和不同程度的贫血,这通常与叶酸缺乏相关。检测叶酸和维生素 B_{12} 的水平是关键,不只是能确定特定的维生素缺乏,也反映了贫血的不同发病机制(详见第 9 章)。

严重的铁缺乏或异常的珠蛋白肽链或血红素合成异常导致细胞质成熟障碍。铁缺乏在贫血的分类中占据非同寻常的地位。如果缺铁性贫血为轻到中度,红系骨髓增殖功能明显减弱,被列为低增生性贫血。然而,如果铁缺乏严重且长期贫血,骨髓红系增生活跃、因铁供应不足生成无效红细胞伴胞质成熟受损;网织红细胞产生指数降低、小细胞性红细胞增多、典型的铁代谢异常,均可将缺铁性贫血从其他一些胞质成熟障碍性疾病如地中海贫血中区分出来。血红素的合成异常比血红蛋白合成异常更少见,可能为获得性或遗传性。获得性疾病通常为骨髓增生异常,可能会导致大细胞或小细胞贫血,常伴随线粒体性铁过载。在这些情况下,铁由红系祖细胞的线粒体摄取,但不能被血红素利用。铁沉积在线粒体、环绕红系祖细胞胞核从而形成戒指样形态。基于这种所谓的环状铁粒幼细胞独特的铁染色结果,患者被诊断为铁粒幼细胞贫血——常反映骨髓异常增生。总之,铁代谢参数的研究对这些患者的鉴别诊断很有帮助。

4. 失血、溶血性贫血　与低网织红细胞产生指数相对应,溶血性贫血时红细胞产生指数≥2.5。在外周血涂片中表现为嗜多色大红细胞数目增多。骨髓活检很难准确反映网织红细胞产生指数。红细胞指数通常是正细胞性或轻度大细胞性,反映网织红细胞增多。急性失血时因 EPO 产生及骨髓增生均需要一定时间才能发生,因此网织红细胞产生指数不一定增加。亚急性失血可能有轻度网织红细胞增加。慢性失血性贫血常与缺铁性贫血相似,并非表现为红细胞产生增加。

失血性贫血的评估通常不难。大多数问题源于患者红细胞产生指数增加,但急性失血的原因不清楚。恢复期可能需要观察 2～3 周,其间将看到血红蛋白浓度上升和网织红细胞产生指数下降(详见第 10 章)。

溶血性疾病发生急骤时,贫血是最常见的形式。网织红细胞产生指数增高,反映了骨髓红系对溶血的代偿。血管外溶血时,铁从破坏的红细胞释出,经过有效的循环而支持红细胞产生;血管内溶血如阵发性睡眠性血红蛋白尿时,铁损失可能会限制骨髓增生。反应性增生的水平取决于贫血的严重程度和潜在疾病的性质。

血红蛋白病,如镰状细胞贫血和地中海贫血,表现为一个复杂过程。网织红细胞指数可能升高,但当骨髓增生异常时,也可能降低(详见第 8 章)。

溶血性贫血表现不一。一些表现为一过性急性、自限性的血管内或血管外溶血,多见于自身免疫性溶血或先天性 Embden-Meyerhof 通路异常,或谷胱甘肽还原酶通路异常患者。血红蛋白分子或红细胞膜的遗传性紊乱患者,通常有终身临床疾病;而慢性溶血性疾病,如遗传性球形红细胞增多症,可能最初并不表现为贫血,但长期红细胞破坏增加可导致症状性胆红素升高或结石或脾大等。慢性溶血的患者如果出现感染,易因红细胞生成障碍而发生再生障碍性危象。

急性或慢性溶血性事件的鉴别诊断需要结合家族史、临床表现、溶血类型——遗传或继发性溶血。鉴别可通过外周血涂片仔细检查。精确的诊断需要更多的专业实验室检查,如血红蛋白电泳或红细胞酶谱筛查。影响红细胞寿命的继发因素往往通过免疫介导,需要直接或间接抗人球蛋白试验或冷凝集素效价检测是否存在溶血性抗体或补体。(参见第 10 章)。

治疗　贫血

首要原则是治疗导致轻、中度贫血的原发病。少数情况下,在急症时,贫血可能非常严重,需要首先输注红细胞,然后再明确诊断。贫血是急性或慢性，选择适当治疗均基于对贫血病因的分析。通常贫血的原因是多因素。例如，严重的风湿性关节炎患者服用消炎药，可能伴慢性炎症性贫血，以及慢性失血如间歇性的胃肠道出血的低增生性贫血。在各种情况下，治疗前及治疗过程中充分评估患者的铁营养状况是非常重要的。在第 12 章将讨论输血，在第 7 章讨论铁治疗，在第 9 章中讨论巨幼细胞贫血治疗，在其他章节分别讨论（镰状细胞贫血，见第 8 章；溶血性贫血，见第 10 章；再生障碍性贫血和骨髓增生异常综合征，见第 11 章）相关疾病。

在过去的 25 年间，贫血的治疗方法得到很大程度丰富。成分输血疗法实用安全。EPO 作为一种辅助性贫血治疗，已改善了慢性肾病透析患者的生存，减少了癌症患者化疗后贫血对于输血的需求。最终，遗传性珠蛋白肽链合成或珠蛋白基因突变等疾病（如镰状细胞贫血患者）可能受益于基因疗法。

红细胞增多症

红细胞增多症为血红蛋白增高的疾病。这种增加可能为真性增多或是因血浆量减少所致的假象（绝对或相对真性红细胞增多症）。Erythrocytosis 一词可与红细胞增多症（polycythemia）互换，但它们之间的区别为：Erythrocytosis 意味着红细胞数量的增加，而红细胞增多症 polycythemia 是指红细胞中任何成分的增加。红细胞增多症患者，常为偶然发现升高的血红蛋白或血细胞比容。血红蛋白水平可能异常增高，通常男性高于 170g/L(17g/dl)，女性高于 150g/L(15g/dl)。男性血细胞比容水平为＞50%、女性＞45%可视为异常。男性血细胞比容＞60%、女性＞55%都几乎无一例外提示红细胞明显增加。考虑到红细胞参数实际上是测量血红蛋白浓度，并计算血细胞比容，血红蛋白水平可能是一个更好的指标。

在鉴别诊断中，非常有用的临床病史包括吸烟史、在高海拔地域居住，或先天性心脏疾病、睡眠呼吸暂停或慢性肺部疾病史。

红细胞增多症患者可能无症状或有与增加的红细胞数量有关的症状。高黏滞血和血栓形成（静脉和动脉）为主要症状，与呈对数增加红细胞的数量和因血细胞比容＞55%而形成的血黏度增高有关。从指端缺血到布加综合征肝静脉血栓形成，均可为临床表现。腹部血管血栓形成是特异表现；另外，还会出现神经症状（如眩晕、耳鸣、头痛、视觉异常），以及高血压。红细胞增多症患者可能有皮肤瘙痒和肝脾大相关症状。患者容易出现皮肤淤伤、鼻出血或胃肠道出血，还常见消化性溃疡。低氧血症的患者可能发展为劳累后发绀，或有头痛、心智受损和疲劳。

体格检查通常发现患者颜面红紫。如伴脾大，倾向于红细胞增多症诊断（参见第 13 章）。心脏右向左分流的证据可解释发绀的症状，或为先天性心脏病患者，尤其是法洛四联症或艾森门格综合征。血液黏度增高可引起肺动脉压力增高；缺血可导致肺血管阻力升高。这些因素均可以产生肺源性心脏病。

红细胞增多症可以是假性的（与血浆容量降低有关；Gaisbock 的综合征），原发性或者继发于其他疾病。继发性均与 EPO 水平增加有关：要么由于组织缺氧出现机体生理适应性上调（肺部疾病、海拔、CO 中毒、高亲和力血红蛋白病）或 EPO 产生过多（肾囊肿、肾动脉狭窄、肿瘤伴异位 EPO 产生）。

走近患者　红细胞增多症的治疗方法

对红细胞增多症患者治疗方法见图 2-18。第一步是通过给患者标记铬-51 于自体红细胞，并于 2h 后抽样检测血液放射性核素，通过稀释原理，记录红细胞的数量。如果红细胞数量正常（男性＜36 ml/kg，女性＜32ml/kg），应测定血清 EPO 水平；如果 EPO 水平很低或检测不到，此患者最有可能有红细胞增多症。支持此项诊断的检测包括外周血白细胞计数升高、绝对嗜碱性粒细胞计数增加和血小板增多。在 70%～95%的红细胞增多症患者中可发现突变的 JAK-2(Val617Phe)，是细胞内信号通路的主要因子之一。

如果血清 EPO 水平升高，则需要区分升高是机体对低氧的生理学反应，还是与自身 EPO 产出相关。患者动脉氧饱和度低（＜92%），如果不生活在高海拔地区，应进一步评估心或肺疾病的存在。吸烟的人氧饱和度正常，也有可能 EPO 水平升高，是因为一氧化碳置换氧所致。如果碳氧血红蛋白水平都很高，诊断结果是“吸烟者红细胞增多症”。此类患者应敦促其停止吸烟。无法戒烟的人，需要通过放血来控制其真性红细胞增多症。患者氧饱和度正常，也不吸烟，可能有异常的血红蛋白，因此不能向组织（通过寻找高价的氧-血红蛋白亲和力计算）正常供氧，通过反馈 EPO 产生也会过度。进一步的检查还应与有产 EPO 的肿瘤进行鉴别诊断。

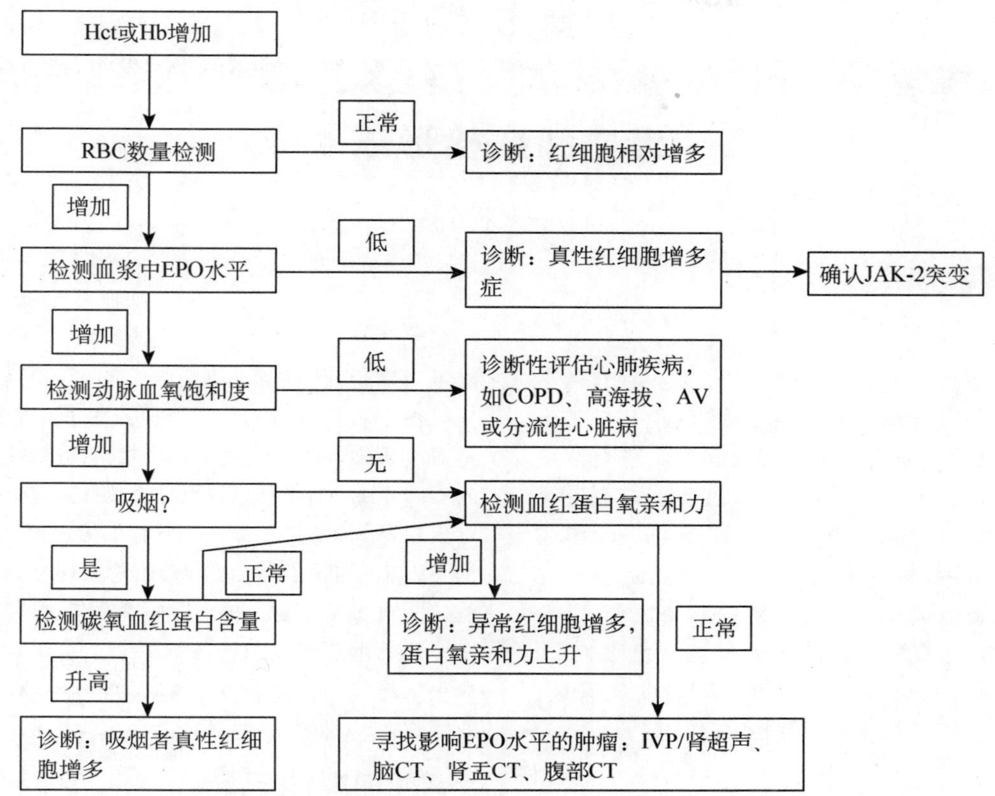

图 2-18　患者血红蛋白升高(真性红细胞增多症可能)的鉴别诊断方法

AV. 房室结；COPD. 慢性阻塞性肺疾病；CT. 计算机体层摄影；EPO. 促红细胞生成素；Hct. 血细胞比容；RBC. 红细胞

肝癌、子宫平滑肌瘤和肾肿瘤或囊肿的排除可通过腹部 CT 扫描。小脑血管瘤可以生成 EPO，但是表现为局部神经体征和症状，而不是红细胞增多症相关的症状。

（董宝侠　译）

第 3 章

Chapter 3

出血和血栓形成

Barbara Konkle

人体凝血系统为凝血和抗凝提供了一种自然平衡环境。促凝因素包括血小板黏附、聚集和纤维蛋白凝块的形成；抗凝因素包括抗凝血和纤维蛋白溶解的天然抑制剂。正常情况下，止血过程调控血液流动；它也可以使血液凝块迅速阻断血流，防止大量失血。成功止血后，凝血系统会重塑受损的血管使之恢复正常的血液流动。凝血系统的主要成分：①血小板等其他血液有形成分，如单核细胞和红细胞；②血浆蛋白（凝血和纤溶因子和抑制剂）；③血管壁。以上三者各功能互相补充，共同发挥作用。

正常止血过程

血小板栓子形成

血管损伤时，血小板黏附于损伤部位，通常是裸露的血管内膜表面。血小板的黏附主要是由血管假性血友病因子（vWF）介导的，这是一种存在于血浆和血管壁内皮下细胞外基质的大的多聚体蛋白。它作为主要的"分子胶水"提供足够的强度，以承受高强度的血流剪切力。血小板也通过特定的血小板胶原受体直接结合到内皮下胶原，以实施黏附的作用。

血小板黏附随后导致血小板活化和聚集。这个过程通过血浆中体液介质（如肾上腺素、凝血酶），从激活的血小板中释放的介质（如二磷腺苷、5-羟色胺）增强和放大，血管壁的细胞外基质成分进入并与血小板黏附接触（如胶原、vWF）。活化的血小板启动释放反应，它们分泌的物质进一步促进血小板聚集，并抑制内皮细胞因子释放抗凝因子。在血小板聚集（血小板之间的相互作用）期间，来自循环中额外的血小板积聚到血管损伤的部位，从而形成一个封闭的血小板栓子。血小板栓子通过缓慢形成的纤维蛋白网稳固。

血小板膜糖蛋白复合物（GP）Ⅱb/Ⅲa（$\alpha_{Ⅱb}\beta_3$）是血小板表面最丰富的受体。血小板活化将无活性的 GP Ⅱb/Ⅲa 受体激活为有活性的受体，可结合纤维蛋白原和 vWF。因为每个血小板表面约有 50 000 个 GP Ⅱb/Ⅲa 的结合位点，血管损伤部位吸引大量活化的血小板，然后迅速以一个密集的网络纤维蛋白原桥的形式形成致密的封闭物。由于这种受体是血小板聚集的关键因子，故成为抗血小板治疗的有效靶点。

纤维蛋白凝块的形成

血浆凝血蛋白（凝血因子）通常以非活性形式存在于血液循环。凝血蛋白促进纤维蛋白形成的过程最初被描述为瀑布。过去我们知道两条凝血途径：即外源性凝血途径（组织因子途径）和内源性凝血途径（接触激活途径）。我们现在知道，凝血通常是组织因子（TF）通过经典外源性途径暴露和激活触发，但是通过经典内源性途径放大，如图 3-1 所示。这些反应通常发生在活化的血小板的磷脂表面。实验室凝血检测，可以反映体外系统加入人为干扰因素后的影响。

凝血的启动是血管损伤激活血管壁内皮细胞表面上的 TF，如平滑肌细胞和成纤维细胞。TF 也在微循环存在，可能是从细胞如单核细胞和血小板上脱落。TF 结合丝氨酸蛋白酶凝血因子Ⅶa，然后激活Ⅹ因子成为Ⅹa。另外，此复合物通过活化Ⅸ因子成Ⅸa 而间接激活Ⅹ因子。Ⅺ因子参与止血不依赖于通过Ⅻa 因子活化，而是通过其正反馈活化凝血酶。因此，Ⅺa 因子是在传递和扩增中起作用，而不是启动凝血级联反应。

Ⅹa 因子可通过其他组织因子/Ⅶa 因子复合物或Ⅸa因子（Ⅷa因子作为辅因子）作用形成，使凝血

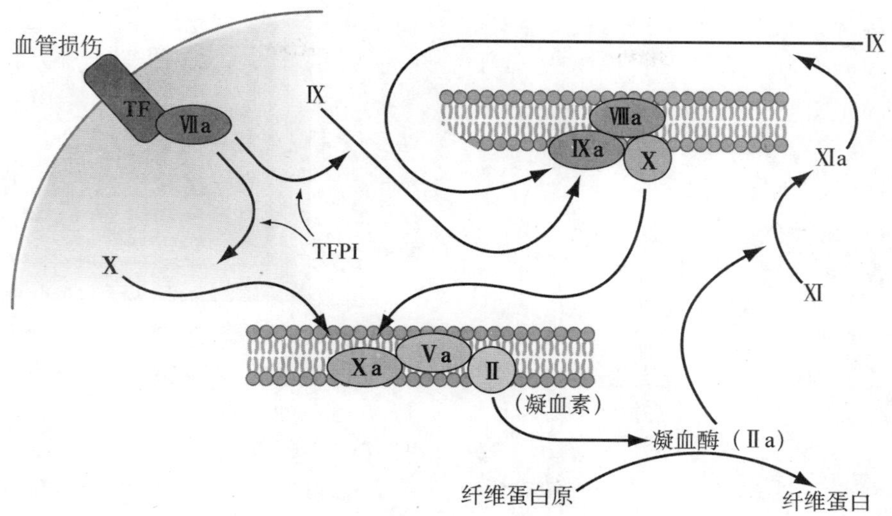

图 3-1　细胞组织因子(TF)启动的凝血

以Ⅶa因子(F)，活化FⅨ和FⅩ；反过来，与FⅧ和FⅤ各作为辅助因子，分别导致凝血酶形成和纤维蛋白原转变为纤维蛋白。凝血酶激活FⅪ、FⅧ和FⅤ，放大凝血信号。一旦形成了TF/FⅦa/FⅩa复合物，组织因子途径抑制物(TFPI)抑制TF/FⅦa通路，使凝血功能依赖于通过FⅨ/FⅧ的放大环放大。凝血需要钙(未显示)参与，并且通常在活化的血小板膜磷脂表面发生

酶原转化为凝血酶，这是凝血系统的关键蛋白酶。Ⅴa因子是这个反应必不可少的辅助因子。就像其同源因子Ⅷa，Ⅴa因子是由Ⅴ因子经凝血酶诱导的限制性蛋白水解而产生的因子。凝血酶是一种多功能酶，使可溶性纤维蛋白原转化为不溶性纤维蛋白。纤维蛋白聚合是一个有序的分子间相互关联的过程(图 3-2)。凝血酶还活化ⅩⅢ因子(纤维蛋白稳定因子)成ⅩⅢa因子，通过共价键结合使之成为稳定的纤维蛋白凝块。

活化的细胞膜表面的凝血因子聚集，大大加快了凝血反应速率，促使血管损伤部位凝血。关键的细胞膜成分——酸性磷脂，通常不暴露在静息细胞膜表面。然而，当血小板、单核细胞和内皮细胞因血管内损伤或炎症刺激而激活后，含负离子的膜磷脂头部促凝基团便转移到这些细胞表面或作为微粒释放，以支持和促进凝血反应。

抗血栓形成机制

正常情况下，几种生理抗凝机制协同作用以保持血液的流动、防止血液凝固在血管损伤的特定部位。内皮细胞具有抗血栓形成的作用。其产生的前列环素、一氧化氮(NO)和ectoADPase/CD39，都可

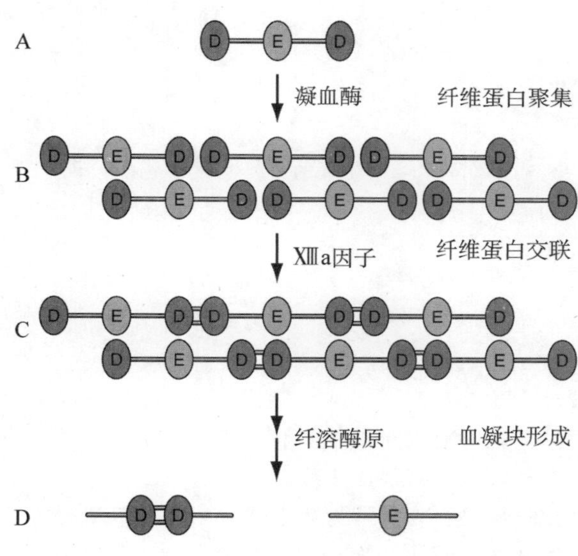

图 3-2　纤维蛋白的形成和溶解

A. 纤维蛋白原是一种由 2 D 结构域和 1E 结构域组成的三角状结构；B. 凝血酶激活引起原纤维的顺序组装，FⅩⅢa 通过 D 结构域与相邻分子非共价键结合；C. 纤维蛋白和纤维蛋白原(未显示)溶解纤维蛋白溶酶，并导致中间纤维蛋白(原)降解产物(未显示)；D. D-二聚体是纤维蛋白完全溶解的产物维护交联的 D 结构域

以抑制血小板的结合、分泌和聚集。内皮细胞产生的抗凝因子包括硫酸乙酰肝素蛋白多糖、抗凝血酶、TF通路抑制剂和血栓调节蛋白。内皮细胞还通过组织纤溶酶原激活因子1、尿激酶、纤溶酶原激活物抑制剂和膜联蛋白2等产物从而活化纤溶机制。主要的生理性抗血栓途径如图3-3所示。

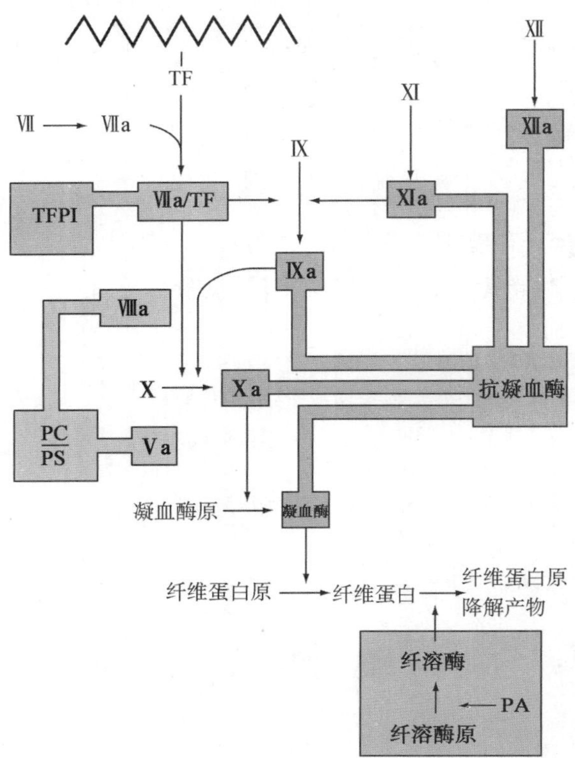

图3-3　4个主要的生理性抗血栓通路

抗凝血酶(AT)；蛋白C/S(PC/PS)；组织因子途径抑制物(TFPI)；纤溶酶原、纤溶酶原激活物(PA)和纤溶酶组成的纤溶系统。PT，前凝血酶；TH，凝血酶

抗凝血酶(或抗凝血酶Ⅲ)是血浆凝血酶中的主要蛋白酶抑制剂。抗凝血酶通过在凝血酶的活性位点和其他凝血因子的活性中心之间形成复合物，来抑制凝血酶和其他活化凝血因子功能。肝素作用会导致这些复合物失活的速率增加。抗凝血酶灭活凝血酶和其他活化凝血因子在正常血管表面发生，由糖胺聚糖催化，包括硫酸乙酰肝素。抗凝血酶的遗传性定量或定性异常，会导致静脉血栓栓塞症的终身倾向。

蛋白C是一种血浆糖蛋白，当被凝血酶激活时就变成一种抗凝物质。凝血酶诱导的C蛋白的激活依赖于血栓调节蛋白，其凝血酶的跨膜蛋白聚糖结合位点在内皮细胞表面。C蛋白在内皮细胞上结合其受体，并靠近凝血酶-血栓调节蛋白复合物，从而提高活化效率。活化的蛋白C通过裂解和灭活激活因子Ⅴ和Ⅷ实现抗凝作用。这个反应需要辅酶蛋白S催化加速。蛋白S和蛋白C一样，是一种糖蛋白，经翻译后依赖维生素K修饰。蛋白C或蛋白S的定量或定性缺陷或通过在因子Va的靶切割位点发生特异性突变产生抗活化蛋白C作用，都会导致高凝状态。

组织因子途径抑制物(TFPI)是一种血浆蛋白酶抑制剂，可以调节TF诱导的外源性凝血途径。TFPI抑制TF/FⅦa/FⅩa复合物，基本上可阻断TF/FⅦa触发的凝血过程，然后变成依赖于通过FⅪ和FⅧ激活凝血酶的“放大循环”。TFPI与脂蛋白结合，可以通过来自内皮细胞和血小板的肝素释放，并联合糖胺聚糖。肝素介导的TFPI释放在普通肝素和低分子量肝素的抗凝作用中发挥作用。

纤维溶解系统

任何脱离生理抗凝系统抑制作用的凝血酶，可将纤维蛋白原转化为纤维蛋白。对此，内源性纤溶系统活化血管内纤维蛋白，从而维持或重建血液循环的通畅。正如凝血酶是凝血系统的关键酶，纤溶酶是纤溶系统的主要蛋白酶，作用于纤维蛋白并使之降解。纤溶系统及其作用的总体过程如图3-4所示。

纤溶酶原激活剂、组织型纤溶酶原激活剂(tPA)和尿激酶型纤溶酶原激活剂(uPA)，切割纤溶酶原的Arg560-Val561键以产生活性纤溶酶。纤维蛋白溶解酶(纤溶酶原)的赖氨酸结合位点允许它结合纤维蛋白，使生理性纤溶是“纤维蛋白特异性”的。纤维蛋白溶酶原(通过其赖氨酸结合位点)和tPA具有纤维蛋白特异亲和性，从而选择性地结合血凝块。纤维蛋白、纤溶酶原和tPA，三者形成的复合物促进纤溶酶原和tPA之间局部相互作用，大大加速了纤溶酶原活化为纤溶酶的速率。此外，由纤溶酶降解的部分纤维蛋白片段暴露出新的纤维蛋白溶酶原和tPA结合的羧基末端赖氨酸残基位点，以进一步加强这些反应。这就建立了一个高效机制来产生集中在纤维蛋白凝块的纤溶酶，然后消化纤维蛋白降解产物成为纤溶酶的底物。纤溶酶在纤维蛋白分子的不同位点裂解纤维蛋白，在纤溶的过程中导致特异性的纤维蛋白片段的产生(图3-2)。纤维蛋白溶解酶的切割位点与纤维蛋白原的相同。然而，当纤溶酶作用于共价键相连的纤维蛋白时，D-二聚体被释

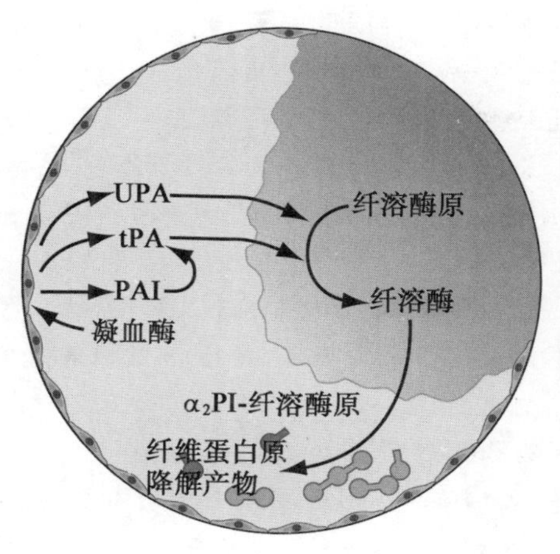

图 3-4　纤溶系统

组织纤溶酶原激活物(tPA)从血管内皮细胞释放、结合在纤维蛋白凝块，并通过纤溶酶激活纤溶酶原激活物。多余的纤维蛋白被纤溶酶降解为不同降解产物(FDPs)。任何游离的纤溶酶可与 2-抗血纤维蛋白酶(2Pl)络合。PAI. 纤溶酶原激活物抑制剂；UPA. 尿激酶型纤溶酶原激活剂

放；因此，D-二聚体可作为相对特异性试验检测血浆纤维蛋白的降解(而不是纤维蛋白原)。D-二聚体试验可作为血栓形成的敏感指标，一些试验也已验证 D-二聚体在排除深静脉血栓(DVT)及特定人群肺栓塞中有临床应用价值。

纤溶的生理调节主要发生在 3 个层面：①纤溶酶原激活物抑制剂(PAIs)，特别是 PAI-1 和 PAI-2，抑制生理性纤溶酶原激活剂；②凝血酶激活的纤溶抑制物(TAFI)限制纤溶；③ α_2-抗纤溶酶抑制纤溶酶。PAI-1 是血浆中 tPA 和 uPA 的主要抑制剂。TAFI 裂解纤维蛋白的 N 末端赖氨酸残基，这有助于纤溶酶活性定位。α_2 抗纤溶酶是人体血浆中纤维蛋白溶酶的主要抑制剂，灭活任何非纤维蛋白凝块相关的纤溶酶。

走近患者　出血和血栓形成

临床表现　止血障碍可能是遗传的，也可能是后天造成的。确定慢性症状和疾病遗传的，可能性的关键依赖于详细的个人史和家族史，它为基本情况提供线索，这有助于判断出血或血栓形成的原因。此外，病史可以通过确定：①出血[黏膜和(或)关节]或血栓[动脉和(或)静脉]部位；②是否有潜在的出血或因其他疾病、药物介入或食物补充剂增强致有凝血倾向，为病因提供线索。

出血史　出血史是评估有无出血风险的最重要的条件。在评估一个出血性疾病的患者时，有风险的病史，包括既往外科手术的反应，都应加入评估。病人有自发性或外伤或手术引起的出血史吗？自发性关节血肿是中重度Ⅷ因子和Ⅸ因子缺乏的标志，少数情况下是其他凝血因子缺乏所致。黏膜出血症状更提示潜在的血小板疾病或血管性血友病(vWD)，称为原发性凝血障碍或血小板血栓形成。导致早期凝血障碍的因素见表 3-1。

表 3-1　原发性出血性疾病

血小板黏附功能缺陷
血管性血友病
伯-苏综合征(Gp Ⅰb-Ⅸ-Ⅴ缺乏所致的功能异常)
血小板聚集功能缺陷
Glanzmann 血小板无力症(GpⅡbⅢa 缺乏或功能异常)
无纤维蛋白原血症
血小板分泌功能缺陷
环氧合酶活性降低
药物引起(阿司匹林、非甾体抗炎药、噻吩并吡啶)
遗传性
颗粒储备池异常
遗传性
获得性
非特异遗传性分泌缺陷
非特异性药物作用
尿毒症
血小板被膜(如异常蛋白、青霉素)
血小板凝聚功能缺陷
Scott 综合征

出血评分作为一种预测患者可能患有 1 型血管性血友病的方法已被公认。其他形式的研究正在进行，包括在儿童等特殊人群中更容易掌控和更方便使用。出血经常发生于患有出血性疾病的患者，包括手术出血时间延长、牙科手术及拔牙和(或)创伤、月经过多或产后出血、大面积瘀斑(通常用肿块描述)。

不管患者是否患出血性疾病，容易出现瘀斑和月经过多是常见的主诉。易被擦伤也是引起医学关注的一个迹象，需诊断有否可识别的凝血性疾病；也可能是血管或支持组织的异常。在埃勒斯-当洛斯综合征中，可能有创伤后出血和关节过度伸展的病史。库欣综合征可能有慢性类固醇的使用史，长时间使用会导致皮肤和皮下组织的变化，轻

微创伤就可导致皮下出血。后者被称为老年性紫癜。

鼻出血是一种常见的症状，特别是儿童及在干燥的气候条件下，其不足以诊断一个潜在的出血性疾病。但它是在遗传性出血性毛细血管扩张症和血管性血友病的男孩中最常见的症状。若鼻出血缺乏季节性变化，是潜在的出血性疾病的一种症状，而且一旦出血需要进行医疗评估或治疗，如烧灼出血点。随着乳牙萌出而出血，是发生于儿童的更为严重的出血性疾病，如中重度血友病。有轻度出血性疾病的儿童此种情况少见。复发性凝血障碍患者(血小板黏附)可能在洗牙和其他口腔治疗等过程中会增加出血。

月经量过多的定义是每个周期月经量＞80ml，且失血会产生缺铁性贫血。经期量多的主诉较为主观，与失血多少的相关性不强。月经量过多的危险因素包括经期出血导致缺铁性贫血或有输血的需要，凝块直径＞2.54cm，每过1h就需更换卫生巾。月经量过多是女性患潜在出血性疾病常见的一种症状，在大多数患vWD和Ⅺ因子缺乏症及血友病A的女性携带者中都报道有此症状。患有潜在出血性疾病的女性还可能有其他出血症状，包括拔牙后出血、术后出血、产后出血，并且更可能比其他原因引起的月经过多的妇女在初潮就出现月经过多。

产后出血(PPH)在患有潜在出血性疾病的女性中是一种常见的症状。在患1型vWD和血友病的女性携带者中，若VWF和FⅧ水平在妊娠期间通常是正常化的，那么PPH可能会延迟。有产后出血史的妇女，再次妊娠后有很高的复发风险。据报道，女性卵巢囊肿破裂致腹腔内出血也是潜在的患出血性疾病的征兆。

扁桃体切除术是对止血的一个大挑战，完整的止血机制方可防止扁桃体床的过度出血。出血可能在术后早期或术后7d左右因手术部位焦痂的缺失而发生。类似的延迟出血也可发生在结肠息肉切除术后。胃肠道(GI)出血和血尿通常是由于潜在的病理因素，应及时采取措施识别和治疗出血部位，即使是已知的患有出血性疾病的患者。vWD，特别是2型和3型，与肠血管发育不良和胃肠道出血有关。

关节血肿和肌肉自发性血肿是中度或重度先天性凝血因子Ⅷ或Ⅸ缺乏的特征。它们也可以在纤维蛋白原、凝血酶原和凝血因子Ⅴ、Ⅶ、Ⅹ中度和重度缺乏中出现。自发性关节血肿很少发生在其他出血性疾病，除严重的vWD伴有FⅧ水平＜5%的情况外。肌肉和软组织出血常见于获得性FⅧ缺乏。关节出血会导致严重的疼痛和肿胀，以及功能的丧失，但很少出现关节周围青紫变色。威胁生命的出血部位，如咽喉部出血(因其出血时可阻塞气道，进入中枢神经系统，并进入腹膜后)。伴有严重的先天性因子缺乏患者，死于出血性疾病的主要原因是脑出血。

药物和饮食营养对出血的影响 阿司匹林等非甾体抗炎药(NSAIDs)抑制环氧化酶1，减弱其止血功能，可能会从另一方面加重出血，甚至暴露先前隐匿的轻度出血性疾病，如VWD。然而，所有的NSAIDs均可致胃肠道出血，这可能使患有潜在出血性障碍的患者更加危险。阿司匹林对血小板功能的影响可以持续长达7d，虽然常在停药3d后恢复到正常。其他非甾体抗炎药作用时间较短，当停用药物后具有相反的抑制剂效果。噻吩并吡啶类药物(氯吡格雷和普拉格雷)抑制ADP介导的血小板聚集，像NSAIDs一样可诱发或加重出血症状。

许多中草药可以抑制止血功能(表3-2)。一些药物比其他药物更有出血风险。鱼油或浓缩ω_3脂肪酸补充剂减弱血小板功能。它们产生更多的比

表3-2 增加出血风险的中草药添加物

具潜在抗血小板活性草本药物
银杏(银杏叶)
大蒜
欧洲越橘
生姜
当归
白菊
人参
西洋参
西伯利亚人参
郁金根粉
珍珠花
柳
含香豆素的草本
益母草
贡菊
七叶树
红三叶草
葫芦巴

前列环素(PGI_2)更有效的血小板抑制剂 PGI_3,改变了血小板生化特性;更多的比血栓素 A_2 更弱的血小板活化剂血栓素 A_3。事实上,富含 ω_3 脂肪酸的饮食可以导致出血时间延长和异常的血小板聚集,但实际相关的出血风险尚不清楚。维生素E似乎抑制蛋白激酶C介导的血小板聚集和NO的产生。当患者出现不明原因的淤伤或出血时,应检查所有新药物或营养品,并停用可能与出血相关的食物或药物。

可引起或加重出血倾向的潜在的全身性疾病

获得性出血性疾病通常继发于全身性疾病。因此,有出血倾向患者必须对现有及潜在疾病进行全面评估。瘀斑或黏膜出血可能是肝病、严重肾功能损害、甲状腺功能减退、蛋白血症或淀粉样变性所致,也可能由骨髓衰竭所致。所有的凝血因子在肝脏中合成,肝衰竭导致结合因子缺乏。常由于门静脉脉高压引起的脾大致血小板减少。凝血因子Ⅱ、Ⅶ、Ⅸ、Ⅹ和蛋白C、S、Z在蛋白翻译后依赖维生素K修饰。虽然维生素K是凝血和抗凝血过程中所必需的,但维生素K缺乏或华法林对凝血功能影响的主要表现还是出血。

正常的血小板计数是150 000～450 000/μl。因生成不足、破坏增加和(或)被扣押致血小板数量减少。虽然因血小板减少导致的出血风险各有不同,但单纯的血小板减少症在血小板计数<50 000/μl时很少发生出血,通常直到血小板计数<10 000～20 000/μl才会出血。肝衰竭或弥散性凝血、感染、血小板抑制药物,以及潜在疾病,都可增加血小板减少患者的出血风险。大多数过程在患者的血小板计数为50 000/μl时发生。虽然约80 000/μl的血小板是足够的,但是进行大手术所需血小板数量仍取决于手术的类型和患者本身的健康状态。

血栓史 血栓形成的风险,如出血一样由遗传和环境因素影响。动脉血栓形成的主要危险因素是动脉粥样硬化;静脉血栓形成的危险因素则是长期不活动、手术、潜在的健康问题如恶性肿瘤、药物治疗(如激素)、肥胖和遗传倾向。增加静脉和动静脉血栓形成的因素如表3-3所示。

在有关静脉血栓形成的最重要的一点是确定是否是特发性血栓性事件(意思是没有明确的诱发因素)。在没有潜在恶性肿瘤的患者中,出现特发性事件是静脉血栓栓塞复发最有力的预测。不确定有无血栓史的患者,服用华法林治疗的病史表明既往有深静脉血栓形成。年龄是静脉血栓形成的危险因素,

表3-3 血栓形成的危险因素

静脉	静脉和动脉
遗传性	**遗传性**
Ⅴ因子 Leiden	高胱氨酸尿
凝血酶原 G20210A	血纤维蛋白原异常
抗凝血酶缺乏	**混合性(遗传及获得性)**
蛋白C缺乏	高同型半胱氨酸血症
蛋白S缺乏	**获得性**
因子Ⅷ升高	恶性病
获得性	抗磷脂抗体综合征
年龄	激素治疗
既往血栓	真性红细胞增多症
循环障碍	血小板增多症
外科大手术	阵发性睡眠性血红蛋白尿
孕产后	血栓性血小板减少性紫癜
住院患者	肝素诱导的血小板减少症
肥胖	弥散性血管内凝血
耐药APC感染,非遗传性	
吸烟	
未知	
因子Ⅱ、Ⅸ、Ⅺ升高	
TAFI水平升高	
TFPI水平降低	

未知.是否为遗传性或者获得性危险因素。APC.活化蛋白C;TAFI.活化凝血酶的纤维蛋白溶解因子抑制剂;TFPI.组织因子途径抑制剂

每10年深静脉血栓形成的风险就增加,幼儿时期每年发病率大概是1/100 000,在80岁老年人中每年发病率约为200/100 000。家族史有助于确定是否存在遗传易感性,以及可能性有多大。遗传性血栓形成会增加相对小的风险,如凝血酶原基因G20210A或凝血因子Ⅴ Leiden突变的杂合子,可作为老年人是否接受高风险手术的重要决定因素。图3-5为血栓形成的多个因素。必须仔细评估易感因素,以确定血栓复发的风险;经过对患者出血风险的评估,决定抗凝的时间长度。评估患者和家庭成员的血栓形成倾向时,也应经过类似考虑。

实验室评估 在出血和血栓形成风险评估中,仔细询问病史和临床检查十分重要。凝血补体的检测不能代替临床评估。尚无可以对止血进行全面评

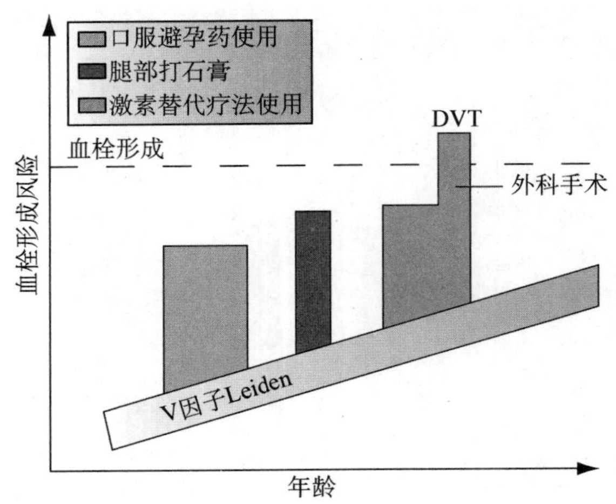

图 3-5　随着时间的推移血栓的风险

简图所示的是个体血栓随时间的推移发生的风险。潜在的V因子突变因素提供"理论上"的不断增加的风险。随着年龄的增长，与口服避孕药(OCP)或激素替代(疗法)的使用，血栓的风险逐渐增加；其他事件可能会进一步增加风险。一些风险的累积可能使血栓形成和深静脉血栓形成(DVT)。注：图中风险的规模和持续时间的描绘只是举例，并不能准确反映由临床研究的相对风险

估的检测。出血时间可用来评估出血的风险；然而，它不能预测手术出血的风险，不推荐用于此适应证。PFA 100，一种在血液流动条件下测量血小板依赖性凝血功能的方法，在血小板疾病和vWD中，比测定出血时间更敏感、更特异；但用于排除潜在的轻度出血性疾病，它不够敏感。同时，它预测出血风险的效用尚未确定。

常规术前检测，用异常的凝血酶原时间(PT)来检测肝病或维生素K缺乏，没有被推广。并没有研究证实，在无出血史的患者中活化部分凝血活酶时间(APTT)在术前评估的价值性。对于一个有可疑临床病史的患者，早期进行凝血功能测试的主要用途是确认出血性疾病的存在和类型。

由于凝血试验的性质，适当的样品采集和处理是获得有效结果的关键。患者无出血史，但凝血试验异常，应注意需重复研究这些经常影响正常值的因素。大多数的凝血功能检测是用枸橼酸钠与血浆钙离子结合形成络合物的测定方法。因为抗凝血剂是在液体溶液中，需要以1∶1的比例加入到血液中，不正确收集或未充分混合的血液收入采集管将得到错误的结果。真空采集管应采集＞90%的推荐容量，通常在管壁上有刻度标示。血细胞比容升高(＞55%)会产生因血浆抗凝比降低而导致错误结果。

筛选试验　最常用的筛选试验是PT、APTT和血小板计数检测。PT评估凝血因子Ⅰ(纤维蛋白原)、Ⅱ(凝血酶原)、Ⅴ、Ⅶ和Ⅹ(图3-6)。PT是测试加入钙离子和促凝血酶原激酶后的枸橼酸化的血浆凝块形成时间，其中，促凝血酶原激酶是一个TF和磷脂的混合物。检测的灵敏度会因凝血酶来源不同而不同。二次止血(纤维蛋白形成)缺陷和凝血功能检测异常的关系如表3-4所示。为了调整这种多样性，导致接受抗凝治疗的患者中维生素K依赖性凝血因子Ⅱ、Ⅶ、Ⅸ和Ⅹ减少的各种凝血酶总体敏感性现在用国际敏感指数(ISI)量化。ISI和凝血酶敏感性之间呈反比关系。国际标准化比值(INR)根据公式：INR＝(病人PT值/正常PT均值)^{ISI}。

INR用来评估由于维生素K依赖性凝血因子减少导致的凝血障碍；通常适用于评估肝病患者。同时它为比较实验检测及试剂的灵敏度提供了方法，用于确定肝病中经华法林抗凝后的ISI变化。

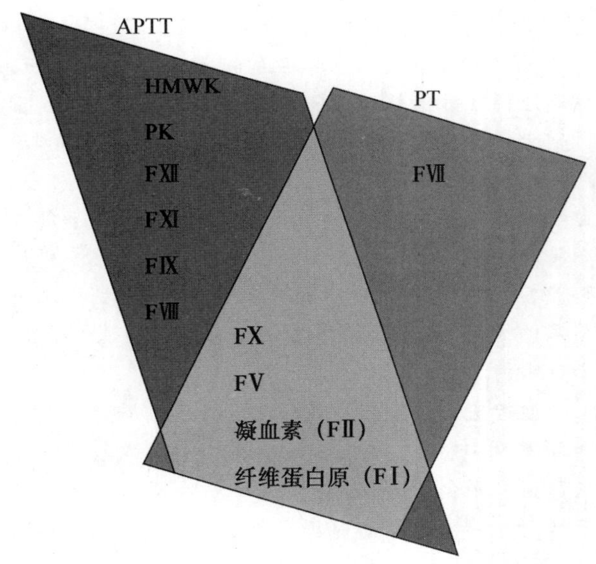

图 3-6　凝血因子活性

活化部分凝血活酶时间(APTT)检测的凝血因子为红色、凝血酶原时间(PT)检测的凝血因子为绿色，以及两者同时检测的凝血因子。F.凝血因子；HMWK.高分子量激肽原；PK.前激肽释放酶

表 3-4 出血及凝血异常的检测

部分凝血活酶时间延长(APTT)
无临床出血症——Ⅻ因子,高分子量激肽酶,前激肽释放酶降低
临床多样性,但常较轻微,出血——Ⅺ因子降低,Ⅷ因子及Ⅸ因子轻度降低
常见,严重出血——Ⅷ及Ⅸ因子严重缺陷
肝素
凝血酶原时间延长(PT)
Ⅶ因子缺乏
维生素 K 缺乏——早期
抗凝使用华法林
凝血酶原时间(PT)和部分凝血活酶时间(APTT)延长
Ⅱ、Ⅴ、Ⅹ因子或纤维蛋白原缺乏
维生素 K 缺乏——晚期
直接凝血酶抑制剂
凝血酶时间延长
肝素或肝素样抑制剂
轻微或无出血-血纤维蛋白原异常
频繁,严重出血——无纤维蛋白原血症
凝血酶原时间(PT)和(或)部分凝血活酶时间延长(APTT)延长,混合正常血浆后不能纠正
出血-特异性抑制因子
无症状,或血凝块和(或)孕期丢失——狼疮抗凝物
弥散性血管内凝血
肝素或直接凝血酶抑制剂
血凝块溶解异常
ⅩⅢ因子缺乏
抑制剂或交联缺陷
快速血凝块溶解
α_2-抗纤维蛋白溶解或抗纤维蛋白溶解酶原活化抑制因子 1 缺乏
纤维蛋白溶解治疗

此外,进行性肝衰竭与凝血因子的变化程度相关;PT 或 INR 的延长程度只是粗略地预测出血风险。在许多轻度至中度肝功能不全患者中,已证实凝血酶生成是正常的。由于 PT 只检测因肝功能不全而影响凝血功能的这一方面,故我们可能高估了轻度升高的 INR 的出血风险。

APTT 评估内源性和共同凝血途径,因子Ⅺ、Ⅸ、Ⅹ、Ⅴ、Ⅷ、Ⅱ,纤维蛋白原,还有前激肽释放酶、高分子量激肽原、因子Ⅻ(图 3-6)。APTT 试剂含有来自动物或植物的、在凝血过程中代替血小板功能的磷脂和内源性凝血系统的激活剂,如非颗粒鞣花酸或颗粒状活化高岭土、硅藻土或微粉化的二氧化硅。

APTT 试剂磷脂成分的变化会影响个别试剂对凝血因子缺乏及抑制剂如肝素、狼疮等抗凝物的敏感性。因此,APTT 的结果在不同的实验室会有所不同,具体可参照各实验室测试的正常范围。虽然这些试验之间的相关性很小,但是各实验室仍可以通过在使用过肝素的患者的样本中进行肝素活性的直接测量(抗Ⅹa 因子或鱼精蛋白滴定测试)来调整 aPTT 值,使之与肝素治疗抗凝相关。APTT 试剂对个别因子缺乏的敏感性不同,30%～50%的个别因子缺乏通常会使得 APTT 延长。

混合试验 混合研究是用来评估 APTT 延长或不正常的 PT,以区分是因子缺乏还是抑制剂。在这个实验中,正常人血浆和病人的血浆以 1∶1 的比例混合,立即测出 APTT 或 PT,在 37℃温度下孵化不同时长,通常是 30min、60min 和(或)120 min。孤立因素不足,APTT 将会纠正混合物,保持稳定的孵育。由于狼疮抗凝物使 APTT 延长,混合和孵育将显示没有校正。在获得性中和因子抗体中,如获得性凝血因子Ⅷ抑制剂,混合后的初步检测可能立刻被纠正也可能不纠正,但会延长或维持延长 37℃下的孵育;也可因其他抑制剂或干扰物质,如肝素、纤维蛋白裂解产物和副蛋白导致混合物纠正失败。

具体因子测定 临床情况和凝血筛查试验结果,将影响是否进行特定的凝血因子检测的决定。为使遗传性和获得性凝血因子缺乏得到精确诊断和有效控制,相关因素的定量成为必要。当严重出血时,往往迫切需要具体的检测来指导适当的治疗。个别因子试验通常是通过混合试验完成的,即把病人的血浆与所研究的凝血因子缺乏的血浆混合起来。这将纠正所有缺陷因子达到>50%,从而使得血块形成时间延长,这是由于因依赖来自附加血浆中丢失的凝血因子而造成的凝血因子缺乏。

测试抗磷脂抗体 磷脂(心磷脂)或磷脂结合蛋白(β_2-微球蛋白等)抗体,通过酶联免疫吸附试验(ELISA)检测。当这些抗体干扰磷脂依赖性凝血试验时,它们被称为狼疮抗凝物。对狼疮抗凝剂 APTT 的敏感性不稳定,部分取决于使用的 APTT 试剂。有一个用敏感试剂进行检测的试验,即 LA-PTT。稀罗素毒蛇毒液测试(dRVVT)和组织凝血酶抑制(TTI)测试是用降低标准的磷脂试剂修改的,从而增加了干扰磷脂成分的抗体的敏感性。然而,对于狼疮抗凝物这些测试没有特异性,是因为凝血因子缺乏或其他抑制剂也会导致其延长。狼疮抗凝物的记录不仅需要磷脂依赖性凝血试验的延长，也需要缺乏混合正常人血浆时的矫正及添加活化血小板膜或某些磷脂如六角期的矫正。

其他凝血检测 凝血酶时间和蛇毒凝血酶时间是检测纤维蛋白原转化为纤维蛋白的时间。当纤维蛋白原水平降低(通常为80～100mg/dl)或结构异常时，二者均可延长，可见于遗传性或获得性异常纤维蛋白原血症，或纤维蛋白/纤维蛋白原降解产物干扰时。凝血酶时间，不同于蛇毒凝血酶时间，在肝素影响下会延长。常用测量抗Xa因子的血浆抑制活性检测低分子肝素(LMWH)水平或直接测量未分级肝素(UFH)的活性。患者血样中的肝素，抑制了通过Xa因子产生的特异底物显色的酶转化。用普通肝素和低分子肝素的多个浓度制成标准曲线，可以用于计算患者血浆的抗Xa活性浓度。

血栓形成的实验室检测 检测易栓状态的实验室检测，包括分子诊断学和免疫功能分析。这些检测，因测试条件而影响它们的敏感性和特异性。此外，急性血栓形成、急性疾病、炎症性疾病、妊娠和药物会影响多种凝血因子和它们抑制剂的水平。在急性血栓形成部位，肝素导致抗凝血酶降低。蛋白C和S的水平在急性血栓形成部位可能升高，而华法林会导致其降低。抗磷脂抗体在急性疾病中，常一过性阳性。一般情况下，只有当有明显家族血栓形成史和结果会影响临床决策时，可进行遗传性血栓形成检测。

由于血栓形成倾向的结果通常用来进行评估是否需要延长抗凝时间，所以应该在一个稳定的状态下进行检测，避开应激状态。在大多数情况下，华法林抗凝可在最初治疗3～6个月后停止，至少3周后进行凝血功能测试。凝血活性的敏感指标，特别是D-二聚体和凝血酶生成试验，有望作为预测因子，其在血栓复发时升高，停用华法林至少1个月后测量。

血小板功能测试 出血时间已被用来评估出血风险；然而，未发现它可用于预测手术出血风险，而且不推荐使用这个指标。在血小板疾病和vWD中，PFA-100及类似仪器测量流动条件下血小板依赖性凝血通常比检测出血时间更敏感，更具备特异性；然而，数据不足以支持用其预测出血风险或指导治疗。当用它们评估有出血迹象的患者时，如果结果显示异常，并伴随出血，这就需要特定的测试，如vWF检测和(或)血小板聚集试验。由于所有的这些"筛选"的方法，可能会误诊有轻微的出血性疾病的患者，需要有进一步的研究来确定它们在止血试验中的作用。

为了观察血小板聚集，传统方法需将各种激动剂加入到富含血小板的患者血浆中；同时也可观察血小板对激动剂的分泌试验。这些测试受到很多因素的影响，其中包括许多药物，且在这些试验中聚集或分泌的轻微缺陷与出血风险之间的联系仍不明确。

感谢

Robert I. Handin，博士，为第16版《哈里森内科学》的这一章节提供了帮助，并在此借用了章节中的一些资料内容。

(董宝侠 郑 璇 译)

第 4 章

Chapter 4

淋巴结肿大和脾大

Patrick H. Henry　Dan L. Longo

本章可作为一个用来评估患者淋巴结肿大或脾肿大的指南。在初级健康检查中淋巴结肿大是比较常见的临床表现，而明显的脾大则少见。

淋巴结肿大

在病人因各种原因进行体检时，可能偶然发现淋巴结肿大，或者是生病时表现出的一个迹象或症状。医生必须最终决定淋巴结肿大是良性的还是需进一步活检查明。在健康的儿童和青年人中可触及软而光滑、直径<1cm 的淋巴结；在健康成人腹股沟处，可触及直径 2cm 的淋巴结，这都可认为是正常的。对这些正常的淋巴结不必做进一步检查。相反，如果医生认为淋巴结是异常的，那么就需要进行更精确的诊断。

走近患者　淋巴结肿大

淋巴结肿大可能是原发或继发的多个系统紊乱表现，如表 4-1 所示。许多引起全身性淋巴结肿大的疾病是罕见病。在基层医疗中，超过 2/3 患者是非特异性原因引起的淋巴结肿大或病毒、细菌引起

表 4-1　淋巴性疾病

1. 感染性疾病	(10)原发性胆汁性肝硬化
(1)病毒：传染性单核细胞增多综合征(EB 病毒、巨细胞病毒)、传染性肝炎、单纯疱疹、疱疹病毒 6 型、水痘-带状疱疹病毒、风疹、麻疹、腺病毒、艾滋病、流行性角膜结膜炎、痘苗病毒、疱疹病毒 8 型	(11)移植物抗宿主病 (12)硅相关的 (13)自身免疫性淋巴细胞增殖性疾病 3. 恶性病
(2)细菌：链球菌、金黄色葡萄球菌、猫抓病、布氏菌病、兔热病、鼠疫、软下疳、类鼻疽、马鼻疽、结核病、非典型分枝杆菌感染、原发和继发性梅毒、白喉、麻风	(1)造血系统疾病：霍奇金病，非霍奇金淋巴瘤，急慢性淋巴细胞白血病，毛细胞白血病，恶性组织细胞增多症，淀粉样变 (2)转移癌——来自大量早期位点 4. 脂质贮积病：戈谢病，尼曼-匹克病，法布里病，丹吉尔病
(3)真菌：组织胞浆菌病、球孢子菌病、南美芽生菌病	5. 内分泌疾病：甲状腺功能亢进
(4)衣原体：性淋巴肉芽肿性病、沙眼	6. 其他疾病
(5)寄生虫：弓形虫病、利什曼病、锥虫病、丝虫病	(1)巨淋巴结增生的疾病(巨淋巴结增生症)
(6)立克次体：恙虫病、立克次体痘、Q 热	(2)结节病
2. 免疫性疾病	(3)脂肪黑素性网状细胞增多症
(1)类风湿关节炎	(4)淋巴瘤样肉芽肿病
(2)幼年型类风湿关节炎	(5)组织细胞坏死性淋巴结炎(菊池病)
(3)混合结缔组织病	(6)窦组织细胞增生伴巨大淋巴结病(窦疾病)
(4)系统性红斑狼疮	(7)皮肤黏膜淋巴结综合征(川崎病)
(5)皮肌炎	(8)组织细胞增多病
(6)干燥综合征	(9)家族性地中海热
(7)血清病	(10)重症高甘油三酯血症
(8)药物过敏反应：苯妥英钠、肼屈嗪、别嘌醇、扑痫酮、黄金、卡马西平等	(11)窦血管转化疾病 (12)炎性假瘤淋巴结
(9)血管免疫母细胞性淋巴结病	(13)充血性心力衰竭

上呼吸道疾病，或<1%是因恶性肿瘤。一项研究显示，淋巴结肿大患者84%是良性的，其余16%患恶性肿瘤（淋巴瘤或转移性腺癌）。良性淋巴结肿大的患者中，63%的患者是非特异性反应或无病因（未发现病原体），其余的患者有具体原因，最常见传染性单核细胞增多症、弓形虫感染或肺结核。因此，对绝大多数患者淋巴结肿大是非特异性病因，需行诊断检测。

临床评估　内科医生通过采用仔细询问病史、体格检查、选择性实验室检查，或切除淋巴结进行活检等手段，有助于找到淋巴结肿大的原因。

病史应指出淋巴结肿大的部位。应积极询问有无咽痛、咳嗽、发热、盗汗、乏力、体重减轻或淋巴结疼痛等症状，以及患者的年龄、性别、职业、宠物接触、性行为和药物使用如苯妥英钠等其他重要病史。如儿童和成人淋巴结肿大良性多见，如细菌性或病毒性上呼吸道感染、弓形虫病、传染性单核细胞增多症及一些国家多见结核病；相反，50岁后恶性淋巴结肿大发病率增加，良性的减少。

体格检查可以提供有用的线索，如淋巴结肿大的程度（局部或全身），淋巴结的大小、质地，有无淋巴结压痛、淋巴结炎症、皮肤病变、脾大。在患有颈淋巴结肿大和吸烟史的成年患者中需要进行彻底的耳、鼻、喉（ENT）检查。局部或区域性淋巴结肿大意味着此解剖区受累。3个或3个以上独立淋巴结区的淋巴结肿大，可定义为全身淋巴结肿大。许多淋巴结肿大的原因（表4-1）可产生局部或全身淋巴结肿大，所以这个区别在鉴别诊断中作用有限。然而，全身淋巴结肿大常与非恶性疾病相关如传染性单核细胞增多症[Epstein-Barr病毒（EBV）或巨细胞病毒CMV]、弓形虫病、艾滋病、其他病毒感染、系统性红斑狼疮（SLE）、混合性结缔组织病。成年人中急性和慢性淋巴细胞白血病和恶性淋巴瘤，也可致全身淋巴结肿大。

局部或区域淋巴结肿大的部位可为病因提供有用线索。枕淋巴结肿大常反映头皮感染，耳前淋巴结肿大提示结膜感染和猫抓病。区域淋巴结肿大最常见的部位是颈部，大部分原因是良性上呼吸道感染、口腔和牙齿病变、传染性单核细胞增多症或其他病毒性疾病。主要原因包括来自头部、颈部、乳腺、肺和原发性甲状腺的转移癌。锁骨上和斜角肌淋巴结肿大也提示异常。这些淋巴结穿梭在肺和腹膜后间隙的区域，它们可反映淋巴瘤等其他肿瘤，或发生在这些部位的感染性疾病。Virchow淋巴结是一种肿大左锁骨上淋巴结，标志着原发性肠道肿瘤转移癌。肺癌、乳腺癌、睾丸癌或卵巢癌也可转移到锁骨上淋巴结。肺结核、结节病和弓形虫病是锁骨上淋巴结肿大的非肿瘤性原因。腋窝淋巴结肿大通常是由于外伤或患侧上肢的局部感染；恶性原因包括黑色素瘤或淋巴瘤，在女性中就是乳腺癌。腹股沟淋巴结肿大常继发感染或下肢创伤，也可能因性病如淋巴肉芽肿、梅毒、生殖器疱疹或软下疳；同时也可以因淋巴瘤和原发于直肠、外生殖器或下肢（黑色素瘤）的转移癌引起这些淋巴结肿大。

淋巴结的大小、质地和有无疼痛是评价患者淋巴结肿大的有用参数。淋巴结面积<1.0cm^{2}的（1cm×1cm或更小的）往往继发于良性的非特异反应。对曾做过淋巴结活检的年轻患者进行回顾性分析（9～25岁），发现最大直径>2cm的淋巴结活检往往提示恶性或肉芽肿性疾病。另一项研究表明，2.25cm^2（1.5cm×1.5cm）大小的淋巴结是区别于其他原因引起的恶性淋巴结肿大或肉芽肿性淋巴结肿大的最佳大小界线。淋巴结≤1.0 cm^{2}的病人应该在排除传染性单核细胞增多和（或）弓形虫病后继续观察，除非有潜在的系统性疾病的症状和征兆。

淋巴结的质地可以描述成柔软的、结实的、坚韧的、硬的、孤立的、粘连的、有触痛的、可滑动的或固定不动的。在迅速增大过程中当被膜被拉伸时会出现压痛，通常继发于炎症过程。一些恶性疾病如急性白血病可以发生淋巴结迅速增大和疼痛。淋巴瘤的淋巴结往往很大，呈孤立性、对称性，质地坚韧、较硬、滑动和无压痛。转移癌的淋巴结通常是质硬、无压痛，与周围组织粘连固定。淋巴结肿大伴脾大的患者提示全身性疾病，如传染性单核细胞增多症、淋巴瘤、急性或慢性白血病、系统性红斑狼疮、结节病、弓形虫病、猫抓病或其他不常见的血液系统疾病。病人叙述病史可以为判断有无潜在的全身性疾病提供有利线索。

深层结构（胸部或腹部）的淋巴结肿大通常是因症状进行诊断检查而得知。胸部淋巴结肿大可以通过常规胸部X线片或浅表淋巴结检查发现。它也可因为病人主诉咳嗽或气道狭窄致气喘、喉返神经受累致声音嘶哑、压迫食管致吞咽困难，或颈部、面部、手臂肿胀继发性压迫上腔静脉或锁骨下静脉而发现。纵隔及肺门淋巴结肿大包括原发性肺疾病和涉及纵隔或肺门淋巴结的全身疾病。年轻人中，纵隔淋巴结肿大与传染性单核细胞增多症和结节病相关。在流行地区，组织胞浆菌病可引起类似淋巴瘤的单侧气管旁淋巴结受累。肺结核也可引起单侧淋巴结肿大。在老年患者中，鉴别诊断包括原发性肺癌(尤其是吸烟者)、淋巴瘤、转移性癌(通常是肺)、肺结核、真菌感染和结节病。

腹腔内或腹膜后淋巴结肿大通常是恶性的。虽然结核可表现为肠系膜淋巴结炎，但这部分人通常患淋巴瘤或生殖细胞肿瘤(年轻男性)。

实验室检查　淋巴结肿大患者根据实验室检查，可从其病史和体格检查中推测病因。来自社区诊所的一项研究，评估了 249 例患"肿大的淋巴结，未感染"或"淋巴结炎"的年轻患者，没有实验室结果能达到 51%。最常见的是全血细胞计数(CBC)(33%)、咽拭子培养(16%)、胸部 X 线片(12%)或单滴试验(10%)，仅 8 例(3%)进行过淋巴结活检，其中 50%是正常的或反应性的。CBC 可为急性或慢性白血病、EBV 或 CMV 单核细胞增多症、白血病性淋巴瘤、化脓性感染或似 SLE 的免疫性血细胞减少这类疾病诊断提供有用数据。血清学的研究可提示 EB 病毒、巨细胞病毒、HIV 和其他病毒，以及弓形虫、布氏菌等的特异性抗体成分。如果怀疑是系统性红斑狼疮，抗核抗体和抗 DNA 抗体的检测是必要的。

胸部 X 线表现通常是阴性，但肺浸润或纵隔淋巴结肿大常提示肺结核、组织胞浆菌病、结节病、淋巴瘤、原发性肺癌或需要进一步明确的转移癌。

现已用各种成像技术[计算机断层扫描(CT)、磁共振成像(MRI)、彩色超声多普勒]来鉴别良、恶性淋巴结，尤其是患者头颈部癌症。诊断颈淋巴结转移，CT 和 MRI 是比较精确的(65%～90%)。用超声检查来确定颈淋巴结的长(L)轴、短(S)轴和长、短轴比。患者有头颈部癌症，其 L/S<2 的灵敏度达 95%，可特异性区分良性和恶性。这一比值比单独测量长轴或短轴有更高的特异性和敏感性。

淋巴结活检的适应证还不够明确，但它是一个有价值的诊断方法。活检可用于病人早期诊断。如果患者的病史和体检结果提示是恶性肿瘤，那就需做活检，如在长期吸烟的老年患者中有孤立的、硬的、无压痛的颈部淋巴结，锁骨上淋巴结肿大，孤立或全身淋巴结肿大，质硬、可移动，提示患淋巴瘤。孤立、质硬的颈部淋巴结肿大可为原发头颈部肿瘤的发病表现，必须仔细检查耳鼻喉。怀疑是原发肿瘤导致的任何黏膜病变，首选活检。如果没有黏膜病变，应切除最大的淋巴结并做活检。细针穿刺不应作为首要辅助检查。大多数诊断需要提供更多的组织，细针穿刺往往会延误诊断。甲状腺结节，和已知原发病需确认是否复发的患者应进行穿刺。如果主治医生不确定是否进行活检，请血液或肿瘤科医生会诊是有帮助的。早期诊治，<5%的淋巴结病患者需要活检。在血液科、肿瘤科或耳鼻喉科，推荐活检的比例将会更大。

两组报道的算法，将更准确地辨别淋巴结肿大患者是否需做活检。两篇推荐活检的报道都是回顾性分析。第一项研究需活检的患者的年龄段是 9～25 岁。预测那些有外周淋巴结肿大的年轻患者是否应该接受活检需确定三个变量：即淋巴结直径>2cm、胸部 X 线异常、近期耳鼻咽喉症状检查是阴性。第二项研究评估了 220 例淋巴结肿大患者，确定了五个变量[年龄(>40 岁或<40 岁)，淋巴结大小、位置(锁骨上或非锁骨上)、质地(硬或不硬)和压痛]，这些变量用一个数学模型来确定需要活检的患者。发现患者年龄>40 岁、锁骨上的位置、淋巴结>2.25cm^2、质地坚硬并无痛或压痛有意义。而年龄<40 岁、淋巴结<1 cm^2、质地不硬、有压痛或疼痛则无明显意义。91%需要活检的用此模型进行了正确分类。因为这些研究都是回顾性分析，其中一个还局限于年轻患者，如果在早期诊治中进行前瞻性应用，可探索此模型的意义。

大多数淋巴结肿大的患者不需要活检，至少有一半不需要实验室检查。如果患者的病史和体格检查倾向于良性淋巴结肿大，那么每 2～4 周就需仔细随访。如果有不断肿大的淋巴结应指导病人复查。淋巴结肿大不意味着就需要应用抗生素，除非有有力证据证明是细菌感染。糖皮质激素不能用于治疗淋巴结肿大，因为它们的炎症抑制作用掩盖了一些诊断(淋巴瘤、白血病、Castleman 病)，而且它们会引起延迟愈合或潜在感染的暴发。一个例外可用糖皮质激素，即偶尔发生于传染性单核细胞增多症的韦氏环时，因扩大的淋巴组织致咽部梗阻，进而可能会危及生命。

脾大

脾的解剖结构和功能

脾是一个网状内皮系统器官，胚胎起源于妊娠 5 周的胃背系膜。脾发生于一系列小丘，通过移行至正常成人的位置即左上腹，借胃脾韧带与胃相连，借脾肾韧带与肾相连。当这些小丘未形成单一组织团时就发展为副脾，约 20%的人有副脾。脾的功能一直不清楚。Galen 认为它是“黑胆汁”或忧郁症的来源，疑病症（字面上看，肋骨下方）这个词和“解气”这个短语，证明了脾对心理和情绪产生重要影响的观念。在人类，其正常的生理功能：①通过在红髓清除衰老和缺陷红细胞来保证红细胞的质量，脾通过脾实质和血管的独特组织实现该功能（图 4-1）；②在白髓中合成抗体；③清除循环中与抗体结合的细菌及红细胞。这些正常功能的增强，可能会导致脾大。

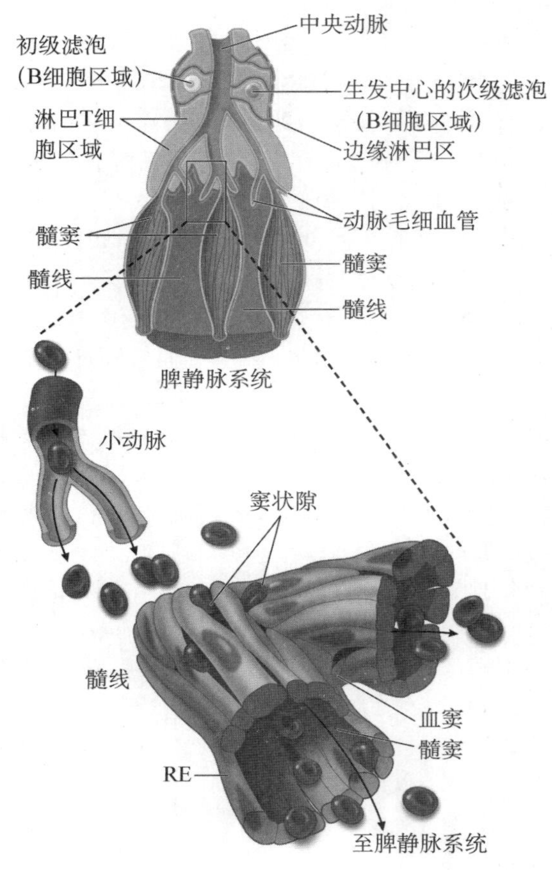

图 4-1　脾结构

脾包括许多脾单位，被脾动脉围绕，称为中央动脉细小分支的红髓和白髓。白髓包含 B 淋巴细胞滤泡，包绕滤泡的边缘带和边缘区——富含 T 细胞的鞘区。红髓包括窦区与浆区。为了进入循环，红细胞必须穿过细小的髓窦细胞间隙。僵硬、损坏的或旧的红细胞不能穿过髓窦细胞间隙。RE. 网状内皮细胞

脾是由红髓和白髓组成，Malpighi 理论：红色血液充满血窦，网状内皮细胞排列成细胞索，白色淋巴滤泡分布于红髓基质中。脾位于门脉循环中。其原因是未知的但可能与较低的血压致血流较慢、减少正常红细胞破坏这一事实有关。血液以约 150ml/min 的速率经脾动脉流入脾，最终分流入中央动脉。部分血液自动脉到毛细血管再到脾静脉然后流出脾，但大部分的血液从中央动脉流入巨噬细胞排列的脾窦与脾索。进入脾窦的血液经脾微静脉重新进入血液循环；而进入脾索的血液则经各种各样的检查，为返回到血液循环中，脾索内的血细胞必须穿过脾索的裂隙以进入通往微静脉的血窦。衰老及破坏的红细胞变形性差，被扣留于脾索中，并在那里被破坏，其成分被重新利用。红细胞包涵体如寄生虫、核残留物（豪-焦小体），或变性血红蛋白（海因小体）在流经裂隙时被破坏吞噬，这一过程被称为清除作用。由于血流经过脾的时间仅比其他器官略长，因此吞噬死亡细胞、破坏细胞和含包涵体的细胞的过程发生得较快。

脾还能帮助宿主适应恶劣的环境。它至少具有三种适应性功能：①清除血液中的细菌及颗粒物质；②对特定侵入性抗原产生免疫反应；③在骨髓造血不能满足需要时产生血细胞成分即髓外造血。后一种适应性是胚胎期造血功能的重演。在一些动物中，脾在血管适应压力中起应力作用，因为它在正常情况下存储红细胞（红细胞比容通常高于正常），协同 β 肾上腺素刺激为机体提供一个自体输血和改进的携氧能力。然而，正常人脾不封存或储存红细胞，对交感神经刺激无反应。正常人脾中约含有人体 1/3 的血小板和大量中性粒细胞，当出血或感染时这些储存的细胞就起作用了。

走近患者　脾大

临床评估　疾病产生的最常见的症状包括脾区疼痛、左上腹处有压迫感。脾大可引起饱腹感。被膜伸缩、梗死、被膜炎症导致脾急性肿胀，从而引起疼痛。多年来，人们认为脾梗死在临床上无症状，有时这的确存在；然而，Soma Weiss 在他经典的 1942 报告中指出，通过哈佛医学院学生在亚急性细菌性心内膜炎临床过程中的观察，证明严重的左上腹疼痛和胸膜炎性胸痛可能伴随脾栓塞。血管闭塞，伴梗死和疼痛，在儿童镰状细胞贫血危机时常见。因创伤或突破被膜包绕的浸润性疾病致脾破裂，可能会导致腹腔内出血、休克和死亡。脾破裂本身可能是无痛的。

疾病影响脾，最主要的体征是肿大可触。正常

的脾重量不足 250g，随年龄变化体积减小，正常时完全位于肋弓内，超声测量最大头尾径为 13cm，放射性核素测量最大长径为 12cm、宽为 7cm，通常不能被触及。然而，在 2200 名无症状的男性大学新生中，有 3%脾可触及。随访 3 年显示，30%的学生脾仍可触及，并且没有任何疾病发生；随访 10 年未发现淋巴性恶性疾病的证据。此外，在一些热带国家（如巴布亚新几内亚）脾大的发生率达 60%。因此出现脾可触及并不等于发生了疾病。甚至当出现疾病时，脾大也不能反映原发疾病，而是对疾病的一种反应，如霍奇金淋巴瘤病人中只有 2/3 的可触及的脾大为肿瘤累及所致。

脾的体格检查最主要的方法为触诊和叩诊。视诊可见随吸气下降的左上腹包块，见于明显的脾大；听诊可发现静脉嗡嗡声或摩擦音。

触诊分为双手触诊法、冲击触诊法和从上面触诊法（米德尔顿法）。双手触诊法和其他技术一样可靠，病人需仰卧屈膝。嘱病人缓慢、平静、深呼吸；检查者的左手放在肋骨下方，向肋缘方向推动，当它下降时右手指尖感觉脾下缘；然后右手在左下腹开始逐渐移向左肋缘，从而辨别肿大的脾下缘；当感觉到脾尖时，以厘米为单位记录从脐部或剑突交界处的中点至左肋缘下任一点的距离（如 10～15cm）。随时间变化，这个检查结果可与最初检的结果进行大小比较。右侧卧位的双手触诊与仰卧位无差别。

脾浊音界叩诊的三种方法：Nixon 法、Castell 法和 Barkun 法。①Nixon 法：病人采取右侧卧位，脾位于结肠和胃之上。冲击始于左腋后线肺共鸣的较低水平，沿垂直于肋缘中点切线的斜方向移动。浊音上边界通常是在肋缘 6～8cm 以上。成人叩诊浊音界＞8cm，即表明脾大。②Castell 法：病人平卧，如果脾大小正常，那么在腋前线最低肋间（第 8 肋或第 9 肋）叩诊就会产生共振。正常见于呼气或尽力吸气时。尽力吸气叩诊是浊音时，提示脾大。③胃泡鼓音区叩诊：胃泡区的界限是第 6 肋上方，左腋中线旁，左肋缘下。病人取仰卧位，左手臂轻度外展。正常的呼吸，叩诊从这个间隙内侧到外侧边缘，听到正常洪亮的声音。叩诊浊音，提示脾大。

用超声显像作为标准比较叩诊与触诊，发现触诊的敏感性为 56%～71%，叩诊为 59%～82%。就检查者之间的重复性来说触诊高于叩诊。但以上两种方法对肥胖或刚进食的病人来说，可靠性略差。因此这些物理检查技术并不精确。建议检查者先行叩诊，若为阳性，继续行触诊；如果触到了脾，可以认为存在脾大。然而，并非所有的左上腹肿物均是脾大，胃的或结肠的肿瘤及胰腺的或肾的囊肿或肿瘤亦可被误认为是脾大。

通过超声、CT、MRI 或肝脾核素扫描可以更精确地测量脾大的情况。由于超声具有高度敏感性和特异性，以及安全、无创、快捷、可移动和费用较少等优点，已经成为当前常规评价脾大小的选择（正常最大头尾径＝13cm）。核医学扫描具有准确、敏感、可靠的特点，但其费用高，获得数据需要较长时间且需要固定设备；其在证实副脾时有优势。CT 和 MRI 可提供精确的脾大小的测量，但设备不能移动且费用昂贵。MRI 与 CT 相比不具优势。脾结构的改变，如块状病变、梗死、不均一浸润及囊肿等更适于用 CT、MRI 或超声来评价。对于斑片状的浸润这些技术都不十分可靠（如霍奇金病）。

鉴别诊断　引起脾大的疾病如表 4-2 所示。它们按引起脾大的可能发病机制分组如下。

（1）特定脾功能相关性增生或肥大，如网状内皮增生（功能性肥大）见于遗传性球形红细胞增多症或地中海贫血需破坏大量缺陷红细胞；对系统感染（传染性单核细胞增多症、亚急性细菌性心内膜炎）或免疫性疾病（免疫性血小板减少、系统性红斑狼疮、Felty 综合征）产生的免疫性增生。

（2）门静脉高压（肝硬化、布-加综合征、充血性心力衰竭）情况下，由于脾回流减少产生的继发性淤血。

（3）脾的浸润性疾病（淋巴瘤、转移癌、淀粉样变性、戈谢病、骨髓增生性疾病伴髓外造血）。

当明显脾大即触诊超过左肋缘下 8cm 或净重≥1000g 时，需要鉴别的疾病很少（表 4-3）。这些疾病中的绝大部分病人是非霍奇金淋巴瘤、慢性粒细胞白血病、慢性淋巴细胞白血病、毛细胞白血病、髓样化生伴骨髓纤维化或真性红细胞增多症。

实验室评估　重点实验室检查异常伴脾大是由潜在的系统性疾病引起的。红细胞计数可能正常，在有些疾病中计数会降低（如地中海贫血综合征、系统性红斑狼疮、肝硬化门静脉高压症），有些疾病中，计数会增加（真性红细胞增多症）。粒细胞计数可正常，在有些疾病会降低（如 Felty 综合征、充血性脾大、白血病），有些疾病中会增加（如感染或炎症性疾病、骨髓增生性疾病）。同样，血小板计数可正常，当存储增多或血小板在肿大的脾里被破坏时（充血性脾大、戈谢病、免疫性血小板减少症）计数会降低，在

表 4-2　不同发病机制所致脾大的疾病

对脾功能需求增加所致的脾大	髓外造血
网状内皮系统	骨髓纤维化
脾增生(用于去除缺陷红细胞)	由毒素、辐射、锶所致的骨髓损伤
球形红细胞增多症	肿瘤、白血病、戈谢病骨髓浸润
镰状细胞贫血早期	**由于异常的脾或门静脉血流量扩大所致脾大**
卵形红细胞增多症	肝硬化
地中海贫血	肝静脉阻塞症
血红蛋白疾病	肝内或肝外门静脉阻塞
阵发性睡眠性血红蛋白尿	门静脉海绵样变
恶性贫血	脾静脉阻塞症
免疫性增生异常	脾动脉瘤
对病毒感染(病毒、细菌、真菌、寄生虫)的反应	肝血吸虫病
传染性单核细胞增多症	先天性心功能衰竭
艾滋病	肝包虫病
病毒性肝炎	门静脉高压症(上述任何原因所致):"Banti 病"
巨细胞病毒	**脾浸润**
亚急性细菌性心内膜炎	细胞内或胞外的蓄积
细菌性败血症	淀粉样变
先天梅毒	戈谢病
脾脓肿	尼曼-匹克病
结核	高密度脂蛋白缺乏病
荚膜组织浆菌病	Hurler 综合征和其他黏多糖累积病
麻风	高脂血症
利什曼(原虫)病	良性或恶性细胞浸润
锥虫病	白血病(急性、慢性,淋巴、髓细胞、单核细胞)
埃里希体病	淋巴瘤
免疫调节功能紊乱	霍奇金病
类风湿关节炎(Felty 综合征)	骨髓增殖性疾病(真性红细胞增多症、原发性血小板增多症)
系统性红斑狼疮	血管肉瘤
胶原血管疾病	转移瘤(黑色素瘤最常见)
血清病	骨嗜酸性肉芽肿
免疫性溶血性贫血	组织细胞增多症
免疫性血小板减少症	错构瘤
免疫性中性粒细胞减少症	血管瘤、纤维瘤、淋巴管瘤
药物反应	脾囊肿
血管免疫母细胞淋巴结病	**未知病因**
类肉瘤病	原发性脾大
甲状腺功能亢进	铍中毒
IL-2 治疗	缺铁性贫血

表 4-3　与巨脾相关的疾病*

慢性髓系白血病	Gaucher 病
淋巴瘤	慢性淋巴细胞白血病
毛细胞白血病	结节病
骨髓纤维化伴髓样化生	自身免疫性溶血性贫血
真性红细胞增多症	弥漫性脾血管瘤

* 超出肋缘下 8cm 和(或)重量>1000g

骨髓增生性疾病如真性红细胞增多症中计数会升高。

CBC 可以显示一系或多系血细胞减少,提示脾功能亢进。这种情况的特点是脾大、全血细胞减少、正常或增生性骨髓,以及脾切除术后反应。后者的特征是难以逆转的全血细胞减少,尤其是粒细胞减少,有时是脾切除术后的失代偿反应。当细胞成分通过扩大和拥挤的细胞索(充血性脾大)时可因破坏增加导致血细胞减少,继发性血流量减少或引发免疫反应。脾功能亢进时,尽管在漫长的流经肿大脾的过程中,红细胞可能会因细胞表面积缺失而变成球形红细胞,在外周血涂片中不同类型的细胞通常有正常的形态。网织红细胞计数增加代表骨髓红细胞增生活跃,但是由于脾中网织红细胞的存储也会增加,所以计数的意义可能会低于预期。

是否需要额外的实验室检查,取决于以脾大为表现的潜在疾病的鉴别诊断。

脾切除

脾切除术用于诊断,特别是在临床疾病或其他诊断测试表明没有潜在疾病时。更多的时候,患者进行脾切除是为控制脾大的症状,或因外伤性脾破裂,或纠正脾功能亢进或免疫介导的一系或多系血细胞破坏的血细胞减少症。对临床Ⅰ期或Ⅱ期需行放射治疗的霍奇金病患者进行分期。霍奇金病患者脾的无创分期对治疗方案的选择不十分可靠,因为1/3 的正常脾也可能是霍奇金病,1/3 的脾大可能不是癌症。全身治疗的广泛使用,为测试霍奇金病的各个阶段做了不需脾切除的分期剖腹探查术。虽然在慢性粒细胞白血病(CML)脾切除不影响疾病的自然转归,但脾切除通常会使患者更舒适,通过大大减少输血需求简化他们的治疗。治疗慢性粒细胞白血病的发展,降低了为控制症状而行脾切除的需要。脾切除是一种有效治疗慢性 B 细胞白血病二线或三线的方法,以及治疗毛细胞白血病、幼淋巴细胞白血病和非常罕见的脾套细胞或边缘区淋巴瘤方法之一。在这些疾病中,行脾切除可能与骨髓和其他部位疾病的肿瘤明显消退相关。在某些类型的淋巴肿瘤经过脾照射后,可注意到全身性疾病相似的消退特别是慢性淋巴细胞性白血病、幼淋巴细胞白血病,这被称为远位效应。这种系统性的肿瘤经脾局部治疗后有效,提示由脾产生的某些激素或生长因子可能影响肿瘤细胞的增殖,但这种推测尚未证实。脾切除治疗的常见适应证是外伤或医源性脾破裂。在部分脾破裂患者中,腹膜脾碎片可导致脾组织植入。这种异位脾组织可能会引起疼痛或胃肠道梗阻,如子宫内膜异位症。大量的血液性的、免疫性的和充血性脾大的原因,可以导致单系或多系的血液细胞成分破坏。在大多数情况下,脾切除可纠正血细胞减少,特别是贫血和血小板减少。在一大规模的两个医疗中心的病人中,10%患者有脾切除术的指征,44%需治疗,20%用于霍奇金病的分期,26%作为非主要措施。也许脾切除术的唯一禁忌是骨髓衰竭,此时肿大的脾是唯一来源的造血组织。

脾缺失对血液更新的长期影响较小。在脾切除术后不久,可能发生白细胞增多($\leqslant 25\times10^9$/L)和血小板增多($\leqslant 100\times10^9$/L),但在 2～3 周,血细胞计数和每个细胞系的生存时间通常是正常的。脾切除慢性表现是明显的红细胞大小和形状的变化(红细胞大小不等、形状各异),以及出现豪-焦小体(核残留)、海因小体(变性血红蛋白)、嗜碱性颗粒和外周血中偶见有核红细胞。当没有行脾切除术的病人血中出现这些异常红细胞时,应怀疑肿瘤浸润脾,干扰了其正常的清除作用。

脾切除最严重的并发症是增加细菌感染的易感性,尤其是那些有荚膜的,如肺炎链球菌、流感嗜血杆菌和一些革兰阴性肠道菌。<20 岁的患者特别容易发生肺炎链球菌感染的致命性的败血症,7%行脾切除术的患者每 10 年发生一次败血症。脾切除患者中,肺炎球菌败血症病死率为 50%～80%。约25%的无脾患者将在一段时间发生严重感染。脾切除术后的第一个 3 年内发病率最高。约 15%的感染是多种微生物。肺、皮肤和血液是最常见的感染部位。无脾患者病毒感染的风险没有增加。细菌感染的易感性,与无法从血液中除去受调理素作用的细菌有关,也与不能产生 T 细胞非依赖性抗原如细菌荚膜的多糖成分的抗体有关。所有病人需在择期脾切除之前的 2 周注射肺炎球菌疫苗。免疫实践咨询委员会建议这些患者脾切除术后接受重复接种 5年。这组疗效尚未证实,实际上此建议使该疫苗可能降低特异性肺炎球菌抗体滴度。现在,一个更有效的肺炎球菌疫苗是 T 细胞反应(7 价肺炎球菌结合疫苗)。计划择期行脾切除术的患者也应注射脑膜炎奈瑟菌疫苗。虽然 B 型流感嗜血杆菌疫苗的功效不支持年龄较大的儿童或成人,但可以应用于脾切除术后的病人。

任何不明原因的发热患者,应考虑脾切除作为医疗急救措施。怀疑是菌血症的早期推测并及时治疗可以挽救生命。常规口服青霉素药物可导致耐药菌株的产生,不推荐使用。

另外一种细菌感染的易感性的增加,即脾切除的患者更易患寄生虫病。脾切除的患者,应避免到寄生虫流行的地区(如 Cape Cod,MA)。

脾切除是脾功能减退的一个显著原因。镰状细胞贫血的患者往往因脾破坏而造成自体脾切除,这是由于儿童时期镰状细胞导致诸多脾梗死。事实上，在5岁后镰状细胞贫血患者若脾可触及，则提示合并血红蛋白病（如地中海贫血和血红蛋白C）。此外，接受脾照射的癌症患者或患自身免疫性疾病的患者也会出现脾功能下降。hyposplenism这词更倾向于没有脾生理功能这个意思，因为无脾是罕见的、特殊的、致命性的先天性异常，在体腔左侧（包括脾原基）发育异常。对于无脾婴儿来说，没有脾并非大问题。胚胎发育过程中左侧复制于右侧，所以在应该有脾的位置却会出现肝，婴儿会出现两片右肺，两个右心房和右心室。

（董宝侠　郑　璇　译）

第 5 章

Chapter 5

粒细胞及单核细胞疾病

Steven M. Holland　John I. Gallin

白细胞主要包括中性粒细胞、T 和 B 淋巴细胞、自然杀伤(NK)细胞、单核细胞、嗜酸性粒细胞、嗜碱性粒细胞，主要参与炎症和免疫反应。这些细胞有各自特异的功能，如 B 淋巴细胞产生抗体、中性粒细胞破坏细菌，但没有任何传染性疾病能完全明确某类型细胞在其中的具体作用。因此，通常人们认为中性粒细胞是宿主防御细菌的关键，它们在防御病毒感染时可能也发挥着重要作用。

血液将骨髓中产生的白细胞输送到各组织。正常血液中白细胞计数是(4.3～10.8)×10^9/L，中性粒细胞占 45%～74%、杆状细胞占 0～4%、淋巴细胞占 16%～45%、单核细胞占 4%～10%、嗜酸性粒细胞占 0～7%，嗜碱性粒细胞占 0～2%。个体之间及不同族裔群体之间的变化可以很大，一些非裔美国人白细胞数量较低。各类白细胞都源于骨髓中的造血干细胞，3/4 的骨髓有核细胞最终分化为白细胞。骨髓细胞在向白细胞成熟的过程中受到大量细胞因子调控，称为集落刺激因子(CSFs)和白细胞介素(ILs)。因为白细胞数量和类型的改变通常与疾病进程相关联，所以外周血白细胞(WBC)总计数(每升血液中的细胞)和白细胞分类计数可提供鉴别诊断的信息。本章着重于讨论中性粒细胞、单核细胞、嗜酸性粒细胞。

中性粒细胞

成熟

中性粒细胞存活过程中的重要事件，见图 5-1。

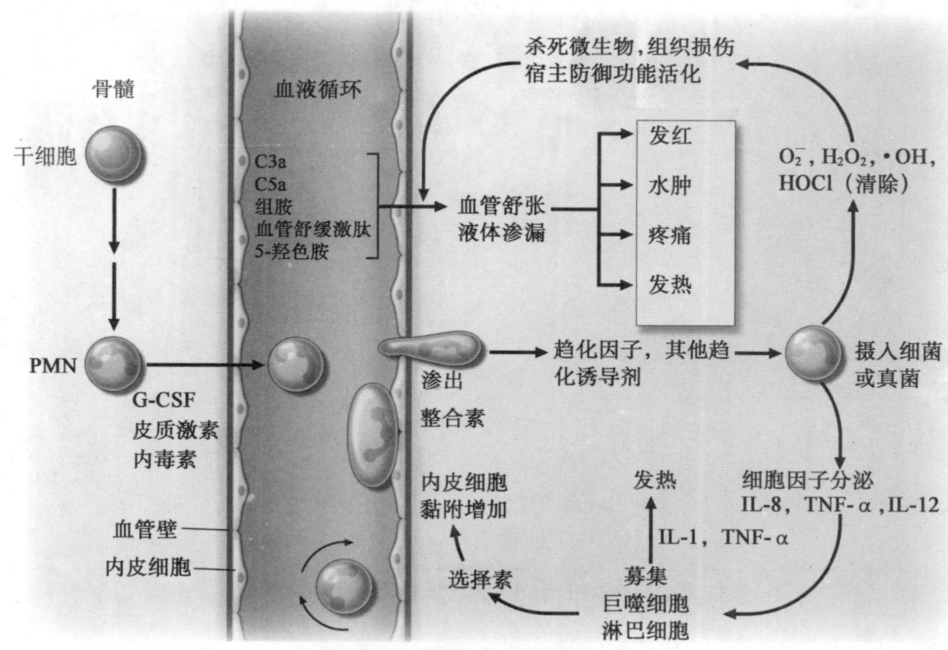

图 5-1　中性粒细胞产生、募集和炎症反应

炎症反应的 4 个症状(发红、水肿、发热、疼痛)，中性粒细胞与其他细胞和细胞因子的相互作用。G-CSF. 粒细胞集落刺激因子；IL. 白细胞介素；PMN. 分叶核白细胞；TNF-α. 肿瘤坏死因子 α

正常人中性粒细胞只在骨髓中产生。在任何一次支持造血的过程中，所必需的干细胞最小数目约为400～500。外周血单核细胞、组织巨噬细胞和基质细胞产生细胞刺激因子，即骨髓中单核细胞和中性粒细胞生长所需的激素。造血系统不仅产生充分的中性粒细胞（每 80kg 体重的成人每天产生约 1.3×10^{11} 个细胞）发挥生理功能，而且有庞大的储备在骨髓中，以备在炎症或感染时从骨髓中动员出来。血液中性粒细胞数量增加称为中性粒细胞增多症，出现未成熟的细胞时称为核左移。血液中性粒细胞数目减少，称为中性粒细胞减少症。

中性粒细胞和单核细胞在细胞因子和集落刺激因子作用下由干细胞进化而来（图 5-2）。从干细胞到晚幼粒细胞阶段需要 1 周左右，而从晚幼粒细胞到成熟中性粒细胞还需 1 周。原粒细胞是第一个可识别的前体细胞，随后是早幼粒细胞。早幼粒细胞有经典溶酶体初级颗粒，称为嗜苯胺蓝颗粒。其颗粒内主要含有水解酶、蛋白酶、髓过氧化物酶、组织蛋白酶 G、阳离子蛋白和杀菌/通透性增加的蛋白，是杀革兰阴性细菌的重要物质。嗜苯胺蓝颗粒中也含有防御素，有广谱抗细菌活性，并对真菌及某些包膜的病毒具有活性，属富半胱氨酸多肽家族。早幼

细胞	阶段	表面标记[a]	特征
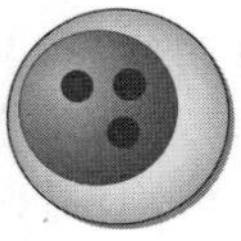	原始粒细胞	CD33、CD13、CD15	核仁显著
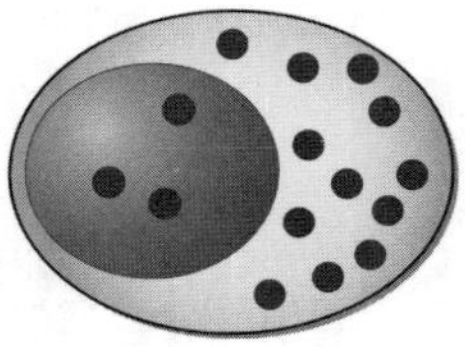	早幼粒细胞	CD33、CD13、CD15	大细胞，一级颗粒出现
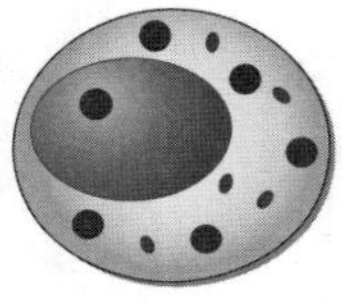	中幼粒细胞	CD33、CD13、CD15、CD14、CD11b	二级颗粒出现
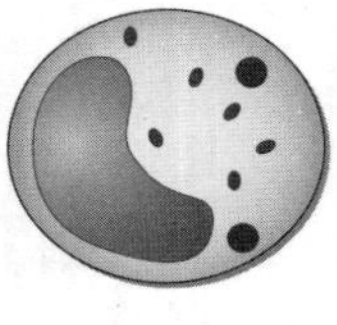	晚幼粒细胞	CD33、CD13、CD15、CD14、CD11b	肾形核
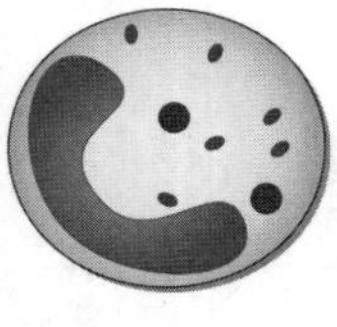	杆状核	CD33、CD13、CD15、CD14、CD11b CD10、CD16	核浓缩、杆状核
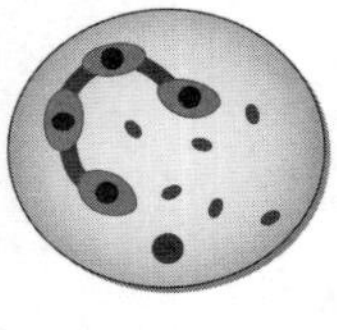	中性粒细胞	CD33、CD13、CD15、CD14、CD11b CD10、CD16	核浓缩、多核

[a] CD 抗原决定簇；●核(蓝色)；●初级颗粒(紫色)；•次级颗粒(粉色)

图 5-2　中性粒细胞发展阶段

G-CSF（粒细胞集落刺激因子）和 GM-CSF（粒细胞-巨噬细胞集落刺激因子）对这一进程至关重要。为每个成熟的阶段列出识别细胞特点和特异性的细胞表面标记

粒细胞分裂产生粒细胞；粒细胞可合成特异性次级细胞颗粒，其中包含独特（特异性）成分如乳铁蛋白、维生素 B_{12}-结合蛋白、膜成分如产生过氧化氢的还原性 NADPH 氧化酶、组胺酶、一些趋化因子和黏附促进因子（CR3）受体，以及基底膜成分一层粘连蛋白。次级颗粒不包含酸性水解酶，因此并不是经典的溶酶体。由 CCAAT/增强子结合蛋白-ε 控制的次级颗粒在髓系细胞产生并包装。次级颗粒内容物易被释放于细胞外，动员并调节炎症反应。经中晚幼粒细胞阶段到杆状核，然后到腊肠状核（图 5-3）。在粒细胞成熟的最后阶段，细胞不分裂，随着杆状细胞的成熟，细胞核启动分叶。中性粒细胞的细胞核通常包含最多 4 个分叶（图 5-4）。过度分叶（超过 5 个核分叶）可能是叶酸或维生素 B_{12} 缺乏症或先天性中性粒细胞减少综合征、低丙种球蛋白血症感染和先天性骨髓粒细胞缺乏症（WHIM）的表现，稍后介绍。佩-胡异常（图 5-5）为罕见的显性良性遗传特征，导致中性粒细胞独特的双叶核，这须与杆状核区分。继发性双叶核，假佩-胡异常可见于急性感染或骨髓增生异常综合征。分叶核中性粒细胞的生理作用仍不清楚，它可能具有使中性粒细胞在迁移进入炎症组织过程中发生巨大变形的作用。

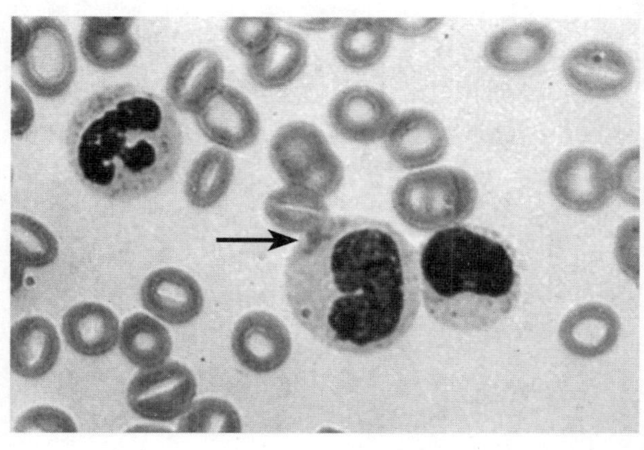

图 5-3　中性粒细胞 Döhle 小体

中心区域香肠形状的细胞核是一个杆状核中性粒细胞。Döhle 小体是在中性粒细胞的非颗粒状区域出现的离散的、蓝染的颗粒。它们是聚集的粗面内质网

在严重的急性细菌性感染中，中性粒细胞会出现明显的颗粒，称为毒性颗粒，可偶尔看到。毒性颗粒是不成熟的或异常染色的嗜苯胺蓝颗粒。在感染过程中还可以看到胞浆包涵体，也称 Döhle 小体（图 5-3），其中富含核糖体及内质网碎片。急性细菌性感染时通常在中性粒细胞出现大的吞噬泡，可能是胞饮（内化）膜。

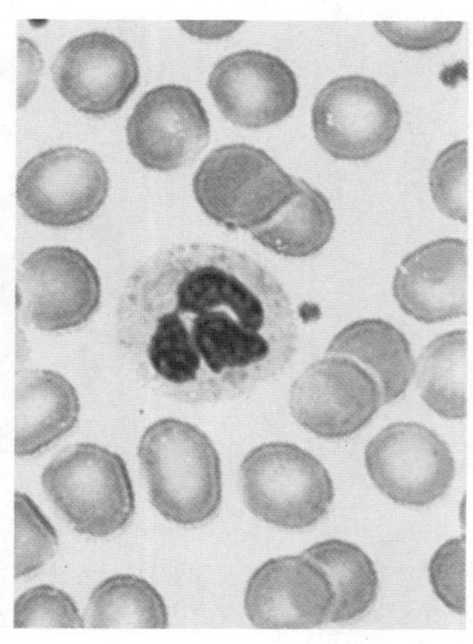

图 5-4　正常的粒细胞

正常的粒细胞具有分叶核，深染、成堆的染色质；细致的中性颗粒分散于细胞质中

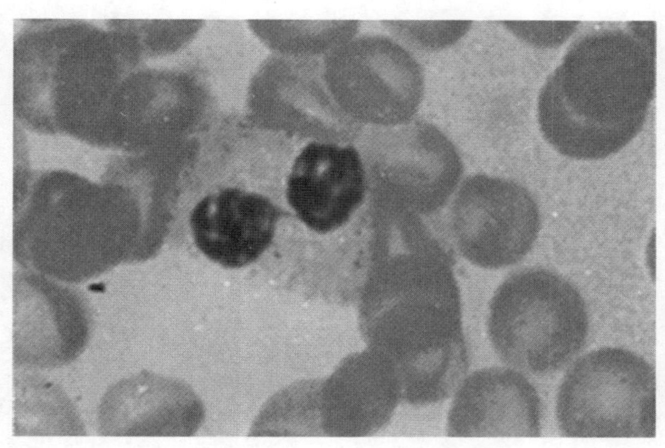

图 5-5　佩-胡异常

良性异常，粒细胞大多呈现双叶。细胞核通常为眼镜状的或者“夹鼻眼镜”的形状

中性粒细胞的功能各异。已发现单克隆抗体只识别成熟中性粒细胞的一个亚群。中性粒细胞异质性的意义尚不清楚。嗜酸性粒细胞和嗜碱性粒细胞的形态，见图 5-6。

自骨髓释放和外周循环

在非刺激状态下，特异信号包括 IL-1、肿瘤坏死因子（TNF-α）、集落刺激因子、补体片段和趋化因子，可动员白细胞从骨髓释放入外周血液中。正常

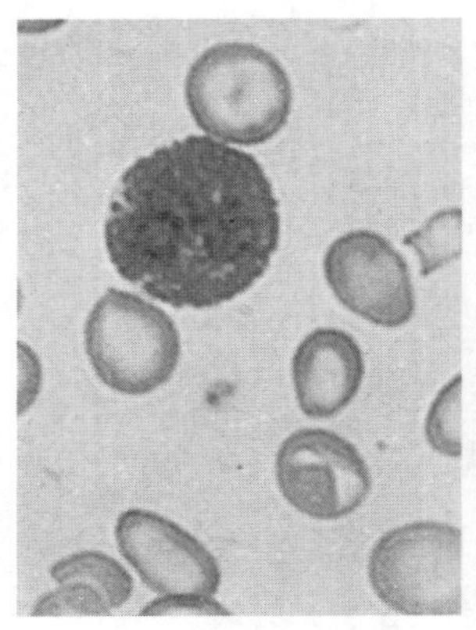
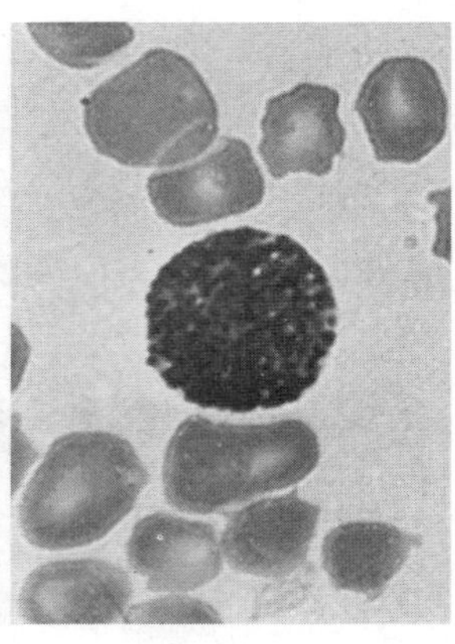

图 5-6 正常嗜酸性粒细胞和嗜碱性粒细胞

嗜酸性粒细胞包含大而明亮的橙色颗粒，通常为一个双叶的细胞核。嗜碱性粒细胞含有大黑紫色颗粒填充整个细胞并遮蔽原有细胞核

情况下，约 90% 中性粒细胞在骨髓中，2%～3% 在外周循环中，还有少数在人体组织中（图 5-7）。

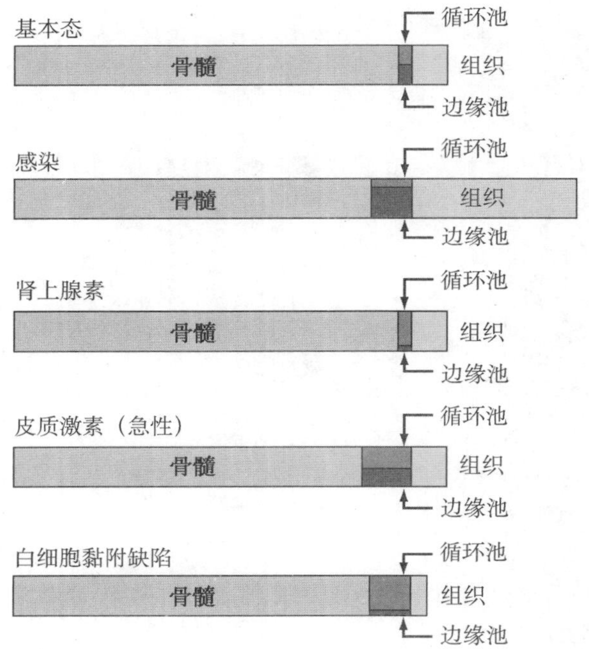

图 5-7 中性粒细胞分布及不同的解剖及功能池之间的动力学

循环池存在两个动态池：一个为流动池，另一个为边缘池。流动池占一半的中性粒细胞，是血液中的基本构成，是血液中不与内皮细胞接触的部分。边缘池的白细胞是指那些与内皮细胞密切接触的细胞（图 5-8）。在肺循环中，由于有广泛的毛细血管床存在有大量边缘池细胞（每个肺泡具有约 1000 个毛细血管），因毛细血管与成熟中性粒细胞的大小相同，因此，中性粒细胞的流动性和细胞变形性是其顺利在肺床过境的必要条件。当中性粒细胞的刚性增加、变形能力下降，将导致中性粒细胞积聚于肺部。与此相反的是，在全身毛细血管后微静脉，边缘池细胞在选择素的作用下介导其与特定细胞表面分子间的相互作用。选择素是一种糖蛋白，表达在中性粒细胞和内皮细胞及其他细胞表面，可介导细胞与内皮细胞的低亲和力作用，中性粒细胞可借此沿血管内皮细胞表面"滚动"。中性粒细胞表面分子 L-选择素[(CD)62L]是一种糖化蛋白，可与血管内皮细胞表面糖基化蛋白结合[如糖基化依赖性细胞黏附分子(GlyCAM1) 和 CD34]。中性粒细胞的糖蛋白，最重要的是唾液酸-Lewisx(SLex，CD15s)，是血管内皮细胞 E-选择素(CD62E)和 P-选择素(CD62P)]的结合靶。在受伤组织(如补体 C5a、白三烯 B4、IL-8)或细菌产物[如 *N*-甲酰甲硫氨酰-亮氨酰-苯丙氨(FMLP)]的趋化刺激下，中性粒细胞黏附性增加，通过整合素黏附在内皮细胞表面。整合素是白细胞表面的一种糖蛋白，由 CD18 β 链和 CD11α(LFA-1)链组成的复合物，CD11β(称为 Mac 1、CR3 或 C3bi 受体)和 CD11c(称为 p150，95 或 CR4)。CD11a/CD18 和 CD11b/CD18 可结合到特定的内皮细胞受体[细胞间黏附分子(CAM)1 和 2]。

细胞受刺激后，L-选择素从中性粒细胞脱落，血液中 E-选择素增加，可能因它从内皮细胞脱落所致；调动趋化因子和调理素的受体；吞噬细胞移向血管外、中性粒细胞的驱动性增加(趋化作用)，定向迁移进入组织。细胞从血管迁移进入组织的过程称为渗出，包含白细胞在相邻毛细血管内皮细胞交接处间的爬行过程。渗出还包括血小板、血管内皮细胞(PECAM)1(CD31)黏附分子，其在迁移的白细胞与内皮细胞表面表达。内皮细胞的反应(血管扩张血流量增加、渗透性增加)由过敏毒素(C3a 和 C5a)及血管扩张药如组胺、缓激肽、血清素、一氧化氮、血管内皮生长因子(VEGF)和前列腺素 E、Ⅰ 介导，细胞因子也调节部分过程[如肿瘤坏死因子 α 诱导 VEGF，γ 干扰素(IFN)抑制前列腺素 E]。

在健康成年人，大多数中性粒细胞通过胃肠道黏膜迁移离体。通常情况下，中性粒细胞在循环中停留时间较短(半衰期 6～7h)。循环中衰老的中性粒细胞在肺和脾被巨噬细胞清除。中性粒细胞在组织内释放酶如胶原酶和弹性蛋白酶，参与脓腔形成。

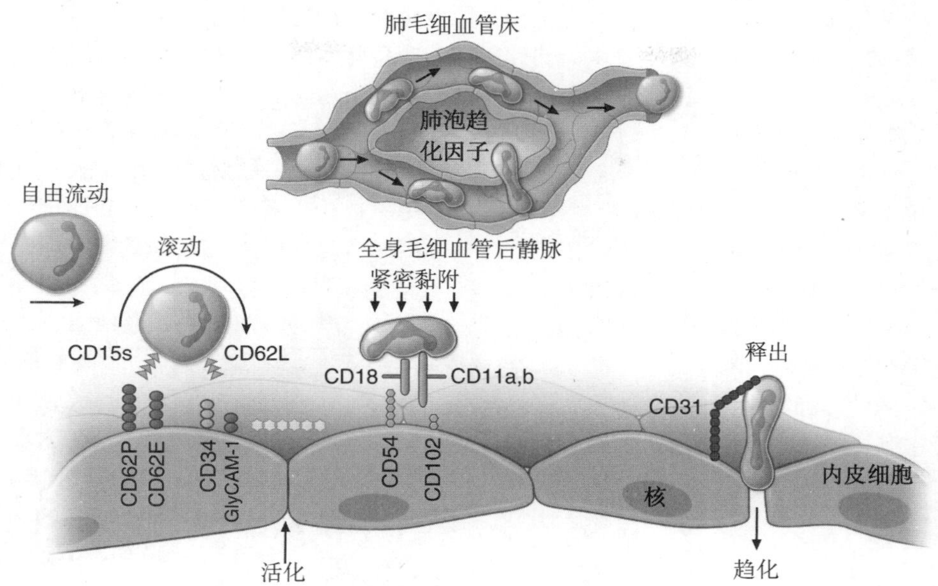

图 5-8　中性粒细胞通过肺毛细血管的移行依赖于中性粒细胞的变形

中性粒细胞的刚性(如由 C5a 引起)增强了肺捕捉,以及其对肺病原体的反应,此过程并不非常依赖于细胞表面受体。肺泡内的趋化因子,如一些致病菌(如肺炎链球菌),导致中性粒细胞从肺毛细血管渗出进入肺泡腔。中性粒细胞与全身毛细血管后微静脉内皮细胞的相互作用依赖于黏附分子。中性粒细胞沿内皮细胞"滚动":中性粒细胞表面 CD15s(唾液酸-Lewisx)结合到血管内皮细胞的 CD62E(E-选择素)和 CD62p 分子(P-选择素);中性粒细胞表面的 CD62L(L-选择素)与血管内皮细胞的其他分子结合(如 GlyCAM-1)。趋化因子或其他激活的整合素介导"紧密黏附":CD11a/CD18(LFA-1)和 CD11b/CD18(CR3 Mac 1)结合到血管内皮细胞 CD54(ICAM-1)和 CD102(ICAM-2)。表达 CD31(PECAM-1)的中性粒细胞与表达 CD31 的血管内皮细胞-细胞交界处相互作用,促进中性粒细胞自内皮细胞之间迁移出。CD. 群集的决定因素;GlyCAM. 糖基化依赖性细胞黏附分子;ICAM. 细胞间黏附分子;PECAM. 血小板/血管内皮细胞黏附分子

中性粒细胞摄取病原微生物,可通过 IgG 和 C3b 的调理作用。纤连蛋白原和四肽也能促进对病原体的吞噬作用。

吞噬作用伴随着耗氧量增多和磷酸己糖分路活化。由膜和胞质成分组成的膜相关 NADPH 氧化酶,催化还原氧为超氧阴离子,然后转换为过氧化氢和其他有毒氧产品(如羟自由基)。过氧化氢+氯化物+中性粒细胞髓过氧化物酶生成次氯酸(漂白剂)、次氯酸盐和氯。这些产物氧化和卤化微生物及肿瘤细胞,当失去控制时,则会损害宿主组织。强阳离子蛋白、防御素、弹性蛋白酶、组织蛋白酶及一氧化氮也参与消灭微生物。乳铁蛋白螯合铁,这是微生物特别是真菌的重要生长因子。其他的酶如溶菌酶和酸性蛋白酶,帮助消化微生物碎片。在组织中 1～4d 后,中性粒细胞死亡。中性粒细胞凋亡也是细胞因子调节的结果;粒细胞集落刺激因子(G-CSF)和 IFN-γ 延长粒细胞的存活。在特定情况下,如延迟型超敏反应,单核细胞在炎症开始的 6～12h 积聚。中性粒细胞、单核细胞及在各种状态下消化的微生物改变了局部组织炎性渗出物,进而形成脓液。髓过氧化物酶赋予脓液特征性绿色,并可通过钝化趋化因子和固定化巨噬细胞来阻断炎性过程。

中性粒细胞对特定细胞因子应答[IFN-γ、粒细胞-巨噬细胞集落刺激因子(GM-CSF)、IL-8]并产生细胞因子和趋化信号[肿瘤坏死因子 α、白细胞介素-8、巨噬细胞炎性蛋白(MIP)1],以调节炎症反应。纤维蛋白原、FMLP 或白三烯 B4 诱导中性粒细胞产生白细胞介素 8,提供自分泌放大炎症。趋化因子(趋化细胞因子)是由许多不同类型的细胞分泌的小分子蛋白,包括血管内皮细胞、成纤维细胞、上皮细胞、中性粒细胞、单核细胞,以调节中性粒细胞、单核细胞、嗜酸性粒细胞、淋巴细胞的募集和活化。趋化

因子通过异三聚体G蛋白传递信号，G蛋白有7个跨膜区，同一类型的细胞表面受体介导经典的趋化因子FMLP和C5a反应。四大类趋化因子通过近N端半胱氨酸结构分类：CXXXC、CXC、CC、C。CXC型因子如白细胞介素-8主要吸引中性粒细胞；CC型趋化因子如MIP-1诱导淋巴细胞、单核细胞、嗜酸性粒细胞、嗜碱性粒细胞；C型趋化因子如淋巴细胞趋化因子主要诱导T细胞；CXXXC型趋化因子如分形趋化因子诱导中性粒细胞、单核细胞、T细胞。这些分子和其受体不仅只作用于炎性细胞的转运和活化，也作为艾滋病毒感染的特异性趋化因子共受体且在其他病毒感染如西尼罗河病毒感染和动脉粥样硬化形成中发挥作用。

中性粒细胞异常

中性粒细胞生存过程中的异常可以导致宿主功能障碍和免疫系统破坏。炎性反应往往受抑，临床常见患者出现严重的细菌和真菌感染。口腔黏膜溃疡（无脓的灰色溃疡）、牙龈炎和牙周疾病常提示吞噬细胞的功能紊乱。先天性巨噬细胞缺损患儿可以在出生的头几天内就出现感染。皮肤、耳朵、上下呼吸道感染及骨感染常见。脓毒症和脑膜炎较少见。在一些疾病中，感染的发生频率不一，患者也可以数月甚至数年都没有严重感染。积极治疗先天性疾病，可使患者寿命远远超过30年。

中性粒细胞减少

中性粒细胞缺乏的后果明显。中性粒细胞计数低于1×10^9/L时患者的易感性急剧增加。当中性粒细胞绝对值（ANC；杆状核和成熟中性粒细胞）<0.5×10^9/L时，对内源性微生物（如口、肠道）防御受损；当ANC<0.2×10^9/L，不发生局部炎症反应。中性粒细胞减少可能是由于生成减少、破坏增加或分布异常。当中性粒细胞计数下降或低于稳态，且感染或其他刺激时数量也不能增多时需要进一步明确病因。急性粒细胞缺乏，如癌症化疗后所致的急性粒细胞缺乏，与长期（月到年）中性粒细胞减少相比，感染的风险增加，应严格进行抗感染及内毒素监测。

表5-1列出了一些遗传性和获得性中性粒细胞减少病因。最常见的粒细胞减少是医源性，如细胞毒性药物或免疫抑制剂治疗恶性肿瘤或控制自身免疫病。这些药物导致中性粒细胞减少，因为它们会抑制骨髓干细胞（stem）祖细胞的增殖。某些抗生素如氯霉素、甲氧苄啶-磺胺甲基异噁唑、氟胞嘧啶、阿糖腺苷和抗逆转录病毒药物齐多夫定通过抑制增殖的髓系前体细胞引起中性粒细胞减少。硫唑嘌呤和6-巯嘌呤通过巯嘌呤甲基转移酶（TMPT）代谢，酶功能多态性可以导致6-硫鸟嘌呤累积和重度骨髓抑制。骨髓抑制一般是剂量依赖的，应加强用药管理，避免不规范用药。重组人G-CSF通常可扭转这些原因所引起的中性粒细胞减少。

表5-1 引起中性粒细胞减少的原因

产生减少
药物诱导：烷化剂（盐酸氮芥、美法仑、苯丁酸氮芥、环磷酰胺）；抗代谢药物（甲氨蝶呤，6-巯嘌呤、氟尿嘧啶）；非细胞毒性药物[抗生素（氯霉素、青霉素、磺胺类药物），吩噻嗪类药物，镇静药、（卡马西平）的抗惊厥药、抗精神病药物（氯氮平）、某些利尿药、消炎药、抗甲状腺药物]
血液病：特发性中性粒细胞减少、Chédiak-Higashi综合征、再生障碍性贫血、小儿遗传性疾病
肿瘤浸润、骨髓纤维化
营养缺乏：维生素B_{12}、叶酸（尤其酗酒者）
感染：结核病、伤寒、布氏杆菌病、兔热病、麻疹、传染性单核细胞增多、疟疾、病毒性肝炎、利什曼病、艾滋病
外周破坏
抗中性粒细胞抗体和（或）脾或肺捕捉破坏
自身免疫性疾病：Felty综合征、类风湿关节炎、系统性红斑狼疮
药物作为半抗原：氨基比林、α-甲基多巴、苯基保松反复使用利尿药，一些吩噻嗪类药物
肉芽肿性血管炎（Wegner肉芽肿）
外周聚集（瞬态中性粒细胞减少）
细菌感染（急性内毒素血症）
心肺旁路
血液透析

医源性中性粒细胞减少的另一个重要机制是药物，作为免疫半抗原使中性粒细胞或中性粒细胞前体对免疫介导的外周细胞进行破坏作用。这种形式的药物引起的粒细胞减少症，可在药物暴露7个工作日内显现。在前期给药基础上给药几小时后，通过已存在的抗体作用，导致中性粒细胞减少的可能。虽然任何药物可以导致这种形式的中性粒细胞减少，最常见的原因是常用的抗生素、磺胺类药物、青霉素和头孢菌素等。发热和嗜酸粒细胞增多也可能与药物反应相关。药物诱发的中性粒细胞减少可导致严重后果，停用致敏药物后，中性粒细胞可逐渐恢

复，常需要 5～7d，甚至 10d。应该避免再次给予致敏药物，因为中性粒细胞急剧减少，往往会导致严重感染。因此，应尽量避免致敏药物再使用。

由循环血抗中性粒细胞抗体引起的自身免疫性中性粒细胞减少属于获得性中性粒细胞减少，是导致中性粒细胞破坏增加的另一种形式。继发性中性粒细胞减少也可能与病毒感染相关，包括艾滋病毒感染。继发性中性粒细胞减少可能是重复性的，发作间隔是数周。继发性周期性或持续中性粒细胞减少，可能与大颗粒淋巴细胞（LGLs），如 T 细胞、NK 细胞或 NK 样细胞增殖有关。大颗粒淋巴细胞增生患者可伴有血液和骨髓淋巴细胞、中性粒细胞减少、多克隆高免疫球蛋白血症、脾大、类风湿关节炎，但无淋巴结肿大。这类病人可以是慢性和相对稳定的过程，反复细菌感染。有良性和恶性两种形式。某些病人在 11 年后出现自发性恢复，提示免疫异常是疾病的机制之一。糖皮质激素和环孢素、甲氨蝶呤通常用于治疗这种细胞减少症。

遗传性中性粒细胞减少

遗传性中性粒细胞减少症很少见，可表现为在幼儿期中性粒细胞明显减少或粒细胞缺乏症。先天性中性粒细胞减少的形式包括 Kostmann 综合征（中性粒细胞计数 $0.1\times10^9/L$），这常常是抗凋亡基因 HAX-1 的致命性突变所致；重症慢性中性粒细胞减少症[中性粒细胞计数的$(0.3\sim1.5)\times10^9/L$]是中性粒细胞弹性蛋白酶（ELA-2）突变所致；循环中性粒细胞持续减少，也是由于中性粒细胞弹性蛋白酶（ELA-2）的突变所致；头发软骨发育不全综合征是因线粒体 RNA 加工过程中内切核糖核酸酶 RMRP 的突变所致；Shwachman 钻石综合征并发胰腺功能不全是由于 Shwachman-Bodian-金刚石综合征基因 SBDS 突变所致；先天性骨髓粒细胞缺乏（白细胞存留在骨髓中）是由于趋化因子受体 CXCR4 发生突变；中性粒细胞减少症与其他免疫缺陷相关，如 X-连锁丙种球蛋白血症、维斯科特-奥尔德里奇综合征和 CD40 配体缺乏。G-CSF 受体的基因突变在重症先天性中性粒细胞可以发展为白血病。髓细胞和淋巴样细胞缺失见于网状发育不全，这是由于核基因组编码的线粒体酶腺苷酸激酶-2（AK2）基因突变。

产妇自身因素可导致新生儿中性粒细胞减少。针对胎儿中性粒细胞抗原的 IgG 通过胎盘传给胎儿，可以导致外周血细胞破坏。在妊娠期间摄入药物（如噻嗪类利尿药）导致新生儿中性粒细胞减少，可同时通过抑制中性粒细胞产生，并加速外周血细胞的破坏。

费尔蒂综合征，即类风湿关节炎、脾肝大和中性粒细胞减少的三联症，脾产生抗体可以缩短中性粒细胞的寿命，而 LGLs 可以攻击骨髓中性粒细胞的前体。脾切除术可以增加费尔蒂综合征的中性粒细胞计数，降低血清中的抗中性粒细胞 IgG 抗体。一些费尔蒂综合征患者也有中性粒细胞减少伴 LGLs 数量增多。还可以在溶酶体贮积病和门静脉高压症中见到脾大和外周中性粒细胞的破坏。

中性粒细胞增多症

中性粒细胞增多症是由于中性粒细胞产量增加，骨髓释放增加或迁移缺陷（表 5-2）。最常见的中性粒细胞增高见于急性感染。急性感染时中性粒细胞增加主要因其产量和骨髓释放增加。中性粒细胞增多也与某些骨髓增殖性疾病和慢性炎症相关。糖皮质激素可诱导骨髓释放增加和边缘池细胞动员。随着剧烈运动、兴奋或应激时肾上腺素释放，将脾和

表 5-2　引起中性粒细胞增多的原因

产生增多
特发性
药物诱发：糖皮质激素，粒细胞集落刺激因子（G-CSF）
感染：细菌、真菌、病毒（有时）
炎症：热损伤、坏死、心肌和肺梗死、超敏反应、胶原血管病
骨髓增殖性疾病：粒细胞白血病，粒细胞上皮化生，真性红细胞增多症
骨髓释放增加
糖皮质激素
急性感染（内毒素）
炎症：热损伤
边缘池减少
药物：肾上腺素、糖皮质激素、非甾体抗炎药
压力、兴奋、剧烈运动
白细胞黏附分子 1（CD18）缺陷；白细胞黏附分子 2（选择素配体，CD15s）缺陷；白细胞黏附分子 3（Kindlin-3）缺陷
其他
代谢紊乱：酮症酸中毒、急性肾衰竭，子痫，急性中毒
药物：锂
其他：转移癌、急性出血或溶血

肺中性粒细胞计数在数分钟内增加1倍。吸烟能使中性粒细胞计数高于正常范围。发生感染和其他形式的急性炎症反应、边缘池的释放和骨髓储备的动员可使白细胞计数升至(10～25)×10^9/L。持续性中性粒细胞计数≥(30～50)×10^9/L称为类白血病反应，通常指达到这种程度的中性粒细胞增多症，需与白血病鉴别。在类白血病反应中，循环中性粒细胞通常为成熟细胞且无克隆性增生。

中性粒细胞功能异常

表5-3列出了遗传性和获得性吞噬细胞功能异常疾病，这些疾病涉及细胞黏附功能、趋化功能及杀菌活性的缺陷。吞噬功能缺陷常见于重要的遗传性疾病(表5-4)。

表5-3　粒细胞和单核细胞疾病的类型

提示功能障碍的成因			
功能	诱发药物	获得性	遗传性
黏附聚集	阿司匹林、秋水仙碱、乙醇、糖皮质激素、布洛芬、吡罗昔康	新生儿状态、血液透析	白细胞1、2、3型黏附缺陷
红细胞变形性		白血病、新生儿状态、糖尿病、不成熟的中性粒细胞	
趋化功能	糖皮质激素(高剂量)、金诺芬、秋水仙碱(弱效应)、保泰松、萘普生、吲哚美辛、IL-2	热损伤、恶性肿瘤、营养不良、牙周炎、新生儿状态、系统性红斑狼疮、风湿性关节炎、糖尿病、脓毒症、感染流感病毒、单纯疱疹病毒感染、肢端皮炎、艾滋病	先天性白细胞异常色素减退综合征(契东综合征)、中性粒细胞特异性颗粒缺乏症、超IgE-复发性感染Job综合征(某些病人)、唐氏综合征、α-甘露糖苷酶缺乏症、白细胞黏附缺陷维斯科特-奥尔德里奇综合征(湿疹-血小板减少免疫缺陷综合征)
杀菌剂活性	秋水仙碱、环磷酰胺、糖皮质激素(高剂量)、TNF-α阻断抗体	白血病、再生障碍性贫血、某些中性粒细胞减少症、促吞噬肽不足、热损伤、脓毒症、新生儿状态、糖尿病、营养不良、艾滋病	先天性白细胞异常色素减退综合征(契东综合征)、中性粒细胞特异性颗粒缺乏症、慢性肉芽肿病IFN-/IL-12轴缺陷

INF. 干扰素；IL. 白细胞介素；IFN-α. 肿瘤坏死因子-α

表5-4　巨噬细胞功能紊乱的遗传性疾病：鉴别特点

临床表现	细胞或分子缺陷	诊断
慢性肉芽肿性疾病(70 %X-连锁，30%常染色体隐性遗传)		
过氧化氢酶阳性的微生物导致的皮肤、耳、肺、肝、骨的严重感染，如金黄色葡萄球菌，洋葱、伯克霍尔德菌，黄曲霉属，紫色杆菌；往往很难培养出有机体；过度炎症肉芽肿，频繁的淋巴结化脓；肉芽肿可以阻塞胃肠道和泌尿生殖道；牙龈炎、口腔溃疡、脂溢性皮炎	由于在中性粒细胞、单核细胞、嗜酸性粒细胞缺乏5个NADPH氧化酶亚基的其中一个，故无呼吸链爆发	DHR或NBT测试；嗜中性粒细胞不产生超氧化物和H_2O_2；NADPH氧化酶成分的免疫印迹；基因检测

续表

临床表现	细胞或分子缺陷	诊断
白细胞异常色素减退综合征(常染色体隐性遗传)		
复发性化脓性感染,尤其是与金黄色葡萄球菌;很多病人在年轻时患淋巴瘤;牙周疾病;部分眼皮肤白化病,眼球震颤,渐进式的周围神经病变,部分患者智力低下	趋化性和吞噬溶酶体融合减少,呼吸爆发活性增强,来自骨髓的缺陷出口,异常皮肤窗口;CHS1 缺陷	中性粒细胞和其他颗粒细胞的巨型原发颗粒(瑞氏染色);基因检测
特殊颗粒不足(常染色体隐性遗传)		
复发性感染的皮肤、耳朵和呼吸道;延迟的伤口愈合	异常的趋化作用,受损的呼吸爆发和灭菌过程,不能上调趋化过程和刺激后的黏附受体,颗粒蛋白转录缺陷;C/EBPε 缺陷	中性粒细胞缺乏特异性颗粒(瑞氏染色),无中性粒细胞特异性颗粒成分(即,乳铁蛋白),无防御功能,血小板 α 颗粒异常;基因检测
髓过氧化物酶缺陷(常染色体隐性遗传)		
临床正常除患潜在疾病如糖尿病的患者;然后念珠菌感染或其他真菌感染	由于翻译前、后的髓过氧化物酶缺陷导致无髓过氧化物酶	中性粒细胞没有过氧化物酶;基因检测
白细胞黏附不足		
类型 1:延迟分离的脐带、持续的中性粒细胞、复发性皮肤和黏膜的感染,牙龈炎,牙周病 类型 2:精神发育迟滞,身材矮小,孟买(hh)血液型、复发性感染,中性粒细胞 类型 3:点状出血、复发性感染	受损吞噬细胞黏附、聚合、扩散、趋化、C3bi 涂层颗粒的吞噬功能;白细胞整合素常见的有缺陷的 CD18 亚单位由于岩藻糖转运蛋白缺陷导致受损的吞噬细胞沿着内皮细胞滚动 因 FERMT3 突变使得整合素活化信号受损而影响黏附力	含 CD18 和单克隆抗体 LFA-1 (CD18/CD11a)、Mac-1 或 CR3 (CD18/CD11b)、p150 及 95 (CD18/CD11c)的吞噬细胞表面整合素表达减少;基因检测 含单克隆抗体 CD15s 的吞噬细胞表面唾液酸化的路易斯寡糖-X 表达减少;基因检测 经整合素的黏附信号的减少;基因检测
巨噬细胞活化缺陷(X-连锁型和常染色体显性遗传的隐性)		
NEMO 缺陷:温和少汗性外胚叶发育不良;基于广泛的免疫缺陷:化脓性和封闭微囊细菌,病毒,卡氏肺泡子虫,分枝杆菌;X-连锁 IRAK4 和 MyD88 缺陷:敏感性化脓性细菌,如金黄色葡萄球菌、链球菌、梭状芽孢杆菌;抗念珠菌;常染色体隐性遗传	通过 IL-1,IL-18,TLR,CD40L,TNF-α 作用导致巨噬细胞激活受损,然后阻碍炎症反应和抗体生成 内毒素通过 TLR 和其他途径阻碍巨噬细胞的激活;肿瘤坏死因子-α 信号保存完好	体外对内毒素反应差;缺乏 NF-κ B 的激活 基因检测体外对内毒素反应差;缺少经内毒素激活的 NF-κ B;基因检测
高 IgE——反复感染综合征(常染色体显性遗传)(Job 综合征)		
湿疹样改变或瘙痒性皮炎、皮肤"冷"脓肿、复发性肺炎与金黄色葡萄球菌与支气管胸膜瘘和囊肿形成,轻度嗜酸性粒细胞增多症,皮肤黏膜念珠菌病、特征相、限制性肺疾病,脊柱侧弯,乳齿脱落延迟 DOCK8 缺乏(常染色体隐性遗传),严重的湿疹、异位性皮炎、皮肤脓肿、单纯疱疹病毒、人乳头瘤病毒,软疣,严重过敏,癌症	某些病人细胞的趋化性降低,抑制 T 细胞活性降低。STAT3 突变,T 细胞有丝分裂增殖受损	涉及肺、骨骼和免疫系统的细胞和免疫功能;血清 IgE＞2000U/ml;基因检测 严重的过敏反应,病毒感染,高 IgE 嗜酸性粒细胞增多,低 IgM,淋巴细胞进行性减少,基因检测

续表

临床表现	细胞或分子缺陷	诊断
分枝杆菌药敏(常染色体显性和隐性遗传形式)		
注射卡介苗后的严重肺外或播散的感染如非结核分枝杆菌,沙门菌,组织胞浆菌病,球孢子菌病,不良肉芽肿形成	因低 IFN-γ 的产生或反应导致无法杀死细胞内生物;IFN-γ 受体、IL-12 受体、IL-12 p40、STAT1、NEMO 的突变	IFN-γ 受体 1 水平非常低或高;细胞因子的产生和应答功能检测;基因检测

C/EBPε. CCAAT/增强子结合蛋白-ε;DHR. 氧化测试;DOCK8. 细胞因子 8 产生细胞;IFN. 干扰素;IL. 白细胞介素;IRAK4. 白细胞介素-1 受体-相关激酶 4;LFA-1. 白细胞功能-相关抗原 1;MyD88. 髓样分化主要反应基因 88;NADPH. 烟酰胺—腺嘌呤 dinueleotide 磷酸酯;NBT. 硝基四氮唑(染料测试);NEMO. NF-κB 主要调节因子;NF-κB. 核因子 κB;STAT1,-3. 信号转导子和转录激活子 1,-3;TLR. toll 样受体;TNF. 肿瘤坏死因子

1. 黏附功能缺陷疾病　主要有 3 种白细胞黏附功能缺陷(LAD)疾病。均为常染色体隐性遗传,使中性粒细胞无法从循环迁移至感染部位,导致白细胞增多和易感染(图 5-8)。LAD1 患者有*CD18* 突变,*CD18* 是整合素如 LFA-1、Mac-1、p150 和 p95 的主要成分,导致中性粒细胞和内皮细胞之间的紧密粘连发生缺陷。*CD18*/*CD11B*(Mac-1)二聚体还是补体衍生的调理素 C3bi 的受体(CR3)。*CD18* 基因位于染色体 21q 远端。临床疾病的严重程度因基因缺陷的严重程度而异。白细胞整合素的表达完全缺乏会导致严重的表型,炎症刺激不会增加中性粒细胞或活化的 T 细胞及 B 细胞整合素的表达。LAD1 患者的中性粒细胞(和单核细胞)在血管内皮细胞表面黏附不佳,铺展、聚合和趋化缺陷。LAD1 患者有反复发作性细菌感染,常为皮肤、口腔和生殖器黏膜及呼吸道和肠道感染;因为细胞迁移功能障碍而出现持续性白细胞增多[静息时中性粒细胞计数达 $(15\sim20)\times10^9/L$]。尤其是皮肤感染,可能导致坏死边界逐步扩大、愈合缓慢和不典型增生瘢痕等。最常见金黄色葡萄球菌和肠道革兰阴性细菌感染。LED2 是因异常 SLex(CD15s)使中性粒细胞的配体与血管内皮细胞间作用异常,导致中性粒细胞在血管内皮表面滚动障碍。LED 2 患者的感染易感性似乎没有 LED1 严重。由于 GDP-岩藻糖转运蛋白(SLC35C1)的基因突变,LED2 也被称为糖基化Ⅱc 先天性障碍(CDGⅡc)。LED3 具有易感染、白细胞增多和因整合素激活受损特点,是由于基因*FERMT3* 突变所致。

2. 中性粒细胞颗粒异常的疾病　其中最常见的是中性粒细胞髓过氧化物酶缺陷,是常染色体隐性遗传的初级颗粒缺陷;发病率为 1/2000。孤立性髓过氧化物酶缺陷与临床上免疫功能降低无明显相关性,大概是因其他防御系统如过氧化氢生成增加。中性粒细胞的杀菌活性延迟,但不缺乏。髓过氧化物酶缺陷可能会使其他继发的宿主防御缺陷更严重。获得性的髓过氧化物酶缺陷可见于粒单核细胞白血病和急性粒细胞白血病。

Chédiak-Higashi 综合征(CHS)是一种罕见病,由于 1q42 的 CHS 基因突变,导致溶酶体转运蛋白 LYST 缺陷,为常染色体隐性遗传。这种蛋白质为颗粒正常包装和释放所必需。CHS 患者中性粒细胞及含有溶酶体的所有细胞有典型的大颗粒(图 5-9),它是一种全身性疾病。患者有眼球震颤、部分眼部皮肤白化病和日益增多的细菌感染。部分 CHS 患者有儿童噬血细胞综合征及侵袭性淋巴瘤,需在“加速期”通过骨髓移植治疗。CHS 中性粒细胞和单核细胞对微生物的趋化作用受损,而且溶酶体颗粒和吞噬体融合的速率减低导致杀灭微生物的速率异常。NK 细胞功能也受损。CHS 患者可能在成年后进展为外周神经病变导致卧床。

特殊颗粒缺乏是罕见的常染色体隐性遗传病,其产生的二级颗粒及其内容物和初级颗粒成分防御素是有缺陷的。杀菌功能的缺陷会导致严重的细菌感染。特殊类型的颗粒不足是由于颗粒成分调节结合蛋白 CCAAT/增强子结合蛋白-ε 突变。

3. 慢性肉芽肿性疾病　慢性肉芽肿病(CGD)是一组粒细胞和单核细胞氧化代谢紊乱性疾病。虽然 CGD 罕见,发生率为 1/200 000,但它是中性粒细胞活性氧代谢缺陷的重要疾病模型。最常见的 CGD 为 X-连锁的隐性遗传性疾病;30%的患者为常染色体隐性遗传模式。CGD 患者在涉及浆细胞膜装配的 5 种蛋白相关基因可出现突变。两种蛋白(大小为 91 kDa X-连锁的 CGD 蛋白和大小为 22 kDa 的以常染色体隐性遗传 CGD 蛋白),在将细胞膜形成中的细胞色素 b 558 异常。其他 3 种蛋白(40 kDa、47 kDa 和 67 kDa)是 CGD 中其他常染

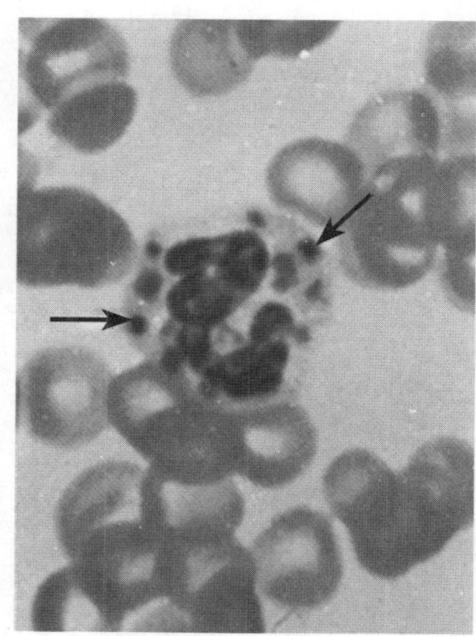

图 5-9　Chédiak 东银综合征

粒细胞包含巨大的细胞质颗粒聚集、天青与特殊颗粒（箭头）的融合形成的。大异常颗粒见于其他含颗粒的细胞

色体隐性遗传异常蛋白，源于胞质，在细胞活化后与细胞色素结合形成 NADPH 氧化酶。CGD 患者白细胞严重减少了过氧化氢的产生，所涉及基因已克隆并测序明确了遗传定位。典型 CGD 患者被过氧化氢酶阳性微生物（摧毁自体过氧化氢的生物）感染概率增加。当 CGD 患者被感染时，往往有广泛炎症反应及化脓性淋巴结炎，应给予适当的抗生素治疗。患者往往有口腔溃疡和慢性鼻炎、胃肠道或泌尿生殖道肉芽肿。过度炎症反应表现为不能下调炎症，不能抑制合成、降解趋化因子或残余抗原，导致持续的中性粒细胞聚集。巨噬细胞吞噬胞内微生物导致持续性细胞介导的免疫激活和肉芽肿形成。免疫性血小板减少性紫癜、幼年型类风湿关节炎等自身免疫性并发症在 CGD 患者中也有所增加。此外，盘状红斑狼疮是更常见的 X-连锁疾病。晚期并发症包括结节再生性增生和门静脉高压症，在严重 CGD 存活患者中显示发病率增高趋势。

4．*吞噬细胞活化疾病*　吞噬细胞依靠细胞表面刺激诱导多个水平炎症反应的发生，涉及细胞因子的合成、趋化作用及抗原递呈等。在多种感染易感综合征的患者中已经出现通过 NF-κB 主要途径作用的信号突变。如果是较晚阶段的信号转导蛋白异常，影响了 NF-κB 激活称为 NF-κB 主要调节因子（NEMO），那么会影响男性外胚层发育不良，对细菌、真菌、分枝杆菌和病毒有严重免疫缺陷。如果 NF-κB 活化的异常更接近细胞表面受体，如转导 Toll 样受体信号的蛋白、白细胞介素-1 受体-相关激酶 4（IRAK4）和髓样分化主要反应基因 88（MyD88），那么幼龄儿童有明显的化脓性感染易感性，而后则对感染产生抵抗性。

单核吞噬细胞

单核吞噬细胞系统由原始单核细胞、幼稚单核细胞及成熟的单核细胞组成，加上结构多样化组织巨噬细胞，称作网状内皮系统。巨噬细胞是长寿的吞噬细胞，具有很多中性粒细胞的功能。它们也是参与许多免疫和炎症过程的分泌细胞，有别于中性粒细胞的功能。单核细胞较中性粒细胞从离开循环池至渗出至炎性部位的过程更慢，在血液中的半衰期为 12～24h。

血液中的单核细胞到达组织后，分化成巨噬细胞（“大食客”），具有适合于特定解剖位置的专用功能。巨噬细胞在肺、脾、肝和骨髓的毛细血管壁中数量丰富，负责清除来自血液中的微生物及其他有害成分。肺泡巨噬细胞、肝库普弗细胞、脾巨噬细胞、腹腔巨噬细胞、骨髓巨噬细胞、淋巴巨噬细胞、脑胶质细胞和树突状的巨噬细胞具有其组织特异性所赋予的专门职能。巨噬细胞的分泌产物包括溶菌酶、中性蛋白酶、酸性水解酶、精氨酸酶、补体成分、酶抑制剂（血浆溶酶、α_2-巨球蛋白）、结合蛋白（转铁蛋白、纤维粘连蛋白、运钴胺素蛋白Ⅱ核苷）及细胞因子（肿瘤坏死因子-α；白细胞介素-1、白细胞介素-8，白细胞介素-12 和白细胞介素-18）。白细胞介素-1 具有许多功能，包括在下丘脑引起高热，从骨髓中动员白细胞和激活淋巴细胞及中性粒细胞。肿瘤坏死因子-α 是发热源，与白介素-1 有许多共同作用，在革兰阴性菌性休克的发病机制中扮演重要的角色。肿瘤坏死因子刺激巨噬细胞和中性粒细胞产生过氧化氢和相关毒性氧化物。此外，肿瘤坏死因子诱导分解代谢的变化，在慢性疾病所致的消耗性疾病（恶病质）中具有重要作用。

其他巨噬细胞分泌的产物包括氧和氮代谢产物、生物活性的脂类（花生四烯酸代谢产物及血小板活化因子）、趋化因子、细胞生长因子和刺激成纤维细胞及血管增殖的因素。巨噬细胞帮助调节淋巴细胞的增殖，参与杀灭肿瘤、病毒和某些细菌（结核分枝杆菌和单核细胞增生性李斯特菌）的过程。巨噬细胞是消除胞内微生物的主要效应细胞，它们能够融合并聚集到炎症部位，刺激肉芽肿的形成。巨核细胞是消除胞内微生物的重要细胞，受干扰素调控。一氧化氮诱导干扰素生成，杀灭细胞内寄生虫，包括结核病和利什曼原虫。

巨噬细胞在免疫应答中发挥重要的作用。它们具有处理和递呈淋巴细胞抗原、分泌细胞因子、调节淋巴细胞发育和功能。巨噬细胞参与自身免疫过程，去除免疫复合物和循环中的其他物质。巨噬细胞受体基因多态性（FcRⅡ），决定了对一些感染和自身免疫性疾病的易感性。伤口愈合时，它们清除衰老细胞，参与粥样斑块的形成。巨噬细胞弹性蛋白酶介导吸烟者肺气肿的发展。

单核-吞噬系统疾病

中性粒细胞许多疾病也可扩展到单核-吞噬细胞。抑制中性粒细胞在骨髓中产生的药物，也可导致单核细胞减少症。一过性的单核细胞减少症可在压力或糖皮质激素治疗后发生。单核细胞增多与肺结核、布氏菌病、亚急性细菌性心内膜炎、落基山斑疹热、疟疾和内脏利什曼病（黑热病）相关。单核细胞增多，也会发生在恶性肿瘤、白血病、骨髓增生异常综合征、溶血性贫血、慢性特发性中性粒细胞减少症和结节病、局限性肠炎和一些胶原血管性疾病等。LAD、高免疫球蛋白E复发性感染（Job's）综合征、CHS和CGD患者均存在单核-吞噬细胞系统缺陷。

无艾滋病毒感染的播散性结核分枝杆菌感染的患者，其单核细胞产生细胞因子或免疫应答功能降低。由于IFN-γ和IL-12调节中通路的基因异常，往往会导致细胞内细菌、分枝杆菌、沙门菌和某些病毒（图5-10）的杀伤功能缺陷。

某些病毒感染可损害单核吞噬细胞功能。例如，流感病毒感染导致单核细胞趋化性异常。单核吞噬细胞可以通过CCR5被艾滋病病毒感染，CCR5与CD4受体协同为艾滋病毒的趋化因子受体。T淋巴细胞产生干扰素，刺激诱导单核吞噬细胞和中性粒细胞产生过氧化氢诱导FcR表达及发挥吞噬功能。在某些疾病，如艾滋病，IFN-γ产量可能不足，而在其他疾病，如T细胞淋巴瘤，过度释放的IFN-γ可使脾吞噬细胞出现噬红细胞现象。

自身免疫性疾病的特点是细胞因子调节异常，导致无感染情况下的过度炎症。这些疾病类似于

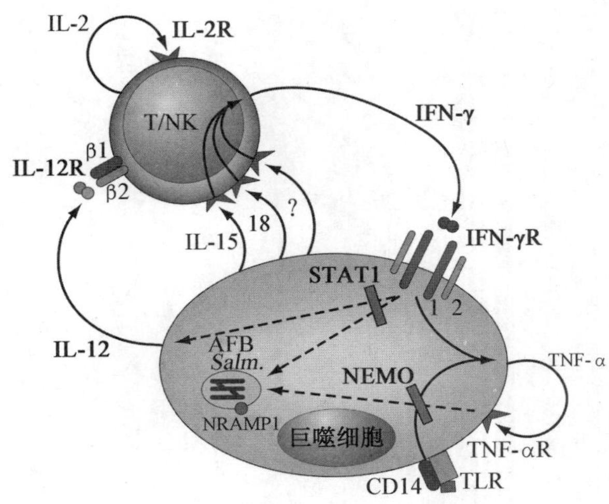

图5-10　淋巴细胞-巨噬细胞相互作用基础电阻对分枝杆菌和沙门菌等其他细胞内寄生物

分枝杆菌感染巨噬细胞、白细胞介素-12，其中激活T或NK细胞通过其受体，导致产生IL-2和IFN-γ。IFN-γ的作用及其受体在吞噬细胞上调晚期肿瘤坏死因子γ与白细胞介素-12和杀死细胞内的寄生虫。在严重的情况下，非结核核糖核酸细菌感染和沙门菌病出现了突变形式的细胞因子及受体用大号字体显示。AFB.抗酸杆菌；IFN.干扰素；IL.白细胞介素；NEMO.NF-κB；NK.自然杀手；STAT1.信号转导和活化转录因子1；TLR.toll样受体；TNF.肿瘤坏死因子

感染或免疫缺陷综合征。肿瘤坏死因子α受体突变导致肿瘤坏死因子受体功能增强，引起TNF-α受体相关的周期综合征（TRAPS），其特点是在未受到感染时，肿瘤坏死因子受体持续活化，引起反复发热。IL-1调节异常导致发热性疾病，包括由于Pyrin基因突变导致的家族性地中海热。冷诱导的自身炎性综合征1（CIAS1）的基因突变，导致新生儿多系统炎性发病、家族性寒冷性荨麻疹和Muckle-Wells综合征。坏疽性脓皮病、痤疮及无菌化脓性关节炎综合征（PAPA综合征）是由CD2BP1突变引起。由于炎细胞因子过表达，使用英夫利息单抗、阿达木单抗、赛妥珠单抗或依那西普阻滞肿瘤坏死因子-α，可治疗肺结核、非结核分枝杆菌、真菌引起的严重感染。

单核细胞减少发生在压力状态或糖皮质激素治疗后的急性感染时，再生障碍性贫血、毛细胞白血病和急性粒细胞白血病及骨髓毒性药物也可直接导致单核细胞减少。

嗜酸性粒细胞

嗜酸性粒细胞和中性粒细胞形态相似，具有许多溶酶体成分，具有吞噬能力和氧化代谢能力。嗜酸性粒细胞表达一种特定的趋化因子受体对特定的趋化因子应答，但对嗜酸性颗粒的作用所知甚少。嗜酸性粒细胞寿命比中性粒细胞长，与中性粒细胞不同的是，嗜酸性粒细胞可以反复参与循环。在大多数的感染中，嗜酸性粒细胞的出现并不重要。然而，在蠕虫的感染，如钩虫、血吸虫病、粪类圆线虫病、弓蛔虫病、旋毛虫病、丝虫病、棘球蚴病和囊尾蚴病，嗜酸性粒细胞在宿主防御中起主要作用。嗜酸性粒细胞与支气管哮喘、皮肤过敏反应和其他过敏相关。

特殊染色的红色颗粒（瑞氏染色）是嗜酸性粒细胞颗粒。其结晶的核心包含一种富含精氨酸的蛋白质（主要的基础蛋白），具有组氨酶活性，是重要的寄生虫的宿主防御物质基础。嗜酸性粒细胞颗粒中还含有独特的嗜酸性粒细胞过氧化物酶，经过氧化氢氧化底物，并可促进微生物被杀灭。

嗜酸性粒细胞的过氧化物酶、过氧化氢和卤化物，可影响并启动肥大细胞分泌，从而促进炎症反应。嗜酸性粒细胞含有阳离子蛋白质，其中一些将结合到肝素，降低其抗凝活性。嗜酸性粒细胞源性神经毒素和嗜酸细胞阳离子蛋白可杀灭呼吸道合胞病毒的核糖核酸。嗜酸性粒细胞的细胞质包含Charcot-leyden晶体蛋白，这种六角双锥晶状体首次在白血病患者中被观察到，在哮喘患者痰液中也发现这种蛋白质，这是溶血磷脂酶，可能具有解毒某些溶血磷脂的功能。

一些因素有助于宿主增强嗜酸性粒细胞的防御功能。T细胞源性细胞因子，可增强嗜酸性粒细胞杀灭寄生虫的能力。肥大细胞衍生的嗜酸性粒细胞过敏性趋化因子（ECFa）增加嗜酸性粒细胞补体受体的数目，提高了嗜酸性粒细胞杀死寄生虫的能力。嗜酸性粒细胞细胞生长因子（如白细胞介素-5）由巨噬细胞产生，可增加骨髓中的嗜酸性粒细胞的产生并激活嗜酸性粒细胞杀灭寄生虫。

嗜酸性粒细胞增多症

嗜酸性粒细胞增多症是指血液中嗜酸性粒细胞数目＞500/μl，除了寄生虫感染也常见于许多情况。可能发生明显的组织嗜酸粒细胞增多，但血白细胞计数并不升高。嗜酸性粒细胞增多的一个常见原因是药物（如碘化物、阿司匹林、磺胺类药物、呋喃妥因、青霉素和头孢菌素）的引起过敏反应。过敏，如花粉热、哮喘、湿疹、血清病、过敏性血管炎和天疱疮也伴嗜酸粒细胞增多。嗜酸性粒细胞也会发生在胶原血管性疾病（如类风湿关节炎、嗜酸性筋膜炎、过敏性血管炎和结节性脉管炎）；恶性肿瘤（如霍奇金病，蕈样肉芽肿；慢性粒细胞白血病，肺、胃、胰腺、卵巢或子宫癌）；Job综合征，DOCK8缺乏（稍后讨论）；CGD。嗜酸性粒细胞增多目前常见于寄生虫感染。白细胞介素-5是主要的嗜酸性粒细胞生长因子。细胞因子IL-2和GM-CSF治疗常导致一过性嗜酸粒细胞增多。最显著的嗜酸综合征是吕弗勒综合征、热带肺嗜酸细胞增多、吕弗勒心内膜炎、嗜酸性粒细胞白血病和特发性嗜酸综合征[(50～100)×10^9/L]。白细胞介素-5是主要的嗜酸性粒细胞生长因子，可以通过特异性单克隆抗体美泊利单抗抑制。

特发性嗜酸综合征表现为原因不明的嗜酸性粒细胞增高和器官系统功能障碍，包括中枢神经系统、心、肾、肺、胃肠道和皮肤。所有患者均有骨髓受累，但最严重的并发症为心和中枢神经系统病变。临床表现和脏器功能不全程度呈现多样化。在组织中发现嗜酸性粒细胞增多，并可能导致组织，损伤局部有毒性嗜酸性粒细胞的蛋白质沉积，如嗜酸细胞阳离子蛋白和细胞主要蛋白。心脏的病理变化是血栓形成、心内膜纤维化和限制性心肌膜炎。体内其他器官系统损害均类似。某些情况下涉及血小板生长因子受体的基因突变，这对酪氨酸激酶抑制剂伊马替尼极为敏感。也可用糖皮质激素、羟基脲和干扰素及白细胞介素-5的特异性抗体。心血管并发症需要积极治疗。

嗜酸性粒细胞-肌痛综合征是多系统疾病，以皮肤、血液、内脏病变为突出表现，常演变成慢性病程，少数是致命性的。此综合征的特点是嗜酸性粒细胞增多（嗜酸性粒细胞计数＞1000/μl）伴广泛肌痛，没有其他明确的病因。如嗜酸性筋膜炎、肺炎、心肌炎等。神经病变和脑病最终可导致呼吸衰竭。这种疾病是因摄取了被*L*-色氨酸污染的物质而引起。嗜酸性粒细胞、淋巴细胞、巨噬细胞和成纤维细胞积聚在受影响的组织，但其在发病机制中的作用尚不清楚。嗜酸性粒细胞和成纤维细胞的活化及嗜酸性粒细胞源性的毒性蛋白在受损组织中的沉积可能参与致病。白细胞介素-5和转化生长因子作为潜在的调控因素参与致病。治疗首先需清除含有*L*-色氨酸的物质，再加用糖皮质激素。大多数患者可以完全康复，保持稳定或表现为缓慢恢复，但这种疾病可导致达 5%的患者死亡。

嗜酸性粒细胞减少

在应激状态下，如急性细菌性感染及糖皮质激素治疗后可出现嗜酸性粒细胞减少。急性细菌性感染引起嗜酸性粒细胞减少的机制未知，但与内源性糖皮质激素无关，因为它在总肾上腺切除术的动物身上发生。已知嗜酸性粒细胞减少没有不利影响。

高免疫球蛋白 E 血症-复发性感染综合征

高免疫球蛋白 E 血症-复发性感染综合征或 Job 综合征，是一种少见的多系统疾病，影响免疫和体细胞系统，涉及包括中性粒细胞、单核细胞、T 细胞、B 细胞和破骨细胞。信号转导子和转录激活子 3（STAT3）的常染色体显性突变导致正常 STAT 信号受抑，具有广泛而显著的临床意义。病人如宽鼻、侧后凸畸形、骨质疏松症和湿疹等特点。乳牙正常萌出，但不脱落，往往需要拔出。患者出现反复的肺窦感染和皮肤感染，与炎性感染不同，被称为“冷脓肿”。典型表现为肺炎，导致气道残余量低。冠状动脉瘤是常见症状，似脑脱髓鞘的改变随着年龄的增长而增加。重要的是保护细胞和黏膜防御感染的 IL-7，在 Job 综合征中明显减少。尽管 IgE 水平很高，但这些病人并没有明显过敏。临床与 STAT3 缺乏症重叠的是常染色体隐性缺失的胞质分裂因子 8（DOCK8）缺陷患者，这是一种重要综合征。有 IgE 升高与严重过敏、病毒易感性和肿瘤发病增高等特点。

实验室诊断和治疗

可通过评估骨髓储备（类固醇激发试验）、外周循环的边缘池细胞（肾上腺素激发试验）和循环池迁移能力（内毒素激发试验）的检查来观察白细胞的分化（图 5-7）。体内评价炎症是通过雷布克皮肤窗或体内皮肤水泡化验，即白细胞在局部炎症介质作用下聚集在皮肤的能力。聚集、黏附、趋化、吞噬、脱颗粒和杀菌活性（如金黄色葡萄球菌）的体外试验包括检测吞噬细胞的有助于检测细胞或体液的病变。硝基四氮唑蓝（NBT）染料测试或二氢罗丹明（DHR）氧化试验，可检测氧化代谢缺陷，这些检测均基于氧化代谢产物能够改变标记分子的氧化状态，这样，它们可以在显微镜下（NBT）或通过流式细胞仪（DHR）检测。超氧化物和过氧化氢的生成定性研究可以进一步检测中性粒细胞的氧化功能。

白细胞减少症或白细胞功能障碍的患者常有延迟的炎性反应。因此，临床表现轻，除非有严重感染，因此需谨慎排除感染可能。早期有迹象时需迅速、积极培养微生物，使用抗生素和外科引流脓肿。抗生素往往需要相对长时间使用。CGD 患者应预防性应用抗生素（甲氧苄啶-磺胺甲基异噁唑）和抗真菌剂（伊曲康唑），可显著降低危及生命的感染。可通过使用糖皮质激素治疗 CGD 患者肉芽肿，以缓解胃肠道或泌尿生殖道的肉芽肿性梗阻。虽然肿瘤坏死因子抑制剂可显著缓解炎症性肠症状，但因它明显增加了这些病人对感染的高度敏感性，在 CGD 炎症性肠病患者，应谨慎使用。重组人干扰素-γ，可非特异性刺激吞噬细胞功能，使 CGD 患者感染的频率减少 70%，并降低感染的严重性。在 CGD 中 IFN-γ 的作用可增加预防性应用抗生素的疗效。推荐的剂量是 $50\mu g/m^2$ 皮下注射，每周 3 次。干扰素也已成功地用于治疗麻风病、非结核分枝杆菌和内脏利什曼病。

严格的口腔卫生可减少但不能完全清除牙龈炎、牙周疾病、口腔溃疡；氯己定漱口液和用带有过氧化氢、碳酸氢钠盐的牙膏可有助于很多患者。口服抗真菌药（氟康唑、伊曲康唑、伏立康唑、泊沙康唑）减少了 Job 综合征患者皮肤黏膜念珠菌病。雄激素、糖皮质激素、免疫抑制剂锂剂，已用于恢复由于骨髓受损致中性粒细胞产生减少。对于中性粒细胞的产生受抑所致的粒细胞减少，重组 G-CSF 有明确的作用，尤其是因癌症化疗后中性粒减少的治疗。慢性中性粒细胞减少的患者，因具有良好骨髓储备，则不需要预防性应用抗生素。慢性或周期性的中性粒细胞计数＜500/μl 的患者，预防性应用抗生素可能有益，G-CSF 在中性粒细胞减少的时期也有作用。每日口服甲氧苄啶-磺胺甲基异噁唑（160/800mg）2 次可以防止感染。CGD 患者经用药物治疗后，真菌感染人数不增加。也可口服氟喹诺酮类药物，如左氧氟沙星和环丙沙星。

在强细胞毒药物化疗的过程中，会出现持续的中性粒细胞减少，甲氧苄啶-磺胺甲基异噁唑可防止卡氏肺孢子虫感染。吞噬细胞功能不全患者应避免重暴露于扬尘土壤、灰尘或腐朽物（覆盖，粪便）环境中，这里往往含有大量的红色诺卡菌属和真菌和其他真菌孢子。限制活动或社交是有行之有效的措施，可以减少感染的风险。

虽然很多患者的吞噬细胞功能障碍并没有使患者产生危及生命的感染，但仍有延长抗菌药物使用和并发其他炎症等的风险。通过骨髓移植可能治愈大多数的先天性巨噬细胞缺陷，成功率明显提高（详见第 30 章）。对如 LAD1、CGD 和其他免疫缺陷患者的特异性基因缺陷的明确鉴定，已出现了一些涉及白细胞遗传病的基因治疗的临床试验。

（董宝侠　郑　璇　译）

第 6 章

Chapter 6

血液学总论和外周血涂片分析

Dan L. Longo

本章重点描述外周血、肿大淋巴结和骨髓的相关知识。虽然很多医院无法进行系统的骨髓和淋巴结的组织学检查，但是每一个内科医生都应该知道如何进行外周血涂片检查。

外周血涂片是一个内科医生可用的最有效的检查之一。虽然自动化仪器的使用使得外周血涂片检查变得看似不那么重要，但是技术的发展无法完全替代一个经过专业训练的医生所做的血涂片分析，因为医生可以充分了解患者病史、家族史、社会关系及查体结果，因此很有必要要求实验室将血涂片进行瑞士染色并分类。

观察细胞形态最好选择血涂片的末端，该区域红细胞单层排列，很少粘连及重叠。建议首先观察体积最小的血小板，然后根据大小依次观察红细胞和白细胞。

100 倍油镜观察，计数 5～6 个视野的血小板个数，求平均值，然后再乘以 20 000 就得到了血小板计数的粗略值。血小板的直径为 1～2μm，呈蓝色颗粒状。当然采用自动化计数器可以更加精确，但应评估自动计数和人工计数的系统误差。血小板体积变大是血小板更新加快的一个标志，因为年轻的血小板比老年人血小板要大；或者一种非常罕见的综合征也可以产生大血小板。血涂片中可见的血小板聚集可能会使得自动化仪器检测的血小板计数偏少。同样的，中性粒细胞碎片在自动化检测中可能被识认为血小板，使得检测出来的血小板计数偏高。

红细胞体积的大小可以通过对比红细胞和小淋巴细胞的细胞核来评估，正常情况下，红细胞和小淋巴细胞的细胞核的直径都约为 8μm。与小淋巴细胞的细胞核相比，比其小的红细胞称为小细胞性红细胞，比其大的是大细胞性红细胞。大细胞性红细胞更倾向于椭圆形而非球形，因此有时被称为大卵圆形红细胞。平均红细胞体积(MCV)有助于对红细胞形态进行分类。但是，部分兼有铁和维生素 B_{12} 缺乏患者，MCV 可以处于正常水平，但是红细胞形态差异很大。红细胞形态差异很大时称为红细胞大小不均症；红细胞形态变化不大时称为异形红细胞症。电子细胞计数器可以独立地检测红细胞形态的异常，其对红细胞体积范围进行测定，称为红细胞分布宽度(RDW)。这个值是通过 MCV 确定的，这样细胞容积就被测量出来，而不是细胞宽度。根据所有红细胞体积大小画出分布曲线，红细胞体积分布曲线宽度就是 RDW。计算公式为：RDW＝(MCV 标准差÷MCV 平均值)×100。对于红细胞大小不等症，RDW(正常为 11%～14%)增加到 15%～18%。RDW 至少在两种临床情况下使用：一是小细胞性贫血患者，鉴别诊断为缺铁性贫血和地中海贫血，在地中海贫血中，小红细胞的形态均一，RDW 正常偏小；对于缺铁性贫血，细胞形态差异很大，RDW 变大。二是慢性萎缩性胃炎，变大的 RDW 会提示两种贫血，即可以因为维生素 B_{12} 的吸收不良导致大细胞性贫血，也可以因为失血导致缺铁性贫血。在这种情况下，RDW 也会变大。在以人群为基础的研究中，升高的 RDW 也是所有疾病死亡率高的一个危险因素，原因目前还不清楚。

在评估了红细胞体积后，需要检测细胞内血红蛋白。可以是正色素的也可以是低色素的。但不会是高色素的，因为如果血红蛋白含量升高，那么细胞会变大，但不会变深。除了血红蛋白，还需要检测红细胞内容物。红细胞内容物如下。

1. *嗜碱性点彩*　红细胞中弥漫性的或清晰或粗糙的蓝色点，通常代表 RNA 残端，特别在铅中毒中很常见。

2. *Howell-Jolly 小体*　密集的蓝色环状物，代表核酸残留物，反映了脾功能缺陷。

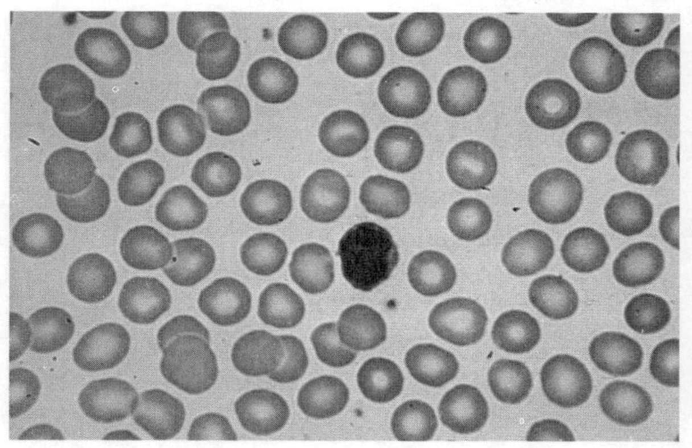

图 6-1　正常外周血涂片

视野中央为小淋巴细胞。红细胞的直径和小淋巴细胞的胞核直径相近

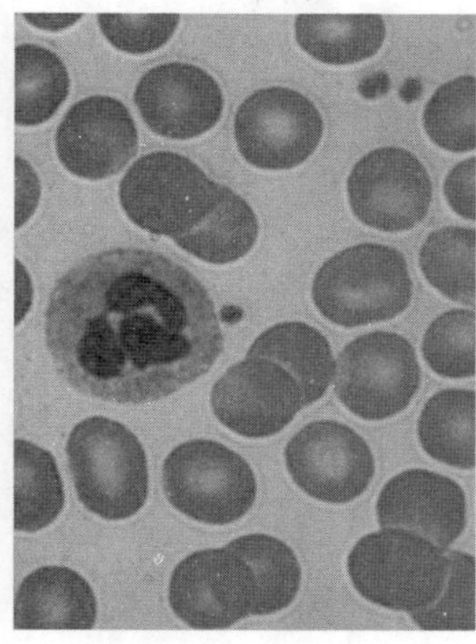

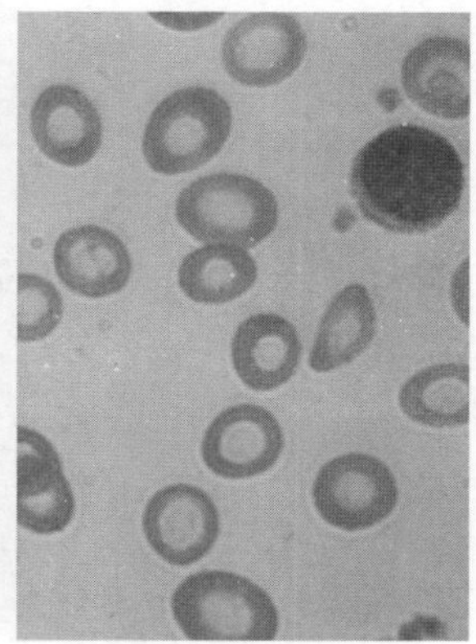

图 6-4　缺铁性贫血与正常红细胞的对比

小红细胞相较正常红细胞(细胞直径<7μm)体积小，有或没有血红蛋白减少

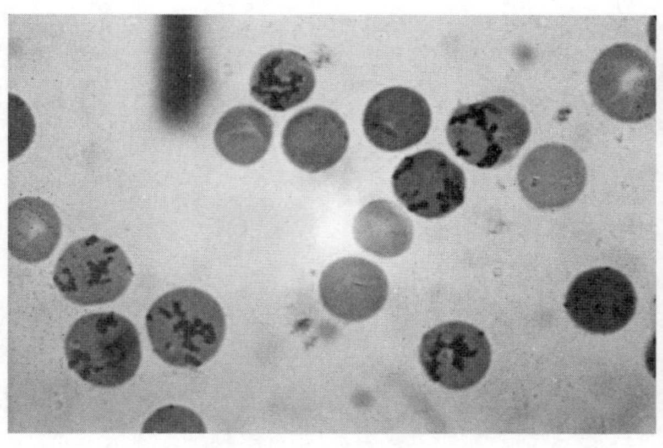

图 6-2　网织红细胞计数准备

这幅新亚甲蓝染色血涂片显示了大量深染网织红细胞(该细胞包含了深蓝色的 RNA 沉积物)

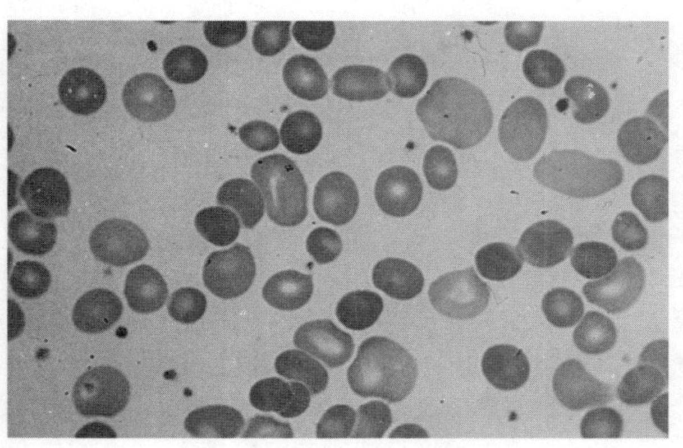

图 6-5　多染色性

大体积红细胞伴淡紫色着色

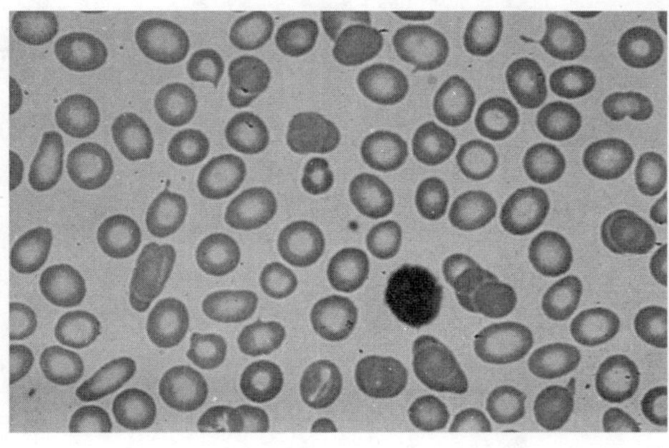

图 6-3　缺铁性小细胞低色素性贫血

视野内小淋巴细胞可用于评估红细胞大小

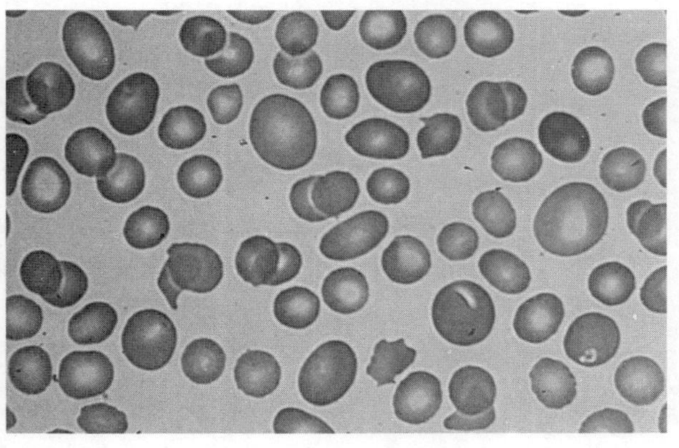

图 6-6　大红细胞症

这些细胞体积上较普通细胞大(平均红细胞容积>100)，形态上近似椭圆形。一些形态学家称之为大卵形红细胞

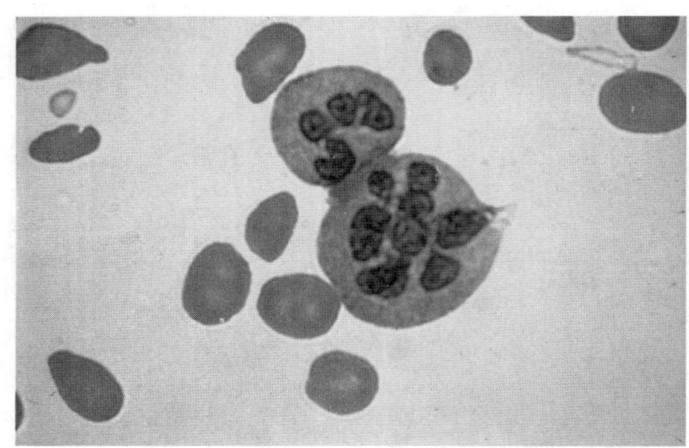

图 6-7 多叶核嗜中性粒细胞

多叶核嗜中性粒细胞(多形核白细胞)比正常的中性粒细胞体积要大,有 5 个或更多的核分叶。通常见于叶酸或维生素 B_{12} 缺乏

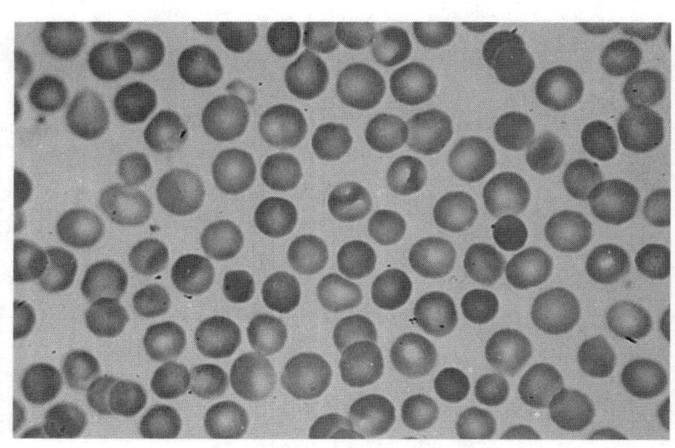

图 6-8 球形红细胞症

注意小的深染的细胞,细胞中央无淡染区域

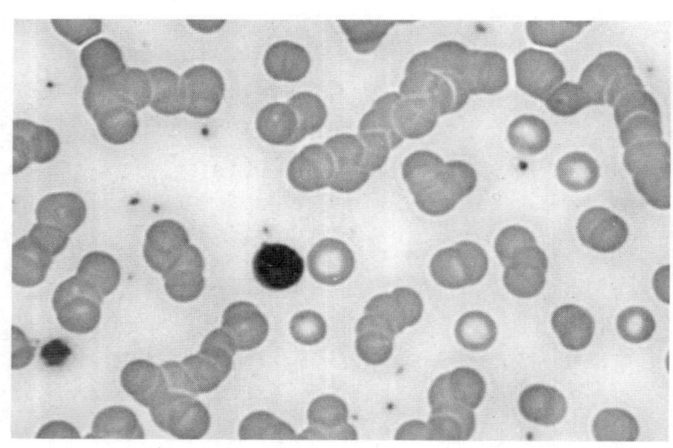

图 6-9 缗钱状红细胞

小淋巴细胞位于视野中央。红细胞如同钱币一样排成一排,通常和血清蛋白水平升高有关

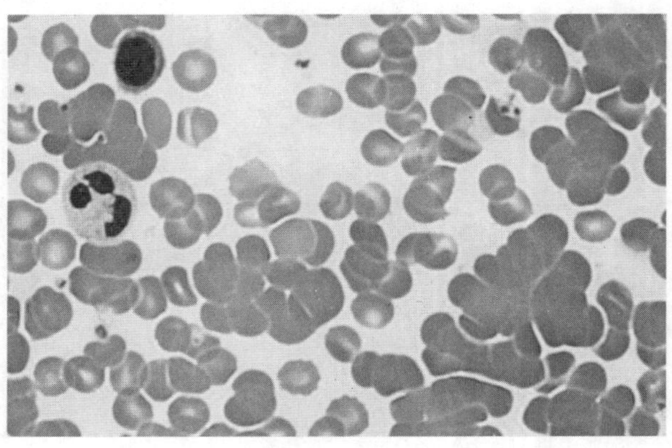

图 6-10 红细胞凝集

小淋巴细胞和分叶核中性粒细胞位于视野左上方。注意不规则的红细胞聚集团块

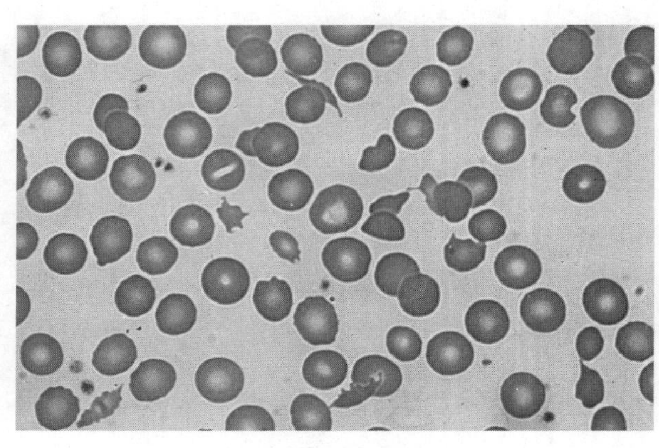

图 6-11 碎片状红细胞

心脏瓣膜性溶血

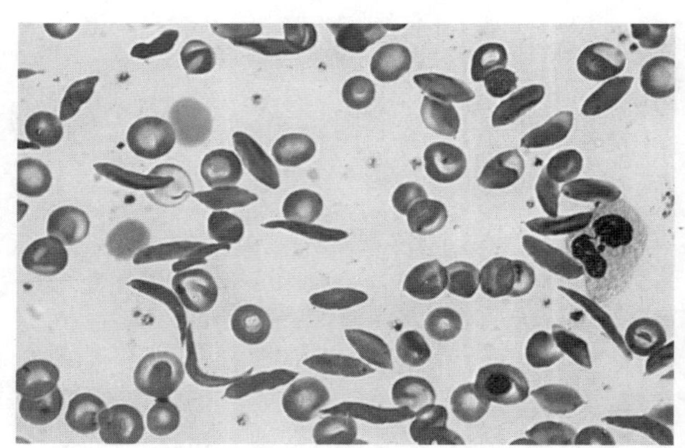

图 6-12 镰状红细胞

纯合子的镰状红细胞疾病。有核红细胞和中性粒细胞也出现在视野中

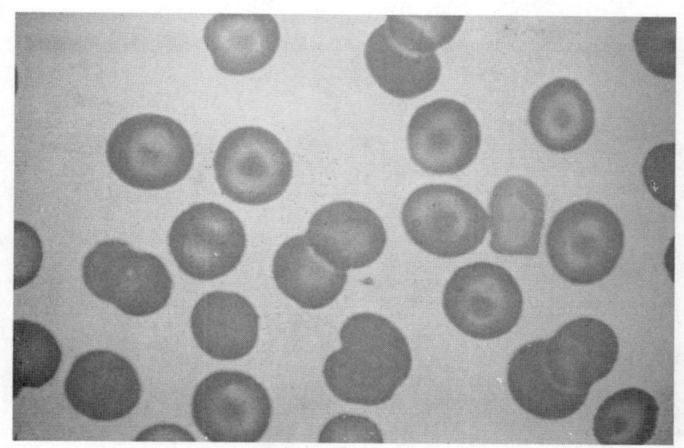

图 6-13 靶形细胞

靶形细胞可以通过牛眼征来确定。肝病和地中海贫血会出现少量的靶形细胞。大量的靶形细胞通常见于血红蛋白C疾病

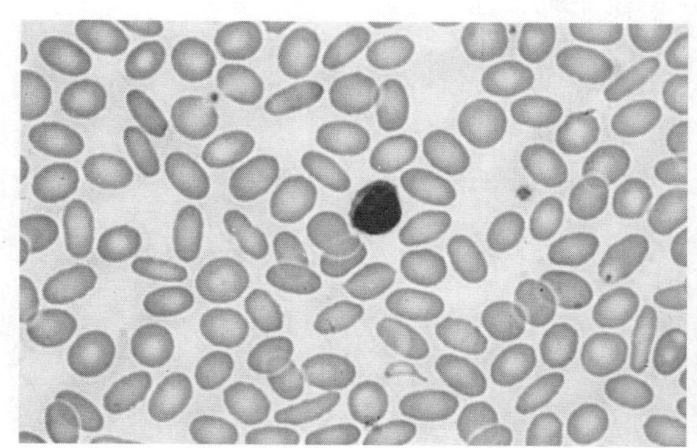

图 6-14 椭圆形红细胞增多症

视野中央是小淋巴细胞。椭圆形的红细胞和细胞膜结构的破坏有关,通常是因为血影蛋白突变

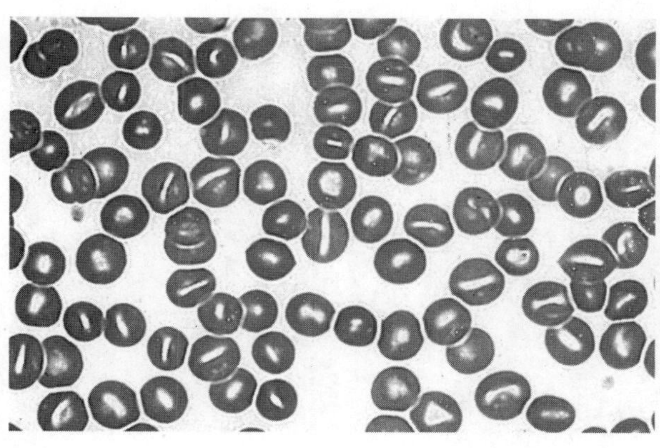

图 6-15 口形红细胞增多

红细胞的特征是出现较宽的裂缝或气孔。经常见于人为导致的脱水的血涂片。这些细胞可见于溶血性贫血,也可见于红细胞缺水或含水过多等情况

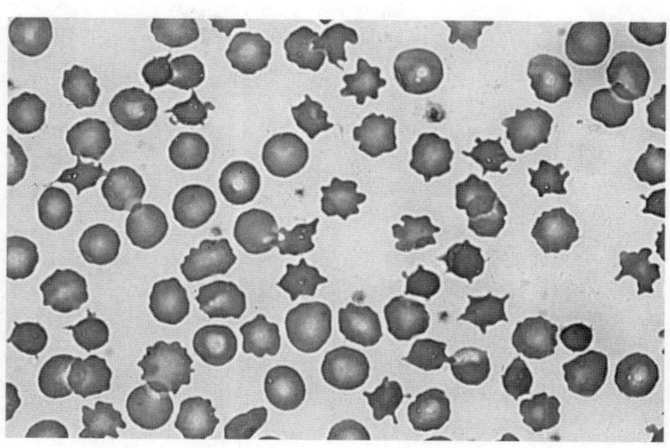

图 6-16 棘红细胞增多症

有针状骨的红细胞有两种类型:棘刺红细胞是收缩后的密集细胞,不规则的膜表面出现棘状突起,长度和宽度上差别很大;棘形红细胞有小而一致的均匀分布的膜表面突起,又称锯齿状红细胞。棘刺红细胞会出现在严重的肝损害、脂蛋白缺乏症及罕见的Mcleod血型的患者中。棘形红细胞会出现在严重的尿毒症、糖酵解红细胞酶缺乏和微血管性溶血性贫血的患者中

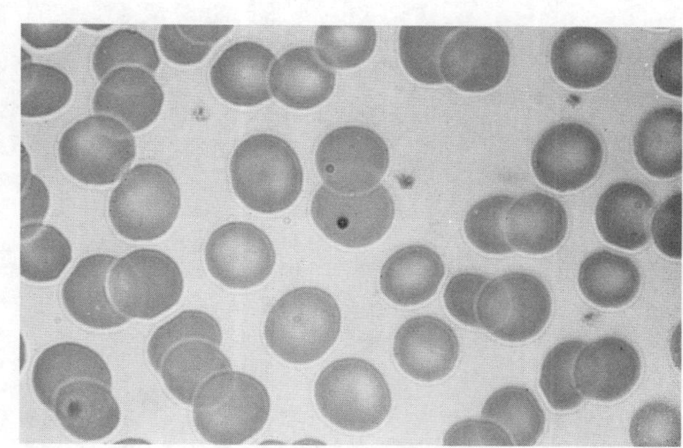

图 6-17 Howell-Jolly 小体

Howell-Jolly小体是微小核酸残留物,正常情况下被脾清除。在脾切除术后(清除减少)和成熟/发育异常疾病(生成增多)中可以出现

3. 细胞核 红细胞可能在细胞核消失前过早地从骨髓中释放到外周血,通常反映了机体对贫血代偿性造血的反应,特别是溶血性贫血患者。

4. 寄生虫 包括疟疾和巴贝西虫。

5. 多染色性 红细胞胞质蓝染,反映了年轻红细胞的核糖体仍然有功能,可以持续产生血红蛋白。

Vital染色可以用来观察到血红蛋白沉淀,称为海因小体。

红细胞可以有不同的形状,所有异常形状的红

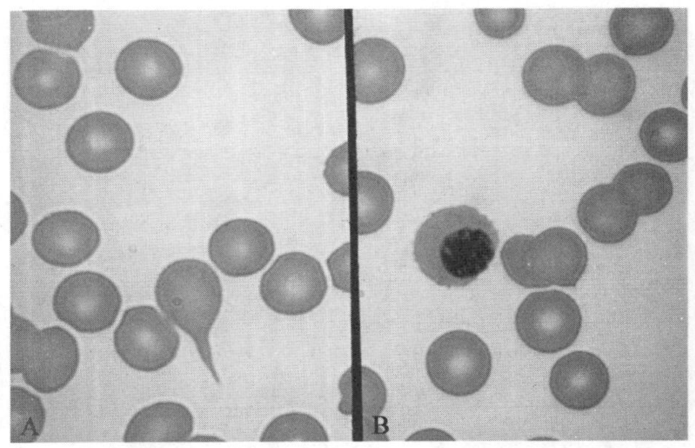

图 6-18　骨髓纤维化特征性的泪珠状细胞和有核红细胞

典型的骨髓纤维化和髓外造血会有泪珠状的红细胞(A)和有核红细胞(B)表现

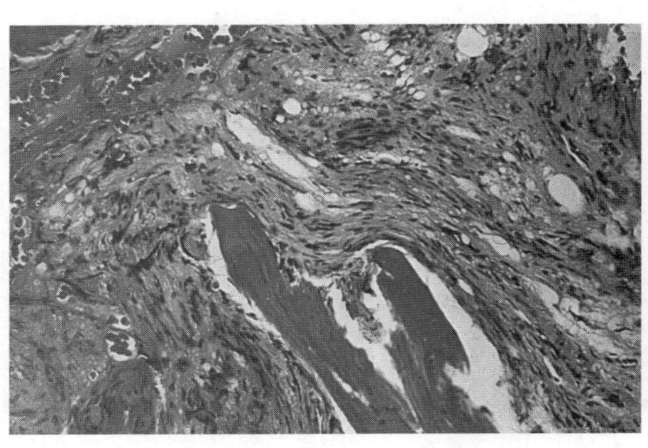

图 6-19　骨髓纤维化

骨髓前体细胞和脂肪细胞被网状蛋白纤维和胶原蛋白完全替代(HE 染色)

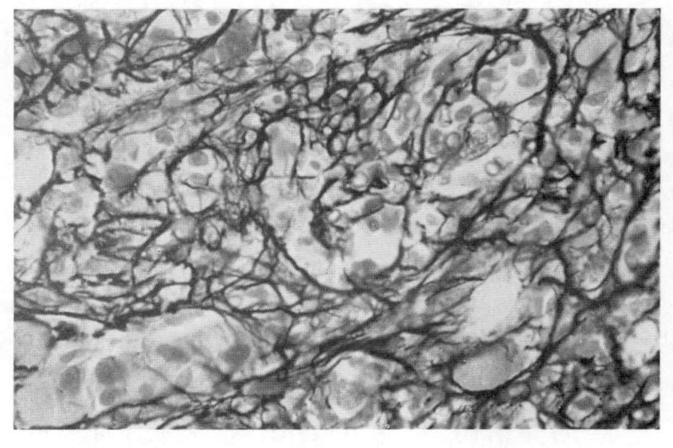

图 6-20　骨髓纤维化的网状蛋白染色

骨髓纤维化的骨髓银染显示网状蛋白纤维增多(黑染的线条)

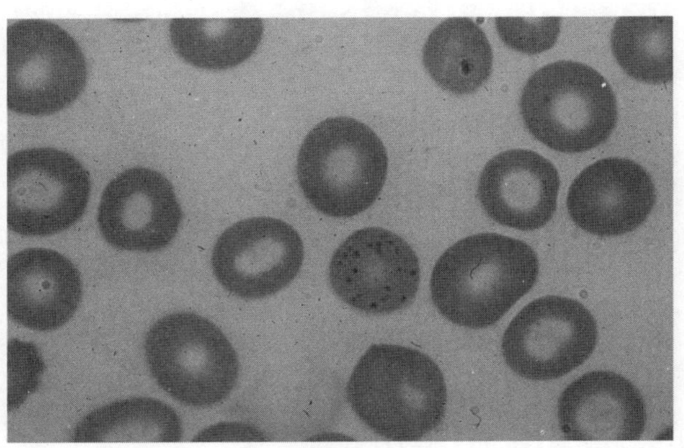

图 6-21　铅中毒时的点彩红细胞

轻度的血红蛋白减低。颗粒状点彩红细胞

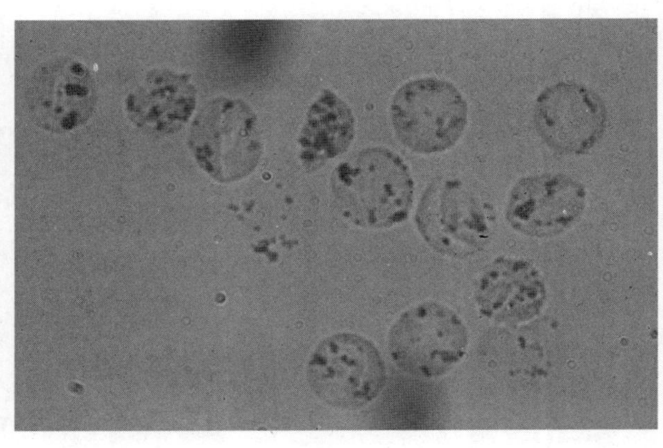

图 6-22　海因小体

结晶紫的低渗溶液和血液混合。着色的物质是细胞中变性血红蛋白沉淀物

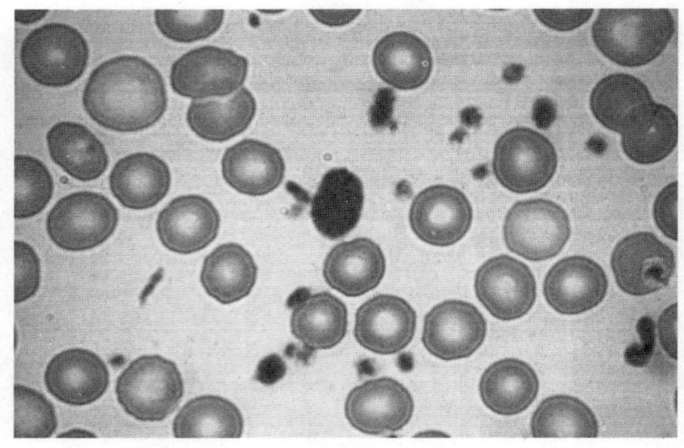

图 6-23　巨大血小板

巨大血小板伴随血小板计数的显著升高，见于骨髓增殖性疾病，特别是原发性的血小板增多症

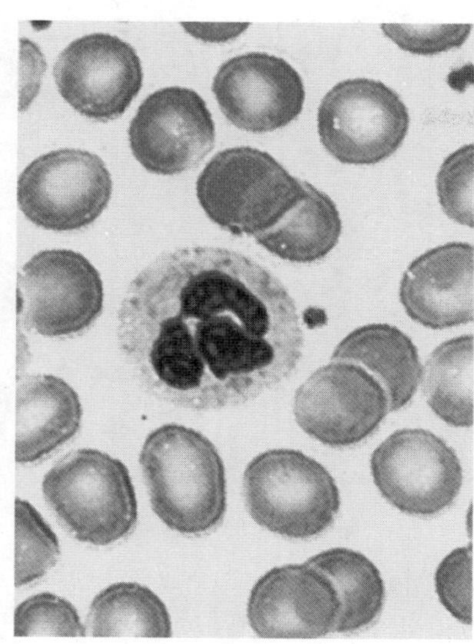

图 6-24　正常的粒细胞

正常的粒细胞有分叶核，染色体较深，集群分布；清晰的嗜中性颗粒分布于胞质各处

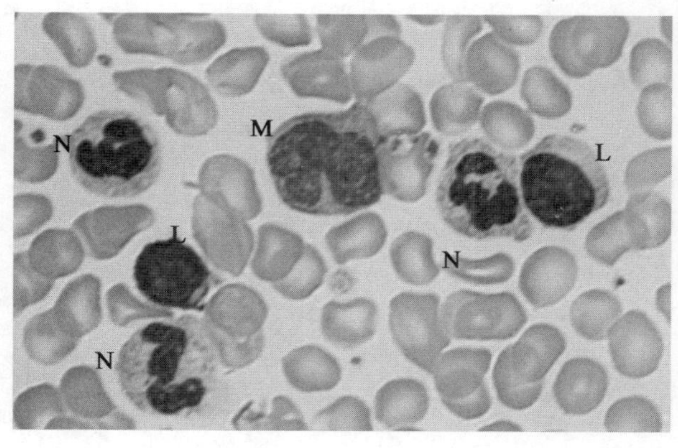

图 6-25　正常的单核细胞

涂片来源于正常人血液的白细胞层。L. 淋巴细胞；M. 单核细胞；N. 中性粒细胞

细胞都称为异形红细胞。没有中央淡染区的小红细胞称球形红细胞；可见于遗传性球形红细胞症、其他原因引起的溶血性贫血、梭状芽孢杆菌性菌血症中观察到。卵形红细胞多呈泪珠状，可见于溶血性贫血、严重的铁缺乏、地中海贫血、骨髓纤维化和MDS。裂红细胞多是头盔状细胞，可见于微血管性溶血性贫血或人工心脏瓣膜引起的红细胞碎片。棘形红细胞表面呈针状，带有均匀分布细胞膜表面的细小钉状突起，多是血涂片中由于人工原因异常死亡的细胞，或者血液储存导致的改变。可见于肾衰竭和营养不良，通常是可逆的。棘刺红细胞是缺乏

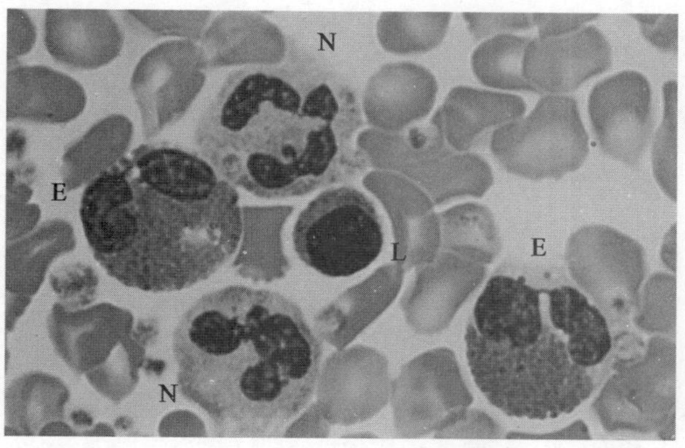

图 6-26　正常的嗜酸性粒细胞

涂片来源于正常人外周血的白细胞层。N. 中性粒细胞；E. 嗜酸性粒细胞；L. 淋巴细胞

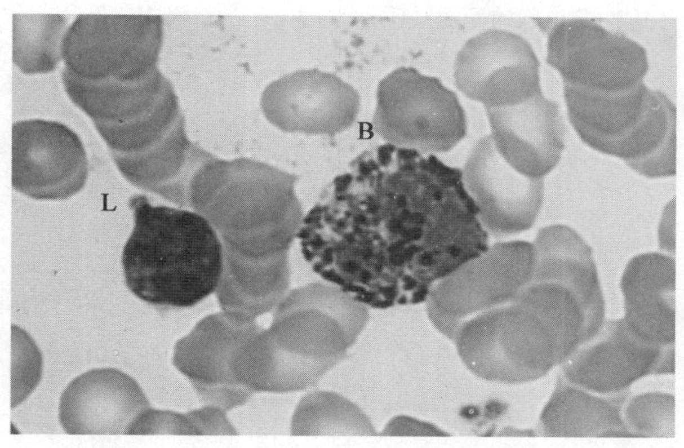

图 6-27　正常的嗜碱性粒细胞

涂片来源于正常人血液的白细胞层。L. 淋巴细胞；B. 嗜碱性粒细胞

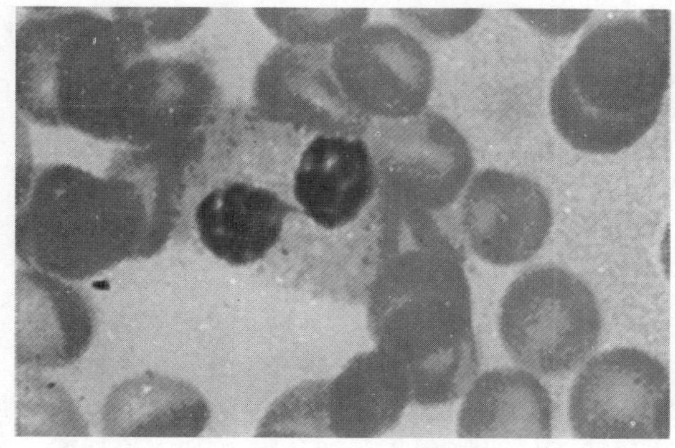

图 6-28　Pelger-Hüet 异常

良性病变，绝大多数的粒细胞是双核。很多细胞核都有一种“眼睛”征

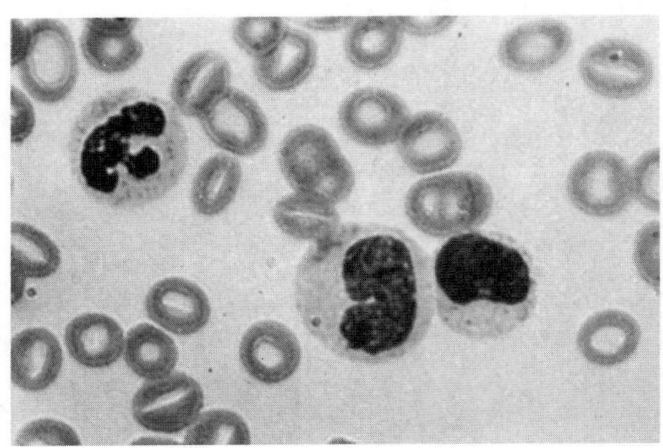

图 6-29 杜勒小体

带状核中性粒细胞内有杜勒小体。视野中央的中性粒细胞有腊肠状的细胞核即为带状核。杜勒小体是散在蓝染的非颗粒状区域，通常见于感染和其他中毒情况下的中性粒细胞的胞质外围。它们代表了粗面内质网

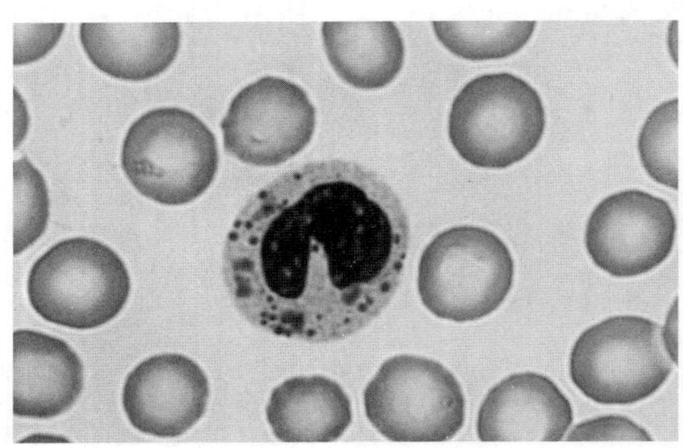

图 6-30 Chédiak-Higashi 病

注意中性粒细胞中的巨大颗粒

中心淡染区的致密的浓缩红细胞，表面有多个不规则分布的细长棘状突起。这个过程是不可逆的，反映了潜在的肾病、脂蛋白缺乏症或脾切除术等。椭圆形红细胞反映了遗传性的红细胞膜缺乏，但也可以在铁缺乏、MDS、巨幼红细胞性贫血和地中海贫血中发现。口形红细胞是指红细胞的中央淡染区由原先的圆形变为裂缝的形态，其反映了遗传性的红细胞膜缺乏，也可以在酒精中毒中发现。靶形细胞是中央淡染区有一个浓密的中心或呈牛眼状。这些细胞可以在典型的地中海贫血中看到，也可以在铁缺乏、胆汁淤积性肝病和一些血红蛋白病中看到。需要注意的是，不正确的推片方式产生异常的红细胞形态。

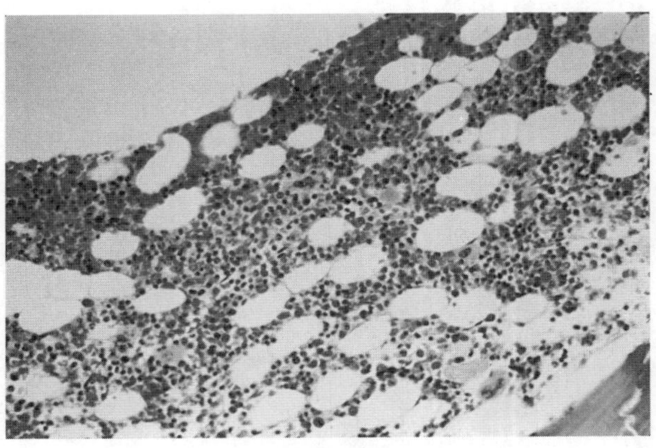

图 6-31 正常骨髓

正常成人骨髓的低倍镜图片（HE 染色），显示了脂肪细胞（空白区）和造血细胞。造血细胞区域所占比例和骨髓造血的活跃程度有关。对于成人来讲，正常骨髓的造血细胞比例为 35%～40%。如果骨髓造血细胞增多，则造血活跃。随着年龄增长，造血活跃程度下降，脂肪组织比例上升。70 岁以上的患者的骨髓造血活性只有 20%～30%

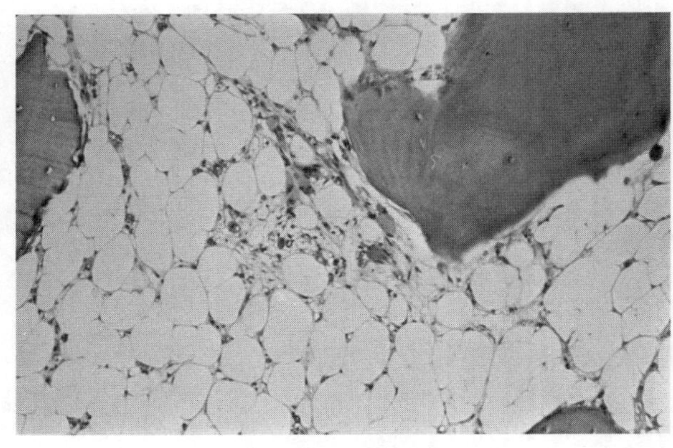

图 6-32 再生障碍性贫血的骨髓

正常的造血前体细胞几乎消失，只有脂肪细胞、网状内皮细胞及网状纤维结构

红细胞最后一个需要评估的特点是在推片中的红细胞分布规律。在大多数情况下，红细胞是单层并列排布。一些患者有红细胞凝集，即红细胞互相堆积，在异常蛋白血症和自身免疫性溶血性贫血中可以看到。另外一种异常的分布是红细胞首尾相接排布成一条直线，像钱币排布一样，这称为缗钱状红细胞，反映了异常的血清蛋白水平。

最后，检查白细胞。通常有 3 种类型的粒细胞：中性粒细胞、嗜酸性粒细胞和嗜碱性粒细胞，各细胞

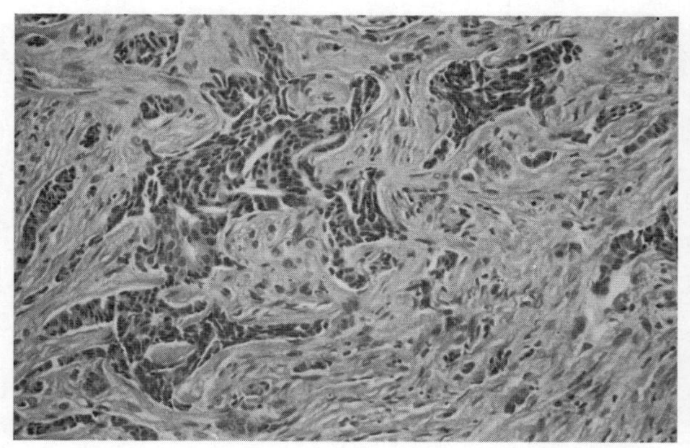

图 6-33　骨髓转移癌

骨髓活检显示转移性的乳腺癌对骨髓的浸润及继发性纤维化(HE 染色)

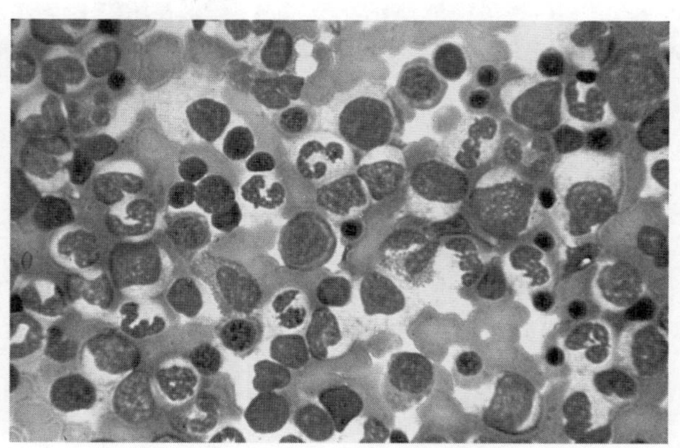

图 6-36　骨髓的髓系增生

骨髓涂片显示粒红比≥3∶1,提示红细胞前体细胞的丢失或髓细胞的增生

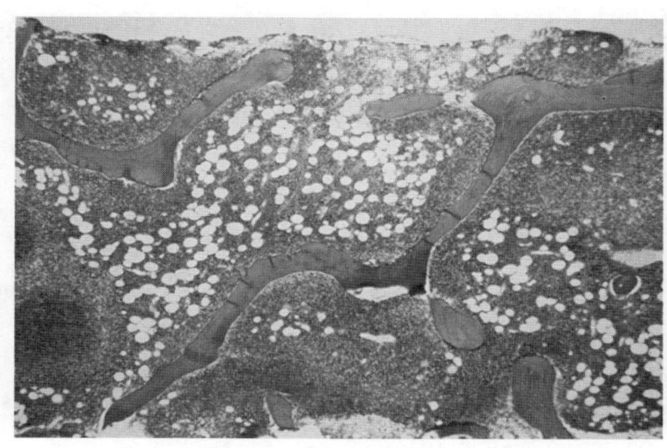

图 6-34　骨髓的淋巴瘤

骨髓活检显示淋巴瘤呈现结节状的浸润。注意淋巴瘤细胞在小梁旁的特征性定位

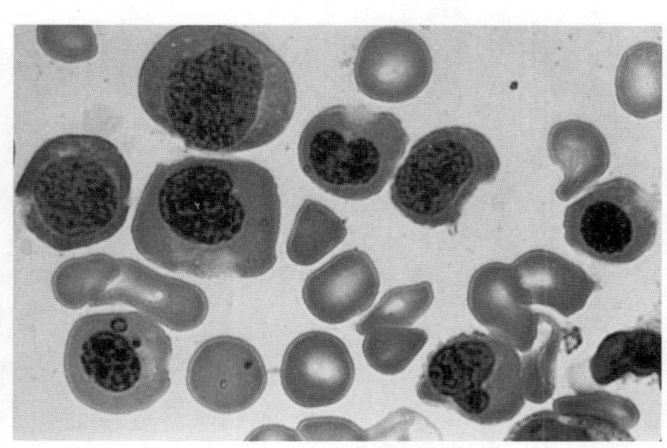

图 6-37　巨幼变红细胞生成

巨幼细胞性贫血患者的巨幼变红细胞增多,成熟延迟,核质发育不同步,胞核幼稚,胞质成熟

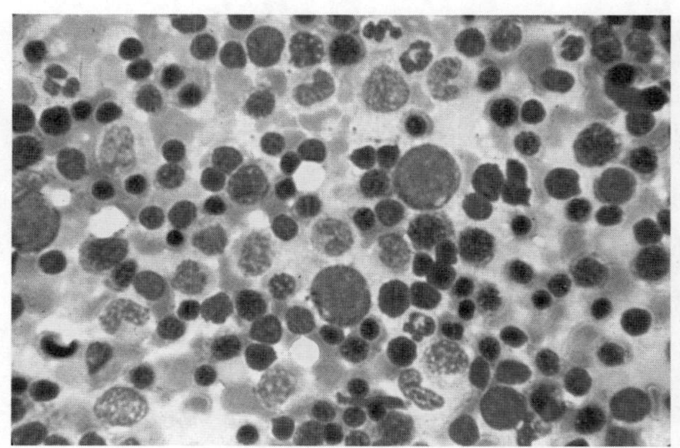

图 6-35　骨髓红系增生

骨髓涂片显示粒红比为 1∶(1～2),为溶血性贫血或失血恢复时的典型表现

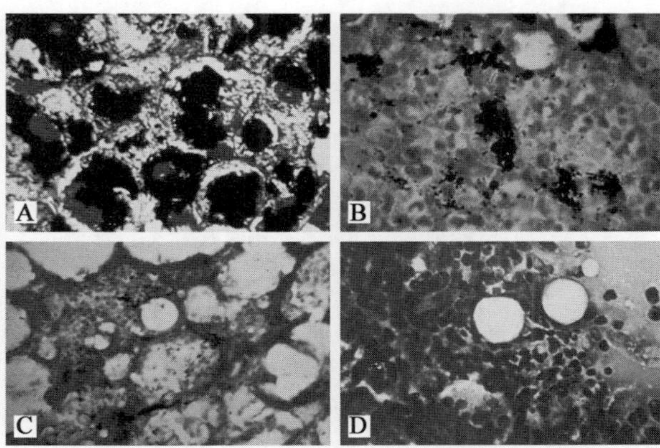

图 6-38　普鲁士蓝染色骨髓铁储备

铁储备评分可分为 0～4+。A. 有过多的铁储备的骨髓(>4+);B:正常铁储备(2+～3+);C. 较少铁储备(+);D. 铁储备缺乏(0)

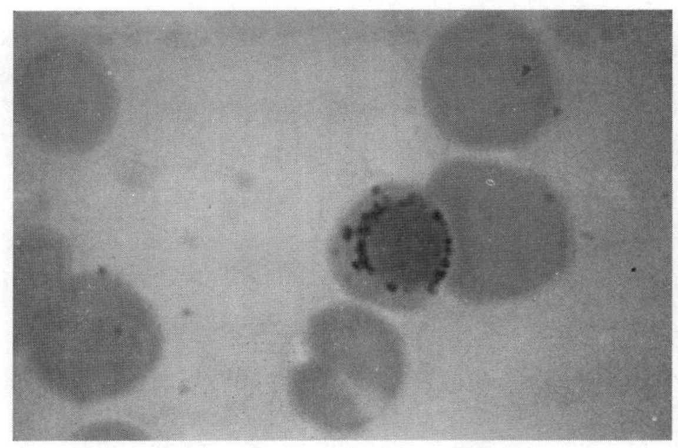

图 6-39　环铁粒幼红细胞

正色素幼红细胞，胞核周围有环状蓝色颗粒围绕（线粒体外周的铁）

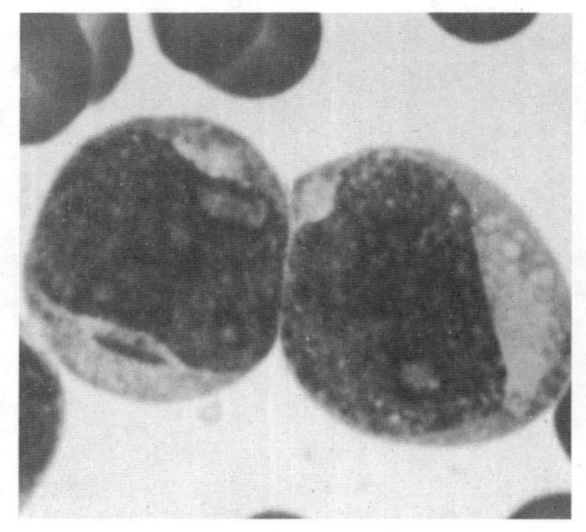

图 6-40　急性髓细胞白血病

白血病的原始粒细胞有奥氏小体。注意每一个细胞中有 2～4 个大的、显著的核仁

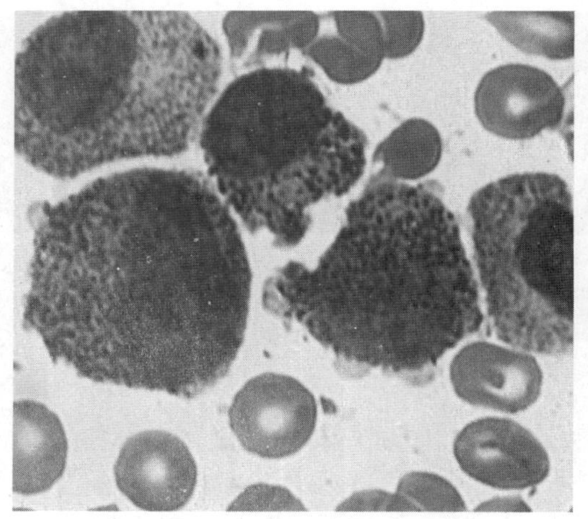

图 6-41　急性早幼粒细胞白血病

注意白血病细胞中显著的胞质颗粒

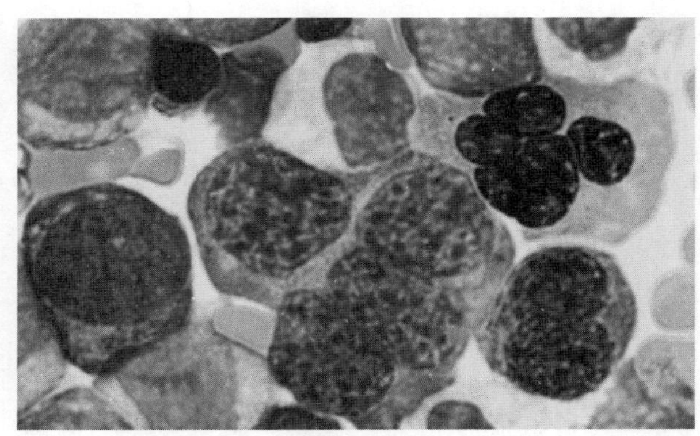

图 6-42　急性红白血病

注意巨大的异型性有核红细胞；两个是双核的，一个是多核的

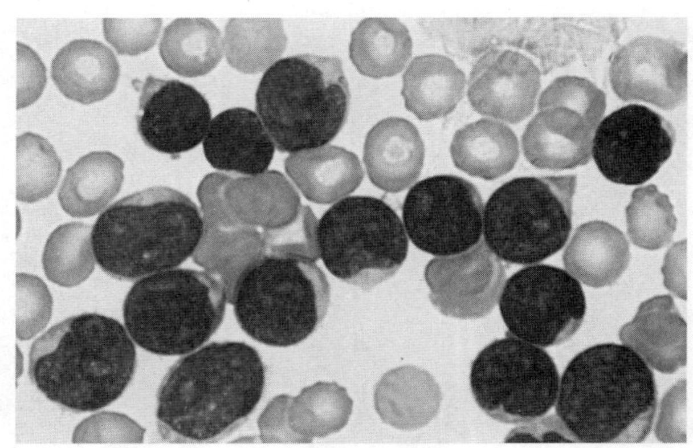

图 6-43　急性淋巴细胞白血病

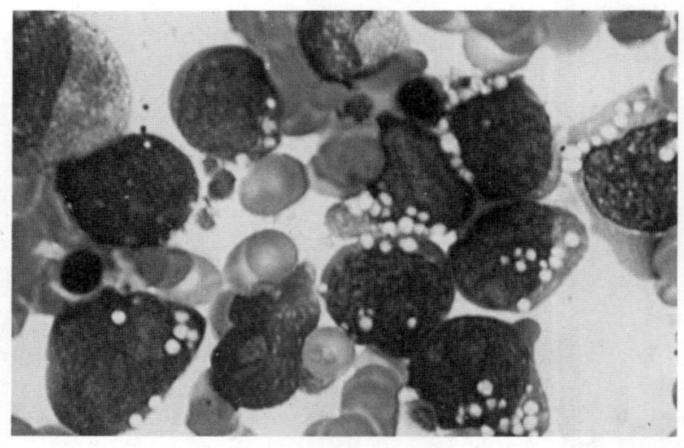

图 6-44　伯基特淋巴瘤/急性淋巴细胞白血病

所占比例依次减少。中性粒细胞通常是数量最多的白细胞，圆形，直径 10～14μm，分叶核，一般有 2～5 个叶瓣，由染色质丝连接。带状核是不成熟的中性粒细胞核没有完全的凝集，呈 U 形。带状核反映了

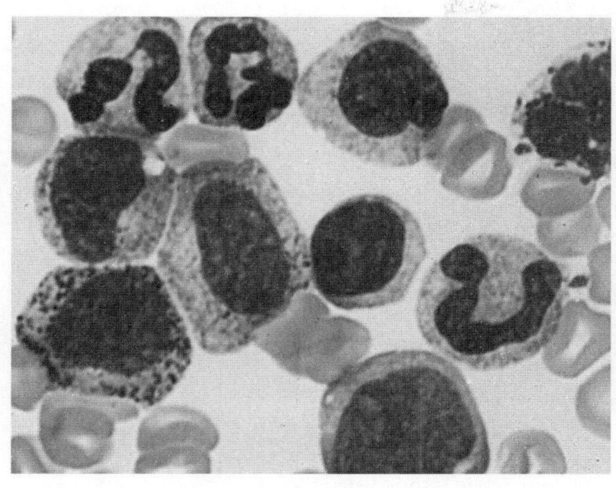

图 6-45　慢性髓细胞白血病患者的外周血

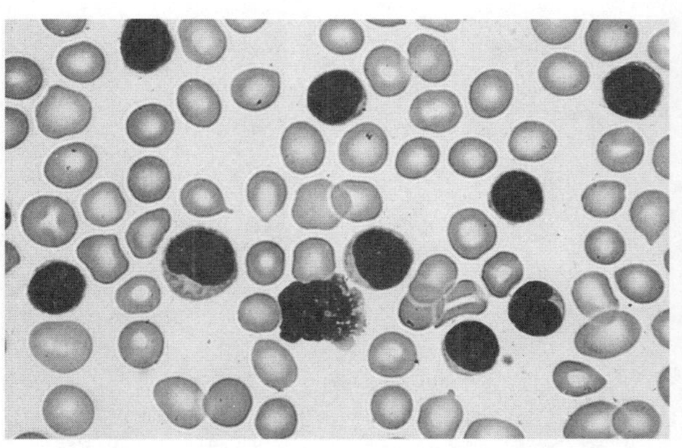

图 6-46　慢性淋巴细胞白血病患者的外周血

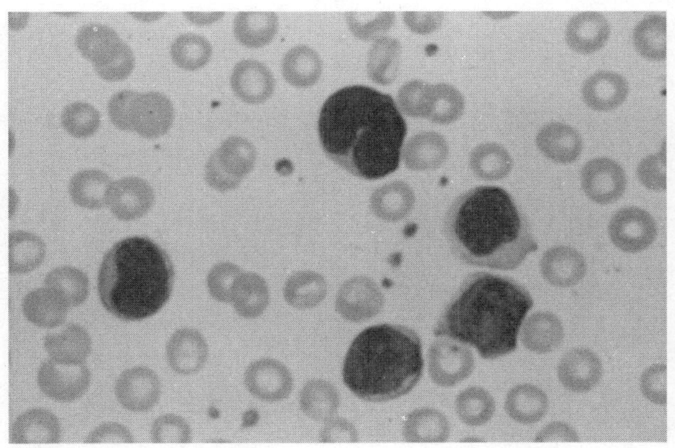

图 6-47　Sézary 综合征

蕈样肉芽肿患者的淋巴细胞经常可见脑回样的核（Sézary 细胞）

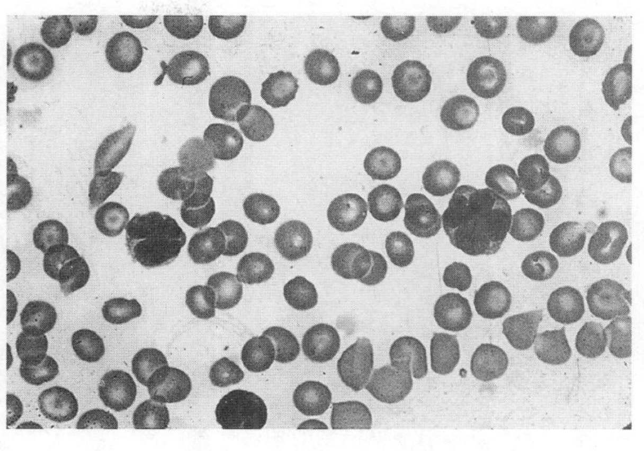

图 6-48　急性 T 淋巴细胞白血病

外周血涂片显示白血病细胞具有典型的花瓣状核

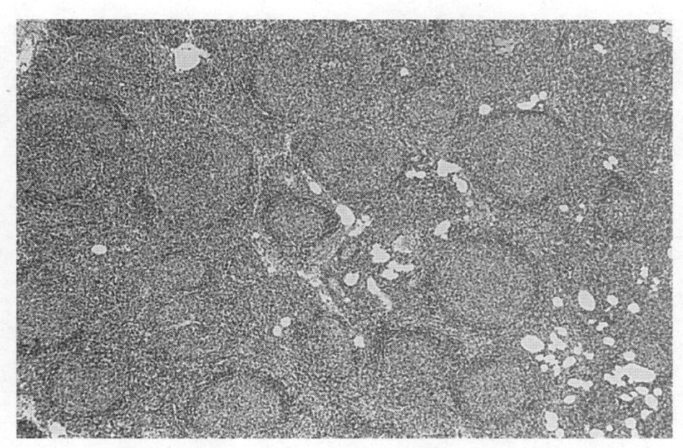

图 6-49　淋巴结的滤泡性淋巴瘤

正常的淋巴结结构被结节状浸润的瘤细胞所破坏。结节大小不一，主要包含核裂隙的小淋巴细胞和不同数量的具有空泡状染色质和显著核仁的大细胞

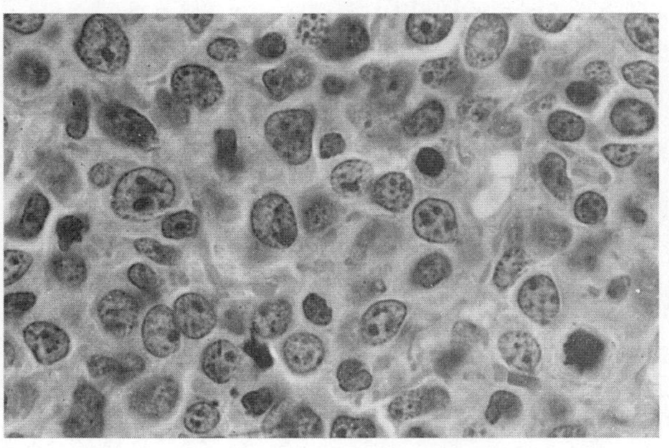

图 6-50　淋巴结的弥漫大 B 细胞淋巴瘤

瘤细胞是异型性的，但主要为大细胞，具有空泡状的染色质和显著的核仁

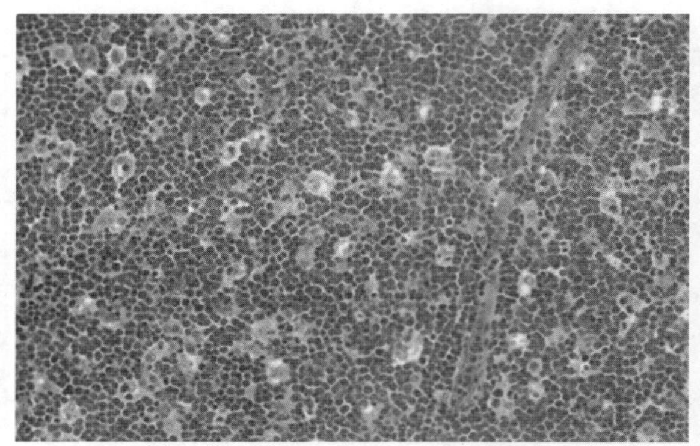

图 6-51 淋巴结的伯基特淋巴瘤

伯基特淋巴瘤的星空象。淡染区为正在清除死细胞的巨噬细胞

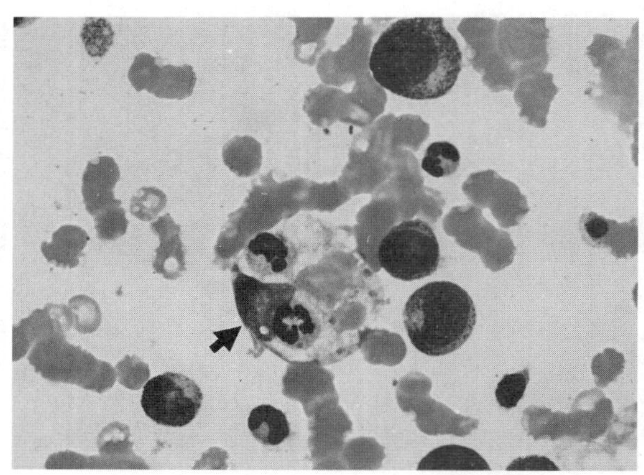

图 6-52 侵袭性淋巴瘤伴噬血现象

中间的巨噬细胞正在吞噬红细胞、中性粒细胞和血小板(Courtesy of Dr. Kiyomi Tsukimori, Kyushu University, Fukuoka, Japan.)

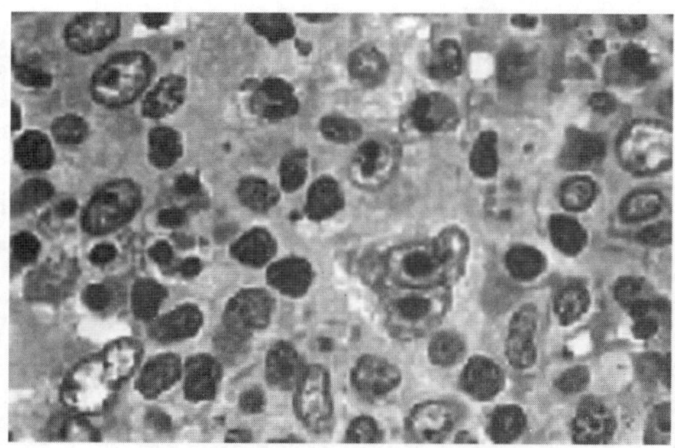

图 6-53 霍奇金淋巴瘤

视野中心为 Reed-Sternberg 细胞,具有双核的大细胞,核仁突出,典型的称之为“镜影细胞”。大多数的细胞为正常的淋巴细胞、中性粒细胞和嗜酸性粒细胞,呈现多类型细胞浸润

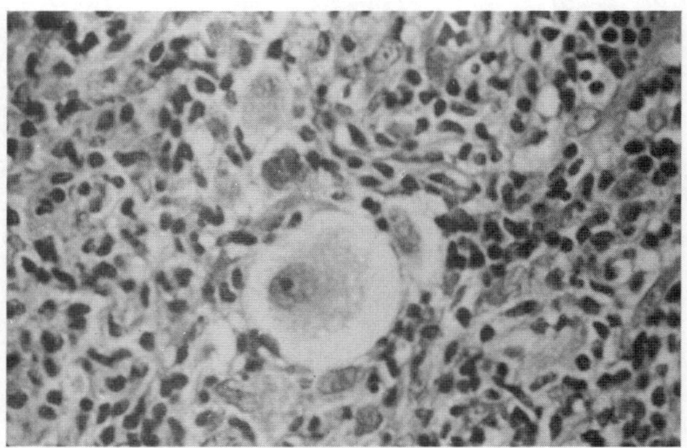

图 6-54 陷窝细胞:结节硬化型霍奇金淋巴瘤的 Reed-Sternberg 细胞的变体

结节硬化型 HD 患者的高倍镜下观察到单个核陷窝细胞,胞质收缩,与周围细胞形成透明空隙

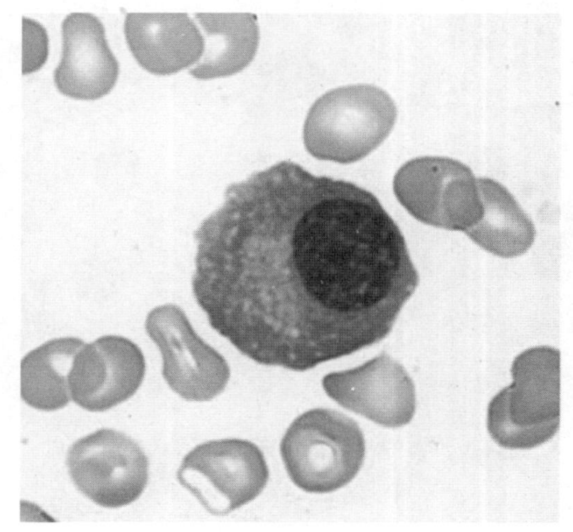

图 6-55 正常浆细胞

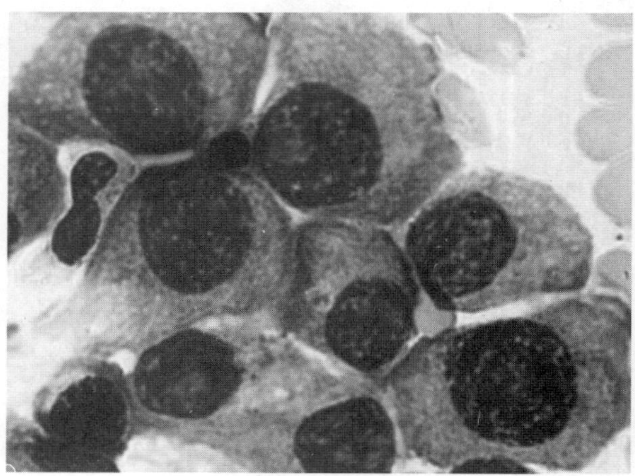

图 6-56 多发性骨髓瘤

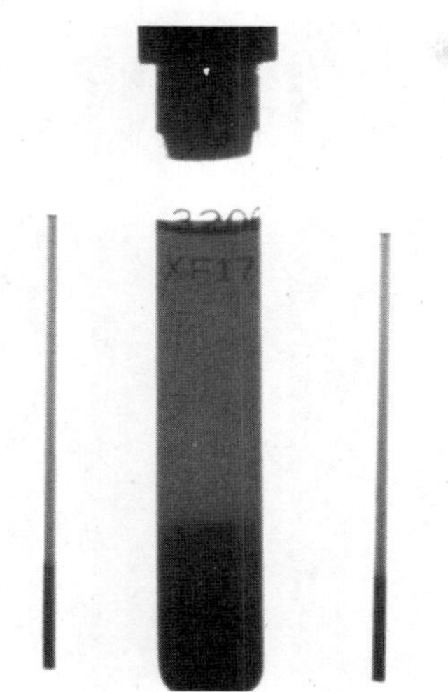

图 6-57　血红蛋白血中的有颜色的血清

血管内溶血患者的血液经过离心后出现血浆呈红色(血红蛋白血症)

中性粒细胞成熟过程中的核左移,可更快地产生更多的细胞。中性粒细胞可以反映机体多种情况。有液泡的中性粒细胞是细胞性菌血症的征兆。1～2μm 的蓝色细胞质内含物,即杜勒小体反映了感染、烧伤或其他炎症状态。如果嗜中性颗粒比正常要大,且蓝色着色较深,则可能为中毒后的颗粒化,也提示了一个全身性的炎症。中性粒细胞核分叶多于5个提示巨幼红细胞性贫血。大的畸形的颗粒可能反映了遗传性的 Chédiak-Higashi 综合征。

嗜酸性粒细胞比中性粒细胞稍大,具有二叶核,包含大的红色颗粒。嗜酸性细胞疾病和多种改变有关。嗜酸性粒细胞数量正常情况下低于中性粒细胞的 1/30。嗜碱性细胞更少,其有大的深蓝色颗粒,部分 CML 中会数量增加。

淋巴细胞可以有多种形态特征。正常人中最常见的是小淋巴细胞,细胞核小而深染,胞质缺乏。在病毒性感染中,大多数淋巴细胞变大,可以达到中性粒细胞的大小,其胞质丰富,染色质浓缩变差。这些细胞称反应性的淋巴细胞。约有 1%的淋巴细胞体型较大,有蓝色颗粒,胞质淡蓝色,称大颗粒淋巴细胞。在 CLL 中,小淋巴细胞数量上升,在血涂片中许多都是破裂的,呈现单独的核染料污点,没有胞质和细胞膜,称污点细胞,其在 CLL 以外的疾病中罕见。

单核细胞是最大的白细胞,直径为 15～22μm。胞核形态各异,通常是折叠型的;胞质呈灰色。

血液中可以出现异常的细胞。大多数的异常细胞来源于造血系统的肿瘤,包括淋巴细胞、髓细胞、偶尔有红细胞。更少见的是其他类型的肿瘤也可以进入血液,极少的上皮恶性肿瘤细胞可以见到。将血液静置于试管中 1h 可见红细胞上层的白细胞层,白细胞层的涂片检查可以提高观察到上述细胞的概率,手指血涂片偶尔可以观察到上皮细胞。

致谢

本章中图片出自:Lichtman M. et al(eds):Williams Hematology,7th editton. New York,McGraw-Hill,2005.

Hillman RS,Ault KA:Hematology in General Practice,4th edition. New York,McGraw-Hill,2005.

(唐海龙　高广勋　译)

第三部分　贫　　血

第 7 章

Chapter 7

铁缺乏及其他造血障碍性贫血

John W. Adamson

正细胞正色素性红细胞伴低网织红细胞反应（网织红细胞指数＜2～2.5）为造血障碍性贫血。此类贫血包括铁缺乏早期（在出现小细胞低色素红细胞之前）、急性和慢性炎症（包括许多恶性肿瘤）、肾病、低代谢状态如低蛋白性营养不良和内分泌缺陷疾病及骨髓损伤所致的贫血。骨髓损伤将在第 11 章讨论。

造血障碍性贫血是最常见的贫血，贫血伴慢性炎症是此类疾病最常见状况。炎症性贫血类似于铁缺乏性疾病，与铁代谢异常相关。贫血伴肾病、炎症、癌症和低代谢状态，对促红细胞生成素反应异常是这类疾病的特点。

铁代谢

尽管不同组织在发育过程中需铁量各不相同，但是在所有细胞执行功能时铁是一个关键元素。同时，机体必须保护自己免受游离铁的高度毒性作用。游离铁参与化学反应，产生的自由基如 O_2 或 OH^-。因此，机体有精确的调控机制，使铁在参与机体生理功能的同时，更好地维护铁在机体的储存，避免其带来的生物毒性。

在哺乳动物中铁的主要作用是作为血红蛋白的一部分结合氧。氧也与肌肉中的肌红蛋白结合。铁在含铁酶包括线粒体中的细胞色素系统中是关键元素。铁在体内的分布见表 7-1。没有铁，细胞失去其电子传递和能量代谢的能力。在红细胞，血红蛋白合成受损，会造成贫血，对组织供氧下降。

表 7-1　机体铁分布

	铁含量（mg）	
	成年男性（80kg）	成年女性（60kg）
血红蛋白	2500	1700
肌红蛋白或酶	500	300
转铁蛋白	3	3
储存铁	600～1000	0～300

人体铁循环

图 7-1 概述了人体内部铁代谢的主要途径。从饮食中吸收的铁或从存储铁释放入血液循环的铁结合到转铁蛋白，这是一种铁转运蛋白。转铁蛋白是一种具有两个亚单位的糖蛋白，具有与两个铁原子结合的位点。转铁蛋白可与两种形式的铁结合：单铁（一个铁原子）或双铁（两个铁原子）。转铁蛋白快速结合铁（半清除时间）通常为 60～90min。因为几乎所有的铁由转铁蛋白运输到骨髓红系，血浆中铁水平与骨髓红系的活性对于铁的清除率具有重要影响。红系造血旺盛时，红细胞池需铁增加，外周血液循环中铁清除加速。在铁缺乏时，铁半清除时间可能缩短到 10～15min。红系造血受抑时，血浆铁水平通常增加，半清除的时间可能会延长到几小时。通常情况下，结合到转铁蛋白的铁每天可转换 6～8 次。假定正常血浆铁水平为 80～100μg/dl，通过转铁蛋白池的铁量为 20～24mg/d。

铁-转铁蛋白复合物在血浆循环，直到它与骨髓红细胞表面特定的转铁蛋白受体接触。转铁蛋白受体对转铁蛋白亲和力最高；阴离子（没有携带铁）的亲和力很低。虽然在机体的许多组织细胞上均发现了转铁蛋白受体，且在细胞的发育过程中均有转铁蛋白受体表达，但红系前体细胞表达的转铁蛋白受体最多（300 000～400 000/细胞）。

一旦载铁-转铁蛋白与其受体相作用，复合物则被由网格蛋白包裹的小窝内化，被运送到酸性内质网，在低 pH 状态下将铁释放。当转铁蛋白-受体复合物循环到细胞表面再利用时，铁可被释放，用以合成血红素。大部分转铁蛋白被释放回血液循环中，转铁蛋白受体则重新定位于细胞膜。在此过程中，

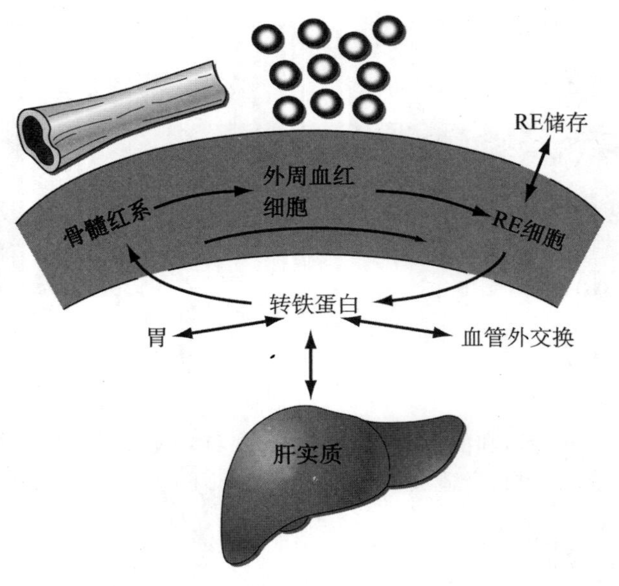

图 7-1 内部铁交换

通常约 80%的铁是从破坏的红细胞再生，并通过血浆转铁蛋白池循环。男性需要从饮食中摄取约 1mg/d 以保持动态平衡，而女性则需摄取 1.4mg/d。只要转铁蛋白饱和度保持在 20%～60%，而红细胞生成没有增加，则不需要使用储存铁。然而，在失血时，或膳食中铁缺乏或铁吸收不足时，则需要从储存铁中动员出 40mg/d 的铁量。RE. 网状内皮系统

一定量的转铁蛋白受体蛋白可被释放入循环，并作为可溶性转铁蛋白受体蛋白被检测到。在红系细胞，铁储备数量远远超出合成血红蛋白所需的铁，即与去铁蛋白结合形成铁蛋白。这种铁代谢的机制也发生在其他表达转铁蛋白受体的体细胞内，特别是肝实质细胞，铁在肝细胞内可以形成含血红素的酶或者形成储存铁。新的红细胞从骨髓中产生并释放后，铁与血红蛋白结合进入循环。铁是红细胞的一部分，当红细胞死亡后，铁会被再利用。

正常人红细胞的平均寿命是 120d。因此，每天有 0.8%～1%的红细胞进行新旧代谢。衰老红细胞被网状内皮系统(RE)识别，并被其吞噬。红细胞一旦被网状内皮细胞吞噬，血红蛋白则被破坏，球蛋白和其他蛋白返回到氨基酸池，铁则穿梭回到 RE 细胞表面，被转运至细胞表面以结合血液循环中转铁蛋白。这是铁在红系稳定造血状态下从衰老红细胞的高效率回收和再利用的过程，此过程高度保守稳定(即使当红系造血轻度活跃时)。

每毫升红细胞含有 1mg 铁，每天约需 20mg(假设成人有约 2L 红细胞)铁量以补充红细胞衰老所丢失的量。每日产生红细胞所需要的额外铁来源于饮食。通常情况下，一名成年男性每日需要吸收至少 1mg 铁以满足机体需求，育龄女性每日需要吸收平均 1.4mg 铁。但贫血状态时，要满足骨髓红系的最高增殖需要，必须要用额外的铁。红系受到刺激显著增生时，对铁的需求可增加多达 6～8 倍。血管外溶血性贫血时，红细胞破坏增加，但从过度破坏的红细胞中释放的铁可以被重新再利用，足以高效合成新的血红蛋白。与此相反，在血管内溶血或失血性贫血，红细胞生成的速率受从储存铁所释放的铁量影响。往往在这些情况时，需要调动的铁量达到正常红系造血 2.5 倍。如果铁量不足，骨髓增生下降，血红蛋白合成会受到损害，结果可能导致小细胞低色素性贫血。

但失血或溶血状态下铁需求提高时，炎症可干扰储存铁释放，从而导致血清铁的快速降低(稍后讨论)。

营养性铁平衡

铁平衡是一个严格控制和设计的过程，再利用过程极大节省了铁。铁的丢失并非经过常规的排泄途径和机制，主要见于失血[通过胃肠道(GI)出血、月经周期或其他形式的出血]和皮肤、肠道、泌尿生殖道上皮细胞的脱落。通常情况下，铁进入人体的唯一途径是通过从食物或口服药物。还可以通过红细胞输注或注射铁复合物将铁输注入体内。婴儿和成轻女性需铁量增加；估计目前全世界有 5 亿～10 亿人铁缺乏。

男性每年需要通过饮食弥补的铁量占身体总的含铁量的 10%，育龄妇女占 15%。膳食中铁的含量与摄入的总热量密切相关(6mg 铁/1000J 热量)。铁的生物利用度受到食品种类影响，血红素铁(如红肉)最容易被吸收。在美国，成年男性的平均每日铁摄入量是 15mg，吸收率 6%；女性平均每日摄入量是 11mg，吸收率 12%。缺铁患者铁的吸收增加，自肉类饮食可吸收约 20%的铁，但从素食中只能吸收 5%～10%的铁。目前，1/3 的美国女性缺乏储存铁。素食还有一个缺点，即某些食品中包括植酸盐和磷酸盐，可降低约 50%的铁吸收。电离的铁盐食物使铁吸收减少。从个别粮食中吸收的铁换算为等值的亚铁盐时，蔬菜中的铁为约 1/20，蛋为 1/8，肝铁为 1/2，血红素铁为 1/2～2/3。

婴儿、儿童和青少年难以保持正常的铁平衡，因为身体发育的需求高而膳食摄入量相对较低。在女

性妊娠后期，每日铁需要量增加至 5～6mg。因此在发达国家，强烈推荐孕妇补充铁剂。

铁的吸收主要在小肠近端，此过程受到精细调节。铁须通过腔内上皮细胞吸收。这一过程被胃液中的酸性物质加速。在吸收细胞的刷状缘，三价铁被铁还原酶转换为二价铁。二价金属离子转运蛋白 1 通过跨膜运输[DMT-1，也被称为天然抗性噬细胞相关蛋白 2 型(Nramp 2)或 DCT1]。DMT-1 是阳离子。转运蛋白铁被吸收入肠道细胞内后，可作为铁蛋白被储存，也可被传输至细胞基底外侧表面，与膜包被的铁输出蛋白-膜转运蛋白结合。铁调素是主要的铁调节激素，负向调节运铁蛋白质的功能。在铁释放过程中，另一个亚铁氧化酶，即膜铁转运辅助蛋白，可氧化铁为三价铁并与转铁蛋白结合。膜铁转运辅助蛋白类似于结合铜的蛋白——铜蓝蛋白。

铁的吸收受机体生理状态的影响，当骨髓红系增生活跃时，铁的吸收增加，即使铁正常或储存铁增加时，铁调素水平较低，其中的分子机制尚不清楚。因此，无效红细胞生成相关的贫血患者会吸收过量的饮食中的铁。日积月累可能会导致铁过载和组织损伤。在缺铁患者，铁调素含量很低，可更有效地吸收铁；继发性铁过载正好相反。在铁摄入过多或药用铁摄入情况下，正常个体可以减少铁离子的吸收；但是，尽管铁吸收的百分比下降，铁的绝对量仍会上升。这偶见于儿童摄入大量铁片时发生的急性铁中毒。在这些情况下，吸收的铁量超过血浆中转铁蛋白的结合力，可导致关键器官如心肌细胞的游离铁量增多。

缺铁性贫血

铁缺乏是最普遍形式的营养不良。就全球而言，约 50％的贫血归因于缺铁，全世界约有 841 000 人死于缺铁。非洲和亚洲部分地区占全球死亡率的 71％；北美地区缺铁总发病率和死亡率仅为 1.4％。

铁缺乏的阶段

缺铁进展可分为 3 个阶段(图 7-2)。第一阶段是铁的负平衡，其中需铁量(或损失)超过身体对饮食中铁的吸收能力。这一阶段涉及一系列生理机制，包括失血、妊娠(其中生产胎儿红细胞的需铁量超过母体可提供的铁量)、青春期快速生长、膳食铁的摄入量不足。如果每天肠道内失血在 10～20ml，则会超出正常饮食中吸收的铁。在这些情况下，缺乏的铁可从 RE 的储存铁中动员出来，弥补铁缺乏。在此期间，储存铁，即血清铁蛋白水平或骨髓穿刺时骨髓的可染铁减少。只要储存铁可供调动，血清铁、总铁结合能力(TIBC)和红细胞原卟啉水平仍在正常范围内。在这个阶段，红细胞形态和指数是正常的。

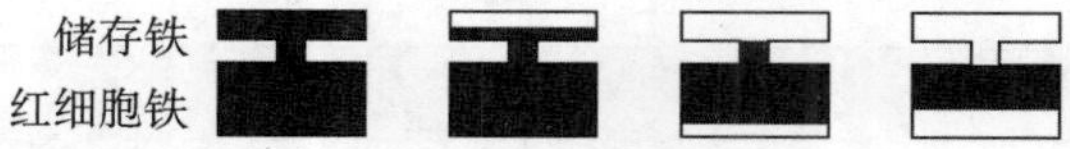

	正常	负铁平衡	缺铁性红细胞生成期	缺铁性贫血
储存铁				
红细胞铁				
骨髓中储存铁	1～3+	0～1+	0	0
血清铁蛋白(μg/L)	50～200	<20	<15	<15
TIBC (μg/dl)	300～360	>360	>380	>400
血清铁(SJ)(μg/dl)	50～150	NL	<50	<30
饱和度 (%)	30～50	NL	<20	<10
骨髓铁粒幼细胞(%)	40～60	NL	<10	<10
红细胞原卟啉(μg/dl)	30～50	NL	>100	>200
红细胞形态	NL	NL	NL	小细胞/低色素

图 7-2　缺铁性贫血演变过程中的实验室检测

测量骨髓铁、血清铁蛋白和总铁结合力(TIBC)是敏感的早期的储备铁耗竭的指标。缺铁性红细胞从异常的血清铁(SI)、转铁蛋白饱和度(百分比)、骨髓铁粒幼细胞和红细胞原卟啉水平等指标可被判断。缺铁性贫血的患者均显示小细胞低色素性贫血等异常。NL. 正常(源自：CA Findi RS Hillman. 红细胞手册. 7 版. 费城：Davis，1996.)

随着储存铁减少，血清铁开始下降，TIBC 逐渐增高，红细胞原卟啉水平上升。根据定义，血清铁蛋白水平<15μg/L，为骨髓储存铁缺乏。只要血清铁仍在正常范围内，血红蛋白合成不受影响。一旦转铁蛋白饱和度降至 15％～20％，血红蛋白合成受损。这是缺铁性红细胞生成时期。通过外周血涂片可看到小红细胞，如果实验室技术可靠，可发现循环血中网织红细胞为低色素性。渐渐地，血红蛋白和血细胞比容开始下降，表现为缺铁性贫血。此时转铁蛋白饱和度为 10％～15％。

当患者贫血为轻度时(血红蛋白 10～13g/dl)，骨髓增生低下。随着贫血加重(血红蛋白 7～8g/dl)，小细胞及低色素性贫血则更加突出，出现靶形红细胞和棘形的红细胞(poikilocytes),在涂片上显示为雪茄或铅笔状红细胞,骨髓红系无效造血。因此,随着长期严重的缺铁性贫血,骨髓红系增生逐渐活跃而非增生低下。

铁缺乏的原因

铁需求增加、铁丢失增加,或铁摄入量或吸收减少均可导致铁缺乏(表 7-2)。

表 7-2 铁缺乏原因

铁需求增加
婴儿期或青春期
妊娠
促红细胞生成素治疗
铁丢失增加
慢性失血
月经期
急性失血
献血
真性红细胞增多症放血疗法
铁摄取或铁吸收减少
饮食不足
因疾病铁吸收不良(口炎性腹泻、克罗恩病)
外科手术后吸收不良(胃切除术后)
急性或慢性炎症

铁缺乏的临床表现

在某些临床情况下,缺铁性贫血的可能性增加,如妊娠、青春期、快速增长的时期和各种病史所致的出血均提示缺铁可能。一个基本原则是若缺铁性贫血表现在成年男性,则意味着消化道失血,可能需进一步完善相关检查。缺铁相关的体征除了常见的贫血体征如乏力、面色苍白和体力降低外,还取决于的贫血的严重性和长期性。口角炎(嘴角裂缝)和匙状甲(甲背如汤匙)是组织缺铁的体征。缺铁性贫血的诊断通常基于实验室检查结果。

实验室检查

血清铁及总铁结合力

血清铁水平代表了结合到转铁蛋白的循环铁量。TIBC 是对循环血中转铁蛋白量的间接测量指标。血清铁的正常范围是 50～150μg/dl ;TIBC 的正常范围是 300～360μg/dl。转铁蛋白饱和度通常是 25%～50%,通过以下的公式计算:血清铁×100÷TIBC。缺铁状态指低于 20%的饱和度水平。血清铁水平具有昼夜变化。转铁蛋白饱和度>50%,显示结合到转铁蛋白的多余铁被转运到非红系组织。如果上述状况持续时间较长,可能会发生组织铁过载。

血清铁蛋白

游离铁对细胞有毒性,机体建立了一系列精巧的防护机制使铁结合到组织各部分。在细胞内,铁与蛋白复合形成铁蛋白或含铁血黄素以储存铁。去铁铁蛋白可结合游离铁,并以三价铁形式存储。随着铁蛋白在 RE 系统的细胞内积累,蛋白聚集体形成含铁血黄素沉着。RE 细胞内的铁蛋白或含铁血黄素可释放铁,但从含铁血黄素较不易得到。稳态时,血清铁蛋白水平与身体总储存铁量相关;因此,血清铁蛋白水平是评估储存铁的便捷实验室检查。铁蛋白的正常值与年龄和性别相关(图 7-3)。成年男性血清铁蛋白平均水平为 100μg/L,而成年女性的平均水平 30μg/L。随着铁储存的枯竭,血清铁蛋白<15μg/L。这是诊断机体储存铁降低的标准。

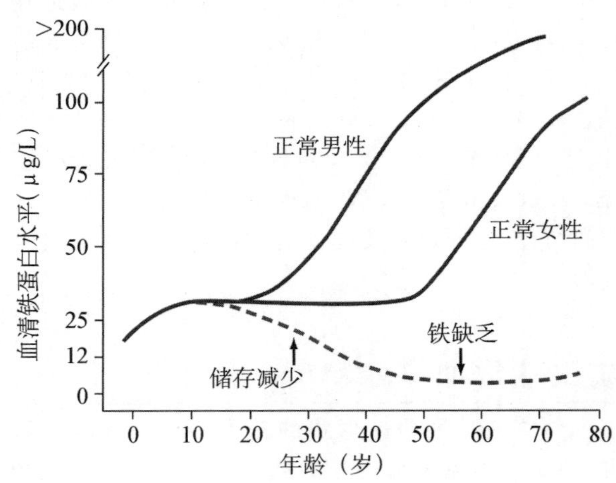

图 7-3 以性别和年龄作为函数的血清铁蛋白水平

血清铁蛋白水平低于 20μg/L 时,储备铁耗竭,出现铁缺乏(源自:RS Hillman 等. 血液学临床实践. 5 版. 纽约:McGraw-Hill,2010.)

骨髓储存铁的评估

尽管 RE 细胞铁储存可通过骨髓穿刺或活检的铁染色进行骨髓储存铁的评价,血清铁蛋白测定已很大程度上取代了抽吸骨髓测定储存铁(表 7-3)。血清铁蛋白水平是比骨髓铁染色评价铁储备更好的指标。但是，除了反映储存铁外，骨髓铁染色还提示骨髓是否有效利用铁进行红系造血。通常情况下，当骨髓涂片进行铁染色，20%～40%的为红系前体细胞——当其细胞质可见铁蛋白颗粒被称为铁粒幼细胞。这表示含铁量超过血红蛋白合成需要的铁。当所需铁从储存铁释放被阻止，可探测到 RE 铁，则很少有或没有铁粒幼细胞。在骨髓增生异常综合征，线粒体功能障碍，铁在线粒体中积聚，表现为环绕细胞核的环状排列含铁颗粒。这种细胞称为环状铁粒幼细胞。

表 7-3 储存铁测量

储存铁	骨髓铁染色（0～4＋）	血清铁蛋白（μg/L）
0	0	＜15
1～300mg	痕量～1＋	15～30
300～800mg	2＋	30～60
800～1000mg	3＋	60～150
1～2g	4＋	＞150
铁超负荷	—	＞500～1000

红细胞原卟啉水平

原卟啉是血红素合成途径的中间体。当血红素合成受损时，原卟啉积聚在红细胞内。这反映了红细胞前体在血红蛋白合成时铁供应不足。红细胞原卟啉的正常参考值＜30g/dl；在缺铁时，其超过 100μg/dl。增加的红细胞原卟啉水平，最常见的原因是绝对或相对的铁缺乏症和铅中毒。

血清转铁蛋白受体

因为红系细胞有转铁蛋白受体，在机体的所有细胞中受体数量最多，转铁蛋白受体蛋白（TRP）可由细胞释放入血液循环中，血清 TRP 水平反映了红骨髓质量；另外，绝对铁缺乏时 TRP 水平升高。免疫法测定 TRP 的正常参考值是 4～9μg/L。随着 TRP 检测的开展，结合血清铁蛋白，可用于缺铁和慢性炎性贫血的鉴别（稍后讨论）。

鉴别诊断

除了铁缺乏外，有 3 个非缺铁的情况需要考虑，作为小细胞低色素贫血的鉴别诊断见表 7-4。

第一个是珠蛋白链合成的遗传缺陷：地中海贫血症。通过血清铁指标可与缺铁性贫血区分。地中海贫血的特征是正常或血清铁、转铁蛋白饱和度增加。另外，地中海贫血血红细胞分布宽度（RDW）指标一般较小，而缺铁性贫血时 RDW 升高。

表 7-4 小细胞贫血的诊断

检测	铁缺乏	炎症	地中海贫血	铁粒幼细胞贫血
涂片	小细胞/低色素	正细胞/低色素	小细胞/低色素伴靶形细胞	多样性
SI	＜30	＜50	正常到高	正常到高
TIBC	＞360	＜300	正常	正常
饱和度	＜10	10～20	30～80	30～80
铁蛋白（μg/L）	＜15	30～200	50～300	50～300
血红蛋白电泳	正常	正常	β 地中海贫血异常；α 地中海贫血可正常	正常

SI. 血清铁；TIBC. 总铁结合力

第二个情况是骨髓红细胞铁供应缺乏的慢性炎症性贫血。真正的缺铁性贫血和慢性炎症伴贫血之间的鉴别是临床医师（见下文）所遇到的最常见的诊断问题。通常慢性炎症性贫血是正细胞和正色素性。铁代谢指标通常使鉴别诊断清晰，铁蛋白水平正常或增加，转铁蛋白饱和度百分比和 TIBC 低于正常。

最后，骨髓增生异常综合征代表第 3 种，和最不常见的情况。有时，患者骨髓受损，血红蛋白合成与线粒体功能障碍，导致铁与血红素结合受损。铁代谢指标显示储备铁正常，远高于利用铁所需，但仍产出小细胞、低色素性贫血。

治疗 缺铁性贫血

缺铁性贫血的严重程度和缺铁的原因决定了治疗方法是否恰当。如当老年患者具有严重的缺铁性贫血和心血管不稳定时，可能需要输注红细胞。年轻患者可通过补铁等简单治疗，贫血症状可被机体代偿。对于后者，更应关注缺铁的原因。

大多数缺铁性贫血(儿童和青少年或长期、慢性失血，孕妇、膳食铁摄入不足）的情况下，口服铁剂治疗就足够。对于异常失血或吸收不良患者，应该进一步明确诊断和治疗。一旦缺铁性贫血的诊断成立，明确了病因，有3个主要的治疗方法。

红细胞输注 输血疗法适于有症状的贫血、心血管不稳定、持续或过度的失血状况下，需要立即采取干预。补铁治疗不如针对导致严重贫血后果的病因重要。输血不仅可纠正严重贫血，输注的红细胞也能提供可回收利用的铁。输血治疗可稳定病人的病情，同时应完善其他相关检查。

口服补铁治疗 缺铁性贫血患者若无症状，口服铁剂治疗通常就足够。多种铁剂都可用，从简单的铁盐到复杂的铁化合物，都能在小肠被吸收(表7-5)。各种药物包含不同量的铁，它们一般都能够较好地被吸收，可有效地治疗缺铁性贫血。一些药物可额外提高铁的吸收，如抗坏血酸。通常情况下，补铁治疗每日给300mg的铁，通常一天为3片或4片(每片含50～65mg铁)。理想情况下，口服铁剂应在空腹时，因为食物可抑制铁的吸收。胃疾病或曾接受过胃部手术治疗的患者需要特殊处理的铁剂，以减少对胃的刺激。铁片溶解之前铁壳的释放对胃具有刺激性。每日剂量200～300mg的铁，其中可吸收铁为50mg/d。这足以保持正常骨髓受适当的促红细胞生成素刺激红细胞生产水平的2～3倍。但是，当血红蛋白水平提高时、促红细胞生成素刺激减少，吸收的铁量减少。治疗缺铁性贫血患者中的目标是不仅要纠正贫血，还要提供至少0.5～1g的储存铁。实现这一目标需要为期6～12个月补铁治疗。

表7-5 口服铁

通用名	片剂(mg)	有效成分(铁含量)(mg/5ml)
硫酸亚铁	325(65)	300(60)
	195(39)	90(18)
缓释片	525(105)	
富马酸亚铁	325(107)	
	195(64)	100(33)
葡聚铁	325(39)	300(35)
多糖铁	150(150)	100(100)
	50(50)	

口服铁剂治疗的并发症，以胃肠道不耐受为最主要表现，在15%～20%的患者可以看到。腹痛、恶心、呕吐或便秘可能会导致补铁不依从。虽然小剂量的铁或缓释铁制剂可能会有所帮助，但胃肠道不良反应仍是有效治疗患者的一个主要障碍。

补铁疗法反应不同，取决了促红细胞生成素及对铁的吸收率。通常情况下，网织红细胞计数应该在开始治疗后4～7d上升，1周内达到高峰。对补铁反应不佳可能是由于吸收不良、不依从治疗（常见)或诊断不清而治疗效果不佳。测定病人铁吸收能力的是铁耐量试验，这是一个有效的临床检测方法。两个铁片均在空腹时给予，随后的2h给病人测定血清铁。正常吸收铁将导致血清铁增加至少100μg/dl。尽管给予了适当的治疗而缺铁仍然存在，则有必要换为肠外铁治疗。

肠外铁治疗 对于无法耐受口服铁剂的患者可给予静脉补铁；铁需求相对急迫或持续性胃肠道出血者，需要对正在进行的出血进行补铁。过去几年来使用肠外铁，是随着重组促红细胞生成素(EPO)治疗诱导铁的大量需求迅速增加——经常无法通过口服铁剂吸收来满足需求。肠外铁的安全，特别是右旋糖酐铁，一直受到关注。静脉高分子量右旋糖酐铁的严重不良反应率为0.7%。但新的铁复合物，像葡萄糖酸钠铁(Ferrlecit)和蔗糖铁(Venofer)，不良反应很低。

肠外铁有两种方式：一是给予足量铁纠正血红蛋白减少，并为病人提供至少500mg的储存铁；第二个是多次小剂量的肠外铁经一段长时间给予达到所需的总剂量。后一种方法常在透析中心使用，每周给予100mg铁，连续10周，增加对重组的EPO治疗的反应。病人所需的铁按下列公式计算：

体重(kg)×2.3×(15－病人的血红蛋白值μg/dl)＋500或1000mg(存储铁)

静脉注射右旋糖酐铁的不良反应为速发型过敏反应。速发型过敏反应在新的药剂使用时非常罕见。与过敏反应相关的因素包括多种物质过敏症或既往对葡聚糖过敏反应的病史(如右旋糖酐铁)。广义的过敏包括大剂量铁输注几天后出现的关节痛、皮疹、低热等症状。这可能与剂量相关，但并不妨碍继续使用肠外铁。到目前为止，对右旋糖酐铁已由更安全的葡萄糖酸亚铁替代。如果给予大剂量的低分子右旋糖酐铁(＞100mg)，铁剂应在5%葡萄糖或0.9%氯化钠注射液中稀释。然后在

60～90min(对大剂量铁剂)由治疗护士或医师监测输注速度。虽然推荐右旋糖酐铁肠外试验剂量(25mg),较大剂量的肠外铁溶液缓慢输液会起同样的早期预警作用,在输液早期,输注铁的患者会发生胸痛、喘息、血压下降或其他全身症状,应立即停止铁的输注。

其他造血障碍性贫血

除轻至中度缺铁性贫血,造血障碍性贫血可分为 4 类:①慢性炎症;②肾病;③内分泌及营养不足;④骨髓损伤(详见第 11 章)。慢性炎症、肾病或低代谢时,内源性促红细胞生成素相对不足,慢性炎症性贫血患者,由于骨髓红细胞生成时铁供应不足,因此对刺激反应不充分。促红细胞生成素刺激不充分时,外周血涂片检查会显示嗜多色网织红细胞。在缺铁或骨髓损伤的情况下,可检测到内源性促红细胞生成素水平上升,血液涂片上可出现网织红细胞左移。

急性和慢性炎症/感染性贫血(炎症性贫血)

炎症性贫血包括炎症、感染、软组织损伤和炎性细胞因子的释放与相关情况(如癌症)是临床上贫血最常见的形式之一。是需与缺铁性贫血相鉴别的最重要贫血性疾病,尽管储存铁正常或增加,骨髓仍有铁缺乏,因此发生贫血。表现为血清铁降低、转铁蛋白饱和度 15%～20%,血清铁蛋白正常或增加,红细胞原卟啉增加,骨髓增生不活跃。血清铁蛋白值往往是鉴别真正的缺铁性贫血和与炎症性贫血的主要指标。通常情况下,炎症性贫血时,血清铁蛋白值可增加 3 倍。这些变化是红细胞在铁调素(重要的铁调节激素)的调控作用下(图 7-4)及炎性细胞因子作用下的结果。

白细胞介素-1(IL-1)可直接降低贫血时促红细胞生成素的产生。IL-1 可通过降低细胞分泌干扰素γ(IFN-γ),进而抑制骨髓红系对促红细胞生成素的反应,当给予补充促红细胞生成素,可改善红系造血。此外,骨髓基质细胞释放肿瘤坏死因子(TNF)进而抑制干扰素 γ,也抑制了对促红细胞生成素的反应。由肝产生的铁调素在炎症反应上调,可抑制铁吸收和储存铁的释放。总体呈现为慢性低增生性贫血与经典的铁代谢异常。随着红细胞寿命的缩短,贫血进一步由轻至中度进展。

慢性炎性贫血中,原发疾病将决定贫血的类型和程度。如许多癌症患者具有正细胞正色素性贫血,而长期类风湿关节炎或慢性病会伴随小细胞低色素性贫血,如肺结核患者的贫血。在这两种情况下,骨髓造血均表现异常,但红细胞指标不同,反映了血红蛋白合成时铁利用的不同。也有少数慢性炎症相关的贫血可能与慢性失血相关。在这些情况下,需要对骨髓涂片中可染铁进行检测,以排除绝对铁缺乏的可能。在这种情况下,补铁治疗可纠正因缺铁所致的贫血,但对炎症性疾病无治疗作用。

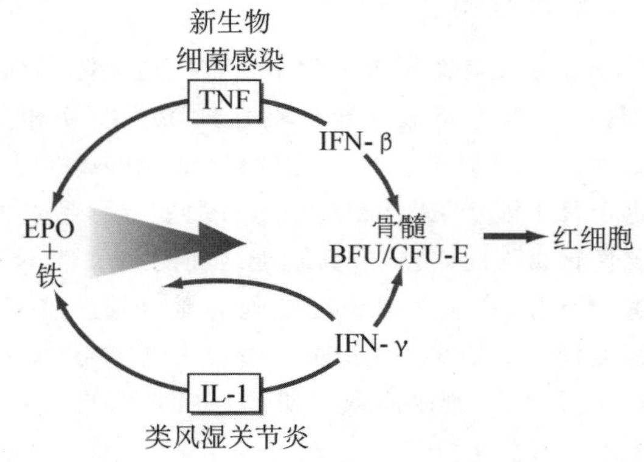

图 7-4 抑制红细胞生成的炎性细胞因子

肿瘤和细菌性感染通过释放肿瘤坏死因子(TNF)和 γ 干扰素(IFN-γ)抑制促红细胞生成素(EPO)的产生和红系祖细胞[红细胞形成单位和红系集落形成单位(BFU/CFU-E)]的增殖。血管炎和类风湿关节炎患者的释放介质为白细胞介素 1(IL-1)和 IFN-γ(红色箭头指示炎性细胞因子的抑制作用点)

急性感染或炎症伴贫血通常较为温和,但随着时间的推移会逐渐加重。急性感染可以在 1d 或 2d 内出现贫血,血红蛋白水平下降 2～3g/dl,这很大程度上与红细胞衰老及溶血相关。发热和细胞因子释放,使细胞的选择性压力增加,红细胞膜受到更多压力以维持形态。大多数的患者对轻度贫血耐受良好,如果有症状则与潜在疾病相关。少数患者既往具有心脏疾病,在贫血轻微时(血红蛋白 10～11g/dl)也可伴有心绞痛、运动不耐受和呼吸急促。红系造血在炎症及其他造血障碍性贫血的区分,见表 7-6。

表 7-6 造血障碍性贫血

检测	铁缺乏	炎症	肾病	低代谢状态
贫血	轻至重度	轻度	轻至重度	轻度
MCV(fl)	60～90	80～90	90	90
形态	正-小细胞	正细胞	正细胞	正细胞
血清铁	＜30	＜50	正常	正常
总铁结合力	＞360	＜300	正常	正常
饱和度(%)	＜10	10～20	正常	正常
血清铁蛋白(μg/L)	＜15	30～200	115～150	正常
铁储存	0	2～4＋	1～4＋	正常

MCV. 平均红细胞体积；SI. 血清铁；TIBC. 总铁结合力

慢性肾性贫血(CKD)

慢性肾性贫血常进展为中至重度造血障碍性贫血，贫血的水平与慢性肾性贫血的阶段密切相关。红细胞为正细胞正色素性，网织红细胞降低。主要是由于肾不能产 EPO 和红细胞寿命缩短导致贫血。在急性肾衰竭时，贫血和肾功能之间的相关性不强。尿毒症患者，贫血多因为红细胞溶血所致。具有同样程度肾衰竭的患者，多囊肾患者 EPO 轻度降低；与此相反的是，糖尿病或骨髓瘤患者伴有更为严重的 EPO 缺乏。

鉴定慢性肾性贫血和其他形式的造血障碍性贫血，可通过铁代谢指标(表 7-6)指导治疗。慢性肾性贫血患者通常表现为正常血清铁、铁蛋白、TIBC。然而，慢性血液透析患者可能因为透析过程有失血性缺铁发生。这些病人，为确保其对 EPO 治疗的适当反应(稍后讨论)，必须给予补铁治疗。

低代谢性贫血

饥饿患者，特别是蛋白质摄入不足，各种内分泌失调产生较低的代谢状态患者可发展为轻度至中度的造血障碍性贫血。肾释放 EPO 的过程对氧需求敏感，但不只是对氧水平敏感。因此，使血氧水平降低的一切疾病状态(如甲状腺功能减退症和饥饿)均可通过影响氧而产生 EPO。

1. *内分泌异常* 男性和女性血红蛋白含量标准具有差异，是因为雄激素和雌激素对红细胞影响不同。睾酮和合成代谢类固醇可增加红细胞生成；去势和雌激素可降低男性红细胞生成。甲状腺功能减退或垂体激素低下患者还可发展轻度贫血。由于铁和叶酸吸收可受这些疾病影响，贫血发生可能同时伴其他营养缺乏。通常情况下，纠正激素水平可逆转贫血。

根据雄激素和甲状腺激素功能障碍的水平，艾迪生病贫血可能会很严重；但贫血可能因血浆量减少而被掩盖。一旦给予这类患者皮质醇治疗，补充血容量，血红蛋白水平可能会迅速下降。轻度贫血并发甲状旁腺功能亢进症，可能是由于肾受到高钙血症而导致 EPO 水平降低，或者因红系祖细胞增殖受损造血。

2. *蛋白质饥饿* 摄入蛋白质减少可能会导致轻到中度造血障碍性贫血，这类贫血在老年人普遍存在。饥饿患者贫血可更严重。在消瘦患者，蛋白质和热量不足，EPO 的释放减少。低血容量可能掩盖了贫血程度，治疗后反而贫血更明显。其他营养不足(铁、叶酸)也会影响临床表现，进而影响诊断。再次补充营养后，应立即根据红细胞指数评估铁、叶酸和维生素 B_{12} 状况。

3. *肝病性贫血* 肝病性贫血较为温和，可能在各种病因所致的慢性肝病患者出现。外周血涂片可见因卵磷脂胆固醇酰基转移酶缺乏，导致膜上胆固醇聚集而出现的裂口红细胞。红细胞寿命缩短，导致产生的 EPO 不足；酒精性肝病、营养不良是常见原因，治疗应多元化。伴随因摄入不足导致的叶酸缺乏及因失血和摄入不足所致的缺铁，这些伴随状态均可影响红细胞指数。

治疗 造血障碍性贫血

许多造血障碍性贫血患者，在针对原发病的恰当治疗后，血红蛋白水平得以恢复正常。有些患者贫血很难逆转，如终末期肾病、癌症和慢性炎症性疾病患者。症状性贫血需要治疗。两种主要的治疗方法是输血和 EPO。

输血　输血标准应基于病人的症状而调整。一般情况下，无严重的潜在心血管或肺部疾病患者，血红蛋白水平高于 80g/L 则患者能够耐受贫血，不需要干预，直到血红蛋白低于这一水平。生理功能相对下降的患者，可能需要将其血红蛋白水平维持在高于 110g/L。一单位的袋装红细胞可增加血红蛋白水平 10g/L。输血与某些传染病的风险相关（详见第 12 章），且长期输血可以产生铁过载。重要的是，自由用血可增加发病率和死亡率，特别是在重症监护患者。因此，在没有明确的组织缺氧的情况下，红细胞输法应尽量保守。

促红细胞生成素(EPO)　促红细胞生成素对改善贫血非常有益，尤其是当内源性促红细胞生成素水平较低时，如对于 CKD 或慢性炎症性贫血，促红细胞生成素治疗尤其有用。促红细胞生成素治疗前必须评估铁状态，只有充分的铁供应才能从促红细胞生成素治疗中获益。在慢性肾性贫血患者，通常给予促红细胞生成素 50～150 U/kg，每周 3 次静脉给药。如果铁水平足够，血红蛋白通常在 4～6 周达到 100～120g/L；90％的患者对治疗有应答。一旦达到目标血红蛋白水平，可以降低促红细胞生成素剂量。通常在促红细胞生成素治疗时会发生血红蛋白水平下降，意味着感染或铁的耗尽。铝中毒和甲状旁腺功能亢进症也可以使得对促红细胞生成素的治疗反应欠佳。治疗感染时最好中断促红细胞生成素补充，并依靠输血以纠正贫血，直到感染得到充分控制。纠正癌性贫血患者所需 EPO 剂量较高，300U/kg，一周 3 次，且只有约 60％的患者对治疗有反应。因为有证据表明，促红细胞生成素治疗可导致肿瘤生长，必须仔细权衡风险和受益。化疗所致的贫血患者使用促红细胞生成素的目标是避免输血。

长效促红细胞生成素制剂可以减少注射次数。达依泊汀-阿尔法，在重组人促红细胞生成素基因上由糖类分子改构而来，与传统促红细胞生成素相比，可每周或每 2 周注射 1 次，在血液中浓度仍高达 3～4 倍。

（董宝侠　译）

第 8 章

Chapter 8

血红蛋白异常性疾病

Edward J. Benz, Jr.

血红蛋白是正常氧运输到组织的关键；也是存在于红细胞内浓度很高的物质，它可以改变红细胞形态、变形能力及红细胞的黏度。血红蛋白病是指血红蛋白的结构、功能或血红蛋白产量异常所致的疾病。通常为遗传性疾病，其严重程度可从无症状，仅表现为实验室异常到胎死宫内的严重疾病；还可表现为溶血性贫血、红细胞增多、发绀或血管阻塞性病变。

人血红蛋白的特点

血红蛋白结构

在胚胎、胎儿及成人的发育过程中产生不同的血红蛋白（图 8-1）。每个血红蛋白是由珠蛋白肽链组成的四聚体：一对由 141 个氨基酸组成的 α 链和一对 146 个氨基酸组成的 β 链。成人的血红蛋白，HbA，具有 $\alpha_2\beta_2$ 结构。HbF（$\alpha_2\gamma_2$）是妊娠期主要的血红蛋白，HbA_2（$\alpha_2\delta_2$）是少数人群的血红蛋白结构。这里不讨论胚胎时期的血红蛋白。

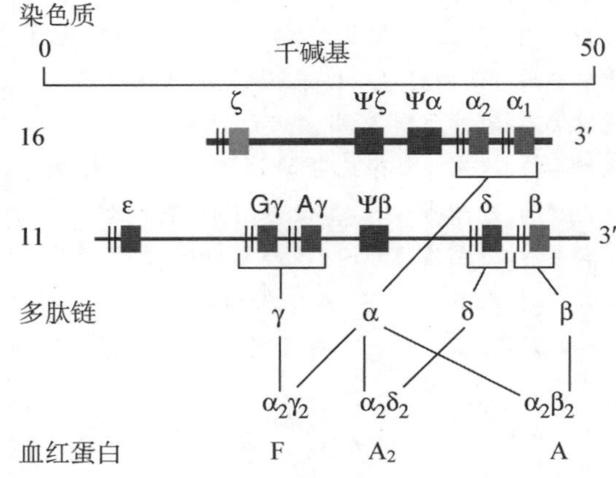

图 8-1　珠蛋白基因

α 类基因（α，ζ）在 16 号染色体；β 类基因（β、γ、δ、ε）在 11 号染色体。ζ 和 ε 基因编码胚胎珠蛋白

每个球蛋白链包裹一个单一的血红素，由亚铁状态（Fe^{2+}）的单铁原子与原卟啉Ⅸ环络合而成。每个血红素基团结合 1 个氧分子；血红蛋白分子最多可以转运 4 个氧分子。

每种血红蛋白的氨基酸序列是高度同源的，具有高度螺旋的二级结构。其球状三级结构外表面有丰富的亲水氨基酸，可提高蛋白的可溶性，内链则接非极性基团，血红素插入其所形成的疏水性口袋中。HbA 的四聚体结构包含两个 αβ 二聚体。无数紧密的相互作用将 α 与 β 链结合在一起。完整的四聚体由二聚体中的 α 样链与另一二聚体中的非 α 链（如 $\alpha_1\beta_2$）之间的相互作用组成。

血红蛋白四聚体高度可溶，但个别肽链为不溶性。不成对的珠蛋白沉淀，形成对细胞有损害的包涵体。正常的珠蛋白链合成是平衡的，因此每个新合成的 α 或非 α 链均将与另一条链配对。

溶解度和氧结合可逆性是紊乱的血红蛋白病所涉及的两个的关键属性。这取决于血红蛋白表面的氨基酸的亲水性、血红素的疏水氨基酸口袋、F 螺旋结构内关键的组氨酸，以及 $\alpha_1\beta_1$ 和 $\alpha_1\beta_2$ 的氨基酸结合点。这些功能区域的突变往往可以改变氧亲和性及可溶性。

血红蛋白的功能

为了携助氧气运输，血红蛋白必须在肺泡通过氧分压（PaO_2）有效结合氧，维持与氧结合，并在组织毛细血管床内释放氧。氧的获取和运输在相对较窄的氧压力范围下，依赖血红蛋白四聚体中的血红素及珠蛋白亚单位的固有属性，称作协同效应或血红素-血红素相互作用。

在低氧压力下，血红蛋白四聚体是完全去氧状态(图 8-2)。当氧压力上升时，开始缓慢结合氧。氧一经结合在四聚体，曲线的斜率会突然增加。因此，已结合氧的血红蛋白分子具有较高的氧亲和力，它们的氧结合力大大加速，与更多的氧相结合。这种S形的氧平衡曲线(图 8-2)，在很窄的氧压力范围内发生的负荷及卸载，比双曲线更有效地描述了氧单体的高亲和性。

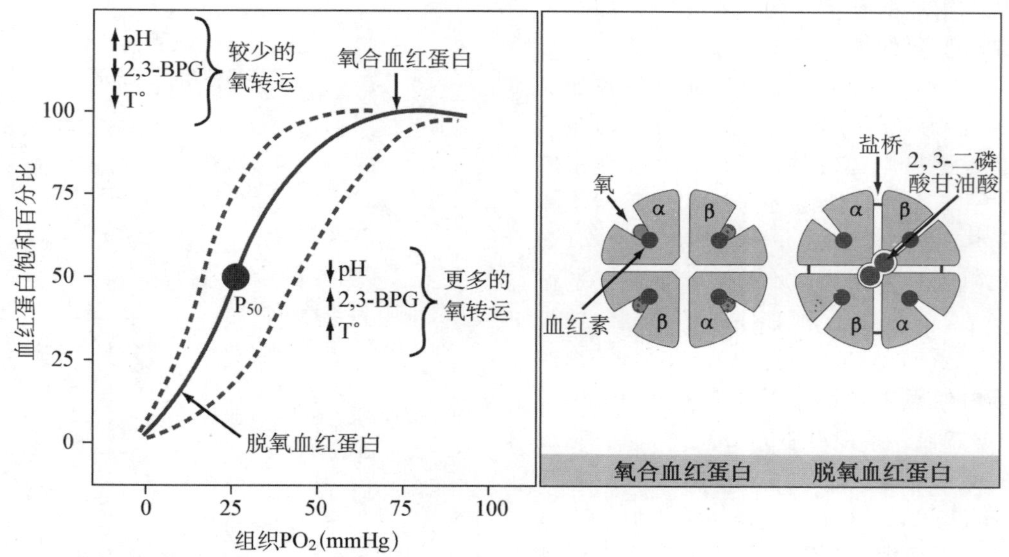

图 8-2　血红蛋白-氧解离曲线

血红素四聚体分子中的含铁位点最多可以与 4 个氧分子结合形成血红蛋白四聚体。当氧结合于 2,3-BPG 则促进 CO_2 释放。当盐键断裂时，血红蛋白则改变其构型，使其易与氧结合。氧释放到组织是相反的过程，形成的盐键使 2,3-BPG 更易于和 CO_2 结合。脱氧血红蛋白不易与氧结合，除非细胞 pH 再度升高，这是最重要的调节 O_2 亲和性的(波尔效应)的条件。当组织产酸时，解离曲线右移，促进氧释放和 CO_2 结合。碱中毒具有相反的效果，使供氧减少

有几个因素调节氧亲和力。波尔效应使血红蛋白在低 pH 向组织提供更多氧。这是因为质子在脱氧血红蛋白上更为稳定，脱氧血红蛋白比氧化血红蛋白更易结合氧，因为后者是弱酸(图 8-2)。因此，血红蛋白在低 pH 有较低的氧亲和力。改变人体对氧亲和力的小分子是 2,3-二磷酸甘油酸(2,3-BPG，以前称作 2,3-DPG)，其结合到血红蛋白则降低氧的亲和力。HbA 对 2,3-BPG 有高亲和性。HbF 则不结合 2,3-BPG，因此在体内往往会有较高的氧亲和力。血红蛋白结合一氧化氮也是可逆的；这种相互作用影响血管张力，但其临床意义尚有争议。

适当的氧运输取决于血红蛋白的四聚体结构，正确的氨基酸电荷分布，与质子或 2,3-BPG 的相互作用。

人类血红蛋白的发育生物学

含胚胎血红蛋白的红细胞第一次出现在约 6 周后，血红蛋白 Portland($\zeta_2\gamma_2$)、血红蛋白 Gower Ⅰ($\zeta_2\varepsilon_2$)和血红蛋白 Gower Ⅱ($\alpha_2\varepsilon_2$)。10～11 周时胎儿血红蛋白主要为 HbF;($\alpha_2\gamma_2$)。直到约 38 周时转换为几乎专属成人的血红蛋白(HbA;$\alpha_2\beta_2$)(图 8-1)。胎儿和新生儿主要需要 α-珠蛋白以形成血红蛋白。HbF 向 HbA 演变主要与转录因子 Bcl11a 的调控相关。在出生后会产生少量的 HbF，保留产生 HbF 能力的红细胞克隆称为 F 细胞。当红细胞出现严重应激时，如严重的溶血性贫血、骨髓移植或癌症化疗，引起更多的 F-潜能 BFU-e 募集。在镰状细胞贫血或地中海贫血患者，HbF 水平上升，这种现象或许解释了羟基脲可以增加成人产生 HbF 的能力。在出生后，苯丁酸和组蛋白去乙酰化酶抑制剂也可以激活部分胎儿珠蛋白基因表达。

人血红蛋白遗传学及生物合成

人类的血红蛋白由两个紧密连接基因簇编码：α

样珠蛋白基因群在16号染色体，β样珠蛋白基因在11号染色体上（图8-1）。α样珠蛋白基因簇包括两个α珠蛋白基因和一个ζ基因的单拷贝。非α基因簇由单一的ε基因、Gγ和Aγ胚胎珠蛋白基因及成人δ和β基因组成。

每个基因侧翼都有重要的调控序列。即刻上游典型的启动子元件是启动转录过程所需的复合体。β和γ基因的5′段序列是基因正确调控的关键，而3′段元件为经典的增强子与沉默子。位于远端上游的基因座控制区（LCR）元件控制整体基因簇的表达水平。这些元件通过与反式作用因子相互作用达到其调控的效果。一些元件广泛存在（如Sp1和YY1），而有些则局限在红系祖细胞或造血细胞（如GATA 1、NFE-2和EKLF）。控制α珠蛋白基因簇的LCR称ATRX，被SWI/SNF样蛋白调控。这种蛋白似乎影响染色质重塑和DNA甲基化。α地中海贫血伴精神迟滞的患者及家族性造血异常的伴随症状目前已发现与ATRX通路异常相关，这条通路也调节红细胞生成，如编码血红素合成相关酶。正常红细胞（RBC）分化需要血红素铁代谢相关基因与珠蛋白相关基因的协调表达。红细胞前体含有一种血红蛋白稳定蛋白（AHSP），可增强α珠蛋白的折叠和溶解度，否则容易变性，导致不溶性沉淀物。这些沉淀物在地中海贫血症状和某些不稳定血红蛋白病中有重要的作用。AHSP数量及功能的多态性或许可以解释一些相同遗传性基因突变的地中海贫血患者不同的临床表现。

血红蛋白病

分类

血红蛋白病主要有五种（表8-1）。基因突变改变珠蛋白链的氨基酸序列，血红蛋白生理特性发生变异，产生特点不同的临床表现，即为结构性的血红蛋白病。临床最常见的血红蛋白聚合异常，如镰状细胞贫血，表现为血红蛋白溶解度的改变及氧亲和力的改变。地中海贫血综合征是因为珠蛋白肽链mRNA翻译的基因突变或产量异常，导致珠蛋白链合成的损伤。临床表现为血红蛋白和珠蛋白链合成的失衡，导致红系细胞过早破坏。地中海贫血的血红蛋白变异体具有了血红蛋白病（如异常的氨基酸序列）和地中海贫血（如异常的珠蛋白肽链合成）的共同特征。遗传性持久性的胎儿血红蛋白（HPFH）的特点是成人中的胎儿血红蛋白的高水平合成。获得性血红蛋白病包括毒素修饰的血红蛋白分子（如获得性高铁血红蛋白血症）和克隆性异常血红蛋白合成（如白血病前期HbF过度合成及骨髓增殖性疾病α-地中海贫血）。

表8-1 血红蛋白病的分类

Ⅰ. 根据异常血红蛋白结构的分类——氨基酸序列改变导致血红蛋白功能异常或理化特性改变
- A. 血红蛋白聚合异常——HbS，镰状血红蛋白
- B. 氧亲和性改变
  - 1. 高亲和性——真性红细胞增多症
  - 2. 低亲和性——发绀、假性贫血
- C. 血红蛋白毒性损伤
  - 1. 不稳定血红蛋白——溶血性贫血，黄疸
  - 2. M血红蛋白——高铁血红蛋白血症，发绀

Ⅱ. 地中海贫血——珠蛋白肽链合成异常
- A. α地中海贫血
- B. β地中海贫血
- C. δβ、γδβ、αβ地中海贫血

Ⅲ. 地中海贫血血红蛋白变异，血红蛋白结构异常，与地中海贫血表型共遗传
- A. HbE
- B. Hb Constant Spring
- C. Hb Lepore

Ⅳ. 胎儿血红蛋白的持久性遗传——持久性高水平HbF直至成人

Ⅴ. 获得性血红蛋白病
- A. 高铁血红蛋白由于毒素暴露
- B. 硫化血红蛋白由于毒素暴露
- C. 碳氧血红蛋白
- D. HbH红系白血病
- E. 红系压力状态下HbF增高，骨髓发育不良

流行病学

血红蛋白病在疟疾流行的地区是特别常见。此类的血红蛋白病被认为是因为异常的红细胞，在特殊环境下具有选择性的生存优势，并为寄生虫在红细胞内生存提供了环境。α地中海贫血发生在非常年幼的儿童，更易患非致命性的间日疟原虫感染。地中海贫血可能倾向于受天然保护免于被更为致命的疟原虫感染。地中海贫血症是最常见的遗传疾病。在世界上，全世界将近2亿人发病。约15%的美裔黑种人是α地中海贫血的携带者；轻型α地中

海贫血发生在3%的美裔黑种人和1%～15%的地中海地区人口。β地中海贫血有10%～15%的发生率，从地中海到东南亚和0.8%的美裔黑种人。在美国，严重地中海贫血病例数约1000个。镰状细胞贫血是最常见的结构性血红蛋白病，发生在约8%的美裔黑种人杂合子和1/400纯合子。2%～3%的美裔黑人携带血红蛋白C等位基因。

遗传及发生学

血红蛋白病是常染色体显性遗传病，从父系及母系分别继承不同的异常突变的等位基因杂合子表现出复合特征。如遗传性镰状细胞β地中海贫血表现出β地中海贫血和镰状细胞贫血。α链是HbA、HbA2和HbF的组成成分；α链突变会导致以上3种血红蛋白的异常。因为α珠蛋白是在整个胎儿期和成年生活所需，α珠蛋白血红蛋白病会在子宫内和产后出现症状。与此相反，β珠血红蛋白病患儿往往要到3～9个月才会出现症状，这时HbA已经很大程度上取代了HbF。因此，预防或部分逆转珠蛋白链的转换，应是治疗血红蛋白病的一种有效治疗策略。

检测和明确血红蛋白病的一般方法

电泳技术广泛用于血红蛋白分析。在pH 8.6时，在醋酸纤维素膜电泳简单、便宜、可靠，可用于初步筛选。在pH 6.1的柠檬酸缓冲液的琼脂糖凝胶电泳常用作一种补充方法，每种方法可用于检测不同的变异体。一些重要的变异体靠电泳无法检测。常需要更为专业的技术，如等电聚焦和(或)高压液相色谱(HPLC)分析，目前正在迅速取代电泳用于初筛。

我们常需要定量研究血红蛋白谱。在β地中海贫血，HbA2升高，在缺铁性贫血则降低。HbF在HPFH、一些β地中海贫血升高，偶见于红细胞应激时或骨髓增生异常时。对于痕量镰状细胞、镰状贫血综合征或HbSC病，输血置换治疗以降低循环HbS，过程中定量血红蛋白也是必需的。在大多数的实验室，只有在特殊情况下才进行定量测试。氨基酸测序或基因测序，才能完全明确诊断，这在少数实验室才可以实现。

因为一些变异体可以与HbA或HbS(镰状血红蛋白)共移，电泳评估不能完全明确诊断，除非也进行血红蛋白镰状变形、溶解性或氧亲和力等功能试验并应结合临床表现。最好的镰状变形检测方法涉及检测血红蛋白样品不溶性、还原性(即镰刀状溶解度测试)。检测不稳定血红蛋白在异丙醇或加热到50℃后的沉淀量。定量P_{50}检测高氧和低氧亲和力变异性，即血红蛋白样品成为被50%氧结合的氧分压。采用分光光度法的技术，检测碳氧血红蛋白和高铁血红蛋白百分比，在紧急状况下大多数临床实验室很容易进行直接测试。

实验室评价仍然是辅助手段，而不是主要的诊断手段。特征性病史、体格检查、外周血液涂片形态学和异常全血细胞计数(如地中海贫血性状的小红细胞)，要基于以上才能够进行确定诊断。

结构异常的血红蛋白病

镰状细胞综合征

镰状细胞综合征是β珠蛋白基因的突变引起的，第6位氨基酸由谷氨酸变为缬氨酸。HbS($\alpha_2\beta_2^{6Glu\rightarrow Val}$)可逆聚合时还原，形成了纤维聚合物凝胶网络，导致红细胞膜僵硬、黏性增高，引起钾泄漏和钙内流(图8-3)，细胞出现镰刀形状。镰状的细胞失去柔韧性，在经过小的毛细血管时，黏附在小静脉血管内皮，引起微血管阻滞和红细胞过早破坏(溶血性贫血)及其他非预期事件。溶血发生在脾，引起异常红细胞破坏。刚性的贴壁细胞堵塞小的毛细血管和小静脉，引起组织缺血、急性疼痛和终末器官逐渐损害。血管阻滞通常是主要的临床表现。突出表现在脾、中枢神经系统、骨骼、肝、肾和肺(图8-3)，包括缺血性疼痛(剧烈疼痛)和缺血性损伤或血管梗死。

一些遗传性镰刀综合征发生因来自父母一方的异常HbS和遗传自另一方血红蛋白病，如β地中海贫血或HbC($\alpha_2\beta_2^{6Glu\rightarrow Lys}$)。镰状细胞贫血的典型疾病是HbS(表8-2)的纯合子。

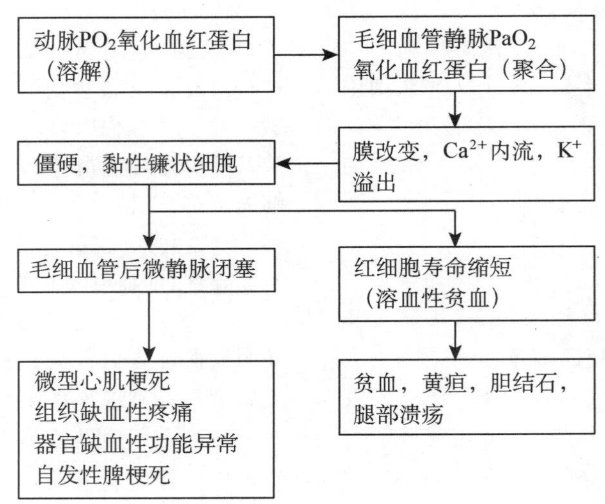

图 8-3 镰状细胞危象的病理生理学

表 8-2 镰状血红蛋白病的临床特征

临床程度	临床表现	血红蛋白水平 g/L(g/dl)	MCV,fl	血红蛋白电泳
镰状细胞特质	无；罕见的无痛性血尿	正常	正常	Hb S/A:40/60
镰状细胞贫血	血管阻塞危象脾、脑、骨髓、肾、肺梗死；无菌性坏死的骨；胆囊结石；阴茎异常勃起；踝关节溃疡	70～100(7～10)	80～100	Hb S/A:100/0 Hb F:2%～25%
S/β^0 地中海贫血	血管阻塞危象；无菌性骨坏死	70～100(7～10)	60～80	Hb S/A:100/0 Hb F:1%～10%
S/β^+ 地中海贫血	少见无菌性骨坏死	100～140(10～14)	70～80	Hb S/A:60/40 Hb F:1%～10%
SC 血红蛋白	罕见的危机和无菌性坏死；无痛性血尿	100～140(10～14)	80～100	Hb S/A:50/0 Hb C:50%

镰状细胞综合征的临床表现

镰状细胞综合征患者大多数有溶血性贫血，血细胞比容为15%～30%，伴网织红细胞明显增高。贫血一度被认为通过降低血黏度而发挥对血管阻塞的保护作用。然而，自然病史和药物治疗试验表明血细胞比容的升高和反馈抑制网织红细胞增多可能是有益的，即使血液黏度增高。在血管阻塞时，网织红细胞的黏附可能会解释这种看似矛盾的结果。

常见粒细胞增多。白细胞在剧烈疼痛时或间期、感染及并发其他疾病时数量波动较大。

血管阻塞导致的临床表现千变万化。在结缔组织和肌肉骨骼、间歇性发作的血管阻塞可产生缺血表现，表现为急性疼痛和压痛、发热、心动过速和焦虑。这些症状反复发作，疼痛剧烈，是最常见的临床表现。发生的频率和严重程度相差很大。疼痛可以在身体几乎任何地方发生，持续时间可能从几小时到2周。反复发作的剧痛，需要住院治疗（>3次/年）在成人发现其可降低生存质量，表明这些事件与慢性终末器官损伤的积累相关。诱发因素包括感染、发热、过度运动、焦虑、温度改变、缺氧和高渗液。

镰状变形可以使有微血管床的组织反复发生微梗死。因此，脾常在18～36个月频繁出现梗死，特别是在肺炎球菌感染后。脾间隔性梗死很少发生在儿童早期，急性静脉梗阻可能需要紧急输血和（或）

脾切除术，以防止梗死导致脾的整个动脉输出受阻。视网膜血管闭塞可导致出血、新生血管形成和脱落。肾乳头坏死产生等渗尿。在成人中更广泛的肾坏死导致肾衰竭，是常见的最终死因。骨与关节缺血可导致无菌性坏死，尤其是股骨或者肱骨头；慢性关节病；偶见的骨髓炎，可能因感染所致，如沙门菌感染。手足综合征是由梗死引起的扳机指和指/趾炎。脑卒中尤其常见于儿童；症状往往反复发作。脑卒中在成人不太常见，往往是出血性脑病。在男性中尤为痛苦的并发症是阴茎静脉流出道梗阻引起的阴茎异常勃起；梗死频繁发作的后果是永久性阳萎。末梢循环可能引起慢性下肢溃疡缺血和感染。

急性胸部综合征显著表现为胸痛、呼吸急促、发热、咳嗽和动脉血氧饱和度低。表现类似于肺炎、肺栓塞、骨髓梗死和栓塞、心肌缺血或原位肺梗死。现认为急性胸部综合征反映了肺内原位镰状变形，产生疼痛和短暂肺功能障碍。此综合征患者最常见的基本或伴发状况是肺梗死和肺炎。反复发作的急性胸痛与生存率降低相关。因为它促进了大规模的镰状变形，尤其是突然发作的动脉血氧饱和度降低。慢性病、急性或亚急性发作性肺病导致肺动脉高压和肺源性心脏病则是常见的死亡原因。血浆游离 HbS 因在清除 NO_2 方面的作用，被认为可提高肺血管压力，此方面存在相当大的争议。西地那非提高 NO_2 水平试验因不良反应而终止。

镰状细胞综合征具有显著的临床异质性。有些患者在成人时几乎无症状，而有些患者则表现为反复出现的症状，在幼儿时就需要住院治疗。镰状地中海贫血和镰状 HbE 患者倾向于稍温和的症状，或许由于红细胞中的其他血红蛋白的改善作用。血红蛋白 SC 疾病是镰状细胞贫血症更为常见的变异之一，常伴随着或轻或重的溶血性贫血和视网膜病变及无菌性骨坏死。很多方面，临床表现类似于镰状细胞贫血。一些罕见的血红蛋白变异实际加剧了镰状的现象。

遗传学相同的致病突变基因（镰状血红蛋白）的患者临床表现可以不同。对于镰状细胞疾病需致力于确定导致临床非均质性的基因的遗传多态性研究。到目前为止，获得数据的复杂性降低了通过全基因组分析预测病人的临床异质性的期望。不过，通过对这些修饰基因分析发现了一些有趣的研究结果，如影响炎症反应或细胞因子表达的基因，影响淋巴细胞的转录调控的基因可能也参与其中。因此，镰状红细胞患者对炎性损害的免疫应答及对慢性或复发性感染的免疫反应，是临床预测疾病的严重程度的重要因素。

镰状细胞携带者的临床表现

镰状细胞性状携带者无症状，贫血和疼痛罕见。一种不常见、但特征性的症状是无痛性血尿，通常出现在青春期男性，可能是缘于肾乳头坏死。等渗尿是更常见的表现。已报道，乳突塌陷后尿路梗阻，在孤立的情况下出现大规模镰状变形，再处于高海拔或剧烈的运动和脱水可导致猝死。应避免脱水和极端的身体压力。

镰状细胞综合征诊断

镰状细胞综合征诊断首先基于疑诊溶血性贫血，红细胞形态（图 8-4）和缺血性疼痛间歇性发作的基础上。已经讨论过，确诊的手段包括血红蛋白电泳和镰状的测试。明确病人的血红蛋白特性很重要，因为镰状细胞贫血及血红蛋白 SC 病有明显不同的预后与临床特征。诊断通常在童年即明确，但对于伴复合杂合状态的患者，直到青春期、妊娠或成年早期发病才出现症状。对家庭成员的基因分型和父母进行遗传咨询至关重要。对童年病史细节的了解，能够帮助判断患者预后，并且决定是否需要采取积极的，甚至是试验性的治疗方法。与发病率增加和生存缩短相关的因素包括需要每年住院治疗、慢性中性粒细胞增多、脾梗死或手足综合征、继发急性胸部综合征等。反复发作的脑血管意外和需要部分换血者风险更高，尤其是使用颈动脉多普勒测量进行密切监测者。严重或反复发作的急性胸部综合征患者可能需要终身输血等支持疗法，如果可能的话需要部分换血治疗。

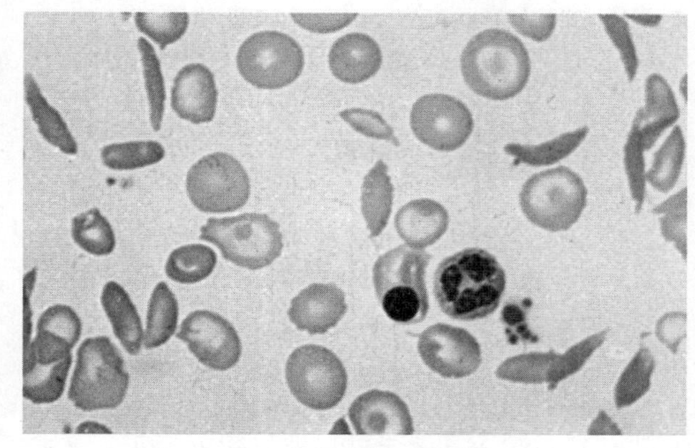

图 8-4　镰状细胞贫血

此图中外周血涂片上可看到代表性的镰状红细胞，呈现拉长的、月牙形红细胞。也见到靶形红细胞

治疗 镰状细胞综合征

镰状细胞综合征患者需要长期护理。熟悉相关的症状并提供最好的保障，避免反复急诊、住院和给易上瘾的镇痛药。预防措施：定期进行裂隙灯检查，以监测视网膜病变进展；预防性应用抗生素适用于脾切除患者发生牙病或其他感染时；多喝水，减少剧烈运动；减少暴露在热或冷的环境及情绪压力或感染。肺炎疫苗、流感嗜血杆菌疫苗对脾切除的个体效果不佳。因此，镰状细胞贫血患者应早期接种疫苗。

急性疼痛的管理包括积极水化、彻底地评估根本原因（如感染）及由常规和（或）病人自控镇痛（PCA）泵镇痛。吗啡（0.1～0.15mg/kg，每3～4小时）应当用于控制严重的疼痛。骨痛可使用酮咯酸氨（30～60mg 初始剂量，然后每6～8小时15～30mg）。吸入一氧化氮能短期的缓解疼痛，但必须很小心，避免低氧和呼吸抑制。一氧化氮也提升了氧的亲和力，减少氧释放到组织。它的使用应限于医生或专业人士指导。许多疼痛可以通过口服水化和口服镇痛药物缓解。急诊处理适于特别严重的症状或疾病进展期。如怀疑感染时，应采用适当鼻饲吸氧以保持动脉氧的饱和。大多数疼痛在1～7d缓解。在极端的情况下保留输血治疗：输血不会缩短度疼痛的时间。

没有明确诊断急性疼痛的检测方法。有效治疗的关键是识别患者主诉的疼痛症状是需处理或是否有其他严重的医学问题，积极进行诊断是根本，尽管明确诊疗有一定难度。在成人，必须考虑无菌性坏死或镰刀状关节病的可能性，尤其是当某个关节疼痛和制动反复发作的。非甾体抗炎药对镰状细胞关节病常有效。

急性胸部综合征是医疗的紧急情况，需要在重症监护病房治疗。应仔细监测水化情况，以避免进展为肺水肿，氧疗可维持动脉的氧饱和度。肺炎和肺栓塞的诊断相关检查尤其要彻底，可能会出现一些非典型症状。重要的干预措施是输血以维持血细胞比容＞30，如果动脉饱和度降至＜90％应紧急换血。镰状细胞综合征患者越来越多地在50岁及60岁仍存活，终末期肾衰竭和肺高压正在成为终末期发病率日益突出的原因。镰状细胞心肌病和（或）过早冠状动脉疾病可能会在几年后危害心功能。镰状细胞病人肾移植术后，通常会呈现发作频率增加和严重程度增加，可能是因为由于免疫抑制剂使用增加了感染的风险。

已使用羟基脲作为镰状细胞贫血治疗，尤其是治疗具有严重症状的患者。羟基脲［10～30mg/(kg・d)］可增加胎儿血红蛋白，也可有益于红细胞水化、调控粒细胞集落在血管壁上黏附及网织红细胞数量；控制剂量以维持白细胞计数在5000～8000/L。白细胞和网织红细胞在镰状细胞危象发病中起重要作用，抑制其数量可能是羟基脲治疗的一个重要作用。

在反复发作的急性胸部综合征或具有3个以上症状每年需要住院治疗的患者，应考虑羟基脲治疗。此治疗可减少其他并发症（阴茎持续勃起症、视网膜病变）。羟基脲对于大多数疾病严重到足以影响其功能的患者，可明显获益、提高生存率；大多数患者几个月内 HbF 水平增加。抗肿瘤药物5-氮杂胞苷被发现是可提升 HbF 的第一种药物，未广泛使用的原因是其急性毒性和致癌作用。然而，低剂量的药物地西他滨（5-deoxyazacytidine）可以提升 HbF，其毒性反应更易接受。

骨髓移植是有效的治疗方法，但众所周知，对儿童具有有效和安全性。部分清髓性预处理的方案（“微”移植）可允许更广泛地使用这种方式。反复的危机，出现在早期生命中，中性粒细胞计数过高或发展的手-足综合征的存在可预测骨髓移植预后。脑卒中高危儿童，现在可以利用超声多普勒技术进行识别。预防性换血似乎可大大减低人群脑卒中的风险。

遭受脑血管意外的儿童应积极换血，至少维持3～5年。继发脑卒中的风险非常高。镰状细胞贫血的基因治疗屡屡被探索，但目前尚没有安全有效的方法。通过药物阻断红细胞脱水或在血管的黏附，如克霉唑或镁，也许与羟基脲治疗同样有价值，可作为辅助手段正在进行临床试验。克霉唑和镁的联合治疗正在评估中。

不稳定血红蛋白病

氨基酸的溶解度降低或对氧化易感性增加则产生沉淀，不稳定血红蛋白形成的包涵体对红细胞膜有害。代表性的基因突变是指那些干扰 α 和 β 亚单位［如 Hb Philly（35Tyr→Phe）］之间相互作用的位点，改变螺旋形状［如 Hb Genova（28Leu→Pro）］。或破坏血红素与珠蛋白亚基的疏水性口袋［如，Hb Genova(98Val→Met)］的相互作用（表8-3）。称作海因小体的包涵体，在临床上可被结晶紫等染料染色。含有包涵体的细胞被脾清除，刚性的细胞寿命缩短，产生严重的溶血性贫血，有时需要长期输血等支持治疗。脾切除术可以纠正贫血，但术后可频繁出现腿部溃疡、胆红素过高引起的早期胆囊疾病。不稳定血红蛋白病呈偶发性，经常由自发新的基因突变导致。杂合子往往因为严重的海因小体所致异常血红蛋白而具有临床症状，不稳定血红蛋白常因β珠蛋白变异，而具有临床症状。临床也有一些散发病例是因为有 1/4 的患者具有 α 珠蛋白异常，产生了 20%～30%的异常血红蛋白所致。

表 8-3 合成或功能异常的代表性血红蛋白

命名	突变	人群	主要临床效应[a]
镰刀状或 S	$\beta^{6Glu\rightarrow Val}$	非洲	贫血、缺血性脑梗死
C	$\beta^{6Glu\rightarrow Lys}$	非洲	轻度贫血；与 HbS 作用
E	$\beta^{26Glu\rightarrow Lys}$	东南亚	小细胞低色素性贫血、脾大、贫血表型
Köln	$\beta^{98Val\rightarrow Met}$	散发	溶血性贫血，脾切后可见海因小体
Yakima	$\beta^{99Asp\rightarrow His}$	散发	真性红细胞增多症
Kansas	$\beta^{102Asn\rightarrow Lys}$	散发	轻度贫血
M. Iwata	$\alpha^{87His\rightarrow Tyr}$	散发	高铁血红蛋白血症

[a] 详细内容参见文中内容

氧亲和力异常的血红蛋白病

高亲和力血红蛋白[如 Hb Yakima (β99Asp→His)]更易与氧结合，但是在正常毛细管 PO_2 水平时输送到组织的氧减少(图 8-2)。当组织轻度缺氧时，可刺激红细胞的生成，引起红细胞增多症(表 8-3)。在极端情况下，血细胞比容可以上升到 60%～65%，从而血液黏度增加，产生典型临床症状(头痛、嗜睡或头晕)，这种情况下可能需要放血。典型的基因突变，改变了血红素口袋内的相互作用或扰乱波尔效应。损害与 2,3-BPG 相互作用的 HbA 的突变可以增加氧的亲和力，因为 2,3-BPG 结合降低了氧的亲和力。

尽管血红蛋白[Hb Kansas ($\beta^{102Asn\rightarrow Lys}$)]为低氧亲和力，但其在肺内可结合充足的氧。当血液进入毛细血管，在血细胞比容较低时，仍可释放充分的氧以维持机体内环境稳定。毛细血管可因较低的血细胞比容，在临床上患者有发绀表现，但此类患者并不需要特殊治疗(图 8-2)。

高铁血红蛋白血症

高铁血红蛋白由亚铁血红素氧化生成，造成一种特定的类似于发绀的蓝棕色颗粒。高铁血红蛋白氧亲和力高，几乎没有氧气交付能力，50%～60%水平经常是致命的。

先天性高铁血红蛋白血症是因血红蛋白基因突变[如 HbM Iwata(87His→Tyr)，表 8-3]导致其可稳定结合三价铁，或基因突变导致还原高铁血红蛋白的酶出现异常(如高铁血红蛋白还原酶、NADP 黄递酶)。获得性高铁血红蛋白血症是由毒素氧化了血红素所结合的亚铁所致，这些毒素包括硝酸盐及含有亚硝酸盐的化合物，通常见于心脏病和麻醉所用药物。

不稳定血红蛋白病、高亲和性血红蛋白病和高铁血红蛋白血症患者的诊断和治疗

非免疫性溶血性贫血、黄疸、脾大或早期胆道疾病患者，应怀疑不稳定血红蛋白病。严重溶血通常表现为新生儿黄疸或婴儿期贫血。温和的情况下，可能会出现贫血或仅有原因不明的网织红细胞增多症、肝脾大、成人过早的胆道疾病或腿部溃疡。自发性突变常见，可能没有贫血家族史。外周血涂片往往显示红细胞形态异常，细胞含有丰富的点状包涵体和不规则形状(即异形红细胞)。

诊断不稳定血红蛋白病两个最好的测试是通过异丙醇或热稳定性试验检测海因小体。很多不稳定的 Hb 变异体是电泳阴性。正常的电泳法并不能够排除诊断。

由于 3 岁之前脾切除术伴随较高的免疫缺陷，因此严重的患者可能需要输血等支持治疗。脾切除术常有效，但也有患者可能需要终身输血等支持疗法。脾切除术后，患者可能进展为胆石症和腿部溃疡、高凝状态和对脓毒症的易感。脾切除术应避免或延迟，除非它是唯一的选择。不稳定血红蛋白在

氧化应激时沉淀，如感染和抗疟疾药物，应避免以上状况。

红细胞增多症患者，应怀疑高氧亲和力血红蛋白病。最好的测试是通过测量 P_{50} 确认。高氧亲和力血红蛋白导致显著的左移（即较低数值的 P_{50}）；混杂的条件如吸烟或一氧化碳暴露，也可降低 P_{50}。

高亲和性血红蛋白病往往出现发红等轻微表现。当血细胞比容为 55%～60%时，高血黏度和低血流量是可能引起相应症状（如头痛、嗜睡、头晕）。放血可使患者受益。红细胞增多可能是机体补偿受损的氧供。过度放血可刺激红细胞生成，阻碍补偿机制可加剧症状。放血的原理是通过降低血液黏度和增加血液流量以改善氧传递，而不是恢复正常的血细胞比容。中度缺铁可能有助于控制症状。

当患者发绀或没有其他原因所致的低血细胞比容时，通过全面评估应考虑低亲和力血红蛋白病。通过 P_{50} 测试可确认诊断。询问和再确认是应选择的干预措施。

当患者有缺氧性发绀，则应怀疑高铁血红蛋白血症，但有足够高的 PaO_2 示血红蛋白应完全氧合，如亚硝酸盐或其他氧化剂误食史、暴露于一些隐性风险情况或自杀未遂等。特征性的关键的血液检查是高铁血红蛋白测定，在紧急情况下通常可用。

高铁血红蛋白症＞15%时，往往导致脑组织缺血症状；＞60%水平通常致命。1mg/kg 的亚甲蓝注射是有效的紧急治疗。温和情况下和严重情况下的后续治疗可以口服亚甲蓝（60mg，每日 3～4 次）或抗坏血酸（300～600mg/d）。

地中海贫血综合征

地中海贫血是 α 或 β 珠蛋白合成异常的遗传性疾病。珠蛋白的减少也降低了血红蛋白四聚体的合成，引起小细胞低色素性贫血，α 或 β 亚基可由于另外不受影响的亚单位的正常合成而导致异常聚集、失衡。临床表现多样，取决于珠蛋白合成异常的程度、其他珠蛋白链合成的改变，以及等位珠蛋白的伴随遗传情况。

β地中海贫血的临床表现

任何可影响到珠蛋白基因表达环节的突变均可导致地中海贫血，如转录、mRNA 前体、翻译、翻译后的 α 或 β 珠蛋白肽链代谢。最常见突变的形式是干扰 mRNA 前体的拼接或过早地终止 mRNA 翻译。由于小细胞、低色素是所有 β 地中海贫血的特征（图 8-5），在杂合性 β 地中海贫血，是唯一的异常，贫血很轻微。在更严重的纯合子状态，不平衡的 α 和 β 珠蛋白积累导致高度不溶性不成对 α 链的积聚；形成的包涵体可破坏骨髓中的红细胞，导致很少的前体红细胞能生存。带有包涵体的红细胞寿命缩短，可发生严重的溶血性贫血。由此产生的严重贫血，刺激促红细胞生成素释放代偿性红细胞增生，但无效红细胞生成在骨髓内被破坏；贫血持续存在；红细胞增生活跃，甚至发生肝、脾等髓外造血。

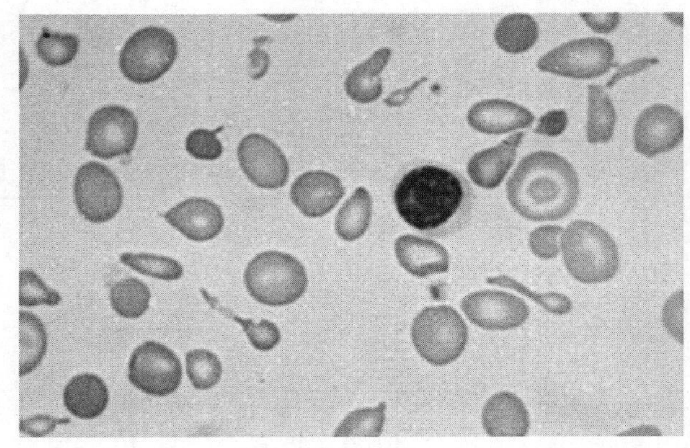

图 8-5 β地中海贫血

可见小细胞、低色素性红细胞，类似于严重铁性贫血的红细胞。可见许多椭圆状、泪滴状红细胞

骨髓大规模造血。儿童的进展特点为颜面部的“花栗鼠”相，即上颌骨髓增生。由于在长骨和椎骨的红系造血，引起儿童生长迟缓；皮质的入侵，可出现病理性骨折。溶血性贫血会导致肝脾大、腿部溃疡、胆结石和高输出充血性心力衰竭。患者易于感染、内分泌功能紊乱；在最严重的情况下，患者可于 10 岁前死亡。红细胞输血可提高供氧、抑制过度的无效红细胞生成，并延长寿命；但可能产生不良反应，特别是铁过载，通常是致命的，患者可于 30 岁前死亡。

严重程度高度异质。已知的调控，是指可改善不成对的 α 珠蛋白包涵体的因素。通过减少过剩的 α 珠蛋白，减少临床严重程度。不同程度 HbF β 地中海贫血仍然存在。γ 珠蛋白基因链可以替代 β 链，生成更多的血红蛋白和减少 α 珠蛋白包涵体。β 地中海贫血和 β 地中海贫血中间体的名称主要用来反映临床异质性。β 地中海贫血患者主要需要通过频繁输血等支持疗法来生存。β 地中海贫血中间型患者有较温和的表型，可以不需输血而生存。β 地中海贫血轻型和β地中海贫血特质的名称为描述β地中海贫血的无症状性杂合子。

α地中海贫血的临床表现

有4种经典的α地中海贫血，在亚洲最常见是α地中海贫血-2静息型，其中1/4α珠蛋白等位基因缺失；α地中海贫血-1静息型，两个基因缺失；HbH疾病，3个基因缺失；Hb Barts所有4个等位基因均缺失(表8-4)。也存在未缺失形的α地中海贫血。

α地中海贫血-2的特点是无症状的沉默载体状态。α地中海贫血-1特征类似于β地中海贫血轻微型。α地中海贫血-2和α地中海贫血-1双重杂合子的后代表现出更严重的表型，称为HbH病。杂合为从相同的染色体(顺式删除)中移除这两个基因的缺失在亚洲人和地中海地区共有，纯合子为α地中海贫血-2(跨位删除)。这两个产生无症状性低色素性红细胞。

表8-4　α地中海贫血

状况	血红蛋白A(%)	血红蛋白H($β^4$)(%)	血红蛋白水平(g/L)(g/dl)	MCV(fl)
正常	97	0	150(15)	90
静息地中海贫血-α/αα	98～100	0	150(15)	90
地中海贫血特征:--α/-α纯合子α-thal-2[a]或--/αα杂合子α-thal-1[a]	85～95	罕见的红细胞内包涵体	120～130(12～13)	70～80
血红蛋白H病:--/-α杂合子α-thal-1/α-thal-2	70～95	5～30	60～100(6～10)	60～70
胎儿水肿:表象/-纯合子α-thal-1	0	5～10[b]	在子宫内致命	

[a] 在一条染色体上的α等位基因都缺失标记为α-thal-1；当一条染色体上只有一个单一α等位基因缺失标记为α-thal-2；[b] 90%～95%

HbH病只有25%～30%的正常HbA产生。胎儿积累一些不成对的γ链(Hb Barts；γ链四聚体)。在成人中，不成对的β链累积成易溶解的四聚体形式称为HbH。HbH在骨髓中的前体红细胞几乎不含包涵体，循环红细胞中无沉淀物。HbH病患者，有地中海贫血伴重度溶血性贫血，但是温和的无效红细胞生成的中间型。不依赖输血而存活的中年成人常见。

α地中海贫血-1顺式缺失(水肿)的纯合状态会导致α珠蛋白总体合成缺乏。胚胎期以外没有生理上有用的血红蛋白产生。过剩β珠蛋白形成四聚体称为Hb Barts($β_4$)，具有很高的氧亲和力。它几乎不提供氧到胎儿组织，造成组织窒息、水肿、充血性心力衰竭和宫内死亡。α地中海贫血-2特点是常见于(15%～20%)非洲后裔。顺式缺失α地中海贫血-1几乎从来没有见到。因此，α地中海贫血-2和α地中海贫血-1反式很常见，但HbH病和组织水肿罕见。已知一些骨髓增生异常的患者或红白血病患者可产生HbH克隆。这种现象是由于ATRX通路中的突变，影响α珠蛋白基因簇的LCR。

地中海贫血综合征的诊断和治疗

地中海贫血主要表现为在童年时期严重的贫血、肝脾大、显著的小红细胞生成的血液涂片典型改变(图8-5)，伴随着大量无效红细胞生成的特征标志，在此基础上升高的HbF、HbA2，或两者兼具。很多病人需要慢性输血治疗，旨在保持至少27%～30%的血细胞比容，使红细胞生成受到抑制。如果每年的输血需求(每千克体重每年的红细胞容积)增加>50%，则需行脾切除；术后需要补充叶酸。脾切除需密切监测是否有感染、腿部溃疡和胆道疾病。许多患者出现铁过载，造成内分泌营养缺乏。早期的内分泌评价需评估是否葡萄糖耐受不良、甲状腺功能紊乱、迟发性青春期或第二性征。

β地中海贫血患者中可表现类似症状，但没有慢性输血也能够生存。治疗具有挑战性是因为一些因素可加重贫血，包括感染、青春期与脾大、脾功能亢进的发展。有些病人可能最终受益于脾切除术。即使没有输血的情况下，红系增生会导致饮食铁过度沉积及含铁血黄素沉着。β地中海贫血轻度(即地中海贫血携带者)通常表现为典型的红细胞和低色素型与靶形红细胞,但只有极轻微和轻度贫血。平均红细胞体积很少>75fl;血细胞比容很少<30%~33%。血红蛋白分析提示了 HbA_2 升高(3.5%~7.5%),也与 HbA_2 正常和(或)HbF 升高有关。遗传咨询和病人教育是必不可少的。应该告知 β 地中海贫血携带者,其血液涂片类似缺铁性贫血易被误诊。他们应该避免使用铁剂,但缺铁在 β 地中海贫血患者可以出现妊娠期间或慢性出血时。

α 地中海贫血携带者,可能会出现轻度的小细胞低色素红细胞。HbA_2 和 HbF 水平正常,患者通常只需要遗传咨询。HbH 病类似于 β 地中海贫血中间型,HbH 分子血红蛋白不稳定而增加并发症。如果过度贫血或进展为输血依赖,HbH 病患者应该进行脾切除术;术后应避免使用氧化药物。严重患者可能出现铁超载导致死亡。

预防

产前诊断地中海贫血综合征现已广泛采用。基于聚合酶链反应扩增的胎儿 DNA 诊断,通过羊膜穿刺术或绒毛膜绒毛活检,然后进行等位基因特异性寡核苷酸探针杂交或直接进行 DNA 测序。

地中海贫血的结构变异

地中海贫血的结构变异的特点是血红蛋白合成与结构异常。

血红蛋白 Lepore

Hb Lepore[$\alpha_2(\delta\beta)_2$]出现了不平衡的交叉和重组事件,在地中海盆地很常见,染色体包含只有融合的 δβ 基因。Lepore(δβ)珠蛋白融合片段的合成仅在 δ 珠蛋白基因启动子控制,因此合成缺陷。除了 2%~20%,Hb Lepore 某些等位基因有类似 β 地中海贫血。Hb Lepore 和典型的 β 地中海贫血等位基因杂合子也可能有严重的贫血。

血红蛋白 E

HbE(即 $\alpha_2\beta_2^{26Glu\rightarrow Lys}$)在柬埔寨、泰国和越南极为常见。这种基因已成为移民美国的亚裔,尤其是加利福尼亚州的常见类型,HbE 最常见的变异体。HbE 属轻度不稳定,但还不足以对红细胞寿命有产生影响。杂合子类似于 β 地中海贫血携带者。纯合子有更异常标记,但无症状。

HbE 和 β 地中海贫血杂合子可以有 β 地中海贫血中间型,β 地中海贫血症状主要取决于共遗传基因的贫血的严重性。

E 等位基因包含编码第 26 位氨基酸的单一碱基被替换。然而,这种突变激活隐秘的 RNA 剪接位点,生成结构异常的珠蛋白,约 50%的 mRNA 前体无法翻译 mRNA;剩余的 40%~50%正常拼接,生成功能性 β 珠蛋白,成熟的 mRNA 携带了编码 26 位密码子的碱基。

遗传咨询 HbE,应侧重 HbE 与 β 地中海贫血杂合型,而不是 HbE 纯合子,条件与关联无症状的低色素性红细胞,血红蛋白水平降低<100g/L(<10g/dl)。

遗传性持久性胎儿血红蛋白病

HPFH 的特点是,成年后高水平持续合成 HbF。即使所有产出的血红蛋白是 HbF,也没有明显有害的影响。这些稀有病的患者证明,预防或逆转从胎儿到成人血红蛋白转换,可为镰状细胞贫血和 β 地中海贫血提供有效的治疗方法。

获得性血红蛋白病

两个最重要的后天获得性血红蛋白病是一氧化碳中毒和高铁血红蛋白血症(前文所述)。一氧化碳比氧有较高的亲和性;它可以置换氧,并减少氧卸载。吸烟者碳氧血红蛋白中,易导致继发性性红细胞增多。碳氧血红蛋白表现为樱桃红的面色和面部发绀,通常与氧交付给组织减少有关。

异常血红蛋白合成也发生在血液恶性病中。在一些 MPS、红白血病或骨髓增生性疾病,升高 HbF 或轻度 HbH 病也可能出现。异常的血红蛋白程度不影响基础疾病进程。

治疗 输血相关铁血黄素沉着

慢性输血可导致血源性感染、免疫反应、发热反应和致命铁过载(详见第 12 章)。单位的红细胞包含 250~300mg 铁(1mg/ml)。因此,由两个单位的红细胞输血带入的铁等于 1~2 年铁的摄入量。长期输血的病人,由于没有铁排泄增加的任何机制,会造成铁沉积,红系增生会导致铁过载,因为加速红细胞生成还促进膳食铁的过量吸收。这时不应补充维生素 C,因为它在铁过剩时产生了自由基。

患者接受>100 个单位的浓缩红细胞输注后,通常会出现含铁血黄素沉着。铁蛋白水平上升,伴早期内分泌功能紊乱(葡萄糖不耐受和青春期延迟)、肝硬化和心肌病。肝活检显示肝实质和网状内皮系统均有铁沉积。超导量子干涉(SQUID)可准确地测量肝铁,但并没有被广泛应用。心脏毒性往往很隐匿。早期为心包炎,继而出现心律失常及心力衰竭。心力衰竭的发病往往预示在患者1年内可能死亡。

开始长期输血等支持疗法时,也应考虑铁螯合剂治疗。去铁胺(desferoxamine)是肠外用药。其铁结合动力学需要通过一种计量泵的缓慢输液。去铁胺的稳定血药浓度可发挥更好的铁螯合作用并保护组织免受铁释放带来的组织损害。这种不被保护性蛋白结合的低分子量铁原子对组织损害往往较大。

去铁胺毒性相对较低,偶见白内障、失聪、局部皮肤反应包括荨麻疹。通常可通过抗组胺药治疗皮肤反应。可以实现负铁平衡,即使面对输血依赖,但长期输血的病人并不影响长期的发病率和死亡率。即使以后的许多年里不会出现症状,不可逆转的终末器官恶化在铁过载相对少见。要得到显著的生存优势,螯合物必须在β地中海贫血患者5~8岁时开始使用。

地拉罗司是口服的铁螯合剂。每日单次给药剂量为20~30mg/kg。地拉罗司对肝铁浓度的减少相当于去铁胺在长期输血的成人和儿童患者的作用。地拉罗司可轻度升高肝酶可使血清肌酐水平持续升高,但没有明显的临床后果。其他的毒性类似于去铁胺。毒性可接受,但长期效果仍在评估中。

试验性治疗

骨髓移植、基因治疗和HBF控制

骨髓移植提供能够产生正常血红蛋白的干细胞;它已用于大量的β地中海贫血患者和少数镰状细胞贫血患者。在疾病过程中终末器官损害发生前,移植可治疗80%~90%的患者。在具有丰富经验的中心,治疗相关死亡率<10%。既然患者通过常规治疗可以存活到成年,那么是否接受移植应有专家评估再决定。

地中海贫血和镰状细胞贫血的基因治疗尚难实现。因不分化的造血干细胞的基因载体转染一直效率低下,慢病毒载体可望解决这个问题。

重新建立高水平的胎儿血红蛋白合成可改善β链血红蛋白病的症状。细胞毒性药物羟基脲和阿糖胞苷等促进高水平的HbF合成,可由刺激产生增殖的原始HbF的祖细胞的数量(即F细胞祖细胞)。但这个方法尚未有效地用于治疗地中海贫血。丁酸酯刺激HbF产生,效果短暂。在大多数镰状细胞贫血患者中,有脉冲或间歇性的治疗方法以维持HbF诱导。目前还不清楚,是否丁酸酯在β地中海贫血患者中有类似作用。

血红蛋白病患者再生障碍性和发育不全危象

溶血性贫血患者有时表现出急骤的血细胞比容下降和急性发作。几乎每个急性炎性病人均有骨髓受抑。患者红细胞生命周期缩短,其可显著影响红细胞计数。这些可为瞬态和自限性。

再生障碍性贫血危象是指慢性溶血性贫血患者的红细胞增生停滞,表现为血细胞比容迅速下降,通常为自限性。再生障碍性贫血危象是一种特殊的疾病,常是因微小病毒、B19A感染引起。通常感染这种病毒的儿童有永久免疫力,再生障碍性贫血危象将不再经常发生,在成人中很少见。治疗需要密切监测血细胞比容和网织红细胞计数。如果有贫血症状,表示需要输血等支持疗法。大多数危象在1~2周自发恢复。

(董宝侠　译)

第 9 章

Chapter 9

巨幼细胞贫血

A. Victor Hoffbrand

巨幼细胞贫血是一组形态学表现特点鲜明的贫血，骨髓中的红细胞发育存在障碍。骨髓通常增生活跃，但因无效红细胞生成而出现贫血。引起此病的原因通常是氰钴胺素（维生素 B_{12}）或叶酸缺乏，可因为遗传因素或继发性因素引起这些维生素的代谢异常，也可因与氰钴胺素或叶酸无关的 DNA 合成缺陷，导致巨幼细胞贫血（表 9-1）。下面将介绍氰钴胺素和叶酸的吸收与代谢，巨幼细胞贫血的生化基础、临床及实验室检查特点、成因及治疗。

表 9-1　巨幼细胞贫血病因

氰钴胺素缺乏或代谢异常（表 9-3 和表 9-4）
叶酸缺乏或叶酸代谢异常（表 9-5）
叶酸拮抗药物治疗（如甲氨蝶呤）
与氰钴胺素或叶酸缺乏无关，对氰钴胺素和叶酸治疗无效：治疗急性髓系白血病、骨髓增生异常药物，干扰 DNA 合成[如阿糖胞苷、羟基脲、6-巯嘌呤、齐夫多定（AZT）]
乳清酸尿症（尿苷治疗有效）
硫胺反应性巨幼细胞性贫血

氰钴胺素

氰钴胺素（维生素 B_{12}）以几种不同的化学形式存在。在所有咕啉环的中心有一个钴原子。在自然界，维生素主要以 2-脱氧腺苷基（ado）形式存在，定位于线粒体，它是甲基丙二酰辅酶 A 转位酶的辅因子；此外，主要在血浆和细胞胞质中自然存在的氰钴胺素形式是甲钴胺，它是蛋氨酸合成酶的辅酶。也有少量的羟甲基和本钴胺素通过暴露在光线迅速转换为甲钴胺。

1. *饮食来源和需求*　氰钴胺素完全由微生物合成，反刍动物从前肠获得氰钴胺素，人类获得氰钴胺素的唯一来源是动物性食物，如肉类、鱼类和乳制品。蔬菜、水果和其他非动物性食物无氰钴胺素，除非它们被细菌污染。普通西方人每天的饮食含 5～30μg 钴胺。成人每日损失（主要通过尿液和粪便）1～3μg（占体内储存量的 0.1%）；另外，因为机体没有能够降解氰钴胺素的途径，每日所需 1～3μg，身体储存量为 2～3mg，所以如果 3～4 年没有通过食物供应氰钴胺素才会出现缺乏。

2. *吸收*　氰钴胺素通过两种途径吸收。一是通过口腔、十二指肠与回肠黏膜被动吸收；吸收迅速但吸收率低，仅为<1%。正常的生理过程为主动吸收；口服剂量的氰钴胺素通过回肠可被有效吸收，此吸收过程受胃内因子（IF）介导。膳食氰钴胺素是通过酶降解蛋白质复合物释放入胃、十二指肠和空肠；它迅速结合唾液蛋白，唾液蛋白属于氰钴胺素结合蛋白家族，称为 HC（HCs）。在小肠，HC 通过胰蛋白酶消化，将氰钴胺素转运至内因子。

内因子（染色体 11q13 基因编码 9 个外显子）在胃壁细胞和胃体部产生，其分泌物类似盐酸。通常情况下有大量内因子过剩。内因子-氰钴胺素通过回肠，结合在附着于肠上皮的微绒毛膜特异性受体（Cubilin）。特异性受体也可以在卵黄囊和肾小管近端上皮见到。特异性受体通过 AMN 转运，AMN 是一种内吞受体蛋白，引导内因子-氰钴胺素配体通过特异性受体亚定位，通过内吞作用将受体蛋白转运至胞内。氰钴胺素-内因子复合物进入回肠细胞，在那里内因子被降解。约 6h 后，氰钴胺素通过转钴胺素（TC）Ⅱ的附着作用出现在门脉血中。

每天有 0.5～5μg 氰钴胺素进入胆汁。胆道氰钴胺素的很大一部分是源于脱落肠细胞被再吸收的，可与内因子再结合。由于数量可观的钴胺素经历肝肠循环，在吸收障碍的患者中钴胺素的缺乏比素食者更常见，进展更快，这是因为素食者氰钴胺素在胆道的重吸收是完整的。

3. 运输 人血浆中有两个主要的氰钴胺素转运蛋白，都按1∶1结合氰钴胺素。HC称为TCⅠ，与牛奶、胃液、胆汁、唾液和其他体液中的氰钴胺素结合HCs密切相关。*TCNL*基因位于染色体11q11-q12.3，有9个外显子。这些HCs间的区别在于糖基的分子不同。TCⅠ主要来自中性粒细胞的特异性颗粒。通常情况下，有约2/3呈饱和状态，包裹钴胺素。TCⅠ并不会增加氰钴胺素进入组织。肝细胞的糖蛋白受体参与TCⅠ自血浆的清除，而TCⅠ则在肝向胆汁中排泄的氰钴胺素类似物的转运中可能发挥作用。

血浆中的其他主要氰钴胺素转运蛋白是TCⅡ。编码此蛋白的基因位于染色体22q11-q13.1，同内因子和有9个外显子HC，这三种蛋白可能有共同的起源。TCⅡ由肝和其他组织，包括巨噬细胞、回肠与血管内皮细胞合成。通常每升血浆只含有20～60ng甲钴胺，并释放到骨髓、胎盘和其他的组织，由TCⅡ受体和巨蛋白(由肺耐药蛋白-2基因编码)介导的内吞作用进入细胞。TC二氰钴胺素被内化时可通过膜表面的网格蛋白介导，复合物被降解，但细胞膜上的受体像转铁蛋白一样被回收。出口的“游离”氰钴胺素是通过ATP结合盒式药物转运蛋白，又称做多药耐药蛋白1被转运。

叶酸

1. 膳食叶酸 叶酸(蝶酰谷氨酸)是一种黄色、结晶状、水溶性物质。它是天然叶酸类化合物的前体，在3个方面有别于叶酸族：①它们都部分或完全还原为二氢叶酸或四氢叶酸(THF)衍生物；②通常包含单个碳单位(表9-2)；③70%～90%的天然叶酸是叶酸多糖复合物。

表9-2 叶酸辅酶生化反应

反应	包含叶酸的辅酶形式	单碳单元转移酶	重要性
激活甲酸	四氢呋喃	—CHO	10-甲酰基-THF合成
合成嘌呤			
形成甘氨酰胺核苷酸	5,10-甲基THF	—CHO	形成的嘌呤所需的DNA、RNA合成，但反应可能不限制速率
甲酰氨基咪唑甲酰胺核苷酸(AICAR)	10-甲基(CHO)THF		
嘧啶合成	5,10-甲基THF	$—CH_3$	速率限制在DNA合成
脱氧尿苷单磷酸(dUMP)到胸苷单磷酸(dTMP)			氧化DHF为THF 叶酸C-9-N-10键断裂
氨基酸转换			
丝氨酸-甘氨酸	THF	$=CH_2$	单碳单位进入活性池
同型半胱氨酸-甲氨酸	5-甲基(M)THF	$—CH_3$	5-MTHF去甲基化成为THF，也需要黄素腺嘌呤二核苷酸、氰钴胺素、腺苷蛋氨酸
邻苯二甲酸二甲酯谷氨酸在组氨酸代谢中	THF	—HN—CH=	

DHF. 二氢叶酸；THF. 四氢叶酸

大部分的食物都含有叶酸。在肝、酵母、菠菜和其他蔬菜和坚果中富含叶酸(>100μg/100g)。西方饮食中平均叶酸含量是每天250μg，但因食物种类及烹调方法不同叶酸含量则各异。叶酸易通过加热被破坏，特别是水煮食物中。成人身体含叶酸10mg，在肝的储存量最大。成人每日所需100μg，所以正常成人机体所储存的叶酸量仅够3～4个月，否则可出现严重的叶酸缺乏。

2. 吸收 叶酸在小肠上部被迅速吸收。叶酸多谷氨酸复合物比单糖复合物的吸收效率低；食物中叶酸平均有50%被吸收。在腔肠或黏膜内,聚谷氨酸酯形式被水解成单谷氨酸衍生物。所有膳食中的叶酸进入门脉血浆前,在小肠道黏膜内被转换为5-甲基四氢呋喃(5-MTHF)。单谷氨酸跨肠上皮细胞是通过受体介导的主动转运过程。叶酸在剂量>400μg时吸收形式不变,在肝中被转换为天然叶酸;低剂量时则转换为5-MTHF,通过肠道吸收。

每天60~90μg叶酸进入胆汁,并分泌到小肠。叶酸通过脱落的肠细胞丢失,在吸收不良情况下叶酸缺乏往往加剧。

3. 运输 叶酸在血浆中运输;约有1/3与白蛋白松散结合,2/3是未结合形式。叶酸在所有体液(血浆、脑脊液、牛奶、胆汁)中含量丰富,或以5-MTHF单谷氨酸形式存在。有两种类型的叶酸结合蛋白参与了MTHF进入细胞。高亲和性的叶酸受体(PCFT/HCPI)将叶酸带入细胞,通过内吞作用和网格蛋白或囊泡内化,然后酸化并释放叶酸。这是大部分叶酸的吸收方式。叶酸通过膜上的叶酸转运蛋白进入细胞质。高亲和性受体通过糖基磷脂酰肌醇与细胞膜外表面相连。它可参与叶酸的氧化,并将叶酸分解产物转运向肝,随胆汁排泄。低亲和力还原性叶酸载体也参与细胞摄取叶酸的生理过程,同时也参与甲氨蝶呤的吸收。

4. 生化功能 叶酸(胞内聚谷氨酸酯衍生物)作为辅酶参与单碳单位(图9-1和表9-2)的转运。这是嘌呤合成和嘧啶合成过程中,为DNA和RNA复制所必需的过程。叶酸也是蛋氨酸合成的一种辅酶,还参与了甲钴胺和四氢呋喃的再生。四氢呋喃在甘氨酸与丝氨酸相互转化过程中充当一碳单位的载体。甲硫氨酸、蛋氨酸合成酶反应产物,其前体为Sadenosylmethionine(SAM),是普遍的甲基供体,参与>100种甲基转移酶反应(图9-1)。

在胸苷酸合成过程中,5,10-亚甲基-四氢呋喃被氧化为DHF(二氢叶酸)。DHF还原酶将其从DHF转换为四氢呋喃THF。药物甲氨蝶呤、乙胺嘧啶和甲氧苄啶抑制DHF还原酶(主要在细菌),防止形成活化的四氢呋喃辅酶。叶酸辅酶的一小部分是不可逆的,在胸苷酸合成过程可降解。

巨幼细胞贫血的生化基础

所有巨幼细胞贫血的共同特征是骨髓中快速分裂的细胞DNA的合成受到影响。所有可引起巨幼细胞变化均影响到DNA合成速率异常或合成DNA的4个前体的异常:脱氧核糖核苷三磷酸(dNTPs)-dA(腺嘌呤)TP和dG(鸟嘌呤)TP,dT(胸腺嘧啶)TP和dC(胞嘧啶)TP(嘧啶)。叶酸或氰钴胺素缺乏时,不能将dUTP(脱氧尿苷单磷酸)转换为dTMP(脱氧胸苷一磷酸)(图9-1)。这是因为叶酸需要作为辅酶5,10-亚甲基-四氢呋喃聚谷氨酸酯,将dUTP转换为dTMP;钴胺素或叶酸缺乏时,5,10-亚甲基-四氢呋喃的活性降低。氰钴胺素或叶酸缺乏,导致巨幼细胞性贫血的另一种可能是尿嘧啶错误掺入DNA,因为dUTP(末端)在DNA复制叉的累积可阻碍其向dTMP转换。

氰钴胺素——叶酸

叶酸是许多哺乳动物体内的反应所需。已知在体内只有两个反应需要钴胺素。甲基丙二酸单酰CoA异构化需要钴胺素参与,同型半胱氨酸蛋氨酸的甲基化同时需要甲钴胺和5-MTHF(图9-1)。5-MTHF从血浆进入骨髓和其他的细胞,转化为细胞内叶酸辅酶是所有过程的第一步。辅酶都是多聚谷氨酸(大分子有助于被保留在细胞中),但叶酸聚谷氨酸酯合成酶仅催化四氢呋喃,不以MTHF作为底物。氰钴胺素缺乏时,MTHF在血浆积累,由于胞内叶酸浓度下降不能合成THF,其底物堆积。被称为四氢呋喃饥饿或甲基叶酸陷阱。

这一理论解释了在钴胺素缺乏时叶酸代谢异常的发生机制[血清高叶酸、细胞低叶酸、分泌物中嘌呤前体氨基咪唑甲酰胺核苷酸(AICAR)阳性;表9-2],以及为何在氰钴胺素缺乏的贫血患者只对大剂量叶酸的治疗有反应。

临床表现

很多无症状患者进行血常规检测时发现平均红细胞体积(MCV)增大。更严重时,才以贫血为主要临床表现。厌食者通常较为明显,并可有体重减轻、腹泻或便秘等症状;更严重者出现舌炎、口角炎、黄疸指数升高(未结合胆红素为主)和可逆的皮肤黑色素沉着;轻度发热也可能会出现在缺乏叶酸或氰钴胺素的患者。血小板减少时可出现皮肤瘀斑,这可能会由维生素C缺乏或酒精加剧营养不良患者的症状。贫血和低白细胞计数患者可能易患感染,尤其是呼吸道和泌尿道感染。氰钴胺素缺乏也可引起与巨噬细胞相关的杀菌功能受损。

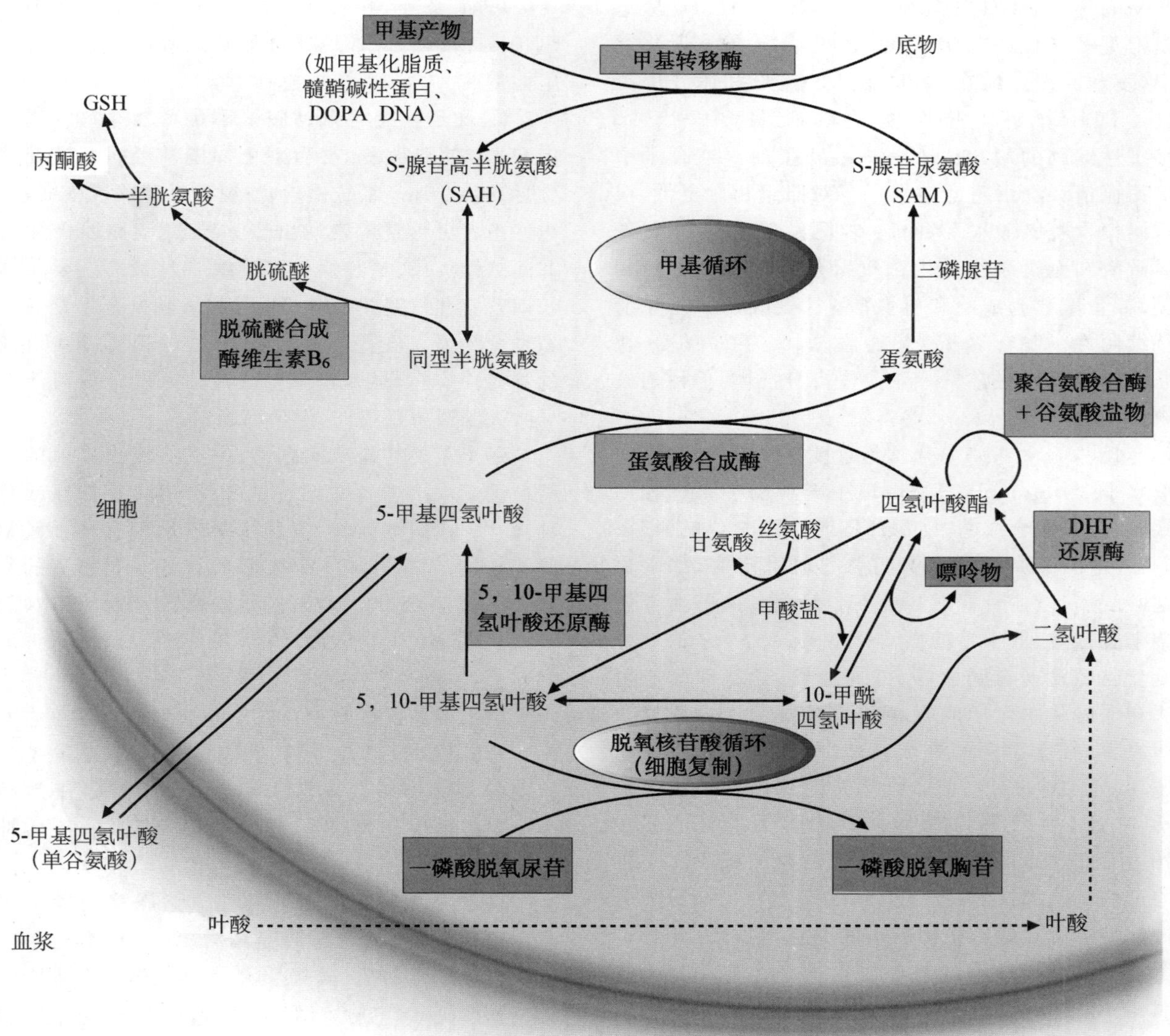

图 9-1　叶酸 DNA 合成中的作用

合成 S-腺苷蛋氨酸(SAM)，涉及大量甲基化反应

氰钴胺素和叶酸不足对组织的影响

1. *上皮表面*　除骨髓外，最常被影响的组织是口、胃、小肠、呼吸道、泌尿道和女性生殖道上皮细胞表面。细胞学显示为巨细胞形态、多核和濒临死亡的细胞数量增加。叶酸不足可能会导致宫颈涂片异常。

2. *孕期不良反应*　生殖腺也会受到影响，常见的为男性和女性会出现不孕、不育和妊娠并发症。叶酸缺乏会导致早产，原因是叶酸缺乏和氰钴胺素缺乏会引起反复流产和神经管发育缺陷(NTD)，将在后面讨论。

3. *神经管缺陷*　给予叶酸补充剂，在妊娠的第 12 周胎儿 NTDs(无脑畸形、脑脊膜脊髓膨出、脑膨出和脊柱裂)的发病率减少约 70%。可以通过服用叶酸(0.4mg/d)预防。

预防性口服叶酸还可以减少唇裂及腭裂发生率。虽然孕产妇的整体叶酸越低，对胎儿的危险就越大，但产妇的叶酸状况与胎儿的畸形没有简单明确关系。抗叶酸和抗癫痫药物也可以引起 NTDs。产妇叶酸代谢异常可引起神经管缺陷。

已发现来自母系的一个异常：5,10-亚甲基-四氢呋喃还原酶（MTHFR）活性降低，因*MTHFR*基因常见多态性*C677T*突变（图 9-1）。在一项研究中，发现此多态性在 NTD 胎儿的父母和胎儿中更高。TT 合子突变占 13%，而在对照组中为 5%。多态性编码的*MTHFR*为热敏感蛋白。纯合子中平均血清和红细胞叶酸水平与对照组相比更低，血清同型半胱氨酸水平更高。检测发现，纯合子突变导致酶在血清及细胞内浓度降低可能与 NTDs 相关，如蛋氨酸合成酶和丝氨酸 -甘氨酸羟甲基化酶持续阴性。曾有学者提出过假说，认为在 NTDs 婴儿的母亲体内更常见叶酸受体自身抗体，但目前并未证实。

4. *心血管疾病* 儿童与重度高胱氨酸尿症（血液水平≥100μmol/L）是由以下 3 种酶中某一种的缺乏：蛋氨酸合成酶、MTHFR 或胱硫醚合成酶（图 9-1），可在青少年或成年期引起血管疾病，如缺血性心脏病、脑血管病或肺栓塞。轻度升高的血清同型半胱氨酸、低水平的血清叶酸和*MTHFR*的纯合突变已经发现与脑血管、外周血管、冠状动脉心脏病和深静脉血栓形成等相关。对血管疾病或糖尿病患者，在 5 年期间补充叶酸、维生素 B_{12}、维生素 B_6 和安慰剂的一项前瞻性随机对照的试验结果显示，主要心血管事件发生并未减少，且急性心肌梗死后复发性心血管疾病的风险也未能减少。很可能这些试验都没有足够的方法来（如 10%）检测降低同型半胱氨酸水平后的潜在获益，也可能是另一个潜在因素导致了这两种血管损伤。荟萃分析表明，补充治疗叶酸后脑卒中的风险减少 18%。需要更长的时间和大样本的试验来明确。

5. *恶性肿瘤* 一些研究发现（但不是所有的研究）妊娠时预防性使用叶酸可以减少后续小儿急性淋巴细胞白血病（ALL）的发生。重要的负性相关结果还发现*MTHFR*基因*C677T*多态性与急性混合细胞白血病（MLL）基因易位相关，MLL 可见于婴儿与儿童的或急性髓细胞白血病或急性淋巴细胞白血病。*MTHFR*基因第二个多态性为 A1298C，也与高二倍体白血病密切相关。有很多叶酸依赖性酶基因多态性与成人 ALL 发生率呈正、负相关。基因*C677T*多态性被认为可通过对胸腺嘧啶和嘌呤合成 1-碳单位分流，增加胸苷池和 DNA 高质量合成。这也许可以解释其与结直肠癌患病的风险较低相关。大多数研究（但不是所有）表明，预防性使用叶酸还可以防止结肠腺瘤。与叶酸多态性或状态相关的其他肿瘤，还包括滤泡性淋巴瘤、乳腺癌和胃癌。因为叶酸可能"哺养"肿瘤，应该尽量避免在确定的肿瘤患者补充叶酸，除非由于叶酸缺乏有严重的巨幼细胞性贫血。

6. *神经病变* 氰钴胺素不足可能导致脊髓后束和锥体束性损伤，导致双侧周围神经病变或变性（脱髓鞘）及神经系统表现，如视神经萎缩或脑症状。男性患者更频繁地表现出感觉异常、走路肌肉无力和间歇性痴呆、精神病性障碍或视觉障碍。婴儿期长期营养性氰钴胺素缺乏会导致大脑发育不良和智力发育受损。已有学者提出，叶酸缺乏可导致机体的神经性疾病，尽管将甲氨蝶呤注入脑脊液可能会导致大脑或脊髓损伤，但仍不确定。

一个重要的临床问题是，一些低或临界值的血清钴胺素水平患者并无贫血表现，但具有神经或精神异常。在这类患者，应尽快明确是否有严重氰钴胺素缺乏，如通过仔细检查血涂片、血清胃泌素的测试水平和是否具有胃壁细胞抗体，以及血清甲基丙二酸（MMA）。氰钴胺素治疗至少需要 3 个月，方可判断是否有症状改善。

仍不清楚氰钴胺素神经病变的生化基础。它发生在 TCⅡ缺乏患者，伴有甲基丙二酸尿症、同型半胱氨酸-蛋氨酸转换异常。可能是由于 S-腺苷-L-高半胱氨酸聚集在大脑中，导致转移甲基化反应的抑制作用。

精神障碍是常见的叶酸和氰钴胺素的异常表现。这种神经病变已发现是因为缺乏 SAM，这是甲基化合成及蛋白质、磷脂和大脑中的神经递质所需的生物胺（如多巴胺）（图 9-1）。据报道，低血清叶酸或氰钴胺素水平和高的同型半胱氨酸水平及认知功能下降与阿尔茨海默病的发展之间具有关联性。两年双盲安慰剂随机对照临床试验涉及＞65 岁健康受试者显示，给予受试者补充叶酸、钴胺素和维生素 B_6 并未能提高受试者的认知能力，而 3 年研究结果并未报道。

血液发现

外周血

红细胞呈椭圆形，血涂片通常有大的异形红细胞（图 9-2A）。MCV 通常＞100fl，除非同时合并导致小红细胞等其他因素（如铁缺乏或地中海贫血）。一些中性粒细胞呈过度分叶（5 个以上核裂片），可引起粒细胞和淋巴细胞减少，通常＞1.5×10^9/L；血小板计数可能会轻度减少，但很少达到$<40\times10^9$/L。所有这些表现与贫血的严重程度相关。在非贫血患者，存在少量巨幼细胞和过度分叶的外周血中性粒细胞可能是潜在疾病的唯一迹象。

骨髓

严重贫血患者骨髓表现为细胞增多，前体细胞聚集，在更成熟阶段以凋亡的方式死亡。尽管原红细胞核成熟，但细胞质仍为幼稚状态。大红细胞可能表现为偏心的分叶状核或核碎片数目的增加（图9-2B）。巨细胞和形态异常的多分叶核巨核细胞是典型的细胞，贫血患者骨髓中的变化可能很难识别，多表现为温和。此类幼巨红细胞并不意味着轻度巨幼细胞；相反，它用来描述出现不成熟核和有缺陷的幼稚血红蛋白细胞，通常见于增生异常性贫血。

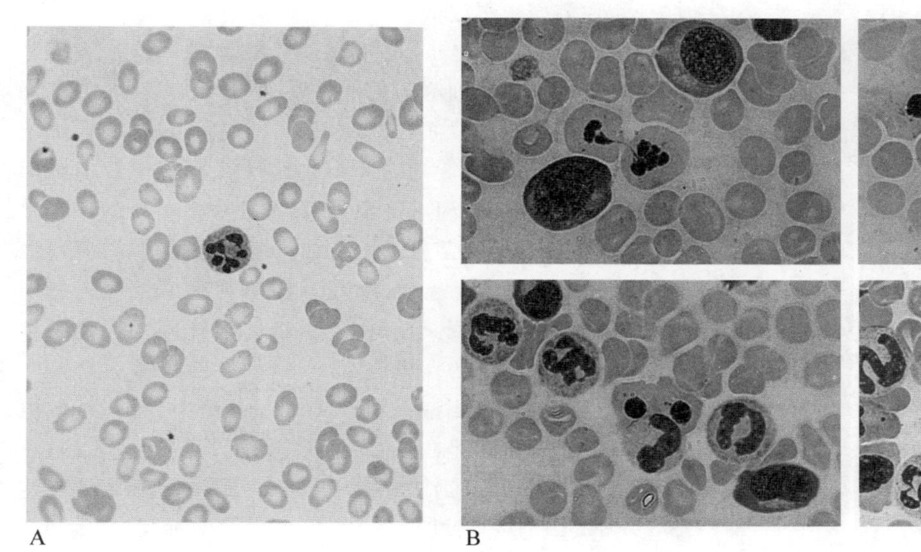

图 9-2 A. 外周血中严重的巨幼细胞贫血；B. 骨髓严重的巨幼细胞贫血

染色体

骨髓细胞、转化的淋巴细胞和其他各种增殖细胞，包括随机的断裂、增殖期细胞收缩减少、着丝粒与染色体次缢痕异常。抗代谢物药物（如阿糖胞苷、羟基脲和甲氨蝶呤）可干扰 DNA 复制或叶酸代谢，这也导致与巨幼细胞有看似相同的异常。

无效造血

骨髓无效造血是指骨髓有核红细胞出现凋亡并伴有血浆中游离胆红素升高（无效红细胞生成）。其他的证据包括尿胆原升高、结合珠蛋白降低和尿液含铁血黄素沉着、血清乳酸脱氢酶升高。由于直接抗人球蛋白试验为弱阳性，可以导致误诊为自身免疫性溶血性贫血。

氰钴胺素不足的原因

氰钴胺素不足的原因通常是由于吸收不良。其他原因是膳食摄入不足。

膳食摄入不足

1. 成人 膳食氰钴胺素缺乏症发生在严格素食主义者，他们的饮食不含肉、鱼、蛋、奶酪和其他肉类产品。世界上最大的素食群体包括印度教徒，可能有数以百万计的印度人缺乏氰钴胺素。在正常血清钴胺素含量达 50% 的人群中随机选取年轻的、印度素食主义者，但通常多数素食者不发展为巨幼细胞贫血，其饮食并不完全缺乏氰钴胺素，且氰钴胺素的肠肝循环完好。膳食中氰钴胺素不足可能很少发生在素食主义个人，主要是因贫穷或者精神障碍导致饮食的严重不足。

2. 婴儿 据报道严重氰钴胺素缺乏母亲所生的婴儿缺乏氰钴胺素，这些婴儿在 3～6 个月龄会出现巨幼细胞贫血，可能是因为他们生来就存在低存储甲钴胺，他们的低氰钴胺素含量与母乳喂养有关。这些婴儿也有生长迟缓、精神运动发展受损和其他神经系统后遗症。

氰钴胺素吸收不良的胃病成因

见表 9-3 和表 9-4。

表 9-3 氰钴胺素缺乏症原因及导致巨幼细胞贫血的严重程度

营养	素食者
吸收不良	恶性贫血
胃部疾病	先天缺乏内因子或功能异常
	胃全切或大部切除
肠道疾病因素	肠停滞循环综合征：结肠瘘、空肠憩室病、盲回路、小肠狭窄等
	回肠切除和克罗恩病
	选择性吸收不良与蛋白尿
	热带口炎性腹泻
	反式钴胺Ⅱ缺乏
	鱼绦虫

表 9-4 下列条件下氰钴胺素吸收不良但不是通常足够严重，长期则导致巨幼细胞贫血

胃病
萎缩性胃炎(食品氰钴胺素营养吸收障碍)
Zollinger-Ellison 综合征
胃旁路手术
使用质子泵抑制剂
肠道疾病
谷胶所致肠病
重症胰腺炎
艾滋病病毒感染
放疗
GVHD 病
氰钴胺素、叶酸、蛋白质、维生素 B_2、烟酸、秋水仙碱不足
对氨基水杨酸、新霉素、缓释氯化钾、抗惊厥药、二甲双胍、苯乙双胍，细胞毒药物治疗
乙醇

1. 恶性贫血 恶性贫血(PA)可定义为由于胃黏膜萎缩导致内因子严重缺乏。它是北欧常见的疾病，也出现在所有的国家和民族。英国总发生率为约 120/10 万人。白种人中男性和女性的发病率比为 1∶1.6，发病的高峰年龄为 60 岁，只有 10%的患者年龄＜40 岁。然而，在某些族裔，尤其是黑人和拉美人的 PA 发病年龄普遍较低。在近亲结婚和其他器官特异性自身免疫性疾病患者，此病的发生更常见，如甲状腺疾病、白癜风、甲状旁腺功能减退症和艾迪生病患者。这也与低免疫球蛋白血症、早老性灰眼相关。并非所有 HLA 与内分泌疾病相关，人类有 3 个 HLA 分子，分别为 HLA-B8、HLA-B12 和 HLA-BW15。妇女一旦开始定期治疗，其寿命正常。男性与在对照组中相比，寿命略短，是因为其发生胃癌的概率更高。胃中盐酸、胃蛋白酶、内因子(IF)明显减少。血清胃泌素水平升高，而血清胃蛋白酶原水平很低。

2. 胃活检 通常表现为机体各层及基底腺体损失或顶层细胞肠化生缺失、黏液细胞萎缩，出现混合的炎细胞浸润、浆细胞和淋巴细胞浸润，CD4 细胞丰富；胃窦黏膜通常完好。恶性贫血很少发生幽门螺杆菌感染；但有迹象表明，在缺铁性贫血的年轻患者，幽门螺杆菌胃炎发生在萎缩性胃炎的早期阶段。但 PA 的老年患者，幽门螺杆菌刺激了针对胃壁细胞的自身免疫。在一些人，幽门螺杆菌感染是一种自身免疫性的疾病诱因。

3. 血清抗体 在 PA 患者血清中，有两种抗内因子免疫球蛋白 IgG 抗体。Ⅰ型“阻断”抗体，阻止了内因子与氰钴胺素结合，而“结合型”或Ⅱ型抗体阻止内因子与回肠黏膜结合。Ⅰ型抗体在约 55%的患者，Ⅱ型抗体在约 35%的患者血清中发现。内因子抗体通过胎盘，可能会导致临近出生的婴儿暂时性的内因子缺乏。PA 患者也显示有针对内因子的细胞介导的免疫反应。少数没有 PA，但诊断为甲状腺功能亢进症、黏液性水肿、桥本病或糖尿病患者血清和 PA 患者亲属中发现Ⅰ类抗体。内因子抗体也在 80%的 PA 患者胃液中被检测到。这些胃的抗体可以通过结合少量的剩余内因子抗体，而降低了膳食氰钴胺素的吸收。

壁细胞抗体在近乎 90%的 PA 患者血清中存在，也经常出现在其他疾病。它在多达 16%的、随机选择的、年龄＞60 岁女性患者可见。壁细胞抗体可直接抗胃内的质子泵(H^+-K^+-ATP 酶)的 α 和 β 亚单位。

少年恶性贫血

少年恶性贫血，通常在大些的儿童发生，类似于成年人 PA。表现为胃黏膜萎缩、胃酸缺乏及血清内因子抗体，壁细胞抗体不常发现。这些患者中约一半具有与内分泌相关的疾病，如自身免疫性甲状腺炎、艾迪生病或甲状旁腺功能减退；一些人易有皮肤黏膜念珠菌的感染。

先天性的内因子缺乏或功能异常

通常在1～3岁发病，表现为巨幼红细胞性贫血；少数在20岁后发生。患儿通常没有明显的内因子，胃黏膜正常、泌酸正常。属常染色体隐性遗传。没有壁细胞和内因子抗体。在患儿出生时有内因子，可以通过免疫检测到，但功能上处于非活动状态，不稳定或无法结合甲钴胺，或因促进其由回肠吸收的受体发生了变异。

胃切除术后

全胃切除术后，氰钴胺素缺陷是不可避免的。预防性氰钴胺素治疗应在手术后立即开始。胃部分切除术后10%～15%的患者也出现缺乏。确切的发病率和发病时间与胃切除面积和甲钴胺存储量的多少相关。

食品氰钴胺素吸收异常

食品氰钴胺素吸收异常，多见于老年人。血清钴胺素水平低，伴或不伴血清MMA和同型半胱氨酸水平升高。通常情况下，当检测时使用的是晶体氰钴胺素，患者对氰钴胺素可正常吸收，但当使用食品结合氰钴胺素的改良试验则显示吸收不良。严重缺乏氰钴胺素的更深层次的原因还不清楚。

肠病性氰钴胺素吸收不良

1. *肠循环停滞综合征*　氰钴胺素的吸收不良原因发生在累及小肠上部的各种肠道病变，因那里有粪便细菌定植。可见于克罗恩病、肺结核或手术的患者，发生在空肠憩室、肠道狭窄或瘘或解剖的盲袢。

2. *回肠切除*　回肠切除≥1.2m的回肠末段可导致对氰钴胺素吸收不良。对于某些回肠切除术后的病人，特别是如果回盲瓣无功能患者，结肠细菌可能导致氰钴胺素缺乏症的发病上升。

3. *对氰钴胺素与蛋白尿的选择性吸收不良(Imerslund综合征：Imerslund Grasbeck综合征；先天性氰钴胺素吸收不良；常染色体隐性巨幼红细胞性贫血，MGA1)*　这是常染色体隐性遗传病，氰钴胺素的缺乏致婴儿巨幼细胞性贫血。在西方国家有超过200例报道，家族群聚集在芬兰、挪威、中东地区和北非地区。患者分泌正常数量的内因子和胃酸，但无法吸收钴胺素。在芬兰，发现由于遗传突变，导致特异性受体的合成、加工或与配体结合受损。在挪威，据报与*AMN*基因的突变相关。其他试验显示肠道吸收正常。超过90%的患者具有非特异性蛋白尿，肾功能正常，肾活检没有任何肾功能相关的异常。一些患者显示氨基酸尿和先天性肾功能异常，如双侧的肾盂疾病。

4. *热带口炎性腹泻*　几乎所有急性和亚急性热带口炎性腹泻患者都表现为对氰钴胺素吸收不良；可能是慢性过程，严重时病人出现巨幼红细胞性贫血或氰钴胺素缺乏性的神经病变。抗生素治疗后氰钴胺素吸收通常提高，应在早期阶段给予叶酸治疗。

5. *鱼绦虫病*　鱼绦虫(林扁平)寄居在人类小肠，可使食物中氰钴胺素吸收障碍，从而在肠道累积。人体可因为吃生的或半熟的鱼继发蠕虫感染。斯堪的那维亚、德国、日本、北美和俄罗斯湖泊周边常见此类感染。巨幼细胞贫血或氰钴胺素神经性疾病变只发生受感染严重的患者。

6. *麸质诱导的肠病*　肠吸收不良的氰钴胺素发生在30%的未经治疗的患者。在这些患者中氰钴胺素缺乏症不严重，可通过食用不含麸质的饮食纠正。

7. *严重的慢性胰腺炎*　在此情况下，胰蛋白酶缺乏被认为是导致膳食氰钴胺素在胃中无法与内因子结合并被吸收的原因。在胰腺炎患者，回肠内钙离子浓度降至维持正常氰钴胺素吸收所需的水平以下。

8. *艾滋病毒感染*　血清钴胺素水平往往在艾滋病毒感染的患者中下降，10%～35%的艾滋病患者低于正常水平，但不是所有患者低于正常血清钴胺素水平。氰钴胺素缺乏症严重到导致巨幼红细胞性贫血或神经病变较少见。

9. *Zollinger-Ellison综合征*　据报道，此综合征患者对氰钴胺素吸收不良。有学者认为可能是由于高度酸性环境导致胰腺胰蛋白酶灭活，氰钴胺素未能从R结合蛋白释放，氰钴胺素结合内因子被干扰造成。

10. *放射治疗*　全身照射和局部放疗均可能导致回肠(如作为宫颈癌放疗并发症)对氰钴胺素吸收不良。

11. *移植物抗宿主病*　通常会影响小肠。由于异常的肠道菌群、回肠黏膜损害而致钴胺吸收不良较常见。

12. *药物*　药品造成吸收不良，见表9-4。但由于药物所致的巨幼细胞性贫血较罕见。

氰钴胺素代谢异常

1. *先天性异常*　TCⅡ缺陷或异常使患儿通常在出生的几周之内出现巨幼红细胞性贫血。血清钴胺素和叶酸水平正常，但当出现巨幼细胞贫血时给予大剂量(如 1mg,每周 3 次) 钴胺素注射有效。某些情况下表现为神经系统并发症。这种蛋白质可能存在功能上失活。目前发现的遗传异常包括内-外显子的剪接异常、广泛缺失、单个碱基缺失、无义突变和 RNA 剪切异常。对氰钴胺素吸收不良发生在所有情况下,血清免疫球蛋白通常会下降。给予足够氰钴胺素治疗或叶酸治疗后的失败的病例可能出现神经损伤。

2. 先天性甲基丙二酸血症或酸尿症患儿 这种异常是患儿出生后表现为呕吐、发育异常、严重的代谢性酸中毒、酮症和精神发育迟滞。如果存在贫血,是正细胞正色素性贫血。贫血原因可能是线粒体酰辅酶 A 变位酶或其辅助因子甲钴胺的功能缺陷。给予氰钴胺素治疗时,酰辅酶 A 变位酶的突变可不反应或仅有微弱反应。氰钴胺素合成失败的婴儿对大剂量氰钴胺素治疗有反应。一些患儿有结合甲基丙二酸尿症和蚕豆病,由于两个钴胺素辅酶缺陷,通常表现喂养困难、发育迟缓、小头畸形、癫痫发作、肌无力和巨幼红细胞性贫血,常在 1 岁内出现。

3. 获得氰钴胺素代谢异常 一氧化二氮不可逆氧化甲钴胺,可失活蛋氨酸合成酶。巨幼红细胞性贫血,可在一氧化二氮延长麻醉患者(如在重症监护病房)中发生。牙科医生和麻醉师反复暴露于一氧化二氮,可出现类似氰钴胺素缺乏的神经性病变。因为氰钴胺素不被一氧化二氮灭活,就不会发生甲基丙二酸尿症。

叶酸不足的原因(表 9-5)

营养

营养性叶酸缺乏常见。事实上,大多数患者叶酸缺乏存在营养的因素。某些个人特别容易出现饮食中叶酸(表 9-5)含量不足。在美国和其他国家因饮食中具有保护叶酸措施,叶酸缺乏发生率大幅度下降。现在叶酸缺乏仅局限于一些高危人群,因为其叶酸的需要增加。营养性叶酸缺乏发生在夸希奥科病和坏血病患儿,因其反复的感染或只食羊奶,导致叶酸含量缺乏。

表 9-5 叶酸缺乏原因

叶酸缺乏原因
饮食
特别是在老年人、婴儿期、贫穷、酗酒、慢性残疾和精神疾病患者;可伴有坏血病或恶病质
吸收不良
缺乏的主要原因
热带口炎性腹泻;麸质诱导肠病的儿童和成人;联合疱疹样天疱疮皮炎,特异性叶酸吸收不佳,肠道吸收不良造成的严重的氰钴胺素或叶酸缺乏
缺乏的次要原因
广泛的空肠切除、克罗恩病、部分胃切除术、充血性心力衰竭、Whipple 病、硬皮病、淀粉样蛋白、糖尿病肠病、全身细菌感染、淋巴瘤、磺胺
过度利用或损失
生理性
妊娠和哺乳期、早熟
病理性
血液疾病:慢性溶血性贫血、镰状细胞贫血症、贫血、骨髓纤维化
恶性疾病:癌、淋巴瘤、白血病、骨髓瘤
炎症性疾病:结核、克罗恩病、银屑病、剥脱性皮炎
代谢性疾病:疟疾、蚕豆病
尿液的过度丢失:充血性心力衰竭、活动期肝病
血液透析、腹膜透析
叶酸拮抗剂
抗惊厥药物(苯妥英钠、扑痫酮、巴比妥盐)、柳氮磺嘧啶、呋喃妥因、
四环素、抗结核治疗
混合的原因肝病、酗酒、重症监护病房

吸收不良

膳食中叶酸吸收不良发生在热带口炎性腹泻和麸质蛋白诱导性肠病。当蛋白偶联的叶酸转运子(PCFT)突变时，可出现选择性叶酸吸收障碍，是较少见的先天性综合征，常合并叶酸向脑脊液的转运异常，这些患者的巨幼细胞贫血表现为对肠外营养给予的生理剂量的叶酸反应，但口服叶酸无效；还表现为精神发育迟滞、抽搐和其他中枢神经系统异常。轻微程度的吸收不良也可能出现在空肠切除或部分胃切除术、克罗恩病、全身感染时。当发生严重缺乏，很大程度上是因为重度营养不良。已有水杨酸嘌呤血症患者，使用考来烯胺、氨苯蝶啶时出现叶酸吸收不良的报道。

过度利用或损失

1. *妊娠*　孕期叶酸需求由 200～300μg 增至 400μg，部分原因是胎儿需要维生素，但主要原因是由于快速增生组织叶酸代谢相关的叶酸辅酶增加。这是预防巨幼细胞贫血使用叶酸治疗的原因。在英国和其他西方国家，预防使用叶酸，则孕妇发病率为 0.5%，但在一般营养状况差的国家，孕妇发病率要高得多。

2. *早产*　无论是足月新生婴儿或早产儿，其血清和红细胞中叶酸浓度均较成人高。据估计，新生儿叶酸的需求(按重量)是成人的 10 倍，新生儿叶酸水平在约 6 周龄迅速落到最低值。下降速度非常迅速，在早产儿易出现异常，其中一些在 4～6 周龄因叶酸低于正常水平而出现巨幼细胞贫血。这种情况易在小婴儿(＜1500g 出生体重)和喂养困难、感染、经历了多次交换输血的患儿中发生。在这些婴儿中应给予叶酸预防。

3. *血液病*　慢性溶血性贫血常发生叶酸缺乏，尤其是镰状细胞贫血、自身免疫性溶血性贫血、先天性球形红细胞增多症。其他如骨髓纤维化、恶性肿瘤，当骨髓增生活跃时，出现叶酸缺乏是因为辅酶的作用不足。

4. *炎症状况*　慢性炎症性疾病，如肺结核、类风湿关节炎、克罗恩病、银屑病、剥脱性皮炎、细菌性心内膜炎和慢性细菌性感染，使食欲降低及对叶酸的需求量增多。系统性感染也会导致对叶酸吸收不良。在贫穷地区，病重而营养差的患者会出现严重缺乏。

5. *高胱氨酸尿*　蚕豆病是少见的代谢疾病，同型半胱氨酸种胱硫醚转化异常。这些患者，大多数的叶酸缺乏可能是因为过度利用，因为从同型半胱氨酸向甲硫氨酸的代偿性转化增加。

6. *长期透析*　叶酸只松散结合到血浆蛋白，长期透析时，很容易从血浆透析中带出。当患者厌食、呕吐、感染和溶血，叶酸的储存很容易耗竭，应给予常规的叶酸预防。

7. *先天性心力衰竭及肝病*　充血性心力衰竭、肝病时，会有一些病人通过尿损失叶酸(＞100μg/d)。叶酸可能是从受损的肝细胞释放。

叶酸拮抗剂

接受苯妥英或扑痫酮长期治疗癫痫的患者，以及巴比妥类药物，这些抗叶酸药物大量使用会导致血清和红细胞内叶酸水平低。确切机制尚不清楚。乙醇也可能是叶酸拮抗剂，如喝烈酒的病人可能进展为巨幼细胞贫血，用生理剂量叶酸治疗时，只有乙醇被戒除时才有治疗反应。巨幼细胞与慢性乙醇摄入量相关联，即使叶酸水平正常。缺乏叶酸是酗酒者发展为贫血的主要因素。一些国家啤酒相对富含叶酸，这与其所使用的酿酒技术相关。

治疗登革热时，所用的药物包括甲氨蝶呤、乙胺嘧啶、甲氧苄啶。甲氨蝶呤是人类各种酶最有力的拮抗剂，而甲氧苄啶是很强的抑菌酶，可导致巨幼细胞贫血。叶酸或氰钴胺素缺乏症患者，使用磺胺易出现贫血，乙胺嘧啶是中间的活性状态。这些药物的解毒剂是叶酸 (5-甲酰基-四氢呋喃)。

叶酸代谢的先天异常

有些婴儿叶酸酶先天性缺陷(如合成酶或蛋氨酸合成酶)，有巨幼细胞贫血。

氰钴胺素和叶酸缺乏的诊断

诊断氰钴胺素或叶酸缺乏依赖于血液中维生素的检测及对外周血异常的识别。

血清钴胺素

酶联免疫吸附试验(ELISA)可检测血清钴胺素水平。正常人血清水平从 118～148pmol/L(160～200ng/L)到 738pmol/L(1000ng/L)。巨幼细胞贫血患者通常氰钴胺素缺乏，常＜74pmol/L(100ng/L)。一般来说，越缺乏钴胺素，则血清钴胺素水平越低。患者血清钴胺素非常低时还可导致脊髓损伤，尽管可能没有贫血发生，74～148pmol/L(100～200ng/L)的值被视为边界线。如在此数值时孕妇和一般患者均可因叶酸缺乏而出现巨幼细胞贫血。贫血也可能是由于编码 HC 的 TCN1 杂合突变、纯合突变或复合杂合基因突变所致。患者可无临床或血液学异常。血清钴胺素水平足够，且效价高，大部分疑似患者可排除此病。

血清丙二酸和同型半胱氨酸

血清丙二酸和氰钴胺素缺乏足以造成贫血或神经病变、MMA血清同型半胱氨酸升高。测量MMA和血清同型半胱氨酸的敏感方法，推荐用于氰钴胺素不足的检查，甚至用于在血液学异常或血清低钴胺素的早期诊断。然而肾衰竭患者血清MMA水平有波动。在约30%的健康志愿者，血清MMA和(或)同型半胱氨酸水平轻度升高明显。健康志愿者，血清钴胺素水平达258pmol/L(350ng/L)，血清叶酸水平正常；15%的老年人氰钴胺素水平>258pmol/L(>350ng/L)。这些研究对正常MMA和同型半胱氨酸水平的截点提出质疑。目前不清楚这些具有轻度升高的代谢物水平，是否会产生临床后果。

血清同型半胱氨酸在氰钴胺素和叶酸缺乏的早期上调，也可能在如下情况中见到，如慢性肾病、酗酒、吸烟、吡哆醇缺乏症、甲状腺功能减退症和类固醇激素、环孢素及其他药物治疗时。男性比绝经前期妇女血浆水平高；女性服用激素替代疗法或口服避孕药时增高，还有老年人也增高。在一些患者中，因参与转硫作用的酶先天异常，也可致血清同型半胱氨酸水平增高。因此，同型半胱氨酸水平不用于诊断氰钴胺素或叶酸缺乏。

其他检测

对氰钴胺素吸收功能的检测曾经被广泛使用，目前检测手段被废弃。很难得到放射性钴胺素并确保内因子不是病毒感染所致。用于诊断PA的检测包括血清胃泌素水平，升高时可诊断；还有血清胃蛋白酶原I，在90%～92%PA的患者降低。内因子及壁细胞抗体也被用于其他肠道疾病的检测。

血清叶酸

可用酶联免疫吸附试验检测血清叶酸。大多数实验室的正常范围是11nmol/L(2μg/L)到82nmol/L(15μg/L)。叶酸缺乏的所有患者血清叶酸水平很低，它还反映了最近的饮食状况。正因为如此，血清叶酸在血液指标或生化指标降低之前已出现。在严重氰钴胺素缺乏患者，血清叶酸也可降低，因细胞内MTHF向THF的转化受阻；在肠循环停滞综合征患者，细菌合成叶酸导致血清水平升高。

红细胞叶酸

红细胞叶酸含量测定是体内叶酸储存的重要指标。与血清检测相比，它较少受最近饮食和溶血的影响。在正常成年人浓缩红细胞，为880～3520μmol/L(160～640μg/L)。在巨幼细胞性贫血患者叶酸低于正常水平，近2/3严重氰钴胺素缺乏症患者，也有红细胞叶酸降低。叶酸缺乏病人最近进行过输血或病人的网织红细胞计数升高，可能会出现假性正常。

治疗 巨幼细胞贫血

巨幼细胞贫血通常是两种因素的缺乏，即叶酸或氰钴胺素，这是贫血的原因，因此应选择合适的维生素治疗。然而，病情严重的病人在进入医院时，有必要同时给予这两种维生素大剂量治疗。首先，应抽血取样检测是否为氰钴胺素和叶酸缺乏，可行骨髓活检(如果认为有必要)。输血通常没有必要。如果有必要，应给予1U或2U袋装红细胞缓慢输注，预防心力衰竭。有学者推荐钾补充剂以避免低钾血症的危险，但并非必要。偶尔出现在1～2周的治疗后发生血小板过度上升，如果血小板计数上升到>800×10^9/L应考虑阿司匹林的抗血小板治疗。

氰钴胺素缺乏 对于终身缺乏氰钴胺素的患者，通常有必要定期注射钴胺素进行治疗。在英国常使用羟钴胺；在美国常使用氰钴胺。在少数情况下，可针对氰钴胺素不足的根本原因进行治疗，如鱼绦虫、热带口炎性腹泻或肠道循环停滞适合手术治疗。开始氰钴胺素治疗的指征是确凿的巨幼细胞贫血或其他血液异常和神经病变。交界性血清钴胺素水平、但没有血液或其他异常的患者，可采取定期检测以确保氰钴胺素不足不再进展(稍后讨论)。如果已经被证实为氰钴胺素吸收不良或血清MMA水平上升，这些病人应定期补充氰钴胺素治疗。应给予所有做全胃切除术或回肠切除的病人补充氰钴胺素。控制肥胖接受胃缩小术的病人或接受与质子泵抑制剂的长期治疗的患者应定期筛查，如有必要，可给予氰钴胺素治疗。

补充体内储存时，应在3～7d的时间段里给予6次1000μg的肌内注射。没有证据表明，更频繁的注射剂量对用于氰钴胺素神经病的患者有更好的作用。过敏反应罕见，如发生则需要脱敏或抗组胺剂或糖皮质激素。维持治疗时，每3个月给予1次1000μg肌内注射。对于因贫穷饮食缺乏导致的氰钴胺缺乏，应给予更高和更频繁的剂量，如1000μg肌内注射，每月维持治疗。

因为一小部分的氰钴胺素可以通过黏膜被动吸

收，如果生理剂量治疗失败，可考虑给予每日口服大剂量（1000～2000μg）的氰钴胺，此已被用于 PA 患者维持氰钴胺素水平治疗。对于因有出血倾向注射困难和不能耐受口服治疗的患者，还可以舌下含服治疗。如果使用了口服治疗，监测服药情况更为重要，特别是年长、健忘症患者。

对于血清维生素 B_{12} 水平较低的患者，若具有正常的 MCV，中性粒细胞没有过度分叶，内因子抗体阴性，应注意以下问题。部分病例（也许 15%）是由于 TCⅠ（HC）缺乏，同型半胱氨酸和（或）甲基丙烯酸甲酯的测量有助于判断，但常因这些测试不可行，所以在胃肠道功能正常患者，应 6～12 个月重复血清维生素 B_{12} 测定后再决定是否启动氰钴胺素治疗。

叶酸缺乏　每天口服剂量为 5～15mg，即使患者有严重的消化不良，此剂量可保证患者吸收足够的叶酸。继续治疗的时间的长短取决于潜在的疾病。常见的治疗约为 4 个月，叶酸缺乏的红细胞将会被叶酸替代治疗后的红细胞置换。给予大剂量的叶酸之前，必须排除氰钴胺素不足，如果存在的话，应同时纠正；否则，尽管贫血好转，但随着治疗，氰钴胺素神经病变可能会加重。在美国，自食品添加营养剂与叶酸后，没有再增加营养性贫血的病例，氰钴胺素神经病变的发生率是否改变尚未知。

长期叶酸治疗时需要纠正其根本原因，否则可能再次出现，如在慢性透析或溶血性贫血患者；还可能需要治疗肠病。温和但慢性叶酸缺乏发生时，补充叶酸的同时应鼓励改善饮食习惯。在任何接受长期叶酸治疗的病人，常规检测血清钴胺素水平很重要（如每年 1 次）以排除偶发的氰钴胺素缺乏。

叶酸(5-甲酰基-四氢呋喃)　这是一种稳定的还原性叶酸。有口服或肠外营养，克服甲氨蝶呤或其他登革出血热还原酶抑制剂的毒性作用。

预防叶酸缺乏　在许多国家，因食物中富含叶酸（如粮食或面粉），可预防神经管缺陷；它也用于慢性透析患者和肠外营养中；已用于预防叶酸降低同型半胱氨酸水平，预防心血管疾病；但需要进一步的数据以评估老年人的认知功能是否因此获益。

妊娠　叶酸每日 400μg，应作为孕前和整个妊娠期间的一种补充。在有 NTD 胎儿的妇女，在妊娠和整个妊娠期推荐每日 5mg 叶酸口服。

婴儿期和童年　叶酸缺乏的发生率很高，早产儿在婴儿出生后前 6 周，应给予叶酸（如每日 1mg）。对体重＜1500g 的新生儿和更大的早产儿，当需要换血或出现喂养困难、感染或呕吐和腹泻时应给予补充。世界卫生组织目前建议，在儿童中常规补充铁和叶酸。缺铁是常见疾病，很大程度上因感染性疾病引发，导致儿童死亡率上升。然而，一些研究表明，在疟疾发病率高的地区，这种做法可能会增加严重疾病和死亡的发生率。即使在疟疾少发地区，似乎补充铁及叶酸没有生存获益。

非氰钴胺素或叶酸缺乏或代谢异常导致的巨幼细胞贫血

可能与许多抗代谢药物（如羟基脲、阿糖胞苷、6-巯基嘌呤）抑制 DNA 的复制相关。治疗艾滋病病毒感染的抗病毒核苷类似物也可能导致巨幼细胞贫血和骨髓的巨幼样变。在罕见疾病乳清酸尿症，嘌呤合成的两种酶是有缺陷的。尿苷治疗可改善状况。对硫胺素治疗有反应的巨幼细胞贫血，有高亲和力硫胺素运输（SLC19A2）基因的遗传缺陷，这会使有 RNA 核糖合成异常而导致的核酸产生降低。可能与糖尿病神经病变和耳聋，以及骨髓中许多环形铁粒幼细胞在骨髓中存在关联。在一些急性髓细胞白血病和部分患者，髓系增生异常性疾病骨髓出现巨幼细胞变化的原因还不清楚。

（董宝侠　译）

第 10 章

Chapter 10

溶血性贫血和急性失血性贫血

Lucio Luzzatto

红细胞的寿命有限。贫血一直沿用的经典分类为以下 3 种：①红细胞产量降低；②红细胞破坏增加；③急性失血。其中生成减少在第 7 章、第 9 章和第 11 章中介绍，破坏增加和急性失血将在本章介绍。

所有因破坏增加或急性失血而导致的贫血有两个特点：外周血红细胞的过度消耗导致贫血，但骨髓中网织红细胞增加（骨髓无其他疾病的情况下）；另一方面，血液中红细胞的有形损失，在大多数情况下也意味着机体的物理损失，从根本上不同于在人体内红细胞的破坏。因此，这两组患者贫血的病理生理学与临床表现是完全不同的，应该将他们分开考虑。

溶血性贫血

溶血性贫血（hemolytic anemia，HA）的主要病因是由于红细胞破坏增加，可能是遗传性或获得性的（表 10-1）。从临床过程来看，可能是急性的或慢性的，临床表现可能从轻微到非常严重，根据溶血部位分为血管内或血管外。关于机制有可能是由于细胞内的原因或细胞外的原因。但在综述各种溶血类型之前，先考虑溶血的共同点。

表 10-1　溶血性贫血分类*

	细胞内溶血	细胞外溶血
遗传性	血红蛋白病 酶缺陷 膜-细胞骨架缺陷	家族（非典型）溶血性尿毒症综合征
获得性	阵发性睡眠性血红蛋白尿症（PNH）	机械破坏（微血管病性） 毒剂 药物 感染 自身免疫性疾病

* 遗传因素与细胞内溶血相关，因为此缺陷是由于遗传突变所致；一个例外是 PNH，因为 PNH 缺陷是由于后天的体细胞突变所致。同样，获得性疾病与细胞外溶血相关，因为这些因素大多是外源性的；一个例外是家族性溶血性尿毒症综合征（溶血尿毒症综合征；通常被称为非典型溶血尿毒症综合征），由于遗传因素导致补体活化过度，产生的膜攻击复合物能够摧毁正常红细胞

一般临床表现及实验室特点

贫血患者的临床表现主要取决于是急性或慢性发病，溶血性贫血也不例外。自身免疫性溶血性贫血或蚕豆病患者可能急性发作，而轻度遗传性球形红细胞增多症或冷凝集素病患者可能多年后才确诊。这是在很大程度上归因于身体对逐渐发生的贫血的适应力（详见第 2 章）。

与其他贫血不同，溶血性贫血是指患者因溶血而表现的症状和体征（表 10-2）。临床上主要表现为黄疸；此外，病人可能主诉尿色改变。在很多情况下，因脾是溶血的主要场所而出现脾大，在某些情况下肝也会肿大。在所有严重的先天性溶血中，可能由于骨髓活性增高而导致骨骼病变（症状可能较轻，但地中海贫血可以很重）。

HA 的实验室检查特点主要是溶血和骨髓的红系反应性增生。溶血是血清中游离的胆红素升高和天冬氨酸转氨酶（AST）升高；间接胆红素在尿液和粪便中都会增加。如果主要是血管内溶血，主要表现为血红蛋白尿（往往为含铁血黄素阳性）；血清中的血红蛋白增加、乳酸脱氢酶（LDH）增加，结合珠蛋白降低。相反，胆红素水平可能正常或仅轻度升高。骨髓的红细胞反应性增生的主要标志是网织红细胞增加（表 10-2），所有的贫血患者在初始检查中往往被忽视此项检查。通常表现为网织红细胞计数的百分比（更常被引用）与绝对网织红细胞计数（更确切的参数）这两个方面。网织红细胞数目增加与血细胞计数中平均红细胞体积（MCV）增加。外周血涂片则可见大细胞，多色素红细胞，有时也可见有核红细胞大部分不做骨髓穿刺，如骨穿则为明显红细胞增生。一旦怀疑 HA，通常需要的类型做特异性的测试以明确 HA。

表 10-2　溶血的一些共同特征

一般体征	黄疸，苍白
其他查体发现	脾可能肿大；重症先天性疾病颅骨隆起
血红蛋白水平	从正常到严重降低
MCV、MCH	通常增加
网织红细胞	增加
胆红素	增加（主要是未结合形式）
乳酸脱氢酶	增加（血管内溶血最多 10×正常）
结合珠蛋白	减少或缺如（如果溶血为部分血管内）

MCH. 平均红细胞血红蛋白；MCV. 平均红细胞体积

病理生理

成熟红细胞的发育过程是一个分化成熟的过程。大量的血红蛋白在细胞质中的逐渐有序积累（340g/L），伴随细胞内的细胞器和生物合成能力逐渐丧失。最后，红细胞经历了一个功能性的细胞凋亡过程，包括核固缩、核丢失。在 120d 的生存期，红细胞胞质能够为机体中的所有细胞提供氧。

由于这种独特的分化和成熟过程，成熟红细胞中间代谢大幅度减低（图 10-1）；例如，随着线粒体丢失（通过细胞自噬过程），细胞色素酶介导的氧化磷酸化消失；因此，没有无氧糖酵解产生三磷腺苷（ATP）。此外，随着核糖体的损失，不具有合成蛋白质的能力。这使得红细胞的代谢处于危险之中，因为如果任何蛋白质受到损伤，在细胞中将不能被替代，而事实上随着红细胞寿命的延长大多数酶活性逐渐下降。相对简单的红细胞结构的另一个后果是其抗压能力非常有限：从本质上说，任何种类的代谢失败将最终导致膜结构损伤或阳离子泵衰竭。在任何情况下，红细胞寿命缩短就形成了溶血性疾病。如果红细胞破坏率超过骨髓产生红细胞的能力，溶血症将表现为溶血性贫血（HA）。

因此，HA 的特点是红细胞的产生及破坏增加，这是一个重要的病理生理过程。金标准是红细胞的寿命缩短（正常约 120d）。研究红细胞寿命可以通过铬-51 标记红细胞，并在几天或几周测量残余放射性。这个经典的检测现在只在少数中心使用，也并不是必需的检查。如果是瞬时溶血，除了红细胞生成要素尤其是叶酸需要增加外，通常不会造成任何长期后果。然而，如果溶血是反复发作性或持续性，胆红素增加会形成胆结石。如果溶血反复发生在脾，可能出现脾进行性肿大，并出现脾功能亢进，随之而来会出现中性粒细胞减少和（或）血小板减少。

红细胞破坏增加也对代谢产生影响。正常受试者中，铁非常有效地从衰老红细胞回收；但是在慢性血管内溶血，持续性血红蛋白尿症会引起相当大的铁损失，需要进行补充。慢性血管外溶血则相反，尤其当病人需要频繁输血时，铁过载更常见。慢性铁过载会导致继发性血色素沉着症：造成脏器损害，特别是肝，最终导致肝硬化，对心肌的损伤会导致心力衰竭。

代偿性溶血与溶血性贫血

红细胞过度破坏会刺激红细胞生成，此过程由肾产生的促红细胞生成素（EPO）介导。这种机制非常有效，在许多情况下，从骨髓红细胞的输出增加可以充分平衡红细胞破坏增加。在这种情况下，我们称之为溶血补偿。补偿溶血的临床病理生理类似于我们刚才所描述的过程，但没有贫血发生。这一概念很重要，从诊断的角度来看，溶血可能是遗传性的，患者没有贫血。从治疗角度看，因为对溶血的代

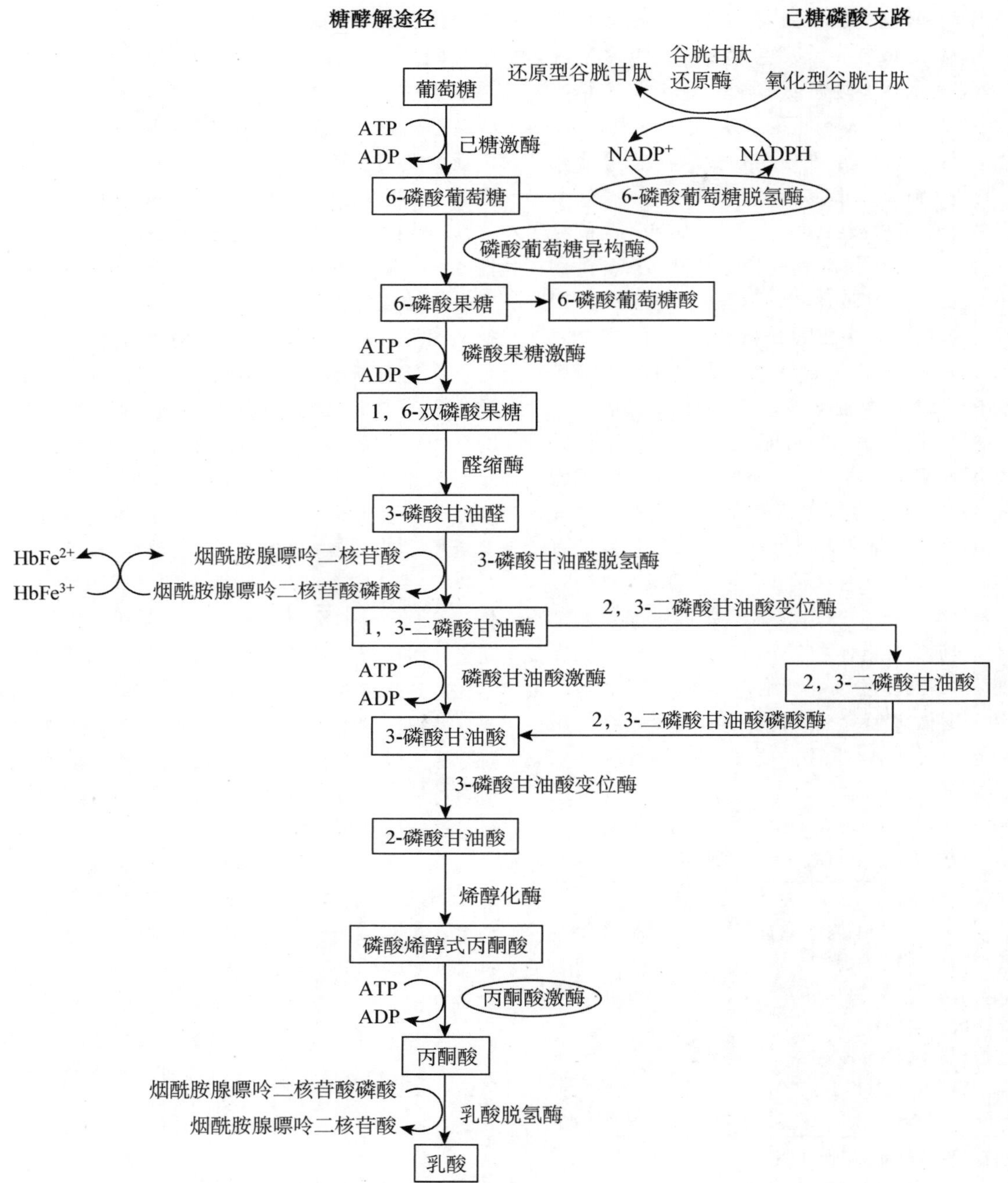

图 10-1 红细胞的代谢

Embden-Meyerhof 途径(糖酵解)，生成三磷腺苷(ATP)为能源并维持膜稳态。烟酰胺腺嘌呤二核苷酸磷酸(NADPH)主要维持血红蛋白在还原状态。己糖磷酸单酯分流生成用于减少谷胱甘肽，保护红细胞膜对氧化应激的烟酰胺腺嘌呤二磷酸(NADPH)。2,3 二磷酸甘油酸调节是血红蛋白的氧亲和力的关键因素。酶缺陷的流行率顺序：葡萄糖-6-磷酸脱氢酶(G-6-PD)→丙酮酸激酶→葡萄糖-6-磷酸异构酶→罕见概括性的其他途径中的酶。更常见的酶缺陷都已被包围。ADP. 二磷腺苷偿可能进展为“失代偿”,贫血可能会突然出现在某些情况下,如妊娠、叶酸缺乏或肾衰竭导致EPO产生。在慢性HA患者,一旦出现急性感染抑制红系,出现红系更替速率提高,比无HA的健康人红系更替更为明显。典型例子是微小病毒B19感染可能会导致血红蛋白降低,也称为再生障碍性贫血危象的发生。

遗传性溶血性贫血

红细胞中有3个基本成分:①血红蛋白;②细胞膜-细胞骨架复合物;③代谢维持系统,以维持①与②的有序工作。在第8章中介绍了血红蛋白或血红蛋白病异常引起的疾病。在这里我们将讲述其他两个成分相关疾病。

1. 膜与细胞骨架异常所致的溶血性贫血　红细胞膜的详细结构复杂,但其基本架构却相对简单(图10-2)。脂质双分子层包含磷脂和胆固醇,以及大量的跨膜区蛋白质,其疏水端跨膜域嵌入在膜内。大部分蛋白具有亲水性域伸向外界和细胞内部。其他蛋白质通过糖基磷脂酰肌醇(glycosylphosphatidylinositol,GPI)锚着在膜上,它们只有胞外区域。这些蛋白质排列大致垂直于或跨越细胞膜,包括离子通道、补体成分的受体、其他配体的受体等。这些蛋白质富含血型糖蛋白和所谓的带3蛋白,这是一种阴离子转运蛋白。这些蛋白的胞外域被糖基化,对应于血型的抗原决定簇。其下的细胞膜和网络状结构组成细胞骨架的蛋白质:主要的细胞骨架蛋白是血影蛋白,其中的基本单位是α-血影蛋白和β-血影蛋白二聚体。细胞膜通过第三组蛋白质(包括锚和所谓的血影4.1和血影4.2)物理链接于细胞骨架上,从而使这两种结构,彼此紧密相连。

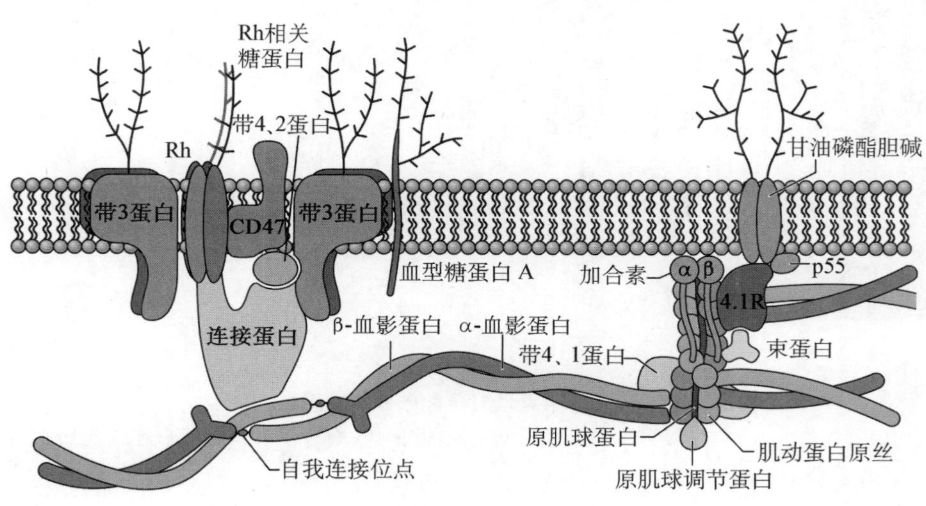

图 10-2　红细胞膜骨架

膜-细胞骨架结构复杂,无疑,其中几乎任何结构的异常将导致膜结构异常,最终会出现溶血。各种遗传的突变可导致异常;因此,膜-细胞骨架复合物疾病属于遗传性HA。红细胞溶解前,常会或多或少出现不同于双凹圆盘状的形态学改变。因此,一个多世纪以来,命名为遗传性球形红细胞增多症和遗传性椭圆形红细胞增多症,绝大多数在此组疾病中。

■ 遗传性球形红细胞增多症(HS)　在遗传性HA中属于一种相对常见的类型,发病率约为1/5000。19世纪末由Minkowksy和Chauffard鉴定为常染色体显性遗传性疾病(图10-3A)。表现为外周血中存在球形红细胞。此外,体外研究显示红细胞易在低渗介质中溶解:事实上,渗透脆性试验是HS的主要诊断试验。现在我们知道HA具有遗传异质性,即它可以来自几个基因突变的(表10-3)中的一种。经典的遗传性HS是(杂合子患者)常染色体显性遗传,而一些严重病例则为常染色体隐性遗传(纯合子患者)。

□ 临床表现及诊断　HS的临床严重程度多样。严重时可能在婴儿期出现严重的贫血,而较轻的可出现在年轻人或成人。HS有时是女性在妊娠期间贫血获得最初诊断。主要临床表现是黄疸、脾大和胆囊结石;事实上,多在年轻人查体时发现胆结石后才发现此病。

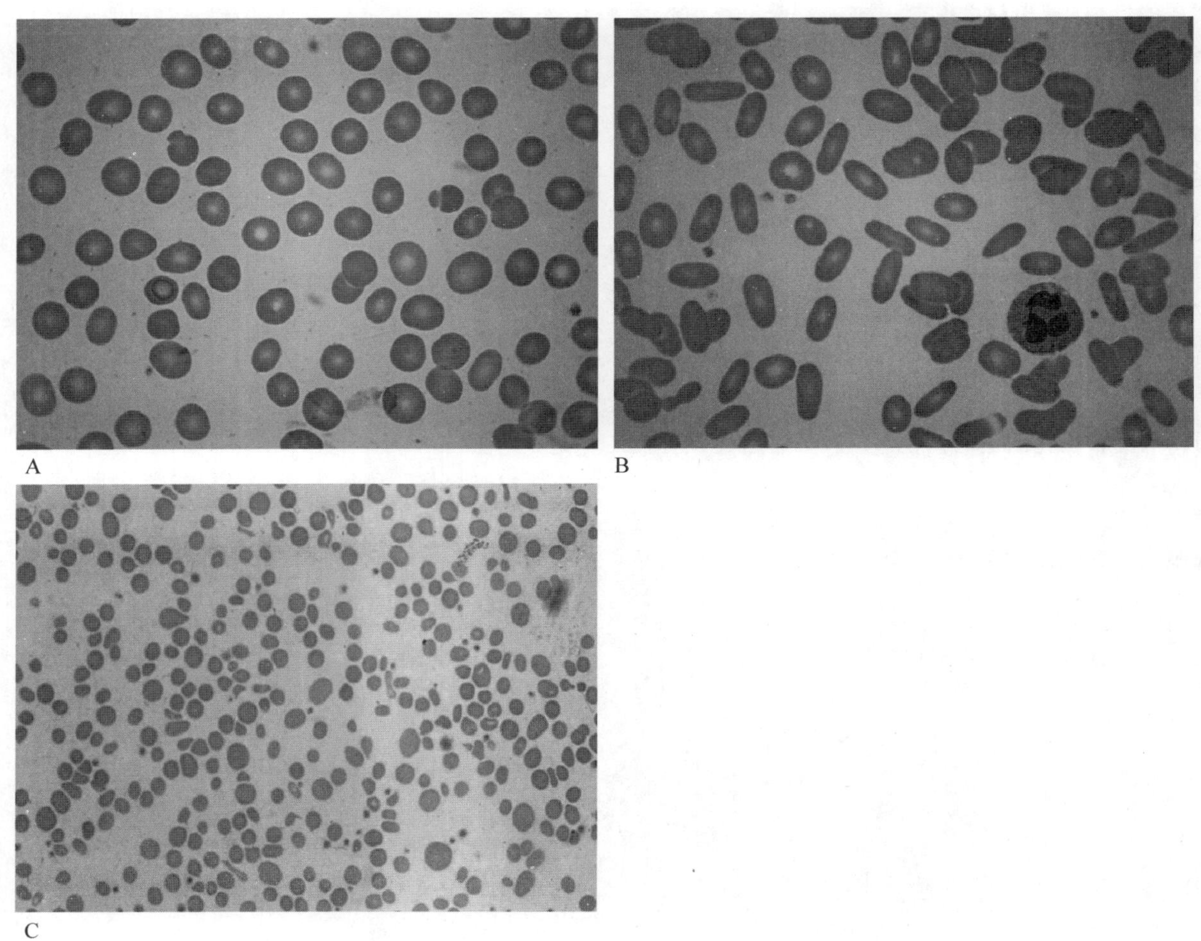

图 10-3 细胞膜骨架异常患者的外周血涂片

A. 遗传性球形红细胞增多症;B. 遗传性椭圆形红细胞增多症、杂合子;C. 椭圆形红细胞增多症,有两个等位基因的 α-血影蛋白基因的突变

HA 患者临床表现的多样性很大程度上基于不同的基础分子病变(表 10-3),可以是几个基因突变,也可以是同一基因的不同突变。溶血较轻时可被代偿(前面已讨论);但进展为失代偿时,可出现并发症(如感染)。因此同一患者可在不同时间出现不同的临床表现。溶血时贫血常为正细胞,其特点是细胞平均细胞血红蛋白浓度增加(MCHC);这几乎是唯一一种正细胞高血红蛋白浓度的情况。

表 10-3 红细胞膜-细胞骨架异常的遗传性疾病

基因	染色体定位	产生蛋白	特定突变的疾病(遗传性)	描述
SPTA1	1q22-q23	α-血影蛋白	HS(隐性)	罕见
			HE(显性)	此基因突变见于 65%的 HE。更严重的形式可能是由于另一等位基因的沉默共存
SPTB	14q23-q24.1	β-血影蛋白	HS(显性)	罕见
			HE(显性)	此基因突变占约 30%的 HE,包括一些严重形式

续表

基因	染色体定位	产生蛋白	特定突变的疾病(遗传性)	描述
ANK1	8p11.2	锚蛋白	HS(显性)	可能占大多数的 HS
SLC4A1	17q21	Band 3(阴离子通道)	HS(显性)	这种基因可能占约 25%的 HS
EPB41	1p33-p34.2	Band 4.1	HE(显性)	此基因突变占约 5%的 HE;但在杂合子大都具突出的形态但不溶血;纯合子严重溶血
EPB42	15q15-q21	Band 4.2	HS(隐性)	基因的突变占约 3%HS
RHAG	6p21.1-p11	恒河抗原	非球形细胞慢性溶血性贫血	非常罕见;与 Rh 抗原全部丢失相关

HE. 遗传性椭圆形红细胞增多症;HS. 遗传性球形红细胞增多症

当患者有家族史(图 10-3A)时,通常易被疑诊溶血性贫血,没有家族史时,见于以下两种情况:①病人有原发突变,即父母生殖细胞或受精卵形成早期发生了突变;②病人可能有一种隐性的 HS(表 10-3)。大多数情况下,诊断可以根据红细胞形态学和渗透脆性检测,目前被称为"粉红试验"。在某些情况下,只有通过 HA 相关基因突变的分子研究才能得到明确诊断。通常关于溶血的特异性试验在专门实验室才能开展。

治疗　遗传性球形红细胞增多症

对于遗传性球形红细胞增多症没有对因治疗,即尚未发现纠正膜-细胞骨架结构基本缺陷的方法。脾大在 HA 具有双重作用机制。一方面,在许多 HA,脾本身是红细胞破坏的主要场所;另一方面,过境脾循环使有缺陷的红细胞更多。因此,脾会加速球形红细胞的破坏,即使溶解可能在别的地方发生。基于这些原因,脾切除术长期被视为 HS 的首要治疗方法。因此,目前的指南(而不是基于证据)如下:①避免给轻度患者行脾切除术。②推迟到至少 4 岁后,严重脓毒症的风险已经度过顶峰期,可行脾切除术。③脾切除之前行肺炎疫苗接种是必要的,但对青霉素预防脾切除后感染尚有争议。④毫无疑问 HS 患者往往可能需要胆囊切除术,可同时进行脾切除术。胆囊切除术通常通过腹腔镜方法进时,同时临床指征有脾切除的必要。

■ **遗传性椭圆形红细胞增多症**　从遗传学及临床角度讲(表 10-3),这是 HS 的异质性疾病。该名称指红细胞为椭圆形红细胞,细胞形态与临床严重程度之间没有直接关系。事实上,有些轻度或甚至无症状的情况下可能有近 100%椭圆形红细胞,而在严重的情况下,各种形态异常的棘形红细胞占主导地位。临床特点和治疗建议类似于上文所述的 HS。虽然脾可能没有特别的作用,在严重疾病的情况下,脾切除术可能有益。HE 临床疾病的患病率类似于 HS;然而,东南亚称为卵形红细胞。在某些人群中,患者多无症状,可能是因为疟疾发生,而致发病率上升到 7%。

2. 离子转运异常　属于罕见疾病,为常染色体显性遗传性疾病,红细胞内低钾与细胞内钠增加:实际上,可能会在偶然的血液测试中发现高血钾(pseudohyperkalemia),从而发现此病。在一些家族中,阳离子运输异常与水摄入相关。导致红细胞内水分过多(overhydrated)、低 MCHC,外周血涂片上显示圆形红细胞、中心苍白,这种疾病的名称为裂口红细胞。另外还有一种家族性疾病,红细胞呈相反的脱水状态(高 MCHC)和刚度增加。这种疾病的名称为遗传性干瘪细胞综合征。在这些疾病中,阳离子转运蛋白异常可能是主要的问题;但还未经证实。编码带 3 *SLC4A1* 基因(表 10-3),错义突变可引起裂口红细胞,出现相对温和到相当严重的溶血。临床实践中,更重要的是知道脾切除术对此类疾病为禁忌,因为在绝大多数情况下会继发严重的血栓栓塞并发症。

3. 酶的异常　当细胞膜或细胞骨架异常时,直接后果是溶血。酶缺陷的后果取决于该酶在红细胞中的作用。酶在细胞内有两个重要功能:①提供能量 ATP;②防止对血红蛋白和其他蛋白质的氧化损伤。

■ **糖分解通路酶的异常**　红细胞在其分化过程中丢失了细胞核和核糖体,仍存留线粒体,依靠糖酵解厌氧途径产生 ATP。以 ATP 形式满足阳离子在红细胞逆浓度梯度的跨膜需求。酶的糖酵解途径中的任何缺陷将导致溶血性疾病(表 10-4)。

表 10-4 红细胞酶异常的溶血

	酶(缩写)	染色体定位	酶缺陷的发生率	红细胞外的临床表现	描述
糖酵解途径	己糖激酶(HK)	10q22	非常罕见		其他已知的同工酶
	葡萄糖 6-磷酸异构酶(G6PI)	19q31.1	罕见(4)*	NM,CNS	
	磷酸果糖激酶(PFK)	12p13	非常罕见	肌病	
	醛缩酶	16q22-24	非常罕见		
	丙糖磷酸异构酶(TPI)	12p13	非常罕见	CNS(严重),NM	
	磷酸甘油醛脱氢酶(GAPD)	12p13.31-p13.1	非常罕见	肌病	
	二磷酸甘油酸变位酶(DPGM)	7q31-q34	非常罕见		红细胞增多症而不是溶血
	磷酸甘油酸激酶(PGK)	Xq13	非常罕见	CNS,NM	脾切除可能获益
	Pyruvate kinase (PK)	1q21	罕见(2)*		脾切除可能获益
氧化还原	6-磷酸脱氢酶(G6PD)	Xq28	共同(1)*	粒细胞很少	在几乎所有情况下只有外源因素触发 AHA
	谷胱甘肽合成酶的	20q11.2	非常罕见	CNS	
	γ 水合成酶	6p12	非常罕见	CNS	
	细胞色素 b5 还原酶	22q13.31-qter	罕见	CNS	高铁血红蛋白血症,而不是溶血
核苷酸代谢	腺苷酸激酶(AK)	9q34.1	非常罕见	CNS	
	嘧啶 5′-核苷酸酶(P5N)	3q11-q12	罕见(3)*		脾切除可能获益

* 从(1)到(4)表示酶类排名顺序。AHA. 获得性溶血性贫血;CNS. 中枢神经系统;NM. 神经肌肉的表现

■ 丙酮酸激酶缺乏 糖酵解途径的异常往往是遗传性的,较罕见。其中,丙酮酸激酶(PK)缺乏最罕见,发病率 1∶10 000。最常见的临床表现为新生儿黄疸;黄疸持续存在,常伴有很高的网织红细胞计数。贫血症状严重程度各异,有时严重到需要输血治疗,有时则较轻,溶血可通过骨髓进行代偿。结果可能导致诊断延迟,在某些情况下,患者年轻时发病,如女性首次妊娠时出现贫血并进行性加重。诊断延误的部分原因是代谢障碍的最后一步中,糖酵解二磷酸甘油酸(DPG)增加,这是血红蛋白-氧解离曲线的主要效应蛋白,使贫血耐受性好,从而加强了对组织供氧。

治疗 丙酮酸激酶缺乏症

丙酮酸激酶缺乏症主要靠支持治疗。红细胞代偿增生,应不断给予口服叶酸补充剂。需要输血,如果输血依赖足以引起铁过载必须添加铁螯合物。如果疾病加重,脾切除术可能是有益。有个案报道指出,使用 PK 正常的同胞进行 HLA 全相合的骨髓移植治疗已成功。这似乎是一个可行的选择,对于严重的病例,同胞捐赠者可供选择。

■ 其他糖分解酶异常 糖酵解酶异常较罕见(表 10-4),导致溶血性贫血的严重程度也不同。临床可见于严重的新生儿黄疸,需要换血治疗。如果为轻度贫血,可能在成人后发病,或者甚至可能持续无临床症状,在常规体检或因无关原因在做血细胞计数时偶然检测到。通常有脾大。也可出现其他系统的临床表现,包括中枢神经系统,有时会造成严重的智力迟钝(尤其是磷酸丙糖异构酶缺乏时),或神经肌系统损伤,或两者兼具。HA 的诊断通常不难,基于正细胞性贫血、网织红细胞增高、高胆红素血症则可诊断。当慢性 Coombs 阴性的 HA 时,应考虑酶异常性疾病。

在大多数情况下，糖酵解的酶异常性疾病，红细胞膜异常是典型表现。只有通过定量测定，在少数专门实验室进行了单个酶的定量检测，才可做出明确诊断。如果特定分子异常已知为家族性，则可直接在 DNA 分子水平检测，酶试验并非必需。

■ 氧化还原通路异常

□ G-6-PD 缺乏症。葡萄糖-6-磷酸脱氢酶(G-6-PD)是所有好氧微生物细胞氧化还原代谢的关键酶(图 10-1)。在红细胞中其作用更为关键，因为它是唯一直接通过谷胱甘肽(GSH)保护细胞免受氧化应激损伤的 NADPH。G-6-PD 缺乏症是血管内溶血和血管外溶血的主要例子，大多数情况下是由于外源性因素引起溶血。虽然在大多数组织中 G-6-PD 缺乏都可观察到 G-6-PD 活性下降，但在红细胞中，单纯减少似乎影响并不明显。

● 基因异常　G-6-PD 基因是 X 连锁，这具有重要意义。第一，男性有只有一个 G-6-PD 基因(即它们是这种基因的半合子)，他们一定是正常或 G-6-PD 缺乏。相比之下，女性有两个 G-6-PD 基因，可以是正常，缺乏(纯合子)或中间体(杂合子)。作为 X 染色体失活的现象，杂合的女性可能有遗传背景不清，G-6-PD 正常和 G-6-PD 缺乏的比率各不同，则具有各异的临床表现，一些杂合子和半合子男性相似。G-6-PD 酶活性形式是一种二聚体或四聚体蛋白，伴单一亚单位蛋白 514 位氨基酸异常。G-6-PD 缺乏者常发现有 G-6-PD 基因(图 10-4)编码区的突变。几乎所有已知的 150 种突变均是点突变，导致 G-6-PD 蛋白质中的单一的氨基酸替换。在大多数情况下，这些突变导致 G-6-PD 缺乏症，降低了体内蛋白质稳定性；红细胞老化时，G-6-PD 生理活性迅速下降。在某些情况下，单一氨基酸替换也会影响这种酶的催化作用。

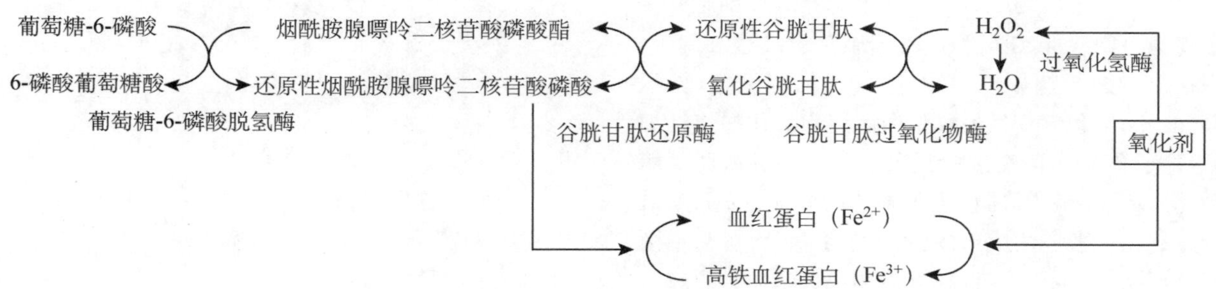

图 10-4　红细胞氧化还原代谢

慢性非球形红细胞溶血性贫血(CNSHA；见下文的"临床表现")是个别基因突变所致。在某些情况下，可以发生质的变化出现严重的临床表现(如葡萄糖 6-磷酸缺乏时，对底物的亲和性降低)；或由于酶的稳定性降低导致酶缺乏，如酶的突变导致二聚体聚合异常。

● 流行病学　G-6-PD 缺乏症广泛分布于热带和亚热带地域(非洲、南欧、中东、东南亚地区和大洋洲)和由上述地域向外迁移的人群。保守估计至少 4 亿人有 G-6-PD 基因缺乏。在这些地区，G-6-PD 缺乏症基因的频率可能高达 20%或更多。它会造成显著的病理变化，广泛传播并使原本无生物基础的人群获得新的疾病遗传。事实上，G-6-PD 是人类物种中遗传多态性的例子之一。临床领域研究和体外实验强烈支持恶性疟原虫致病性，但 G-6-PD 缺乏时则获得了机体对这个高度致命的传染病的相对抵抗性。在半合子男性或女性杂合的 G-6-PD 缺乏患者是否仍有抵抗性不是很清楚。G-6-PD 缺乏症在世界不同地区也有不同类型的 G-6-PD 突变。一些更广泛的变异是地中海、中东地区和印度；G-6-PD 在非洲和欧洲南部；G-6-PD Vianchan 和 Mahidol 在东南亚地区；G-6-PD 在中国广州等。已确定由共同的环境，根据趋同进化的概念多态性，提示 G-6-PD 变异的非均质性是独立起源的证据。

● 临床表现　G-6-PD 缺乏症的人绝大多数在一生中无症状；但其患新生儿黄疸(NNJ)的风险增加，在接受氧化药物治疗后患急性溶血性贫血(AHA)的风险增加。目前少见 G-6-PD 缺乏症有关的 NNJ 发生。发病的临床发高峰是第 2～3 天，在大多数情况下，贫血并不严重。然而，NNJ 在一些 G-6-PD 缺乏婴儿可以非常严重，特别是在 HA 与早产、感染或环境因素（如用在婴儿床上用品和服装的萘-樟脑球）相关，当同时存在转尿苷酰酶基因的单或双等位变异（UGT1A1；相同的基因突变都与吉尔伯特综合征）时，严重的 NNJ 的风险也增高。如果没有得到充分的治疗，NNJ 伴 G-6-PD 缺乏症可以生产核黄疸和永久性的神经损伤。

AHA 可由以下 3 种类型因素触发：①蚕豆；②感染；③药物（表 10-5）。通常情况下，开始表现为不适、虚弱和腹部或腰痛；之后几个小时到 2～3d，病人发展为黄疸和血红蛋白尿，尿液常为深色。发病可以非常急骤，尤其是蚕豆病的儿童。贫血可从温和到极其严重。通常为正细胞和正色素性贫血，由于血管内溶血常表现为低血红蛋白、血红蛋白尿、高乳酸脱氢酶和血浆结合珠蛋白减少。血涂片显示多色和球形细胞（图 10-5）。最典型的特点是血红蛋白不均匀分布的异形红细胞（“血影细胞”），与吞噬红细胞（“咬细胞”或“吸塑细胞”）。现在很少进行特异性检测，甲紫活细胞染色，显示 Heinz 小体、包含变性血红蛋白沉淀和氧化损伤红细胞（除了罕见的不稳定血红蛋白）异常。乳酸脱氢酶高、游离胆红素增高，也提示血管外溶血。AHA 最严重的威胁来自在成人中的急性肾衰竭（在儿童则极其罕见）。伴 G-6-PD 缺乏症的 AHA 主要的威胁来自贫血，一旦贫血得以治疗，机体可很快恢复，不会威胁生命。

极少数 G-6-PD 缺乏症患者有慢性非球形红细胞性溶血性贫血（CNSHA）。患者都是男性，通常具有 NNJ 病史，以后的生活中可能存在贫血、原因不明的黄疸或胆结石、脾大。贫血的严重程度从代偿性溶血到输血依赖各异，通常是正细胞正色素性贫血，伴网织红细胞增加，胆红素和乳酸脱氢酶升高。这些患者的溶血常为慢性，且易受急性氧化损伤，因此相同的药物可导致急性 HA，或者引起普通的 G-6-PD 缺乏症患者急性发作。在某些 CNSHA，G-6-PD 缺陷是粒细胞活性氧产生减少的原因，随之会引起细菌的易感性。

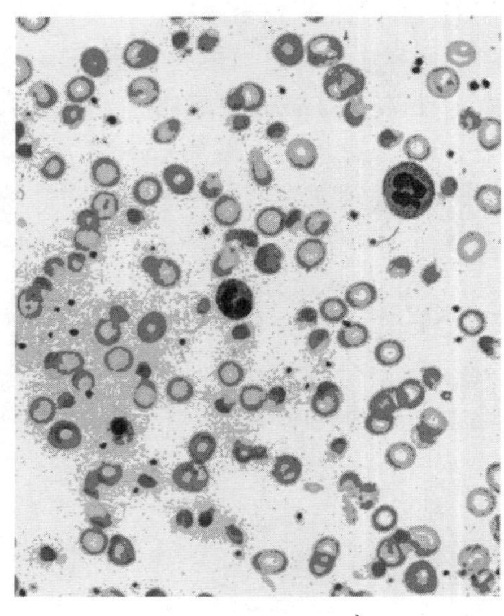

图 10-5 5 岁 G-6-PD 缺乏症男孩急性蚕豆病的外周血涂片

表 10-5 G-6-PD 缺乏症患者药物引起临床溶血的风险

	确定风险	可能风险	疑似风险
抗疟药	伯氨喹 氨苯砜/氯喹	氯喹	奎宁
磺胺类/柳氮磺吡啶	磺胺甲噁唑 其他 氨苯砜	柳氮磺吡啶 磺胺二甲基嘧啶	磺胺二甲基异噁唑 磺胺嘧啶
抗生素	磺胺甲基异噁唑 萘啶酸 呋喃妥因 尼立哒唑	环丙沙星 诺氟沙星	氯霉素 p-氨基水杨酸
解热/镇痛药	乙酰苯胺 非那吡啶	高剂量阿司匹林（>3g/d）	阿司匹林（<3g/d） 对乙酰氨基酚 非那西丁
其他	卫生球 亚甲蓝	维生素 K 类似物 抗坏血酸>1g	多柔比星 丙磺舒

● 实验室诊断　疑诊 G-6-PD 缺乏症时可通过一些试验证实，称为筛选试验。其适合进行人口研究，在稳定状态下可使用半定量法，将男性受试者分列为 G-6-PD 正常或 G-6-PD 缺乏。然而在临床实践中，诊断检验通常需要在病人有溶血发作时进行。这意味着最老的、最缺乏 G-6-PD 的红细胞已被溶破，而新生的、具有较高的 G-6-PD 活性的红细胞则被释放到血液循环。在这些情况下只有定量测试可以明确。在男性，此检测将确定正常的半合子和杂合子 G-6-PD 缺陷；在女性中可能会漏掉一些杂合子，但在溶血最具风险时可被确定。

治疗　G-6-PD 缺乏症

对于 G-6-PD 缺乏症患者，预防急性 HA 发作很关键，即避免接触诱发因素。当然，应根据不同地域 G-6-PD 缺乏症的患病率选择更实用性和经济的筛选方法。蚕豆病完全可以预防。G-6-PD 缺乏患者可通过不吃蚕豆或避免处方药物诱发溶血；在大多数情况下，如具有 G-6-PD 确定病史，则应使用替代药物预防急性发作。一旦认识到其原因，多数情况下没有特定的治疗需要。然而，AHA 发作时，如果贫血严重，则需急诊治疗，尤其是在儿童，需要立即采取行动，包括输血。以抗疟药物组合为例，在非洲国家，含有氨苯砜(称为 Lapdap，在 2003 年推出)的药物造成了严重的急性溶血性发作患儿，几年后此药从市场撤出。如果有急性肾衰竭，可能需要做血液透析。如果没有肾基础疾病则是可控的。G-6-PD 缺乏症 NNJ 的治疗与其他原因所致 NNJ 相同。

在 CNSHA 情况下，如果贫血不严重，定期进行血液学监测和补充叶酸；避免接触潜在溶血药物。大多在并发感染时溶血加重，可能需要输血；少数病人需要定期输血，应制订适当的铁螯合物治疗计划。在遗传性球形红细胞增多症，尚无证据证明红细胞是在脾选择性被破坏；然而在实践中，脾切除术已证明有益于减轻严重的溶血。

□ 其他的氧化还原异常　上文提到，谷胱甘肽是抵抗氧化应激的关键分子。谷胱甘肽代谢的遗传缺陷极罕见，所有患者都有慢性 HA(表 10-4)。1 个月大的婴儿常表现为少见的、特有的、通常是自限性的严重 HA，被称为婴儿异形红细胞，可能伴谷胱甘肽过氧化物酶的缺失(GSHPx)。常并非由于遗传异常、而是瞬态营养缺乏硒元素所致的 GSHPx 活性异常。

■ 嘧啶 5′-核苷酸酶(P5N)缺乏　P5N 可引起核酸降解，是红系祖细胞成熟的最后阶段发生的核苷酸分解代谢的关键酶。尚不知 HA 究竟是怎样成因，但这种情况下最特征性的表现是嗜碱性点彩红细胞。此病罕见，但在红细胞酶缺陷的溶血性贫血中，此病的发生频率可能位列第三(仅次于 G-6-PD 缺乏症和 PK 不足)。贫血是终身的，严重程度不同，且可能受益于脾切除术。

3. 家族(非典型)溶血性尿毒症综合征(aHUS)　aHUS 用来指一组罕见的疾病，主要影响儿童。特点是微血管 HA 外周血涂片，可见碎片红细胞血小板减少症(通常比较温和)和急性肾衰竭(非典型，是短语的一部分，与典型的志贺毒素大肠埃希菌感染引起的溶血尿毒症综合征相区别)。aHUS 的遗传基础最近才被阐明。超过 100 个家庭研究表明，患有溶血尿毒症综合征的家庭成员，在以下几个基因编码补体蛋白质时任一种均可能具有突变：补体因子 H(CFH)、CD46 或膜辅助因子蛋白(MCP)，补体因子 I(CFI)、补体 C3、补体因子 B(CFB)和血栓调节蛋白。因此，对于遗传因素导致的溶血性贫血而言，红细胞内在与外在因素所致的溶血是两组不同的疾病(表 10-1)。因为补体级联的调节有大量的冗余，在稳定状态中，任何上述异常是可以耐受的。然而，当并发感染或一些其他触发器激活补体替代途径，补体调节因子之一的缺陷变得至关重要。血管内皮细胞受损，尤其是肾，几乎在同时可引发溶血(志贺毒素相关的溶血尿毒症综合征可以视为 aHUS 的表型)。aHUS 是严重的疾病，急性期死亡率为 15%，进展到终末期肾病的病例高达 50%。aHUS 往往自发缓解，发现最佳的治疗是血浆置换。因为 aHUS 是遗传性疾病，接触不当外部因素可将其触发，预后可以很严重。在某些情况下，可进行肾和肝移植，但这些治疗的作用尚有争议。

继发性溶血性贫血

1. 机械红细胞性破坏　虽然红细胞具有显著的变形能力，使它们能够挤压通过比自己狭窄千百倍的毛细血管。在红细胞的生存过程中，如承受的剪切力过强，则会出现细胞损害和破裂两种结局。血管内溶血表现为血红蛋白尿；还有一种情况是急性的细胞破裂。有时一名马拉松运动员可能在一场比赛后出现行军性血红蛋白尿，但在另一场比赛中不会发生，我们并不清楚（也许需注意所穿的鞋）。一种长时间光足的舞蹈仪式后可能发展为血红蛋白尿。其他还包括慢性和医源性（被称为微血管溶血性贫血）溶血，它常发生在人工心瓣膜患者特别是在瓣膜周漏时。如果引致机械创伤的红细胞溶血是温和的，且铁供给充分，则可补偿。如果轻度贫血发展加重，可能需要纠正反流。

2. *毒物和药物原因*　氧化性化学品可能引起溶血，即使在没有 G-6-PD 缺陷（前文所述）者。如高压氧（或 100%的氧气）、硝酸盐、氯酸盐、亚甲蓝、氨苯砜、顺铂和无数芳香族（循环）化合物。其他的化学物质是通过非氧化物溶血，机制未知，如砷、锑化氢可、铜和铅。铅中毒引起 HA 嗜碱性点彩。可在 P5N（早些时候讨论过出现，表明铅至少部分抑制这种酶的作用。在这些情况下，溶血似乎通过直接的化学作用对红细胞作用。但药物能引起溶血还通过至少两个其他的机制：①一种药物可以表现为半抗原并产生抗体，如青霉素。暴露于青霉素时，青霉素和抗青霉素抗体之间的反应作用于红细胞而引发溶血。尽快停止青霉素治疗，溶血会停止。②一种药物可以触发红细胞抗原抗体的产生。最著名的例子是甲基多巴，目前已经不再使用，一小部分的患者刺激产生抗 e 抗体。患者有这种抗原时，抗 e 是自身抗体，这样就会导致自身免疫性的 HA（稍后讨论）。甲基多巴被停用时溶血通常会逐渐消退。某些蛇（眼镜蛇和毒蛇）的毒液、蜘蛛咬伤等可引起严重的血管内溶血。

3. *感染*　到目前为止，HA 最常见的感染是疟疾。在世界其他地方，最常见的原因可能是志贺毒素——生产于大肠埃希菌 O157:H7，为现在公认的溶血性尿毒症综合征，多见于儿童。梭状芽孢杆菌产气荚膜脓毒症，由于具有产卵磷脂酶活性毒素，尤其在开放性伤口感染或脓毒性流产或输注的血制品出现严重污染，就会发生致命的血管内溶血。其他微生物，尤其是在儿童脓毒症或心内膜炎偶尔可引发 HA。

4. *自身免疫性溶血性贫血（AIHA）*　在疟疾流行的国家，AIHA 是除疟疾外获得性溶血性贫血最常见的形式。事实上，在流行区域，这两个词有时很不恰当地被用作为同义词。

■ *病理生理*　AIHA 是由针对红细胞抗原，即红细胞表面的一种分子产生的自身抗体。一旦抗体结合于红细胞，将通过一个或多个机制破坏红细胞。在大多数情况下红细胞表面的抗体 Fc 段被巨噬细胞的 Fc 识别，从而触发红细胞的吞噬过程（图10-6）。因此，红细胞将在丰富的单核吞

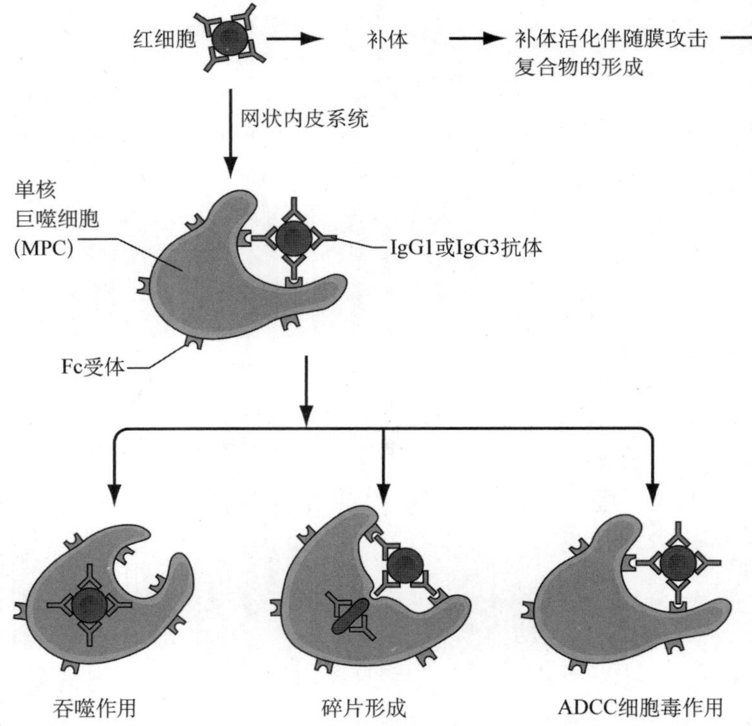

图 10-6　红细胞抗体介导免疫破坏的机制

噬细胞系统,即在脾和肝被破坏。由于脾的特殊的解剖结构,是特别有效的捕获抗体包被的红细胞的主要器官,通常也是红细胞破坏的主要场所。严重时,血液单核细胞也可参与这一过程,介导红细胞吞噬破坏。由于溶血大多数发生在上述各器官,因此被称为血管外溶血。在某些情况下(通常为 IgM 抗体),红细胞表面抗原-抗体复合物能够激活补体(C)。其结果是,大量复合物攻击红细胞膜,直接破坏红细胞,这就是所谓的血管内溶血。

■ 临床特点　AIHA 常突然发病,而且非常严重。血红蛋白水平可在数天内下降到 4g/dl 以下,大量红细胞裂解会产生黄疸,有时伴脾大。当此情况存在时,必须怀疑 AIHA 可能性。部分呈现血管内溶血时,表现为血红蛋白尿,患者可能会报告给其医师,应给予检查和检测。AIHA 的诊断检测是抗人球蛋白试验,在 1945 年由 R. R. A. Coombs 确定,因此用他的名字命名这个试验。此测试的优势在于它直接检测到患者的致病因素,即红细胞自身抗体的存在。

一般情况下,自身免疫性疾病 AIHA 的真正原因尚不清楚。然而,从临床角度来看,AIHA 的重要特点可以是孤立的 AIHA,也可以是常见的自身免疫性疾病进展而来,尤其是系统性红斑狼疮患者,AIHA 有时可能是此病的首发表现。在这种情况下,当 AIHA 被确诊,治疗自身免疫性疾病的综合治疗势在必行。在某些情况下,AIHA 可以关联为自身免疫性血小板减少,即伊文氏综合征。

治疗　自身免疫性溶血性贫血

重症急性 AIHA 可以是急症,立即治疗的措施几乎无一例外包括红细胞输注。这可能会带来一个特殊的问题,因为如果涉及的抗体是非特异性的,所有交叉配血均失败。在这种情况下,不相容性输血也是允许的,因为输注的红细胞会被破坏,但此期间病人可存活。显然,这个相当特殊的情况需要病人、输血/血清学实验室和临床单位之间的相互良好沟通。除了紧急输血,AIHA 的一线治疗是使用皮质类固醇激素。在至少一半的情况下,泼尼松(每日 1mg/kg)可使溶血立即缓解。而一些病人,虽然会获得治愈,但复发并不少见。对于一些 AIHA HA 不是以证据为基础的,对治疗无效和有复发(或需要超过 15mg/d 的泼尼松才防止复发),强烈建议考虑二线治疗的选择,如脾切除术或利妥昔单抗治疗(抗 CD20)。脾切除术虽然不能治愈这种疾病,但可以通过切除溶血的主要位点,从而改善和(或)减少贫血。利妥昔单抗已成为脾切除术的重要替代方法,因为它可以使高达 80%的病人缓解,可重复使用,即使进行性多灶性白质脑病是其较重的和罕见的不良反应。硫唑嘌呤、环磷酰胺、环孢素和免疫球蛋白是自利妥昔单抗推行以来的三线药物。在重症难治性病例,可以使用自体或异基因造血干细胞移植。

■ 阵发性冷性血红蛋白尿症(PCH)　PCH 是相当罕见的 AIHA,大多发生在儿童,通常由病毒感染触发,常为自限性,并以所谓的 Donath-Landsteiner 抗体为特征。这种抗体在体外具有独特的血清学特征:只能在较低温度(最佳方式在 4℃)特异性抗-P 抗体可能结合到红细胞,当温度达到 37℃,在补体介导下发生红细胞裂解。因此为血管内溶血,可导致血红蛋白尿。临床上鉴别诊断必须包括其他原因引起的血红蛋白尿(表 10-6),但 Donath-Landsteiner 抗体的存在会证明 PCH。积极支持治疗包括输血以控制贫血。

■ 冷凝集素病(CAD)　是一种慢性 AIHA,通常影响到老年人。有特殊的临床及病理组织学特征。第一,冷是指涉及的抗体在 37℃与红细胞反应很差或根本不反应,而当机体被暴露在寒冷较低的温度时反应非常强烈,出现明显溶血。抗体通常是 IgM 的自身抗体(自身抗原是红细胞),且它可以有很高的滴度(1∶100 000 或更高)。第二,抗体由 B 淋巴细胞克隆产生,有时血浆中的浓度很高,血浆蛋白电泳为单克隆。第三,由于抗体为 IgM,CAD 与华氏巨球蛋白血症(WM)相关(详见第 17 章),虽然在大多数情况下不存在其他临床表现。因此,CAD 可视为 WM 的一种形式,即成熟的低度恶性 B 细胞淋巴瘤产生了独特的 IgM,临床表现为慢性 AH。

对于温和的 CAD 病人,应避免暴露在寒冷状态,对于维持舒适的生活质量。严重 CAD 的治疗却非易事。输血效果不佳,因为输注的红细胞可被迅速破坏。硫唑嘌呤、环磷酰胺的免疫抑制/毒性可降低抗体滴度,但临床疗效低,这种疾病为慢性,长远来说不良反应可能显现,患者的耐受性差。CAD 不像 AIHA,泼尼松和脾切除术无效。血浆置换在理论上是合理的方法,但可行性

表 10-6 血管内溶血的主要疾病和发状态病

	临床发病时间及过程	主要机制	适当的诊断程序	注释
不匹配输血	突然	ABO 血型不合	重复交叉配血	
阵发性睡眠性血红蛋白尿症(PNH)	慢性病急性发作	补体(C)介导的 CD59(-)红细胞破坏	细胞流式细胞术显示红细胞 CD59(-)	通过任何途径激活 C
阵发性冷性血红蛋白尿(PCH)	急性	正常红细胞的免疫裂解	Donath-兰德斯塔纳抗体试验	通常由病毒感染引发
败血症	非常急性	外毒素产生的产气荚膜梭状芽孢杆菌	血培养	其他有机体可能累及
微血管病不同的原	急性或慢性	红细胞碎片	在血液涂片上观察红细胞形态	从血管内皮损伤到安装人工心脏瓣膜等各种原因
行军性血红蛋白尿	突然	机械破坏	病史	
蚕豆病	急性	红细胞 G-6-PD 缺乏	G-6-PD 检测	摄入的蚕豆触发或由于药物或感染触发

差,必须进行频繁的置换才有益。利妥昔单抗的出现,可改善 60%CAD 患者的临床表现。鉴于 CAD 的长期性,仍需观察利妥昔单抗的治疗间期。

5. 阵发性睡眠性血红蛋白尿症(PNH) PNH 是获得性慢性 HA,为一种血管内溶血(表 10-6)性疾病。除了溶血,常有全血细胞减少和静脉血栓形成倾向。这是 PNH 独特的临床表现。但这 3 个突出的临床表现并非同时出现,虽然它可以由适当的实验室检查(稍后讨论)诊断,但诊断常被延误。PNH 在男性和女性发生频率相同,是一种罕见的疾病。

■ 临床表现 病人可能因为晨起血尿的临床表现而就医(图 10-7)。这可被视为典型的表现,但此表现可能不被重视,病人可因偶然发现症状而就诊。有时贫血从一开始就与中性粒细胞减少和(或)血小板减少症伴随,因此出现骨髓衰竭(稍后讨论)。一些病人可以表现为反复发作的严重腹痛,最终发现有血栓形成。当血栓形成影响到肝静脉,可能会产生急性肝大和腹水,即布加综合征,应怀疑是否为 PNH 的肝病表现。

PNH 自然进程可以为几十年。如果不治疗,中位生存时间预计 8~10 年。过去死亡的首要因素是静脉血栓形成,其次是继发于严重中性粒细胞减少的感染和继发于严重血小板减少症的出血。PNH 可进展为再生障碍性贫血(AA),其可能在既往诊断为 AA 的病人中发生。少数患者(估计 1%~2%),PNH 患者可能进展为急性髓系白血病。另一方面,目前也发现少数 PNH 可自行恢复,尽管病例数很少。

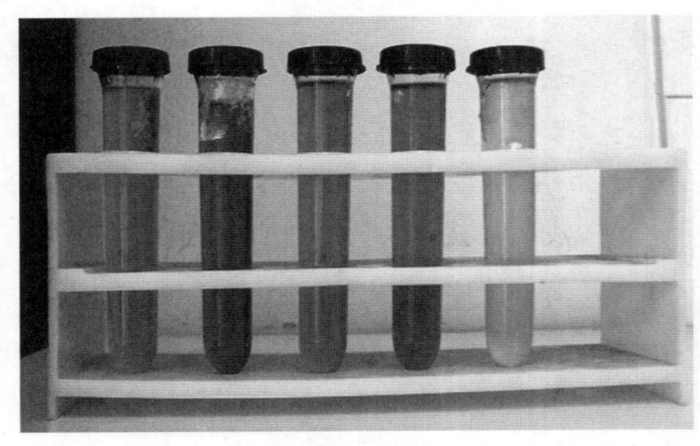

图 10-7 阵发性睡眠性血红蛋白尿患者连续尿液样本

显示数小时内血红蛋白尿的变化,可能是 PNH 的特征性改变

■ 实验室检查和诊断 最多见的血液发现是贫血,范围可以从轻到中至重。贫血通常是正细胞正色素,红细胞形态无异常;如果 MCV 高,通常很大程度上是因为网织红细胞增多所致,可能相当显著(最多至 20%,或 400 000/μl)。如果病人因慢性血红蛋白尿合并缺铁性贫血,贫血可能为小细胞低色素。游离的胆红素轻度或中度升高,乳酸脱氢酶明显升高(常见值达千以上),结合珠蛋白仅轻到中度升高。所有这些检查结果可确定诊断为 HA。血红蛋白尿(表 10-6)是细胞内溶血的特征性标志。在检测随机尿样本的同时,也应考虑序列测样,因为血红蛋白尿可能变化显著,天与天间,甚至每小

时间可能均有不同(图 10-8)。骨髓表现为大量红细胞增生,伴有轻度到中度红细胞生成异常的特征(这些不能与骨髓增生异常综合征鉴别)。在此病的一些阶段,骨髓可能为增生减低,甚至可能表现为再生障碍性(稍后讨论)骨髓。

明确诊断 PNH 必须基于有相当比例的红细胞,通常对激活补体敏感,由于红细胞表面蛋白质(尤其是 CD59 和 CD55)缺少,使细胞易感性增加,蔗糖溶血试验检测补体(C)不可靠,在实验室进行的数次酸化血清(Ham)试验阳性则为特异性。现在流式细胞术为诊断 PNH 的金标准,可以进行粒细胞和红细胞检测。$CD59^-$、$CD55^-$ 双峰分布可诊断 PNH。通常这部分细胞至少占红细胞总数的 5%,至少占粒细胞总数的 20%。

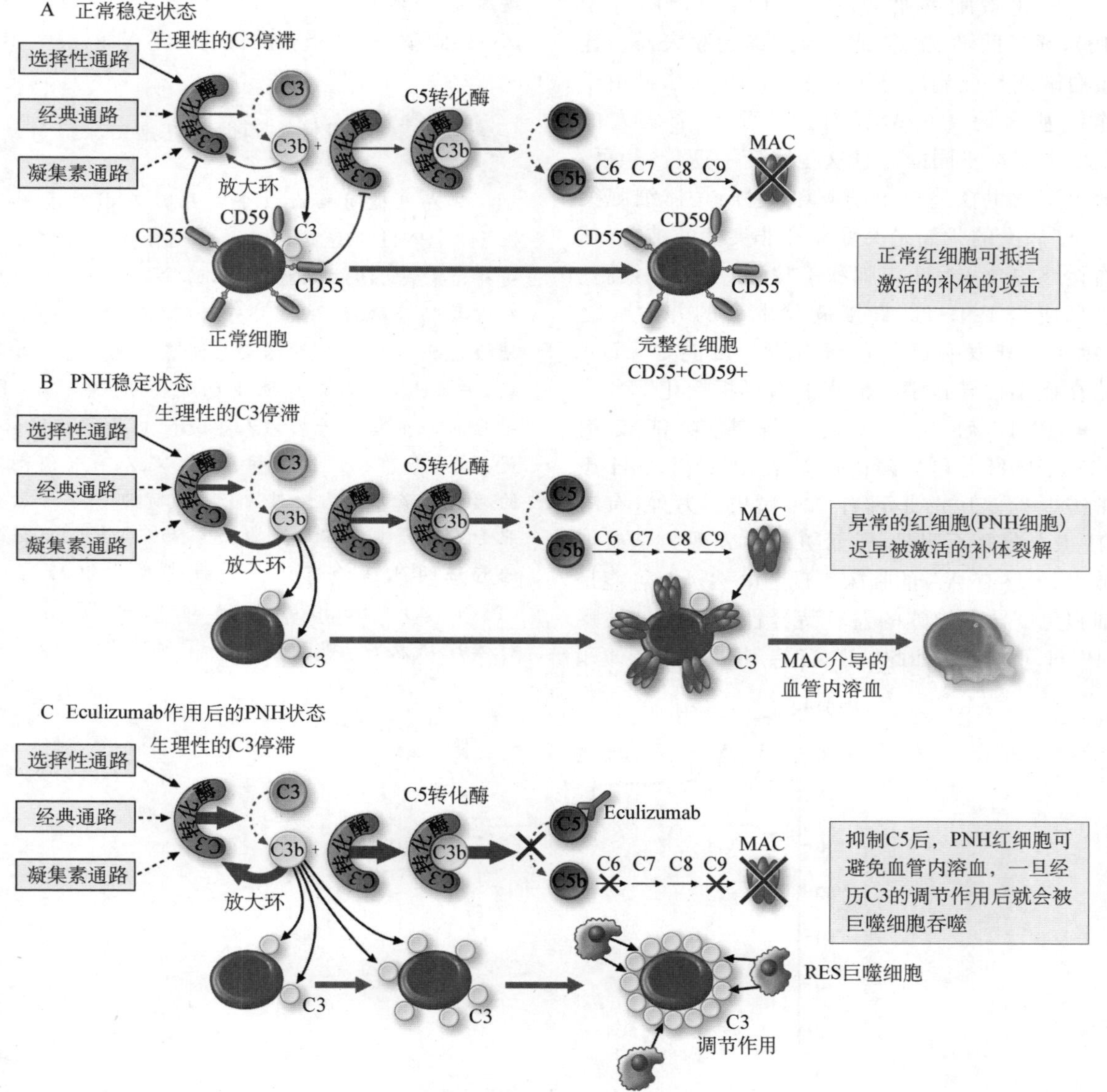

图 10-8　补体级联反应和红细胞的命运

A. 正常红细胞不受补体活化,随后因 CD55 和 CD59 缺失而出现溶血。这两种蛋白质为 GPI 连接蛋白,由于 X-连锁的 *PIGA* 基因编码的蛋白质从 PNH 红细胞表面缺失。B. 在稳定状态下,PNH 红细胞有自发性(刻度线以上)补体激活形成膜攻击复合物(MAC)继而出现血管内溶血;当通过经典途径激活补体,会导致溶血加重。C. 关于 Eculizumab,PNH 红细胞受来自 C5 抗体的抑制作用,上游的补体激活可导致 C3 调理作用和血管外溶血。GPI. 糖化磷脂酰肌醇;PNH. 阵发性睡眠性血红蛋白尿

■ PNH 的病理生理 PNH 溶血是红细胞内在的异常使得细胞对活化补体极其敏感，通过补体活化途径或抗原-抗体反应（图 10-8）激活红细胞。血管内溶血是 PHN 的主要机制。其次，在病毒或细菌感染过程中，溶血会急剧恶化。对补体的高敏感是由于几个膜防护蛋白的缺失，其中 CD59 最重要，因为它妨碍 C9 聚合物插入膜中。糖基化磷脂酰肌醇，一种独特的糖脂分子（GPI），通过肽键，锚定到细胞的细胞膜表面。这些蛋白缺陷是此病的分子基础。GPI 缺陷是由于 X 连锁基因的 *PIGA* 异常。几乎每个病人的 *PIGA* 突变都不同的。且这些突变不遗传；相反，若此突变发生在造血干细胞（即它们是体细胞突变）。则病人的骨髓是突变体和非突变的结合，外周血始终包含 PNH 细胞和正常（非 PNH）细胞。血栓形成是 PNH 最直接危及生命的并发症之一，然而对其发病机制理解有限。可能是 CD59 缺陷在血小板导致了不恰当的血小板活化。

■ PNH 的鉴别诊断 骨髓功能衰竭（BMF）、PNH 与再生障碍性贫血（AA）。PNH 患者常需要确定以前是否有 AA 病史。另外，有时 PNH 患者溶血不明显，反而更多地表现为全血细胞减少，最终有 AA 的临床表现。既然 AA 可能是 T 细胞免疫异常导致的器官特异性自身免疫性疾病，PNH 可能也是如此。PNH 患者 T 细胞受体印证了这一概念。此外，还有证据证明在 PNH 小鼠模型中，当骨髓其他细胞正常时，PNH 细胞不扩增。通过使用高灵敏度流式细胞仪发现具有 *PIGA* 突变的少量 PNH 细胞被证明可以在正常人出现。一种极端的观点认为，PNH 是 AA 的一种形式，PNA 的克隆占据了患者的骨髓而掩盖了 BMF 的本质。鉴于这些事实，似乎在 PNH BMF 现象是必然的而非例外。PNH 细胞借以逃脱非 PNH 细胞所受的损害的机制还不得而知。

治疗 阵发性夜间性血红蛋白尿症

阵发性夜间性血红蛋白尿症不同于其他获得性 HA，PNH 可能是终身的伴随情况。标准治疗为支持治疗，包括红细胞筛查，必要时输血，对一些病人需要频繁输血；需要补充叶酸（至少 3mg/d）并定期检查血清铁。长期糖皮质激素治疗，疗效并不确定；事实上，它们具有很多危险的不良反应。PNH 治疗的一个重大进展为人单克隆抗体，Eculizumab，是补体 C5 单抗。在国际、多中心、双盲安慰剂对照的随机试验中，87 例患者（到目前为止唯一治疗对照 PNH）严重溶血，伴输血依赖，而 Eculizumab 的治疗证明此药物有效。此药获准在 2007 年上市（图 10-9）。Eculizumab 通过阻止下游 C5 的补体级联反应，极大地提高了所有PNH患者补体

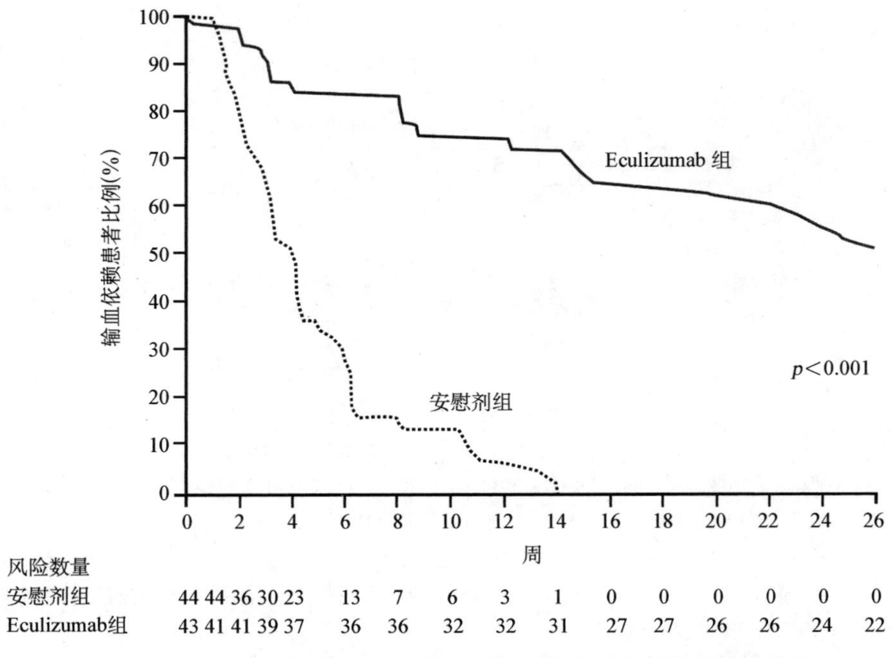

图 10-9 抗 C5 抗体对阵发性睡眠性血红蛋白尿导致贫血的临床疗效

依赖血管内溶血，提高了患者的生活质量。预期能够通过治疗去除输血依赖，确实有约 50％的患者经治疗后血红蛋白水平上升。其余患者贫血仍非常严重，需要输血，由于是补体 C3 片段介导了血管外溶血。基于其半衰期，Eculizumab 组每隔 14d 给予静脉注射。目前唯一可以治愈 PNH 的方法是异基因骨髓移植（BMT）。如果有 HLA 相合的同胞，应给年轻的严重 PNH 患者进行 BMT；采用 BMT 应减少 Eculizumab 的使用。

PNH AA 综合征的患者，可用抗淋巴细胞球蛋白（ALG 或 ATG）与环孢素 A 的免疫抑制治疗。虽然以往也没有明确的临床试验，但目前这种方法已经帮助患者缓解严重的血小板减少和粒细胞减少，但很少能迅速缓解溶血。任何有静脉血栓形成或除了 PNH 以外的基因异常引起的血栓患者，应常规抗凝预防。

急性失血性贫血

失血引起贫血有两种主要机制；第一，红细胞直接损失；第二，长期血液流失逐渐耗尽储存铁，最终导致缺铁。后者的贫血类型详见第 7 章。这与前一类即失血性贫血，与急性失血量有关。可因外部因素（如创伤或产科出血）或内部因素（如从胃肠道、脾破裂、异位妊娠、蛛网膜下腔出血破裂出血）所致。任何一种情况下，大量的血液突然丧失后，有 3 个临床或病理生理阶段。首先，低血容量是主要特点，特别是对重要的需氧量高的脏器，如大脑和肾构成威胁。因此，主要威胁是失去知觉和急性肾衰竭。重要的是，在这个阶段普通的血液计数将不会显示贫血，血红蛋白浓度不受影响。第二，作为应激反应，压力感受器和张力感受器会导致释放抗利尿激素和其他肽类，将液体从血管外转向血管内，引起血液稀释；因此，低血容量逐渐转换为贫血。贫血程度将反映失血量：如果 3d 后血红蛋白降为 7g/dl，这意味着约 50％的血液容量已经丢失。第三，无继续出血，骨髓反应，将逐渐改善贫血。

急性失血性贫血（APHA）通常是直接诊断的，但有时外伤后内部出血或以其他方式——可能不是立刻显现，即使为大量出血。因此当发生血红蛋白急速下降，无论患者有无出血病史，均应怀疑 APHA：补充病史可能必须获得问题的答案，必须进行（如声像图或内镜）等适当检查。

治疗　急性失血性贫血

治疗急性失血性贫血，需要进行同时治疗：①在许多情况下丢失的血液需要及时补充回来。许多慢性贫血时，查找和更正贫血的原因是第一要务，输血可能并非必要，因为身体可适应失血所致的贫血；只有在身体不适应贫血时才优先输血。而急性失血时与之相反，需即刻补血。②面临紧急情况时，必须立即止血，并去除出血的原因。

一种特殊类型的 APHA 是在手术后和期间失血，失血量可以很大（如在前列腺癌根治术的情况下最多 2L）。当然，随着外科手术改进，可用病人自己储存的血液（通过术前自体血捐赠）补充，在任何情况下，需仔细监测失血量。由于这种血液损失是医源性的，优化输血管理尤为重要。

长期以来急诊医学致力于寻找血液替代品，寻找适合于所有受血者的制品，并易于储存和运输。主要通过两个途径：①氟碳合成的化学物质，与氧可逆结合；②人工修饰血红蛋白，称为基于血红蛋白的氧载体（血红蛋白）。虽然有许多报道称这两种方法的使用，使血红蛋白可达到 Ⅲ 期临床试验第二阶段，但尚未有“血液代用品”成为标准治疗。

（董宝侠　译）

第 11 章

Chapter 11

再生障碍性贫血、骨髓增生异常综合征及相关骨髓衰竭综合征

Neal S. Young

造血障碍性贫血是正色素、正细胞型或大细胞型贫血，具有网织红细胞计数减低的特点。骨髓损伤和功能不良，表现为红细胞产生缺陷，且常继发感染、炎症和癌症。造血障碍性贫血是造血系统中一类造血衰竭疾病，主要包括再生障碍性贫血、骨髓增生异常综合征（MDS）、纯红细胞再生障碍性贫血（PRCA）和骨髓病性贫血。在这类疾病中贫血往往不是一种孤立的、甚至并非主要的血液系统表现。更常见的骨髓衰竭性疾病是全血细胞减少：贫血、白细胞减少、血小板减少。骨髓衰竭性疾病源于造血异常，与外周血中红细胞破坏（溶血性贫血）、血小板产生减少或过度破坏[特发性血小板减少性紫癜（ITP）或脾大]和白细胞减少（如免疫性白细胞减少症）等疾病不同。

造血衰竭性疾病可根据骨髓的形态学特点分类（表 11-1）。虽然这些疾病之间的鉴别通常很明确，但因为这些疾病常可以继发于其他疾病，某些进程密切相关，因此要进行明确诊断也比较复杂。患者也许有 2～3 个相关疾病，或一个诊断可能还涉及另一个疾病。这类疾病在发病机制上常涉及免疫介导的骨髓破坏和基因组不稳定性，导致较高的恶性转化率。内科医生和全科医生认为骨髓衰竭性疾病非常重要，因为如果病人不经治疗，其预后可能很差；有效的治疗方法往往可用，但需要血液学家和肿瘤学家充分评估疾病复杂性，进而合理选择。

表 11-1　全血细胞减少症的鉴别诊断

骨髓增生低下的全血细胞减少	
获得性再生障碍性贫血	
先天性再生障碍性贫血（范可尼贫血、先天性角化不良）	
一些骨髓增生异常疾病	
少数非典型白血病	
一些急性淋巴性白血病	
一些骨髓淋巴瘤	
骨髓增生活跃的全血细胞减少	
原发性骨髓疾病	继发性骨髓疾病
MDS	系统性红斑狼疮
阵发性睡眠性血红蛋白尿	脾功能亢进
骨髓纤维化	维生素 B_{12}、叶酸缺乏
一些非典型白血病	严重感染
骨髓炎	酒精
骨髓淋巴瘤	布氏杆菌病
毛细胞白血病	结节病
	结核病
	利什曼病
骨髓增生低下 ± 血细胞减少	
Q 热	
Legionnaires 综合征	
神经性厌食，饥饿	
结核分枝杆菌	

再生障碍性贫血

定义

再生障碍性贫血表现为全血细胞减少，伴骨髓增生低下。获得性再生障碍性贫血与医源性骨髓增生减低不同，后者如癌症患者在接受细胞毒药物化疗后骨髓增生低下。再生障碍性贫血也可以是先天性的，如遗传性疾病范可尼贫血和先天性角化不良，虽然早期经常出现全血细胞减少与典型的机体异常，但也可在成年时才逐渐出现骨髓衰竭。获得性再生障碍性贫血通常具有一些特征性的临床表现，如先前血常规正常的年轻人突然出现血细胞计数减低，可能是由于感染了血清学阴性的肝炎病毒或因药物的不当使用而诱发。在这些情况下，诊断并不复杂。有时血细胞计数轻度减低，导致贫血、白细胞减少、血小板减少的不同组合。再生障碍性贫血与阵发性睡眠性血红蛋白尿（PNH；详见第 10 章）和 MDS 两个疾病相关，在某些情况下很难明确区分这些疾病。

流行病学

在欧洲和以色列，获得性再生障碍性贫血的发病率是每年 2/100 万人，在泰国和中国，发病率每年 5～7/100 万人。一般情况下，男性和女性患病率相当，但年龄分布呈双相性，分别在十几、二十几岁与老年人的双峰状分布。

病因学

再生障碍性贫血的发病有一些重现性临床相关性（表 11-2）；但此相关性并不是在每个个体发生，不足以以病因解释。此外，虽然大多数情况下，再生障碍性贫血是特发性的，但既往推定的病因说明，药物暴露也与发病相关。

表 11-2　再生障碍性贫血和单个细胞减少

获得性	遗传性
再生障碍性贫血	
继发性的	范可尼贫血
辐射	先天性角化不良
药物和化学品	舒-戴综合征
经常影响网状发育特殊的反应	无巨核细胞性血小板减少症伴先天性畸形
病毒	家族性再生障碍性贫血
埃伯斯坦-巴尔病毒（感染-结构性单核细胞增多）	（七单体）白血病前期
肝炎（非 A 非 B、非 C 肝炎）	非血液学综合征（唐氏、多博维茨、塞克尔）
微小病毒 B19（瞬态再生障碍性危机，PRCA）	
HIV-1（艾滋病）	
免疫疾病	
嗜酸性筋膜炎	
免疫球蛋白血症	
胸腺瘤/胸腺上皮癌	
移植物抗宿主病的免疫功能丧失	
阵发性睡眠性血红蛋白尿	
妊娠	
特发性细胞减少	
血细胞减少	
纯红细胞再生障碍性贫血（PRCA）（表 11-4）	先天性 PRCA[迪世蒙-布（莱克范）贫血]
中性粒细胞减少/粒细胞缺乏症	特发性 Kostmann 综合征
原发性，药物毒素	Shwachman 钻石综合征
无巨核细胞性血小板减少症	舒-戴综合征

1. 放射 再生障碍性贫血骨髓是辐射后的主要急性后遗症。辐射损伤 DNA，有丝分裂活跃的组织特别容易受到影响。核事故不仅可涉及电厂工人，还包括医院、实验室和工业员工(食品灭菌、金属造影等)，以及因无知将核物质盗走，放错了位置或被误用。根据血细胞计数下降的速度和程度可以考证辐射的剂量，而放射量的测定也可以帮助估计患者预后，避免中介人员与放射性组织及粪便接触。MDS 和白血病，并非再生障碍性贫血，是辐射的晚期效应。

2. 化学药品 见表 11-3。

表 11-3 一些药物和化学药品与再生障碍性贫血

曝露于常用剂量的主要毒性反应为骨髓抑制的药物：
细胞毒药物在肿瘤化疗中使用：烷基化剂、抗代谢药物、抗有丝分裂药物
经常使用但不一定引起再生障碍性贫血
应用于骨髓的某些抗生素
苯制剂
与再生障碍性贫血相关，但概率相对较低：
氯霉素
杀虫剂
抗疟疾和氯喹米帕林
非甾体抗炎药(包括苯保松、吲哚美辛、布洛芬、舒林酸、阿司匹林)
抗惊厥药物(海因、卡马西平、醋酰尿素苯、非尔氨酯)
重金属(金、砷、铋、汞)
磺胺类药物：一些抗生素
抗甲状腺药物(甲巯咪唑、甲基硫脲嘧啶、丙硫氧嘧啶)
抗糖尿病药物(甲苯磺丁脲原料)、碳酸酐酶抑制剂(乙酰唑胺和醋甲唑胺)
抗组胺药(西咪替丁、d-青霉胺、氯苯那敏)
其他与再生障碍性贫血相关，但是作用更弱的药物
雌激素(妊娠和高剂量的动物)
其他的抗生素(链霉素、四环素、甲氧西林、甲苯达唑、甲氧苄啶/磺胺甲噁唑、氟尿嘧啶)
镇静药和催眠药(氯丙嗪、氯氮䓬)
别嘌醇
甲基多巴
奎尼丁
锂
胍氯酸
钾硫氰酸盐
卡比马唑

3. 药物 许多化疗药物有骨髓抑制的毒性(表 11-3)，在接受化疗的患者中发生，且具有剂量依赖性。相反，还有大量且多样的特殊反应。药物可能会导致再生障碍性贫血，但没有明确的剂量-反应关系。相关性很大程度上源于累积病例报告，20 世纪 80 年代一项在欧洲的大型国际研究显示，对于非甾体镇痛药、磺酰胺、抗甲状腺药物、一些精神类药物，以及青霉胺、别嘌醇和重金属金与再生障碍性贫血相关。相关性并不等于因果关系：一种药物可能有被用来治疗骨髓衰竭的功能症状(抗生素治疗发热或前期的病毒性疾病)或诱发了预先存在的疾病(非甾体抗炎药引起血小板减少性紫癜的病人皮肤瘀斑)。超敏体质的个体，因药物引起的损伤较大，但总体来说是罕见事件，在基于人群的研究中通常发生率较低。但在少数疾病中，当数十万的人群暴露于某些药物时，也会出现显著风险，甚至 10～20 倍增加，引起少数药物性再生障碍性贫血。

4. 感染 肝炎是最常见的前驱感染，肝炎后骨髓衰竭在骨髓衰竭性疾病中约占 5%。患者往往是青年男子，1～2 个月前经历过肝炎性病变；随后发生非常严重的全血细胞减少。肝炎可能是 A、B 或 C 血清学阴性(非 A、非 B、非 C)，可能是目前尚未发现的病原体。儿童暴发性肝衰竭常发生于血清学阴性的肝炎，这些患者迅速发生骨髓衰竭。少数再生障碍性贫血继发于传染性单核细胞增多。微小病毒 B19 可导致溶血性贫血中的瞬时再生障碍性危象和一些 PRCAs(稍后讨论)，通常不会导致广义的骨髓衰竭。增生不良常为感染的主要结局，多为病毒和细菌感染后所导致的轻度的血细胞计数低下。

5. 免疫性疾病 免疫缺陷的受者在输注未经核辐射的血液制品后会发生输血相关性移植物抗宿主病(GVHD)，导致增生不良甚至死亡。再生障碍性贫血与罕见的血管胶原综合征嗜酸性筋膜炎密切相关，其特点是疼痛伴皮下组织硬结。全血细胞减少症与骨髓发育不全也可以发生在系统性红斑狼疮(SLE)。

6. 妊娠 少数再生障碍性贫血可能发生在妊娠期间，产后自动缓解，也可呈自限性，或者在人工流产后缓解。

7. 阵发性睡眠性血红蛋白尿 PNH 是造血干细胞获得性 *PIGA* 基因突变，但 *PIGA* 突变也可发生在正常个体中。如果 *PIGA* 突变的干细胞数量激增，其结果是表面缺乏锚着蛋白而出现造血祖细胞的克隆性增生(详见第 10 章)。伴有小的克隆性增生的细胞可以通过流式细胞仪检测到[PNH 细胞也见于 MDS(稍后讨论)]。针对 PNH 患者的骨髓功能研究发现，即便是以溶血为主要表现，也有证据表明其具有造血功能缺陷、初步临床诊断为 PNH 的患者，尤其是年轻人，以后可能完全发展为造血障碍和全血细胞减少；初始诊断为再生障碍性贫血的患者，在血细胞计数恢复的数年后可能有溶血性 PNH。

8. 先天性疾病　范可尼贫血症是一种常染色体显性遗传性疾病，表现为先天性发育异常、进展性全血细胞减少症，恶性肿瘤发生的风险增加。范可尼贫血的染色体极易受到 DNA 交联剂、诊断方法的影响。典型的范可尼贫血患者表现为身材矮小、咖啡斑，涉及拇指、桡骨和泌尿生殖道的异常，已定义至少有 12 种不同的遗传缺陷。最常见的 A 型范可尼贫血是由于 *FANCA* 突变。大部分范可尼贫血基因产物形成蛋白质复合体激活的 FANCD2，在细胞 DNA 损伤反应中发挥作用，尤其是产生交联。

先天性角化不良的特点有黏膜白斑病、指甲营养不良、网状色素沉着和儿童时期的再生障碍性贫血。角化不良是由于端粒修复复合物即维护复制细胞的端粒长度时出现突变：由于 *DKC1* 基因的 X-连锁突变（dyskerin）；还有 *TERC* 基因常染色体显性遗传突变，*TERT* 编码反转录酶、端粒酶。突变的 *TNF2*、*Shelterin* 的组成部分，其结合在端粒 DNA，*TNF2* 突变也发生在角化不良。

在 Shwachman-Diamond 综合征，常见骨髓衰竭、胰腺功能不全及吸收不良。大多数患者有 *SBDS* 的复合杂合突变，可能会影响骨髓基质功能。*TERT*、*TERC*、*TNF2* 和 *SBDS* 也可在获得性再生障碍性贫血患者发生突变（*TERT* 和 *TERC* 基因突变也是家族性肺纤维化和一些肝硬化的原因）。

病理生理学

骨髓衰竭源于造血细胞严重损伤。在再生障碍性贫血，骨髓被脂肪替代是活检标本的明显特点（图 11-1），脊柱的磁共振成像（MRI）也显示此特点。细胞表面标记 $CD34^+$ 的造血干、祖细胞明显减少或消失；体外试验发现，严重疾病时干细胞池≤1%的正常值。

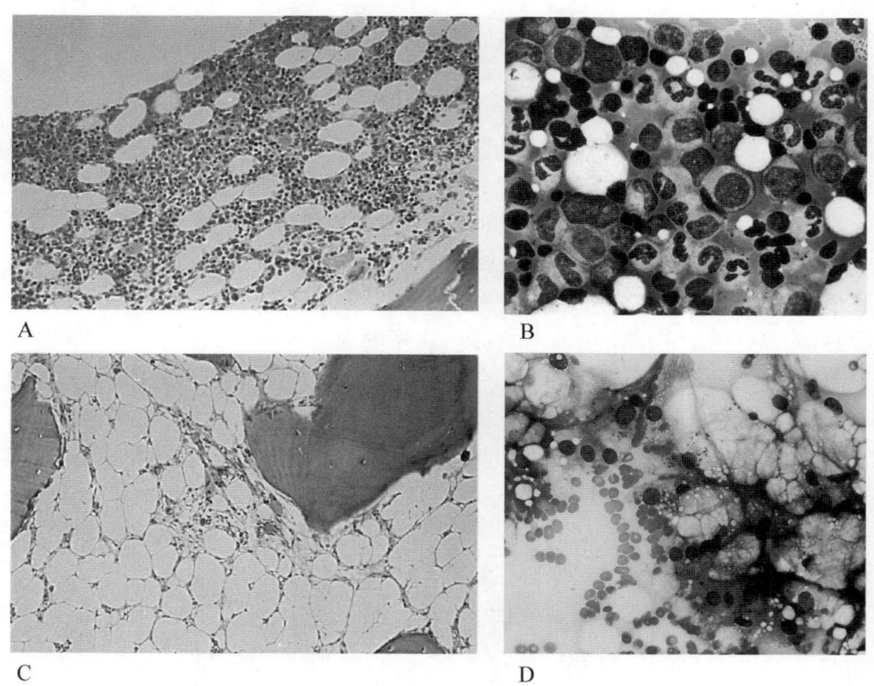

图 11-1　A. 正常骨髓活检。B. 正常骨髓穿刺涂片。骨髓通常有 30%～70%细胞容量，且髓细胞、红细胞和淋巴样细胞异质性混合。C. 再生障碍性贫血骨髓活检。D. 再生障碍性贫血骨髓涂片。骨髓显示造血组织被脂肪组织和残留的基质和淋巴样细胞所取代

先天性再生障碍性贫血是一种干细胞内在缺陷性疾病:范可尼贫血患者表现为暴露于某些化学制剂时的染色体的损伤和细胞死亡。一些再生障碍性贫血患者端粒较短,是因端粒修复复合物的基因杂合突变所致。可变外显率是指 *TERT* 和 *TERC* 基因突变引起骨髓衰竭的风险,作为家族成员具有相同的基因突变可能有正常或仅轻微血液学异常,且可通过代偿弥补造血不足。

药物损伤

骨髓外源性损伤包括物理或化学损伤,如高剂量的辐射及有毒化学物质。更常见的包括特殊体质对常规药物剂量的应答,改变的药物代谢可引起药物损伤。很多药物和化学品的代谢方式,尤其是药物极性如溶解度,涉及酶裂解、高活性电离化合物;这些中间体因易结合于细胞大分子而具有毒性。如氢醌类化合物衍生物和氟喹诺酮类药物是苯致软组织损伤的基础。对特定药物的反应,过度生成有毒的中间体或未能有效解毒可能是基因决定的,易感基因位点,决定了药物损伤的特殊性与复杂性,可解释为什么少数药物引发超敏反应。

免疫介导的损伤

一些骨髓移植患者使用抗淋巴细胞免疫球蛋白(ALO)的骨髓功能恢复,提示再生障碍性贫血可能是免疫介导的。符合这一假设的是,异卵双胞胎进行骨髓移植时,如不进行细胞毒药物预处理则出现移植失败。实验室数据提示,免疫在再生障碍性贫血中的重要作用。患者的血液和骨髓细胞能抑制正常造血祖细胞的生长,再生障碍性贫血患者骨髓 T 细胞去除后可提高体外集落形成能力。给予再生障碍性贫血患者免疫抑制治疗后,发现以前增多的活化的细胞毒性 T 细胞克隆数量下降;细胞因子测量显示 TH1 免疫反应[γ-干扰素(IFN-γ)及肿瘤坏死因子 TNF]干扰素及 CD34 细胞表面 Fas 表达,引起细胞凋亡。骨髓中活化 T 细胞定位及局部产生的可溶性细胞因子损伤了干细胞。

对再生障碍性贫血的早期免疫系统事件还不太清楚。寡克隆 T 细胞的反应提示抗原的刺激性。许多不同的外源性抗原能够启动病理性免疫反应,但至少有些 T 细胞可以识别真正的自我抗原。少数患者在正常暴露于(药物、血清学阴性的肝炎)后发生再生障碍性贫血表明,由基因决定的免疫反应可以将一个正常的生理反应转换成一个持续异常的自身免疫过程,包括组织相容性抗原多态性、细胞因子基因和调节 T 细胞极化效应功能的基因。

临床表现

病史

再生障碍性贫血表现为凶险或隐匿的发病。出血是最常见的早期症状;数天到数周的瘀斑,牙龈出血、渗出,鼻出血,月经量多。合并血小板减少症,偶伴大出血,但是在中枢神经系统中少量的出血可能导致严重的颅内或视网膜出血。贫血的症状很常见,包括倦怠、无力、气短、耳鸣等。在再生障碍性贫血中初始感染不常见(与粒细胞缺乏症不同,咽炎、肛管直肠感染或脓毒症早期出现)。再生障碍性贫血的突出特点是局限于血液系统的症状;尽管血细胞计数减少的患者经常无明显自觉症状,或者看起来无异常,当全身不适和体重减轻应该考虑其他病因的全血细胞减少症。药物使用史、接触化学物质和前述的病毒性疾病往往引起再生障碍性贫血。血液系统疾病或血液异常、肺或肝纤维化的家族史可能提示有骨髓衰竭的先天性病因。

体检

体检可能会见典型的瘀点及瘀斑和视网膜出血。骨盆和直肠检查往往要推后,在进行检查时,应指法轻柔,以避免创伤;常有宫颈出血和便血。常见皮肤和黏膜苍白,严重的情况下应给予输血。感染并非常见症状,但如果病人有感染,可在几周内出现。淋巴结肿大、脾大是高度不典型的再生障碍性贫血症状。咖啡斑和身材短小时建议查范可尼贫血;指甲异常和白斑建议查先天性角化不良。

辅助检查

外周血

涂片显示大红细胞、血小板和粒细胞缺乏,平均红细胞体积(MCV)往往增加。网织红细胞均缺乏或很少,淋巴细胞数量可能正常或降低。存在不成熟的髓细胞,提示白血病或 MDS,有核的红细胞提示骨髓纤维化或肿瘤浸润,异常血小板提示有外周血破坏和或 MDS。

骨髓

骨髓通常容易抽吸,但抽吸后涂片易被稀释,脂肪组织可被抽出;严重情况下可出现苍白的"抽吸物"。相反,当"干抽"时应考虑骨髓纤维化或骨髓结核。重症再生障碍性贫血的涂片显示只有红细胞、少量淋巴细胞和基质细胞;穿刺活检(长度应>1cm)测定骨髓内细胞量及脂肪量明显优于涂片,造血细胞占<25%的骨髓腔;在严重情况下,活检几乎看到

100%的脂肪。但骨髓细胞含量与疾病严重程度不完全相关，因为骨髓细胞生理随着老化而减少。此外，一些血细胞计数中度减少的患者，髂嵴组织活检提示空腔骨髓，尽管在严重的情况下仍可看到造血的“热点”。如果髂嵴活检不足以诊断，还可行胸骨穿刺。残留的造血细胞可有正常的形态，也可有轻度巨幼红细胞生成；巨核细胞常减少，甚至无巨核细胞。肉芽肿表明感染性疾病导致骨髓衰竭的可能。

其他检查

通过双环氧丁烷或丝裂霉素 C 检测外周血染色体断裂，在儿童和年轻成人以排除范可尼贫血。端粒长度短（可用商品化试剂）强烈提示存在端粒酶或端粒蛋白复合体突变，应进行家族研究和核苷酸序列分析。骨髓细胞的染色体异常往往提示 MDS，阴性则可能为典型再生障碍性贫血。流式细胞仪为 PNH 提供了敏感的诊断方法。血清学检验是否有病毒感染，如埃伯斯坦-巴尔病毒和艾滋病毒。乙肝后再生障碍性贫血血清学阴性。如果腹部体检不满意，应给予电脑断层扫描或超声检查脾大小。磁共振成像有助于评估椎骨，区分再生障碍性贫血与 MDS 的脂肪含量。

诊断

再生障碍性贫血通常可基于全血细胞减少及骨髓内脂肪细胞的增多而直接诊断。再生障碍性贫血在年轻人多发，常为全血细胞减少的青少年和年轻成年人的主要诊断。当全血细胞减少是继发性时，往往从病史或体检中获得诊断信息，如酒精性肝硬化所致的巨脾、转移癌、系统性红斑狼疮或粟粒性肺结核（表 11-1）。

当有非典型临床表现、其他相关的血液疾病，可能会出现诊断问题。虽然全血细胞减少症最常见，但有些患者骨髓显示细胞增生低下，只有一系或两系细胞减少，后来进展为全血细胞减少。再生障碍性贫血通过抽吸骨髓，从形态上可与获得性疾病区分。诊断可以通过了解家族史，从童年时起异常血细胞计数情况或相关的机体异常。再生障碍性贫血可能很难与增生低下的 MDS 区分：MDS 易出现形态学异常，尤其是巨核细胞和粒细胞前体细胞，典型的细胞遗传学异常（稍后讨论）。

预后

重型再生障碍性贫血的自然病程是迅速恶化和死亡。应输注红细胞，继而给予血小板输注，抗生素治疗有效，但少数患者疾病过程为自限性。主要的预后决定因素是血细胞计数。严重的再生障碍性贫血出现 2～3 个参数异常：绝对中性粒细胞计数＜500/μl，血小板计数＜20 000/μl，修正的网织红细胞计数＜1%（或网织红细胞的绝对计数＜60 000/μl）。当免疫治疗有效时，网织红细胞的绝对值＞25 000/μl，淋巴细胞＞1000/μl 则提示可能会预测对治疗反应及远期疗效更好。

治疗　再生障碍性贫血

重症获得性再生障碍性贫血可通过干细胞移植，即通过替换造血系统（和免疫系统）而治愈疾病，还可以通过抑制免疫系统，使病人的残余骨髓功能恢复。造血生长因子的效果有限，糖皮质激素治疗无效。应避免接触可疑的药物或化学物质；严重的血细胞计数减少的自发恢复较罕见，除非血细胞计数轻度减少，否则不推荐在治疗开始之前的等待期。

造血干细胞移植　是年轻患者具有完全相容同胞患者可采取的最佳治疗（详见第 30 章）。当儿童或年轻人诊断为再生障碍性贫血时，应尽快进行人类白细胞抗原（HLA）配型，应避免输注家庭成员的移植供者提供的血制品，以防止对其组织相容性抗原致敏，少量输注血液制品可能不大影响结果。来自于完全匹配的兄弟姐妹的同种异体移植能够使儿童长期生存率约达 90%。移植的发病率和死亡率在成年人中增加，由于主要慢性 GVHD 和严重感染。

大多数患者并没有合适的同胞捐赠者。偶尔可找到亲缘性全相合者，有效预防 AA。全相合的无关供者或亲缘性不全相合的供者也可捐骨髓。HLA 高分辨率匹配，以及更有效的预处理方案和 GVHD 预防措施，可以改善这类替代供者移植患者的存活率。患者如处于晚期并发症，尤其是肿瘤高风险患者，辐射可以用作预处理的一个组成部分。

免疫抑制剂　标准 ATG 联合环孢素可诱导 60%～70%的患者出现血液恢复（脱离输血，白细胞计数上升，摆脱感染）。儿童尤为明显，老年患者出现并发症者效果不佳。早期的明显血液反应与长生存相关。治疗 2 个月内，粒细胞集落数改善明显。康复患者仍然有一定程度的血细胞计数减少，MCV 依旧保持较高，骨髓细胞学缓慢恢复。如停止环孢素则往往会出现复发（复发性全血细胞减少症）；大多数病人对免疫抑制有反应，但一些应答者依赖于持续的环孢素用药。约 15%的患者为 MDS，可伴有典型的骨髓形态学或细胞遗传学异常，通常表现为全血细胞减少，一些患者可转化为白血病。临床表现为再生障碍性贫血的患者可通过实验室流式细胞仪诊断为PNH；如果PNH克隆扩展，恢复的患者可有明显溶血。如果有血细胞计数的不利变化，应该完善骨髓检查。

马ATG和兔抗淋巴细胞球蛋白(ALG)治疗，分别通过4d～5d的静脉输注。ATG结合到外周血细胞；因此，积极治疗期间血小板和粒细胞数量可能会进一步降低。会出现特征性皮疹和关节痛，血清病经常发生于起始治疗后10d，应给予甲泼尼松龙，每天每千克体重1mg，共2周，改善外源蛋白输注导致的免疫反应。大量的糖皮质激素治疗可发生缺血性关节坏死。环孢素是口服药，最初给予高剂量，随后每隔2周调整血药水平保持在150～200ng/ml。最重要的不良反应是肾毒性、高血压、癫痫不良反应和机会性感染，尤其是卡氏肺孢子虫(推荐每月吸入喷他脒预防性治疗)。

多数再生障碍性贫血患者缺乏合适的骨髓捐献者，免疫抑制剂是治疗的首选。整体生存依赖于移植和免疫抑制治疗的效果。成功的移植可治愈骨髓衰竭，但免疫抑制治疗后患者仍有复发和恶性演进的风险。

因儿童和年轻人进行同胞相合供者的同种异体移植效果好，因此适合移植。但对于年长的成人，当具有亲缘性匹配供者时，年龄及中性粒细胞减少的严重程度则是权衡是否重应该行移植或免疫抑制剂治疗的主要因素：老年患者行ATG治疗或环孢素治疗更佳，对于粒细胞严重减少移植是首选，但部分病人可能宁愿选择免疫抑制剂；移植可用于免疫抑制剂血细胞计数恢复不佳或晚期并发症发生的患者。随着时间的推移，移植和抑制免疫的结果逐渐改善。据报道，高剂量环磷酰胺治疗后，无造血干细胞支持，可以产生持久的血液学恢复，无复发或进展为MDS，但这种治疗方法可以产生持续严重致命中性粒细胞减少，且反应往往延迟。

其他治疗 根据对照试验，雄激素的疗效不明确，但一些患者有反应，持续治疗甚至表明血细胞计数上升。性激素可在体外上调端粒酶基因活性，以改善骨髓功能。对于中度或重度全血细胞减少患者，免疫抑制治疗无效，3～4个月的治疗是必要的。不推荐以造血生长因子(HGFs)作为重型再生障碍性贫血初始治疗，其联合免疫抑制剂的作用尚不清楚。

支持治疗 精细的支持性护理是维持这类患者存活，从而能够接受进一步治疗的有效方法，即使患者对治疗效果不佳，在全血细胞减少症时精细支持治疗可维持患者的存活。首先和最为重要的是，严重中性粒细胞减少的情况下伴发感染必须积极治疗，可通过迅速静脉使用广谱抗生素，通常为头孢他啶或联合氨基糖苷类、头孢菌素和半合成青霉素的联合。经验性治疗很关键，绝不能等待培养结果后再治疗，尽管在治疗的同时应该通过体检或影像学检查寻找具体的感染灶，如口咽部或直肠肛门脓肿、肺炎、鼻窦炎和盲肠炎(坏死性结肠炎)。当导管污染时应加用万古霉素。抗生素抗细菌治疗后持续或反复发热意味着真菌感染性疾病：念珠菌和曲霉菌是常见感染，尤其是后者。当怀疑感染时，改善再生障碍性贫血预后的主要方法是抗真菌药物的使用和及时的抗真菌治疗。粒细胞集落刺激因子(G-CSF)动员的外周血对控制难治性感染的治疗有效。可通过洗手防止感染蔓延，这是预防感染的最佳方法，但容易被忽视。肠道不吸收的抗生素可用于治疗肠道感染，具有治疗的价值。隔离并不能降低感染死亡率。

血小板和红细胞数可以主要通过输注纠正。免疫作用导致的血小板无效输注可通过一些策略达到最小化，包括利用单一的捐助者以减少暴露，通过物理或化学的方法来减少白细胞的产生；HLA相合的血小板往往对随机捐助的难治性患者有效。纤溶酶原抑制剂氨基己酸并不能够减轻黏膜渗出；使用低剂量糖皮质激素诱导“血管稳定”是未经确证，不推荐使用。尚不清楚是否血小板输注可以更好地起到预防性作用，或还是根据需要使用。每周1～2次输注可维持血小板计数＞10 000/μl(血细胞计数＜5000/μl从肠道渗出，也可血管床渗出)。通过口服雌激素或尿促卵泡素/促黄体激素(FSH/LH)拮抗剂，可抑制月经。阿司匹林和其他非类固醇抗炎药可控制血小板功能，必须避免使用。应该输注血细胞以维持其在正常水平，通常血红蛋白值为70g/L(如果具有潜在心脏或肺部疾病，90g/L)；当骨髓没有正常造血功能时，应每隔2周输注2U取代患者的正常丢失。慢性贫血，当输血累积约50次时，应使用去铁胺和地拉罗司等铁螯合剂，避免继发性血色素沉着症。

纯红细胞再生障碍性贫血

骨髓衰竭还存在其他更多的形式。其中只有单个细胞类型受影响，骨髓显示相应缺乏或特定的前体细胞数量减少，即无再生能力的纯红细胞再生障碍性贫血（稍后讨论）、非巨核细胞增多的出血性疾病（详见第 19 章）、非髓系细胞增多的中性粒细胞减少（详见第 5 章）。在一般情况下与再生障碍性贫血和 MDS 相比，其他系列血细胞定量和定性正常。无颗粒性白细胞缺乏症，这类疾病最常见于医疗药物使用（与再生障碍性贫血相类似），由直接接触化学毒物或免疫损伤所致。粒细胞缺乏症与再生障碍性贫血的发病率相似，尤其常发生于中老年人和妇女。停止暴露则症状减轻，但年龄较大患者和中性粒细胞减少、经常咳嗽不适的患者死亡率显著增加。纯白细胞再生障碍性贫血（粒细胞缺乏症，无可疑药物暴露）和无巨核细胞性血小板减少症非常罕见，像纯红细胞再生障碍性贫血，可因敏感抗体或淋巴细胞，对免疫抑制剂治疗有反应。单系造血衰竭综合征，少数可进展为全血细胞减少。

定义和鉴别诊断

纯红细胞再生障碍性贫血特点是贫血、网织红细胞减少和缺乏或红系前体细胞在骨髓中罕见。纯红细胞再生障碍性贫血的分类见表 11-4。在成人中，与获得性纯红细胞再生障碍性贫血相同的症状也可为先天性疾病，如 Diamond-Blackfan 贫血或先天性纯红细胞再生障碍性贫血，出生时或在童年早期诊断，对糖皮质激素治疗反应不佳；核糖体 *RNA* 基因突变是病因。RBC 衰竭发生在急性微小病毒感染引起的溶血性贫血、再生障碍性贫血危象和瞬时儿童红系祖细胞减少性贫血，影响正常儿童的童年时期。

表 11-4　纯红细胞再生障碍性贫血分类

瞬时-自限性
儿童暂态红系减少
儿童暂态再生障碍性危机溶血（急性 B19 细小病毒感染）
胎儿红细胞发育不全
胎儿血红细胞荚膜水肿水肿（宫内 B19 细小病毒感染）
先天性纯红细胞再生障碍性贫血
再生障碍性贫血（金刚石 Blackfan 综合征）
获得性纯红细胞再生障碍性贫血
胸腺瘤和恶性胸腺瘤
Thymoma

续表

淋巴系恶性肿瘤（和更少其他甲基丙烯酸羟乙酯性疾病）
分类到固体肿瘤结缔组织
副肿瘤性疾病免疫异常
系统性红斑狼疮、幼年类风湿关节炎、类风湿关节炎
多个内分泌腺体不足
病毒
持续 B19 细小病毒、肝炎、成人 T 细胞白血病病毒、埃伯斯坦-巴尔病毒
妊娠
药物
特别是苯妥英、硫唑嘌呤、氯霉素、普鲁卡因胺、异烟肼
特发性促红细胞生成素

病因

纯红细胞再生障碍性贫血与免疫系统具有重要关联。少数情况下会出现胸腺瘤。更为常见的是，纯红细胞再生障碍性贫血可能以大颗粒淋巴细胞增生为主要表现，也可能发生在慢性淋巴细胞白血病。有些病人是低丙种球蛋白性贫血（与粒细胞缺乏症相比），纯红细胞再生障碍性贫血很少与特殊的药物反应相关。皮下注射促红细胞生成素（EPO）可以立即激活纯红细胞再生障碍性贫血介导的中和抗体。

与再生障碍性贫血一样，纯红细胞再生障碍性贫血有不同的发病机制。前体红细胞抗体可以在血液中发现，但抑制 T 细胞作用是更为常见的免疫机制。细胞毒性淋巴细胞活性受制于组织相容性，或特定的人类 T 细胞白血病/淋巴瘤病毒感染，尤其是自然杀伤细胞抑制了红系造血，均显示其可作为纯红细胞再生障碍性贫血的发病机制。

持续性微小病毒 B19 感染

慢性微小病毒感染是引起纯红细胞再生障碍性贫血的重要病因，这种常见的病毒可导致儿童良性皮疹和成人多关节痛/关节炎综合征。对于合并溶血的患者（或任何对红细胞需要增加的疾病情况下），微小病毒感染可导致短暂的再生障碍性贫血危象，可因红系造血障碍出现急骤且快速加重的贫血。健康人感染病毒后，会产生针对病毒的抗体，且很快痊愈，而在因先天性、继发性或医源性导致的免疫低下的人群，则会出现持续性微小病毒感染。骨髓往往表现为红系发育异常，出现巨大的原红细胞（图 11-2），这是微小病毒感染的细胞学特征。微小病毒之所以以嗜红细胞是因为其将红细胞表面的 P 抗原作为入侵细胞的受体，病毒可直接破坏红细胞，易引起贫血。正常人感染后，红系的短暂受抑在临床上并无明显症状，但会因免疫复合物的沉积而导致皮疹和关节痛。

治疗 纯红细胞再生障碍性贫血

病史、体格检查和常规实验室研究可发现潜在的疾病或药物暴露。应通过造影术检测是否有胸腺瘤。肿瘤切除术后贫血未必一定能改善。需要检测血液中病毒的DNA序列发现是否有微小病毒感染(普遍缺乏IgG和IgM抗体)。集落的存在一直被认为是预测对特发性纯红细胞再生障碍性贫血免疫抑制剂治疗的反应。

单独给予支持治疗，红细胞再生障碍性贫血可获得长期生存：输注红细胞和铁螯合物的联合治疗。对持续性B19微小病毒感染者，都应静脉输注丙种球蛋白治疗[如0.4 g/(kg·d)，连续5d]，常有复发和复治，尤其是艾滋病患者。大多数特发性纯红细胞再生障碍性贫血对免疫抑制剂反应良好。大多数第一次接受一个疗程的糖皮质激素治疗。环孢素、ATG、达那唑、环磷酰胺和单克隆抗体的达利珠单抗，白细胞介素-2受体的高亲和力抗体常有效。EPO治疗后纯红细胞再生障碍性贫血进展，可以使用免疫抑制剂治疗，且撤除促红细胞生成素。

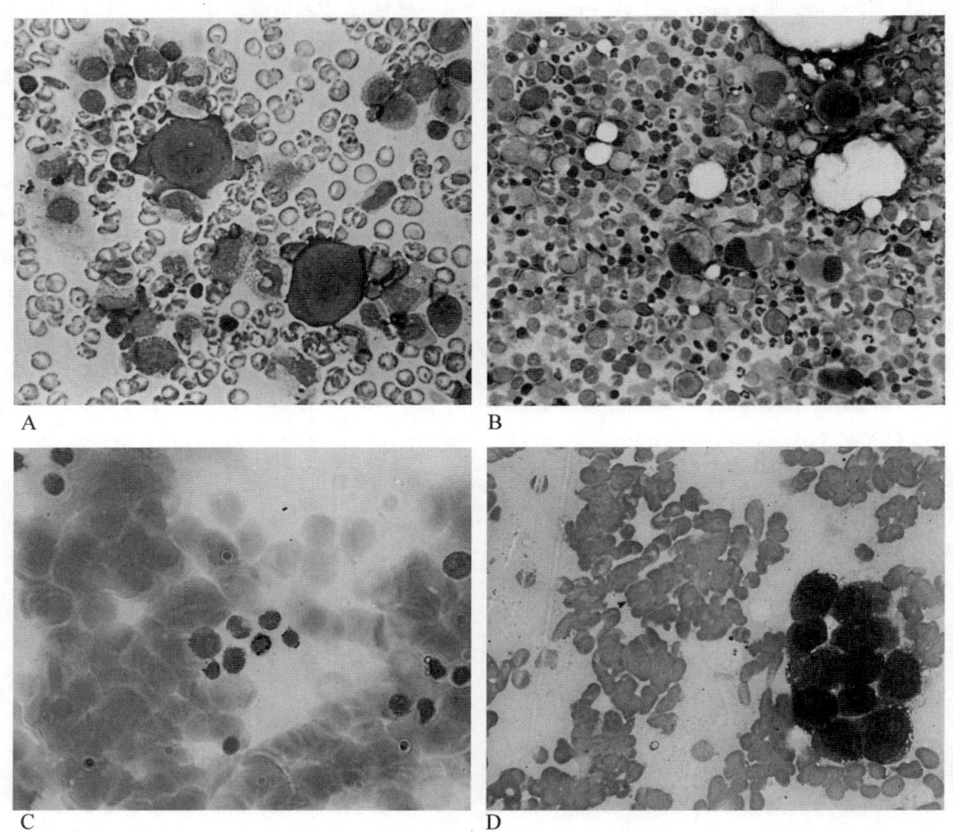

图 11-2 骨髓衰竭综合征的特征性细胞

A. 巨型原红细胞，B19微小病毒感染的红细胞的祖细胞的细胞病变效应；B. 当单核巨核细胞和小原始红细胞前体5q-骨髓增生异常综合征的典型；C. 环状铁粒幼显示核铁颗粒；D. 肿瘤细胞存在于骨髓转移癌患者的骨髓活检

骨髓增生异常综合征

定义

骨髓增生异常综合征(myelodysplastic syndromes，MDS)，是一种异质性很强的血液系统疾病。其特点为血细胞减少与形态异常，骨髓通常为高增生，但因无效血细胞的生成而导致外周血细胞减少。临床最早的有用的病理学分型是1983年的FAB分型。此分型系统定义了5个亚型：难治性贫血

(RA)、难治性贫血伴环形铁粒幼细胞(RARS)、难治性贫血与原始细胞增多型(RAEB)、原始细胞增多转化型(RAEB-t)和慢性粒单核细胞白血病(CMML)。WHO(世卫组织)分类(2002)认为，RAEB与急性髓系白血病之间的区别有主观性，并建议作为急性白血病将它们合并在一起，CMML表现为一种骨髓增殖性疾病，将难治性贫血与限于红系的双相贫血从多系改变区分出来。在新的修订中，又加入了单系增生不良(表 11-5)。

表 11-5

分型	WHO 预测的 MDS 患者比例	外周血特点	骨髓特点
难治性血细胞减少伴单系病态造血(RCUD)：			
难治性贫血(RA)	10%～20%	贫血 原始细胞<1%	单纯红系病态造血(>10%) 原始细胞<5%
难治性中性粒细胞减少(RN)	<1%	粒细胞减少 原始细胞<1%	单纯粒系病态造血 原始细胞<5%
难治性血小板减少(RT)	<1%	血小板减少 原始细胞<1%	单纯巨核系病态造血 原始细胞<5%
难治性贫血伴环形铁粒幼细胞增高(RARS)	3%～11%	贫血 无原始细胞	仅红系病态造血 环形铁粒幼细胞≥15% 原始细胞<5%
难治性血细胞减少伴多系病态造血(RCMD)	30%	血细胞减少 原始细胞无或少见(<1%) 无 Auer 小体	多系病态造血±环形铁粒幼细胞 原始细胞<5% 无 Auer 小体
难治性贫血伴原始细胞增高，1 型(RAEB-1)	40%	血细胞减少 原始细胞<5% 无 Auer 小体	一系或多系病态造血
难治性贫血伴原始细胞增高，2 型(RAEB-2)		血细胞减少 原始细胞 5%～19% 有或无 Auer 小体	一系或多系病态造血 原始细胞 10%～19% 有或无 Auer 小体
MDS 伴 5q-	少见	贫血 血小板正常或升高 原始细胞<1%	单纯 5q31 缺失 贫血；巨核细胞分叶减少 原始细胞<5%
儿童 MDS，包括儿童难治性血细胞减少(RCC)	<1%	全血细胞减少	RCC 骨髓原始细胞<5% 骨髓常常增生低下
MDS-U(MDS，未分类)	?	血细胞减少 原始细胞<1%	不能明确分类 增生异常 原始细胞<5% 若无增生异常，则有 MDS 相关的核型异常

注：如果外周血原始细胞 2%～4%，即使骨髓原始细胞<5%，仍诊断为 MDS-RAEB1；如果存在 Auer 小体，骨髓原始细胞<20%(甚至<10%)仍诊断为 MDS-RAEB2；若原始细胞 20%以上伴 Auer 小体，则诊断 AML。所有亚型外周血单核细胞均<1×10^9/L；两系血细胞减低可诊断 RCUD，但是全血细胞减少伴一系病态造血应归类为 MDS-U；治疗相关 MDS(t-MDS)，是指因烷化剂或拓扑异构酶Ⅱ引起前体细胞损伤所致的 MDS；此列表中不包括 MDS/MPN 重叠性疾病，如慢性粒单核细胞白血病、幼年型慢性粒单核细胞白血病及 RARS 伴血小板增多症。MDS. 骨髓增多异常综合征

MDS的诊断较难,因为一些微小的临床及病理特征,必须从通常是>70岁老年人与合并症中进行鉴别;此外,准确的诊断分类需要血液病学家的共识——能够基于最新的分类方法进行分类。至关重要的是,内科医师和初级保健医师应充分熟悉MDS,因为现在有很多新的治疗方法,可用于提高造血功能。支持治疗可以提高病人的生活质量。

流行病学

原发性MDS是一种易发生在老年人的疾病;首次发病的平均年龄是70岁以上老年人。男性略多。MDS是相对常见的骨髓功能衰竭,据报道在一般的人群发病率>(35～100)/100万人,中老年人则达到120～500/100万。儿童罕见MDS,但可看到单核细胞白血病。继发的或治疗相关MDS与年龄并不相关。随着内科医师对MDS认知的增加,MDS发生率增加,人口的老龄化使得MDS发生率也增加。

病因学和病理生理学

MDS与环境中如辐射和苯的曝露相关;其他的危险因素也有报道。继发性MDS见于癌症治疗中,通常使用辐射和烷化剂,如白消安、亚硝脲或丙卡巴肼(5～7年的潜伏期)或DNA拓扑异构酶抑制剂(2年)的联合用药导致的迟发毒性反应。范可尼贫血与获得性再生障碍性贫血经免疫抑制剂治疗后,均可以演变成MDS。

MDS是受损的造血干细胞增殖和分化的克隆性疾病。约50%的患者中可发现细胞遗传学异常,一些同样的特定病变也见于白血病;非整倍体多于易位。血液学异常源于多个遗传学异常的积累:抑癌基因的丢失、突变导致癌基因的活化或其他有害的改变等。细胞遗传学异常不是随机的(5、7和20的全部或部分的缺失;8号染色体三体)和可能涉及病因的改变(11q23拓扑异构酶Ⅱ抑制剂);CMML往往与t(5;12)导致嵌合的*tel-PDGFβ*基因表达异常相关。细胞遗传学异常的类型和数量的异常与白血病转化及生存率明显相关。*N-ras*(癌基因)、*p53*和*IRF-1*(抑癌基因)、*Bcl-2*(抗细胞凋亡基因),以及其他一些患者所报告的异常可能与导致白血病转化相关。骨髓细胞凋亡的增加在早期阶段,如在低风险MDS,可能因为这些获得性遗传改变与免疫相关。8号染色体三体的MDS患者也与免疫病理及发病机制相关,临床上常给予免疫抑制治疗。这类病人常有细胞毒性T细胞克隆性异常。铁粒幼细胞贫血可与线粒体基因突变有关;基因变异导致无效红细胞生成及铁代谢障碍。

临床表现

贫血是体格检查的主要体征;约20%的患者有巨脾。一些不常见的皮肤病变,包括Sweet综合征(发热性嗜中性皮肤病),伴随骨髓增生异常综合征。自身免疫综合征不罕见。

实验室检测

血液

在大多数情况下以贫血为主,一系或两系或全血细胞减少;孤立的中性粒细胞减少或血小板减少症不常见。常见骨髓涂片为特征性异形大红细胞。血小板也是大细胞,缺乏颗粒。在功能的研究中,可能表现出明显的异常,病人有出血症状,尽管血小板数量似乎足够。中性粒细胞为颗粒减少或分叶减少,核环绕或异常分段的核,包含Döhle小体和功能异常。骨髓中原始粒细胞的数量与疾病的分类及预后相关,循环血中白细胞(WBC)计数通常正常或较低,除了在慢性粒单核细胞白血病中升高。与再生障碍性贫血相同,MDS也可以与PNH单克隆细胞共存。

骨髓

骨髓通常是增生正常或增生活跃,在20%的情况下,表现为增生低下,易与再生障碍性贫血混淆。骨髓细胞形态学没有区分MDS的单一特征,但通常观察到下列情况:红细胞生成异常(特别是核异常)和环状铁粒幼细胞红细胞增多;中粒细胞前体细胞颗粒减少和分叶减少或髓系前体细胞增多;巨核细胞数量增加伴核异常。与红系血红蛋白异常相关联的巨大细胞核常见。骨髓原始细胞比例与预后相关,细胞遗传学分析及荧光原位杂交技术可以识别染色体异常。

鉴别诊断

血液测试维生素B_{12}或叶酸水平可用于鉴别诊断;如果骨髓显示环状铁粒幼细胞,可以进行吡哆醇治疗试验性评估维生素B_6缺乏症。骨髓发育不良可以见于急性病毒性感染、药物反应或化学毒性,但应该只是短暂改变。更困难的诊断是伴原始细胞增多的难治性贫血和早期急性白血病细胞,以及低增生性MDS和再生障碍性贫血之间的鉴别。世界卫生组织认为,骨髓中20%原始细胞可作为诊断MDS

或急性髓系白血病(AML)的标准。

预后

MDS的中位生存期差别很大,5q综合征、铁粒幼细胞贫血患者生存期为数年,而伴原始细胞增多的难治性贫血或伴有7号染色体单体的严重全血细胞减少患者生存期则仅有数月;国际预后评分系统(IPSS;表11-6)可有助于进行疾病预测。大多数的病人死于全血细胞减少的并发症,而不是由于白血病转化;还有1/3患者死于与MDS无关的其他疾病。急剧恶化全血细胞减少,获得性染色体异常或细胞遗传学改变,前体细胞增多,骨髓纤维化等均是预后不佳的指标。治疗相关的MDS患者,无论何种类型,预后也极为不好,大多数患者可在数月内向难治性AML进展。

表 11-6　国际预后评分系统

预后变量	积分				
	0	0.5	1	1.5	2
骨髓原始细胞(%)	<5%	5%~10%		11%~20%	21%~30%
染色体核型	好	中	差		
细胞减少(累及1系或多系)	0或1	2或3			
风险分层	**评分**				
低危	0				
中危-1	0.5~1				
中危-2	1.5~2				
高危	≥2.5				

治疗　MDS

对MDS历来进行非手术治疗。只有干细胞移植为治愈性治疗。据报道,3年生存率为50%,但老年患者很容易出现治疗相关的发病率和死亡率。MDS患者移植的结果并不乐观,尽管使用了匹配无关供者,大多数报道中患者很年轻、也经过精心挑选。多个新药获准用于MDS患者。一些治疗不仅可以改善血细胞计数,而且也可以延迟白血病进展,提高患者的生存率。治疗方法的选择和实施治疗较为复杂,需要专业的血液学知识。

在老年人,MDS已被视为对细胞毒化疗方案反应不佳,与AML对细胞毒药物有效不同。其中药物毒性往往是致命性,且如果有效,疗效也都较短暂。

低剂量的细胞毒药物因其可诱导细胞“分化”的潜力而被用于MDS患者,基于嘧啶的类似物具有这样的作用。阿扎胞苷是直接杀伤,但也会抑制DNA甲基化,从而改变基因的表达;然而,去甲基化状态与临床效果无关。阿扎胞苷可提高血细胞计数,与最佳支持治疗相比可延长MDS患者的生存。阿扎胞苷可持续皮下注射,每日1次,连续治疗7d,4周为1个疗程,至少4个周期评估疗效。地西他滨与阿扎胞苷类似,约20%的患者在持续将近1年的反应中显示血细胞计数明显下降。用于MDS高危亚型。地西他滨可经静脉滴注,连用3d,每隔8h重复用药。阿扎胞苷和地西他滨的最佳剂量仍在临床试验观察中。阿扎胞苷和地西他滨的主要毒性及不良反应是骨髓抑制,导致血细胞计数明显下降。与癌症化疗相关的其他症状经常出现。

来那度胺是沙利度胺衍生物,毒性低,可有效逆转MDS患者中5q综合征的贫血;除了可使患者摆脱输血,使其血红蛋白正常或接近正常血红蛋白水平,且其细胞遗传学也可变为正常。这种药物具有多种生物活性,临床疗效的机制关键尚不清楚。来那度胺为口服药。多数病人的起始治疗的3个月内好转。毒性反应包括骨髓抑制(血小板持续减少和中性粒细胞减少),需要行血细胞计数监测,同时应注意深静脉血栓形成和肺栓塞的风险增加。

ATG和环孢素用于治疗再生障碍性贫血,也可帮助摆脱输血和提高生存率。在最近的研究中,抗CD52单克隆抗体Campath可用于年轻的MDS患者(<60岁),IPSS评分预后较好,且具有HLA-DR15抗原的患者。细胞生长因子可以提高血细胞计数,但和大多数其他骨髓衰竭性疾病一样,用于严

重的全血细胞减少症患者。单独的 G-CSF 的治疗未能改善生存。EPO 单独或与 G-CSF 的组合可以提高血红蛋白的水平，但主要是与低血清 EPO 水平，需要输血治疗的患者，回顾性分析提示可改善生存。

支持治疗再生障碍性贫血所述的原则同样适用MDS。尽管改善药物治疗后，仍有很多患者贫血多年。红细胞输血等支持疗法应联合铁螯合物，以防止继发性血色素沉着症。

骨髓病性贫血

骨髓纤维化患者，外周血涂片常伴有特征性的幼红-幼白细胞增多，这可能是原发造血系统疾病如骨髓纤维化或骨骼组织异生(参见第 13 章)，也可见于继发性疾病如骨髓病性贫血，或继发性骨髓纤维增生如乳腺上皮瘤，肺、前列腺癌或神经母细胞瘤，分枝杆菌感染后出现的骨髓纤维化(草分枝杆菌结核和结核分枝杆菌)，还有真菌、艾滋病病毒和结节病等感染，细胞内脂代谢异常的戈谢病和骨细胞重塑功能异常的先天性骨硬化性疾病也可导致骨髓纤维化。继发性骨髓纤维化也可继发于放化疗后期，传染病或恶性病也常出现骨纤维化。骨髓纤维化还见于血液系统的疾病，如慢性髓系白血病，多发性骨髓瘤、淋巴瘤、骨髓瘤和毛细胞白血病的特征改变。

成纤维细胞在骨髓腔生长(骨髓纤维化)；伴有长管状骨和髓外造血，通常为脾、肝和淋巴结(髓性上皮化生)；无效红细胞生成。纤维化的病因未知，但最有可能涉及生长因子失调，如血小板源性生长因子和转化生长因子-β。其他造血调节异常会导致血液中造血细胞与非造血细胞平衡失调，影响干细胞增殖和分化。骨髓纤维化以全血细胞减少症及循环中造血祖细胞的数目增多为特点。

贫血是继发性骨髓纤维化的主要特点，通常是正细胞及正色素贫血，具有特征性异形红细胞形态。红细胞形态异常，循环血可见有核红细胞、泪滴状和形状扭曲的红细胞。白细胞数量常升高，有类似白血病反应，循环血中可见髓细胞前体、早幼粒细胞，髓系前体细胞。

血小板往往增多，且形态巨大。骨髓“干抽”时可考虑对相应的活检组织脱钙进行检查，以上有助于初步诊断。继发性骨髓纤维化的发生通常继发于转移性肿瘤或恶性血液病的进展。前提是必须排除结核病和真菌。输血等支持疗法可减轻症状。

(董宝侠 译)

第 12 章

Chapter 12

输血生物学与治疗

Jeffery S. Dzieczkowski　Kenneth C. Anderson

血型抗原群与抗体

红细胞(RBC)抗原和抗体研究构成了输血医学的基础。血清学研究最初定义了血型抗原的特点,现在很多抗原的分子的结构和组成均已知。糖类或蛋白抗原以其结构和抗原决定簇的相似性被划归为一个血型。其他的血液细胞成分和血浆蛋白也有抗原性,针对另一个体的血型抗原出现同种异体免疫并产生抗体。这些抗体被称为同种抗体。

红细胞抗原的“自然”暴露会导致抗体产生,尤其是糖类的血型抗原决定簇。通过天然刺激产生的抗体通常不依赖 T 细胞(因此,没有记忆细胞生成),是 IgM 异构体。自身抗体(抗自身血型抗原的抗体)可自发出现或在感染后的产生(如肺炎支原体感染后),而且往往也是 IgM。这些抗体临床上往往检测不到,因为它们与抗原在人体正常体温条件下亲和力低。然而,IgM 抗体可以激活补体级联反应导致溶血。异体抗原暴露产生的抗体,如输血或妊娠,往往是免疫球蛋白 IgG。IgG 抗体通常在温暖条件下与抗原结合,并可溶解红细胞。与 IgM 不同,IgG 抗体可以穿过胎盘,与胎儿红细胞上的相应抗原结合,导致新生儿溶血病或胎儿水肿。

白细胞、血小板和血浆蛋白的同种异体免疫也可导致输血并发症,如发热、荨麻疹等,但一般不会引起溶血。这些抗体往往检测不到,但可以使用特殊的方法检测到。

ABO 抗原及抗体

1900 年第一次发现了血型抗原系统,是 ABO 血型,这也是输血医学中最重要的部分。本系统主要的血型是 A、B、AB 和 O。O 型红细胞缺乏 A 或 B 抗原。这些抗原是连接到前体细胞骨架的糖类,作为甘油鞘糖脂或糖蛋白在细胞表面表达,并以糖蛋白形式进入血浆和体液。H 底物就是以其为基础添加 A 抗原和 B 抗原的直接前体。顺序加入 N-乙酰半乳糖胺为 A 抗原;加入半乳糖则为 B 抗原。

确定 A 和 B 型的基因位于染色体 9p 上,并以孟德尔共显性方式表达。血型基因产物是一些糖基转移酶,它们分别催化血型抗原的糖基化反应,使形成相应的特异性抗体,无“A”和“B”转移酶则血型抗原是“O”型,同时具有“A”和“B”转移酶则血型抗原为“AB”型。还有少数人缺乏 H 基因,不能产生 H 物质,这种等位基因的纯合缺失(hh)形成了一种特殊的 O 型血型,称为孟买型(Oh)。

ABO 血型系统很重要,因为基本上所有个体都产生针对它们所缺乏的 ABH 糖链抗原的抗体。天然的抗 A、抗 B 抗体被称为凝集素。因此,A 型血产生抗-B,而 B 型血产生抗-A 抗体。AB 既不 产生抗-A 也不产生抗-B 凝集素,而在 O 型个体则产生抗-A 和抗-B 凝集素。因此,AB 型的人是“万能受血者”,因为他们并没有任何 ABO 血型抗体,而 O 型血的人,因为他们的细胞不能识别任何 ABO 凝集素,便可以捐给基本上所有需血者。罕见的孟买表型患者产生抗 H 物质(除外 hh 型,存在于所有红细胞表面)抗体,以及 A 抗原和 B 抗原,因此只适用于其他 hh 作为捐助者。

大多数 A 和 B 抗原由细胞分泌,并且在血液中存在。未分泌者很容易受到各种感染(如白念珠菌、脑膜炎奈瑟菌、肺炎链球菌、流感嗜血杆菌),许多微生物可能将结合在细胞的多糖上。可溶性血型抗原可能会阻止此结合。

Rh 系统

Rh 系统是输血检测中第 2 个最重要的血型系

统。Rh抗原是红细胞膜上30～32kDa的蛋白，功能不明确。虽然已有>40个不同抗原Rh系统，5个因素决定了绝大多数的表型。D抗原的存在代表Rh阳性，而缺乏D抗原的人为Rh阴性。两个等位基因抗原对，E/e和C/c，也发现属于Rh蛋白。1号染色体上的3种Rh基因串联，E/e、D和C/c，并将以单倍型遗传，即cDE或Cde。两种单倍体类型可能会有2～5个Rh抗原表达。

D抗原是有效的同种异体抗原。约15%的人缺乏这种抗原。若将少量的Rh阴性人暴露于Rh阳性细胞，通过输血或妊娠，会导致抗-D异体抗体的产生。

其他血型系统和抗体

已知有超过100个血型系统，超过500种抗原组成。某些抗原的存在与否疾病相关；抗原也可作为传染性病原体的受体。抗体在日常临床实践中的重要性都列在表12-1。

表12-1　血红细胞分型系统与抗原血型系统

红细胞分型系统	抗原	抗体	临床意义
Rh(D、C/c、E/e、)	RBC蛋白	IgG	HTR，HDN
Lewis(Le^a，Le^b)	寡糖	IgM/IgG	罕见HTR
Kell(K/k)	RBC蛋白	IgG	HTR，HDN
Duffy(Fy^a/Fy^b)	RBC蛋白	IgG	HTR，HDN
Kidd(Jk^a/Jk^b)	RBC蛋白	IgG	HTR(通常延迟)，HDN(弱)
I/i	糖	IgM	无
MNSsU	RBC蛋白	IgM/IgG	抗-M罕见HDN，抗-S、-s及-U HDN，HTR

刘易斯系统糖类抗原的抗体不适用于输血筛查的常规项目。刘易斯基因产物是链转移酶定位于19号染色体。抗原不是完整的膜结构，而是由血浆吸附到红细胞膜上的成分。刘易斯抗原的抗体通常是IgM，不能通过胎盘。刘易斯抗原可吸附到肿瘤细胞，可能是治疗的靶点。

I系统抗原也是低聚糖有关的H、A、B和Le。I和i不是等位基因对，只是糖类抗原分支程度不同。i抗原由不分支的I基因产物转换的一种葡萄糖基转移酶，具有支链。分支过程影响所有ABH抗原，在2岁内逐步分支出现更多。冷凝集素病或一些淋巴瘤患者可以产生抗-I的自身抗体，导致红细胞破坏。少数单核细胞增多患者或支原体肺炎患者可发展为抗-I或特异性抗-i。冷凝集素血症，大多数成年人缺乏i的表达；因此，找到一个抗-i由于抗原抗体供者并不难。尽管大多数成年人抗原表达I，通常结合在低温发生，因此保暖可预防血液凝集。

P系统是由特定的糖基转移酶作为糖类抗原的血型系统，其临床特点是在梅毒与病毒性感染的情况下罕见，导致阵发性冷性血红蛋白尿症。这些特殊自身抗体在低温时产生P抗体可结合到红细胞，在温暖条件固定补体。这些双相属性的抗体被称为Donath-Landsteiner抗体。P抗原是微小病毒B19的细胞受体，也可是大肠埃希菌结合到泌尿道上皮细胞的受体。

MNSsU系统是由4号染色体上的基因调控的。M和N决定了一种红细胞膜蛋白——血型糖蛋白A，S和s是血型糖蛋白B的决定因素。抗-S和抗-s抗体IgG可在妊娠后或输血后导致溶血。抗-U是一种少见但复杂的抗体；几乎没有合适的供者，因为几乎所有的人表达U抗原。

Kell是大分子蛋白(720氨基酸)，其二级结构包含很多不同的抗原表位。免疫原性Kell是ABO和Rh系统后的第3个系统。Kell前体蛋白(由X上的基因控制)的缺乏是与棘形红细胞、RBC寿命缩短和渐进性肌营养不良相关，其中包括心脏缺陷。这种罕见的情形称为Mcleod表型。Kx基因与X染色体上91kDa的NADPH氧化酶有关，在约60%的慢性肉芽肿性疾病中发现缺失或突变。

Duffy抗原是显性基因，Fy^a和Fy^b也可作为间日疟原虫受体。在疟疾流行地区，70%以上的人缺乏抗原，可能是选择性感染了患者。

Kidd抗原、Jk^a和Jk^b可能产生瞬时抗体。出现迟发性的溶血性输血反应时往往可在血液中检测到

抗 Jk^a。

输血前检测

输血前检测的是对受者进行的“血型和抗原筛查”。“正定型”用针对 A、B 和 D 抗原的抗血清来确定受体的红细胞 ABO 和 Rh 型。“反定型”检测病人血清中凝集素，与 ABO 血型的表现型相关联或与正定型相关。

诊断筛查是针对其他红细胞抗原的抗体。同种抗体的筛查是检测针对其他红细胞抗原的抗体，通过混合 O 型血的血清，其中包含大多数血型系统的主要抗原和其扩展的已知表型，与患者血清进行筛查。同种抗体的特异性鉴定与抗原是否具有凝集素相关。

交叉配血在患者需要输注红细胞时进行。交叉配血时，必须是 ABO 血型兼容，无针对病人抗体的抗原才可以选择。交叉配血确认没有任何主要的不相容性，才将该储备血为病人输注。

对于 Rh 阴性的患者，必须千方百计提供 Rh 阴性血成分，以防止对 D 抗原的免疫作用。在紧急情况下，Rh 阳性血液能被安全地输注给缺乏抗-D 的 Rh 阴性病人；但是，受血者很可能被异种免疫，产生抗-D。Rh 阴性妇女妊娠时，若输注了 Rh 阳性红细胞则应会被动免疫，而产生抗-D(Rhtiam 或 Win-Rho)，应尽量减少输血或预防免疫发生。

血液成分

各种抗凝后例行收集全血(450ml)，其成分可用于输血。大部分捐献的血液被加工成成分血制品：红细胞、血小板和新鲜冰冻血浆(FFP)或冷沉淀(表 12-2)。全血首先用缓慢离心法被分成红细胞和富含血小板的血浆。高速离心后，富含血小板的血浆又被分离成为一个单位的血小板(RD)和一个单位的 FFP。冷沉淀是由解冻的 FFP 沉淀其血浆蛋白，然后用离心法分离去除。

机采技术用来从一名捐血者收集多个单位的血小板。这些单捐助机采血小板(SDAP)包含至少相当于 6U 的 RD 血小板，并具有比浓缩 RD 血小板少污染白细胞的优点。

血浆也可通过机采收集。血浆衍生物如白蛋白、静脉注射免疫球蛋白、抗凝血酶和凝血因子可从许多捐血者的血液浓缩，处理后可以消除传染性病原体。

表 12-2　成分输血的特点

成分	体积(ml)	内容	临床意义
浓缩红细胞	180～200	带白细胞的红细胞和少量的血浆	增加 10g/L 血红蛋白，血细胞比容提升 3%
血小板	50～70	5.5×10^{10}/RD 单位	增加血小板计数 5000～10 000/μl，输血后 1h 内
	200～400	$\geqslant 3\times10^{11}$/SDAP 产品	CCI$\geqslant10\times10^9$/L 和 24h 内$\geqslant7.5\times10^9$/L
新鲜冰冻血浆	200～250	血浆蛋白-凝血因子蛋白 C 和 S，抗凝血酶	增加大约 2%凝血因子
冷沉淀	10～15	冷不溶性血浆蛋白、纤维蛋白原、凝血因子Ⅷ、vWF	局部纤维胶；80U 因子Ⅷ

全血

全血为组织提供携氧并具有扩容作用。急性出血患者，当损失的血量≤25%的总血量时，全血为理想的成分。全血被存放在 4 ℃ 条件下，维持红细胞的活性，但血小板功能不良且一些凝血因子损耗。此外，2,3-二磷酸甘油酸水平会随着时间推移下降，导致血红蛋白氧亲和力增加，把氧气送到组织器官的能力降低，红细胞的所有存储均有这样的问题。新鲜全血可避免这些问题，但常仅用于紧急情况下(如军事要求)。全血不是现成的，它常规被分离为各种组分保存。

浓缩红细胞

浓缩红细胞可增加贫血患者的携氧能力。足够的氧合可使血红蛋白 70g/L 的正常细胞正色素患者维持其心功能；但具有其他并发症的患者可能需要输血以维持更高的血红蛋白水平。是否输血取决于患者的临床情况，而不是实验室数值。在危重病护理时，放宽输血指征以维持接近正常的血红蛋白水平并未证明有利。在大多数需输血的患者，100g/L血红蛋白水平已足以为危重病患者提供足够氧。

可以通过修饰浓缩红细胞从而预防某些不良反应。目前主要是少白细胞红细胞。推荐通过储存的方式去除白细胞。在存储的启闭中生成少量的细胞因子，贮前过滤似优于床边过滤。这些红细胞包含$<5\times10^6$/L白细胞，可减少输血后发热、巨细胞病毒(CMV)感染和免疫反应发生率。其他的优点包括受血者较低的免疫抑制和感染的风险。血浆可引起过敏反应，可以通过洗涤预防过敏反应发生。

血小板

血小板减少症是出血的危险因素，可通过输注血小板从而减少出血的发生率。预防性血小板输注的临界值是10 000/μl。在没有发热或感染的患者，5000/μl的阈值可能足以防止自发性出血。50 000/μl的血小板常是一些侵袭性疾病血小板的靶向水平。

血小板是可从多供者浓集而来，或从单一的捐血者分离(SDAP)。未致敏的，没有额外血小板消耗的患者[脾大、发热、弥散性血管内凝血(DIC)]，两个单位血小板每平方米的身体表面面积(BSA)预计可增加血小板计数10 000/μl。多次输血患者可能会对许多HLA和血小板特异性抗原产生异体免疫，输血后血小板计数很少或没有增加。患者可能需要多次输血，最好通过输注SDAP和去白细胞的红细胞来降低免疫风险。

血小板输注无效可以使用修正的计数增量等式评价(CCI)：

$$\text{CCI}=\frac{\text{输注后血小板计数}(/\mu l)-\text{输注前血小板计数}(/\mu l)}{\text{输注的血小板数量}\times10^{-11}}\times\text{体表面积}(m^2)$$

BSA是以平方米来计量体表面积。接受输血后1 h进行血小板计数，CCI为10×10^9个/ml，在18～24h后预计增量为7.5×10^9/ml。已经接受多次输血和针对Ⅰ类HLA抗原抗体的患者有次优反应。可以通过检测受血者血清中抗HLA抗体来检测无效患者。致敏的患者常产生淋巴细胞时会发生100%淋巴细胞反应，在HILA抗体筛查，应考虑用HLA匹配的SDAPs为受血者提供血小板。虽然ABO血型相同的HLA匹配SDAP是增加血小板计数的最佳选择，但制备这些产品很困难。在一些中心进行血小板交叉配血。低血小板的CCI临床原因还包括发热、出血、脾大、DIC或受血者的药物治疗。

新鲜冰冻血浆

新鲜冰冻血浆FFP包含稳定的凝血因子、血浆蛋白：纤维蛋白原、抗凝血酶、白蛋白及蛋白C和S。输注FFP的适应证包括凝血性疾病，包括华法林所致的凝血障碍、校正血浆蛋白缺乏的疾病、治疗血栓性血小板减少性紫癜。不应该使用FFP扩充血容量。FFP是无细胞的部分，所以不会传染细胞内感染，如巨细胞病毒。IgA缺乏需要血浆支持的患者应接受IgA缺乏供者的FFP，以防止过敏反应(稍后讨论)。

冷沉淀

冷沉淀可提供纤维蛋白原、Ⅷ因子和vW因子。它为输注液体量受限的患者供应理想的纤维蛋白原。当Ⅷ因子浓度较低时，可使用冷沉淀，因为每单元冷沉淀包含约80U的凝血Ⅷ因子。冷沉淀也可提供vWF，为功能异常(Ⅱ型)或缺乏(Ⅲ型)的血管性假性血友病疾病患者治疗。

血浆制品

从数以千计的捐血者的血浆中获得的特异性蛋白浓缩物，包括白蛋白、丙种球蛋白、抗凝血酶和凝血因子。此外，捐血者还可针对特异性抗原提供高滴度抗体提供超免疫球蛋白，如抗-D(RhoGam，WinRho)和抗乙型肝炎病毒(HBV)、水痘-带状疱疹病毒、巨细胞病毒和其他传染性病原体的血清。

输血的不良反应

经多项测试、检验及检查后才输注的血液成分，仍可发生不良反应。幸运的是，最常见的反应并不威胁生命，但严重的输血反应也可以仅呈现轻微的症状和体征。一些反应可以通过改良(过滤、洗涤或辐照)血液成分减少或预防不良反应。当怀疑输血不良反应发生时，应停止输血并向血库报告。

输血反应可能会经免疫和非免疫因素介导。免疫介导的反应往往是由献血者或受血者体内存在的抗体而来；然而，细胞成分也可造成不良反应。非免疫反应发生的原因是由存储的血液成分和其添加剂的化学和物理因素所介导的。

随着输血前病毒筛查与检测方法的改进，输血所致的病毒传播和感染已经很少见。随着病毒感染的风险减少，其他反应的相对风险增加，如溶血性输血反应和细菌沾染细胞成分所致脓毒症。随着输液治疗的安全性进一步增加，输血质量得到保证。感染及任何不良反应必须提请血库的注意以进行深入研究（表 12-3）。

表 12-3　输血风险

	发生率
反应	
发热(FNHTR)	(1～4)∶100
过敏	(1～4)∶100
延迟溶血	1∶1000
TRALI	1∶5000
急性溶血	1∶12 000
致命溶血	1∶100 000
过敏性	1∶150 000
感染[a]	
乙型肝炎	1∶220 000
丙型肝炎	1∶1800 000
HIV-1、-2	1∶2300 000
HTLV-Ⅰ、Ⅱ型	1∶2 993 000
疟疾	1∶4 000 000
其他并发症	
RBC 致敏	1∶100
HLA 致敏	1∶10
GVHD	少见

[a] 理论上可能的或未知的风险传染性病原体包括西尼罗河病毒、甲型肝炎病毒、细小病毒 B19、巴贝斯虫（巴贝斯虫病）、伯氏疏螺旋体（Lyme 病），嗜吞噬细胞（人粒细胞埃）、克氏（恰加斯病）、梅毒螺旋体和人类疱疹病毒 8

FNHTR. 非溶血性发热输血反应的发生；HTLV. 人类 T 淋巴细胞白血病病毒；RBC. 红细胞；TRALI. 输血相关的急性肺损伤

免疫介导反应

急性溶血反应

当受血者具有可溶解供者红细胞的抗体时，则发生免疫介导的溶血。红细胞 ABO 凝集素，是溶血反应的主要分子，而针对红细胞抗原的其他抗体，即 Rh、Kell 和 Duffy，也可以导致溶血。

急性溶血反应可出现低血压、呼吸急促、心动过速、发热、寒战、血红蛋白血症、血红蛋白尿症、胸部和肋部疼痛及输液部位不适。输血前和期间监测病人的生命体征是迅速确定反应的重要依据。当怀疑有急性溶血时，必须立即停止输血，保留静脉通路，并上报血库。正确标记输血的血样和将所有未输入的血送交血库进行分析。溶血的实验室评价包括血清结合珠蛋白、乳酸脱氢酶（LDH）和间接胆红素水平的测量。

导致红细胞裂解的免疫复合物可引起肾功能不全和肾衰竭。应该用静脉输注呋塞米或甘露醇利尿。裂解的红细胞释放的组织因子可能诱发 DIC。凝血功能研究，包括凝血酶时间（PT）、活化部分凝血活酶时间（APTT），溶血性反应患者应监测纤维蛋白原和血小板计数。

临床上，如果错误标注了样品或输错了病人，将引发溶血。针对溶血反应的检测包括血库调查输血前、输血后的血样，重新检测病人的样本；检测输血后的样品中直接抗球蛋白试验（DAT），也称为直接抗人球蛋白试验；对血液成分进行重复交叉配血；检查所有的关于输血文书记录。体内检测结合于红细胞上的抗体或补体。

迟发溶血及血清学反应

延迟的溶血性输血反应（DHTRs）并非都可以预防的。这些反应发生在曾经对红细胞抗原致敏但由于低抗体水平而在筛查中显示阴性的病人。当病人输注了抗原呈阳性的血，在早期产生结合在供者红细胞表面的同种抗体。输血后 1～2 周仍可检出抗体，在输血后由于循环红细胞结合抗体或补体，DAT 可能成为阳性。同种抗体结合的红细胞可由网状内皮系统清除。这些反应最常用于血库筛查，或在最近输注的受血者中产生新的抗体时。

当没有特异性的治疗，红细胞输血可能是必需的。迟发血清输血反应类似于 DHTR、DAT 阳性，可检测到同种抗体；但是红细胞清除并不增加。

非溶血性发热反应

最常见的与血液细胞成分输血相关联的反应是非溶血性发热（FNHTR）。表现为发冷和寒战，体温上升≥1℃。其他原因所致的发热性输血病人不诊断为非溶血性发热。针对献血者白细胞和 HLA 抗原的抗体可能介导此反应。因此，多次输血患者和多胎的妇女为高风险人群。虽然可能在受者的血清中检测到抗 HLA 抗体,但检测并不常规进行,由于大多数 FNHTR 的温和性质,去白细胞血液制品的使用可以防止或延迟对白细胞抗原致敏,从而降低发热的概率。从储存的血液细胞内释放的细胞因子可能介导 FNHTR;因此,在储藏之前去除白细胞,可以防止这些反应。

过敏反应

输注成分中有可引发荨麻疹反应的血浆蛋白。暂时停止输血和抗组胺药治疗可纠正的过敏反应症状(苯海拉明 50mg,口服或静脉注射)。当临床症状缓解后可继续完成输血。具有过敏性输血反应史的患者应预防使用抗组胺药。对于严重致敏患者可以输注洗涤细胞,以移除其中残留的血浆。

超敏反应

仅输注几毫升的血液成分后就会出现严重的反应。症状包括呼吸困难、咳嗽、恶心和呕吐、低血压、支气管痉挛、意识丧失、呼吸骤停和休克。治疗上包括停止输血、维持血管通路和肾上腺素治疗(0.5～1mg,1∶1000 稀释,皮下)。

在严重的情况下需要糖皮质激素治疗。<1%的人群为 IgA 缺乏患者,可能会对免疫球蛋白敏感,具有发生超敏反应的风险,输注血浆时会发生超敏反应。严重 IgA 缺乏的个体,应该输注 IgA 缺乏血浆或给予洗涤的成分血输注。有超敏反应患者或重复对输血过敏反应的患者应进行 IgA 测试。

移植物抗宿主病

移植-抗宿主病(GVHD)是一种造血干细胞移植常见的并发症,供者淋巴细胞攻击反应,并不能由免疫缺陷的宿主消除。输血相关 GVHD 是通过供者 T 淋巴细胞识别宿主 HLA 抗原产生的免疫反应,临床上表现为发热、典型的皮疹、腹泻和肝功能异常。当血液成分包含的各种 T 淋巴细胞被输入免疫缺陷的受者体内,或者受者是免疫耐受的人群供受者又具有相同 HLA 抗原(如家庭捐献者),也可能发生 GVHD。除了上述 GVHD 的临床特点,输血相关性 GVHD(TA-GVHD)的特点是由骨髓增生不良和全血细胞减少。TA-GVHD 对包括糖皮质激素、环孢素、抗胸腺细胞球蛋白等免疫抑制治疗高度耐药。临床表现始于输血后 8～10d,输血后 3～4 周后发生死亡。可以通过输血前照射细胞成分(最低 2500cGy)预防高危病人的 TA-GVHD。TA-GVHD 高危病人包括胎儿接受宫内输血、选择性免疫耐受(如淋巴瘤患者)或免疫缺陷受者、供受者血缘相关,以及受体经历了骨髓移植。定向捐赠的家庭成员,不建议献血(他们不大可能传播感染)。当无其他可用献血源时,应照射血液制品。

输血相关的急性肺损伤

输血相关的急性肺损伤(TRALI)表现为输注 6h 内出现急性呼吸窘迫,受者表现为呼吸减低和非心源性肺水肿的体征,包括胸部 X 线片的双侧间质浸润。应给予其支持治疗,通常在康复时患者无后遗症。TRALI 通常会因供者血浆包含高滴度的抗 HLA 抗体结合了受者白细胞而发生。白细胞在肺血管中聚合,释放介质,增加毛细血管通透性。检测供者血浆的抗 HLA 抗体可支持此诊断。供者常为多胎妇女,应避免输注其血浆成分。

输血后紫癜

这种反应表现为输注 7～10d 血小板后出现血小板减少,主要发生在妇女。受者的血清中发现了血小板特异性抗体,最常识别的抗原是在血小板糖蛋白Ⅲa 受体上发现了 HPA-1a。迟发性血小板减少症是由于供者和受者都产生了针对供者血小板的抗体。再次进行血小板输注可以使血小板减少恶化,应予以避免。静脉注射丙种球蛋白治疗可能会抵消效应抗体,或进行血浆置换,以清除抗体。

自身免疫作用

受者可能会被输注的血液成分和血浆蛋白免疫。在输血前检测时可查见红细胞抗原的抗体,他们的存在可能会使交叉配血时抗原呈阴性。对一定红细胞抗原(即 D、c、E、Kell 或 Duffy)敏感的育龄妇女,有发生新生儿溶血的风险。输血时检测 D 抗原才能防止红细胞免疫作用。白细胞和血小板抗原免疫性可导致血小板的无效输注。一旦免疫发生,供者与受者相似 HLA 抗原兼容血小板可能很难找到。因此,审慎的输血应针对预防白细胞减少的细胞成分输注,限制抗原暴露,使用 SDAPs 等合理输血方法。

非免疫性反应

液量超负荷

输血可起到很好的扩容作用,但过快输血可导致容量负荷过重。应监测输液速度和输液量,同时使用一种利尿药减轻负荷。

低温冷藏

冷藏(4℃)或冷冻(－18℃或以下)的血液成分迅速输注入体内可能导致体温过低。冷液体作用下导致窦性心律失常。线性回暖的使用下将会防止这种并发症。

离子毒性

贮藏过程中红细胞内钾离子释放导致高钾，危险的高钾血症对新生儿和肾衰竭患者非常有害。预防措施如给新生儿输血时使用新鲜或洗涤红细胞，因为这种并发症可能致命。

枸橼酸抗凝血液成分常用螯合钙，从而抑制凝血。低钙血症常表现为手指和足趾的腹面麻木或刺痛感，多次快速输血可能会导致此不良反应。因为枸橼酸可迅速代谢为碳酸氢盐，如果任何其他静脉输钙，应单独建立通道。

铁过载

每个单位红细胞含有 200～250mg 铁。铁过载影响心、肝和内分泌功能，当输注 100U 的红细胞后，症状和体征很常见(体内铁元素含量 20g)。通过使用替代疗法(如促红细胞生成素)和早期积极预防输血并发症是可控的。可使用去铁胺、地拉罗司等螯合剂等，但疗效往往一般。

低血压反应

输血患者服用血管紧张素转化酶(ACE)抑制剂可出现瞬时低血压。由于血液制品通常包含降解 ACE 的缓激肽，服用 ACE 抑制剂的患者可能会有缓激肽水平增加，导致受者血压过低的可能。无须干预，血压通常恢复正常。

免疫调节

输异体血可有免疫抑制作用。肾移植受者多次输血很少出现移植排异，输血可能导致癌症患者感染的风险增加和不良结局。白细胞介导了输血相关的免疫作用。去白细胞产品可能会引起较少的免疫抑制作用，虽然没有获得对照数据，因不易得到相应的去白细胞血制品。

感染性并发症

最初通过筛选和选择健康人，没有高风险的生活方式为血液供者，排除医疗条件下或暴露于传染性病原体，如使用静脉注射毒品或前往疟疾疫区的供者。供者血液中核酸扩增检测(NAT)，排除传染性病原体的存在，或通过进一步的病原体的抗体检测等多个方法明确感染的证据，减少输血感染的风险。

病毒性感染

1. *丙型肝炎病毒*　对献血者进行丙型肝炎病毒抗体和丙型肝炎病毒 RNA 检测。通过输血感染丙型肝炎病毒的风险约在 1/2 000 000U。丙型肝炎病毒感染可能无症状或导致慢性活动性肝炎、肝硬化、肝衰竭。

2. *人类免疫缺陷病毒 1 型*　使用 NAT 检测供者血液 HIV-1、HIV-1 p24 抗原。约十几个血清阴性的供者已经发现携带艾滋病毒 RNA。输血导致 HIV-1 感染的风险是 1/200 万。在捐献的血液，还需检测艾滋病毒 2 抗体。自 1992 年以来，在美国已无 HIV-2 型病毒报道。

3. *乙型肝炎病毒*　供者的血液筛查包括检测乙型肝炎病毒、乙型肝炎表面抗原(HBsAg)。由于缓慢的病毒复制和低水平的病毒血症，NAT 测试不可行。输血相关的乙型肝炎病毒感染的风险比丙型肝炎病毒大数倍。接种疫苗的人需要长期输液治疗可以防止这种并发症。

4. *其他肝炎病毒*　甲型肝炎病毒很少通过输血传染；感染通常无症状，不会导致慢性疾病。其他输血传播病毒-TTV、SEN-V 和 GBV-C 不会引起慢性肝炎或其他疾病状态。常规测试似乎并不能保证检测到。

5. *西尼罗河病毒*　2002 年，有输血导致西尼罗河病毒感染的记录。使用 NAT 可以检测到这种 RNA 病毒，常规筛查始于 2003 年。西尼罗河病毒感染范围的严重程度从无症状到致命，老年人有更大的风险。

6. *巨细胞病毒*　巨细胞病毒较广泛，感染 ≥50%的人群，经由受感染的“载体”白细胞，可在输注的血小板中找到。减少白细胞的成分可使传播 CMV 感染风险降低。巨细胞病毒感染的高危人群包括免疫抑制病人、巨细胞病毒血清阴性的移植受者和新生儿；这些病人应该接受去白细胞或巨细胞病毒血清阴性的血液制品。

7. *人类 T 淋巴细胞白血病病毒(HTLV)Ⅰ*　应在供者血液中筛查检测 HTLV-Ⅰ和Ⅱ。HTLV-Ⅰ与成人 T 细胞白血病/淋巴瘤相关，一小部分受感染者出现热带痉挛性轻瘫。HTLV-Ⅰ经输血感染的风险是 1/641 000。HTLV-Ⅱ未与任何疾病明显关联。

8. *微小病毒 B19*　血液成分和浓缩的血浆产品可以传染这种病毒，是儿童的传染性红斑或第 5 类疾病的病原体。微小病毒 B19 易感染红细胞前体并抑制红细胞产生和成熟，纯细胞再生障碍性贫血，表现为急性再生障碍性贫血危象或红细胞寿命缩短的慢性贫血，可能发生在有血液性基础疾病时，如镰状细胞病或地中海贫血(详见第 11 章)。血清学阴性的女性感染此病毒，会导致胎儿水肿的风险。

细菌污染

病毒感染的绝对风险已经大幅降低，输血传播的细菌感染的相对风险有所上升。大部分细菌在低温不生长，因此输注 FFP 和 PRBCs 并不常见细菌污染。然而，一些革兰阴性细菌在 1～6℃可生长。耶尔森菌、铜绿假单胞菌、沙雷菌、不动杆菌、大肠埃希菌的都与 PRBC 输血感染相关。血小板悬液在室温下存储，更有可能含有皮肤污染物，如革兰阳性菌，包括凝固酶阴性葡萄球菌。据估计，1/(1000～2000)血小板成分可污染细菌。源自全血的单采血小板有 1/17 000 和 1/61 000 机采血小板会出现输血相关性脓毒症而死亡的风险。2004 年以来，血库已经制定方法来检测血小板的污染成分。

受者输注了细菌污染的血液可能会出现发热和发冷，甚至进展为感染性休克和 DIC。这些反应可能在输血的几个小时或几分钟内突然发生。发病的症状和体征通常是突然和暴发性，应鉴别 FNHTR 与细菌污染性发热。反应是由革兰阴性菌污染物，尤其是污染的血制品释放的内毒素所导致的。

怀疑输血反应时，必须立即停止输血；行抗休克治疗，给予广谱抗生素。通知血库寻找标识文书或血清学的错误。血液成分包装袋应该送细菌培养并行革兰染色。

其他传染性病原体

能通过输血传播的寄生虫，包括引起疟疾、巴贝斯虫病和恰加斯病。行地理移徙和旅行的供者可传播这些罕见疾病。经输血传播的其他病原体包括登革热、基孔肯亚病毒、克-雅二氏病、嗜吞噬细胞和黄热病疫苗病毒等。一些病原体测试方法可行，如克氏，但并不常规进行。输血患者在特定临床情况下应考虑这些感染。

输血的替代方法

避免异基因输血和由之引起的免疫和传染风险。若输血无法避免，自体输血是最好的选择。然而，自体输血的成本-收益率仍然很高。输血不是零风险；自体输血文书上的错误和细菌污染仍然是潜在的并发症。外科手术病人自体输血的其他方法包括术前血液稀释、从无菌手术部位和术后引流收集回收血液。源于受血者家人和朋友的血液并不比志愿献血源安全。这种定向的献血实际上对受者而言，可能 GVHD、免疫作用等并发症的风险更高。

粒细胞和粒细胞-巨噬细胞刺激因子是临床上用来帮助患者白细胞恢复，减少高剂量化疗相关的白细胞减少症的方法。促红细胞生成素可用于刺激慢性肾衰竭性贫血患者的红细胞产生，从而避免或减少输血的必要性。这种激素还能刺激自体献血者红细胞生成，以使得捐献更多。

（董宝侠　译）

第四部分　骨髓增殖性疾病

第 13 章

Chapter 13

真性红细胞增多症和其他骨髓增殖性疾病

Jerry L. Spivak

慢性骨髓增殖性疾病的 WHO 分类包括 8 种疾病，部分极少发生或特征不明显(表 13-1)。但是它们都有一个共同的细胞起源，即多能造血干细胞；血液中一系或多系产生过多但没有严重的异常增生，髓外造血和骨髓纤维化倾向，不同程度地有向急性白血病转变的可能。虽然是较为宽松的分类，但是均具有重要的表型异质性。一些疾病，如慢性髓细胞白血病(chrnic myelocytic leukemia,CML)、慢性中性粒细胞白血病(chrnic neutrophilic leukemia,CNL)、慢性嗜酸性粒细胞白血病(chrnic eosinphilic leukemia,CEL)等主要表现为髓细胞的表型，但是一些其他的疾病，如真性红细胞增多症(polycythemia vera,PV)、原发性骨髓纤维化、原发性血小板增多症等主要表现为红系和巨核系的异常增生。这后 3 种疾病和前 3 种疾病之间也可以相互转变。

表 13-1 慢性骨髓增殖性疾病的 WHO 分类

慢性髓细胞白血病，bcr-abl 阳性
慢性中性粒细胞白血病
慢性嗜酸粒细胞白血病，未另行分类
真性红细胞增多症
原发的骨髓纤维化
原发性血小板增多症
肥大细胞增多症
骨髓增殖性肿瘤，未能分类的

这种表型的异质性有着一个遗传学的基础；CML 是 9 号和 22 号染色体平衡易位的结果，CNL 和 t(15;19)易位有关，CEL 是伴随了 *PDGFRα* 基因相关的缺失或平衡易位。相比之下，PV、原发性骨髓纤维化、原发性血小板增多症，或多或少的以 JAK2 突变 V617F 为特征，V617F 可以引起酪氨酸激酶的持续活化，其对红细胞生成素和血小板生成素受体很重要，但对粒细胞集落刺激因子没有太大影响。这种重要的差异也可以反应在 CML、CNL 和 CEL 的自然病史中，它们转变为急性白血病的概率很高，需要多年的监测。相比之下，PV、原发性骨髓纤维化、原发性血小板增多症，除非接触致突变剂，否则很少向急性白血病转变，通常数十年观察无显著变化。因此这章我们会将只关注 PV、原发性骨髓纤维化、原发性血小板增多症，因为它们在临床上有很多重叠，但是它们的临床病程又有很大不同。其他慢性骨髓增殖性疾病会在第 14 章中讨论。

真性红细胞增多症

PV 是一种涉及多潜能造血祖细胞的克隆性疾病，表现为红细胞生成不受正常调节而导致红细胞增加，同时伴有粒细胞和血小板的增多。PV 是最常见的慢性骨髓增殖性疾病，发生率为 2/10 万。主要为成人发病，随着年龄的增长，发生率可达 18/100 000。偶见家族遗传性发病，以女性为主。

病因学

真性红细胞增多症的病因还不清楚。尽管某些染色体异常如 20q、8 号 9 号染色体三体可以在 30% 的未治疗的患者中发现，但是不同于 CML，没有任何确切的细胞遗传学异常和这个疾病相关。但是酪氨酸激酶 JAK2 的自身抑制假激酶结构域的突变，将缬氨酸替换为苯丙氨酸(V617F)可以导致这种激酶的持续活化，因此可能在真性红细胞增多症的发病中起到关键作用。

JAK2 是进化上高度保守的非受体酪氨酸激酶家族成员，其充当同源的酪氨酸激酶角色，可以作为红细胞生成素和血小板生成素受体。在高尔基体中JAK2还发挥了上述受体伴侣的作用，负责其细胞表面表达。结合到红细胞生成素和血小板生成素上后的结构改变使得JAK2自我磷酸化、受体磷酸化及细胞增殖、分化、抗凋亡相关蛋白的磷酸化。缺乏JAK2的转基因动物会在胚胎期死于严重的贫血。JAK2结构上的活化可以导致不依赖红细胞生成素的红系克隆形成，PV的红系祖细胞对红细胞生成素和其他造血生长因子的高度敏感，体外无须红细胞生成素的抗凋亡活性、迅速的终末分化及Bcl-X_L表达增强等，所有这些都是PV的特征。

重要的是，JAK2基因位于9号染色体的短臂上，由于有丝分裂重组导致的9p染色体杂合子丢失是PV最常见的细胞遗传学异常。9p部分包含JAK2基因座，这个区域的杂合性丢失导致了JAK2 V617F的纯合子突变。90%以上的PV患者表达这种突变，约有50%的原发性骨髓纤维化和原发性血小板增多症患者也表达该突变。这种纯合子突变发生在30%的PV患者和60%的原发性骨髓纤维化患者中，ET很少有纯合子。随着时间延长，部分PV的JAK2 V617F杂合子因为有丝分裂重组，在发病的10年内就可以转变为纯合子。不表达JAK2 V617F的PV患者在临床上和表达JAK2 V617F的患者不同，且JAK2 V617F杂合子患者也和JAK2 V617F纯合子患者在临床上有所不同。有趣的是，JAK2突变倾向和一种特殊的JAK2单体型GGCC相关。JAK2 V617F是PV大部分表型和生化特征的基础，如白细胞碱性磷酸酶(LAP)积分的升高；但是JAK2 V617F不是所有表型的基础，也可能不是这3种慢性骨髓增殖性疾病的最初基因改变。第一，一些有相同表型和相同克隆的PV患者缺乏JAK2 V617F。第二，原发性血小板增多症和原发性骨髓纤维化患者也有这种突变但是有不同的临床表型。第三，家族性的PV可以没有这种突变，甚至其他家族成员都存在这种突变。第四，不是所有的克隆性癌细胞都表达JAK2 V617F。第五，JAK2 V617F在长期患特发性红细胞增多症的患者中也有表达。第六，在部分患者中，JAK2 V617F是在其他突变后出现。最后，在部分JAK2 V617F阳性的PV或原发性血小板增多症患者中，急性白血病可以发生在JAK2 V617F阴性的祖细胞中。虽然JAK2 V617F单独不足以引起PV，但是它对于原发性血小板增多症向PV的转变是关键的，但不是原发性血小板增多症向原发性骨髓纤维化的转变。

临床表现

虽然脾大可以是真性红细胞增多症的首发症状，但大多数情况下真性红细胞增多症是因为高血红蛋白或高血细胞比容而偶然被发现的。除了顽固性皮肤瘙痒，真性红细胞增多症和其他原因引起的红细胞增多症的症状相同。

未控制的红细胞增多可以引起高黏滞血症，导致神经系统症状，如眩晕、耳鸣、头痛、视力障碍和短暂脑缺血发作(TIAs)。收缩期高血压也是红细胞增多的一个表现。部分PV患者会出现静脉或动脉血栓形成。任何血管都可以被累及，但大脑、心和肠系膜血管是最容易累及的。腹腔内静脉血栓形成特别容易发生在年轻女性中，如果是肝静脉突发的完全性的阻塞则通常是致命性的。事实上，任何发生肝静脉血栓形成的患者都应该怀疑是否是真性红细胞增多症。容易挫伤、鼻出血、急性消化道疾病或胃肠道出血可能会因为血管堵塞或血小板增多而引起。四肢的红斑、烧灼感和疼痛，即一种称为红斑性肢痛症的症候群，也是真性红细胞增多症血小板增多的并发症。因为造血细胞增生旺盛，代谢亢进而引起的高尿酸血症继发痛风、尿酸石形成等症状也会使得疾病更加复杂。

诊断

当患者出现红细胞增多伴有白细胞和(或)血小板增多时诊断即确立。但是，当患者出现单纯的血红蛋白增多或血细胞比容增大或血小板增多时，诊断评估就变得复杂了，因为会出现很多的可能性(表13-2)。而且除非血红蛋白≤20g/dl(血细胞比容≤60%)，否则无法区分真性红细胞增多症和其他引起血浆容积变化的疾病。和其他引起真正红细胞增多症的原因相比，特别是PV，如果血浆容量上升时，会掩盖红细胞增多的事实。因此，红细胞数量和血浆容量检测在区分绝对红细胞增多症和相对红细胞增多症时是必需的，后者单纯是因为血浆容量减少导致的(即应激性或假性红细胞增多症或Gaisbock综合征)。甚至是在有JAK2 V617F突变的患者中也是这样，因为不是所有真性红细胞增多症患者都表达这种突变。图2-18显示了对怀疑有红细胞增多症患者评估的一个诊断方法。

在发现红细胞增多后，需进一步寻找病因。当出现血浆红细胞生成素水平升高时，提示可能是因缺氧导致的红细胞增多或者是自身红细胞生成素生成增多，在后者情况下，肺功能的评估和腹部肾、肝

表 13-2　红细胞增多症的原因

相对性红细胞增多症	
因脱水、利尿剂、饮酒、雄激素或吸烟引起的血液浓缩	
绝对的红细胞增多症	
低氧	**肿瘤**
一氧化碳中毒	肾上腺样瘤
高氧亲和力血红蛋白	肝癌
高海拔	小脑血管母细胞瘤
肺部疾病	子宫肌瘤
右向左的心脏或血管分流	肾上腺肿瘤
睡眠呼吸暂停综合征	脑膜瘤
肝肺综合征	嗜铬细胞瘤
肾病	**药物**
肾动脉狭窄	雄激素
硬化性或膜性肾小球肾炎	重组促红细胞生成素
肾移植术后	**家族性(血红蛋白功能正常)**
肾囊肿	红细胞生成素受体突变
Bartter 综合征	VHL 突变(Chuvash 红细胞增多症)
	2,3-二磷酸甘油酸突变
	真性红细胞增多症

的 CT 扫描就很必要。红细胞生成素水平正常，并不能排除继发的红细胞增多或真性红细胞增多症。和缺氧导致的红细胞增多相比，真性红细胞增多症的动脉血氧饱和度是正常的。但是血氧饱和度正常也无法排除高亲和力血红蛋白导致的红细胞增多。就这一点来讲，之前的血红蛋白水平和家族史对诊断非常重要。

其他有助于诊断的实验室检查包括红细胞计数、平均血细胞比容和红细胞分布宽度(RDW)。只有 3 种情况可以引起小细胞性红细胞增多症：β-地中海贫血、缺氧导致的红细胞增多和真性红细胞增多症。β-地中海贫血的 RDW 是正常的，但是缺氧导致的红细胞增多和真性红细胞增多症的 RDW 通常因为铁缺乏而升高。目前，JAK2 V617F 的检测取代了其他检测成为 PV 诊断的主要手段。当然，胃酸分泌相关疾病和胃肠道隐秘性出血患者也会出现低血红蛋白、小细胞性贫血的表现，从而掩盖了真性红细胞增多症的诊断。

骨髓穿刺和活检通常无法提供诊断信息，因为这些检查可能是正常的或无法区别原发性血小板增多症和原发性骨髓纤维化，除非需要排除其他疾病否则无须做这些检查。虽然在红细胞增多情况下出现如 8、9 号染色体三倍体或 20q-等细胞遗传学异常提示了一个克隆性的病因，但是没有一种特异性的细胞遗传学异常和 PV 具有相关性，并且没有细胞遗传学标志也无法排除诊断。

并发症

许多真性红细胞增多症的临床并发症与红细胞增多引起的血液黏滞直接相关，与因红细胞、白细胞和血小板的加速生成导致的尿酸升高和细胞因子产生间接相关。后者和全身症状相关，虽然消化道溃疡可能和 HP 感染有关，但是疾病相关的瘙痒可能是 JAK2 V617F 介导的嗜碱性细胞活化的结果。脾突然的增大可能是因为脾梗死。骨髓纤维化是疾病自然进展的一个部分，但它是一个反应性的可逆性的过程，纤维化本身不会阻碍造血作用，也没有预后的价值。但是在部分患者中，骨髓纤维化伴随严重的髓外造血、肝脾大和输血相关的贫血，这些都是干细胞衰竭的临床表现。器官肿大会引起严重的不适感、门静脉高压和进行性的恶病质。虽然 PV 患者的急性非淋巴细胞白血病的发病率升高，但是没有接触化疗药物或辐射的患者的急性白血病发病率较低，而且白血病的发展是和髓外造血、肝脾大、输血相关贫血或接触化疗药物有关。重要的是，单独的化疗药物，包括羟基脲和 JAK2 V617F 阴性干细胞的急性白血病相关。红斑性肢痛症是一种病因不确定的严重的综合征，其和血小板增多相关，主要累及下肢，表现为红斑、热感、受累部位的疼痛及偶尔发生的梗死。其在慢性骨髓增殖性疾病患者中的发生率差异很大，通常水杨酸盐类治疗有效。真性红细胞增多症患者出现的一些中枢神经系统症状，如偏头痛是红斑性肢痛症的一种变体。

如果不治疗，红细胞增多症会导致血栓形成，累及重要器官如肝、心、脑或肺。巨脾患者通常更易发生血栓，因为相关的血浆容量的上升会掩盖真正的红细胞升高的程度，而红细胞数量通常是通过血细胞比容或血红蛋白水平检测的。有巨脾的 PV 患者出现正常的血细胞比容或血红蛋白水平也应该怀疑有红细胞升高的可能，除非被证明不是这样。

治疗　真性红细胞增多症

真性红细胞增多症一般来说是一种惰性疾病，其临床过程可达数十年，因此治疗也应与疾病进展程度有关。红细胞增多导致的血栓形成是最严重的并发症，因此为了防止血栓形成，必须将血红蛋白水平控制在男性≤140g/L (14g/dl；血细胞比容<45%)，女性≤120g/L (12g/dl；血细胞比容<42%)。以前使用放血疗法将红细胞团控制在正常水平，以减轻高黏滞血症。对于大多数的真性红细胞增多症患者，只要出现缺铁症状，那么每 3 个月就必须行放血疗法。放血疗法和铁缺乏都不会增长疾病本身效应相关的血小板计数，在真性红细胞增多症中，相比于红细胞增多和血栓形成之间的密切关系，血小板增多和血栓形成的关系确实不大。如果放血疗法没有控制好红细胞数，那么将水杨酸类药物用于预防真性红细胞增多症患者的血栓形成不仅可能有害，而且也是一种没有证据的治疗。抗凝血药应该在只有当血栓形成出现时，或当红细胞大幅度上升，但又因为人为原因导致抽取检测的血液分层，很难检测凝血酶或部分促凝血酶原激酶活性时使用。无症状的高尿酸血症无须治疗，但是当使用化疗来治疗脾大、白细胞增多或瘙痒时，应使用别嘌醇以防止尿酸进一步的升高。对抗抑郁药如多塞平或抗组胺药无效的广泛性瘙痒是真性红细胞增多症的一个主要问题；IFN-α、补骨脂素加 A 段紫外线照射(PUVA)及羟基脲可以减轻瘙痒的症状。无症状的血小板增多也无须治疗，除非血小板计数已经高到会引起血管性血友病，这种疾病是因为过多的血小板团导致的大分子量的血管性血友病因子(vWF)多聚体的吸附和蛋白水解。有症状的脾大可以使用 IFN-α 治疗，但长期使用会出现严重的不良反应。聚乙二醇化 IFN-α 可以使真性红细胞增多症患者完全缓解，其可能会有更广阔的应用。阿那格雷是一种磷酸二酯酶抑制剂，可以减少血小板数量，如果患者耐受，它比羟基脲效果更好，因为阿那格雷没有骨髓毒性而且它确实可以抑制静脉血栓形成。降血小板药可能对于治疗红斑肢痛症或偏头痛有效，如果水杨酸类药物疗效不好或血小板计数过高导致出血倾向，可以采用降血小板治疗，但只是以减轻症状为目的。烷化剂和 ^{32}P 标记的放射性磷酸钠治疗真性红细胞增多症会导致继发性白血病，因此已停止使用。如果必须使用细胞毒性药物，则应该使用羟基脲，但是羟基脲不会抑制 PV 的血栓形成也不会抑制骨髓纤维化，其还会导致白血病发生，所以应该尽可能短时间使用。对于部分巨脾且治疗后仍不见缩小的患者，又出现难治性的体重减轻，则应行脾切除术。部分晚期的患者会因为纤维化和髓外造血而出现肺动脉高压。异基因骨髓移植可治愈年轻患者。一些 JAK2 抑制剂正在进行临床试验；目前为止，这些药物已经证实可以减轻本质上的症状，可以迅速缩小脾的大小且对血细胞影响不大，对 JAK2 V617F 中性粒细胞等位基因也无影响，这些说明这些药物至少可以用来减轻患者的症状。

放血疗法适用于红细胞被很好控制、可有很长的生存期、且不出现功能障碍的 PV 患者。对于不适合静脉放血者，才考虑使用化疗药物治疗。

原发性骨髓纤维化

慢性原发性骨髓纤维化(其他类型包括先天性骨髓纤维化、特发性髓样化生、骨髓纤维化伴髓样化生)是一种病因未明的多潜能造血祖细胞克隆性疾病，主要表现为骨髓纤维化、髓外造血和脾大。原发性骨髓纤维化是最不常见的慢性骨髓增殖性疾病，由于没有一种特异型的克隆标志，原发性骨髓纤维化的诊断是很困难的，因为骨髓纤维化和脾大也会出现在 PV 和 CML 中。而且，骨髓纤维化和脾大也会发生于各种良性和恶性疾病中(表 13-3)，部分治疗有效，但这些方法对于原发性骨髓纤维化是无效的。和其他慢性骨髓增殖性疾病或所谓的急性或恶性骨髓纤维化相比，上述疾病可以发生于任何年龄，但原发性骨髓纤维化主要影响的是 60 岁以上的男性患者。

表 13-3　引起骨髓纤维化的疾病

恶性	非恶性
急性白血病（淋巴细胞、髓细胞、巨核细胞）	HIV 感染
慢性髓细胞白血病	甲状旁腺功能亢进症
毛细胞白血病	肾性营养不良
霍奇金淋巴瘤	系统系红斑狼疮
特发性骨髓纤维化	肺结核
非霍奇金淋巴瘤	维生素 D 缺乏
多发性骨髓瘤	二氧化钍接触
脊髓发育不良	灰色血小板综合征
转移癌	
真性红细胞增多症	
系统性肥大细胞增多症	

病因学

原发性骨髓纤维化的病因还不清楚，非随机的染色体异常包括 9p、20q-、13q-、8 号或 9 号染色体三体、1q 部分三体等很常见，但是没有发现和疾病相关的特异性的细胞遗传学异常。约有 50% 的原发性骨髓纤维化患者有 JAK2 V617F，约有 5% 患者出现促血小板生成素受体 Mpl 的突变。骨髓纤维化的程度和髓外造血的范围也没有相关性。原发性骨髓纤维化的纤维化和转化生长因子 β 的过表达以及金属蛋白酶组织抑制剂有关，与骨硬化和骨保护素（破骨细胞抑制剂）的过表达有关。原发性骨髓纤维化患者血管内皮生长因子升高，可导致骨髓出现新生血管。重要的是，原发性骨髓纤维化的成纤维细胞是多克隆性的，不是肿瘤克隆的一部分。

临床表现

原发性骨髓纤维化没有特征性的症状。许多患者是无症状的，疾病通常是在体检时发现脾大和（或）血细胞计数异常。但是和其他慢性骨髓增殖性疾病相比，盗汗、乏力和体重减轻是较为常见的表现。血涂片会出现髓外造血的特征；泪珠状的红细胞、有核红细胞、中幼粒细胞、早幼粒细胞和原始粒细胞也可见（图 13-1）。贫血较常见，起病缓慢，白细胞和血小板计数通常是正常或升高，但这两者也都可以降低。轻度肝大可以伴随脾大出现，但是通常不伴脾大；而孤立的淋巴结肿大应该提示了其他疾病的可能。血清乳酸脱氢酶和碱性磷酸酶水平可以升高。LAP 评分可以是低、中或高。骨髓纤维化可导致骨髓干抽（图 13-2）。骨髓 X 线片可能会显示骨硬化。旺盛的髓外造血会引起腹水、门静脉、肺或颅内高压、肠道或输尿管堵塞、心脏压塞、脊髓压迫及皮肤结节等。迅速的脾大可导致脾梗死，出现发热和胸痛，可出现高尿酸血症和痛风。

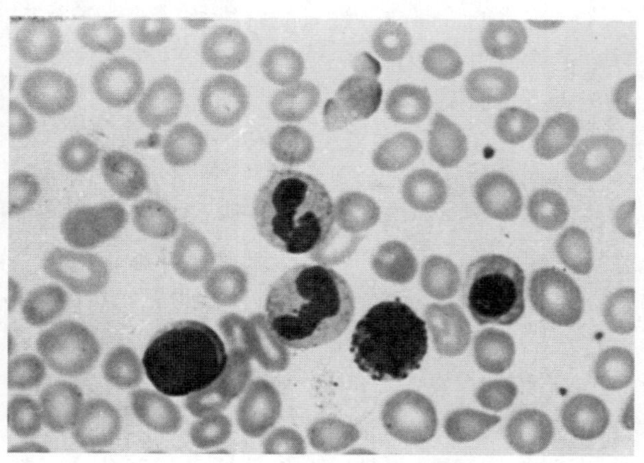

图 13-1　泪珠状红细胞

泪珠状红细胞表明在通过脾时有膜的损伤，有核红细胞、幼稚的骨髓细胞表明存在髓外造血。这个外周血涂片表明任何原因造成的髓外造血都有关

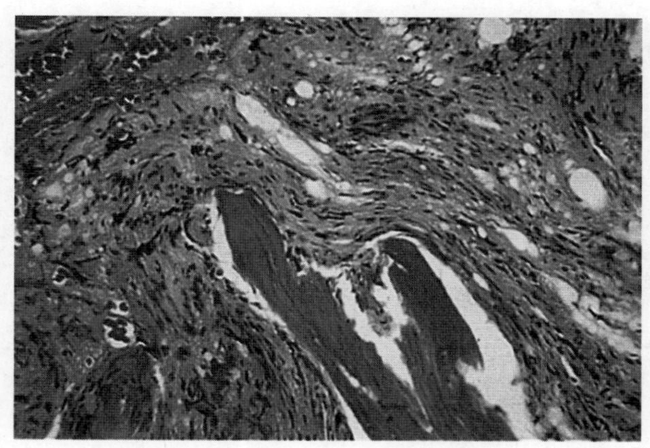

图 13-2　骨髓的一个层面显示了骨髓腔

骨髓腔被纤维组织所替代，包含了网状蛋白纤维和胶原蛋白。当这种纤维化是原发血液系统疾病时，就被称为骨髓纤维化

诊断

虽然上文提到了原发性骨髓纤维化的特征，但

是这些特征都可以出现在真性红细胞增多症或CML中。巨脾通常提示PV的红细胞增多，原发性骨髓纤维化出现腹腔内的血栓形成大多情况下是未诊断的真性红细胞增多症。在一些原发性骨髓纤维化患者中，红细胞增多症会随着疾病发展而出现。因为许多其他疾病和原发性骨髓纤维化的症状会有部分重叠，对不同的治疗有效，因此原发性骨髓纤维化是一个排除性的诊断，要求将表13-3中所述的疾病排除后才能诊断原发性骨髓纤维化。有一种诊断方法被提出来，但是这种方法没有将引起髓样化生的疾病和其他疾病区分开来。

泪珠状红细胞、有核红细胞、中幼粒细胞、早幼粒细胞等是髓外造血的表现，白细胞增多、血小板增多伴血小板形状异常、循环的中幼粒细胞等提示骨髓增殖性疾病而不是一种继发的骨髓纤维化（表13-3）。因为网状蛋白增多，骨髓很难抽吸，但是骨髓活检显示了骨髓细胞增多伴三系细胞畸形，特别是成簇的增多的巨核细胞伴大且异常发育的细胞核。但是没有任何特征性的骨髓的形态异常可以将原发性骨髓纤维化和其他慢性骨髓增殖性疾病区分开。髓外造血导致的脾大可能会引起门静脉高压和静脉曲张。在部分患者中，旺盛的髓外造血会导致其主要的临床表现。原发性骨髓纤维化的一个有趣的表现是自身免疫的异常如免疫复合物、抗核抗体、类风湿因子或Coomb试验阳性。是否这些代表了宿主对疾病的反应或参与了疾病发病过程还不清楚。血液细胞遗传学检查对于排除CML及对于预后评估的目的都很有用，复杂的染色体核型是原发性骨髓纤维化预后不良因素。和其他慢性的慢性骨髓增殖性疾病相比，除非某些疾病的髓样化程度过高，原发性骨髓纤维化的循环CD34阳性细胞的数量会有很大程度的升高（>15 000/μl），但是原因尚不清楚。

约有50%的原发性骨髓纤维化患者，和另外两种骨髓增殖性疾病PV和原发性血小板增多症相似，会表达JAK2 V617F突变，且通常为纯合子。一项回顾性研究表明，这些患者的预后很差，但是另一项研究的结果表明，这些患者的年龄偏大且比JAK2 V617F突变阴性患者血细胞比容更大。有MPL突变的患者更易出现贫血。

并发症

因为有特殊的临床表现（表13-4），原发性骨髓纤维化的生存期变化很大，且比PV或原发性血小板增多症的患者生存期要短。原发性骨髓纤维化的自然病程是进行性的骨髓衰竭，贫血严重者输血治疗，因髓外造血导致进行性器官肿大。和CML一样，原发性骨髓纤维化也可以从一个慢性期发展到进展期，出现全身症状和进行性的骨髓衰竭。约有10%的患者会自发性的发展为侵袭性的白血病，且治疗通常无效。疾病进展的重要因素有贫血、白细胞增多、血小板减少、外周血出现原始粒细胞、出现复杂的细胞遗传学异常及全身症状如无法解释的发热、盗汗或体重减轻等。

表13-4　原发性骨髓纤维化的危险分层

项　目	危险因素		出现频率（%）
年龄>65岁			45
全身症状			26
血红蛋白<100g/L			35
白细胞计数>25×10^9/L			10
血原始细胞>10%			36
危险分组	危险因素个数	患者比例（%）	中位生存期（年）
低危	0	22	11
中危-1	1	29	8
中危-2	2	28	4
高危	≥3	21	2

治疗　原发性骨髓纤维化

原发性骨髓纤维化没有特效性的治疗。贫血通常因为有胃肠道出血，会因叶酸缺乏而加重，使用维生素 B_6 治疗偶尔会有效。但是，贫血更多的是由于脾和肝髓外造血导致的无效的红细胞生成。重组红细胞生成素和以达那唑为代表的雄激素对贫血的治疗都无效。红细胞生成素可能会加重脾肿大程度，且当血清红细胞生成素水平＞125mU/L 时再使用是无效的。一个红细胞脾隔离试验表明，脾功能亢进的存在，对于此可以使用脾切除术治疗。当脾大已经导致营养的缺失时也需要行脾切除术，以防止发展为恶病质。在这种情况下，脾切除术不应该被禁止，因为对于恢复血小板增多、造血能力的丢失和代偿性的肝大很重要。但是，脾切除术会增加急变期转化的风险，原因还不清楚。脾区照射可以减轻症状，但它会增加中性粒细胞减少、感染和术中出血的风险。别嘌醇可以显著控制高尿酸血症，在部分患者中，羟基脲对于治疗器官肿大有很大作用。IFN-α 的作用还不确定；更多研究发现其对于老年患者有很大的不良反应，因此应该减低剂量使用。糖皮质激素可以用来缓解全身症状和自身免疫性并发症，单用和（或）低剂量的沙利度胺（50～100mg/d）联合使用可以改善贫血；同时也会改善脾大。异基因骨髓移植是唯一可以治愈疾病的方法，对于年轻患者推荐使用；低强度的预处理方案的移植也可以使用在老年患者中。JAK2 抑制剂对于减轻原发性骨髓纤维化患者的全身症状和脾大有效，目前正处于 3 期临床试验中，但是 JAK2 抑制剂的疗效是可逆的。这些药物也提供了一种毒性更小的可以更多缓解症状的治疗方法。

原发性血小板增多症

原发性血小板增多症（其他命名包括原发性血小板增多症、特发性血小板增多症、自发性血小板增多症、出血性血小板增多症）是一种病因未明的克隆性疾病，累及多潜能造血祖细胞，临床上表现为无诱因的血小板生成过多。原发性血小板增多症（ET）是一种不常见的疾病，发病率为 1～2/100 000，女性发病较多。原发性血小板增多症没有一种克隆性的标志可以将其与其他更常见的非克隆性的反应性的血小板增多症区别开（表 13-5），从而使得诊断很困难。之前原发性血小板增多症被认为是老年人多发，并常会出现出血或血栓形成的症状，但是随着电子细胞计数仪的使用，现在发现原发性血小板增多症可以发生于成年人的任何年龄段中，且通常是无症状的或止血功能异常。和原发性骨髓纤维化或其他反应性的没有性别差异的血小板增多症相比，原发性血小板增多症好发于女性，且原因不清楚。因为没有特异性的克隆性的标志，所以临床标准就被提出以区分原发性血小板增多症和其他慢性骨髓增殖性疾病，后者也会表现为血小板增多但会有不同的预后和治疗方法（表 13-5）。这些标准没有纳入克隆类型；因此其只用于区别一些会和原发性血小板增多症混淆的疾病如 CML、PV 等，而不是用来诊断原发性血小板增多症的。和先天性的红细胞增多症一样，还有一些非克隆性的良性的血小板增多症（如遗传性的促血小板生成素生成增加），这些疾病一般很少见，且缺乏充足的诊断手段。约有 50% 的原发性血小板增多症患者有 JAK2 V617F 突变，但没有这个突变也不能排除原发性血小板增多症。

表 13-5　血小板增多的原因

组织炎症：胶原蛋白性血管疾病、炎性肠病	出血
恶性肿瘤	缺铁性贫血
感染	手术
骨髓增殖性疾病：真性红细胞增多、原发性骨髓纤维化、原发性血小板增多症、CML	反弹：维生素 B_{12} 或叶酸缺乏纠正后，酗酒后溶血反应
骨髓增生异常综合征：5q-综合征、先天性难治性继发贫血	溶血
脾切除术后或脾功能减退症	家族史：促血小板生成素生成过多、MPL 活化

病因学

巨核细胞和血小板的产生需要促血小板生成素和其受体 Mpl。和早期红系髓系祖细胞一样，早期巨核系祖细胞的分化需要 IL-3、干细胞因子和促血小板生成素。之后血细胞的发生需要基质细胞衍生因子 1(SDF-1)。但是，巨核细胞的成熟需要促血小板生成素。

巨核细胞在造血祖细胞中是很特殊的，因为它的基因组复制是通过核内有丝分裂而不是单纯的有丝分裂。如果缺乏促血小板生成素，核内有丝分裂的巨核细胞及对血小板生成很重要的细胞质发育就会受损害。促血小板生成素也在肝和肾生成，血小板计数和血浆血栓形成活性呈现负相关。血浆促血小板生成素的水平也主要由祖细胞池大小调控。和促红细胞生成素相比，促血小板生成素和髓细胞相应的因子即粒细胞、粒细胞巨噬细胞集落刺激因子一样，不仅会促进其靶细胞的增殖也会促进其终末产物血小板的活性。促血小板生成素不仅具有促血小板生成素的作用，也可以促进多潜能造血干细胞的存活。

原发性血小板增多症的克隆性可以通过患者半合子基因中葡萄糖-6 磷酸脱氢酶的同工酶表达的检测、女性患者中的伴 X 染色体的 DNA 多态性检测、非随机患者多变的细胞遗传学异常检测来确定。血小板增多是原发性血小板增多症的主要表现，但是多潜能造血祖细胞会受累。许多的家庭都被发现有原发性血小板增多症的遗传史，在一个家庭中还发现是常染色体的显性遗传。不仅是原发性血小板增多症，PMF 和 PV 也发现有家族发病倾向。

临床表现

临床上原发性血小板增多症大多数是通过例行的体检发现血小板计数异常而偶然诊断的。偶尔会出现长期血小板计数升高但一直被忽略的患者。原发性血小板增多症没有特异性症状，但是这些患者会因为简单的挫伤即有出血倾向，也会因为微血管的闭塞出现血栓形成，导致如红斑肢痛症、偏头痛或 TIAs 等疾病。查体通常没有阳性体征，除非出现轻度的脾大。巨脾通常提示其他的慢性骨髓增殖性疾病，特别是真性红细胞增多症、原发性骨髓纤维化或 CML。

贫血不常见，但是轻度的中性粒细胞增多较常见。血涂片最容易呈现部分患者血小板数量会有升高。循环血小板团增大会干扰血清钾的测量，因为血液凝集时血小板会释放出钾离子。这种高血钾是由于人工原因导致的，因此和心电图异常无关。同样的，血小板增多的血液动脉血氧分压的测定也是不准的，除非在冰上收集血液。凝血酶原和部分凝血酶原时间是正常的，但是血小板功能的异常会有，如延长的出血时间和血小板聚集障碍。尽管有很多研究，但是没有任何的血小板功能异常是原发性血小板增多症所特有的，没有任何的血小板功能检测可以预测临床严重出血和血栓形成的风险。

血小板计数升高可能影响骨髓的抽吸，但是骨髓活检通常可以观察到巨核细胞的肥大、增生及骨髓细胞整体增多。如果骨髓网状蛋白升高，则应该怀疑其他疾病。铁染色缺乏需要进一步解释，因为单纯的铁缺乏会导致血小板增多，骨髓细胞过多且骨髓铁缺乏通常是真性红细胞增多症的特征。非随机的细胞遗传学异常会出现在原发性血小板增多症中，但不常见，且不是特异性或持续存在的，甚至是 3 和 1 号染色体，促血小板生成素和其受体 Mpl 基因位于这些染色体上。

诊断

多种疾病(表 13-5)都会出现血小板增多症状，其中许多会有细胞因子的产生增多。血小板计数绝对水平对于区分良性和克隆性的血小板增多症没有太大帮助。约 50%患者表达 JAK2 V617F 突变。如果没有 JAK2 V617F，则必须检测细胞遗传学指标，以确定血小板增多是否是由于 CML、MDS、5q-综合征等。因为 bcr-abl 易位可以没有费城染色体的异常，而且 bcr-abl 的 RT-PCR 检测会出现假阳性的结果，所以 bcr-abl 的 FISH 检测有更大的优越性，尤其对于费城染色体阴性的有血小板增多症的患者。贫血和环状的铁幼粒细胞不是原发性血小板增多症的特征，但它是特发性铁幼粒细胞贫血的特征，且在部分患者中，血小板增多和 JAK2 V617F 表达相关。巨脾通常提示其他慢性骨髓增殖性疾病在这种情况下，应该进行红细胞检测，因为脾大会掩盖红细胞增多的症状。重要的是，原发性血小板增多症可以经过多年的发展而转变为 PV 或原发性骨髓纤维化，表明了其潜在的慢性骨髓增殖性疾病的本质。原发性血小板增多症和真性红细胞增多症的 JAK2 V617F 中性粒细胞等位基因突变会有很大一部分的重叠，因此不能用来区分这两种疾病；只有通过红细胞和血浆容量的检测才可以区分真性红细胞增多症和原发性血小板增多症，而且就这一点而言，有64%的JAK2 V617F阳性的原发性血小板增多症患者在进行这两项检查后发现也有真性红细胞增多症的存在。

并发症

临床上再没有其他的情况会比血小板增多症让医生遇见的更多了，尤其是血小板计数＞$1\times10^6/\mu l$。通常会认为高血小板计数会导致血管内的淤积和血栓形成；但是没有任何一项临床试验证明了这个观点，而且对于＜60岁的患者来讲，血小板增多的患者的血栓形成发生率并不比血小板正常的患者更高。

相反的，很高的血小板计数主要会和出血相关，因为一种获得性的von Willebrand病。这并不是意味着血小板计数升高的原发性血小板增多症患者不会出现症状，应该将重心放在患者身上而不是血小板计数。例如，一些原发性血小板增多症中最戏剧性的神经系统症状是偏头痛相关症状并只对血小板减少的治疗有效，以及红斑肢痛症对血小板环氧酶1抑制剂(阿司匹林或布洛芬)治疗有效而不需要降低血小板数量。但一些患者仍然表现出动脉粥样硬化血管性疾病和高血小板计数之间的相关性。认识到真性红细胞增多症既可以单独表现为血小板增多又可以有之前未重视的高凝状态病史(详见第21章)，那么先前关于血小板增多症并发症的文献就不太可靠了。

治疗　原发性血小板增多症

原发性血小板增多症患者的生存期和普通人有所不同。无症状的没有心血管危险因素的患者，若只出现血小板计数升高，则无须治疗。事实上，在血小板增多症患者开始任何治疗前，都应该清楚引起症状的原因。当血小板计数升至$1\times10^6/\mu l$以上时，大量的高分子von Willebrand多聚体会从循环中移除，被增大的血小板破坏，导致了获得性von Willebrand病。这个可以通过检测瑞思妥菌素辅助因子活性的降低而确定。在这种情况下，阿司匹林会促进出血。这种情况的出血可以用ε-氨基己酸治疗，其可以预防性的使用，也可以在择期手术后使用。血小板去除是临时的处理方法，但不是一个有效的补救措施，因此极少使用。重要的是，使用^{32}P或烷化剂治疗的原发性血小板增多症患者会有发展为急性白血病的风险，因此没有任何收益；羟基脲联合其他药物治疗更会增加这个风险。如果说水杨酸类药物单独治疗无效后需要减少血小板的数量，那么IFN-α、喹唑啉衍生物阿那格雷或羟基脲可以减少血小板计数，但是这些药物都不是绝对有效的，且不良反应都很大。羟基脲和阿司匹林比阿那格雷和阿司匹林在治疗TIAs上更有效，但对于治疗其他类型的动脉血栓形成却疗效不佳，对于治疗静脉血栓形成反而疗效更差。羟基脲治疗TIAs的机制是其提供了一氧化氮。将血小板计数降至正常也不会阻止静脉和动脉血栓形成，阿司匹林联合阿那格雷会使得胃肠道出血的风险增大。

随着更多的临床经验的获得，原发性血小板增多症逐渐显示出良性的过程，而不是之前认为的那样。进展为急性白血病更可能是治疗的结果而不是疾病本身的发展。在治疗血小板增多症患者时，医生首先需要做的是不要对患者造成更大的伤害。

(唐海龙　高广勋　译)

第五部分　血 液 肿 瘤

第 14 章

Chapter 14

急性和慢性髓细胞白血病

Meir Wetzler　Guido Marcucci　Clara D. Bloomfield

髓细胞白血病是一组异质性的疾病统称，其特征是血液和骨髓的浸润及造血系统恶性细胞对其他组织的浸润。2010 年，美国估计新诊断的髓细胞白血病约有 17 200 例，这些病例包含一系列未经治疗的疾病，从可迅速死亡到缓慢发展。依据其自然发展进程，髓细胞白血病传统上分为急性和慢性两种。

急性髓细胞白血病

发病率

急性髓细胞白血病(acute myeloid leukemia，AML)的发病率是每年每 100 000 个人中有 3.5 例发病，年龄校正发病率是男性高于女性(4.3 vs 2.9)。急性髓细胞白血病的发病率随着年龄增长而升高；65 岁以下的是 1.7/100 000，而 65 岁以上的是 15.9/100 000。中位诊断年龄是 67 岁。

病因

遗传、辐射、化学品、其他职业性接触和药物都可以促进急性髓细胞白血病的发展。没有证据表明，病毒因素可以导致急性髓细胞白血病的发生。

遗传

某些体细胞非整倍体的综合征，如 21-三体综合征，就和急性髓细胞白血病高发病风险相关。一些 DNA 修复缺失的遗传性疾病如范可尼贫血、Bloom 综合征和毛细血管扩张性失调等都和急性髓细胞白血病相关。先天性中性粒细胞减少症(Kostmann 综合征)是一种粒细胞集落刺激因子(G-CSF)受体以及大部分的中性粒细胞弹性蛋白酶突变的疾病，也通常发展为 AML。MDS 也可以发展为急性髓细胞白血病(详见第 13 章)。CCAAT/增强子连接蛋白 α(CEBPA)、小牛相关转录因子 1(RUNX1)及肿瘤蛋白 p53(TP53)突变也会有发展为 AML 的倾向。

辐射

高剂量的辐射如经历日本原子弹爆炸后或核反应堆事故后的幸存者的急性髓细胞白血病发病风险会上升，在暴露辐射后 5～7 年风险最大。单纯治疗性的放疗基本不会提高急性髓细胞白血病的发病风险，但是可以提高接受烷化剂治疗后患者的急性髓细胞白血病发病风险。

化学品和其他暴露

苯作为化工、塑料、橡胶和制药工业的有机溶剂，接触后可以导致急性髓细胞白血病发病风险提高。接触石油产品、油漆、防腐剂、环氧乙烷、除草剂和农药也和 AML 的高发病风险相关。

药品

抗肿瘤药物的使用会导致治疗相关的 AML 的发病。烷化剂相关的白血病通常在接触后 4～6 年发病，受影响的患者会出现 5 号和 7 号染色体的畸变。拓扑异构酶 2 相关白血病通常发生在接触后 1～3 年，受影响的患者会出现 11q23 染色体的畸变。氯霉素、苯基丁氮酮及氯喹、甲氧沙林都会导致骨髓衰竭，从而发展为急性髓细胞白血病。

分类

目前，急性髓细胞白血病的分类使用的是 WHO 分类系统(表 14-1)，包括生物学上的不同分群，依据的是临床特点、细胞遗传学和分子生物学异常及形态学特征。和先前的 FAB 分类相比，WHO 分类对于细胞组织化学的依赖性降低。因为最近的一些文献和正在进行的研究使用了 FAB 分类，因此 FAB 分类也在表 14-1 中叙述。这两种分类系统的主要不同点是原始细胞在诊断中的作用，这一点是和 MDS 不一样的，其在 WHO 分类中占 20%，而在

FAB 分类中占 30%。WHO 分类中定义的具有 20%～30%的原始细胞的急性髓细胞白血病可以通过使用 MDS 的治疗方法获益(如地西他滨或 5-氮杂胞苷),这些治疗方法也通过 FDA 批准,也被根据 FAB 分类进行的研究证实。以下挑选了部分 WHO 分类类型进行概述。

表 14-1 急性髓细胞白血病分期系统-WHO 分期系统[a]

具有常见遗传学异常的急性髓细胞白血病	髓样肉瘤
急性髓细胞白血病伴 t(8;21)(q22;q22);RUNX1-RUNX1T1[b]	**唐氏综合征相关的骨髓增生**
急性髓细胞白血病伴 inv(16)(pl3.1q22)或 t(16;16)(p13.1;q22);CBFB-MYH11[b]	短暂的骨髓细胞异常增生
	唐氏综合征相关的髓细胞白血病
急性早幼粒细胞白血病伴 t(15;17)(q22;q12); PML-RARA[b]	**浆母细胞样树突状细胞肿瘤**
急性髓细胞白血病伴 t(9;11)(p22;q23); MLLT3-MLL	**不明确分系的急性白血病**
急性髓细胞白血病伴 t(6;9)(p23;q34); DEK-NUP214	急性微分化型白血病
急性髓细胞白血病伴 inv(3)(q21q26.2)、t(3;3)(q21;q26.2);RPN1-EVI1	t(9;22)(q34;q11,20);BCR-ABL11 的混合表型急性白血病
急性髓细胞白血病(Megakaryoblastic)伴 t(1;22)(p13;q13);RBM15-MKL1(成巨核细胞)	t(v;11q23);MLL 重排的混合表型急性白血病
暂定的肿瘤:NPM1 突变的急性髓细胞白血病	混合表型急性白血病,B/髓细胞,NOS
暂定的肿瘤:CEBPA 突变的急性髓细胞白血病	混合表型急性白血病,T/髓细胞,NOS 暂定的肿瘤:NK 细胞淋巴母细胞白血病/淋巴瘤
具有骨髓发育不良相关改变的急性髓细胞白血病	
治疗相关的骨髓肿瘤	
未作详细说明的急性髓细胞白血病	**法美英(FAB)分类[c]**
急性髓细胞白血病微分化型	M0:微分化型白血病
急性髓细胞白血病未成熟型	M1:不伴成熟的急性髓细胞白血病
急性髓细胞白血病成熟型	M2:伴成熟的急性髓细胞白血病
急性粒单核细胞白血病	M3:颗粒过多早幼粒细胞白血病
急性单核细胞白血病	M4:急性粒单细胞白血病
急性红白血病	M4Eo:变体:骨髓中异常的嗜酸细胞增多
急性巨核细胞白血病	M5:急性单核细胞白血病
急性嗜碱性细胞白血病	M6:急性红白血病(DiGuglielmo 病)
急性髓系白血病伴骨髓纤维化	M7:急性巨核细胞白血病

[a] 引自 SH Swerdlow et al (eds): World Health Organization Classification of Tumours of Haematopoietic and Lymphoid Tissues. Lyon,IARC Press,2008;[b] 无论原始细胞计数多少诊断都为 AML;[c] 引自 JM Bennett et al: Proposed revised criteria for the classification of acute myeloid leukemia. A report of the French-American-British Cooperative Group. Ann Intern Med,1985,103:620

免疫表型和 WHO 分类的相关性

白血病细胞的免疫表型,可以通过标记表面抗原的单克隆抗体后进行多通道的流式细胞术进行检测。其对于区分急性髓细胞白血病和急性淋巴细胞白血病(acute lymphoblastic leukemia,ALL)及对急性髓细胞白血病进行分型都十分重要。具有不成熟形态和无特殊谱系相关的细胞化学反应等特征的急性髓细胞白血病微分化型就可以通过髓细胞特异性抗原决定簇 CD13 和(或)CD17 来诊断。急性巨核细胞白血病也只能通过血小板特异性抗原 CD41 和(或)CD61 的表达来诊断。流式细胞术在某些情况下对急性髓细胞白血病诊断非常重要,但是他在 WHO 分类中也只是对急性髓细胞白血病进行了区分不同的亚型。

临床表现和 WHO 分类的相关性

WHO 分类考虑了急性髓细胞白血病亚型的不同临床表现。例如,分类中确定了治疗相关急性髓细胞白血病作为一个独立的个体,其是指在治疗后发生的急性髓细胞白血病(如烷化剂、拓扑异构酶 2 抑制剂、辐射等)。分类中确定的骨髓发育不良相关改变的急性髓细胞白血病,也部分依据了先前 MDS 或骨髓及骨髓增殖性肿瘤的病史。临床表现可能会影响急性髓细胞白血病的预后，因此分类中也参考了临床表现。

遗传学发现和 WHO 分类的相关性

WHO 分类是急性髓细胞白血病分类中第一个包含了遗传学信息的分类，包括染色体和分子生物学信息。事实上，急性髓细胞白血病是第一个根据是否存在特定的常见的遗传学异常而进行分类的疾病。如 FAB 分类中的 M3 型急性髓细胞白血病现在依据 t(15;17)(q22;q12)细胞遗传学重排或者 PML-RARA 融合基因定义为急性早幼粒细胞白血病(acute promyelocytic leukemia，APL)。同样，急性髓细胞白血病现在也是依据 t(8;21)(q22;q22)或 inv(16)(p13q22)或 RUNX1-RUNX1T1 和 CBFB-MYH11 各自的融合产物来定义。这样，WHO 分类就区分了急性髓细胞白血病的常见细胞遗传学和分子生物学亚型，也使得临床医生重新对疾病分类并据此进行治疗的改进。

1. 染色体分析　白血病细胞的染色体分析提供了急性髓细胞白血病的最重要的预后指标。WHO 分类包含了急性髓细胞白血病分类的细胞遗传学信息，确定了具有常见遗传学异常的急性髓细胞白血病和具有骨髓发育不良相关改变的急性髓细胞白血病(表 14-1)，后者部分是通过进行特异性的骨髓发育不良相关细胞遗传学异常来诊断的(如复杂的染色体核型，涉及 5、7、11 号染色体的改变)。只有一种细胞遗传学异常总是和特定的形态学特征相关：t(15;17)(q22;q12)和 APL。其他的染色体异常主要和形态/免疫表型组相关，包括 inv(16)(p13q22)和骨髓嗜酸性细胞异常的急性髓细胞白血病；t(8;21)(q22;q22)和细长奥氏小体、CD19 表达、正常的嗜酸性细胞增多；t(9;11)(p22;q23)和其他的异位包括具有单核细胞特征的 11q23。急性髓细胞白血病复发性的染色体异常也和特定的临床特征相关。t(8;21)和 t(15;17)通常发病年龄较小，而 del(5q)和 del(7q)通常发病年龄较大。髓样肉瘤和 t(8;21)相关，弥散性血管内凝血(DIC)和 t(15;17)相关。

2. 分子生物学分类　许多常见的细胞遗传学异常的分子研究显示，基因可能参与了白血病的发病过程，因此越来越多的分子生物学信息被纳入 WHO 分类中。如 t(15;17)可以导致融合基因 PML-RARα，后者编码了一种嵌合蛋白，即早幼粒细胞白血病视黄酸受体 α，这种融合基因是由 17 号染色体上的视黄酸受体 α(RARα)基因和 15 号染色体早幼粒细胞白血病(PML)基因融合构成的。RARα 基因编码了核激素受体家族的转录因子之一。在和视黄酸结合后，RARα 可以促进很多基因的表达。早幼粒细胞白血病和 RARα 以头尾相接的形式构成的 15;17 号染色体异位是受到早幼粒细胞白血病的转录调控的。早幼粒细胞白血病基因的不同的 3 个断裂点可以导致不同的融合蛋白。Pml-Rara 融合蛋白可以抑制基因转录，阻碍细胞分化。Rara 配体，即全反式视黄酸可以解除这种细胞分化的阻碍作用，使得造血细胞分化。具有重现性遗传学异常的急性髓细胞白血病主要根据特异的融合基因来进行分类，这些融合基因导致了白血病的发生，如由 t(8;21)、inv(16)、t(9;11)和 t(6;9)(p23;q34)导致的 RUNX1-RUNX1T1、CBFB-MYH11、MLLT3-MLL 和 DEK-NUP214 的融合基因。

有两种新类型的疾病暂时定义出来，其主要因为有基因的突变而不是宏观的染色体异常，加入到具有重现性基因异常的 AML 中，即核仁磷酸蛋白(NPM1)突变的急性髓细胞白血病和 CEBPA 突变的急性髓细胞白血病。有 fms 相关酪氨酸激酶 3(FLT3)突变的急性髓细胞白血病没有单独作为一类，尽管 WHO 推荐细胞遗传学上正常的急性髓细胞白血病(CN-AML)患者可以做这种突变的检查，因为相当多的 FLT3 基因内部串联重复，其预后不好，因此具有临床的相关性(表 14-2)。FLT3 基因编码了一种在髓系和淋巴系发生中具有重要作用的因酪氨酸激酶受体。因为在近膜区存在 ITD 或者因为激酶的活化环存在突变，所以约 30%的成人急性髓细胞白血病患者有 FLT3 的活性突变。FLT3 编码的蛋白的持续活化使得骨髓中祖细胞的增殖和抗凋亡信号增强 。FLT3-ITD这种常见的FLT3突变形式，更常见

表 14-2　急性髓细胞白血病的分子预后标志物

标志物	定位	预后
NPM1 突变	5q35	较好
CEBPA 突变	19q13.1	较好
FLT3-ITD	13q12	较差
WT1 突变	11p13	较差
KIT 突变	4q11-q12	较差
BAALC 过表达	8q22.3	较差
ERG 过表达	21q22.3	较差
MN1 过表达	22q12.1	较差
EVI1 过表达	3q26	较差

ITD. 内部串联重复

于CN-急性髓细胞白血病，诊断时确定是否存在FLT3-ITD很重要，不仅是因为它对预后的评估作用，这因为其可以反映对某些特殊治疗的反应性，如正在进行临床试验的酪氨酸激酶抑制剂。

急性髓细胞白血病的其他分子学预后因素（表14-2）包括KIT突变，可以在25%～30%的t(8;21)或inv(16)患者中发现。其他包括WT1突变，可以在10%～13%的CN-急性髓细胞白血病中发现；一些过表达的基因，如脑和急性白血病细胞质基因(BAALC)、骨髓成红细胞增多症病毒E26癌基因同系物基因(ERG)、脑膜瘤1(MN1)基因、MDS1和EVI1复合体(MECOM)基因，这些都和CN-急性髓细胞白血病的不良预后相关。和急性髓细胞白血病分类及临床实践相关的这些分子异常的筛选正在进行中。

随着基因组学技术的发展，包括基因组范围内的基因突变和表达水平的检测，更多的畸变被发现，用来强调急性髓细胞白血病的分子学异质性。基因表达谱的研究结果，如何用于不同亚型的急性髓细胞白血病患者进行诊断、预后评估及临床管理是目前研究的热点。小RNA和自然生成的非编码RNA被证实，可以通过降解靶向的编码RNA或抑制翻译来调控造血分化和细胞存活通路中的相关蛋白的表达。研究表明，下调小RNA的表达水平和一些特殊的细胞遗传学和分子生物学的AML相关，并可以预测CN-急性髓细胞白血病的预后。大量急性髓细胞白血病患者原始细胞的全基因组测序可以发现之前没有发现的突变，这些突变和代谢途径相关，之前认为这些代谢途径在急性髓细胞白血病患者中没有被阻断，如异枸橼酸脱氢酶1(NADP+)突变、(IDH1)和异枸橼脱氢酶2(NADP+)突变及线粒体(IDH2)基因突变。

一旦这些新的基因异常的生物学和临床上的重要性被证实，很可能急性髓细胞白血病会主要依据分子生物学进行特殊类型的分类及进行疾病分层以达到最佳的治疗效果。

临床表现

症状

急性髓细胞白血病患者多为非特异性症状，通常为贫血、白细胞增多、白细胞减少、白细胞功能障碍或血小板减少所导致的症状。近50%患者是在诊断前3个月内才出现症状。

50%患者以乏力为首发症状，大多数患者在诊断时才出现乏力或虚弱。厌食和体重减轻常见。有或无明确感染的发热作为首发症状可以见于10%的患者。凝血障碍（出血、瘀斑）作为首发症状者占5%。偶尔会出现骨痛、淋巴结肿大、非特异性的咳嗽、头痛或出汗等症状。

极少数患者会出现髓样肉瘤的表现，髓样肉瘤是一种出现在组织中而不是骨髓中的包含骨髓原始细胞的肿瘤包块。出现的组织中最常见的有皮肤、淋巴结、胃肠道、软组织和睾丸。髓样肉瘤通常和染色体异常有关[如7号染色体单倍体、8号染色体三倍体、MLL重排、inv(16)、4号染色体三体、t(8:21)]，可能是AML的早期表现或为AML伴随临床表现。

查体

发热、肝脾淋巴结肿大、胸骨压痛及感染和出血常见。严重的胃肠道出血、肺部出血或颅内出血最易发生于APL。和凝血障碍有关的出血，通常发生于单核细胞急性髓细胞白血病，在其他形态学亚型中和白细胞增多或血小板减少的严重程度有关。视网膜出血见于15%的患者。牙龈、皮肤、软组织或脑膜的白血病原始细胞浸润是单核细胞亚型及11q23染色体异常亚型的特征。

血液学检查

贫血常见，甚至严重的贫血。不管其他血液学指标、脾大或症状持续的时间如何，贫血的程度差异性很大。贫血通常为正细胞正色素性贫血。红系造血能力降低通常导致网织红细胞计数减少，红细胞寿命因加速降解而缩短。活动性失血也会导致贫血。

白细胞计数的中位值是15 000/μl。有25%～40%的患者计数<5000/μl，20%患者计数>100 000/μl。不到5%的患者的血液中白细胞无法检出。不同的疾病亚型具有不同的癌细胞形态。在AML细胞中，胞质通常含有原始（非特异性）颗粒，胞核清晰，原始细胞具有特征性的1个或多个核仁，染色体呈花边状。异常的杆状颗粒即奥氏小体不常见，但是一旦出现，髓系疾病即确定（图14-1）。中性粒细胞吞噬和迁移等功能丧失，形态上呈现分叶状和颗粒化水平降低。

约有75%的患者血小板计数<100 000/μl，25%的患者血小板<25 000/μl。血小板形态和功能异常都可见，包括大血小板、异常形态血小板，颗粒增多，聚集和黏附功能丧失。

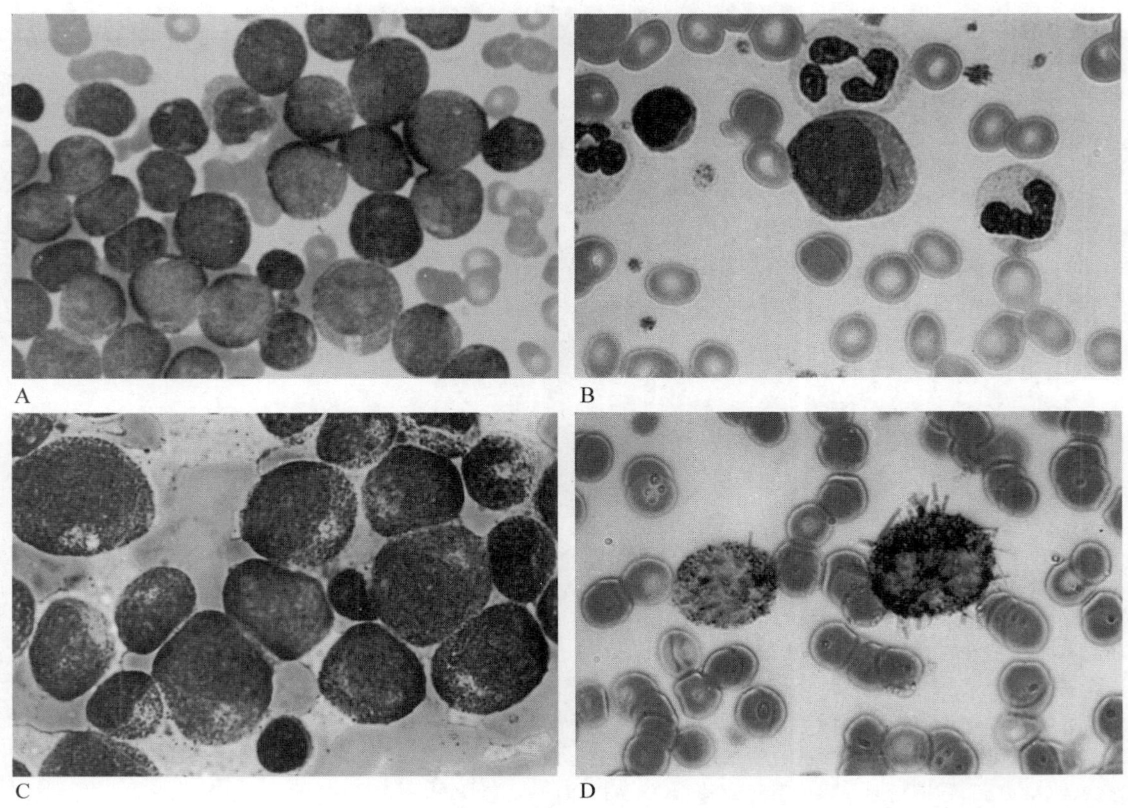

图 14-1　AML 细胞形态

A. 原始粒细胞群，带有不成熟的染色质，部分细胞中可见核仁，胞质中含有原始颗粒。B. 含有奥氏小体的原始白血病细胞。C. 含有明显的胞质原始颗粒的早幼粒细胞白血病细胞。D. 过氧化物酶染色显示AML 细胞中的颗粒中被染成深蓝色的过氧化物酶

治疗前评估

当怀疑 AML 时，应尽早评估及治疗（表 14-3）。除了明确分型，还应该进行评估主要器官的功能状态，包括心血管功能、肺功能、肝及肾功能。预后相关因素，评估能否达到完全缓解（CR）或完全缓解持续时间的因素，都应该在开始治疗前评估，包括细胞遗传学和分子生物学标志（至少为 NMP1 和 CEBPA 突及 CN-急性髓细胞白血病的 FLT3-ITD）。为了以后可能需要的检查和治疗，建议收集白血病细胞冷藏保存。所有患者都应该进行感染评估。

大多数患者有贫血和血小板减少。必要时成分输血治疗。因为血小板功能障碍或感染都可能增加出血风险，如有出血表现，即使血小板计数仅轻度下降，应进行血小板输注。

约有 50%的患者有轻度到中度的血尿酸升高，只有 10%的患者有显著的升高，但是这些尿酸在肾沉积并引起肾病的并发症。初始化疗会加重高尿酸血症，患者通常会立即使用别嘌醇来增强水化作用。拉布立酶（重组的尿酸氧化酶）也经常用于治疗尿酸性肾病，单剂量治疗几小时内即可使血清尿酸水平恢复正常。高浓度的溶菌酶（单核细胞分化的标志物）水平可能是肾小管功能障碍的病因，肾小管功能障碍会加重其他治疗开始阶段所导致的肾疾病。

预后因素

许多因素可以影响疾病是否能达到完全缓解、完全缓解的持续时间及 AML 的治愈可能性。完全缓解评估是在进行血液和骨髓检查之后，血中性粒细胞计数必须≥1000/μl；血小板计数必须≥100 000/μl；血红蛋白水平没有计入评估完全缓解的标准；无循环原始细胞；但是在骨髓恢复的过程中，血液里会有极少量的原始细胞，但在连续的检查中，原始细胞应消失；骨髓原始细胞比例<5%；无奥氏小体；无髓外白血病表现。

表 14-3 成人急性髓细胞白血病的初始评估

病史
逐渐严重的乏力或逐渐降低的运动耐量(贫血)
过量的出血或不寻常部位的出血(DIC,血小板减少)
发热或反复的感染(粒细胞减少)
头痛、视力改变、非聚焦的神经系统异常(中枢神经系统白血病或出血)
早饱(脾大)
AML 的家族史(Fanconi、Bloom 或 Kostmann 综合征或毛细血管扩张性失调)
职业暴露(辐射、苯、石油产品、油漆、吸烟、农药)
查体
体力状态(预后因素)
皮肤瘀斑和静脉渗出(DIC,可能是急性早幼粒细胞白血病)
发热和心动过速(感染征象)
视盘水肿,视网膜浸润,脑神经异常(中枢神经系统白血病)
牙齿排列差,牙龈脓肿
牙龈增生(白血病性浸润,最可能为单核细胞白血病)
皮肤浸润或结节(白血病性浸润,最可能为单核细胞白血病)
淋巴结,脾、肝大
背痛、下肢无力[脊髓粒细胞肉瘤,最可能出现在 t(8;21)的患者]
实验室和影像学检查
全血细胞计数和人工白细胞分类计数
生化检查(电解质、肌酐、尿素氮、钙、磷、尿酸、肝药酶、胆红素、乳酸脱氢酶、淀粉酶、脂肪酶)
凝血功能(凝血酶原时间、部分凝血活酶时间、纤维蛋白原、D-二聚体)
血清病毒检测(CMV、HSV-1、带状疱疹病毒)
红细胞形态和血型
HLA 分型,为可能的异基因移植准备
骨髓穿刺和活检(形态、细胞遗传学、流式细胞术、分子生物学、检查 NPM1 和 CEBPA 突变及 FLT3-ITD)
低温储藏有活力的白血病细胞
超声心动图或心脏扫描
正侧位 X 线胸片
中心静脉插管
特殊患者的干预
牙齿的评估(牙齿排列差的患者)
腰椎穿刺(有中枢神经系统受累症状的患者)
脊柱的磁共振扫描(背痛、下肢无力和感觉异常的患者)
社会医疗保障的介绍和家庭成员精神支持
所有患者的咨询
为患者提供有关疾病特征、经济咨询、社会支持团体的信息

AML. 急性髓细胞白血病;DIC. 弥散性血管内凝血;HLA. 人白细胞抗原;HSV. 单纯疱疹病毒

对于形态学达到 CR 患者,可使用多种方法检测治疗后是否还存在微小残留病,如免疫表型检测微量的原始细胞比例、RT-PCR 检测急性髓细胞白血病相关的分子是否异常、FISH 可以观察到分裂中期或间期的细胞遗传学异常来检测急性髓细胞白血病相关的细胞遗传学异常。微小残留病的检测是区分达到完全缓解的患者是否需要继续治疗或更换治疗的可靠方法。在 APL 中,RT-PCR 方法检测完全缓解患者血液或骨髓中的 PML-RAR2 融合基因转录可以预测复发,这种检测已经常规应用于临床来预测临床疾病的复发和开始抢救治疗方案。在其他类型的急性髓细胞白血病,微小残留病和临床之间的关联还需要进一步研究。

年龄是最重要的危险因素之一。老年患者的预后较差，部分原因是老年患者在诱导治疗期间的生存能力较差。年龄也会影响预后，因为老年急性髓细胞白血病患者的疾病在生物学上差异很大。老年患者的白血病细胞更多的表达多药耐药 1(MDR1)基因，后者可以介导机体对天然产品衍生物的耐药性，如蒽环类药物。年龄每增长 10 年，就会有更多的患者出现耐药性疾病。慢性和间断发生的疾病会导致患者对严格治疗疗程的依从性下降；因此急性起病后的生存可能就会下降。体力状态和年龄无关，也会影响诱导治疗阶段的存活及对治疗方案的反应性。

诊断前有长期的血细胞减少或有血液系统疾病的病史是低完全缓解率及较低生存期的危险因素。诊断急性髓细胞白血病前有大于 3 个月的贫血、白细胞减少和(或)血小板较少病史的患者，其完全缓解率比没有这种病史的患者要低。对治疗的反应性也随着先前疾病的持续时间增长而降低。因其他肿瘤而进行细胞毒性药物治疗所得的急性髓细胞白血病通常很难成功治疗。

在部分急性髓细胞白血病中，高白细胞计数是获得完全缓解的一个独立预后因素。在具有高白细胞(＞100 000/μl)的患者中，早期出现中枢神经系统出血和肺部白细胞淤滞会导致初始治疗疗效变差。

诊断时的染色体结果是目前最重要的独立预后因素。有 t(15;17)的患者预后非常好(约有 85%可以治愈)，有 t(8;21)和 inv(16)的患者预后也很好(约 55%可以治愈)，那些没有细胞遗传学异常的患者预后也较好(约 40%可以治愈)。有复杂核型的患者，如 t(6;9)，inv(3)或-7，其预后非常差。

对于缺乏具有预测预后的细胞遗传学异常患者，如 CN-急性髓细胞白血病患者，就需要通过分子遗传学异常来进行预后评估。无 FLT3-ITD 的 *NPM1* 突变患者、CEBPA 突变的患者，特别是当两个不同的等位基因同时出现时，其预后较好，但是 FLT3-ITD 的患者预后较差。由于 *NPM1* 和 *CEBPA* 突变及 FLT3-ITD 在预后评估中的重要作用，美国国立综合癌症网络(NCCN)和欧洲白血病网络(ELN)都将这些基因的检测写进急性髓细胞白血病的指南中。其他的分子学异常在以后可能会用作预后的评估。

除了治疗前的疾病特征如年龄、白细胞计数、细胞遗传学异常和(或)分子遗传学异常，一些治疗因素也和急性髓细胞白血病的预后相关，包括其中最重要的能否达到完全缓解。1 个疗程诱导治疗即达到完全缓解的患者比需要多疗程才可达到完全缓解患者要有更长的 CR 持续时间。

治疗　急性髓细胞白血病

初诊的急性髓细胞白血病患者的治疗通常分为两个阶段，诱导缓解和缓解后治疗(图 14-2)。初始治疗目的是迅速达到完全缓解。当达到完全缓解后，后续的治疗用来延长生存期和尽力达到治愈。初始的诱导缓解治疗和缓解后治疗的选择，通常要依据患者的年龄。使用传统化疗药物的强化治疗，如阿糖胞苷和蒽环类药物，被证实可以提高年轻急性髓细胞白血病患者(＜60 岁)的治愈率。对于老年人来讲，强化治疗是有争议的，新型药物还在研发中。

诱导治疗　除外 APL，最常用的诱导完全缓解的方案包括阿糖胞苷和蒽环类药物的联合化疗方案。阿糖胞苷是细胞周期 S 期的特异性抗代谢药物，其在细胞内被磷酸化后干扰 DNA 的合成。蒽环类药物是 DNA 嵌入剂，其主要的作用是抑制拓扑异构酶 2 从而导致 DNA 断裂。阿糖胞苷通常是连续 7d 的静脉给药。蒽环类药物的使用包括柔红霉素在 1d、2d、3d 时静脉给药(即 3＋7 方案)。3d 的去甲氧柔红霉素给药加 7d 的阿糖胞苷连续输注，至少在年轻患者中和柔红霉素的疗效一样。依托泊苷的使用可以延长完全缓解持续时间。当和阿糖胞苷在 3＋7 方案中联合时，大剂量的蒽环类药物(如柔红霉素 90 mg/m^2)要比小剂量(柔红霉素 45 mg/m^2)的效果好。

在诱导治疗后，如果白血病持续存在，那么患者通常需要继续使用初始方案，但两个药物使用时间分别变为 5＋2d。但我们的建议是，改变治疗方案更好。

当使用上述的 7＋3 阿糖胞苷/柔红霉素方案后，有 65%～75% 60 岁以下患者可以达到完全缓解，2/3 的患者在 1 个疗程后即可达到完全缓解，1/3 需要 2 个疗程才达到完全缓解。在没有达到完全缓解的患者中，50%是因为疾病为耐药型的白血病，另 50%是因为骨髓衰竭或正常干细胞无法恢复所导致的严重并发症。诱导治疗过程中的死亡率和耐药疾病的发生率会因一些因素而升高，包括年龄大，之前有血液系统疾病(MDS 或骨髓增生综合征)或因其他肿瘤而进行化疗。

在 2 个疗程的诱导治疗后仍没有达到完全缓解

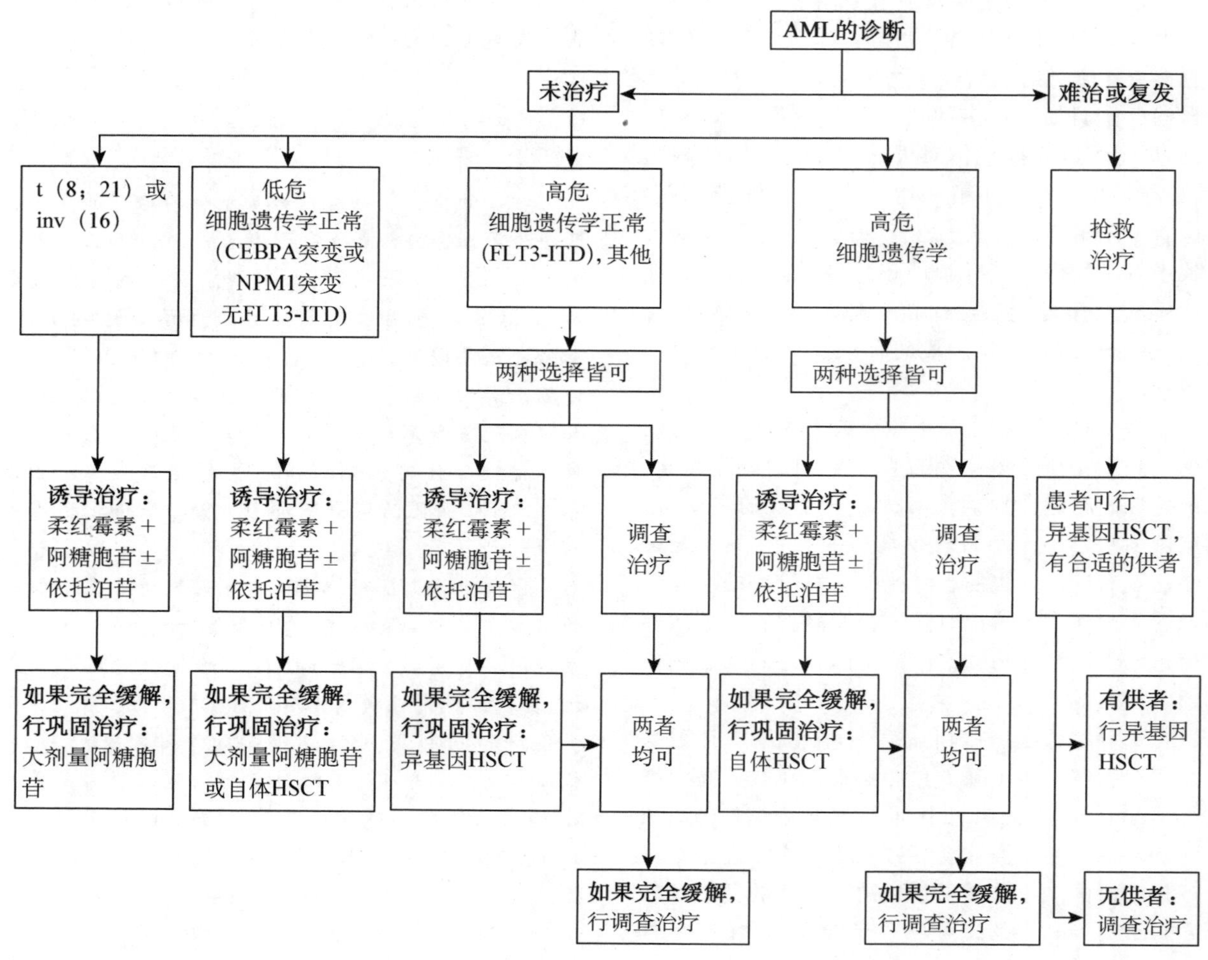

图 14-2　初诊 AML 治疗流程

除了急性早幼粒细胞白血病（APL）外，对于所有型的 AML 来讲，标准的治疗包括阿糖胞苷的 7d 连续输注[100～200mg/（m^2·d）]，柔红霉素的 3d 使用[60～90mg/（m^2·d）]加或不加依托泊苷的 3d 使用[只和柔红霉素联合 60mg/（m^2·d）]或依据复发的风险使用新型治疗药物（风险分层治疗）。去甲氧柔红霉素[12～13mg/（m^2·d）]应该替代柔红霉素的使用。获得完全缓解的患者应进行缓解后的巩固治疗，包括大剂量阿糖胞苷的序贯治疗，自体造血干细胞移植（HSCT），异基因造血干细胞移植或依据复发风险进行的新型药物治疗。APL 患者通常使用视黄酸加蒽环类药物为基础的化疗作为诱导缓解方案，随后是三氧化二砷紧接蒽环类药物为基础的化疗做巩固治疗，可能还需要视黄酸的维持治疗。阿糖胞苷在 APL 的诱导缓解和巩固治疗中的作用是有争议的。AML. 急性髓细胞白血病

的患者应该进行异基因造血干细胞移植，前提是有合适的供者。在 2 个疗程诱导治疗后的难治性患者在进入 HSCT 前，是否需要抢救性治疗来达到疾病癌细胞的减少还是存在争议的。

大剂量阿糖胞苷为基础的方案在 1 个疗程后就有很高的完全缓解率。当给予大剂量阿糖胞苷后，更多的阿糖胞苷进入细胞，使阿糖胞苷钝化酶类耗尽，提高磷酸化的阿糖胞苷的胞内浓度，更多的活性产物并入 DNA，因此，大剂量阿糖胞苷可以增强对 DNA 合成的抑制，克服了对标准剂量的耐药。有两项随机试验表明，大剂量阿糖胞苷联合蒽环类药物的完全缓解率和标准剂量相似，但是大剂量诱导后的完全缓解持续时间要比标准剂量长。

大剂量阿糖胞苷为基础的诱导方案比 7＋3 方案的血液学毒性更大。大剂量阿糖胞苷的毒性包括骨髓抑制、肺毒性及严重偶发的不可逆的小脑损伤，因此，所有使用此方案的患者都应该密切监测小脑毒性，全小脑监测应该在每一次使用药物前进行，如

果发现出现小脑毒性，那么此方案应该缓用。这种小脑毒性更常见于肾损伤的和 60 岁以上的患者。大剂量阿糖胞苷方案的毒性上升限制了其在老年急性髓细胞白血病患者中的使用。

因为年龄对于传统化疗方案来讲是预后不良因素，所以新药的开发和低强度的异基因造血干细胞移植正在被研究用于治疗老年患者。其中，地西他滨就是很有希望的一种药物，它是一种核苷类似物，可以抑制 DNA 甲基转移酶、逆转异常的 DNA 甲基化，从而介导了急性髓细胞白血病细胞中被沉默的肿瘤抑制基因的转录。有趣的是，这种抑制 DNA 甲基转移酶的效应浓度要比之前使用的可以产生 AML 细胞毒性的浓度要低很多。地西他滨可以诱导老年急性髓细胞白血病患者达到完全缓解，包括一些具有较差预后的染色体核型患者。其他一些具有有利的毒性药物如氯法拉滨也对老年急性髓细胞白血病患者有效。

支持治疗　对于持续数周的粒细胞减少和血小板减少的患者采取支持治疗，对于急性髓细胞白血病治疗的成功有很重要的作用。急性髓细胞白血病患者应该接受专业的治疗。

多腔右心房导管应该在初诊急性髓细胞白血病患者病情平稳后尽快置入，它们可以用来检测血药浓度、输血或抽血。

充足迅速的血库支持，对于急性髓细胞白血病的治疗非常重要。血小板输注要保持血小板计数≥10 000/μl。对于发热、有活动性出血或 DIC 的患者，血小板计数应该保持一个较高水平。输注血小板后，血小板仍然没有升高的患者可能需要 HLA 相合的人所捐赠的血小板输注。患者在无活动性出血、DIC 或充血性心力衰竭时保持血红蛋白水平＞80g/L (8g/dl)，若出现上述情况，血红蛋白应该保持更高的水平。使用去白细胞的血液制品可以避免或延迟免疫反应和发热反应。血制品也应该进行照射处理以防止输血相关的移植物抗宿主病(GVHD)。巨细胞病毒(CMV)阴性的血制品，应该用于可能需要异基因 HSCT 且巨细胞病毒血清阴性的患者；如果 CMV 阴性的血制品暂时没有，去白细胞的血制品对于这些患者也可以使用。

在急性髓细胞白血病的诱导治疗和缓解后治疗中，感染并发症是一个主要的死亡原因。在无发热时预防性的使用抗生素(如喹诺酮)和抗真菌药(氟康唑和泊沙康唑)可能会有效。对于有单纯疱疹病毒和带状疱疹病毒的患者，预防性的使用抗病毒药也是应该的。

大多数急性髓细胞白血病患者多会出现发热，但只有 50%有感染的证据。早期经验性使用广谱抗生素和抗真菌药，可以大幅度降低患者死于感染的风险(详见第 29 章)。对于粒细胞缺乏的患者，在发热刚开始时就应该使用治疗革兰阴性菌的抗生素，同时需要进行临床评估，包括仔细的查体如留置尿管出口段的检查、肛周的检查及进行细菌培养和影像学的检查，以找到发热的原因。特殊的抗生素应用应该依据药敏试验。经验性的抗生素使用方案包括亚胺培南西司他丁钠、美罗培南、哌拉西林他唑巴坦钠或广谱的抗假单胞菌的头孢菌素(头孢吡肟或头孢他啶)的单药使用；氨基糖苷类联合抗假单胞菌的青霉素(如哌拉西林)；氨基糖苷类联合广谱的抗假单胞菌的头孢菌素；环丙沙星联合抗假单胞菌的青霉素。有肾功能不全的患者应该避免使用氨基糖苷类抗生素。经验性的应用万古霉素应该在有尿管相关的感染征象和血培养有革兰阳性菌感染的且中性粒细胞减少的患者中使用，且应该在最终确定前、进行怀疑检测前、在低血压或脑卒中前使用，以防止出现草绿色链球菌血症。

对于接受氟康唑预防性使用的患者中，如果在经验性抗生素使用开始后连续 4～7d 出现发热症状，则卡泊芬净(或相似的棘吉他霉素)或脂质体两性霉素 B 应该考虑使用。伏立康唑的疗效和两性霉素 B 相同，且毒性更小。不管是否已找到发热的原因，抗细菌药和抗真菌药都应该一直使用直到患者不再有中性粒细胞减少症。

重组造血生长因子已经开始进入急性髓细胞白血病的临床试验中。这些试验旨在降低化疗后的患者感染率。G-CSF 和 GM-CSF(粒细胞-巨噬细胞集落刺激因子)都可以缩短中性粒细胞恢复的中位时间。但是，中性粒细胞恢复时间缩短还没有发现可以明显减少感染率和住院天数。在大多数的随机研究中，G-CSF 和 GM-CSF 都没有提高完全缓解率、无病生存或总生存率。虽然急性髓细胞白血病原始细胞表达了 G-CSF 和 GM-CSF 受体，但是这些药物既没有提高也没有降低疗效。因此，这些生长因子是否可以作为急性髓细胞白血病患者的支持治疗还是有争议的。我们建议这些生长因子可以使用于有并发症的老年患者中，一些接受了强化的缓解后方案的患者中，有无法控制感染的患者中及参与临床试验的患者里。

早幼粒细胞白血病的治疗　视黄酸是一种口服药，它可以诱导具有 t(15;17)的白血病细胞的分化。

APL对阿糖胞苷和柔红霉素联合方案有效，但因死亡的瘤细胞所释放的颗粒成分会导致DIC的发生，所以约有10%的患者会死于DIC。视黄酸不会产生DIC，但是其会产生另外一种并发症称为APL分化综合征。这种综合征通常发生于治疗的前3周，以发热、液体潴留、呼吸困难、胸痛、肺部浸润、胸腔积液、心包积液和低氧血症为特征，其发生与分化的肿瘤细胞对肺血管上皮的黏附有关。糖皮质激素、化疗和(或)支持治疗等对APL分化综合征有效。当症状严重时，则需要暂时停用视黄酸治疗(如患者出现肾衰竭或因呼吸衰竭需要进入ICU治疗)。APL分化综合征的死亡率为10%。

维A酸[45mg/(m^2·d)，口服直到缓解]同时加用蒽环类药物为基础的化疗方案是APL的最好治疗方法，其完全缓解率可以达到90%～95%。阿糖胞苷的加入，尽管不能提高完全缓解率，但似乎可以降低复发风险。达到完全缓解后，患者应该继续接受至少两个周期的蒽环类药物为基础的化疗。

考虑到APL疾病的发展过程和高治愈率，目前的研究方向是降低患者的复发风险，而研究者们在尽力减少治疗的数量，及证实患者最高的复发风险，以研发新方法来提高治愈率。

三氧化二砷具有强力的抗白血病作用，其正处于作为APL的初始治疗的临床试验中。在随机试验中，在达到完全缓解后和开始巩固治疗前使用三氧化二砷可以改善预后。三氧化二砷联合视黄酸但无化疗药物的方案正在试验中，有可能在不适合接受化疗的患者中使用。三氧化二砷、视黄酸和(或)化疗药物和(或)吉妥单抗(一种标记到细胞毒性药物卡里大观霉素上的单克隆CD33抗体)的联合使用可以使高危(如白细胞计数≥10 000/μl的患者)的APL患者获得令人满意的反应。接受三氧化二砷的患者有出现APL分化综合征的风险，尤其是在诱导缓解过程中或复发后的抢救治疗过程中。特别是三氧化二砷会延长Q-T间期，提高心律失常的风险。

在最后一个疗程结束后，采用RT-PCR检测t(15;17)融合基因产物PML-RARα的微小残留病是评估APL患者的重要一环。无微小残留与长期的无病生存相关；相隔2周以上连续两次检测到微小残留则可以预测疾病复发。连续采用RT-PCR监测t(15;17)，是目前确定的监测缓解后的APL的标准。

持续获得分子遗传学缓解的患者，可能会对视黄酸作为维持治疗获益。分子遗传学、细胞遗传学或临床复发的患者应该使用三氧化二砷进行抢救治疗，这样可以使85%的患者获得有意义的反应并可以进行后续的HSCT。

缓解后的治疗 首次缓解的持续时间，对于急性髓细胞白血病患者的长期无病生存来讲非常重要。但如果没有后续治疗，基本上所有患者都会复发。一旦急性髓细胞白血病复发，那么基本只有HSCT才能治愈患者。

缓解后治疗的目的是根除残留的白血病细胞，以阻止复发和延长生存。急性髓细胞白血病患者的缓解后治疗通常依据年龄(55～65岁之前，55～65岁之后)。对于年轻人来讲，大多数的研究包括强化化疗和异基因或自体HSCT。大剂量的阿糖胞苷比标准剂量更有效。如癌症和白血病工作组B(CALGB)进行了一个研究，将患者随机分到4个疗程的大剂量组(3g/m^2，在第1、3、5天，每12小时输注1次)、中间剂量组(400mg/m^2，5d连续输注)、标准剂量组(100mg/m^2，5d连续输注)，并比较各组患者的完全缓解持续时间。结果表明，在≤60岁的年轻患者中，完全缓解持续时间和剂量呈现依赖效应，大剂量阿糖胞苷可以明显延长完全缓解时间，并提高有较好的细胞遗传学异常[t(8;21)和inv(16)]和无细胞遗传学异常患者的治愈率，但对有其他细胞遗传学异常的患者并无明显作用。对于老年患者，目前的研究方向是减低剂量的强化治疗，包括化疗和减低强度的异基因HSCT。缓解后治疗期待新药物的出现(表14-4)。

当有HLA相容的供者时，异基因HSCT通常用于具有高危细胞遗传学异常的年龄为70～75岁的老年患者。对于CN-AML和具有高危细胞遗传学异常如FLT3-ITD的患者来讲，异基因HSCT在临床试验的背景下是最好的选择，因为强化治疗对预后的影响还不清楚。接受异基因HSCT的患者只有很少一部分复发，但是治疗相关的毒性相对来讲很高；并发症包括静脉闭塞、移植物抗宿主病和感染。自体HSCT可以用于年轻患者和老年患者，使用相同的预处理方案，患者接受他们自己的在缓解期收集的干细胞输注。自体HSCT较异基因HSCT的毒性更小(5%死亡率)，但是复发率要高，因为自体HSCT没有移植物抗白血病效应，也可能因为残留的肿瘤细胞污染了自体干细胞。清除自体干细胞中的肿瘤细胞也并没有降低自体HSCT的复发率。

表 14-4　成人急性髓细胞白血病的新型药物

药物种类	部分药物名称
酪氨酸激酶抑制药	PKC412、MLN518、SU11248、CHIR-258、伊马替尼(STI571、格列卫)、达沙替尼、AMN107
去甲基类药物	地西他滨、5-氮杂胞苷
组蛋白去乙酰化酶抑制药	伏立诺他(SAHA),MS275,LBH589,丙戊酸
重金属	三氧化二砷
法尼基转移酶抑制药	R115777、SCH66336
HSP-90 拮抗药	17-烯丙胺吉格尔德霉素(17-AAG)、DMAG 或派生物
细胞周期抑制药	夫拉平度、CYC202(R-Roscovitine)、SNS-032
核苷类似物	氯法拉滨,曲沙他滨
人源化抗体	Anti-CD33 (SGN33)、anti-KIR
毒素结合的抗体	吉妥单抗
蛋白酶体抑制药	硼替佐米
Aurora 抑制药	AZD1152、MLN-8237、AT9283
免疫调节药	来那度胺、IL-2、组胺二氢氯化物

有一些随机试验比较了强化化疗、自体 HSCT 和异基因 HSCT 之间的缓解期长短,结果表明异基因 HSCT 的缓解期要长于其他两者。但是总生存率大体没有变化;因为致命性的毒性很大,异基因 HSCT 的进一步疾病控制没有实现。以前干细胞是从骨髓中收集的,现在主要通过动员外周血收集干细胞。预后因素可能可以帮助用来选择哪些第一次达到 CR 的患者做移植是最有效的。

对于具有高危染色体核型的患者,如果可能我们治疗的方法包括异基因 HSCT(图 14-2)。对于具有不良预后因素(如先前患有血液系统疾病或诱导治疗后没有达到缓解)的 CN-AML 患者和不伴预后良好基因型(如没有 CEBPA 突变或 NPM1 突变且无 FLT3-ITD)的患者,异基因 HSCT 也是可行的。如果没有合适 HLA 的供者,那么就要再考虑其他治疗方法。由于 FLT3-ITD 有新型的靶向药物,伴有该分子遗传学异常的患者可纳入该药临床试验。新型的移植方法,包括低强度的 HSCT,正在用于高危 AML 患者的巩固治疗中(详见第 30 章)。伴 t(8;21)和 inv(16)的患者多次使用大剂量阿糖胞苷治疗可获得很高治愈率而没有移植死亡的风险。有 t(8;21)和 inv(16)的患者中,部分还有 KIT 突变,这种突变预后较差,可以考虑使用新型药物试验性治疗。

自体 HSCT 通常只用于临床试验下的 AML 患者,或当反复强化化疗的风险已经高于自体 HSCT 时(如患者有严重的血小板免疫反应),才会使用自体 HSCT。

复发　一旦患者复发,再使用标准剂量的化疗是很难达到治愈。适合进行异基因 HSCT 的患者应该在复发时立即采取异基因 HSCT 治疗。在第一次复发和在第二次缓解时使用异基因 HSCT,两者的长期无病生存大约相似(30%～50%)。自体 HSCT 可以使 20%的耐药患者获益。影响复发后的治疗反应最大的因素,包括之前 CR 的持续时间、之前达到 CR 使用的化疗疗程的数量及缓解后的治疗方法。

因为早期复发(<12 个月)的患者预后很差,因此需要(对于没有合适 HLA 配型的患者)探索新的治疗方法,例如新型药物或免疫治疗(表 14-4)。对于完全缓解持续时间稍长又复发的患者(>12 个月),复发后疾病基本都是对药物敏感,因此获得完全缓解的概率会稍大。但是,治愈不常见,如果异基因 HSCT 无法实现时,就需要使用新方法进行治疗。急性髓细胞白血病患者还是期待有效的新型药物的出现,许多新型药物还处于临床试验阶段(表 14-4)。

对于>60 岁的且无法进行临床试验的老年患者,可选择吉妥单抗,缓解率可达 30%左右。但是它对于早期复发(<6 个月)和难治的急性髓细胞白血病患者的疗效有限,可能是因为加利车霉素是 MDR1 的作用底物。吉妥单抗的毒性有骨髓抑制、输液毒性和静脉闭塞。糖皮质激素预处理可以减少许多输注相关反应。吉妥单抗联合化疗药物治疗初

治的年轻和老年 AML 患者的试验正在进行中。考虑产品的安全性及其临床有效性,该药在美国应 FDA 要求已经退出美国市场。

慢性髓细胞白血病

发病率

慢性髓细胞白血病(CML)的发病率是每年 1.5/100 000 人,年龄矫正发病率是男性高于女性(1.9 vs 1.1)。在 40 多岁前,发病率随着年龄缓慢增长,之后其发病率迅速增长。和 1975－1994 年相比,在 1994－2006 年,女性的发病率稍微有所下降(1.8%)。

定义

慢性髓细胞白血病的诊断是具有 9 号和 22 号染色体相互易位的造血干细胞克隆性增殖。这种易位,导致了 22q11 染色体上的断裂点丛集区(BCR)基因和 9q34 染色体上的 ABL1(以鼠白血病病毒命名)基因头尾相互融合。其自然病程是从慢性期到加速期到急变期,中位时间是 4 年。

病因学

没有证据表明,细胞毒性药物接触、病毒等和慢性髓细胞白血病之间的确切关系。在伊马替尼出现之前,吸烟可以加速向急变期的进程,是影响慢性髓细胞白血病的一个不利因素。原子弹爆炸后的幸存者的发病率会升高;慢性髓细胞白血病细胞发展到 10 000/μl 时需要 6.3 年。没有证据显示,切尔诺贝利事故的幸存者的发病率升高,提示只有大剂量的辐射才会导致 CML 的发病。

病理生理学

t(9;22)融合基因产物在慢性髓细胞白血病发展过程中起到关键的作用。这种嵌合基因被转录到混合的 BCL-ABL1 的 mRNA 中,其中 ABL1 的外显子 1 被 5'BCR 的多个外显子所替换。BCR-Abl 融合蛋白,p210BCR-ABL1 就产生了,它包含有 BCR 的 NH_2 末端和 Abl 的 COOH 末端。在 BCR 基因的 3'端区域,极少情况下会出现一种断裂方式,产生一种 230kDa 的融合蛋白($p230^{BCR-ABL1}$)。Bcr-Abl 融合蛋白可以在体外改造造血祖细胞。而且,通过反转录病毒将编码 $p210^{BCR-ABL1}$ 的基因转入小鼠的骨髓细胞中,对小鼠进行致死性照射后,约有 50% 的小鼠会出现类似 CML 的骨髓异常增生综合征表现。用特异性的 BCR-ABL1 的抗转录低聚物后,可以抑制 t(9;22)阳性的白血病细胞的生长,但不影响正常的克隆形成。

$p210^{BCR-ABL1}$ 如何导致细胞向恶性转变的机制还不清楚。在正常个体中,偶尔可以检测到 BCR-ABL1 的信使 RNA。但是 BCR 序列和 ABL1 的连接导致了 3 个重要的功能改变:①Abl 蛋白具有持续的酪氨酸激酶活性,活化了下游的抗凋亡激酶;②Abl 的 DNA-蛋白连接活性下降;③Abl 和细胞骨架肌动蛋白微丝的连接增强。

疾病进展

疾病向急变期转变被广泛的研究,尤其是在无伊马替尼年代。恶性克隆性染色体的不稳定性所导致的 t(9;22)。8 号染色体三体或 17p-(TP53 丢失)是 CML 的主要特征。这些异常的基因和分子改变导致了表型的转变。TP53 基因的异质结构变化,RB1 基因及端粒酶的催化亚基的结构变化导致的蛋白表达下降等已证明和部分患者的疾病发展有关。极少部分患者会有 RAS 基因的改变。偶有研究报道提示也存在 MYC 基因的改变。BCR-ABL1 的甲基化和 LINE-1 逆转率转座子启动子的低甲基化会导致向急变期的转变。而且,IL-1β 也可能参与了慢性髓细胞白血病急变的过程。肿瘤抑制蛋白磷酸酶 A2 的功能失活对于急变可能是必需的。最后,慢性髓细胞白血病发展为伊马替尼耐药也会加大向加速期和急变期转变的风险。多种通路都会导致疾病转变,但是每种通路的确切时间和关联性还是不清楚。

临床表现

症状

临床上还无法确切定义慢性期的开始。因此,一些患者没有任何症状通过体检诊断慢性髓细胞白血病,部分患者可以表现为乏力、精神萎靡、体重减轻或者因脾大导致的早饱感、左上腹疼痛或包块。因粒细胞和血小板功能障碍所导致的症状,如感染、血栓形成或出血等不很常见。偶尔有患者会出现因严重的白细胞增多或血栓形成所导致的白细胞淤滞表现,如血管阻塞疾病、脑血管意外、心肌梗死、静脉血栓形成、异常勃起、视力障碍及肺动脉关闭不全等。$p230^{BCR-ABL1}$ 阳性的慢性髓细胞白血病患者的疾病多呈惰性。

慢性髓细胞白血病的进程和逐渐加重的症状相关。无法解释的发热、迅速的体重减轻、更大的药物剂量以控制疾病、骨和关节痛、出血、血栓形成及感染都可以提示疾病向加速期和急变期转变。只有不到 10%～15%的患者在初诊时就已进入加速期和急变期。

查体

轻度到中度的脾大是最常见的临床表现；偶尔会有轻度肝大。即使进行持续的治疗，但脾仍持续增大是疾病向加速期转变的信号。淋巴结肿大和髓样肉瘤不常见，除非疾病进入晚期；当出现这些症状后，预后很差。

血液学检查

确诊时即会有高白细胞计数表现，原始和成熟粒细胞都会增多。通常循环原始细胞小于 5%，原始细胞加早幼粒细胞不超过 10%，血中主要以中幼粒细胞、晚幼粒细胞和带状核白细胞为主。未治疗的患者可以观察到循环原始细胞。血小板计数通常会升高，可伴有轻度的正细胞正色素性贫血。慢性髓细胞白血病细胞的白细胞碱性磷酸酶水平较低。巨噬细胞功能通常是正常的，在慢性期也会保持正常。嗜碱性细胞产生的组胺次级产物会随着疾病进展而增多，引起瘙痒、腹泻和脸红。

诊断时会有骨髓细胞增多，粒红比例升高。骨髓原始细胞比例基本正常或轻度升高。骨髓或血液会出现嗜碱性细胞增多、嗜酸性细胞增多和单核细胞增多。虽然骨髓胶原纤维不常见，但是约有 50%的患者会出现网状纤维染色所检测到的纤维化。

疾病的加速期转变有以下几点特征：不是因为出血或治疗原因导致的无法解释的进行性贫血加重，细胞遗传学克隆性转变，骨髓或血液原始细胞比例在 10%～20%，血液或骨髓嗜碱性细胞≥20%或血小板计数＜100 000/μl。急变期疾病又称为急性白血病，血液或骨髓中原始细胞比例≥20%，核分叶较少的中性粒细胞可以出现(Pelger-Huet 反常现象)。依据形态、细胞化学和免疫学特征，原始细胞可以分为髓系、淋巴系、红系或未分化型。随后的急变期出现或伊马替尼治疗后很少见。

染色体检查

90%～95%的 CML 患者中可以发现的细胞遗传学标志是 t(9;22)(q34;q11.2)。最初的发现时因为 22 号染色体变短，称费城染色体，其即由于 t(9;22)导致的。一些患者会有复杂的易位(多种易位)，包含了 3、4 或 5 个染色体的易位(通常会伴有 9 和 22 号染色体)。但是这些易位的分子序列和典型的 t(9;22)相似。所有患者都应该有分子学易位或细胞遗传学易位或 FISH 来完成 CML 的诊断。

预后因素

CML 患者的临床预后差异很大。在甲磺酸伊玛替尼问世前，10%的患者会在 2 年内死亡，之后每年的死亡率增长 20%，中位生存期为 4 年。因此，多种预测 CML 风险的预后模型被建立。最常用的分期系统是从预后因素的多变量分析中得到的。Sokal 指数认为循环原始细胞比例、脾大小、血小板计数、年龄和细胞遗传学克隆性异常是最重要的预后因素。这个系统是依据接受化疗治疗的患者而发展的。Hasford 系统依据干扰素 α 治疗的患者制定的，这个系统认为循环原始细胞比例、脾脏大小、血小板计数、年龄、嗜酸性细胞和嗜碱性细胞比例是最重要的预后因素。这个系统和上个系统不同点是忽略了细胞遗传学评估而纳入嗜酸性细胞和嗜碱性细胞比例。当对 272 例使用干扰素 α 治疗的患者进行评估时，Hasford 系统要更优，它纳入了更多的低危患者而只有一小部分的高危患者。初步结果显示，两种系统都可以用于评估伊马替尼治疗的患者。

治疗　慢性髓细胞白血病

慢性髓细胞白血病的治疗策略变化很大，因为目前有两种治疗方案：一个是被证明可以治愈的方法(异基因移植)，还有一个是通过 8 年随访的数据证明的一种新型靶向药(伊马替尼)有着非常好的疗效。我们推荐优先使用酪氨酸激酶抑制剂，将异基因移植留到那些对伊马替尼耐药的患者。

目前慢性髓细胞白血病的治疗目标是获得持久的、非肿瘤的、非单克隆的造血功能，这需要完全消除带有 BCR-ABL1 的残留细胞。因此，这个目标是完全的分子遗传学缓解并治愈。一种对于初诊的慢性髓细胞白血病患者推荐的伊马替尼治疗框架见表 14-5。

甲磺酸伊马替尼　甲磺酸伊马替尼(格列卫)通过竞争性抑制 Abl 激酶的 ATP 连接位点，从而导致 Bcr-Abl 信号转导中相关蛋白的酪氨酸残基磷酸化的抑制。格列卫显示了其对 Bcr-Abl、血小板源性生长因子受体和 Kit TK 的特异性。格列卫可以诱导表达 Bcr-Abl 细胞的凋亡。

表 14-5 伊马替尼治疗初诊的 CML 患者的时间表

时间(月)	NCCN[a]		ELN[b]	
	预期[c]	失败[d]	次最优的[e]	失败[d]
3	完全的血液学缓解[f]	没有完全的血液学缓解	次要细胞遗传学缓解	没有细胞遗传学缓解；出现新的突变
6	细胞遗传学缓解	没有细胞遗传学缓解	部分细胞遗传学缓解	微小细胞遗传学缓解[g]；出现新的突变
12	完全[h] 或部分[i] 的细胞遗传学缓解	微小[j] 或没有细胞遗传学缓解	小于主要分子生物学缓解	微小细胞遗传学缓解；出现新的突变
18	完全的细胞遗传学缓解	部分、微小或无细胞遗传学缓解		
任何时间	丢失先前达到的血液学、细胞遗传学或分子生物学缓解；出现新的突变[d]			

[a] 国立综合癌症网

[b] 欧洲白血病网

[c] 表示在显示的时间中，患者应该使用相同的剂量

[d] 表示在显示的时间中，对于使用 400 mg/d 的患者，可以增大剂量到 600～800 mg/d，如果耐受的情况下，也可以换用另外一种酪氨酸激酶抑制剂

[e] 表示患者仍然可以通过继续一种特定的治疗达到大量长期的获益，但是机会降低，因此这些患者有资格更换治疗

[f] 完全的血液学缓解，白细胞计数<10 000/μl，形态正常，血红蛋白和血小板计数正常，脾大消失

[g] 次要细胞遗传学缓解，66%～95%处于中期的骨髓细胞仍然有 t(9;22)

[h] 完全的细胞遗传学缓解，处于中期的骨髓细胞完全没有 t(9;22)

[i] 部分细胞遗传学缓解，1%～35%处于中期的骨髓细胞仍然有 t(9;22)

[j] 微小细胞遗传学缓解，36%～85%处于中期的骨髓细胞仍然有 t(9;22)

对于初诊的慢性髓细胞白血病患者，伊马替尼(400mg/d)比 IFN-α 和阿糖胞苷更有效。伊马替尼治疗的患者有 95%可以达到完全的血液学缓解，而用另外两种方法治疗的患者只有 56%可以达到。同样的，在第 18 个月时的完全细胞遗传学缓解率为 76%，而其他两种方法只有 15%。用 Sokal 评分评估后，伊马替尼治疗的完全细胞遗传学缓解率有所不同：低危患者为 89%，中危患者为 82%，高危患者为 69%。达到主要分子学缓解的伊马替尼治疗患者约有 26%，这种缓解的定义为在第 18 个月时与预处理组相比，BCR-ABL1 转录水平降低 3 个 log，这种缓解的患者可以有 5 年的无进展生存。获得完全的细胞遗传学缓解但是较少的分子学缓解的患者的 5 年生存率为 98%。在第 18 个月没有获得完全细胞遗传学缓解的患者的 5 年 PFS 为 87%。这些结论表明分子学应答可以作为慢性髓细胞白血病治疗目标。慢性期的慢性髓细胞白血病患者治疗的时间表见表 14-5。NCCN 和 ELN 的标准不同，后者有更为严格的时间限制。例如，在 NCCN 时间表中，在接受 6 个月的伊马替尼治疗后仍未达到任何的细胞遗传学缓解的慢性期慢性髓细胞白血病患者应该更换其他的治疗，但是在 ELN 中，3 个月的伊马替尼治疗后即给予了同样的建议。我们建议使用 ELN 时间表，且希望在不久的将来，NCCN 可以和 ELN 采用统一标准。

在第 1 年，伊马替尼治疗的患者有 3%进入加速期或急变期，而使用 IFN-α 和阿糖胞苷治疗的患者有 8.5%转变。随着时间的变化，伊马替尼治疗的患者中，每年的转变率逐步下降直到 4 年或更长时间后转变率下降到不到 1%；对于在第 12 个月达到主要分子学缓解的患者，没有 1 例进入加速期或急变期。

除非患者入组了临床试验和因为特殊原因导致治疗中断，否则建议终身服药。一个早期试验评估了在至少达到 2 年的完全分子学缓解的患者中，停药后 12 例患者中有 6 例出现分子学复发。有趣的

是，在伊马替尼治疗前给予 IFN-α 治疗的 10 例患者中，有 6 例仍然处于分子学缓解，而且没有使用 IFN-α 的患者都复发了。这些结果提示了这样一个假设，即 IFN-α 可能具有防止复发的作用，可能是因为可以根除白血病原始细胞。这个结论也被一个临床试验过所证明，这个实验比较了伊马替尼和伊马替尼加 IFN-α，初步结果显示联合使用后可以获得更好的主要分子学缓解，尽管第 1 年时就有不少患者因为毒性作用而终止治疗。最后一项试验表明，在中断伊马替尼治疗后使用 IFN-α 作维持治疗可以使 20 例患者中有 15 例继续保持分子学的缓解。在这种情况下 IFN-α 的作用机制还不是很清楚。

伊马替尼是口服药。其主要的不良反应有水钠潴留、恶心、肌肉痉挛、腹泻和皮疹等，对于这些不良反应的处理通常为支持及对症治疗。骨髓抑制是最常见的血液学不良反应，虽然很少见，但是需要控制药物和（或）生长因子的支持治疗。伊马替尼＜300 mg/d 的剂量似乎是无效的但会导致耐药的发生。

迄今为止，伊马替尼有 4 种耐药机制，包括：①基因扩增；②激酶位点突变；③多药泵出蛋白的表达增强；④非伊马替尼信号通路的活化。这 4 种机制都正在被作为药物靶点进行研究。

BCR-ABL1 基因扩增和伊马替尼细胞内浓度下降可以通过加大伊马替尼的剂量（≤800mg/d）来处理。3 个随机对照临床试验证实该观点。第一个对比了初诊患者使用 400mg/d 和 800mg/d 伊马替尼这两种情况，结果显示在第 3、6、9 个月时大剂量组有更好的主要分子学应答，但第 12 个月时结果相似。另一个相似的试验对比了 600mg/d 和 800mg/d 伊马替尼这两种情况，结果显示在第 12 个月时，大剂量的伊马替尼具有更好的细胞遗传学和主要的分子生物学应答。第 3 个试验纳入的是高危患者（Sokal），结果显示使用 400mg/d 和 800mg/d 伊马替尼在第 12 个月时没有明显的不同。这些试验的随访时间都过短，以至于无法评估剂量对生存期的影响。

约 50％的伊马替尼耐药的慢性期患者会有激酶区的突变，而且进展期的患者会有更高的比例出现突变。这些突变是一些新型的酪氨酸激酶抑制剂的靶点，这些新型的药物和伊马替尼的结构不同，对大多数的伊马替尼耐药的突变型都有效。尼洛替尼和伊马替尼相似，以不活化的形式结合到激酶区。达沙替尼以活性形式结合到激酶区，抑制 SRC 激酶家族，是最后一个解决耐药的方法。有 T315I 突变的 CML 对伊马替尼、尼洛替尼和达沙替尼都耐药。尼洛替尼对 E255K/V 和 Y253F/H 突变无效，达沙替尼对 X299L 和 F317L 突变无效。

FDA 批准达沙替尼（100mg/d）可以用于治疗任何期耐药的慢性髓细胞白血病和对初始治疗无法耐受的慢性髓细胞白血病，包括对伊马替尼无法耐受的患者。FDA 批准尼洛替尼（400mg，2/d）用于治疗慢性和加速期的耐药慢性髓细胞白血病和对初始治疗无法耐受的慢性髓细胞白血病，包括对伊马替尼无法耐受的患者。两种药物都是口服药，达沙替尼每日服药 1 次，尼洛替尼需要禁食服用，每日服药 2 次。这两种药物的毒性反应和伊马替尼相似，但是又有很大的不同。达沙替尼会引起 22％的患者出现胸腔积液，且 7％发展为 3～4 级毒性作用。尼洛替尼会引起 550 例慢性髓细胞白血病患者中的 6 例出现突然死亡的状况，其中有两例怀疑和尼洛替尼有关，因此在用药的时候需要进行额外的心脏监测。一项在慢性期伊马替尼耐药的慢性髓细胞白血病患者中进行的随机试验显示，伊马替尼增大剂量到 800mg/d 后，如果换用达沙替尼，则患者会有更大的受益。最后，随机试验证明了在初诊的慢性期的慢性髓细胞白血病患者的一线治疗中，尼洛替尼和达沙替尼都比伊马替尼有效，前两者都可以在 1 年内完成血液学、细胞遗传学缓解及大部分分子学缓解，因此批准了它们可以作为一线的治疗药物。博舒替尼也有相似的结果，其是另外一种 Src 和 Abl 酪氨酸激酶抑制剂。这些试验使得初诊慢性髓细胞白血病患者有更多的治疗选择。

这些新型的药物已经改变了慢性髓细胞白血病的治疗策略。例如，使用伊马替尼 6 个月仍未达到任何细胞遗传学缓解的患者应该更换达沙替尼、尼洛替尼或者 HSCT。FDA 也批准了 IFNα 可用于慢性髓细胞白血病，但是它只是在所有方法都无效时才使用。

伊马替尼令人振奋的疗效使得临床医师将其作为初诊慢性髓细胞白血病的一线治疗方案，包括那些可能会被移植治愈的患者（如一些有合适配型的兄弟姐妹的年轻患者）。先前使用伊马替尼治疗不会影响移植的预后。在 HSCT 前使用达沙替尼和尼洛替尼也有相似的结论。但是对于高危患者（Sokal/Hasford 标准）来讲，推迟 HSCT 的治疗可能会导致疾病的进展。疾病进展后再行 HSCT 和较差的预后相关，因此我们推荐对于这部分患者需要进行酪氨酸激酶抑制剂的密切观察。

新型药物　一些新型药物正在用于治疗有

T315I突变的慢性髓细胞白血病，应用于现存药物治疗后无效患者。这些新型药物包括Omacetaxine、XL228、FTY720、AP24534、DCC-2036、PH-739358和索拉菲尼(表14-6)。

表14-6 用于治疗BCR-ABL伴T315I患者和经所有现存酪氨酸激酶抑制剂治疗后无效患者的新型药物

药物	活性机制
Omacetaxine(以前认为是高三尖杉酯碱)	蛋白翻译抑制剂
XL228	Src/Abl都有效的抑制剂，可能对T315I突变也有效
FTY720(芬戈莫德)	激活对ABL1介导的白血病生成关键的蛋白磷酸酶2A
AP24534	全Bcr-Abl抑制剂，并可以抑制T315I
DCC-2036	非ATP竞争性的Abl抑制剂，阻止T315I突变空间的不协调
PH-739358	极光激酶抑制剂，也有抗T315I突变的活性
索拉菲尼	Raf激酶抑制剂，靶向下调下游的Bcr-Abl

异基因HSCT 异基因HSCT因移植过程中早期的死亡率而显得复杂得多。影响HSCT的预后有多种因素，包括：①患者(例如年龄和疾病分期)；②供者类型(单卵双生双胞胎，或HLA相合的异基因供者，亲缘或者非亲缘)；③预处理方案(清髓或非清髓)；④GVHD；⑤移植后治疗。

移植后治疗 移植后的BCR-ABL1转录水平是HSCT后血液学复发的早期预测因子。移植后可使用免疫抑制剂或酪氨酸激酶抑制剂或两者合用。供者白细胞输注(没有使用任何化疗药物或GVDH预防性用药)可以使异基因HSCT后复发的CML患者达到血液学和细胞遗传学缓解，但是会有很大的GVHD风险。

伊马替尼可以控制异基因HSCT后的CML复发，但是有时会有骨髓抑制和严重的GVDH的风险。异基因HSCT后使用伊马替尼的方法正在研究阻止进展期患者的复发，接受低强度移植患者的复发及移植后BCR-ABL1下降很少的患者复发。伊马替尼联合供者淋巴细胞输注可用于异基因HSCT后复发的CML患者，可以迅速的达到分子遗传学缓解。移植后使用新型酪氨酸激酶抑制剂治疗伊马替尼耐药的CML也正在研究中。

干扰素 在伊马替尼出现之前，当异基因HSCT疗效不令人满意时，IFN-α就成为一种选择。只有对伊马替尼治疗的患者进行更加长期的随访，才可以证明IFN-α治疗CML是否有效。它对于CML的作用方式还不很清楚。

化疗 将化疗作为患者初始治疗目前学者持保留意见，除非患者出现迅速的白细胞降低的临床症状及有症状的脾大。羟基脲是一种核苷酸还原酶抑制剂，可以达到迅速的疾病控制。初始剂量为1～4g/d，每当白细胞计数减半时，其剂量也应该减半。不幸的是，使用羟基脲治疗时很少有细胞遗传学的缓解。白消安是一种作用于早期祖细胞的烷化剂，有更持久的作用效应。但是我们不建议使用白消安，因为其具有严重的不良反应，包括5%～10%的患者会出现无法预测的、偶尔出现的致死性骨髓抑制；肺部、心内膜和骨髓的纤维化；Addison样的消耗综合征。

自体HSCT 如果干细胞在完全分子遗传学缓解时收集，则自体HSCT可能可以治愈慢性髓细胞白血病。由于获得这种缓解的患者通常不复发，所以自体HSCT基本不被使用。

白细胞去除和切脾 白细胞去除可以控制慢性期慢性髓细胞白血病患者的血细胞数量；但是这种方法很昂贵且烦琐。一般在紧急情况下使用，包括白细胞淤滞相关的并发症，呼吸衰竭或脑血管意外。也可以用于孕期妇女的治疗，因为妊娠的女性需要避免使用有潜在致畸作用的药物。

脾切除术是作为慢性髓细胞白血病治疗的最后办法，因为疾病向急性期的转变通常是发生在脾。但是，也不完全是这样，现在脾切除术可以作为因对伊马替尼或化疗药物无反应所导致的脾大疼痛症状缓解的手段，或缓解因脾功能亢进导致的严重的贫血和血小板减少等症状。脾区照射很少用来缩小脾的大小。

微小残留病 BCR-ABL1转录抑制的动态监测目前已经替代BCR-ABL1的定性检测成为反映肿瘤负荷的指标，但是目前缺乏一个标准的合理的方法。目前一个专家小组已经开始统一不同的检测方法,使用一种换算系数来使各个实验室有一个统一的检测 BCR-ABL1 转录水平的标准。

HSCT 后 BCR-ABL1 转录下降缓慢可能和血液学复发相关。但是,这个"下降缓慢"是依赖预处理的方案(低强度 vs 完全清髓性处理)以及检测转录水平的时间点选择。虽然之前认为在 6 个月的连续的 RT-PCR 阳性代表需要额外的治疗,但是现在的研究采用从移植到第 100 天的这段时间来评估 BCR-ABL1 转录的清除率以确定是否需要额外的治疗。目前需要一个大规模的长期随访的临床试验来确定一个统一的标准。

伊马替尼 vs IFNα 加阿糖胞苷的随机试验是第一个使用相对未治疗的患者基线水平这样一个概念进行评估的,即计算 BCR-ABL1 转录下降的 log 值。这样一个测量单位替代了每微克的白细胞 RNA 表达的转录数量,也替代了以对数分数作为指标 BCR-ABL1 和管家基因的比例。在这个试验中,BCR-ABL1 信息下降≥3 log 值的患者的复发可能行非常低,中位随访时间为 96 个月。

这些研究也证明了,使用外周血代替骨髓作为评估达到完全细胞遗传学缓解患者的疾病状态的重要价值和便利性。但是一种情况下需要注意,完全细胞遗传学缓解和至少主要分子遗传学缓解的慢性髓细胞白血病患者偶尔还需要进行骨髓的细胞遗传学检查,如果患者在治疗后期出现血细胞减少则应该进行骨髓检查,因为这类患者有 t(9;22) 阴性细胞出现细胞遗传学异常的风险,尤其是出现 7 号染色体单倍体,也会有出现第二肿瘤 MDS/AML 的风险。t(9;22) 阴性细胞中发生的其他异常通常都是短暂性的,且对于疾病的影响还不清楚。发展为第二肿瘤 MDS/AML 的可能性极小。

急变期的治疗　急变期的治疗,包括伊马替尼都是无效的。使用伊马替尼治疗,只有 52% 的患者可以达到血液学缓解(21% 达到完全的血液学缓解),中位总生存期是 6.6 个月。达到完全血液学缓解的患者和疾病又向慢性期恢复的患者应该考虑做异基因 HSCT。其他的方法包括适合原始细胞表型的药物进行诱导治疗,序贯酪氨酸激酶抑制剂加或不加额外的化疗和 HSCT。使用伊马替尼作为初始治疗过程中向急性期转变的患者的预后非常差,即使使用达沙替尼或尼洛替尼治疗效果也较差。

(唐海龙　高广勋　译)

第 15 章

Chapter 15

淋巴细胞恶性肿瘤

Dan L. Longo

在人体恶性肿瘤中，淋巴细胞恶性肿瘤的恶性程度差异很大，从惰性到侵袭性。这些起源于不同分化程度的免疫系统的恶性肿瘤细胞形态、免疫学特征和临床特点差异很大。对于正常免疫系统的理解可以帮助我们对这些令人困惑的疾病有更好的认识。

部分淋巴系恶性肿瘤表现与白血病极为相似（如首先累及骨髓和血液），另外一部分表现与淋巴瘤极为相似（如免疫系统的实体瘤），而一些淋巴系恶性肿瘤的表现会介于白血病和淋巴瘤之间，而且随着疾病的进展，其表现也可以相互转变。这个改变通常发生在看似淋巴瘤的疾病，随着疾病发展，逐渐表现为白血病的临床特点。

淋巴样恶性肿瘤的生物学特征：WHO关于淋巴样恶性肿瘤分类

淋巴样恶性肿瘤分类的发展贯穿于 20 世纪。很早就制定了白血病和淋巴瘤的区别，而且都有各自的分类系统。白血病最早是根据生存率划分为急性和慢性。慢性白血病又根据形态特点被简单分为淋巴系起源和髓系起源。以前曾被称为慢性淋巴细胞白血病的疾病现在被界定为一系列独立疾病（表 15-1）。急性白血病通常为原始细胞的增多且有很少的可识别特征。在细胞化学染色出现后，可以将急性白血病划分为髓系来源和淋巴系来源。淋巴细胞起源的急性白血病又根据形态特征由 FAB 工作组细分为不同的亚型（表 15-2）。根据这种分类系统，淋巴细胞恶性肿瘤被分为 3 类：具有小原始细胞的（如典型的小儿淋巴细胞白血病）被称为 L1，具有数量多且大小不一的细胞的被称为 L2，具有嗜碱性细胞或者有胞质空泡者被称为 L3（如典型的 Berkitt 淋巴瘤）。急性淋巴细胞白血病（acute lymphoblastic leukemia，ALL）也可以根据免疫亚型和细胞遗传学异常分类（表 15-2）。主要的细胞遗传学亚型包括 t(9;22)（如费城染色体阳性的急性淋巴细胞白血病）及在 L3 和 Burkitt 淋巴瘤中发现的 t(8;14)。

表 15-1　可以与慢性白血病及和典型 B 细胞慢性淋巴细胞白血病混淆的淋巴细胞疾病

滤泡型淋巴瘤	幼淋巴细胞白血病（B 细胞或者 T 细胞）
脾边缘区淋巴瘤	淋巴浆细胞样淋巴瘤
淋巴结边缘区淋巴瘤	Sézary 综合征（原发于皮肤的 T 细胞淋巴瘤）
套细胞淋巴瘤	冒烟型成人 T 细胞淋巴瘤/白血病
毛细胞淋巴瘤	

表 15-2　急性淋巴细胞白血病(ALL)

免疫学亚型	比例(%)	FAB 亚型	细胞遗传学异常
前 B 细胞 ALL	75	L1、L2	t(9;22)、t(4;11)、t(1;19)
T 细胞 ALL	20	L1、L2	14q11 或 7q34
B 细胞 ALL	5	L3	t(8;14)、t(8;22)、t(2;8)

FAB. 法美英分类

早在 20 世纪，RS 细胞的发现使得霍奇金淋巴瘤从非霍奇金淋巴瘤中分离出来。非霍奇金淋巴瘤的组织学分类就成为肿瘤界的一个最具有争议的话题。有争议的形态学分类系统被有争议的免疫学分类系统所替代，但是诊断上的不可重复性阻碍了其分类方法的进展。1999 年淋巴细胞恶性肿瘤的 WHO 分类被血液病理学和临床肿瘤学专家所认可。WHO 分类（表 15-3）囊括了形态学特征、临床特征、免疫学特征和基因特征，将非霍奇金淋巴瘤和其他淋巴细胞恶性肿瘤进行分类，这种分类方法使得疾病诊断准确性更高，且与临床诊断和治疗相关，这种分类方法得到了广泛的应用。但是表 15-3 中粗体标注的恶性肿瘤发生率至少为 1%，特殊的淋巴细胞亚型在后面叙述。

表 15-3　淋巴细胞恶性肿瘤的 WHO 分类

B 细胞	T 细胞	霍奇金淋巴瘤
前 B 细胞肿瘤	前T 细胞肿瘤	结节状淋巴细胞为主的霍奇金淋巴瘤
前B 淋巴细胞白血病/淋巴瘤（前 B 淋巴细胞细胞急性白血病）	**前 T 淋巴细胞淋巴瘤/白血病（前 T 淋巴细胞急性白血病）**	
成熟（外周）B 细胞肿瘤	成熟（外周）T 细胞肿瘤	经典的霍奇金淋巴瘤
慢性 B 淋巴细胞淋巴瘤/小淋巴细胞淋巴瘤	T 细胞幼淋巴细胞白血病	结节硬化型霍奇金淋巴瘤
B 细胞幼淋巴细胞白血病	T 细胞颗粒淋巴细胞白血病	淋巴细胞丰富的经典霍奇金淋巴瘤
淋巴浆细胞样淋巴瘤	侵袭性 NK 细胞白血病	混合细胞型霍奇金淋巴瘤
脾边缘区 B 细胞淋巴瘤（有/无绒毛淋巴细胞）	急性 T 细胞淋巴瘤/白血病（HTLV-1+）	淋巴细胞缺乏的霍奇金淋巴瘤
毛细胞白血病	结外 NK/T 细胞淋巴瘤，鼻型	
浆细胞骨髓瘤/浆细胞瘤	肠型 T 细胞淋巴瘤	
MALT 型结外边缘区 B 细胞淋巴瘤	肝脾 γδT 细胞淋巴瘤	
套细胞淋巴瘤	皮下脂膜炎样 T 细胞淋巴瘤	
滤泡型淋巴瘤	**蕈样肉芽肿/赛 Sézary 综合征**	
淋巴结边缘区 B 细胞淋巴瘤（有/无单核 B 细胞）	间变型大细胞淋巴瘤，原发于皮肤型	
弥漫大 B 细胞淋巴瘤	**未指定的外周 T 细胞淋巴瘤**	
Burkitt 淋巴瘤/Burkitt 细胞白血病	**血管免疫母细胞 T 细胞淋巴瘤**	
	原发于全身性间变型大细胞淋巴瘤	

粗体表示疾病的发生至少占总患者的 1%。HTLV. 人嗜 T 淋巴细胞病毒；MALT. 黏膜相关淋巴组织；NK. 自然杀伤细胞

淋巴细胞恶性肿瘤的一般特性

病因和流行病学

各种淋巴细胞恶性肿瘤的相对发病率，见图 15-1。在西方国家，慢性淋巴细胞白血病（chronic lymphocytic leukemia，CLL）在白血病中的发病率最高，易发生于老年人，儿童中极少见。在 2010 年，美国新诊断慢性淋巴细胞白血病 14 990 例，但因为其生存期很长，所以总的患病率可能要高很多倍。男性慢性淋巴细胞白血病的发病率高于女性，且白种人要高于黑种人。在亚洲，慢性淋巴细胞白血病并不常见。典型慢性淋巴细胞白血病的病因比不清楚。

和慢性淋巴细胞白血病相比，急性淋巴细胞白血病好发于儿童和青年人。发生在发展中国家儿童的 L3 型和伯基特淋巴瘤可能和婴儿期感染 EB 病毒相关。但急性淋巴细胞白血病的病因尚不明确。幼年时期发病的急性淋巴细胞白血病更多的集中于经济水平相对高的群体。唐氏综合征的儿童在幼年时期患急性淋巴细胞白血病及急性髓细胞白血病的风险更大。在幼儿期接触大剂量的辐射会提高患 T 细胞急性淋巴细胞白血病的风险。

成人急性淋巴细胞白血病的病因尚不清楚。急

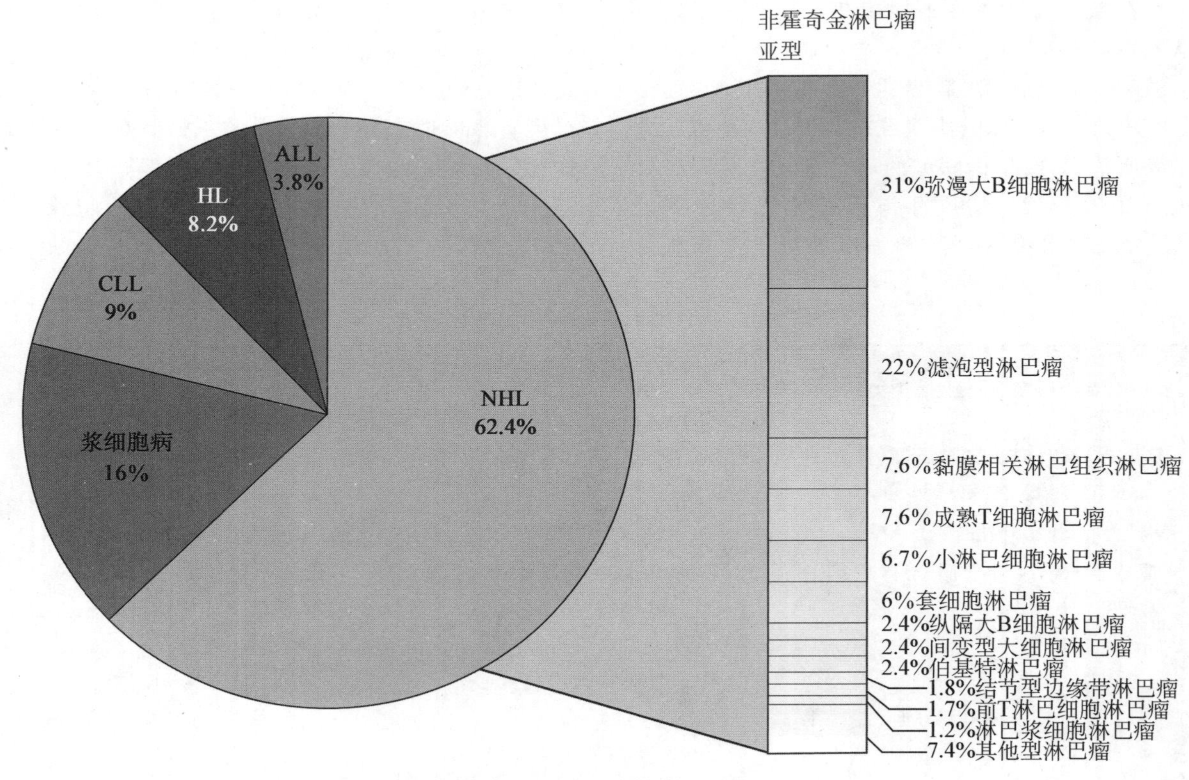

图 15-1 淋巴细胞恶性肿瘤的相对发病率

ALL. 急性淋巴细胞白血病；CLL. 慢性淋巴细胞白血病；MALT. 黏膜相关淋巴组织

性淋巴细胞白血病在成年人中并不多见，但在老年人中发病率上升。急性髓细胞白血病在老年人中也更多见。环境暴露，包括特定的工业污染、农用化学品、吸烟等可能会增加成人患急性淋巴细胞白血病的概率。在 2010 年，美国新诊断 5330 例急性淋巴细胞白血病和 12 330 例 AML 患者。

证据表明，霍奇金淋巴瘤起源于 B 细胞。其发病率持续稳定，在 2010 年美国新诊断 8490 例。白种人霍奇金淋巴瘤的发病率高于黑种人，男性高于女性。根据诊断后做出的统计，患者年龄呈现双峰分布，即最大峰位于 20～30 岁，其次位于 80～90 岁。一些发生于 80～90 岁的霍奇金淋巴瘤，通常因相似的表现与间变型大细胞淋巴瘤及富于 T 的 B 细胞淋巴瘤相混淆。在美国，霍奇金淋巴瘤的青年患者大多数为结节硬化型霍奇金淋巴瘤。老年患者、HIV 感染患者和发展中国家的患者，大多数为混合细胞型霍奇金淋巴瘤或者淋巴细胞消减型霍奇金淋巴瘤。HIV 感染是霍奇金淋巴瘤发病的危险因素。EB 病毒感染和霍奇金淋巴瘤的发病也有相关性。20%～40%的霍奇金淋巴瘤患者中，有 EB 病毒感染细胞的单克隆提示 EB 病毒感染是霍奇金淋巴瘤发病的一个危险因素。1950－1990 年，美国非霍奇金淋巴瘤（NHL）以每年 4%的增长率增长，全球以 2%～8%的增长率增长，但原因不明。近年增长率稍下降。2010 年，美国新诊断非霍奇金淋巴瘤 65 540 例，全球新诊断 360 000 例。非霍奇金淋巴瘤好发于老年男性。原发和继发免疫缺陷患者更易患 NHL，包括 HIV 感染、器官移植后、遗传性免疫缺陷病、sicca 综合征和风湿性关节炎等。

非霍奇金淋巴瘤不同亚型的发病率因地域而分布不同。相对于西方国家，T 细胞淋巴瘤在亚洲更常见，但一些 B 细胞淋巴瘤如滤泡性淋巴瘤在西方国家更常见。非霍奇金淋巴瘤中的一个特殊类型，鼻 T 细胞/NK-T 细胞淋巴瘤有着显著的地域差异，其在亚洲南部和拉丁美洲的部分地区最常见。HTLV-1+感染相关非霍奇金淋巴瘤在日本南部和加勒比海最常见。

非霍奇金淋巴瘤的发病与环境因素有关，如接触微生物感染、化学品、药品等。有研究表明，接触农业用化学品会提高非霍奇金淋巴瘤的发病风险。霍奇金淋巴瘤患者治疗后可转变为非霍奇金淋巴瘤，但还不清楚这是霍奇金淋巴瘤的发展趋势还是与治疗相关。部分非霍奇金淋巴瘤与感染相关（表 15-4）。

表 15-4 淋巴细胞恶性肿瘤相关的传染源

微生物感染	淋巴细胞恶性肿瘤
EB 病毒	伯基特淋巴瘤
	器官移植后淋巴瘤
	原发中枢神经系统弥漫大 B 细胞淋巴瘤
	HD
	结外 NK/T 细胞淋巴瘤，鼻型
HTLV-1	成人 T 细胞白血病/淋巴瘤
HIV	弥漫大 B 细胞淋巴瘤
	伯基特淋巴瘤
丙型肝炎病毒	淋巴浆细胞淋巴瘤
幽门螺杆菌	胃 MALT 淋巴瘤
人疱疹病毒 8 型	原发性渗出性淋巴瘤
	多中心 Castleman 病

HIV. 人免疫缺陷病毒；HTLV. 人嗜 T 淋巴细胞病毒；MALT. 黏膜相关淋巴组织；NK. 自然杀伤细胞

在很少一部分病人中，HTLV-1 感染 T 细胞后可直接导致成人 T 细胞淋巴瘤(ATL)的发生。在已感染的患者中，患淋巴瘤的累计风险率为 2.5%。HTLV-1 可通过哺乳、血液和性传播方式摄取感染的淋巴细胞而传播。T 细胞淋巴瘤的中位发病年龄为 56 岁，提示这种疾病有很长的潜伏期。HTLV-1 也是热带痉挛性下肢轻瘫的发病原因，这种疾病是一种神经系统疾病，发病率通常高于淋巴瘤且潜伏期更短，通常经血液传播。

在非洲中部，EB 病毒与伯基特淋巴瘤的发展相关；在西方国家，EB 病毒还与免疫缺陷患者侵袭性 NHL 相关。大多数的原发中枢神经系统的淋巴瘤也与 EB 病毒相关。在亚洲和南美洲，EB 病毒和结外鼻型 T/NK 细胞淋巴瘤的相关性很大。这可能是通过感染的巨噬细胞分泌的 IL-6 升高导致的。HP 的感染可以导致胃的 MALT 淋巴瘤，进行根除 HP 的治疗可以使得 MALT 淋巴瘤好转。HP 是通过刺激免疫应答的活化，这种慢性抗原刺激导致的肿瘤发生而非通过改变淋巴细胞本身。皮肤 MALT 淋巴瘤可能与螺旋体感染相关，眼部 MALT 淋巴瘤可能与衣原体感染相关，小肠 MALT 淋巴瘤可能与耶尔森弯曲菌相关。

慢性丙肝病毒感染和淋巴浆细胞样淋巴瘤相关。人 8 型疱疹病毒(HPV8)感染与 HIV 患者的原发渗出性淋巴瘤相关，还与多中心 Castleman 病相关，即一种弥漫的淋巴结病变，其症状包括全身性的发热、精神萎靡和体重减轻。

除了这些传染源，还有一些其他的疾病或者接触物可以导致淋巴瘤的发生(表 15-5)。

免疫学

所有的淋巴细胞均起源于一种共同的造血祖细胞，这种造血祖细胞可以分化为淋巴系、髓系、红系、单核系、巨核系。通过一系列程序化的转录因子活化，造血祖细胞首先向淋巴系分化，然后再分化为 B 和 T 细胞。约 75%的淋巴细胞白血病和 90%的淋巴瘤均是 B 细胞起源的。从细胞免疫球蛋白基因重组开始，逐渐分化为 B 细胞。B 细胞发生过程中的细胞变化，包括细胞表面特征等见图 15-2。细胞向胸腺迁移及 T 细胞抗原受体基因重排决定了细胞向 T 细胞的发生。这个过程中的细胞变化见图 15-3。

表 15-5 恶性淋巴瘤相关的疾病或接触物等危险因素

遗传性免疫缺陷病	自身免疫病
克氏综合征	Sjögren 综合征
Chédiak-Higashi 综合征	口炎性腹泻
毛细血管扩张性共济失调综合征	风湿性关节炎和系统性红斑狼疮
Wiskott-Aldrich 综合征	化学品及药物接触
常见免疫缺陷病	苯妥英
获得性免疫缺陷病	二噁英，含苯氧基的除草剂
医源性的免疫抑制	辐射
1 型 HIV 感染	化疗及放疗预处理
获得性的丙种球蛋白缺乏症	

尽管淋巴细胞恶性肿瘤通常在特定的分化阶段保留着淋巴细胞的表面抗原表型，但是这些不是很重要的。这些所谓的淋巴细胞恶性肿瘤分化阶段并未提示其自然属性。如临床上恶性程度最高的一种

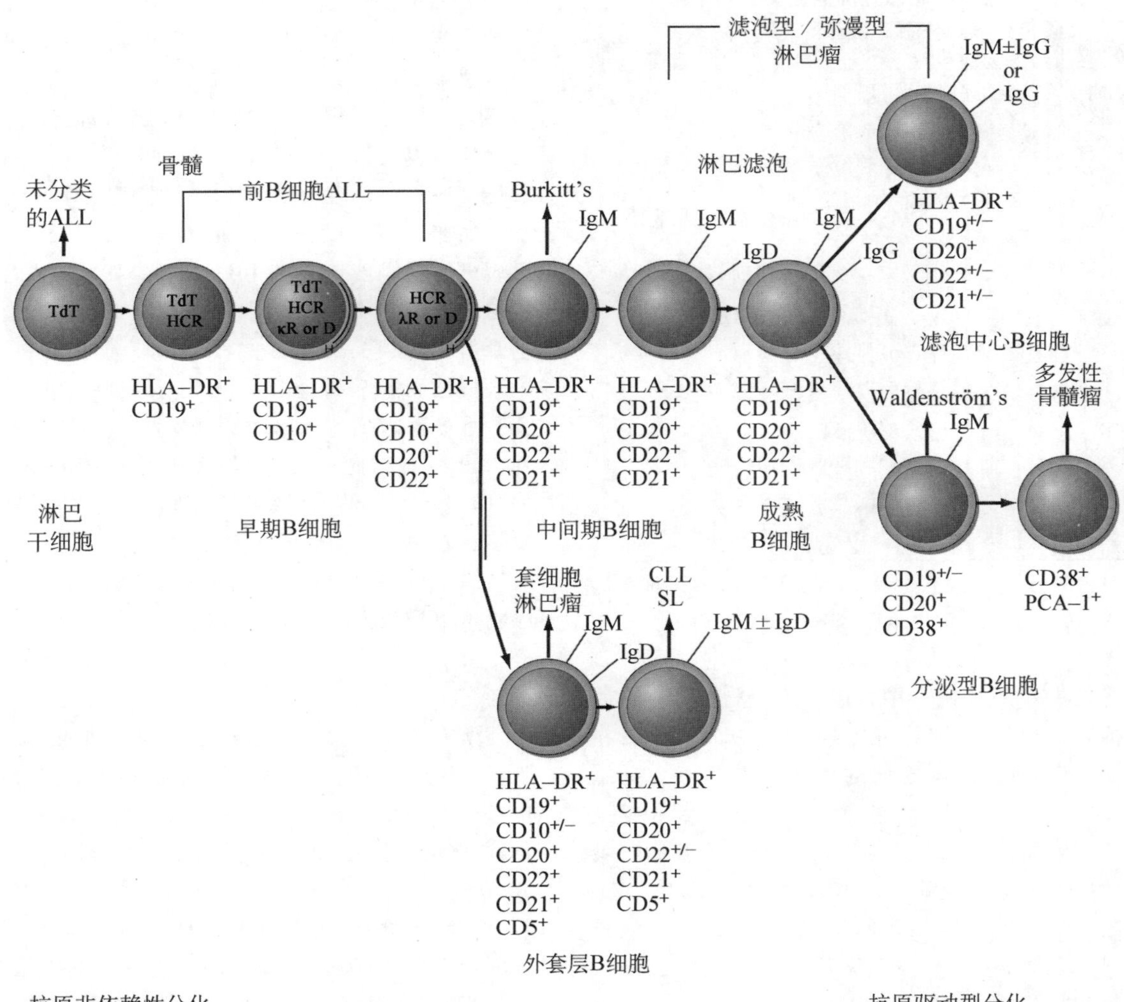

图 15-2　B 细胞分化通路以及和 B 淋巴细胞的关系

HLA-DR、CD10、CD19、CD20、CD21、CD22、CD5 和 CD38 可用来区分分化阶段的细胞表面标志物。TdT 是细胞的一种催化酶。免疫球蛋白重链基因重组（HCR）和轻链基因重组或缺失（κR 或 D，λR 或 D）会在 B 细胞发生早期出现。大概的分化的正常阶段和特定的相关淋巴瘤如图。ALL. 急性淋巴细胞白血病；CLL. 慢性淋巴细胞性白血病；SL. 小淋巴细胞淋巴瘤

淋巴瘤为伯基特淋巴瘤，它具有成熟卵泡中心 IgM 的 B 细胞表型。伯基特白血病恶性程度很高，进展很快，具有更原始的细胞免疫表型，对化疗敏感性更好。肿瘤的分化阶段不能反映导致恶性转变的基因损伤程度。如滤泡性淋巴瘤有滤泡中心细胞的细胞表型，但它的染色体异位特征，t(14;18)，即抗凋亡 bcl-2 基因和免疫球蛋白重链基因并列，在个体发生早期就产生，是免疫球蛋白基因重排的一个错误事件。但为什么在细胞滤泡中心分化阶段导致转化的步骤很明显还不是很清楚。

细胞表型有助于鉴别光镜下无法区别的淋巴肿瘤。如良性滤泡增生和滤泡型淋巴瘤很相似，但是所有的细胞均有同一种免疫球蛋白轻链就强烈提示了应对外源性刺激时其是单克隆性增殖，而不是多克隆性的。

淋巴细胞恶性肿瘤发病及预后与基因异常相关。一些特殊的基因异常还没有被全部发现，但是它们有可能都客观存在。基因异常可以有多种水平表现，包括染色体的改变（如异位、增加、缺失）；细胞遗传学的特定基因的重排；特定癌基因的过表达、低表达或突变等。特定蛋白的表达改变或者突变有着重要的意义。许多淋巴瘤包含了染色体异位（包括

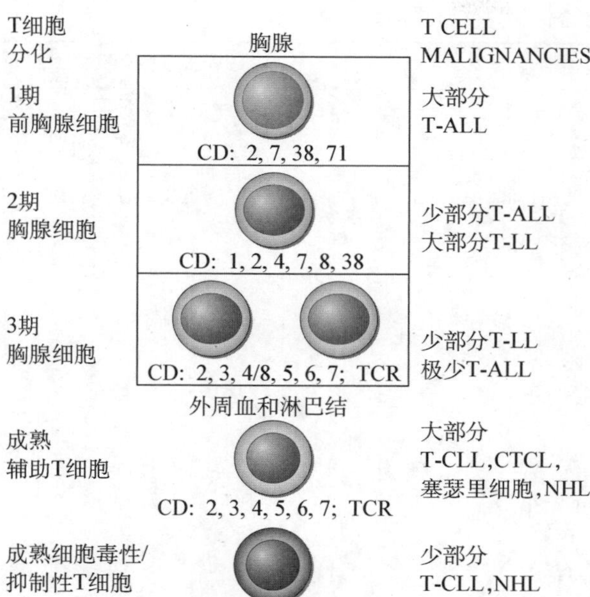

图 15-3　B 细胞分化通路及与 B 淋巴细胞的关系

CD1、CD2、CD3、CD4、CD5、CD6、CD7、CD8、CD38 和 CD71 可用来区分分化阶段的细胞表面标志物。T 细胞抗原受体(TCR)在胸腺重组，然后成熟 T 细胞迁移至淋巴结和外周血。ALL. 急性淋巴细胞白血病；CTCL. 皮肤 T 细胞淋巴瘤；NHL. 非霍奇金淋巴瘤；T-ALL. T 细胞 ALL；T-CLL. 慢性 T 淋巴细胞白血病；T-LL. T 细胞淋巴母细胞淋巴瘤

抗原受体基因、B 细胞中 2、14、22 号染色体上的免疫球蛋白基因、T 细胞中 7、14 号染色体上的 T 细胞抗原受体基因等)。产生成熟的抗原受体的染色体重排一定产生了异位重组的易损伤位点。B 细胞在生发中心成熟的过程中更易受到突变的影响；高亲和力抗体的产生需要生发中心可变区的基因突变。其他非免疫球蛋白基因如 bcl-6 也可能发生突变。

在弥漫大 B 细胞淋巴瘤中，t(14;18)异位存在于 30%患者中，导致 18 号染色体上的 bcl-2 基因的过表达。其他没有这种异位的患者也存在 bcl-2 基因的过表达。Bcl-2 蛋白是一种抗凋亡蛋白，这也是大部分细胞毒性化疗药物介导细胞死亡的机制。BCL-2 蛋白过表达的肿瘤患者有着更好的缓解率。

表 15-6 显示了淋巴细胞恶性肿瘤不同亚型的最明确的异位和相关的癌基因。在一些情况下，如滤泡型淋巴瘤的 t(14;18)异位，间变性大细胞淋巴瘤的 t(2;5)异位，伯基特淋巴瘤的 t(8;14)异位，套细胞淋巴瘤的 t(11;14)异位，大部分肿瘤都有相应的基因异常。在其他亚型的淋巴瘤中，只有少部分的患者具有特定的基因异常，这些基因异常可能具有预后评估意义。除了非整倍体，没有特定的基因异常和霍奇金淋巴瘤有确切的相关性。

在典型的 B 细胞慢性淋巴细胞白血病中，具有 3 条 12 号染色体的预后不良。在成人和儿童急性淋巴细胞白血病中，基因异常与预后的关联很大。t(9;22)异位及 11q23 染色体上涉及 MLL 基因的异位患者的预后较差。成人急性淋巴细胞白血病患者常有 t(4;11)和 t(8;14)。t(4;11)通常和年龄小、女性、高白细胞计数及 L1 形态相关。t(8;14)通常和年龄大、男性、中枢神经系统受累及 L3 形态相关。这两者均预后较差。在儿童急性淋巴细胞白血病中，超二倍体通常通常提示预后良好。

用基因芯片技术进行基因表达谱分析，可以同时对成千上万种基因的表达进行评估。这种技术可以发现淋巴瘤中具有病理意义的新基因，可以发现具有诊断和预后评估价值的基因，可以发现出新的药物靶点。基因表达的识别很复杂且需要精细的数学方法。弥漫大 B 细胞淋巴瘤亚型的确立就是一个成功案例，这种亚型淋巴瘤的基因表达谱和滤泡中心 B 细胞及活化的外周血 B 细胞很相似。具有生发中心 B 细胞基因表达模式的淋巴瘤患者的预后，要远优于和活化外周血 B 细胞基因表达模式相似的淋巴瘤患者。这个好的预后是独立于其他已知的预后因子的。同样的结论也在滤泡型淋巴瘤和套细胞淋巴瘤上得到了验证。这项技术还有待于发展来达到临床更有价值的使用。

走近患者　针对淋巴细胞恶性肿瘤的处理方法

对于所有的淋巴瘤来讲，患者的早期评估均应该包含仔细的询问病史和查体。这些对于疾病的确诊、观察临床表现和针对不同患者个体化治疗的选择均有帮助。一个认真仔细的问诊和查体的重要性已经无须赘述，这对于医生对疾病的再次确诊、病因的提示、疾病的分期及治疗方案的确定都有很大帮助。

对于急性淋巴细胞白血病患者来讲，在完善血常规、血生化、骨髓活检、基因和免疫检查及腰穿等检查后，对疾病的评估仍然是一项复杂的工作。排除中枢神经系统的受累是很必要的。这时，大多数患者已经可以接受治疗了。急性淋巴细胞白血病患者的预后评估依赖于肿瘤的基因特征、年龄、白细胞计数、患者的临床状态和主要器官的功能等。

表 15-6　淋巴细胞恶性肿瘤中的细胞遗传学异位和其相关的癌基因

疾病	细胞遗传学异常	癌基因
CLL/小淋巴细胞淋巴瘤	t(14;15)(q32;q13)	—
MALT 淋巴瘤	t(11;18)(q21;q21)	*API2/MALT,BCL-10*
前 B 细胞急性淋巴细胞白血病	t(9;22)(q34;q11) 或多样的 t(4;11) (q21;q23)	*BCR/ABL AF4,ALLI*
前体细胞急性淋巴细胞白血病	t(9;22)	*BCR,ABL*
	t(1;19)	*E2A,PBX*
	t(17;19)	*HLF,E2A*
	t(5;14)	*HOX11L2,CTIP2*
套细胞淋巴瘤	t(11;14)(q13;q32)	*BCL-1,IgH*
滤泡型淋巴瘤	t(14;18)(q32;q21)	*BCL-2,IgH*
弥漫大细胞淋巴瘤	t(3;-)(q27;-)[a]	*BCL-6*
	t(17;-)(p13;-)	*p53*
伯基特淋巴瘤,伯基特白血病	t(8;-)(q24;-)[a]	*C-MYC*
CD30＋间变性大细胞淋巴瘤	t(2;5)(p23;q35)	*ALK*
淋巴浆细胞样淋巴瘤	t(9;14)(p13;q32)	*PAX5,IgH*

[a] 异位的位点可能涉及 3 个基因

CLL. 慢性淋巴细胞白血病;IgH. 免疫球蛋白重链;MALT. 黏膜相关淋巴组织

对于慢性淋巴细胞白血病患者来讲,疾病的评估应该包括血常规、血生化、血清蛋白电泳和骨髓活检。但有些医生认为慢性淋巴细胞白血病的诊断并不需要骨髓活检。通常还有胸腹部的影像学检查来发现病变的淋巴结。典型的 B 细胞慢性淋巴细胞白血病根据预后可以分为 3 个亚组。仅有血液和骨髓受累而无淋巴结和器官受累及无骨髓衰竭的患者预后最好。有淋巴结和器官受累的患者预后居中。有骨髓衰竭的患者,表现为血红蛋白＜100g/L (10g/dl)或血小板＜100 000/μl,预后最差。确定贫血和血小板减少的原因非常重要,当血红蛋白和血小板异常是因为骨髓受累及骨髓造血能力衰竭时,预后极差。在疾病的进程中,自身免疫和脾功能亢进均可以引起血红蛋白和血小板的异常,但这些病因可通过激素及脾切除等对症治疗来控制,所以对慢性淋巴细胞白血病预后影响不大。

两种主要的分期系统表 15-7,反映了这些预后不同的亚组。

B 细胞慢性淋巴细胞白血病患者可伴随自身免疫性疾病使得疾病过程更加复杂,包括自身免疫性溶血性贫血、自身免疫性血小板减少症及低丙种球蛋白血症。低丙种球蛋白血症的患者可以通过规律

表 15-7　典型 B 淋巴细胞白血病分期

分期	临床特征	中位生存期(年)
Rai 系统		
0:低危	血液及骨髓中淋巴细胞增多	＞10
Ⅰ:中危	淋巴细胞增多 淋巴结肿大	＞7
Ⅱ:中危	淋巴细胞增多 淋巴结肿大 脾大 有或无肝大	
Ⅲ:高危	淋巴细胞增多 贫血	1.5
Ⅳ:高危	淋巴细胞增多 血小板减少	
Binet 系统		
A	少于 3 个区域的淋巴结肿大 无贫血及血小板减少	＞10
B	3 个及以上区域淋巴结肿大 无贫血及血小板减少	7
C	血红蛋白≤100g/L 和(或)血小板＜100 000/μl	2

的γ球蛋白的输注获益。由于费用昂贵，γ球蛋白通常只有当患者感染严重时才会使用。这些症状没有一个很明确的预后意义，所以不应该用来将疾病划分到更高的危险级别。

另外两种指标也可以用来评估B细胞慢性淋巴细胞白血病的预后，但是都还没有被纳入分期标准。至少有两种慢性淋巴细胞白血病的亚型的鉴定是通过胞质中表达的ZAP-70，这种蛋白通常在T细胞中表达，有这种蛋白表达的亚型预后较差。另外CD38阳性者预后差。

霍奇金淋巴瘤和非霍奇金淋巴瘤患者的初始评估很相似，精确的组织学的分期在评估过程中占很重要的地位。霍奇金淋巴瘤的分期采用的是Ann Arbor分期系统（表15-8）。

表 15-8　霍奇金淋巴瘤的 Ann Arbor 分期系统

分期	特征
Ⅰ	只有一个淋巴结区或淋巴结组织受累（如脾、胸腺、Waldeyer 环）
Ⅱ	膈肌同侧两个或以上淋巴结区受累（纵隔属于一个单独区域；脏器门部的淋巴结受累的话应为同一侧，若为双侧则为Ⅲ期）
Ⅲ	膈肌双侧淋巴结区或淋巴组织受累
$Ⅲ_1$	膈下受累仅限于脾、脾门淋巴结、腹腔淋巴结、肝门淋巴结
$Ⅲ_2$	膈下受累包括腹主动脉、髂骨或肠系膜淋巴结加上$Ⅲ_1$病变
Ⅳ	除定义为E的结外受累 任何区域的多于一个的结外受累 肝或骨髓的受累
A	无症状
B	进行分期前6个月内体重无法解释的减轻10% 前1个月无法解释的持续的或回归热体温>38℃ 前1个月经常出现盗汗
E	结外组织局部的单独的受累，包括肝和骨髓

霍奇金淋巴瘤患者的疾病评估包括血常规、红细胞沉降率、血生化、胸腹盆腔的CT和骨髓活检。PET/CT对于早期分期都不是必需的，但在治疗结束后可以用来评估因放疗造成的异常，特别是纵隔异常。明确治疗前的PET/CT对疾病的评估很重要，因为在大多数其他疾病上，这些检查是用来评估组织分期和选择治疗方案。

非霍奇金淋巴瘤（NHL）患者的评估指标里包含霍奇金淋巴瘤的指标，而且还需加入LDH、$β_2$微球蛋白和血清蛋白电泳。组织学分期和霍奇金淋巴瘤一样，但NHL患者的预后评估是采用的国际预后指标（IPI），如表15-9，这个评估指标可以用来评估所有亚型的NHL。患者会根据是否存在IPI中的5个不良的预后指标来给予评分。图15-4显示了IPI评分对1300例不同亚型的NHL患者的预后评估的重要作用。在利妥昔单抗联合CHOP方案（环磷酰胺、多柔比星、长春新碱、泼尼松）后，患者的预后有很大改观，经典的IPI评分就显得有些不足，因此改良的IPI评分就被用来评估利妥昔单抗联合CHOP方案的预后（表15-9）。CT扫描作为所有亚型的霍奇金淋巴瘤评估的常规检查项目，PET/CT和镓扫描用来评估侵袭性亚型如弥漫大B细胞淋巴瘤，而惰性亚型则不必要，如滤泡型淋巴瘤或小淋巴细胞淋巴瘤。虽然IPI评分将滤泡型淋巴瘤的预后划分出来，但是滤泡型淋巴瘤被错误地认为低危疾病。一种滤泡型淋巴瘤特殊的IPI评分被提出，其将体力状态替换为血红蛋白水平[<120g/L(<12g/dl)]和结外淋巴结数量(>4个)。低危(0或1个因素)大概有36%患者，中危(2个因素)有37%，高危(>2个因素)有27%。

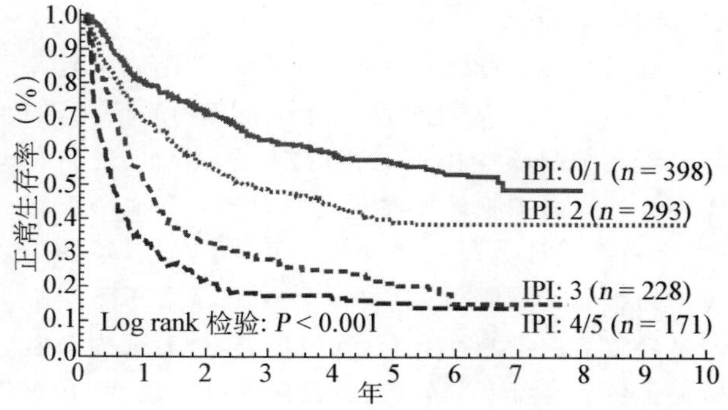

图 15-4　国际预后指标 IPI 和生存率的关系

根据IPI评分评估的1300例不同亚型的NHL患者的Kaplan-Meier生存曲线

表 15-9 非霍奇金淋巴瘤的国际预后指标

5 个临床危险因素	
年龄≥60	
血清 LDH 水平升高	
体力状态≥2(ECOG)或≤70 (Karnofsky)	
Ann Arbor 分期Ⅲ或Ⅳ期	
>1 结外受累	
患者根据是否有每一个因素评估出分数	
患者根据淋巴瘤的亚型被分为不同的组	
弥漫大 B 细胞淋巴瘤	
0～1 个因素＝低危	35%患者;5 年生存率 73%
2 个因素＝中低危	27%患者;5 年生存率 51%
3 个因素＝中高危	22%患者;5 年生存率 43%
4～5 个因素＝高危	16%患者;5 年生存率 26%
R-CHOP 方案治疗的弥漫大 B 细胞淋巴瘤	
0 个因素＝很好	10%患者;5 年生存率 94%
1～2 个因素＝好	45%患者;5 年生存率 79%
3～5 个因素＝差	45%患者;5 年生存率 55%

ECOG. 东部肿瘤协作组;R-CHOP. 利妥昔单抗、环磷酰胺、多柔比星、长春新碱、泼尼松

特殊淋巴细胞恶性肿瘤的临床表现、治疗和预后

前 B 细胞肿瘤

前 B 淋巴母细胞白血病/淋巴瘤

儿童最常见的肿瘤为 B 细胞 ALL。尽管在成人或儿童中这个疾病也可以淋巴瘤,但是表现为淋巴瘤的病例很少。

前 B 淋巴母细胞白血病患者的癌细胞通常起源于前体 B 细胞。典型的表现为骨髓衰竭的征兆,如与外周血细胞减少相关的苍白、乏力、出血、发热和感染。外周血细胞计数通常表现为贫血和血小板减少,但白细胞计数可以表现为因正常白细胞减少导致的白细胞计数降低,也可以表现为因循环癌细胞增多导致的白细胞计数升高(图 15-5)。表现为白血病的患者通常都有髓外病变,包括淋巴结病变、肝或脾肿大、中枢神经系统病变、睾丸增大和皮肤浸润。

诊断通常依赖骨髓活检,可以观察恶性淋巴母细胞的浸润情况。通过前体 B 细胞的免疫表型(图 15-2)和特征性的细胞遗传学的异常(表 15-6)可以确诊。前 B 细胞 ALL 患者若出现高白细胞计数、有症状的中枢神经系统疾病、不利的细胞遗传学异常

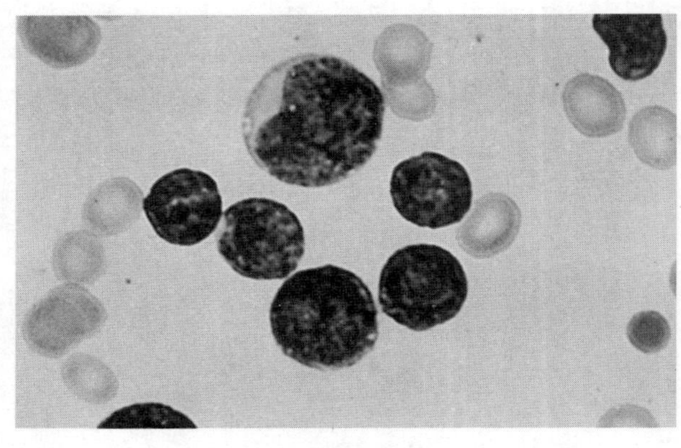

图 15-5 急性淋巴母细胞白血病

细胞大小不均一,有圆形或缠绕型的细胞核,核质比很高,胞质内颗粒缺乏

等则预后不良。如 t(9;22)通常在成人 B 细胞 ALL 中出现,就与不良预后相关。Bcr/abl 激酶抑制剂可以改善其预后。

治疗 前 B 淋巴母细胞白血病

前 B 细胞急性淋巴细胞白血病的治疗包括联合化疗的诱导缓解治疗,大剂量全身性的治疗及中枢神经系统疾病的治疗为主的巩固治疗,维持治疗防

止复发。儿童的总治愈率为 90%，50%的成人获得长期的无病生存，这点反映了成人的前 B 细胞急性淋巴细胞白血病会出现更高比例的不良细胞遗传学异常。

前 B 淋巴母细胞淋巴瘤占前 B 淋巴母细胞恶性肿瘤很少一部分。这些病人通常很快转变为白血病，应按照白血病的治疗方法进行治疗。极少病人的病变只局限于淋巴结，这部分患者的治愈率很高。

成熟的(外周)B 细胞肿瘤

慢性 B 淋巴细胞白血病/小淋巴细胞淋巴瘤

B 细胞 CLL/小淋巴细胞淋巴瘤为淋巴细胞白血病的最常见亚型，当其表现为淋巴瘤时，它占 NHL 的 7%。其可以表现为白血病或者淋巴瘤。主要的临床表现见表 15-10。

表 15-10　一般非霍奇金淋巴瘤(NHL)的临床表现

疾病	中位年龄	儿童比例	男性比例	Ⅰ/Ⅱ期和Ⅲ/Ⅳ期(%)	B 症状(%)	骨髓受累(%)	大面积胃肠道受累%	5 年生存率(%)
慢性 B 淋巴细胞白血病/小淋巴细胞淋巴瘤	65	很少	53	9,91	33	72	3	51
套细胞淋巴瘤	63	很少	74	20,80	28	64	9	27
MALT 型结外边缘区 B 细胞淋巴瘤	60	很少	48	67,33	19	14	50	74
滤泡型淋巴瘤	59	很少	42	33,67	28	42	4	72
弥漫大 B 细胞淋巴瘤	64	占 25%儿童 NHL	55	54,46	33	16	18	46
伯基特淋巴瘤	31	占 30%儿童 NHL	89	62,38	22	33	11	45
前 T 淋巴母细胞淋巴瘤	28	占 40%儿童 NHL	64	11,89	21	50	4	26
间变性大 T 细胞/裸细胞淋巴瘤	34	常见	69	51,49	53	13	9	77
外周 T 细胞非霍奇金淋巴瘤	61	占 5%儿童 NHL	55	20,80	50	36	15	25

MALT. 黏膜相关淋巴组织

循环淋巴细胞数量升高(>4×10⁹/L，通常>10×10⁹/L，图 15-6)，即表达 CD5 抗原的单克隆 B 细胞即可诊断典型 B 细胞 CLL，骨髓中发现同样的细胞浸润可以确定诊断。细胞遗传学检查中有 25%～30%的患者出现 12 号染色体的三倍体型。13 号染色体异常也可以出现。

如果患者表现主要是淋巴结病变，则淋巴结活检就是很必要的，病理科医师依据形态特征和免疫表型不难做出小淋巴细胞淋巴瘤的诊断，但是，即使是在这种患者中，也有 70%～75%的患者有骨髓浸润，循环单克隆 B 淋巴细胞也经常发现。

典型的 B 细胞 CLL 的鉴别诊断很多(表 15-1)。免疫表型可以区别 T 细胞疾病，从而诊断出 B 细胞恶性肿瘤。如只有套细胞淋巴瘤和典型的 B 细胞 CLL 是 CD5 阳性的。典型的 B 细胞小淋巴细胞淋巴瘤会和其他的 B 细胞疾病相混淆，包括淋巴浆细胞淋巴瘤(Waldenstrom 巨球蛋白血症的组织表

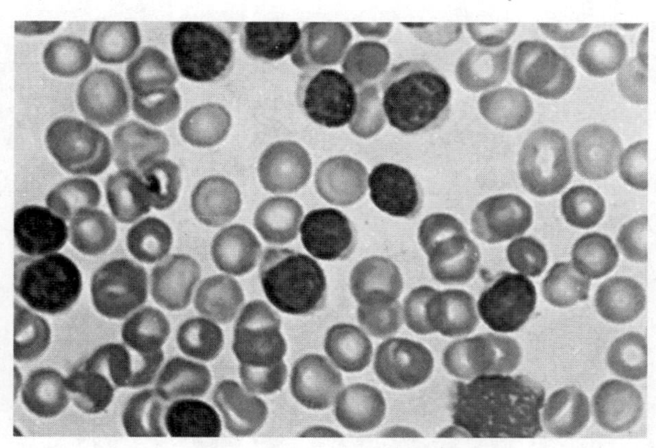

图 15-6　慢性淋巴细胞白血病

循环白细胞计数因为分化较好、表现正常的小淋巴细胞数量升高而升高。白血病淋巴细胞易碎，因此血涂片上通常有大量的细胞碎片导致视野很脏

现)、淋巴结边缘区B细胞淋巴瘤、套细胞淋巴瘤。而且,一些小淋巴细胞淋巴瘤也有大细胞区域,会和弥漫大B细胞淋巴瘤相混淆。因此要做出这些区分,一个专业的血液病理学家就显得很重要。

典型的B细胞CLL,通常是因其他疾病而做全血细胞计数时发现的。患者的一些主诉也应该考虑典型的B细胞CLL,如乏力、频繁的感染或新的淋巴结肿大。在表现为自身免疫性溶血性贫血或自身免疫性血小板减少的患者中,也应该考虑典型的B细胞CLL的诊断。B细胞CLL也通常和红细胞发育不全相关。当表现为淋巴瘤时,最常见的表现就是无痛性的淋巴结肿大,伴或不伴脾大。典型的B细胞CLL分期系统可以预测患者的预后(表15-7)。新诊断典型B细胞CLL/小淋巴细胞淋巴瘤的患者的评估包括其他非霍奇金淋巴瘤相关的很多项目(表15-11)。而且还需要注意是否存在免疫系统疾病,如自身免疫性溶血性贫血、自身免疫性血小板减少、低丙种球蛋白血症和红细胞发育不全。CLL免疫球蛋白基因测序显示,约有50%患者表达突变的免疫球蛋白基因。免疫球蛋白基因未突变的患者疾病有更强的侵袭性,对化疗的反应性更差,但免疫球蛋白基因测序还未普及。有学者认为在预后较好的表达突变的免疫球蛋白基因的患者中CD38的表达水平较低,而在表达未突变基因预后较差的患者中CD38表达较高,但这个结论还未得到证实。ZAP-70表达和未突变的免疫球蛋白基因相关,但这个结论也未标准化而未得到广泛的接受。

表 15-11 非霍奇金淋巴瘤的阶段评估

体格检查
B症状
实验室检查
全血细胞计数
肝功能检查
尿酸
钙
血清蛋白电泳
血清 β_2 微球蛋白
X线胸片
胸腹盆腔CT扫描
骨髓活检
骨髓活检有阳性结果的淋巴母细胞淋巴瘤、伯基特淋巴瘤和弥漫大B细胞淋巴瘤需要做腰椎穿刺
大细胞淋巴瘤需做镓扫描(SPECT)或PET扫描

治疗 慢性B淋巴细胞白血病/小淋巴细胞淋巴瘤

只有骨髓受累和淋巴细胞增多(如Rai分期0期,Binet分期A期;表15-7)而无其他典型B细胞慢性淋巴细胞白血病表现的患者可以只随访,不需要特殊的治疗。这部分患者的中位生存期>10年,一些终身都不需要治疗。如果患者有淋巴结肿大伴或不伴肝脾大但正常循环的血细胞充足且无症状,那么许多医生仍然建议在疾病中间阶段无须治疗。但这部分患者的中位生存期大概为7年,且大多数早期需要治疗及随访。如果患者出现骨髓衰竭(如Rai分期Ⅲ或Ⅳ期,Binet分期C期),那么几乎所有都需要治疗。这部分患者的中位生存期只有1.5年。值得注意的是,典型B细胞慢性淋巴细胞白血病的免疫系统疾病的表现应该是和抗白血病治疗独立开来,如无论患者有无接受抗白血病治疗,有自身免疫性血细胞减少的患者均应进行糖皮质激素的治疗,有低丙种球蛋白血症的患者均应该进行γ球蛋白的替代治疗。

首发症状为淋巴瘤且IPI评分低的患者的5年生存率约75%,但IPI评分高的患者(<40%)更需要接受早期治疗。

典型慢性B淋巴细胞白血病/小淋巴细胞淋巴瘤的最常见治疗为苯丁酸氮芥或氟达拉滨单用或联用。苯丁酸氮芥可以口服且不良反应很少,而氟达拉滨就必须静脉注射且有很强的免疫抑制作用。但目前为止氟达拉滨是更有效且是唯一可以达到很高的CR率的药物。利妥昔单抗(375~500mg/m^2,第1日)、氟达拉滨(25mg/m^2 第2~4日,第1个疗程;第1~3日,在随后的疗程)和环磷酰胺(250 mg/m^2,与氟达拉滨用法一样)联合有69%的CR缓解率,在这些CR中,有50%患者可以达到分子生物学的缓解。50%的患者会出现3~4级的中性粒细胞减少。对于表现为白血病的年轻患者来讲,包含氟达拉滨的联合化疗是治疗的首选。因为氟达拉滨是对苯丁酸氮芥无效患者的一个有效的二线药物,苯丁酸氮芥通常作为老年患者的第二选择。苯达莫司丁是一个结构与氮芥相关的烷化剂,因其很高的有效性,可以与氟达拉滨竞争作为一线治疗药物。表现为淋巴瘤的患者对苯达莫斯丁的反应性也很好,一部分患者会接受其他淋巴瘤的联合方案,如CVP(环磷酰胺、长春新碱、泼尼松)或CHOP(环磷酰胺、多柔比星、长春新碱、泼尼松)加利妥昔单抗。阿仑单抗(抗 CD52)对疾病也有效,但它同时会杀伤B细胞和T细胞,比利妥昔单抗更易损伤免疫系统。年轻患者也可以选择骨髓移植,异基因干细胞移植有效但是治疗相关的死亡率很高。使用免疫抑制剂剂量而不是骨髓移植剂量来预处理的微移植目前正处于研究阶段(详见第 30 章)。自体干细胞移植的效果不好。

结外边缘区B细胞淋巴瘤MALT型

结外边缘区B细胞淋巴瘤MALT型(MALT淋巴瘤)约占非霍奇金淋巴瘤的8%。这种小淋巴细胞出现在结外区,以前被认为是小淋巴细胞淋巴瘤或者假性淋巴瘤。MALT淋巴瘤的胃部表现被证实和HP感染有关,是MALT淋巴瘤作为一种独立疾病的关键一步。MALT淋巴瘤的临床表现见表15-10。

MALT淋巴瘤的诊断,可依据以单克隆B细胞和CD5阴性为特征的小淋巴细胞浸润。部分患者可以转变为弥漫大B细胞淋巴瘤,这两种疾病均可以在同一张活检片上诊断出。鉴别诊断包括结外区的良性淋巴细胞浸润及其他小细胞B细胞淋巴瘤。

MALT淋巴瘤可见于胃、眼眶、肠道、肺、甲状腺、涎腺、皮肤、软组织、膀胱、肾和中枢神经系统。其表现为一个新生团块,可以通过常规的影像学检查发现;或者表现为局部症状如胃的淋巴瘤,可以表现为上腹部不适。大多数的MALT淋巴瘤起源于胃。胃的MALT至少有两种基因型:一种占50%病例,以t(11;18)(q21;q21)为特征,即API2基因的氨基末端和MALT1基因的羧基末端并列后形成API2/MALT1的融合产物;另外一种以多个基因不稳定位点为特征,包括3、7、12、18号染色体出现三倍体。约有95%的胃MALT淋巴瘤和HP感染有关,而且通常都不表达t(11;18)。t(11;18)通常可以导致NF-κB的活化,NF-κB是影响细胞生存的一个分子。有t(11;18)异位的淋巴瘤的基因组较稳定,不会发展到弥漫大B细胞淋巴瘤。t(11;18)阴性的MALT淋巴瘤通常有BCL6突变,有发展为侵袭性淋巴瘤的趋势。40%的MALT淋巴瘤仅局限在起源的器官,30%局限在局部的淋巴结组织。但是远处转移也可以发生,特别在向弥漫大B细胞淋巴瘤转变的时候。很多患者是可以伴随着自身免疫疾病或炎性过程,如Sjogren综合征(甲状腺MALT)、HP相关胃炎(胃MALT)、鹦鹉热衣原体结膜炎(眼眶MALT)或者包柔螺旋体皮肤感染(皮肤MALT)。

MALT淋巴瘤患者的评估,可以依据NHL患者的分期评估系统(表15-11)。特别需要注意的是,胃MALT患者需要进行HP的检测。超声内镜可以确定胃受累的范围。大多数MALT淋巴瘤的预后都较好,5年生存率为75%,低IPI评分的患者的5年生存率可以到90%,而高IPI评分的患者的5年生存率仅有40%。

治 疗　黏膜相关淋巴组织(MALT)淋巴瘤

MALT淋巴瘤受累范围通常很局限。HP感染阳性的胃MALT淋巴瘤患者在根除HP后有80%的可以达到缓解,这种缓解可以持续很久,但肿瘤持续的分子证据很少。在根除HP之后,症状很快可以缓解,但是疾病的分子生物学证据却可以持续12～18个月。除非疾病进展,否则无须进一步治疗。如果患者有更广泛的病变或疾病进展,通常需要苯丁酸氮芥的单药治疗,包含利妥昔单抗的联合化疗也是非常有效的;当存在弥漫大B细胞淋巴瘤时,就必须使用联合化疗。导致疾病组织学上进展的获得性的突变,则通常表明疾病不是HP感染引起的。

套细胞淋巴瘤

套细胞淋巴瘤占非霍奇金淋巴瘤的6%。这种淋巴瘤以前未单独分类。直到t(11;14)这种染色体异位被发现后,套细胞淋巴瘤才被确定为独立亚型,t(11;14)发生在14号染色体的免疫球蛋白重链基因与11号染色体的bcl-1基因之间,其使得BCL-1蛋白过表达,即细胞周期蛋白D1。表15-10显示了套细胞淋巴瘤的临床特征。

专业的血液病理医生可精确诊断套细胞淋巴瘤。和其他亚型的淋巴瘤一样,适当的活检很重要。套细胞淋巴瘤的鉴别诊断包括小细胞B细胞淋巴瘤,尤其是套细胞淋巴瘤和小淋巴细胞淋巴瘤均表达CD5。套细胞淋巴瘤通常有一个轻微的锯齿状的核。

套细胞淋巴瘤最常见的症状是明显的淋巴结病变,通常伴随全身症状。中位发病年龄是63岁,男性发病率为女性的4倍。约有70%的患者在确诊时就已处于疾病4期,伴随着骨髓和外周血受累。结外器官也常受累,胃肠道受累是需要特别注意的。大肠的息肉状淋巴瘤病变通常为套细胞淋巴瘤。表

15-11 概括了套细胞淋巴瘤患者的评估。胃肠道大面积受累的患者通常有 Waldeyer 环的受累，反之亦然。极少数 IPI 评分高的患者 5 年生存期为 25%，IPI 评分低的患者为 50%。

治疗　套细胞淋巴瘤

目前套细胞淋巴瘤的治疗还在探索中。病变局限的患者可以接受联合化疗加放疗；但这部分患者数量非常少。对于大部分患者来讲，疾病是侵袭性的，且标准的淋巴瘤化疗方案疗效不佳，只有很少一部分患者可以达到完全缓解。年轻的侵袭性套细胞淋巴瘤患者，通常给予联合化疗方案加自体或异基因干细胞移植。对于少部分无症状的老年患者来讲，可观察加单药化疗。用于急性白血病治疗的一种强化的联合化疗方案，即 Hyper CVAD 方案（环磷酰胺、长春新碱、多柔比星、地塞米松、阿糖胞苷和甲氨蝶呤）加利妥昔单抗似乎可以使患者有一个更好的缓解，特别是年轻患者。与大剂量化疗加自体干细胞移植方案相比，Hyper CVAD 加利妥昔单抗方案和利妥昔单抗加大剂量甲氨蝶呤、阿糖胞苷方案交替使用可以使 80%以上患者获得完全缓解，8 年生存率为 56%。硼替佐米、替西罗莫司和苯达莫斯丁单药都可以使少部分患者获得短暂的 PR，其正准备加入一线的联合化疗方案中。

滤泡型淋巴瘤

世界范围内滤泡型淋巴瘤占 NHL 的 22%，至少有 30%的 NHL 发生在美国。这型淋巴瘤可以仅通过形态学即可确诊，以前是在对低危淋巴瘤患者的治疗中诊断的。滤泡型淋巴瘤的临床表现见表 15-10。

由专业的血液病理医生进行的适当的活检就足以诊断滤泡型淋巴瘤。这型肿瘤是由有分裂核小细胞和大细胞按照不同比例组成的，形成一个滤泡样的形态（图 15-7）。滤泡型淋巴瘤是 B 细胞免疫表型，其具有 t(14;18) 的染色体异常，异常的表达 BCL-2 蛋白。主要的鉴别诊断是在淋巴瘤和反应性的滤泡增生之间。其和弥漫大 B 细胞淋巴瘤共同存在的情况需要考虑。滤泡型淋巴瘤通常再被细分为 3 种：小细胞为主型、大小细胞混合型、大细胞为主型。虽然这 3 种类型无法简单或精确的区别开，但是这样的分类是具有预后评估作用的。以大细胞为主的患者其肿瘤有更强的增值能力，进展更迅速，接受简单的化疗方案后总生存时间较短。

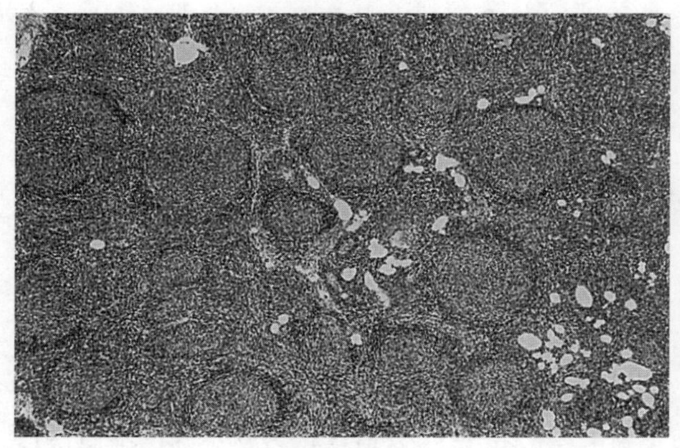

图 15-7　滤泡型淋巴瘤

正常的淋巴结结构被结节状生长的肿瘤细胞所破坏。结节大小不一，组成为以带有分裂核的小细胞为主，带有泡状染色质和明显核仁的大细胞按不同比例散在分布

滤泡型淋巴瘤最常见的表现，是无痛性的淋巴结肿大。典型的表现是多个淋巴结受累，像肱骨内上髁淋巴结等这类不常见的区域有时也会受累。但本质上来讲任意器官都可以受累，结外表现也会出现。大多数患者无发热，出汗或体重减轻，50%的患者的 IPI 评分为 0 或 1，不到 10%的患者的 IPI 评分较高（4 或 5）。滤泡型淋巴瘤的分期评估见表 15-11。

治疗　滤泡型淋巴瘤

滤泡型淋巴瘤是对放化疗最敏感的恶性肿瘤之一。对于无症状的患者来讲，仅随访无须任何治疗时最好的策略，尤其是晚期的老年患者。对于需要化疗的患者，可采用苯丁酸氮芥或环磷酰胺单药或者 CVP、CHOP 联合方案化疗，50%～75%的患者可以达到完全缓解。虽然大多数患者会复发（中位反应期 2 年），但是至少有 20%的完全缓解患者仍然可以达到 10 年以上的再次缓解。对于少部分病变局限的滤泡型淋巴瘤患者（占 15%），局部区域的放疗可以使绝大多数获得长期无病生存。

有一些治疗方案被证实对于滤泡型淋巴瘤有效，包括细胞毒药物如氟达拉滨，生物制剂如干扰素 α，有或无放射性核素标记的单克隆抗体及淋巴瘤疫苗。在接受包含多柔比星的联合化疗方案的患者中，当达到完全缓解时给予干扰素 α 似乎可以延长生存期，但是干扰素的毒性也会影响生活质量。单克隆抗体利妥昔单抗可以使 35%～50%的复发滤泡型淋巴瘤患者缓解，放射性核素标记的抗体可以使 50%以上的患者达到很好的缓解。利妥昔单抗加 CHOP 方案和其他有效的联合化疗方案也正在显示其延长总生存期和降低组织学进展的功效。85%以上的接受 R-CHOP 方案的患者可以达到完全缓解，中位反应时间可以超过 6 年或 7 年。间歇性的利妥昔单抗维持治疗可以达到更长的缓解，虽然总生存期是否能延长还没有被完全证明。一些肿瘤疫苗的试验结果很令人振奋。在复发的滤泡型淋巴瘤患者中，自体或异基因造血干细胞移植均可以达到很高的 CR 率，40%以上的患者有长期的缓解。

大细胞为主的滤泡型淋巴瘤患者在接受单药化疗时的生存期较短，但是在接受包括蒽环类药物的联合化疗方案加利妥昔单抗时会有更多的受益。当这些患者治疗充分时，总生存率不会比其他类型的滤泡型淋巴瘤更低，无事件生存也更长。

滤泡型淋巴瘤有很高的比例向弥漫大 B 细胞淋巴瘤转变（每年 5%～7%），在疾病发展过程中，通过反复的活检确定有 40%患者发生转变，而在尸检中，几乎所有患者都有转变趋势。这种转变的先兆通常都是局部的淋巴结迅速肿大加之全身症状，如发热、盗汗和体重减轻。尽管这部分患者的预后不好，但有时强力的联合化疗方案可以使弥漫大 B 细胞淋巴瘤患者获得完全缓解，有时可以使患者长期处于滤泡型淋巴瘤阶段。随着越来越多的 R-CHOP 方案的使用，滤泡型淋巴瘤的组织学转变正在逐渐减少。

弥漫大 B 细胞淋巴瘤

弥漫大 B 细胞淋巴瘤是 NHL 最常见的类型，约占 1/3，其构成了早期临床试验中的侵袭性和中危病例的绝大多数。表 15-10 显示了它的临床特征。

弥漫大 B 细胞淋巴瘤的诊断可以很明确（图 15-8）。细胞遗传学和分子生物学检测对于诊断来讲不必要，但是有证据表明，过表达 BCL-2 蛋白的肿瘤更易复发。具有显著纵隔侵犯的患者有时会被诊断为一个独立的亚型，即原发纵隔的弥漫大 B 细胞淋巴瘤，这部分患者的中位发病年龄更小（37 岁），女性更多（66%）。部分弥漫大 B 细胞淋巴瘤亚型，包括免疫母细胞亚型和广泛纤维化的亚型，被病理学家提出，但并没有显示出其独立预后意义。

弥漫大 B 细胞淋巴瘤可以主要为淋巴结病变，

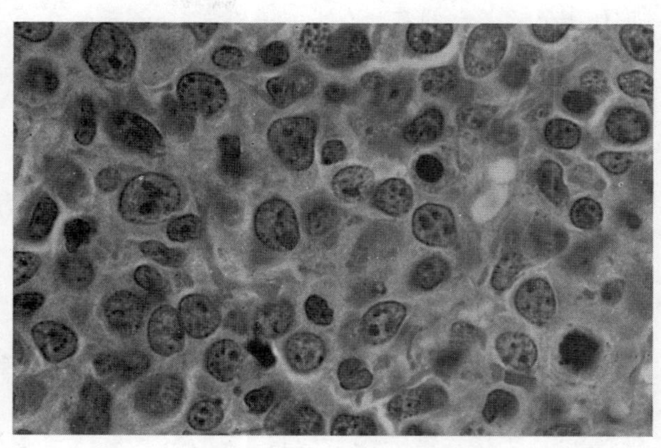

图 15-8　弥漫大 B 细胞淋巴瘤

肿瘤细胞异型性，主要以大细胞为主，细胞内含泡状的染色体，核仁明显

也可以有结外病变。50%以上患者在诊断时已有结外病变，最常见的是胃肠道和骨髓，其各占 15%～20%。因其可以侵犯任何器官，因此诊断性的活检是必需的。如胰腺的弥漫大 B 细胞淋巴瘤的预后远好于胰腺癌，但若不做活检则有可能误诊。原发于脑部的弥漫大 B 细胞淋巴瘤的诊出率逐渐上升。其他不常见的亚型，如胸膜积液型淋巴瘤和血管内淋巴瘤，很难诊断，且预后很差。

表 15-11 显示了弥漫大 B 细胞淋巴瘤的初始评估。在仔细的分期评估后，约 50%的患者是 1 期或 2 期病变，另外 50%的患者则为广泛侵袭性的淋巴瘤。骨髓活检可发现有 15%的患者有骨髓浸润，其中大多数为小细胞。

治疗　弥漫大 B 细胞淋巴瘤

患者的初始治疗应该为联合化疗方案。在美国，最常见的方案为 CHOP 加利妥昔单抗，尽管其他包含蒽环类药物的联合化疗方案显示了同等的有效性。1 期或 2 期早期的患者在接受 3 个或 4 个疗程的联合化疗后（含或不含随后的局部放疗）通常可以很好地缓解，化疗是否必要还尚无定论。70%～80%的 2 期患者和 85%～90%的 1 期患者的疗效是肯定的。

对于 2 期后期、3 期和 4 期的患者，则需要接受 6～8 个疗程的 CHOP 加利妥昔单抗方案。一个大型随机试验证实了在老年人中，CHOP 加利妥昔单抗方案的疗效要优于单用 CHOP 方案。现在更常用的评估方式是 4 个疗程治疗后再评估。如果一个患者接受了4个疗程的化疗后出现CR，之后的2个疗程化疗继续，那么治疗可能就此中断。而用这种方法后，70%～80%的患者则期待达到完全缓解，这些缓解的病人中有50%～70%可以被治愈。IPI评分可以预测患者对治疗的反应。事实上，IPI评分就是依据了接受CHOP样方案的弥漫大B细胞淋巴瘤患者的预后而做出的。有35%的患者的IPI评分为0～1，其5年生存率>70%；有20%的患者的IPI评分为4～5，其5年生存率只有约20%。利妥昔单抗加CHOP方案则将上述各组患者的5年生存率都提高了约15%。其他一些因素，包括肿瘤的分子生物学特征，循环细胞因子和可溶性受体水平及其他替代标志都可以影响预后。但都像没有IPI评分一样得到严格的证明，所以还未用于临床。

因为部分弥漫大B细胞淋巴瘤患者在接受应该为有效的化疗方案后仍是初治耐药或复发的，因此30%～40%的患者仍需新的治疗方案。上述两种方案都可以使50%的患者达到完全缓解，但长期无病生存仍<10%。异基因骨髓移植优于补救性的常规剂量化疗，可以使约40%的复发后仍对化疗敏感的患者达到长期的无病生存。

伯基特淋巴瘤/白血病

在美国，伯基特淋巴瘤/白血病是成人中罕见的疾病，不到NHL的1%，但是它却占儿童NHL的30%。伯基特白血病或称为L3 ALL，占儿童和成人急性白血病的一小部分。表15-10显示了伯基特淋巴瘤的临床特征。

伯基特淋巴瘤可以通过形态学特征而精确诊断，细胞形态大小均一(图15-9)。其高度增殖比例以及t(8;14)或其变体t(2;8)(c-myc和λ轻链基因)或t(8;22)(c-myc和κ轻链基因)是其特征。伯基特淋巴瘤可观察到典型的中等大小细胞单一团块，细胞具有圆形的胞核，多个核仁，嗜碱性胞质和胞质内空泡。

伯基特淋巴瘤有3种不同的临床类型：地方性、散发性和免疫缺陷相关性三类。地方性和散发性类型通常发生于非洲儿童，西方国家通常为散发性。免疫缺陷相关性可见于HIV感染。

伯基特淋巴瘤和弥漫大B细胞淋巴瘤通常很难区分。要区分这两种主要的B细胞侵袭性NHL有时要很依赖肿瘤是否处于高增殖状态，而伯基特淋巴瘤就因为c-myc的异常表达具有很高的增殖状态(如几乎100%的细胞均处于细胞周期分裂中)。

美国大多数伯基特淋巴瘤的患者都表现为外周淋巴结肿大或腹腔包块。伯基特淋巴瘤进展很快，而且有侵犯中枢神经系统的倾向。初始的评估应该包含脑脊液检查以排除远处转移，其他的分期评估见表15-11。当怀疑伯基特淋巴瘤时，确诊和分期评估应尽快进行。这是一种进展最迅速的人体肿瘤，任何拖延都会对患者的预后造成不利的影响。

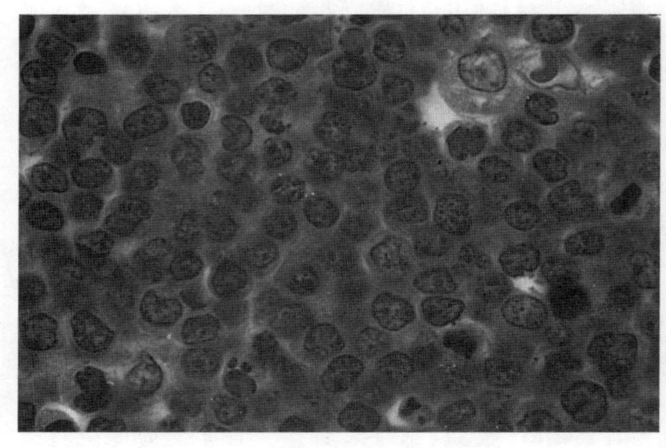

图15-9 伯基特淋巴瘤

肿瘤细胞为均一的中等大小的B细胞，细胞出现频繁的有丝分裂象，代表细胞处于高度增殖状态。反应性的巨噬细胞分散其中，巨噬细胞白色的胞质分布在蓝染的肿瘤细胞背景中呈现了一种称为满天星的现象

治疗 伯基特淋巴瘤

无论儿童还是成人伯基特淋巴瘤的治疗都应该在确诊后48h内进行，应使用加强型的联合化疗方案加上大剂量的环磷酰胺，中枢神经系统需预防性用药。伯基特淋巴瘤是很早被证实可以通过化疗治愈的肿瘤之一。现在，70%～80%的儿童和年轻患者可以通过精确有效的治疗而治愈。如果早期治疗失败，再对患者进行救治性治疗则多数无效，说明初始治疗的重要性。

其他类型的B淋巴细胞恶性肿瘤

前B淋巴细胞白血病的特征是血液和骨髓被核仁明显的大淋巴细胞浸润。患者典型的表现为高白细胞计数、脾肿大和轻微的淋巴结大。基本没有完全缓解。

毛细胞白血病极少见，主要发生于老年男性。典型的表现是全血细胞减少，少部分患者可表现为白血病、脾大常见。肿瘤细胞在光镜和电镜下表现为"多毛"状态，且酸性磷酸酶染色阳性。骨髓易干抽，骨髓活检显示纤维化表现且肿瘤细胞弥漫性的浸润。患者倾向于特殊的感染，包括胞内鸟型分枝杆菌感染，导致血管炎的症状。毛细胞白血病对包含干扰素 α、喷司他丁或克拉曲滨的化疗敏感，克拉曲滨通常为更好的选择。大多数患者使用克拉曲滨后可以获得临床的完全缓解，长期无病生存很常见。

脾边缘区淋巴瘤是单克隆的小 B 细胞对脾白髓的浸润。这种疾病很少见，可表现为白血病也可以表现为淋巴瘤。最后的确诊通常在脾切除术后，这也是一种有效的治疗方法。这是一种非常惰性的疾病，当需要化疗时，苯丁酸氮芥是大多数患者的选择。

淋巴浆细胞淋巴瘤是 Waldenstrom 巨球蛋白血症的组织学表现（见第 17 章）。这种淋巴瘤和慢性丙肝病毒感染相关。典型的临床表现为淋巴结肿大、脾大、骨髓浸润及偶尔的外周血浸润。肿瘤细胞不表达 CD5。患者通常有单克隆的 IgM 蛋白，当水平过高的时候会出现高黏滞血症的症状。治疗则主要为减少异常的免疫球蛋白，通常也需要化疗。苯丁酸氮芥、氟达拉滨和克拉屈滨都可以使用。中位 5 年生存率为 60%。

淋巴结边缘区淋巴瘤，即单核细胞样 B 细胞淋巴瘤，占 NHL 的 1%。这种类型淋巴瘤的发病女性稍占多数，75%的患者有远处播散。约 1/3 的患者有骨髓受累，偶尔出现白血病的表现。分期评估和治疗选择可以参照滤泡型淋巴瘤。约 60%的患者可以达到 5 年生存。

前 T 细胞恶性肿瘤

前 T 淋巴母细胞白血病/淋巴瘤

前 T 细胞恶性肿瘤可以表现为 ALL 或侵袭性淋巴瘤。这些肿瘤更多见于儿童和青年人，男性多于女性。

尽管前 T 细胞 ALL 的表现中的贫血、中性粒细胞减少及血小板减少的严重性要远低于前 B 细胞 ALL，但其仍可以表现为骨髓衰竭。这部分患者通常有很高的白细胞计数及纵隔肿块、淋巴结肿大和肝脾大。前 T 淋巴母细胞淋巴瘤最常发生于青年人，表现为巨大的纵隔肿块和胸腔积液，可侵犯中枢，而且通常在确诊时已有中枢受累。

治 疗　前 T 淋巴母细胞白血病/淋巴瘤

前 T 细胞 ALL 的儿童患者可能可以通过加强型的诱导缓解和巩固治疗获益，按这种方法治疗的患者大多数可以治愈。大龄儿童和青年患者可以使用白血病样的化疗方案。病变局限患者的预后非常好。但是年龄大是一个不良的预后因素。表现为高 LDH 水平、骨髓或中枢神经系统受累的成年患者通常需要进行骨髓移植。

成熟(外周)T 细胞疾病

蕈样肉芽肿

蕈样肉芽肿，即皮肤 T 细胞淋巴瘤，通常由皮肤科医生发现。中位发病年龄为 50 多岁，男性和黑种人更常见。

蕈样肉芽肿是一种惰性淋巴瘤，患者通常存在几年的湿疹或者皮肤炎性损害后才最后确诊。皮肤损害的过程是由小片状到大片状再到浸润性皮肤改变的肿瘤。在疾病早期，活检通常难以诊断。在晚期，疾病可以侵犯淋巴结核内脏器官。患者通常有广泛的红皮病及循环的肿瘤细胞，称为 Sezary 综合征。

病变局限的早期患者极少可以通过放疗治愈，且通常为全皮肤的电子束照射。进展期的患者的治疗手段有局部的糖皮质激素使用、局部的氮芥、光疗、补骨脂素加紫外线 A(PUVA)，体外光分离置换法、类维生素 A、电子束辐射、干扰素、抗体、融合毒素、组蛋白去乙酰化酶抑制剂和全身细胞毒性药物治疗等。但这些手段都是姑息疗法。

成人 T 细胞淋巴瘤/白血病

成人 T 细胞淋巴瘤/白血病是 1 型 HTLV 反转录病毒感染的一种表现。患者可以通过胎盘、母乳、输血及性方式等传播。通过母乳而感染这种病毒的患者最容易发展为淋巴瘤，但这个风险也只有 2.5%，且平均潜伏期有 55 年。全国性的试验 HTLV-1 的抗体及强制性公共卫生策略理论上可以消灭成人 T 细胞淋巴瘤/白血病。热带痉挛性下肢轻瘫，HTLV-1 感染的另外一种临床表现，潜伏期更短(1～3 年)，在成年时期通过输血及性传播感染的患者更常见。

成人 T 细胞淋巴瘤/白血病的诊断需要典型的形态学特征，T 细胞的免疫表型（如 CD4 阳性）和血清中抗 HTLV-1 抗体检出。外周血的检查通常可以发现多形的异常 CD4 阳性细胞，带有锯齿状的核，称为"花"细胞（图 15-10）。

部分患者呈现惰性的临床病程且生存期很长，但是大多数患者是一个进展性的过程，表现为淋巴

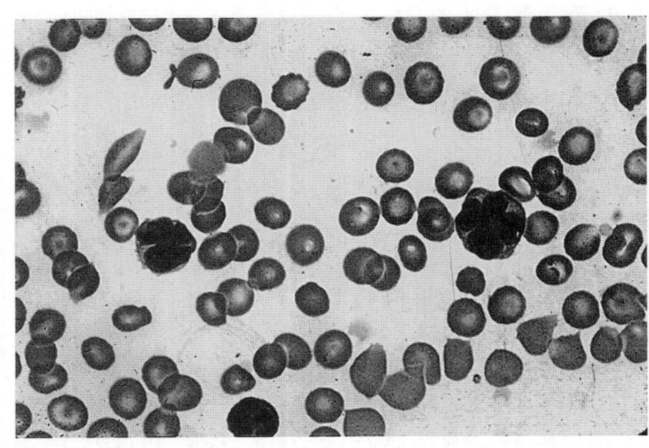

图 15-10 成人 T 细胞白血病/淋巴瘤
外周血涂片可见典型的花瓣状细胞核的白血病细胞

结肿大、肝脾大、皮肤浸润、肺部浸润、高钙血症、溶骨性损伤和高 LDH 水平。皮肤损伤可以使丘疹、斑块、肿瘤和溃疡。肺部浸润可以是肿瘤浸润，也可以是疾病导致的免疫缺陷相关的机会性感染。骨髓浸润通常不多，贫血和血小板减少也不是突出的表现。尽管联合化疗可以达到客观的缓解，但是真正的完全缓解不常见，中位生存期为 7 个月。一个小型的二期临床研究，报道了干扰素加齐多夫定和砒霜可以获得更高的缓解率。

间变大 T/裸细胞淋巴瘤

间变大 T/裸细胞淋巴瘤以前通常被诊断为未分化癌或者恶性组织细胞增生症。CD30(Ki-1)抗原的发现及部分未能分类的恶性肿瘤患者也表达这种抗原导致了一种新型的淋巴瘤的诊出。随后，t(2;5)和间变性淋巴瘤激酶(ALK)蛋白的频繁过表达的发现证明了这种疾病的存在。其占 NHL 的 2%。表 15-10 显示了间变大 T/裸细胞淋巴瘤的临床特点。

间变大 T/裸细胞淋巴瘤的诊断可以通过典型的形态特征及 T 细胞或裸细胞免疫表型 CD30 阳性来确定。t(2;5)和 ALK 蛋白可以确诊。一些弥漫大 B 细胞淋巴瘤也可以有间变性的特征，但是会和其他弥漫大 B 细胞淋巴瘤有类似的临床进程和对治疗的反应性。

间变大 T/裸细胞淋巴瘤患者通常为年轻人(中位年龄 33 岁)，男性(占 70%)。约有 50%的患者是 1、2 期，其余患者分期更高。全身症状和高 LDH 水平可见于 50%的患者。骨髓和胃肠道大面积受累很罕见，但是皮肤受累常见。局限于皮肤病变的患者通常是为一种不同的和更惰性的疾病，称为皮肤间变性大 T/裸细胞淋巴瘤，可能和 T 细胞丘疹相关。

治疗 间变大 T/裸细胞淋巴瘤

适合于其他侵袭性淋巴瘤的化疗方案，如弥漫大 B 细胞淋巴瘤的方案，也应该被应用于间变大 T/裸细胞淋巴瘤的治疗，但 B 细胞特异性抗体利妥昔单抗不应使用。间变大 T/裸细胞淋巴瘤是所有侵袭性淋巴瘤中预后最佳的类型。5 年生存率>75%。虽然传统的预后因素如 IPI 评分可以预测疗效，但是 ALK 蛋白的过表达也是一个重要的预后因素，ALK 蛋白过表达的患者预后更好。ALK 抑制剂克唑替尼疗效也很可观。

外周 T 细胞淋巴瘤

外周 T 细胞淋巴瘤组成了侵袭性恶性肿瘤中的一个多形性的细胞形态组，其表达一个共同的成熟 T 细胞免疫表型。外周 T 细胞淋巴瘤约占 NHL 的 7%，其具有一些不同的临床表现，表 15-10 显示了外周 T 细胞淋巴瘤的临床特点。

外周 T 细胞淋巴瘤，包括其任何的一种特殊亚型的诊断都需要活检和免疫表型的检测。大多数的外周 T 细胞淋巴瘤是 $CD4^+$，但一些是 $CD8^+$、CD4 和 CD8 双阳性或有 NK 细胞的免疫表型。还没有任何一种细胞遗传学异常被确定，7 号或 14 号染色体上的 T 细胞抗原受体基因异位是可以检测到的。外周 T 细胞淋巴瘤的鉴别诊断包括反应性的 T 细胞浸润。在一些情况下，需要进行 T 细胞受体基因重排检测是否有单克隆的 T 细胞亚群来进行确诊。

外周 T 细胞淋巴瘤患者的初始评估，应参考表 15-11 中对非霍奇金淋巴瘤患者的分期。外周 T 细胞淋巴瘤患者通常有不良的预后因素，如 80%以上患者的 IPI 评分≥2，30%以上患者的 IPI 评分≥4，因此，外周 T 细胞淋巴瘤的患者通常预后较差，5 年生存率仅有 25%。其治疗方案和弥漫大 B 细胞淋巴瘤相同(除外利妥昔单抗)，但是外周 T 细胞淋巴瘤的患者对治疗反应更差。因为其治疗效果较差，年轻患者通常建议在早期行造血干细胞移植。

外周 T 细胞淋巴瘤患者，可有一些特殊的临床表现。血管免疫母细胞的 T 细胞淋巴瘤是最常见的亚型，约占 T 细胞淋巴瘤的 20%，这部分病人的典型症状可有广泛的淋巴结肿大、发热、体重减轻、皮疹和多克隆的高丙种球蛋白血症。在一些情况下，很难区分是反应性的疾病还是真正的淋巴瘤。

结外 T/NK 细胞淋巴瘤(鼻型)也通常被称为血管中心型淋巴瘤,之前被称为致死性中性肉芽肿。这种疾病在亚洲和南美较美国和欧洲更多。EB 病毒是其主要病因之一。虽然其在上呼吸道最常见,但是也可以侵犯其他器官。疾病呈进展性,患者通常伴有嗜血细胞综合征。当患者有骨髓和血液受累时,其和白血病的区分就变得很困难。一部分患者对加强型联合化疗方案有效,但总生存期很短。

肠型 T 细胞淋巴瘤发生率很低,可见于未治疗的麸质过敏性肠病患者。患者常被误诊,有时可表现为肠穿孔,预后很差。肝脾型血吸虫病 γδT 细胞淋巴瘤是一种全身性的疾病,其表现为肝脾骨髓的恶性 T 细胞的正弦浸润。肿瘤包块通常没有。这种疾病通常有全身性的症状,很难诊断。预后很差。皮下脂膜炎样 T 细胞淋巴瘤极少见,通常会和脂膜炎混淆。其表现为多个皮下结节,可以进展并破溃,嗜血细胞综合征很常见,对治疗的反应很差。在任何外周 T 细胞淋巴瘤中,出现嗜血细胞综合征(进行性的贫血、红细胞被单核细胞和巨噬细胞吞噬)时,对于患者来讲都是致命的。

霍奇金淋巴瘤

经典的霍奇金淋巴瘤

霍奇金淋巴瘤在美国每年出现 8000 例患者,其发生率并未上升。大多数患者表现为明显的无痛性淋巴结肿大。在大多数患者中,肿大的淋巴结分布在颈部、锁骨上区和腋窝。50%以上患者在诊断时即有纵隔受累,有时这也是首发症状。霍奇金淋巴瘤的膈下表现不常见,在老年患者中更多见。1/3 的患者表现为发热、盗汗、有或无体重减轻,即在 Ann Arbor 分期系统中所讲的 B 症状(表 15-8)。霍奇金淋巴瘤偶尔可表现为不明原因的发热,这更多见于腹部的混合细胞型霍奇金淋巴瘤的老年患者。极少情况下出现发热持续数天到数周,紧跟无发热的间隔,之后又出现发热,这也就是所说的 Pel-Ebstein 热。霍奇金淋巴瘤偶尔可有部分特殊表现,包括剧烈和无法解释的瘙痒、结节性红斑和鱼鳞样萎缩、副肿瘤性的小脑退化、其他中枢神经系统的远端效应、肾病综合征、免疫性溶血性贫血、血小板减少、高钙血症和酒后淋巴结疼痛等。

霍奇金淋巴瘤的诊断可以通过适当的淋巴结活检。在美国,大多数患者都是结节硬化型霍奇金淋巴瘤,少部分患者为混合细胞型霍奇金淋巴瘤。淋巴细胞为主型和淋巴细胞消减型很少。混合细胞型和淋巴细胞消减型霍奇金淋巴瘤常见于 HIV 感染的患者(图 15-11)。霍奇金淋巴瘤的肿瘤细胞很少是 B 细胞起源(免疫球蛋白基因重排但不表达),肿瘤组织大部分有多克隆性炎性浸润,可能是机体对肿瘤细胞分泌的细胞因子所产生的反应。霍奇金淋巴瘤淋巴结活检的鉴别诊断包括炎性过程、单核细胞增多症、非霍奇金淋巴瘤、苯妥英钠介导的腺病和非淋巴细胞的恶性肿瘤。

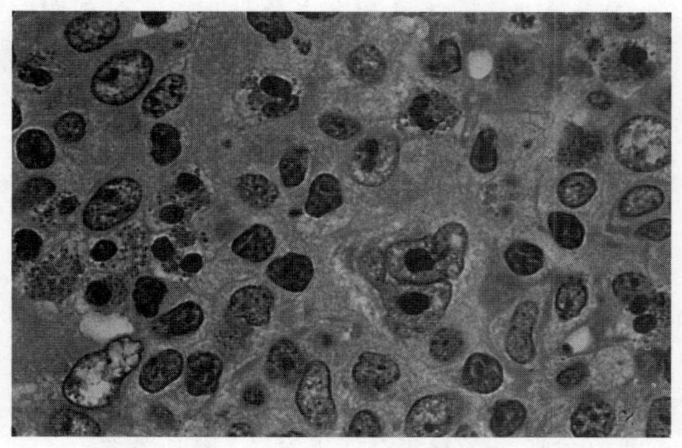

图 15-11 混合细胞型霍奇金淋巴瘤

Reed-Sternberg 细胞在视野中心附近;其细胞很大,具有二叶核,核仁明显,呈现"鹰眼征"。大多数细胞是正常的淋巴细胞、中性粒细胞和嗜酸性细胞,多形性细胞浸润

霍奇金淋巴瘤患者的分期评估一般包括仔细的询问病史、查体、血常规、红细胞沉降率、血生化包括 LDH、X 线胸片、胸腹盆腔 CT 和骨髓活检。许多患者也会做 PET 扫描或镓扫描。尽管很少使用,但是双足淋巴管 X 线检查会对诊断很有帮助。PET 和镓扫描对于疾病缓解状态的评估最有用。分期手术一度在霍奇金淋巴瘤患者中很流行,但现在很少做,因为其越来越依赖全身性的治疗而不是局部的治疗。

治疗 经典的霍奇金淋巴瘤

霍奇金淋巴瘤病变局限的患者有 90% 可以治愈,具有良好预后因素的患者通过扩大范围的放疗可获得很高的治愈率。各期霍奇金淋巴瘤患者的初始治疗都是化疗。病变局限的或预后较好的患者可以接受一个较短的化疗周期加上淋巴结区局限的放疗。病变广泛的或有 B 症状的患者可以接受完全疗程的化疗。霍奇金淋巴瘤最常用的化疗方案是多柔比星、博来霉素、长春碱和氮烯唑胺(ABVD)联合方案或氮芥、长春新碱、甲丙卡巴肼和泼尼松(MOPP)联合方案或这两种方案中药物的其他联合。目前在美国大多数患者使用ABVD方案,但是一种7d的化疗持续12周的方案,称为斯坦福V方案正在被广泛使用,其包括放疗,但放疗会有不良反应如早产儿冠状动脉疾病和副肿瘤的发生。在欧洲,一种大剂量的方案,即BEACOPP联合烷化剂的方案正在使用,可能会提高极高危的患者的生存。无全身症状的晚期患者有75%可以达到长期无病生存,而有全身症状的晚期患者只有60%~70%可以达到长期无病生存。

对于首次治疗后复发的霍奇金淋巴瘤患者,其仍然可以有很大部分达到再次治愈。首次治疗方式仅为放疗的复发患者当接受化疗后,其预后会非常好。首次经有效的化疗方案治愈后的复发患者再次接受标准计量的化疗时,通常是无法被再次治愈的,但是首次治疗后长期缓解的病人例外。自体骨髓移植可以治愈50%经化疗方案治疗无效的患者。

因为霍奇金淋巴瘤患者的治愈率非常高,所以长期的并发症就成为临床研究的主要侧重点。事实上,对于分期较低的一部分患者来讲,更多的是死于治疗的晚期并发症而不是霍奇金淋巴瘤疾病本身,特别是病变局限的患者。最严重的晚期不良反应是副肿瘤的发生和心脏损伤。在接受包含烷化剂加放疗的联合化疗方案治疗后,患者在首个10年内会有发展为急性白血病的风险,而且使用MOPP样方案的风险较ABVD方案更大。这种风险还和接触的可能致白血病的药物数量有关(如复发后的多药治疗)及患者的年龄有关,特别是60岁以上的高危患者。这种霍奇金淋巴瘤治疗后向癌症的转变的并发症已经成为一个主要的问题,通常发生在治疗后的10年以后且和放疗的使用有关。因此,接受胸部放疗的霍奇金淋巴瘤年轻女性患者应该在治疗后的5~10年开始进行乳腺的X线检查,所有接受胸部放疗的患者都应该鼓励戒烟。胸部放疗还会加速冠状动脉疾病,所有的患者都应该尽量避免冠状动脉疾病的危险因素,如吸烟和高胆固醇水平。颈部的放疗会提高颈动脉粥样硬化和脑卒中的风险。

一些其他的远期不良反应也有很多。接受胸部放疗的患者有很高的风险发展为甲状腺功能减退,应该定期随访;间断性检查促甲状腺激素是必要的,而不是等到其发展为临床上出现症状。Lhermitte综合征在接受放疗的患者中的发生率为15%,其表现为屈颈时出现下肢的电击感。不孕不育也同样值得注意,无论男性还是女性,永久性的不孕不育的风险都和年龄相关,年轻的患者更容易恢复生育能力。而且ABVD方案治疗后较MOPP方案治疗的患者更易恢复生育能力。

结节性淋巴细胞为主型霍奇金淋巴瘤

结节性淋巴细胞为主型霍奇金淋巴瘤现在确定为和经典的霍奇金淋巴瘤不同的疾病。以前的分类系统认为部分诊断为霍奇金淋巴瘤患者的活检是小淋巴细胞占优势而Reed-Sternberg细胞极少见(表15-11)。这部分患者中有部分患者的肿瘤呈现结节性生长,且其临床过程和经典的霍奇金淋巴瘤患者不同。这是一种不同的疾病,约占霍奇金淋巴瘤的不到5%。

结节性淋巴细胞为主型霍奇金淋巴瘤有一些表现提示了其和非霍奇金淋巴瘤之间的关系。这些表现包括B细胞克隆性的增殖及特征性的免疫表型;肿瘤细胞表达J链、CD45和上皮膜抗原(EMA),不表达Reed-Sternberg细胞中发现的两种标志物CD30和CD15。这种淋巴瘤倾向有一种慢性易复发的临床过程,有时可以转变为弥漫大B细胞淋巴瘤。

治疗方法上目前还存在争议。部分医生倾向于不治疗仅密切随访观察。在美国大多数医生对局限性的病变采用放疗,对广泛性的病变采用经典霍奇金淋巴瘤的化疗方案。无论治疗方式如何,大多数的报道显示80%以上患者可以获得长期生存。

淋巴瘤样疾病

病理科医生和临床医师,最易和淋巴瘤混淆的是反应性不典型性的淋巴样增生。这种患者会出现局部的或广泛的淋巴结肿大,会有淋巴瘤的全身症状。疾病的根本原因包括对苯妥英钠或卡马西平的药物反应。免疫紊乱如风湿性关节炎和红斑狼疮,病毒感染如巨细胞病毒和EB病毒,细菌感染如猫抓病等都可能引起腺病(详见第4章)。当最初的活检无法确定诊断时,相比开始治疗,继续随访检查和重复活检也许是更好的选择。

其他和淋巴瘤混淆的特殊的疾病有Castleman病,其可以表现为局部或广泛的淋巴结肿大,部分患者可以有全身症状。广泛病变的患者通常伴有贫血、多克隆的高丙种球蛋白血症,这种情况可能和人8型疱疹病毒产生的IL-6过高有关。局部病变的患者可以通过局部的治疗获益，但是广泛病变的患者的初始治疗通常需要全身使用糖皮质激素。IL-6 的靶向治疗也在研究中。

窦组织细胞增生伴巨大淋巴结肿（Rosai-Dorfman 病），在儿童或青年人中通常表现为巨大的淋巴结肿大。这种疾病通常不会进展且是自限性的，但患者会出现自身免疫性溶血性贫血。

T 细胞丘疹是一种皮肤的淋巴组织增生性疾病，其通常和侵犯皮肤的间变性大细胞淋巴瘤混淆。T 细胞丘疹的细胞和淋巴瘤的细胞相似，可以被 CD30 着色，T 细胞受体基因重排也很常见。但是，这种疾病的特征是反复的皮肤损害和修复，因此通常治愈后遗留小的瘢痕。因为临床医师和病理科生通常对于这种疾病的进程缺乏有效的沟通，所以其经常被误诊。即使其临床进程是良性的，但误诊也是一个严重的问题。

（唐海龙　高广勋　译）

第 16 章

Chapter 16

不常见的血液系统恶性肿瘤

Dan L. Longo

最常见的淋巴细胞恶性肿瘤已经在第 15 章中讨论过了，第 14、13、11 章分别讨论了髓细胞白血病、骨髓及髓外增殖性疾病和骨髓增生异常综合征。本章我们将着重讨论不常见的血液系统恶性肿瘤，这些疾病列于表 16-1 中，这里的每一种疾病都占不到血液系统肿瘤的 1%。

表 16-1 不常见的淋巴细胞和髓细胞恶性肿瘤

淋巴细胞
成熟 B 细胞肿瘤
B 细胞幼淋巴细胞白血病
脾边缘区淋巴瘤
毛细胞白血病
淋巴结边缘区 B 细胞淋巴瘤
纵隔大 B 细胞淋巴瘤
血管内大 B 细胞淋巴瘤
原发性渗出性淋巴瘤
淋巴瘤样肉芽肿病
成熟 T 细胞和 NK 细胞肿瘤
幼 T 淋巴细胞白血病
大颗粒 T 淋巴细胞白血病
侵袭性 NK 细胞白血病
结外 NK/T 细胞淋巴瘤鼻型
肠型 T 细胞淋巴瘤
肝脾血吸虫病 T 细胞淋巴瘤
皮下脂膜炎样 T 细胞淋巴瘤
未成熟的 NK 细胞淋巴瘤
原发皮肤 CD30+的 T 细胞淋巴瘤
血管免疫母细胞 T 细胞淋巴瘤
髓细胞
慢性中性粒细胞白血病
慢性嗜酸粒细胞白血病/嗜酸粒细胞增多症
组织细胞和树突状细胞肿瘤
组织细胞肉瘤
朗格汉斯细胞组织细胞增生症
朗格汉斯细胞肉瘤
指突状树突细胞肉瘤
滤泡状树突细胞肉瘤
肥大细胞
肥大细胞增多症
皮肤肥大细胞增多症
全身性肥大细胞增多症
肥大细胞瘤
真皮外肥大细胞瘤

淋巴细胞恶性肿瘤

前 B 细胞和前 T 细胞肿瘤已经在第 15 章阐述。这里我们讨论的淋巴细胞肿瘤，包括成熟的 B 细胞 T 细胞肿瘤或自然杀伤(NK)细胞肿瘤。

成熟 B 细胞肿瘤

B 细胞幼淋巴细胞白血病(B-PLL)

这是一种中等大小(约为正常小淋巴细胞的两倍大小)的淋巴细胞恶性肿瘤，这种淋巴细胞呈现圆形，有显著的核仁，Wright 染色可见淡蓝色的胞质。B-PLL 主要影响血液、骨髓和脾，通常不会累及腺体。中位发病年龄为 70 岁，男性好发(男女比例为 1.6∶1)。B-PLL 和 CLL 不同，通常也不会发展为 CLL。

B-PLL 的临床表现通常为脾大症状或偶然发现的白细胞计数升高，疾病的进展可以很迅速。细胞表达表面 IgM(有或无 IgD)和典型的 B 细胞标志物(CD19、CD20、CD22)，不表达 CD23，约有 1/3 的患者表达 CD5。其中有 20%的 CD5 阳性患者同时存在 t(11;14)易位，这种情况下很难区别 B-PLL 和套细胞淋巴瘤，目前尚未出现区别两者的可靠的标准。约有 50%的患者出现 p53 的突变或缺失，缺失主要存在于 11q23 和 13q14。核苷类似物如氟达拉滨和克拉曲滨及联合化疗方案(环磷酰胺、多柔比星、长春新碱、泼尼松组成的 CHOP 方案)可诱导缓解。CHOP 加利妥昔单抗比单用 CHOP 方案更有效，但因为病例数太少，目前尚无大型临床试验的结果。脾切除术可以缓解症状，但是对于疾病的进程影响很小或基本无影响。

脾边缘区淋巴瘤(SMZL)

这种肿瘤主要由起源于脾白髓边缘区的小淋巴细胞构成，逐渐破坏生发中心和皮质，向红髓侵犯。脾门淋巴结、骨髓和外周血都可以受累。循环的肿瘤细胞表面有短小的绒毛，因此被称为绒毛淋巴细胞。表 16-2 显示了一些肿瘤细胞的不同，这些肿瘤细胞都是由小淋巴细胞构成的，可以帮助鉴别诊断。脾边缘区淋巴瘤细胞表达表面免疫球蛋白抗原和 CD20，但不表达 CD5、CD10 和 CD103。

表 16-2　小淋巴细胞肿瘤的免疫表型

	CD5	CD20	CD43	CD10	CD103	SIG	CYCLIND1
滤泡型淋巴瘤	−	+	+	+	−	+	−
CLL	+	+	+	−	−	+	−
前 B 淋巴细胞白血病	+	+	+	−	−	+	+
套细胞淋巴瘤	+	+	+	−	−	+	+
脾边缘区淋巴瘤	−	+	−	−	−	+	−
毛细胞白血病	−	+	?	−	+	+	−

脾边缘区淋巴瘤患者的中位生存期为 50 多岁，男性和女性发病率相同。患者通常表现为脾大，或偶然发现的外周血淋巴细胞增多伴绒毛淋巴细胞。自身免疫性贫血或血小板减少也可以出现。约 40%的患者有 CDK6 基因位点上的 7q21 的缺失或易位。结外边缘区淋巴瘤的典型基因异常[如 3 号染色体三倍体和 t(11;18)]在脾边缘区淋巴瘤中是不常见的。

这个疾病的临床进程通常是惰性的。在脾切除后可以有长期的疾病缓解。一小部分的患者会在组织学上进展到弥漫大 B 细胞淋巴瘤及伴有一个更恶性的疾病的改变。SMZL 患者的化疗经验还是很有限的。

毛细胞白血病

毛细胞白血病是一种小淋巴细胞肿瘤，这种小淋巴细胞有椭圆形的细胞核、丰富的胞质和特征性的细胞膜突起(毛细胞)。患者有脾大和弥漫性的骨髓受累。当出现显著的循环细胞时，患者会出现脾肿大和各类血细胞减少而引起的症状。各类血细胞减少的原因尚不完全清楚，可能是由于细胞因子受抑及骨髓受累引起的。骨髓会出现网状蛋白纤维增多，事实上，毛细胞白血病是骨髓抽取困难的一个常见原因，通常被称为干抽(表 16-3)。单核细胞减少具有临床意义，通常具有结核分枝杆菌感染的征象。肿瘤细胞高表达 CD22、CD25 和 CD103；血清可溶性的 CD25 水平是疾病活动性的一个很好的肿瘤标志物。细胞还会表达耐酒石酸的酸性磷酸酶。免疫球蛋白基因会出现重排和突变，说明生发中心受影响。目前尚无特异性的细胞遗传学异常，但是大多数患者会有活化的 BRAF 突变 V600E。

患者的中位发病年龄为 50 岁，男性和女性患者比例为 5∶1。治疗的选择是多样性的。脾切除术通常可以获得长期的缓解。包括克拉曲滨和脱氧肋间型霉素(deoxycoformycin)在内的核苷类药物的疗效很好，但是也会出现继发的免疫抑制，从而提高某些机会性感染的风险。但是，在经过这些药物短暂的治疗后，患者通常都会获得很长时间的缓解，免疫功能可以自主的恢复。干扰素 α 也是一种有效的治疗方法，但是没有核苷类药物这么有效。

表 16-3　“干抽”的鉴别诊断——骨髓抽吸困难

干抽的发生率约为 4%，通常和如下因素相关：	
转移癌浸润	17%
CML	15%
骨髓纤维化	14%
毛细胞白血病	10%
急性白血病	10%
淋巴瘤，霍奇金病	9%
正常骨髓	极少见

淋巴结边缘区B细胞淋巴瘤

这种罕见的、以淋巴结为基础的疾病和结外边缘区淋巴瘤的关系尚不清楚，后者通常为黏膜相关的，因此通常称为黏膜相关淋巴组织或MALT淋巴瘤及脾边缘区淋巴瘤。患者具有局限的或者广泛性的淋巴结肿大。肿瘤细胞是起源于具有单核细胞样特征的边缘区B细胞，过去被称为单核细胞样B细胞淋巴瘤。有1/3的患者有结外受累，淋巴结的受累可以是黏膜组织原发病变播散导致的继发性改变。对于真正原发于淋巴结的病变，和MALT淋巴瘤[3号染色体三倍体和t(11;18)]相关的细胞遗传学异常罕见。临床进程显示其是一种惰性的疾病。尽管缓解持续时间不长，但是患者通常对联合化疗有效。R+CHOP联合方案对部分患者有效。

纵隔(胸腺)大B细胞淋巴瘤

这种疾病最初认为是弥漫大B细胞淋巴瘤的一个亚类，但是后续研究表明其是一种不同的疾病，具有其特征性的临床表现、基因特征和免疫表型。这种疾病可以表现为巨大的肿块，但是通常局限于纵隔内。疾病发展可导致上腔静脉阻塞综合征或心包积液。约有1/3的患者出现心包积液，5%～10%的患者出现广泛至肾、肾上腺、肝、皮肤甚至脑的播散。女性较男性好发[男女比例1∶(2～3)]，中位发病年龄是35～40岁。

肿瘤由大片的体积较大的细胞组成，这些细胞具有丰富的胞质，通常伴随大量的纤维化，但纤维化的程度差异很大。纵隔(胸腺)大B细胞淋巴瘤和结节硬化型霍奇金病不同，前者缺乏正常的淋巴细胞和R-S细胞。但是，原发纵隔大B细胞淋巴瘤过表达的部分基因中，弥漫大B细胞淋巴瘤中没有表达，但有1/3在HD中也过表达，提示了原发纵隔大B细胞淋巴瘤和HD的发病可能有关，这两种疾病的受累部位也是相同的。肿瘤细胞可以过表达MAL，其基因组是以时常发生的染色体获得和丢失为特征的。纵隔(胸腺)大B细胞淋巴瘤通常表达CD20，但是表面免疫球蛋白和Ⅰ、Ⅱ型HLA可以没有或完全不表达。低表达Ⅱ型HLA的患者预后较差。肿瘤细胞不表达CD5和CD10，弱表达CD30。和经典HD的细胞不同，纵隔(胸腺)大B细胞淋巴瘤的细胞是CD45阳性的。

MACOP-B和R-CHOP方案是有效的治疗方案，5年生存率为75%～87%。纵隔区放疗的效果尚无定论，但是却经常采用，特别是经过4～6个疗程化疗后行PET检查发现纵隔区仍有病变的患者。

血管内大B细胞淋巴瘤

这种疾病的发病率相当低，其属于弥漫大B细胞淋巴瘤的亚型，特征是小血管内的淋巴瘤病变，包括毛细血管。它也被称为恶性血管内皮细胞瘤或嗜血管性大细胞淋巴瘤。这种疾病相当的罕见，以至于无法确定其典型的临床表现或流行病学特征及遗传特征。血管内大B细胞淋巴瘤被认为是局限在血管内的病变，主要是由于其缺乏黏附分子的表达和归巢机制，有一些证据支持了这种观点，如β_1整合素和细胞间黏附分子1的缺乏。患者通常表现为小血管闭塞、皮肤损害或神经系统症状。肿瘤细胞的聚集可以导致血栓形成。总体来讲，其临床进程是侵袭性的，对治疗的反应很差。通常患者在疾病的晚期才得以确诊。

原发性渗出性淋巴瘤

原发性渗出性淋巴瘤是弥漫大B细胞淋巴瘤的另外一种变体，其表现包括胸腔积液，但通常没有显著的肿瘤团块。其最常发生于免疫缺陷病的患者，特别是艾滋病患者中，由8型人疱疹病毒(HHV-8)/卡氏肉瘤疱疹病毒(KSHV)引起。原发性渗出性淋巴瘤也被认为是一种以体腔为基础的淋巴瘤。部分患者之前被诊断为卡氏肉瘤。原发性渗出性淋巴瘤也可以见于没有免疫缺陷病的地中海地区老年患者，和卡氏肉瘤相似，但是更加少见。

原发性渗出性淋巴瘤的恶性渗出物中包含HHV-8/KSHV阳性的细胞，许多细胞还同时有EB病毒的感染。这部分细胞的体积很大，具有很大的细胞核和明显的核仁，可能会与R-S细胞相混淆。这些细胞表达CD20和CD79a(免疫球蛋白信号分子)，尽管其通常不表达免疫球蛋白。一些患者异常的表达T细胞标志物，如CD3或者重组的T细胞受体基因。目前没有报道其特征性的遗传学异常，12号染色体和X染色体的增长可见，和其他HIV相关淋巴瘤相似。疾病的临床进程非常迅速，通常6个月内就死亡。

淋巴瘤样肉芽肿病

这是一个血管中心性、噬血管性的淋巴组织增生性疾病，包含了恶性的EB病毒感染的单克隆B细胞，伴随着多克隆的反应性T细胞浸润，或以这种T细胞为主。淋巴瘤样肉芽肿病依据组织学特征(包括细胞数和B细胞的异型性)可以分为不同的级别。这种疾病最易与结外NK/T细胞淋巴瘤鼻型相混淆，后者也可以是破坏血管性的及有EB病毒感染相关的。淋巴瘤样肉芽肿病通常在成人患者(男性发病高于女性）表现为肺部浸润。其对机体的浸润通常完全是结外的，包括肾（32%）、肝（29%）、皮肤（25%）和脑（25%），经常但并非总是发生于免疫缺陷患者中。

淋巴瘤样肉芽肿病在自然情况下可以缓解、复发或迅速的进展，这些情况的出现通常是依据其组织学分级。其对联合化疗高度敏感，大多数情况下可以治愈。一些学者认为低级别的淋巴瘤样肉芽肿病（Ⅰ级和Ⅱ级）可以采用干扰素 α 治疗。

成熟 T 细胞和 NK 细胞肿瘤

前 T 淋巴细胞白血病

前 T 淋巴细胞白血病是一种侵袭性的白血病，是中等大小的前 T 淋巴细胞对血液、骨髓、淋巴结、肝、脾和皮肤浸润的一种疾病。其占所有小淋巴细胞白血病的 1%～2%。大多数患者表现为白细胞计数升高（通常＞100 000/μl）、肝脾大及淋巴结肿大，皮肤浸润发生率为 20%。疾病的诊断可以根据外周血涂片，即可以出现比小淋巴细胞大 25% 的细胞，这部分细胞的细胞质内有空泡，胞核可以是锯齿状的。肿瘤细胞表达 T 细胞标志物包括 CD2、CD3 和 CD7；1/3 的患者是 CD4 阳性和 CD8 阴性；25% 的患者 CD4 和 CD8 双阳性。T 细胞受体 β 链出现克隆性的重排。在 80% 的患者中，14 号染色体的转位出现在 q11 和 q32 之间。10% 的患者有 t(14;14) 的易位，这种易位导致 T 细胞受体 α/β 基因位点和 14q32.1 位的癌基因 TCL1、TCL1b 并列。8 号染色体的异常也是很常见的。ATM 基因的缺失也是值得注意的。

总体来讲，疾病的进程是很迅速的，中位生存期约为 12 个月。抗 CD52 抗体、核苷类似物和 CHOP 方案等的治疗是有效的。一小部分的患者在常规剂量化疗缓解后给予大剂量的化疗和异基因骨髓移植。

大颗粒 T 淋巴细胞白血病

大颗粒 T 淋巴细胞白血病（LGL 白血病）是以外周血出现大颗粒淋巴细胞（LGLs）计数升高（2000～20 000/μl）为特征的，通常还伴随严重的中性粒细胞减少，可伴有贫血。患者可以出现脾大，而且经常会有系统性自身免疫性疾病的证据，包括风湿性关节炎、高丙种球蛋白血症、自身抗体阳性及循环免疫复合物。骨髓受累主要是间歇性的，淋巴细胞比例低于 50%。通常肿瘤细胞表达 CD3、T 细胞受体和 CD8；NK 样的变体可以是 CD3 阴性的。.白血病细胞通常会表达 FAS 和 FAS 配体。

疾病的进程通常是惰性的，且主要是以中性粒细胞减少症的程度决定的。免疫抑制药加环孢素、甲氨蝶呤或环磷酰胺加糖皮质激素可以导致粒细胞计数的上升。核苷有时也会用于治疗。偶尔疾病会出现一个侵袭性的转变。

侵袭性 NK 细胞白血病

NK 细胞肿瘤发生率非常低，它们可以伴随着一系列的临床进程，从非常惰性的到高度侵袭性的。其在亚洲的发病率高于白种人。细胞经常有克隆性的 EB 病毒感染。外周血的白细胞计数通常不高，但是会出现异常的大淋巴细胞伴颗粒状细胞质。其中侵袭性的 NK 细胞肿瘤是以发热和全血细胞减少为特征的。肝脾大常见，淋巴结受累较少见，患者可以出现噬红细胞现象、凝血障碍或多器官衰竭。血清 FAS 配体的水平也会升高。

肿瘤细胞表达 CD2 和 CD56，通常没有 T 细胞受体基因的重排。6 号染色体的缺失很常见。疾病可以进展迅速。一些类型的 NK 细胞肿瘤可以是惰性的，偶然发现 LGL 淋巴细胞增多，不会出现发热和肝脾大等侵袭性白血病的特征。这些惰性疾病的细胞表达 CD2 和 CD56，但却没有克隆性的 EB 病毒感染，且不会出现全血细胞减少或自身免疫性疾病。

结外 NK/T 细胞淋巴瘤，鼻型

和淋巴瘤样肉芽肿病相似，结外 NK/T 细胞淋巴瘤也倾向于血管中心性和嗜血管性的损害。大多数情况下，肿瘤细胞都是 CD56 阳性的 EB 病毒感染的细胞；偶尔有 CD56 阴性的 EB 病毒感染的细胞毒性 T 细胞。结外 NK/T 细胞淋巴瘤最好发于鼻腔内。历史上这种疾病被称为致死性中线肉芽肿、多形性网状细胞增多症和血管中心性免疫增生性损害。这型的淋巴瘤流行于亚洲、墨西哥和美洲中南部；男性较女性更好发。当疾病超越鼻腔后，其可以影响软组织、胃肠道或睾丸。部分病例中，噬血细胞综合征可以影响其临床表现。患者也会有 B 症状。疾病大多数的系统性损害是和肿瘤细胞及肿瘤细胞对其信号的应答所产生的细胞因子有关的。6 号染色体的缺失和倒位常见。

许多结外 NK/T 细胞淋巴瘤鼻型的患者，特别是病变局限的患者，对于联合化疗方案的应答非常好。放疗通常用于化疗后。目前疾病有 4 种危险因素被证实，包括 B 症状、分期较高、乳酸脱氢酶水平升高和局部淋巴结受累。患者的生存和其所具有的危险因素的数量是相关的：无危险因素的患者 5 年生存率为 81%，1 个危险因素的患者的 5 年生存率

为 64%，2 个危险因素为 32%，3 或 4 个危险因素为 7%。无蒽环类药物的联合化疗被很多人认为优于 CHOP 方案，但是数据暂时缺乏。大剂量化疗加干细胞移植也可以采用，但是疗效还不确定。

肠病型 T 细胞淋巴瘤

肠病型 T 细胞淋巴瘤是长期乳糜泻疾病的罕见并发症。其最常见部位是空肠和回肠。在成人中，这种淋巴瘤可能在腹部疾病时确诊，但腹部疾病是进展到淋巴瘤的一个长期的过程。肠病型 T 细胞淋巴瘤通常表现为多发性的溃疡性的黏膜团块，但是也可以出现明显的外生性的或多发性的溃疡。肿瘤通常表达 CD3 和 CD7，表达或不表达 CD8。临近黏膜的表现正常的淋巴细胞通常和肿瘤有着相似的表型。大多数患者有和乳糜泻疾病相关的 HLA 基因型，HLA DQA1*0501 或 DQB1*0201。

典型的肠病变型 T 细胞淋巴瘤的预后较差（中位生存期为 7 个月），但是一些患者对 CHOP 方案的反应很好。部分对治疗应答的患者会在肿瘤部位出现肠穿孔。如果肿瘤对治疗应答较好，那么其他部位可能出现病变如小肠。

肝脾 T 细胞淋巴瘤

肝脾 T 细胞淋巴瘤是一种起源于表达 γ/δ 型 T 细胞抗原受体的 T 细胞的恶性肿瘤，其主要影响肝脏，表现为中等大小的淋巴样细胞对肝血窦的浸润。当脾受累时，通常红髓已完全浸润。这种疾病基本发生于年轻人，特别是有潜在的免疫缺陷病的年轻人，或因自身免疫性疾病需要进行免疫抑制剂治疗的年轻人。历史上治疗这种疾病常用巯基嘌呤和英夫利昔单抗（infliximab）。肿瘤细胞表达 CD3，通常是 CD4 和 CD8 阴性的。细胞可以有 7q 等臂染色体，通常伴随 8 号染色体三倍体。疾病的自然病程具有侵袭性。联合化疗可以诱导缓解，但是大多数患者会复发。中位生存期约为 2 年。肿瘤对免疫抑制剂治疗无效。

皮下脂膜炎样 T 细胞淋巴瘤

皮下脂膜炎样 T 细胞淋巴瘤表现为皮下多发的恶性 T 细胞团块，这些 T 细胞通常具有细胞毒性的表型（如包含了穿孔素、颗粒酶 B，表达 CD3 和 CD8）。重排的 T 细胞受体通常是 α/β 起源的，偶尔 γ/δ 受体也可以出现，特别是在免疫抑制的情况下。细胞没有 EB 病毒的感染。患者会出现噬血细胞综合征和皮肤浸润；发热和肝脾大也常见。通常没有淋巴结受累。患者多数对联合化疗有效，包括 CHOP 方案等。当疾病进展时，噬血细胞综合征可能是一个重要的原因。有效的化疗可以逆转噬血细胞综合征。

原始 NK 细胞淋巴瘤

肿瘤细胞表达 NK 细胞标志物，CD56、CD3 多阴性。肿瘤细胞是原始样的较大的细胞，可以出现白血病的表现，但是受累部位主要为皮肤。形态上来讲，肿瘤细胞与急性淋巴系和髓系白血病细胞相似。没有特征性的染色体异常。临床进程很迅速，大多数疾病对于传统的淋巴瘤治疗方法无效。

原发皮肤的 $CD30^+$ T 细胞淋巴瘤

这种肿瘤累及皮肤，其组成的细胞和间变性 T 细胞淋巴瘤的细胞相似。在皮肤 T 细胞肿瘤中，约有 25%是 CD30 阳性的间变性淋巴瘤。如果疾病播散到淋巴结，那么就很难区别是皮肤型还是全身型。肿瘤细胞通常是 CD4 阳性的，70%的患者的细胞含有颗粒酶 B 和穿孔素阳性的颗粒。间变性 T 细胞淋巴瘤典型的 t(2;5)未出现在原发皮肤的 $CD30^+$ T 细胞淋巴瘤中；事实上，t(2;5)的出现提示了全身性的受累以及疾病向间变性 T 细胞淋巴瘤的转变。一些零星的报道显示原发皮肤的 $CD30^+$ T 细胞淋巴瘤是硅胶型人工乳房的一个罕见并发症。皮肤的 $CD30^+$ T 细胞淋巴瘤通常对治疗的应答很好。放疗也是有效的，手术可以使疾病获得长期的控制。5 年生存率超过 90%。

血管免疫母细胞 T 细胞淋巴瘤

血管免疫母细胞 T 细胞淋巴瘤是一种全身性的疾病，其占所有 T 细胞淋巴瘤的 15%。患者通常会出现发热，较高分期，弥漫性的淋巴结肿大、肝脾大、皮疹、多克隆的高丙种球蛋白血症及多种自身抗体，包括冷凝集素、类风湿因子和循环免疫复合物等。患者可以出现水肿、关节炎、胸腔积液和腹水。淋巴结包含了恶性 T 细胞和非肿瘤性的炎性细胞多形性的浸润，伴随高内皮小静脉和滤泡性树突状细胞的增殖。最常见的染色体异常是 3、5 号染色体三倍体和外加 X 染色体。强化的联合化疗方案可以诱导缓解。潜在的免疫缺陷病会导致传统的淋巴瘤治疗后出现感染并发症。

髓系恶性肿瘤

慢性中性粒细胞白血病

慢性中性粒细胞白血病是一种罕见的累及骨髓及髓外的增殖性疾病，可能会与更常见的慢性髓细胞白血病相混淆。患者表现为外周血中性粒细胞增多(>25 000/μl)和肝脾大,占慢性髓细胞白血病不同,费城染色体和 BCR/ABL 融合基因未检测到,而且幼稚细胞占外周血白细胞的比例<10%。疾病的诊断是一种排除性的诊断,必须排除类白血病反应和其他骨髓及髓外增殖性疾病及 MDS。形态上没有髓系前体细胞的发育不良。部分患者有潜在的浆细胞疾病,但是这两者的关系还不确定。绝大多数患者的细胞遗传学检查是正常的。疾病的进程差异性很大,从 1~20 年甚至更长时间。小部分患者发展为急性白血病或病态造血。大多数患者的骨髓被髓细胞替代,导致红细胞和血小板的前体细胞减少。羟基脲可以控制白细胞的数量,但即使白细胞计数>100 000/μl 时也可不给予治疗,因为不像急性白血病细胞一样,慢性中性粒细胞白血病的细胞是非侵袭性的,通常不会引起白细胞淤滞。脾切除无效,目前没有治疗方法可以改变这种疾病的自然病程。

慢性嗜酸性粒细胞白血病/嗜酸性粒细胞增多综合征

这种疾病的诊断标准见表 16-4。嗜酸性粒细胞白血病的诊断标准,界定为血液中嗜酸性粒细胞≥1500/μl,骨髓嗜酸性粒细胞升高,血液或骨髓原始粒细胞<20%,并持续至少 6 个月而没有其他需要立即处理的症状。嗜酸性粒细胞的疾病更多见于男性(9:1)。患者可以是完全无症状的,只是在血常规检查中偶然发现嗜酸性粒细胞增多;或者是有很多的症状,包括发热、乏力、咳嗽、水肿、气促、中枢神经系统功能障碍、肌肉疼痛、瘙痒、腹痛、腹泻、周围神经病变或风湿性疾病等。关键的诊断问题是要鉴别克隆性的嗜酸性粒细胞增多与继发性的嗜酸性粒细胞增多,前者是一种嗜酸性粒细胞的恶性增殖,而许多的疾病和药物都可以导致继发性的嗜酸性粒细胞增多。目前缺乏嗜酸性粒细胞克隆性增殖的标志物,所以诊断就趋向于一个排除性的诊断。

首先需要排除的就是嗜酸性粒细胞增多伴 FIP1L1-PDGFRA 相关的骨髓及髓外增殖性疾病。如果外周血中发现突变,那么患者就可以给予伊马替尼治疗,后者可以抑制这种情况下被活化的血小板源性生长因子(PDGF)。如果未见突变,骨髓就需要做细胞遗传学的检查来寻找是否存在 5q33(PDGFRB),4q12(PDGFRA)或 8p11.2(FGFR1)易位。这些克隆性的嗜酸性粒细胞增多是具有这些基因的髓系恶性肿瘤的部分临床表现。PDGF 受体异常预示了疾病对伊马替尼的良好反应性,但是纤维母细胞生长因子受体异常和化疗难治相关。

如果这些基因异常都不存在,那么应该进行外周血淋巴细胞的免疫表型和 T 细胞受体基因重排的检测。克隆性淋巴细胞的出现可以做出淋巴细胞转化嗜酸性粒细胞增多症的诊断,且提示了一个细胞因子驱动的进程。如果外周血 T 细胞正常,那么即只剩下慢性嗜酸性粒细胞白血病/嗜酸性粒细胞增多综合征的鉴别,区别这两种疾病主要依靠外周血和骨髓原始粒细胞计数。如果外周血原始粒细胞>2%,且骨髓原始粒细胞>5%则诊断为慢性嗜酸性粒细胞白血病;如果外周血原始粒细胞<2%,且骨髓原始粒细胞<5%则诊断为嗜酸性粒细胞增多综合征。

表 16-4　慢性嗜酸性粒细胞白血病/嗜酸性粒细胞增多综合征的诊断

必要条件:血液持续的嗜酸性粒细胞≥1500/μl,骨髓嗜酸性粒细胞升高,血液或骨髓原始粒细胞<20%
1. 除外各种原因引起的反应性嗜酸性粒细胞升高:过敏、寄生虫感染、感染、肺部疾病(如过敏性肺炎,Loeffler 综合征)、胶原血管病
2. 除外原发肿瘤相关的继发性嗜酸性粒细胞升高:T 细胞淋巴瘤、霍奇金病、ALL、肥大细胞增多症
3. 除外其他原发髓系可能引起嗜酸性粒细胞升高的肿瘤:CML、有 inv(16)或 t(16;16)(p13;q22)的 AML、其他的骨髓增生综合征和 MDS
4. 除外 T 细胞反应伴 IL-5 或其他细胞因子产物升高
如果上述疾病均被排除且没有证据表明是一个克隆性的髓系疾病,那么诊断即为嗜酸性粒细胞增多综合征
如果上述疾病均被排除且髓细胞显示了克隆性的染色体异常改变或有其他克隆性的证据及外周血出现原始粒细胞(>2%),或骨髓原始细胞升高(但<20%),则诊断为慢性嗜酸性粒细胞白血病

心、肺和中枢神经系统是嗜酸性粒细胞介导的组织损伤的主要部位。患者需要行X线胸片、超声心动图和肌钙蛋白水平来评估肺部和心脏的受累。若缺乏PDGF受体异常,无症状的患者可以只随访。如果出现症状需要进行治疗的患者,糖皮质激素应该为初始治疗,羟基脲、干扰素α、克拉屈滨和环孢素也可以使用。抗IL-5抗体美泊利单抗正在试验中。治疗反应较好但是不持久。抗CD52抗体(阿仑单抗)治疗也有效但是其有很大的免疫抑制作用。

组织细胞和树突状细胞肿瘤

起源于组织细胞和树突状细胞的肿瘤是非常罕见的。在20世纪,一些疾病被定义为组织细胞疾病,但是根据更新的检查方法研究后发现这些疾病并非组织细胞起源的;通常情况下,T细胞疾病如间变性大细胞淋巴瘤起初会被认为是起源于组织细胞的。组织细胞和巨噬细胞不是常规循环中的细胞类型,因此,起源于这些细胞的肿瘤趋向于只在原发部位出现局限的肿瘤团块。鉴定这些细胞的标志物没有像淋巴细胞那么多,但是巨噬细胞和树突状细胞的四种主要类型会有一些不同的特征。朗格汉斯细胞起源于骨髓,定植于皮肤;其主要功能是将抗原呈递给T细胞。它们是主要的Ⅱ型组织相容性类型(MHC),Fc受体和S100蛋白阳性;其表达CD4和CD1a,且不是吞噬细胞;具有不同的形态学特征例如Birbeck颗粒、棒状或网球拍状的结构且功能不明。指突状树突细胞也是骨髓起源的抗原呈递细胞,可以存在于任何组织。其是Ⅱ型MHC、S100阳性但不表达其他任何已知的标志物。滤泡树突状细胞似乎是起源于间充质干细胞,存在于淋巴滤泡;它们将抗原呈递给B细胞。这些细胞CD21和CD35阳性,CD68和CD45阴性。巨噬细胞也是CD21和CD38阳性,但是其表达CD68,且具有吞噬作用,表达溶菌酶。

组织细胞肉瘤

组织细胞肉瘤是一种组织细胞和巨噬细胞的肿瘤,可以表现为一个独立的包块,伴或不伴发热或体重减轻等全身症状。肿瘤由大片的大细胞组成,其可以改变组织的正常结构。这些细胞很像弥漫大B细胞淋巴瘤的细胞,但是不表达淋巴细胞标志物,这些细胞是CD68、溶菌酶、CD11c和CD14阳性的。对治疗的反应性不高,其自然病程通常是进展性的。

朗格汉斯细胞组织细胞增多症

朗格汉斯细胞组织细胞增多症,又称为组织细胞增多症X、Letterer-Siwe病、Hand-Schuller-Christian病或嗜酸性粒细胞肉芽肿,儿童多见患者具有ALL或其他淋巴细胞恶性肿瘤的高发风险。疾病有3个临床特点。①单发的骨损伤,特别是颅骨、股骨、骨盆或肋骨通常被称为嗜酸性粒细胞肉芽肿;②对单一组织的多处损伤,包括骨、皮肤、肝、脾和淋巴结的被称为Letterer-Siwe病;③特征性的Birbck颗粒是具有确诊意义的,但只能通过电镜发现。10%的单一病变的患者可以进展为多处损伤及多器官受累;但是大多数患者对化疗的反应性较好。70%～90%的患者可以有长期生存。

朗格汉斯细胞肉瘤

由于具有高级别的细胞异型性,朗格汉斯细胞肉瘤和朗格汉斯细胞组织细胞增多症不同;它可以独立发病或由朗格汉斯细胞组织细胞增多症进展而来。其自然病程更加具有侵袭性,但是治疗的疗效较好,约有50%的患者可以长期生存。

指状突树突细胞肉瘤

指状突树突细胞肉瘤是一种纺锤状或卵形细胞的增殖,通常出现在淋巴结内,但也可以形成皮肤结节。最初的结节是无症状的,但可以伴随着乏力、发热或盗汗。细胞表达S100,不表达滤泡树突状细胞标志物如CD21和CD35。临床进程差异很大。局限的病变可以通过局部的治疗而治愈。

滤泡树突状细胞肉瘤

滤泡树突状细胞肉瘤是一种滤泡树突状细胞的肿瘤,约有2/3的患者起源于淋巴结,通常是颈部淋巴结,结外也可以受累。临床表现通常是缓慢增长的无痛性的包块。肿瘤的组织学特征和指状突树突细胞肿瘤相似,但是肿瘤细胞表达不同的标志物(如CD21和CD35阳性,CD1a阴性)。典型的滤泡树突状细胞肉瘤是惰性的,可以通过手术治疗。放疗和化疗的疗效尚不确切。

肥大细胞增多症

肥大细胞增多症是肥大细胞在单一或多个器官的增殖和聚集。在80%的病例中,只有皮肤的受累。在另外 20%的患者中，有皮肤和至少一个其他器官受累。

皮肤的肥大细胞增多症

皮肤的肥大细胞增多症有三种主要的变体：①色素性荨麻疹，这是最常见的类型，是侵犯皮肤真皮层的色素性的斑丘疹；②弥漫性皮肤的肥大细胞增多症，罕见且绝大多数发生于儿童，其不产生斑丘疹，皮肤平滑但变红或变厚或活检发现乳头状和网状皮肤层有肥大细胞的浸润；③皮肤的肥大细胞瘤，这是一种单一的病变，好发于躯干和腕部，其中包含肥大细胞形成的肿瘤包块。

系统性肥大细胞增多症

系统性肥大细胞增多症的临床表现可以由肥大细胞对器官的炎性浸润引起，也可以由肥大细胞释放的介质包括蛋白酶、组胺、类花生酸或肝素导致的。其症状和体征分为以下几组：①全身症状（乏力、发热、体重减轻、盗汗）；②肥大细胞对皮肤浸润的表现（瘙痒、荨麻疹、皮疹、皮肤划痕症）；③介质相关的症状（腹痛、红脸症、晕厥、高血压、头痛、心动过速、腹泻）；④骨相关的症状（骨折、骨痛、关节痛）。患者可以出现脾大、贫血、血小板和白细胞计数可升可降。骨髓受累常见，可以进展导致正常的造血细胞减少。很高嗜酸性粒细胞的数量可以导致怀疑出现原发的嗜酸性粒细胞的疾病。血清类胰蛋白酶是肥大细胞颗粒的标志物，＞20ng/ml 即提示系统性肥大细胞增多症的可能。皮肤肥大细胞增多症则倾向于＜15ng/ml。

在 Mayo Clinic 里，40%的系统性肥大细胞增多症患者有一个相关的髓系肿瘤；在这部分患者中，约有 45%患者的相关肿瘤是骨髓及髓外增殖综合征，29%的是慢性单核细胞白血病，23%的是 MDS。有相关髓系肿瘤的患者中有 1/3 可见明显的嗜酸性粒细胞增多。系统性肥大细胞增多症伴另外一种髓系肿瘤的患者的中位生存期约为 2 年。

如果不伴髓系肿瘤，系统性肥大细胞增多症可以是惰性的也可以是侵袭性的。疾病呈现惰性的患者没有类胰蛋白酶的升高、无骨髓中肥大细胞增多、无发育不良、无肝脾大、无骨受累、血细胞计数正常、无吸收不良导致的体重减轻症状。这部分患者占 Mayo Clinic 接诊患者的 46%，中位生存期为 16 年以上。

相比之下，Mayo Clinic 中约有 12%的系统性肥大细胞增多症患者是一个进展性的病程。这部分患者通常会出现贫血和血小板减少、B 症状及肝脾大。中位生存期约为 3.5 年。

但是，在认识到大部分系统性肥大细胞增多症的患者都会有 c-KIT 突变（尤其是 KITD816V）之前，许多患者就已经被诊断和接受治疗了。KIT 是一种激酶，可以被伊马替尼抑制，但是突变后会导致伊马替尼耐药。二代和三代的抑制剂尚未进行试验。约有 50%的患者对干扰素 α 有反应，且这种应答持续约有 1 年。羟基脲可以重建骨髓的造血作用。中位反应时间为 2.5 年。55%的患者对克拉屈滨应答，时间持续约为 1 年，可以作为一线治疗。

肥大细胞肉瘤/白血病

肥大细胞肉瘤非常罕见，肿瘤团块是破坏性的，其由不典型样的幼稚肥大细胞组成。其可以独立发病或由系统性肥大细胞增多症发展而来的独立的包块，和其他受累部位相比，这种包块生长很快。当 50%以上的骨髓由肥大细胞占据时，循环肥大细胞计数就可以占到白细胞计数的 10%以上，那么肥大细胞白血病的诊断就确立了。

真皮外的肥大细胞瘤

这些罕见的肿瘤由正常样的肥大细胞组成，好发于肺部。尚无确切的治疗方法。

（唐海龙　高广勋　译）

第 17 章

Chapter 17

浆细胞疾病

Nikhil C. Munshi　Dan L. Longo　Kenneth C. Anderson

浆细胞疾病是一组起源于B淋巴细胞系祖细胞克隆性的肿瘤。多发性骨髓瘤(multiple myeloma, MM)、Waldenstrom巨球蛋白血症、原发性淀粉样变(详见第18章)及重链病组成了浆细胞疾病，其又被称为单克隆免疫球蛋白病、异形蛋白血症、浆细胞恶病质和蛋白异常血症。成熟的B淋巴细胞会产生IgG，且具有M和G重链型的表面免疫球蛋白分子，这两种重链型有完全相同的基因型(可变区)。在正常情况下，浆细胞的增殖及抗体分泌需要特异性的抗原刺激，但是在浆细胞疾病中，这些调控进程出现了异常。所有浆细胞疾病的临床表现与肿瘤细胞的播散范围、细胞分泌的产物(免疫球蛋白分子或其亚单位，淋巴因子)及一定程度上宿主对肿瘤的应答相关。

免疫球蛋白分子有3种类型的结构变异，从而形成了抗原决定簇，这些也被用来对免疫球蛋白进行分类。同种型是区分一个物种的抗体主类别的决定因素，因此对于同一个物种而言，所有正常的个体的同种型都是一样的。因此从定义上来讲，同种型是通过来自不同物种(异源性的血浆)的抗体决定的，而不是由来自同一物种(同源性的血浆)的抗体决定的。有五种重链同种型(M、G、A、D、E)和两种轻链同种型(κ、λ)。同种异型是和同种型不同的决定因素，其反应的是同一物种的不同个体之间微小的有规律的在氨基酸序列上的差别，如果不提到同种异型，那么可能就是相似的免疫球蛋白，这些差别是由等位基因决定的，从定义上讲，它们是通过同一物种抗体的检测确定的。个体型是抗原决定簇的第三个分类。它表示对于产生抗体的克隆性细胞所产生的分子而言是独一无二的。个体型是通过分子的抗原结合位点的特殊结构来形成的。

抗体分子有两个重链(约50 000mol wt)和两个轻链(约25 000mol wt)组成。每一条链都有一个不变的位点(有限氨基酸序列可变性)和一个可变区(广泛序列可变性)。重链和轻链由二硫化物环连接在一起形成一个直线，从而使得两者的可变区相互靠近。这个可变区就形成了抗体分子的抗原识别位点；它的独特的结构特征形成了特定的决定簇或者称为个体型，也就是细胞特定性克隆的可靠的标志物，因为每一种抗体都会被一个单独的克隆所分泌。每一条链都会有不同基因编码，分别合成，并在翻译后装配到一个完整的抗体分子中。基因重排的机制对于指定免疫球蛋白可变区(重链的VDJ连接，轻链的VJ连接)非常必要，所以特别的克隆就将两个染色体中的一个重排后产生了只有一个轻链同种型和只有一个同种异型(等位排斥)的免疫球蛋白分子。接触抗原后，可变区可能和一个新的重链同种型相关(类别转换)。每一个细胞的克隆都以一种独特的方式执行了这些连续的基因排列。这就导致了每一个可以产生特有的免疫球蛋白分子的克隆。在大多数浆细胞中，轻链的合成稍微偏多，多余的被分泌出去称为游离轻链，在肾中清除，但是每天少于10mg的这种轻链被排除。

电泳分析使得血清蛋白的成分得以分离(图17-1)。免疫球蛋白在电场中的迁移能力不同形成了在γ区的宽峰。浆细胞肿瘤患者的血浆电泳图的γ球蛋白区通常是升高的，这个区会出现一个高耸的尖峰，称为M蛋白(M是指单克隆)。在不常见的情况下，M蛋白可能会出现在β_2或α_2球蛋白区。用这种方法可以精确的估算单克隆抗体的浓度至少为5g/L，这相当于10^9个细胞所产生的抗体。确定了这种M蛋白是单克隆的而且免疫球蛋白的类型通过免疫电泳得以检测就显示了一个单一的重链和(或)轻链型。因此免疫固定电泳和电泳技术就为M蛋白提供了定性和定量的检测。一旦确立M蛋白的存在，电泳就为单克隆球蛋白增多症的患者的诊疗提供了更为实用的信息。对于一个患者而言，血清 M 蛋白的数量是反应肿瘤负荷的可靠指标。这使得 M 蛋白成为一个非常好的肿瘤标志，但是它对于筛选无症状的患者还不是很特异。除外浆细胞疾病，M 蛋白还可以用于检测其他的淋巴细胞肿瘤如 CLL、B 或 T 细胞起源的淋巴瘤；非淋巴细胞肿瘤如 CML、乳腺癌、结肠癌；一些非肿瘤性的疾病如肝硬化、肉状瘤病、寄生虫病、戈谢病、坏疽性脓皮病；一些自身免疫性疾病包括风湿性关节炎、重症肌无力、冷凝集素病等。至少有两种非常罕见的疾病——黏液水肿性苔藓或丘疹性黏蛋白沉积症和渐进坏死性黄色肉芽肿与单克隆-免疫球蛋白病相关。在丘疹性黏蛋白沉积症中，患者真皮层沉积了大量的阳离子 IgG。病变器官的特异性反映了真皮层一些抗原成分抗体的特异性。渐进坏死性黄色肉芽肿是组织细胞对皮肤的浸润，通常好发于面部，会产生红色或黄色的结节并可以扩大成为斑块，约有 10% 进展为骨髓瘤。5% 的感觉运动神经病变的患者和单克隆蛋白相关。

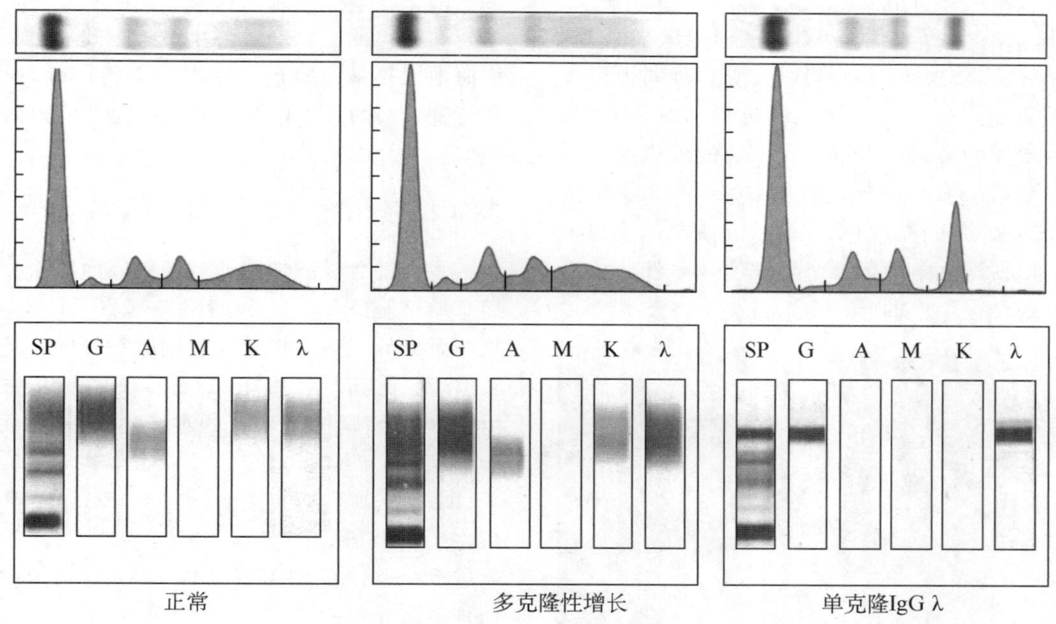

图 17-1　血清免疫固定电泳的典型图像

上层图代表了琼脂糖凝胶，中层图代表了凝胶的密度扫描测量，下层图代表了免疫固定电泳的图像。左边的图显示了正常的血清蛋白电泳后的图像。由于血清中包含了许多不同的免疫球蛋白，它们在电场中的迁移能力不同出现了一个宽峰。在多克隆免疫球蛋白升高的情况下，宽峰就更加明显（中间图像）。在单克隆的球蛋白增多病中，单细胞产物的优势导致尖塔形的尖峰出现，通常是在 γ 球蛋白区（右图）。免疫固定电泳（下层图）就显示了免疫球蛋白的类型。如正常和多克隆升高的免疫球蛋白就不会出现明显的条带，但是右图显示了 IgG 和 λ 蛋白区就出现了清晰的条带，说明存在 IgG 和 λ 单克隆蛋白

浆细胞疾病中的 M 蛋白的性质是可以变化的。它可以是任何完整的重链抗体分子，也可以是改变后的抗体或碎片。孤立的轻链或重链也可以产生。在一些浆细胞肿瘤中如髓外或孤立性骨浆细胞瘤，不到 1/3 的患者会出现 M 蛋白。20% 的骨髓瘤患者只产生轻链，多数分泌到尿液中称为本周蛋白。特殊重链型骨髓瘤的发病率和血清 M 蛋白的浓度的相关性很高，因此，IgG 骨髓瘤比 IgA 和 IgD 骨髓瘤更常见。约有 1% 的骨髓瘤患者是双克隆或三克隆的免疫球蛋白病。

多发性骨髓瘤

定义

多发性骨髓瘤是单克隆浆细胞的恶性增殖性疾病。肿瘤、肿瘤细胞产物及宿主对肿瘤的应答导致了一系列的器官功能障碍和症状，包括骨痛或骨折、

肾衰竭、感染倾向、贫血、高钙血症、偶尔出现凝血异常、神经症状及高黏滞血症的症状。

病因学

多发性骨髓瘤的病因尚不清楚。第二次世界大战时接触核弹辐射的人在20年的潜伏期后出现MM的发病率上升。在农民、木材工人、皮革工人及接触石油产品的人中,多发性骨髓瘤的发病率要比预想的高。MM患者有许多的染色体异常对于预后的评估有很重要的价值,如13q14缺失、17p13缺失、t(11;14)(q13;q32)易位及t(4;14)(p16;q32)等。很多证据表明,转换重组的错误-改变重链同种型抗体的遗传机制——参与了转化的过程。但是,尚无普遍的分子发病机制被发现。骨髓瘤的成瘤过程可能更早地影响了B细胞分化过程中的细胞而不是浆细胞。IL-6在驱动骨髓瘤细胞增殖方面发挥了很大的作用。依据形态学的标准来将良性和恶性浆细胞区别开来还是很困难的(图17-2)。

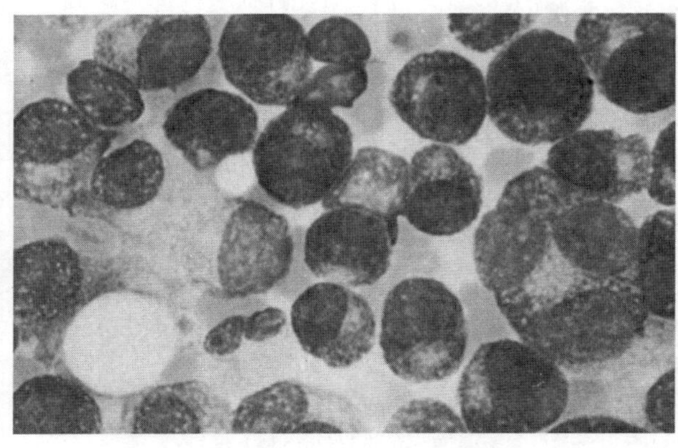

图17-2 多发性骨髓瘤(骨髓)

细胞具有浆细胞的特征性形态,圆形或卵圆形的细胞,胞核形状奇特,由粗糙的集群分布的染色体组成,具有浓密的嗜碱性胞质,细胞核周围的空白区包含了高尔基体。可见双核或多核的恶性浆细胞

发病率和流行病学

2010年约有20 180例新诊断的骨髓瘤,美国10 650例患者死于这种疾病。骨髓瘤随着年龄的增长发病率也上升。诊断时的中位年龄是70岁;小于40岁的患者较少见。男性多于女性,黑种人的发病率是白种人的2倍。骨髓瘤占白种人的恶性肿瘤的1%,占黑种人的2%;占白种人血液系统肿瘤的13%,占黑种人的33%。

全球的注意事项

骨髓瘤的发病率在美籍非洲人和太平洋岛屿中是最高的;欧洲和北美白种人中的发病率次之;在发展中国家包括亚洲的发病率最低。其在发达国家的发病率较高的原因,可能是发达国家的人的寿命更长及可以接受更好的医疗监督。MM在其他种族的发病率,包括夏威夷岛本土人、女性西班牙人、来自新墨西哥的美国印第安人及阿拉斯加本土人与同一地区的美国白种人相比较高。中国和日本人的发病率较白种人低。免疫增生性小肠病和α重链病在地中海地区是最流行的。除发病率不同外,MM的疾病特征、对治疗的应答及预后在世界范围内都是相似的。

发病机制和临床表现(表17-1)

多发性骨髓瘤细胞通过细胞表面黏附分子与骨髓基质细胞(BMSCs)和细胞外基质(ECM)相联系,这两者介导了多发性骨髓瘤细胞在骨髓环境中的生长、存活、耐药及迁移(图17-3)。这些效应一方面是由于MM细胞核BMSC的直接接触,一方面也是多种细胞因子的介导,包括IL-6、Ⅰ型胰岛素样生长因子(IGF-1)、血管内皮生长因子(VEGF)及基质细胞衍生生长因子(SDF)-1α。细胞生长、耐药和迁移时通过RAS/RAF/MAPK、PI3K/AKT及蛋白激酶C信号通路介导的。

骨痛是骨髓瘤最常见的症状,发生率约为70%。骨痛通常影响背部和肋骨,与转移癌的疼痛不同,转移癌的疼痛通常在夜间加重,骨髓瘤的疼痛在运动时加重。骨髓瘤患者出现局部持续性的疼痛通常提示了存在病理性骨折。骨损伤的原因包括肿瘤细胞的增殖、破骨细胞的活化导致骨的破坏、成骨细胞的抑制导致骨形成被抑制。破骨细胞活性升高是由骨髓瘤细胞产生的破骨细胞活因子(OAF)介导的[OAF的活性受到多种细胞因子的调节,包括IL-1、淋巴毒素、VEGF、NF-κB (RANK)配体受体活化剂、巨噬细胞抑制因子(MIP)-1α及肿瘤坏死因子(TNF)]。骨损伤在自然状态下是溶骨性破坏,极少和成骨细胞的新骨形成有关,因为成骨细胞被骨髓瘤细胞产生的dickhoff-1(DKK-1)所抑制。因此放射性核素骨扫描较单纯平扫对于诊断的价值要小。溶骨作用导致了骨中的钙大量动员,严重的急性或慢性高钙血症就只配了临床的表现。局限的骨损伤可能扩大到大片状的骨损伤,特别是颅骨(图17-4)、锁骨、胸骨，椎骨的损坏可能导致脊髓受压。

骨髓瘤患者另外一个最常见的临床问题是易感染。最常见的感染疾病是肺炎和肾盂肾炎，最常见的致病菌是肺炎链球菌、金黄色葡萄球菌、肺部的克雷伯菌、大肠埃希菌及其他尿路的革兰阴性菌。25%的患者会出现反复的感染，超过 75%的患者在疾病进展中会出现严重的感染。感染的倾向有多种原因导致。首先，MM 会出现弥漫性的低免疫球蛋白血症（不考虑 M 蛋白），低免疫球蛋白血症的发生的原因有正常抗体的生成减少和破坏增加。而且，一些患者机体在应对 MM 时会出现循环调节细胞，这些细胞可以抑制正常抗体的合成。如 IgG 骨髓瘤，正常的 IgG 抗体的降解会比正常人更快，因为 IgG 抗体的分解代谢率是直接和血清浓度相关的。M 蛋白水平升高会导致抗体的分解代谢率从正常的 2%提高到 8%～16%。这些患者的抗体应答会降低，特别是对多聚糖抗原，如存在于细菌细胞壁的多聚糖抗原。多发性骨髓瘤的 T 细胞功能大多数是正常的，但是 $CD4^{+}$ 细胞亚群可能会降低。粒细胞溶菌酶的水平降低，粒细胞的迁移能力较正常人会降低，可能是肿瘤产物导致的结果。多发性骨髓瘤患者还会出现许多补体功能的异常。所有这些因素导致了患者的免疫低下。一些常用的治疗药物例如地塞米松，也会抑制免疫应答，从而提高感染的风险。

表 17-1　多发性骨髓瘤的临床表现

临床表现	根本原因及发病机制
高钙血症、骨质疏松、病理骨折、溶骨性损害、骨痛	肿瘤扩张、肿瘤细胞产生的破骨细胞活因子、成骨细胞抑制因子
肾衰竭	高钙血症、轻链沉积、淀粉样变、尿酸性肾病、药物毒性(非类固醇抗炎药，二磷酸盐)、造影剂
容易乏力/贫血	骨髓浸润、抑制因子的产生、溶血反应、红细胞生成减少、红细胞生成素水平降低
复发性感染	低免疫球蛋白血症、CD4 计数降低、中性粒细胞迁移能力降低
神经系统症状	高黏滞血症、冷球蛋白血症、淀粉沉积、高钙血症、神经压迫、抗神经元抗体、POEMS 综合征、治疗相关毒性
恶心呕吐	肾衰竭、高钙血症
出血/凝血疾病	凝血因子功能失调、凝血因子抗体、内皮细胞淀粉损害、血小板功能失调、血小板抗体包裹、治疗相关的高凝损害

POEMS. 多发性神经病，器官巨大症，内分泌疾病，多发性骨髓瘤，皮肤改变

肾衰竭的发生率约为 25%，肾病理检查发现有 50%以上出现病理改变。许多因素会导致肾衰竭的发生。高钙血症是最常见的因素。淀粉样物质在肾小管的沉积、高尿酸血症、反复的感染、非甾体消炎药的反复使用以控制疼痛、使用含碘的造影剂、双磷酸盐及 MM 细胞偶然对肾的浸润等都可以导致肾功能降低。但是，和轻链排出相关的管型损害几乎总是存在。正常情况下，轻链在肾小管过滤再吸收，然后分解代谢。随着肾小管处轻链的增多，肾小管细胞就处于超负荷状态，那么肾小管就可能由于轻链毒性效应的直接效应或细胞内溶酶体酶类释放的间接效应导致损伤。肾小管损伤的最早表现是成人范可尼综合征（2 型近端肾小管酸中毒）伴随葡萄糖和氨基酸的丢失及肾酸化和浓缩尿液功能的下降。蛋白尿并不伴随着高血压，蛋白几乎全部都是轻链。通常尿液中几乎不含白蛋白，因为肾小球的功能是正常的。当肾小球受累时，就会出现非选择性的蛋白尿。MM 患者还会出现阴离子间隙降低[如 $Na^{+}-(Cl^{-}+HCO_3^{-})$]，因为 M 蛋白所带电荷是阳离子，从而导致氯化物的保留。这通常伴随着低钠血症，而且被认为是人为导致的(假性低钠血症)，因为蛋白的升高导致了血清含水相对减少。由于轻链沉积病、轻链管型肾病及淀粉样变导致的肾功能紊乱随着治疗是可以逆转的。如果多发性骨髓瘤患者出现脱水则有发生急性肾衰竭的倾向。

正细胞正色素性贫血发生率约有 80%。原因通常是正常的骨髓被肿瘤细胞所侵占、肿瘤细胞产生的因子对造血作用的抑制及肾促红细胞生成素的生成减少。而且，轻微的溶血反应也会导致贫血。患者由于叶酸或维生素 B_{12} 的缺乏导致的巨幼红细胞性贫血的发生率要比预期高。除了进行治疗后，粒细胞减少和血小板减少的发生非常罕见。凝血异

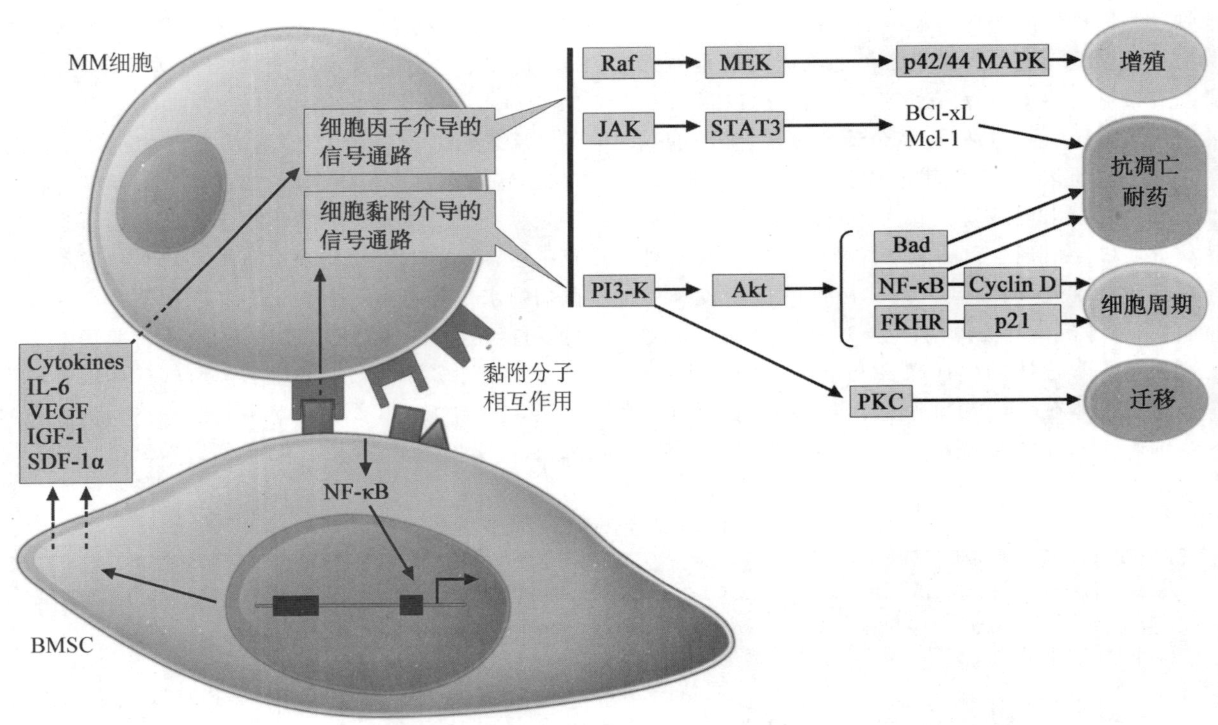

图 17-3 多发性骨髓瘤的发病机制

MM 细胞和骨髓基质细胞及细胞外基质蛋白通过黏附分子相互作用，介导了黏附介导的信号通路和细胞因子的产生。这也驱动了细胞因子介导的信号通路，为细胞生长、存活、抗凋亡效应及耐药的发展提供了条件

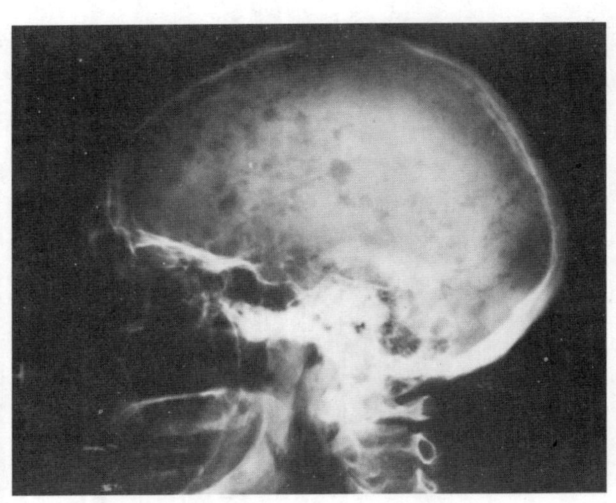

图 17-4 多发性骨髓瘤的骨损伤

颅骨显示了多发性骨髓瘤特征性的典型的穿凿样损伤。这个损伤显示了一个单纯的溶骨性损害，极少或不伴随成骨细胞活性(Courtesy of Dr. Geraldine Schechter; with permission.)

常也会出现，其原因有抗体包裹后的血小板功能失调及 M 蛋白对凝血因子Ⅰ、Ⅱ、Ⅴ、Ⅶ或Ⅷ等的影响。深静脉血栓也会随着沙利度胺或来那度胺联合地塞米松的使用而出现。雷诺现象和循环受损也会因为 M 蛋白形成的冷球蛋白而出现，高黏滞综合征也会依赖 M 蛋白(最常见的是 IgM、IgG3 和 IgA 副蛋白)的物理性质而出现。高黏滞血症的定义是依据和水相比的血清相对浓度。正常的血清相对黏滞度为 1.8(如血清在正常情况下的黏滞度约为水的 2 倍)。当血浆黏滞度高于 4 个黏滞度单位时，高黏滞血症的症状就会出现，这时的副蛋白的浓度通常如下：IgM 40g/L (4g/dl)、IgG3 50g/L (5g/dl)、IgA 70g/L(7g/dl)。

尽管神经系统症状的发生率不高，但是也有很多原因导致其发生。高钙血症会导致嗜睡、虚弱、抑郁和混乱。高黏滞血症会导致头痛、乏力、视物障碍和视网膜病变。骨损伤和骨折会导致脐带压迫、神经根痛及排便排尿控制减低。淀粉样物质对周围神经的浸润会导致腕管综合征及其他感觉运动神经的单发或多发病变。与意义未明的单克隆免疫球蛋白免疫球蛋白病(MGUS)及多发性骨髓瘤相关的神经病变多发生在感觉神经而不是运动神经，且 IgM 型的神经病变发生率高于其他类型。感觉神经病变也是沙利度胺和硼替佐米治疗的不良反应。

多发性骨髓瘤许多的临床特征，如脐带压迫、病理性骨折、高黏滞血症、败血症和高钙血症都可以出现急症。尽管身体中的浆细胞分布广泛，但是肿瘤的播散多局限于骨和骨髓，原因尚不清楚，极少引起脾、淋巴结或肠相关淋巴组织的肿大。

诊断和分期

多发性骨髓瘤经典的 3 种表现是骨髓浆细胞增多(＞10%)、溶骨性骨损害及血清或尿液 M 蛋白。骨髓浆细胞是 CD138 阳性的且是单克隆的。多发性骨髓瘤患者最重要的鉴别诊断包括 MGUS 和冒烟型骨髓瘤(SMM)。MGUS 通常比 MM 更常见，其发病率占 50 岁以上人口的 1%，75 岁以上人口的 10%。MGUS、SMM 和 MM 的诊断标准，见表 17-2。如果骨髓细胞进行放射性胸腺嘧啶检测以确定分裂期的细胞，那么 MGUS 患者的标记指数＜1%，而多发性骨髓瘤患者的标记指数＞1%。尽管每年只有 1% 的 MGUS 进展为 MM，但是所有的多发性骨髓瘤都是以 MGUS 过渡而来的。非 IgG 亚型、异常的 κ/λ 游离轻链比例及血清 M 蛋白＞15g/L(1.5g/dl) 等会使得 MGUS 向 MM 转变的风险提高。从 SMM 到多发性骨髓瘤的转变高风险的特征，包括骨髓浆细胞增多＞30%、异常的 κ/λ 游离轻链比例及血清 M 蛋白＞30g/L(3g/dl)。典型的 MGUS 和 SMM 患者无须治疗。多发性骨髓瘤有两个主要的变体：骨孤立性浆细胞瘤和髓外浆细胞瘤。不到 30% 的病例这些损害是和 M 蛋白相关的，它们更易影响年轻的患者，中位生存期都大于 10 年。骨孤立性浆细胞瘤是指单一的溶骨性损害而不伴骨髓浆细胞瘤。髓外浆细胞瘤通常累及鼻咽部或鼻窦的黏膜下淋巴组织也不伴骨髓浆细胞瘤。这两个肿瘤都对局部放疗反应较好。如果出现 M 蛋白，则 M 蛋白应在治疗后消失。骨孤立性浆细胞瘤可以在其他的骨区复发从而进展为多发性骨髓瘤。髓外浆细胞瘤很少复发或进展。

表 17-2　多发性骨髓瘤、多发性骨髓瘤变体和 MGUS 的诊断标准

MGUS
血清 M 蛋白＜30g/L
骨髓克隆性浆细胞＜10%
没有其他 B 细胞增殖性疾病的证据
没有骨髓瘤相关的器官或组织损害(没有终末器官的损害，包括骨损害)[a]
无症状型骨髓瘤(冒烟型骨髓瘤)
血清 M 蛋白≥30g/L 和(或)
骨髓克隆性浆细胞≥10%
没有骨髓瘤相关的器官或组织损害(没有终末器官的损害，包括骨损害)[a] 或症状
有症状型骨髓瘤
血清和(或)尿液出现 M 蛋白
骨髓出现(克隆性)浆细胞[b] 或浆细胞瘤
骨髓瘤相关的器官或组织损害(没有终末器官的损害，包括骨损害)
不分泌型骨髓瘤
免疫固定电泳显示血清和(或)尿液中不含 M 蛋白
骨髓克隆性浆细胞增多≥10%或浆细胞瘤
骨髓瘤相关的器官或组织损害(没有终末器官的损害，包括骨损害)[a]
骨孤立性浆细胞瘤
血清和(或)尿液出现 M 蛋白[c]
克隆性浆细胞导致的骨单一区域的损害
骨髓显示不符合 MM
骨骼检查正常(脊柱和骨盆的 MRI)
没有相关器官或组织损害(除了单一性骨损害没有终末器官的损害)[a]

[a] 骨髓瘤相关的器官或组织损害(终末器官损害)(ROTI)：钙升高，血清钙＞0.25mmol/L 的正常上线或＞2.75mmol/L；肾功能不全，肌酐＞173mmol/L；贫血，血红蛋白较正常下限低 2g/dl 或血红蛋白＜10g/dl；骨损害，溶骨性破坏或骨质酥松伴压缩性骨折(MRI 或 CT 可以确定)；其他，有症状的高黏滞血症，淀粉样变性，反复的细菌感染(12 个月内超过 2 次感染)

[b] 如果行流式细胞术检测，多数浆细胞(＞90%)显示了恶性的表型

[c] 有时可以出现少量的 M 蛋白

多发性骨髓瘤患者的临床评估包括详细的查体以寻找骨的薄弱区和包块。胸部和骨的X线片可以反映溶骨性损害或弥漫性骨质减少。MRI检查可以提供一个更敏感的方法来确定骨髓浸润的程度及有疼痛症状患者脊髓或神经根受压的程度。全血细胞计数和分类可以反映贫血的程度。红细胞沉降率会升高。极少的患者(约2%)会出现浆细胞白血病(>2000个浆细胞/μl)。这种情况会出现在IgD(12%)和IgE(25%)型骨髓瘤中,但发病率并不成比例。血清钙、尿素氮、肌酐和尿酸水平会升高。血清免疫球蛋白和游离轻链的蛋白电泳检测对于检测和确定M蛋白峰有帮助,且可以通过免疫电泳得以补充,后者对于检测低浓度的蛋白电泳无法检测到的M蛋白的敏感性会升高。24h尿液检测对于本周蛋白的排泄的检测是必要的。血清碱性磷酸酶水平在即使有广泛的骨受累时也可以正常,因为缺乏成骨细胞的活性。血清 $β_2$ 微球蛋白的检测也是非常重要。

血清M蛋白所占的比例为IgG 53%、IgA 25%、IgD 1%;20%的患者只会在血清和尿中出现轻链。蛋白尿的检测对于轻链的检测是不可靠的,本周蛋白的耐热检测会在50%的轻链型患者中出现错误的阴性结果。不到1%的患者会出现未分型的M蛋白;这些患者通常有轻链型多发性骨髓瘤,肾的分解代谢使得轻链在尿中无法检测。在大多数这种患者中,轻链现在可以通过血清游离轻链分析进行检测。IgD型多发性骨髓瘤也会表现为轻链型多发性骨髓瘤。约有2/3的血清中出现M蛋白的患者也会在尿中出现轻链。轻链型也对生存有影响。分泌λ轻链的患者的总生存期比分泌κ轻链的患者要短很多。是否是因为细胞增殖上的遗传学的决定因素导致的或是因为λ轻链比κ轻链更易产生肾损伤和形成淀粉类物质导致的还不清楚。重链也对患者有影响。IgM型患者出现高黏滞血症的比例为50%,而IgA、IgG患者只有2%~4%。在IgG型多发性骨髓瘤中,IgG3亚型形成浓度和温度依赖的聚合物的风险最高,这些聚合物在较低血清浓度时就会导致高黏滞血症和冷凝集。

用多发性骨髓瘤患者的分期(表17-3)来评估患者生存,其依据了多种临床和实验室结果,和实体瘤的组织学分期系统不同。之前使用的DS分期系统发现无法预测大剂量化疗后或新型靶向药物治疗后患者的预后。

表17-3 国际分期系统

	分期[a]	中位生存期(月)
$β_2$ 微球蛋白<3.5mg/L,alb ≥ 3.5g/dl	Ⅰ(28%)	62
$β_2$ 微球蛋白<3.5mg/L,alb<3.5g/dl 或 $β_2$ 微球蛋白=3.5~5.5mg/L	Ⅱ(39%)	44
$β_2$ 微球蛋白>5.5mg/L	Ⅲ(33%)	29

[a]. 百分数每一期患者的比例

血清 $β_2$ 微球蛋白是一个很好的独立预后因素,可以取代分期系统。$β_2$ 微球蛋白是一个11 000mol wt的蛋白,和免疫球蛋白恒定区具有同源性,其是每一个细胞表面的1型主要组织相容性抗原(HLA-A、HLA-B、HLA-C)的轻链。$β_2$ 微球蛋白<0.004g/L的患者的中位生存期为43个月,>0.004g/L的患者的中位生存期只有12个月。$β_2$ 微球蛋白和白蛋白水平是三期ISS分期系统的主要依据。目前认为一旦多发性骨髓瘤的诊断确立,组织学的异型性特征也对预后产生影响。乳酸脱氢酶的高标记指数和高水平也和不良预后相关。

其他影响MM预后的因素有是否存在细胞遗传学异常和数量、亚二倍体、染色体13q和17p缺失、t(4;14)和t(14;16)易位、循环浆细胞、体力状态、血清可溶性IL-6受体水平、C反应蛋白、干细胞生长因子、1型胶原C端交联肽、转化生长因子(TGF)-β及多配体聚糖1。基因芯片和比较基因组杂交技术形成了RNA和DNA为基础的预后分期系统的主干。ISS分期系统是目前使用最广泛的评估预后的方法。

治疗 多发性骨髓瘤

约有10%的多发性骨髓瘤患者的疾病呈现惰性的病程,其多年都可以是一种缓慢进展的疾病。这部分患者只有在出现贫血、高钙血症、进展性溶骨性损害、肾功能不全、血清骨髓瘤蛋白进展性的升高和(或)本周是蛋白尿或反复的感染等症状时才需要抗肿瘤治疗。骨孤立性浆细胞瘤和髓外浆细胞瘤的患者在接受 40Gy 左右的局部照射后可以获得长期的无病生存。骨孤立性浆细胞瘤患者有很小概率会发生骨髓受累。这些患者被检测到通常是由于他们的血清 M 蛋白在缓慢的下降或开始消失而几个月后而出现。这部分患者对全身性治疗反应较好。

系统性和(或)侵袭性多发性骨髓瘤的患者需要治疗干预。总体来讲,这种治疗分为两种:系统性的治疗以控制多发性骨髓瘤的进展,对症治疗以预防疾病并发症。有效的治疗可以很大程度上延长生存期,提高患者生存质量。

初诊多发性骨髓瘤的初始标准治疗,依据患者是否可以接受大剂量化疗伴自体干细胞移植。

对于适合接受移植的患者,烷化剂如美法仑等应该避免使用,因为这些药物会损伤干细胞,导致自体移植时干细胞收集失败。新型药物联合脉冲式糖皮质激素现在已经成为初诊多发性骨髓瘤患者的标准诱导治疗。两个 2 期临床研究表明,沙利度胺联合地塞米松作为初诊适合移植的多发性骨髓瘤患者的初始治疗,显示了 2/3 的患者有迅速的应答,且成功收集移植使用的外周血干细胞。一个随机的 3 期临床试验显示了沙利度胺(200mg 口服,每日临睡前)加地塞米松(每 2 周使用 4d,共 40mg)的缓解率要远高于单用地塞米松,奠定了在初诊 MM 中联合化疗方案作为标准治疗的基础。重要的是,新型药物蛋白酶体抑制剂硼替佐米和沙利度胺衍生物免疫调节剂来那度胺也和地塞米松联合治疗,并显示出了较高的缓解率(80%),且无须干细胞移植。这些新型药物的广泛细胞毒性作用加之优良的疗效使得其成为更受欢迎的诱导治疗药物。为了使更多患者得到缓解及提高缓解的程度就需要加入其他药物作为治疗方法。来那度胺、硼替佐米和地塞米松联合已经达到几乎 100% 的缓解率,其他三药联合方案(硼替佐米、沙利度胺加地塞米松或硼替佐米、环磷酰胺加地塞米松)达到 90% 以上的缓解率。初始治疗会一直持续直到达到最大限度消灭肿瘤。

对于不适合进行移植的患者,治疗策略包括烷化剂美法仑和泼尼松的间断给药。美法仑/泼尼松(MP)的常规剂量为美法仑每日 0.25mg/kg,每日泼尼松 1mg/kg,持续 4 天。剂量可以适当调整,根据不可预知的药物吸收及骨髓的耐受力。然而,一些研究将 MP 方案和新型药物联合治疗,显示了更好的缓解和预后。对于 65 岁以上的患者,MP 方案联合沙利度胺较单纯 MP 方案可以获得更高的缓解率和更长的总生存。同样的,硼替佐米联合 MP 方案较单纯 MP 方案也获得了更好的缓解(71% vs 35%)和更长的总生存(3 年生存率 72% vs 59%)。来那度胺联合 MP 方案诱导治疗加来那度胺维持治疗较单纯 MP 方案也获得了更长的无进展生存。这些新药和 MP 的联合也使得完全缓解率升高(MPT 15%,MPV 30%,MPR 20%,MP 2%~4%)。对治疗有反应的患者大体都获得了迅速且令人满意的症状的缓解,如骨痛、高黏滞血症、贫血及感染。血清 M 蛋白的改善可能滞后于症状的缓解。M 蛋白的降低依靠肿瘤杀伤的比例及免疫球蛋白的分解速率,后者反过来也依赖血清的浓度(对于 IgG)。轻链的排泄,其半衰期为 6h,会在治疗的第 1 周下降。由于尿中轻链水平也和肾小管功能有关,因此它们不是肿瘤细胞杀伤的可靠指标;但是血清游离轻链水平有可能会升高。尽管患者可能未达到完全缓解,但是临床缓解可以持续很长一段时间。M 蛋白水平的重要意义不在于治疗后其降低多少或多快降低,而在于其升高的比例有多少。

有随机试验对比了标准剂量化疗与大剂量美法仑(HDT)联合造血干细胞支持的疗效,结果显示,HDT 可以达到较高的总生存率、更长的无进展生存与总生存;但是极少有患者可以治愈。虽然标准剂量化疗的完全缓解率很小(<5%),HDT 可以达到 25%~40% 的完全缓解率。在几组随机临床试验中,5 组研究中的 4 组显示 HDT 可以获得更好的无事件生存、5 组研究中的 4 组显示 HDT 可以获得更高的完全缓解率、5 组研究中的 3 组显示 HDT 可以获得更好的总生存。一个随机试验显示诱导治疗后的早期移植和复发后的移植两者相比在总生存上并无差异。这些结果提供给我们一个可以延迟移植的选择,特别是有更多药物和联合方案的选择。两个连续的 HDT 比单 HDT 对于没有达到完全缓解或首次移植后达到非常好的部分缓解的患者有更好的疗效。异基因移植也可以获得较高的缓解,但是治疗相关的死亡率可以达到 40%。非骨髓移植性的异基因移植正在评估中,其旨在减低毒性,从而达到免疫性的移植物抗骨髓瘤效应。

在一个单一的研究中,标准剂量化疗后的口服泼尼松作为维持治疗显示有效。标准剂量化疗后的维持治疗可以延长缓解时间,包括 HDT。HDT 后的沙利度胺治疗可以延长无复发生存。一个 3 期临床研究表明接受来那度胺作为 HDT 后的维持治疗较安慰剂组获得了更好的预后,另一个 3 期临床研究表明未移植的患者采用MP加来那度胺后使用来那度胺维持可以获得更长的无进展生存。

复发的多发性骨髓瘤患者可以采用新型药物治疗，包括来那度胺和(或)硼替佐米。这些药物不仅靶向肿瘤细胞，而且影响肿瘤细胞和骨髓的相互作用及骨髓微环境。这些药物联合地塞米松治疗复发的患者可以获得60%的部分缓解和10%～15%的完全缓解。沙利度胺如果没有在初始治疗时使用，则可以在复发的患者中使用并获得缓解。大剂量美法仑和干细胞移植如果在初始没有采用，那么也可以用于治疗复发的患者。

多发性骨髓瘤患者的中位总生存期为7～8年，年轻患者可以达到10年以上。主要的死亡原因是骨髓瘤的进展、肾衰竭、败血症及治疗相关的病态造血。约1/4的患者死于心肌梗死、慢性肺部疾病、糖尿病或脑卒中，所有这些都是发生于病程中，它和患者年龄的关系更大而不是肿瘤本身。

对于预期的并发症采用支持治疗和初始的抗肿瘤治疗一样重要。高黏滞血症通常可以采用双磷酸盐、糖皮质激素、水合作用和尿钠排泄等治疗。降钙素会增强糖皮质激素对骨吸收的抑制作用。双磷酸盐(如氨羟双膦酸二钠每月90mg或唑来膦酸每月4mg)可以抑制破骨的再吸收、保存体力、提高生活质量、降低骨相关症状还可能有抗肿瘤效应。下颌骨坏死和肾功能不全会在少数患者中出现。增强骨骼的治疗，如氟化物、钙、维生素D，加或不加雄激素等也被提倡，但是还未证明有效。防止医源性的肾功能进一步损害可以采用维持大量的水摄入以防止脱水并可以帮助排泄轻链和钙。当发生急性肾衰竭时，血浆置换比腹膜透析的效果要好10倍；但是它在逆转肾衰竭上的作用还有争议。通过有效的抗肿瘤治疗如硼替佐米来降低蛋白负荷是很重要的，也会提高功能的恢复。尿路感染应该得到重视并早期处理。高黏滞血症可以采用血浆置换法治疗。尽管肺炎链球菌抗原对于多发性骨髓瘤患者非常可怕，但是肺炎球菌多糖疫苗可能不会诱导抗体的应答反应。静脉预防性输注γ球蛋白可以对于反复严重的感染患者中使用。不推荐长期口服抗生素预防。下肢出现神经系统症状、严重的局部背痛或排尿排便控制障碍的患者应该立即行MR检察和放疗以防止脊髓受压。大多数的骨痛可以通过镇痛药和化疗而缓解，一些特定的疼痛性的损伤可以迅速地通过局部照射缓解。多发性骨髓瘤相关的贫血可以采用红细胞生成素加补血药(铁、叶酸、钴胺素)治疗。明确贫血的病因，必要时应采用特殊的治疗。

Waldenström巨球蛋白血症

1948年，Waldenström描述了一个淋巴浆细胞样细胞的恶性肿瘤并分泌IgM。与MM相比，这种疾病与淋巴结病变和肝脾大有关，但其主要的临床表现是高黏滞血症。这个疾病和许多相关的疾病相似，如CLL、骨髓瘤和淋巴细胞性淋巴瘤。其起源于后生发中心的B细胞，在淋巴滤泡中经过体细胞突变和抗原选择，具有IgM的记忆B细胞的特征。Waldenström巨球蛋白血症和IgM型骨髓瘤有着相似的临床进程，但治疗的选择却不同。IgM型MM的诊断通常是患者具有溶骨性骨破坏、骨髓主要以$CD138^+$浆细胞浸润。这类病人较Waldenström巨球蛋白血症的患者具有更高危的病理骨折风险。

巨球蛋白血症的发病原因尚不清楚。这个疾病和MM相似，男性稍多于女性，随着年龄的增长发病率升高(中位发病年龄64岁)。有报道显示，巨球蛋白血症患者的IgM有和髓磷脂相关糖蛋白(MAG)的特异性，MAG是一种和周围神经系统脱髓鞘疾病相关的蛋白，其可能在早期丢失，其比大家熟知的多发性硬化患者的髓鞘碱性蛋白的范围更广。一些巨球蛋白血症的患者可以出现周围神经病变，这部分患者中有50%是抗MAG抗体阳性的。这种神经病变可以早于肿瘤的出现。有一种推测认为疾病的全过程开始于病毒感染，导致了和正常组织交叉的抗体应答。

和MM相似，Waldenström巨球蛋白血症也累及骨髓，但和MM不同的是，它不会引起骨损害和高黏滞血症。骨髓有＞10%的淋巴浆细胞样细胞(表面IgM^+、$CD19^+$、$CD20^+$、$CD22^+$、罕见$CD5^+$、$CD10^-$、$CD23^-$)的浸润并伴有肥大细胞数量的升高。和MM一样，血清中出现M蛋白，且超过30g/L(3g/dl)，但和MM不同的是，IgM副蛋白的大小并不会导致肾的排泄，只有20%的患者出现轻链的排泄。因此肾损害不常见。κ轻链型占80%的病例。患者可以有MM相似的表现，如虚弱、乏力、反复感染，但是鼻出血、视力障碍、神经系统症状如周围神经病变、头晕、头痛和一过性轻瘫在Waldenström巨球蛋白血症中更常见。查体可见淋巴结肿大和肝脾大，眼底镜检查发现高黏滞血症特征性的视网膜静脉分割和扩张。患者会出现正细胞正色素性贫血，但是缗钱状红细胞和Coomb试验阳性在巨球蛋白血症中更常见。恶性淋巴细胞通常会出现在外周血中。约有 10%的巨球蛋白是冷球蛋白。这些是单纯的 M 蛋白而不是在风湿性关节炎和其他自身免疫性疾病中可以见到的混合的冷球蛋白。混合冷球蛋白由 IgM 或 IgA 混合 IgG 组成，因为它们是特异性的。两种情况下由冷沉淀引起的雷诺现象和严重的血管症状都会发生，但是混合冷球蛋白和恶性肿瘤的关系不大。依据病史和查体怀疑具有冷球蛋白的患者在抽取血液时应该采用温暖的注射器，并采用含有热水的容器中将血液送到实验室，以防止检测冷球蛋白的误差。

治疗　Waldenström 巨球蛋白血症

控制严重的高黏滞血症症状如意识状态的改变或轻瘫可以通过血浆置换迅速的缓解，因为 80%的 IgM 副蛋白是血管内的。中位生存期为 50 个月，和 MM 相似。但是许多 Waldenström 巨球蛋白血症的患者呈现惰性的病程，而不需要治疗。治疗前的资料包括老年人、男性、全身症状、血细胞减少等都提示了患者处于高危状态。氟达拉滨（每天 $25mg/m^2$，持续 5d，每 4 周为 1 个疗程）和克拉屈滨（每天 0.1mg/kg，持续 7d，每 4 周为 1 个疗程）是非常有效的单药治疗药物。约 80%的患者对化疗反应较好，中位生存期>3 年。利妥昔单抗可以单药使用也可以联合使用，疗效都较好。和 MM 一样，新型药物的使用如硼替佐米、苯达莫司汀和来那度胺等都提高了患者的预后。

POEMS 综合征

POEMS 综合征的特征是多发性神经病变、器官肿大、内分泌疾病、多发性骨髓瘤和皮肤改变（POEMS）。患者通常具有严重的进展性的多发感觉运动神经病变，与骨髓瘤导致的硬化性骨损害有关。1.4%的骨髓瘤会出现多发性神经病变，但 POEMS 综合征只是这个 1.4%患者中罕见的一个亚组。不像典型的骨髓瘤，肝大和淋巴结肿大可见于 2/3 的患者，脾肿大见于 1/3 的患者。淋巴结肿大通常在组织学上和 Castleman 病相似，后者和 IL-6 的产生过多有关。内分泌的表现包括女性闭经，男性阳萎和乳房发育。高泌乳素血症是由于下丘脑的正常抑制调控丧失，可能是和其他中枢神经系统表现有关如视盘水肿、脑脊液压力过高、蛋白含量过高等。2 型糖尿病可见于约 1/3 的患者。甲状腺功能低下和肾上腺功能低下偶尔可见。皮肤改变多样：色素沉着、多毛症、皮肤增厚及杵状指等，其他的表现包括外周性水肿、腹水、胸腔积液、发热和血小板增多等。POEMS 综合征的患者并不一定具有前述的所有表现。

POEMS 综合征的发病机制还不清楚，但是前炎性细胞因子 IL-1、IL-6、VEGF 和 TNF 等的循环高水平是存在的，抑制性细胞因子 TGF-β 的水平也会降低。MM 的治疗会导致其他疾病表现的好转。

患者的治疗通常和 MM 的治疗相似。血浆置换对于 POEMS 综合征的作用不大。表现为孤立性硬化性损害的患者在接受局部放疗治疗浆细胞瘤后可以缓解神经系统症状。和 MM 一样，新型的药物及大剂量化疗加自体干细胞移植也都在使用并显示了较长的无进展生存。

重链病

重链病是罕见的淋巴浆细胞样恶性肿瘤。其临床表现根据重链类型的不同而差异很大。患者缺乏轻链，而分泌有缺陷的重链，这种重链通常有一个完整的 Fc 片段，但 Fd 区缺失。γ、α、μ 重链病已有报道，但是 δ、ε 重链病尚无报道。这些肿瘤的分子生物学分析结果显示了其结构遗传上的缺陷，这可能是其异常重链分泌的原因。

γ 重链病（Franklin 病）

这种疾病广泛影响了不同年龄和不同国家的患者。它的特征有淋巴结肿大、发热、贫血、精神萎靡、肝脾大和虚弱。其通常和自身免疫疾病相关，特别是风湿性关节炎。其最有特点的症状是上腭水肿，是由于 Waldeyer 环的淋巴结受累导致的，可能会进展导致呼吸困难。其诊断依赖异常的血清 M 蛋白［通常<20g/L（<2g/dl）］，后者可以与抗 IgG 的试剂反应而不能与抗轻链反应。其 M 蛋白可以同时出现在血清中和尿液中。大部分的病变蛋白是 γ1 亚型的，但是其他亚型也可见。患者可以出现血小板减少、嗜酸性粒细胞增多，非诊断性的骨髓检查显示淋巴细胞或浆细胞增多，而不会被轻链着色。病情通常迅速进展，患者通常会死于感染；但是一些患者经化疗治疗后可以存活 5 年。当出现症状时需要治疗，可以采用低级别淋巴瘤使用的联合化疗方案。利妥昔单抗也证实有效。

α 重链病（Seligmann 病）

这是一种最常见的重链病。其和地中海淋巴瘤的关系密切，后者通常好发于有肠寄生虫地区的年轻患者，如地中海、亚洲和南美。其特征是分泌缩短的 α 链的淋巴浆细胞样细胞对小肠固有层的浸润。α 重链的检测较困难，因为其倾向于聚合，从而在电泳谱上显示的是污点而不是一个尖峰。尽管其具有聚合的倾向，但是高黏滞血症并不是 α 重链病的常见问题。因为没有 J 链协助聚合，所以黏滞度并没有升高。血清和尿液中没有轻链。患者表现为慢性腹泻、体重减轻和吸收不良，有广泛的肠系膜和腹主动脉腺病。呼吸道受累较罕见。患者的临床进程差异很大。一些患者可能发展为弥漫性进展性的恶性淋巴瘤的组织学表现。化疗可以获得长期的缓解。极少患者对抗生素治疗有效，所以其可能不是感染因素导致的抗原刺激，可能是一些慢性的肠道感染。化疗加抗生素治疗较单用化疗的疗效更好。免疫增生性小肠病（IPSID）被认为是一种感染性的病原体相关的人类淋巴瘤，它和耶尔森弯曲杆菌有关。其主要累及近端小肠，导致吸收不良、腹泻和腹痛。IPSID 和过度的浆细胞分化有关，其产生缩短的 α 重链而缺乏轻链，同时也缺乏第一个恒定区。早期的 IPSID 对抗生素应答较好（30%～70%完全缓解）。大多数未治疗的 IPSID 患者会进展到淋巴浆细胞样细胞淋巴瘤和免疫母细胞淋巴瘤。对抗生素无效的患者可以考虑使用低级别淋巴瘤的联合化疗方案。

μ 重链病

单纯分泌 μ 重链入血清可以发生在极少数的 CLL 患者中。这个唯一能与 μ 重链病相区别的特点就是恶性淋巴细胞中出现液泡及尿液中排泄 κ 轻链。诊断需要超速离心或者凝胶过滤来证实病变蛋白和轻链无反应性，因为一些完整的巨球蛋白无法和这些血清发生反应。肿瘤细胞无法装配重链和轻链，因为它们在胞质中包含了这两种物质。没有证据表明患者应该和其他 CLL 患者采用不同的治疗方法（参见第 15 章）。

（唐海龙　高广勋　译）

第 18 章

Chapter 18

淀粉样变性

David C. Seldin　Martha Skinner

概述

淀粉样变性(AL)是由于不溶性高分子纤维蛋白原纤维在器官组织间隙中沉积的一类疾病,属蛋白质分子折叠异常疾病的一种,发病率逐年升高。这类病还包括阿尔茨海默病及其他神经退行性疾病、朊蛋白病和由基因突变导致的错误折叠、聚集、蛋白功能丧失的遗传病,如囊性纤维化突变。淀粉样原纤维拥有共同β折叠结构象,赋予其独特的染色性能。1854 年,病理学家 Rudolf Virchow 在显微镜下观察到这种类似于纤维素样的物质,将其命名为"淀粉样蛋白"。

淀粉样疾病由原纤维沉积物中蛋白的生化特性和临床表现来定义的,可分为系统性和局部性,获得性和遗传性(表 18-1)。专业术语称为"AX","A"表示淀粉样变,"X"表示原纤维沉积物中的蛋白质。"AL"指由免疫球蛋白轻链(LCs)沉积所形成的淀粉样变,称为"原发性系统性淀粉样变性",由 B 细胞异常克隆产生,可能与骨髓瘤或淋巴瘤相关。"AF"包括"家族型淀粉样变性",一般由甲状腺素蛋白(转运甲状腺素和视黄醇蛋白)突变引起。"AA"是急性血清淀粉样蛋白 A 引起的淀粉样变,发生于慢性炎症或传染性疾病,也称为"继发性淀粉样变性"。由 β_2 微球蛋白形成的淀粉样物质称为"AβM",可见于终末期的肾病(ESRD)患者。"Aβ"来源于异常的淀粉样前体蛋白(APP),是局限性淀粉样变性最常见的沉积物,可见于阿尔兹海默病患者的脑组织中。

淀粉样变性的诊断和治疗依赖于淀粉样沉积物的病理诊断、免疫组化及生化分型(图 18-1)。系统性淀粉样变,可累及全身任意器官,可对累及的器进行活检。一般选取牙龈或直肠黏膜的血管进行活检,但最容易获得的组织是脂肪,且 80%以上系统性淀粉样变病人的脂肪活检都是阳性的。局部麻醉后,细针穿刺腹壁的脂肪涂片染色,可避免手术操作。如果腹壁脂肪的活检是阴性的,才考虑进行肾、心、肝或者胃肠道的活检。常规的淀粉样蛋白的折叠结构用刚果红染料染色后在偏光表微镜下表现出独特的绿色双折射。只要发现淀粉样物质,通常用免疫组化法、免疫电镜、提取和生化分析的质谱分析或其他方法来确定它的蛋白类型。仔细评估病人病史、体格检查及临床表现,包括年龄、种族、累及的器官系统、基础疾病及家族史,均有助于淀粉样的分型。

关于原纤维形成和其组织毒性的机制仍有争议。变异的蛋白质及不稳定的蛋白结构,前体蛋白中大量的β折叠构象、前体蛋白水解,血清或细胞外基质的有关成分(淀粉样 P 物质、载脂蛋白 E 和黏多糖),以及身体局部的性质如组织的 pH 是原纤维形成的因素。单体蛋白从低聚物逐渐形成高价聚合物,当聚合物的大小达到一个临界时,就变得不可溶解,并作为纤维素沉积于细胞外组织。这些大分子沉积物影响器官功能,而且低聚的淀粉样前体蛋白可被细胞吸收,可能对细胞有毒。

淀粉样变性的临床症状与常规实验室检查一样均无相对特异性。血细胞计数一般正常,而血沉升高。肾受累的病人会出现蛋白尿,可达 30g/d,并可导致显著的低蛋白血症。累及心脏的病人通常有脑钠肽(BNP)、前脑钠肽(pro-BNP)和肌钙蛋白的升高。这些指标常用来监测病情活动及预后情况,但在肾灌注不足的时候,这些指标也会升高。肝受累的晚期病人,通常会发展为胆汁淤积并伴有碱性磷酸酶的升高,但转氨酶很少升高,且肝的合成功能仍正常。AL 型的淀粉样变会发生内分泌疾病,实验室检查证实有甲状腺功能减退症、肾上腺皮质功能减

表 18-1　淀粉样纤维蛋白及其临床表现

项目	前体蛋白	临床表现	累及脏器
	系统性淀粉样变性		
AL	免疫蛋白轻链	原发性或多发性骨髓瘤相关[a]	任何器官
AH	免疫蛋白重链	原发性或多发性骨髓瘤相关(罕见)	任何器官
AA	血清淀粉样 A 蛋白	继发性;反应性[b]	肾,任何器官
Aβ_2M	β_2 微球蛋白	透析相关	滑膜,骨
ATTR	甲状腺素蛋白	家族性(突变)老年系统性(野生型)	心脏,周围及自主神经
AApoAI	载脂蛋白 AI	家族性	肝,肾
AApoAII	载脂蛋白 AII	家族性	肾
AGel	凝胶蛋白	家族性	角膜,脑神经,肾
AFib	纤维蛋白原 Aα	家族性	肾
ALys	溶菌素	家族性	肾
ALECT2	白细胞趋化因子 2	?	肾
	局部淀粉样变性		
Aβ	淀粉样 β 蛋白	阿尔茨海默病,唐氏综合征	中枢神经系统
ACys	胱抑素 C	淀粉样脑血管病	中枢神经系统,血管
APrP	朊蛋白	海绵状脑病	中枢神经系统
AIAPP	胰岛淀粉样多肽(胰淀素)	糖尿病相关	胰腺
ACal	降钙素	甲状腺髓样癌	甲状腺
AANF	心钠素	年龄	心房
APro	催乳素	内分泌病	垂体

a. 皮肤、结膜、膀胱和支气管树会可有局部的沉积物;b. 继发于慢性炎性、感染及遗传性周期性发热,如家族性地中海热

退症及垂体功能减退症。但是这些检查结果,对淀粉样变性来说都不是特异性的。因此,淀粉样变性的诊断取决于活检组织刚果红染色后,在偏光显微镜下显现出的绿色双折射。

AL 型的淀粉样变

病因和发病率

AL 型的淀粉样变是指由骨髓中分泌单克隆免疫球蛋白 LC 的浆细胞克隆性增殖,并作为淀粉样纤维素沉积在组织中。克隆性浆细胞是否分泌 LC 及 LC 的错误折叠或正常折叠并导致的 AL 型淀粉样变,使得细胞大量扩增并发展成骨髓瘤都是偶发的、不确定的。这两种过程可能有不同的分子病理学病因。AL 型的淀粉样变可伴有多发性骨髓瘤或 B 淋巴组织增生的疾病,包括非霍奇金淋巴瘤、Waldenstrom 巨球蛋白血症。在北美,系统性淀粉样变最常见的类型是 AL 型的淀粉样变。它的发病率大概为 4.5/100 000,但其调查是不全面的,真正的发病率应该更高。AL 型的淀粉样变和其他浆细胞病一样,通常在 40 岁以后发病,并且进展迅速,如果不对其进行治疗,则会死亡。

AL 型的淀粉样变的病理和临床特征

AL 型淀粉样变的沉积物分布广泛,除中枢神经系统外,任何器官的间质组织内都可存在。淀粉样纤维沉积物是由大小为 23kDa 的整个单克隆 Ig LCs 或其更小的片段,如 11～18kDa 大小的可变区或可变区和部分恒定区组成的。AL 型淀粉样变中 κ 和 λ 所有 LC 亚型都已经发现,但以 λ 为主。λ 的 6 个亚型有独特的结构特点,使其在肾内易纤维化。

AL 型的淀粉样变通常进展迅速,并有多种临床症状,对其的诊断主要是合适的检查。非特异性的症状如疲乏和体重减轻很常见,但是直到某个特定器官受累出现症状后,才明确诊断淀粉样变性,否则

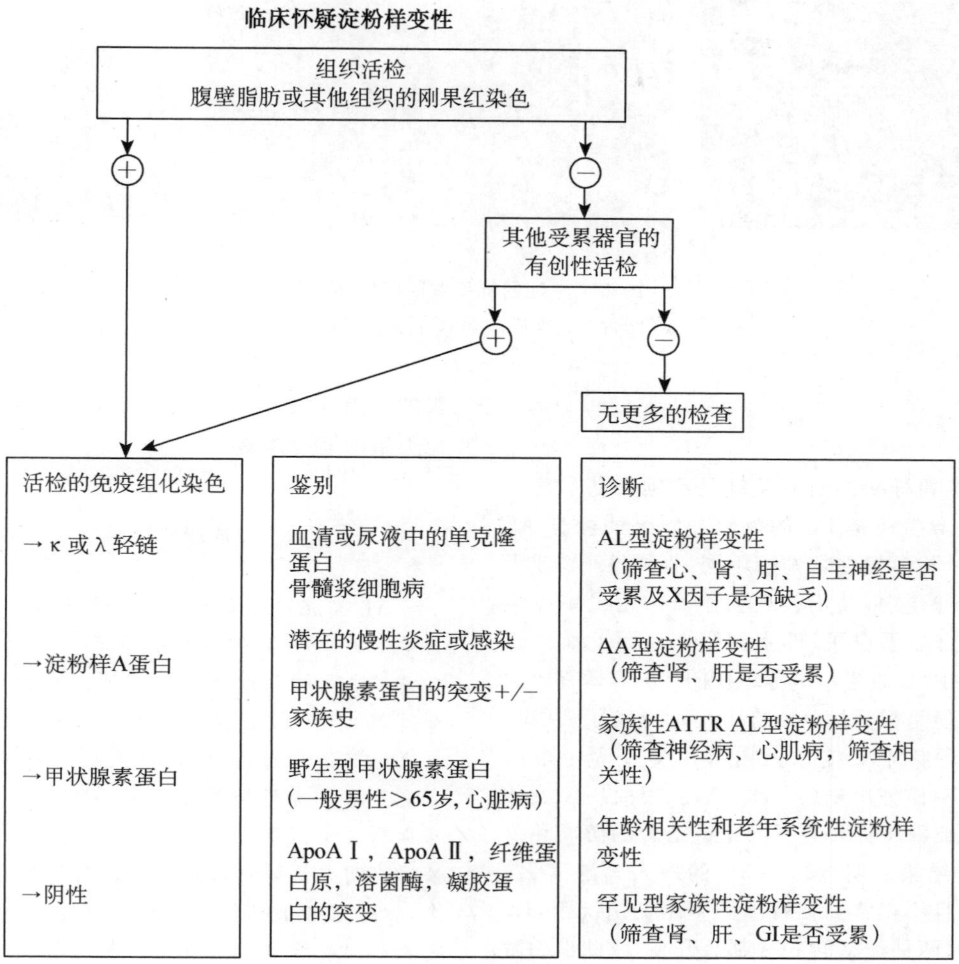

临床怀疑淀粉样变性

组织活检
腹壁脂肪或其他组织的刚果红染色

(+) → 活检的免疫组化染色

(−) → 其他受累器官的有创性活检 → (+) → 活检的免疫组化染色；(−) → 无更多的检查

活检的免疫组化染色	鉴别	诊断
→κ 或 λ 轻链	血清或尿液中的单克隆蛋白 骨髓浆细胞病	AL型淀粉样变性 （筛查心、肾、肝、自主神经是否受累及X因子是否缺乏）
→淀粉样A蛋白	潜在的慢性炎症或感染	AA型淀粉样变性 （筛查肾、肝是否受累）
→甲状腺素蛋白	甲状腺素蛋白的突变+/−家族史	家族性ATTR AL型淀粉样变性 （筛查神经病、心肌病，筛查相关性）
	野生型甲状腺素蛋白 （一般男性＞65岁，心脏病）	年龄相关性和老年系统性淀粉样变性
→阴性	ApoAⅠ，ApoAⅡ，纤维蛋白原，溶菌酶，凝胶蛋白的突变	罕见型家族性淀粉样变性 （筛查肾、肝、GI是否受累）

图 18-1　淀粉样变性的诊断及分型依据

临床怀疑：不明原因的肾病、心肌病、神经病、肠病、关节病和巨舌。ApoAⅠ. 载脂蛋白 AⅠ；ApoAⅡ. 载脂蛋白 AⅡ；GI. 胃肠道

很少考虑。在 70％的淀粉样变性的病人中，肾是最易受侵犯的器官。肾的淀粉样变通常表现为蛋白尿，尿蛋白量在肾病范围内，但有与之相关的显著低蛋白血症，还有继发的低胆固醇血症和全身性水肿。但有些病人，肾小管的淀粉样变性，而肾小球正常，会产生氮质血症，却没有显著蛋白尿。在 50％的病人中，心脏是第二易累及的器官，但却是主要的死亡原因。在早期，心电图表现为肢导联上的低电压，即假性心肌梗死的表现。最后，超声心电图会显示心室向心性增厚和舒张功能不全，出现限制型心肌病，但即使在疾病的晚期，收缩功能仍然保留。即使在现代高分辨率的超声心动图上，sparkly 的现象也是看不到的。心脏的 MRI 可显示心室壁的不断增厚和心内膜造影增强特性。神经系统的症状包括周围感觉神经病变、自主神经功能障碍（如胃肠功能紊乱，早期表现为腹胀、腹泻和便秘）和直立性低血压。约 10％的病人可以见到锯齿状僵硬的巨大舌，是 AL 型的淀粉样变特异性病理表现。肝受累会出现胆汁淤积和肝大。脾也时常受累，在无显著脾大时，可能会有功能性脾功能减退。许多病人由于毛细血管的淀粉样沉积物及凝血因子Ⅹ的缺乏（黏附于淀粉样沉积物上），而变得易于淤青，出现皮肤瘀斑，尤其在眼周，表现为“浣熊眼”。其他表现还有指甲营养不良、脱发和淀粉样关节病，如腕和肩关节滑膜的增厚（图 18-2）。多系统的病变或一般的疲乏伴随这些临床症状中任意一项都应该做一个淀粉样变性的检查。

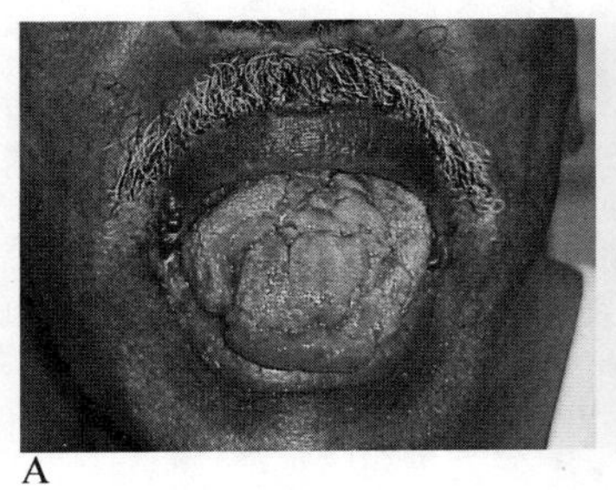
A

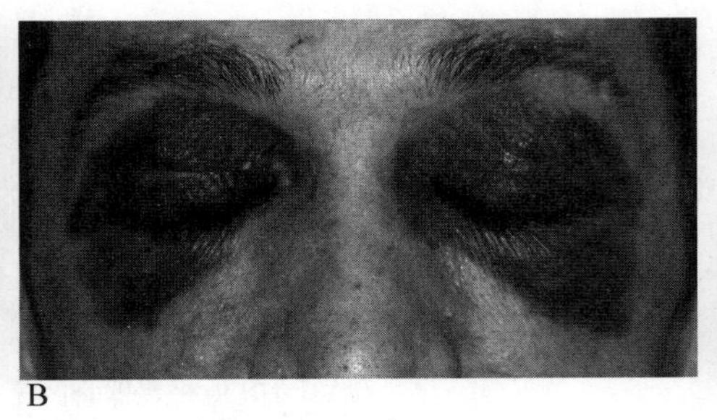
B

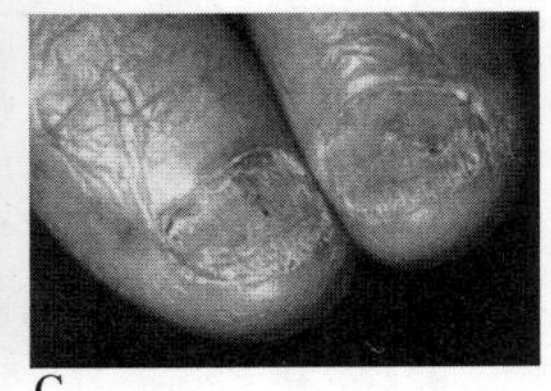
C

图 18-2 淀粉样变性的临床体征

A. 巨舌;B. 眶周瘀斑;C. 指甲营养不良

诊断

AL 型淀粉样变诊断的关键是鉴别其基本病变是 B 淋巴织增生还是 LC 的克隆。如果怀疑有 AL 型淀粉样变,与多发性骨髓瘤不同,克隆性 LC 或者完整的免疫球蛋白,并不表现为血清中足量单克隆的"M 峰"或 LC 蛋白尿(即本周蛋白),因此血清蛋白电泳(SPEP)和尿蛋白电泳(UPEP)并不是有效的筛选试验。但是,超过 90%的病人血清或尿液中单克隆 LC 或者整个免疫球蛋白可用免疫固定电泳(SIFE/UIFE)检测出来(图 18-3A)。用商用浊度的方法分析在血清中循环且不与重链结合的游离免疫球蛋白 LCs 结果表明,超过 75%的病人其游离 κ/λ 的比值升高且不正常。在肾灌注不足的情况下,LC 的清除减少,两种类型的 LCs 都会升高,因此检测游离 κ/λ 的比值和其绝对量都很必要。正常时骨髓中浆细胞占有核细胞的 5%~30%,但 90%的 AL 型淀粉样变性的病人其比例显著增加,用流式细胞仪、免疫组化染色或者 LC mRNA 的原位分子杂交可以证实 κ 和 λ 的克隆性增殖(图 18-3B)。

血清蛋白的自身单克隆并不是淀粉样变性的诊断依据,因为意义未明单克隆的免疫球蛋白(MGUS)在老年人中很常见(详见第 17 章)。但是,当病人存在 MGUS 并经活检证实淀粉样变性后,应该强烈怀疑 AL 型淀粉样变性。同理,因骨髓浆细胞的中度升高而怀疑病人为冒烟型骨髓瘤时,如果他们有器官功能的障碍,应该筛除 AL 型淀粉样变。准确的分型对准确治疗至关重要,一些 AL 淀粉样沉积物可非特异性黏附许多抗血清抗体,如果淀粉样物质黏附某个轻链抗体优先于另一个,那么其免疫组化染色就很重要。免疫电镜术比较可靠,也可以做微序列测定,即在质谱测定的基础上,从纤维沉积物中抽取的少量蛋白进行微序列测定。对分型模糊的病例,应通过基因手段或其他检测方法排除其他类型的淀粉样变性。

治疗 AL 型淀粉样变性

AL 型淀粉样变的特征是广泛的多系统的病变。若不治疗中位生存期自诊断后算起只有 1~2 年。目前用多发性骨髓瘤的治疗方法来靶向治疗克隆性骨髓浆细胞。定期口服美法仑和泼尼松的治疗方案可减轻浆细胞的负担,但是只有一小部分人会产生完全血液学缓解和器官反应并提高生存期(中位生存期为 2 年),目前已经不再广泛使用。尽管地塞米松对有明显水肿或心脏疾病的病人来说不能一直耐受,但地塞米松代替泼尼松会产生更高的应答率和更长时间的缓解。自体干细胞移植(HSCT)后静脉滴注大剂量的地塞米松,可使 40%的病人产生完全的血液学应答,其应答采用骨髓中克隆浆细胞的完全消失(CR)及 IFE 测量的单克隆 LC 和游离 LCs 消失来衡量。通过器官功能和生活质量的提高,可追踪患者相继 6~12 个月的血液学反应。HSCT 后的 CR 患者似乎比多发性骨髓瘤患者更加持久,有些病人的缓解可持续 15 年以上,并不再接受额外的治疗。然而,只有一半的 AL 型淀粉样变性的病人有能力接受积极地治疗,甚至在特殊治疗中心,由于器官功能障碍,其移植死亡率都要比其他血液病高。淀粉样心肌病、营养不良、机体损伤状态和多器官疾病都会导致过高的发病率和死亡率。尽管少数病人会发生由于凝血因子Ⅹ黏附于淀粉样纤维素,造成易出血体质,但增加骨髓抑制期的治疗高死亡率的风险。用单一的随机多中心试验来比较口服美法仑和地塞米松与 HSCT 的疗法,目前尚不能显示出剂量强化治疗的益处,但试验表明移植相关的死亡率很高。

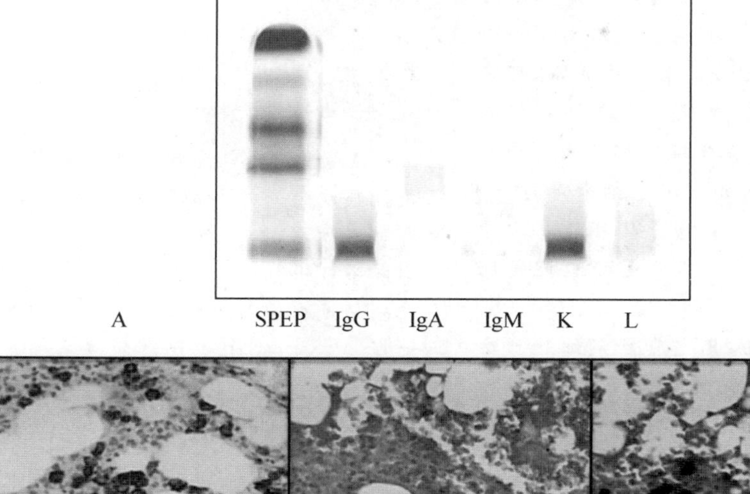

B

图 18-3 AL 淀粉样变性的实验室检查

A. 此例血清免疫固定电泳显示，IgGκ 型的单克隆蛋白，但一般血清免疫固定电泳是正常的。B. 另一个病人骨髓的部分活检：免疫组化（左）后可见 CD138 抗体（浆细胞高表达蛋白多糖）。中间和右边的图是用荧光标记的探针黏附于 λ、κ 浆细胞内的 mRNA（Ventana 医疗系统），进行原位杂交染色。SEPE. 血清蛋白电泳（照片由 C. O'Hara 提供）

对于心肌受到淀粉样变侵犯而出现心功能不全或心律失常的病人，如果不治疗，其中位生存期大约只有 6 个月，而干细胞移植和高剂量的化疗都很危险。这些病人可在 HSCT 后行心脏移植，避免淀粉样沉积物沉积在移植的心脏或其他器官里。

近年来，新的药物已经被用来治疗浆细胞疾病。免疫调节剂沙利度胺和来那度胺都很有效，来那度胺较易耐受，其剂量低于治疗骨髓瘤的量，和地塞米松联用会产生完全的血液学缓解并改善器官功能。蛋白酶体抑制剂硼替佐米在单一和多中心试验中被证实是有效的。联合治疗试验正在不断发展，研究仍在探索未知的诱导方法和维持现状的治疗方案。对于提高这种罕见疾病治疗的临床试验是非常必要的。

支持治疗对任一类型的淀粉样变性疾病来说都很重要。对肾病综合征，利尿剂和长筒袜可以改善水肿，而血管紧张素转化酶抑制剂应小心使用，因为未发现它可以减慢肾病变的进展。由淀粉样心肌病导致的充血性心力衰竭的最佳疗法也是应用利尿剂，特别注意，洋地黄、钙离子通道阻滞剂和β受体阻滞剂的使用都是相对禁忌的，因为它们可与淀粉样纤维素反应并产生心脏传导阻滞，恶化心力衰竭。胺碘酮通常用来治疗心房心室的心律失常。多功能除颤仪的使用虽然对增厚的心肌治疗效率下降,但仍可使部分病人获益。心房射频消融是心房纤维化有效的治疗方法。若传导异常,可考虑人工心室起搏。心房收缩功能障碍在淀粉样心肌病中很常见,即使没有心房纤维化都应该考虑抗凝治疗。自主神经的病变可用α激动剂来治疗,如米多君,以维持血压,胃肠道功能紊乱可能是由于动力性或者大块占位造成的。不论是经口还是肠外营养支持都很重要。

局部的AL淀粉样变性,其克隆性浆细胞产生的淀粉样沉积物可浸润到呼吸道、膀胱、皮肤和淋巴结的局部组织(表18-1)。外科手术或放疗可对这些局部组织的沉积物有效,而常规的系统化治疗是不合适的。应该建议病人去那些熟知罕见淀粉样变性病的中心去治疗。

AA型的淀粉样变性

病因和发病率

AA型淀粉样变性可发生于几乎所有与慢性炎症(如类风湿关节炎、炎症性肠病、家族性地中海热和其他的周期性热症状)或慢性感染(如肺结核和亚急性细菌性心内膜炎)有关的病变。在欧美,由于抗炎和抗菌治疗的不断进展,AA型淀粉样变性已经不太常见,只见于2%以下的病人。据报道AA型淀粉样变还可能与Castleman病(巨淋巴结增生症/血管滤泡性淋巴组织增生)有关,所以这类病人应该做CT及血清学和微生物学的检查来排除类似于Castleman病的肿瘤。AA型淀粉样变也可见于没有任何其他潜在疾病的患者。发生于儿童的系统性淀粉样变性的类型只有AA。

临床特征

相比于AL型淀粉样变,AA型淀粉样变的沉积范围比较局限,通常始发于肾。在疾病进展时也可出现肝大、脾大和自主神经的病变,而心肌病变少有发生。但是,临床症状和体征很难和AL型淀粉样变鉴别。AA型淀粉样沉积物由分子量为8kDa和12kDa(76个氨基酸的氮端)的前体蛋白组成,即血清淀粉样蛋白A(SAA)。SAA是急性期由肝合成并由高密度脂蛋白(HDL3),转运到浆细胞的载脂蛋白。多年潜在的炎症性疾病会导致SAA缓慢升高并早于原纤维的形成,而感染则会使AA沉积物出现的更快。

治疗 AA型淀粉样变

AA型淀粉样变的主要治疗是对潜在炎症和感染性疾病的治疗。抑制或消除这些炎症和感染的治疗可减少SAA蛋白的聚集。对于家族性地中海热,可给予秋水仙碱1.2～1.8mg/d,秋水仙碱对其他原因的AA型淀粉样变和其他类型的淀粉样变性作用不佳。TNF和IL-1拮抗剂对与细胞因子升高相关的症状有效。对于这些疾病,目前只有针对纤维素的药。伊罗地塞就是用来干预AA淀粉样蛋白与黏多糖的相互作用从而防止或破坏纤维素的形成。此药不能减慢潜在感染的进展,但耐受性好且可延缓AA肾病的进展。伊罗地塞正在等待美国食品与药物监管局的审批。

AF型淀粉样变

家族性淀粉样变是一种常染色体显性遗传病,中年发病,血浆蛋白变性后形成淀粉样沉积物。这类疾病很罕见,尽管葡萄牙、瑞典和日本的偏远地区的基数导致其发生率比较高,在美国估计其发病率少于1/100 000。大量血浆蛋白转甲状腺素蛋白(TTR,也称前白蛋白)的突变是AF最常见的类型。现在已知的TTR的突变超过100种,并且大部分是和ATTR淀粉样变性相关。其中之一为V122Ⅰ,其在非裔美国人的人口中的携带频率高达4%并伴有相关的迟发性心脏淀粉样变性。非裔美国人的人口中真正的发病率和遗传外显率正在研究中,但是非裔美国人的病人表现为心脏向心性肥厚和舒张功能不良时在鉴别诊断中应该考虑此病。甚至野生型的TTR也可形成纤维素,在老年人中引起所谓的老年系统性淀粉样变性(SSA)。在超过80岁的老年病人的尸检中高达25%的病人可检出野生型的TTR,它和携带突变的TTR的年轻病人可表现出同样的淀粉样心肌病的临床症状。其他由载脂蛋白AⅠ或AⅡ、凝胶蛋白、纤维蛋白原Aα和溶菌酶引起的家族性淀粉样变性,据报道在全世界只存在于少数几个家族中。血清蛋白中的淀粉样蛋白正在逐步被发现,包括最近发现的白细胞趋化因子LECT2。

ATTR型或其他类型的家族性淀粉样变中,前白蛋白结构的变性是形成纤维素的关键因素。衰老的作用是有趣的，因为即使患者生来就带有变性的蛋白质并终身存在于体内，但直到中年才出现明显的临床疾病。年龄诱发淀粉样变性的机制，其更多证据是源于 TTR 的纤维沉积物 SSA 出现于老年患者。

临床特征和诊断

AF 型的淀粉样变性的表现多种多样，但同族系中发病的病人通常都有相同的突变蛋白。明确的家族史使得 AF 诊断的可能性较大，但许多病人零星地表现出新突变的蛋白。ATTR 通常表现为家族性多神经的淀粉样变性和家族性淀粉样心肌病的症状。周围神经病常始于下肢的感觉和运动神经病变，然后蔓延到上肢。自主神经病变表现为胃肠道症状如伴随体重减轻的腹泻和直立性低血压。其最常见的突变类型是 TTR V30M 的患者，其超声心动图也许是正常的，但却有传导缺陷，需要安装起搏器。TTR T60A 和少数其他类型突变的患者，也有和 AL 型淀粉样变性相似的心肌肥厚，但是心力衰竭不太常见，而且预后也较好。淀粉样沉积物引起的玻璃体浑浊是 ATTR 淀粉样变性的特异性病理表现。

其他类型的 AF 的典型症状包括肾的淀粉样变性（由纤维蛋白原、溶菌酶、载脂蛋白突变引起）、肝的淀粉样变性（由载脂蛋白 AⅠ突变引起）和脑神经及角膜的淀粉样变性（由凝胶蛋白突变引起）。AF 型淀粉样变性的患者可表现出类似于 AL 型患者的临床症状，并可发展为 AL 型，或者相反，发展为 MGUS。因此，对有淀粉样变性的病人来说，重要的是监测其浆细胞功能紊乱和突变。TTR 蛋白的变性可用等电聚焦检测，但 DNA 序列测定才是 ATTR 和其他 AF 突变诊断的标准。

治疗　ATTR 淀粉样变性

经过治疗后，ATTR 发病后的生存期为 5～15 年。原位肝移植可清除变性 TTR 产物的主要来源，代之以正常的 TTR，同时它也可以减慢疾病的进展及改善部分病人自主和周围神经病变。心肌病变通常无改善，甚至肝移植后会恶化，可能为 SAA 中野生型 TTR 的沉积造成的。体外实验发现非致病的 TTR 是稳定的四聚体混合物，多中心临床试验正在研究中。

Aβ_2M 型的淀粉样变性

Aβ_2M 型的淀粉样变性是由 β_2 微球蛋白，即人类白细胞抗原Ⅰ的恒定链构成的，患者长期血液透析后会有风湿病的表现。β_2 微球蛋白由肾排泄，ESRD 时其值升高。β_2 微球蛋白分子量为 11.8kDa，大于透析膜的孔径。随着新的高流量透析技术的发展，此病的发病率下降。

Aβ_2M 型的淀粉样变性经常表现为腕管综合征、关节液的持续渗出、脊柱关节病和骨囊性变。腕管综合征通常是此病的首发症状。在过去，高达 50%的透析病人有关节液渗出伴轻微不适，这些症状可超过 12 年之久。大关节（肩关节、膝关节、腕关节和髋关节）经常受累，并呈对称性。尽管滑膜液是非炎性的，但经刚果红染色后可在其沉积物中找到 β_2M。而 β_2M 淀粉样沉积物很少侵犯内脏，如胃肠道、心脏、肌腱和臀部的皮下组织。对此型淀粉样变性没有特异的治疗，但肾移植后停止透析会改善其症状。

总结

当病人出现无法解释的肾病综合征、心肌病（特别是伴有舒张功能不良时）、神经病变（不管是周围神经病还是自主神经病）、肠道病变、软组织特异性的巨舌和眶周瘀斑时，都应该考虑淀粉样变性的诊断。抽吸腹部脂肪或活检受累器官，经刚果红染色后，可在病理上识别其淀粉样纤维素类型。而免疫、生化、基因检测联合起来对淀粉样变性的准确分型，对其选择最佳治疗方案是不可或缺的参见图 18-1。三级转诊中心可为这些罕见病的病人提供专业诊断技术并入组临床试验。

（曹　春　高广勋　译）

第六部分　止 血 障 碍

第 19 章

Chapter 19

血小板和血管壁疾病

Barbara Konkle

概述

止血是一个动态的过程，血管内血小板发挥关键作用。损伤后活化的血小板黏附于内皮下暴露的血管性假血友病因子(vWF)和胶原上。血流作用于血小板的剪切力也可以活化血小板，特别是在血管壁病变区域，也受炎症状态的血管内皮细胞的影响。活化的血小板表面是凝血因子激活的主要生理部位，而凝血因子的激活进一步导致的血小板活化和纤维蛋白的形成。遗传和后天因素对血小板和血管壁及凝血和纤溶系统均有影响，决定了是否正常止血，或导致出血及凝血异常。

血小板

血小板在毛细血管窦中血流的影响下由巨核细胞释放。正常的血小板计数是 150 000～450 000/μl。促血小板生成素(TPO)在肝合成，是调节血小板生成的主要因子。炎症因子特别是白细胞介素-6 可促进 TPO 合成。TPO 受体与血小板和巨核细胞结合，并在循环过程中分解。血小板和巨核细胞减少可促进 TPO 水平升高，从而刺激血小板生成。血小板循环的平均寿命为 7～10d。约 1/3 的血小板潴留在脾，且数目可随着脾体积而变化，即使脾增大，血小板计数也很少降低至<40 000/μl。血小板在生理上非常活跃，但无细胞核结构，因此合成新的蛋白质的能力有限。

正常血管内皮通过抑制血小板聚集防止血栓形成(详见第 3 章)。当血管内皮受到损伤时，损伤抑制性因素通过 vWF 促使血小板黏附于暴露内膜的表面，大的多聚蛋白质在血浆和内皮下血管壁的细胞外基质生成。血小板黏附触发胞内信号的生成，导致血小板糖蛋白(Gp)Ⅱb/Ⅲa(αⅡbβ_3)受体活化和血小板聚集。

活化血小板释放胞内颗粒，包括核苷酸、黏附蛋白、生长因子和促凝血因子，促进血小板聚集和血栓形成，促进凝块微环境的形成。在血小板凝集期间，其他汇集至损伤部位的血小板将促使血小板血栓形成。凝血过程中形成的纤维蛋白网促进血小板血栓稳定。

血管壁

在整个循环网络中，内皮细胞在表面排列着共计$(1\sim6)\times10^{13}$ 个细胞，覆盖面积相当于 6 个网球场。血管内皮生理功能包括控制血管通透性、分泌生物活性分子和营养物质、血管壁血细胞间相互作用、炎症反应和血管生成。

内皮细胞通常具有抗血栓功能(详见第 3 章)，但受刺激时，抑制纤维蛋白溶解，激活血小板，迅速成为血栓，可促进凝血。在许多情况下，内皮衍生的血管扩张剂是血小板抑制因素(如一氧化氮)，同时内皮源性血管收缩因子(如内皮素)却是血小板激活因素。扩张血管和抗血小板聚集功能的效应是促进血液流动，而血管收缩和血小板活化的效应是促进血栓形成。因此，血液的流动性和止血是由内皮细胞抗血栓/血栓形成和血管扩张/收缩特性的调节。

血小板疾病

血小板减少症

血小板减少主要因素：①骨髓生成减少；②潴留，通常在肿大的脾中；③血小板破坏增加。遗传或后天因素均可造成血小板减少。评估患者的血小板减少症，一个关键步骤是检查外周血涂片，首先排除假性血小板减少，尤其是在患者无明显原因的血小板减少症。假性血小板减少(图 19-1B)是一种在乙二胺四乙酸(EDTA)[目前(紫顶抗凝管)用来收集完整的血液计数(国)]螯和外周血中钙离子,血小板抗体(通常是 IgG 及 IgM 和 IgA)导致血小板凝集。如果在 EDTA 抗凝的血中血小板计数减少,应收集枸橼酸钠抗凝血(蓝顶管)或肝素(绿顶管)抗凝血,采取血涂片方式以评估血小板计数,或用新鲜获得的不凝血涂片检查,如手指。

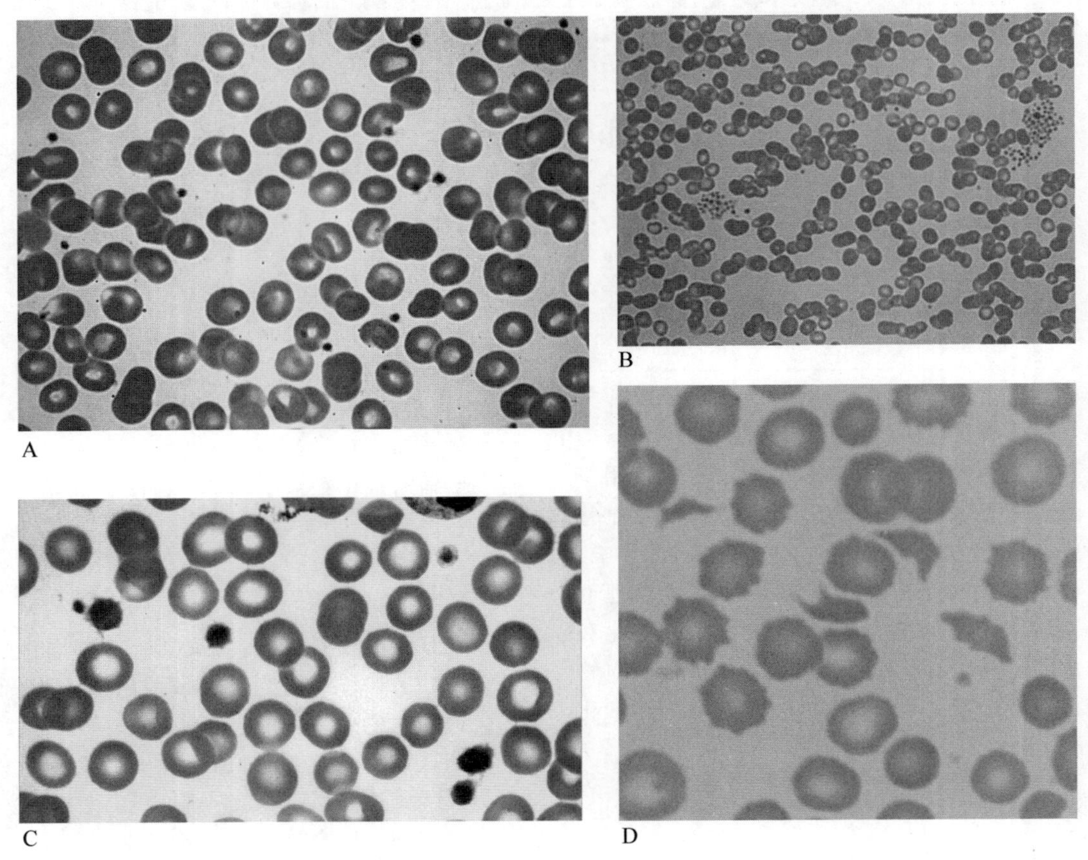

图 19-1 外周血涂片的显微照片

A. 正常外周血;B. 血小板聚集性血小板减少;C. 在常染色体显性遗传性血小板减少症中异常大的血小板;D. 在微血管病性溶血性贫血中碎裂细胞和血小板减少

走近患者 血小板减少症

病史、体格检查和 CBC 结果及外周血涂片复审是血小板减少患者的初步评估的关键步骤(图 19-2)。无论是否接受药物治疗,患者的整体健康影响鉴别诊断。一个健康的血小板减少的年轻人将比接受多种药物治疗的住院病人更易明确诊断。除了罕见的遗传性疾病,血小板生成减少通常由骨髓疾病引起,也会影响红细胞(RBC)和(或)外周血白细胞(WBC)生成。因为骨髓增生异常可表现为孤立的血小板减少,年龄超过 60 岁的患者表现为孤立的血小板减少症的人应做骨髓检查。遗传性的血小板减少症是罕见的,任何血小板计数减少患者均应获得有关家族史、详细的药物摄入史,包括非处方药和草药,药物是血小板减少症的最常见原因。

体格检查可记录脾大、慢性肝病和其他潜在的疾病的证据。许多人轻至中度脾大可能由于体型和(或)肥胖很难检查,但可以很容易地通过腹部超声评价。血小板计数是需要在微循环中维持血管的完整性下完成,有 5000～10 000/μl。当计数明显下降时,瘀点首先出现在门诊病人踝关节和足等高静脉压区域。瘀点明确并压不褪色通常是一种血小板计数降低的标志,而不是血小板功能障碍。渗出性紫癜和口腔黏膜血疱形成被认为是血小板减少患者存在危及生命的高出血风险。过度的损伤见于血小板数量和功能紊乱。

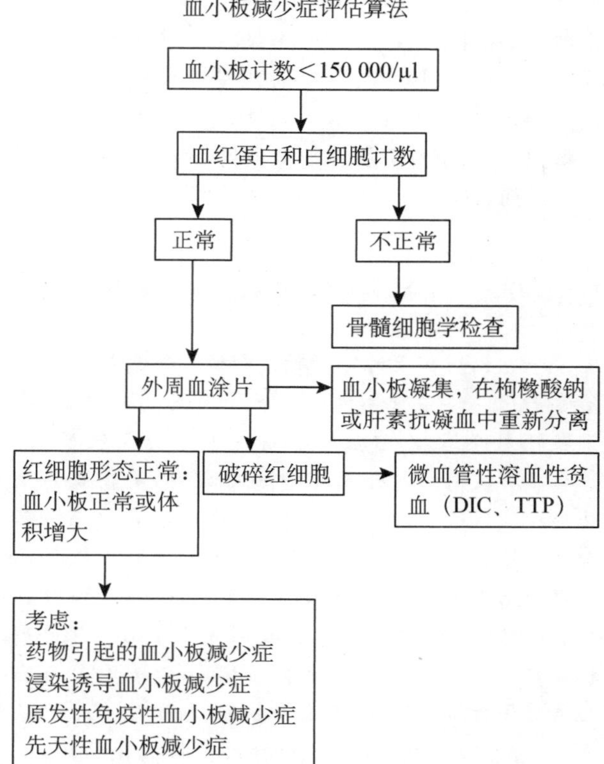

图 19-2　血小板减少的患者评估算法

DIC. 弥散性血管内凝血；TTP. 血栓性血小板减少性紫癜

感染性血小板减少症

许多病毒和细菌感染，是非致病性血小板减少症最常见的原因。这可能与最常见的全身性革兰阴性菌感染患者弥散性血管内凝血（DIC）的实验室证据相关。感染可影响血小板的生成和血小板生存。此外，免疫机制如传染性单核细胞增多和早期 HIV 感染也有作用。在 HIV 感染中晚期，全血细胞减少和血小板减少及不典型增生更普遍。儿童伴有病毒感染的免疫介导性血小板减少症几乎都可自愈。成年人这种感染与免疫性血小板减少性紫癜（ITP）相关性不是很清楚。

骨髓检查常被用作隐匿性感染的评价。一个在 HIV 感染患者骨髓检查不明原因发热的评估作用的研究发现，86％的患者诊断是通过侵入性更小的方法完成，特别是血培养。当诊断是迫切需要的或少侵入性的方法无法尽快明确诊断时，推荐行骨髓检查和培养。

药物诱导的血小板减少症

许多药物都伴有血小板减少。血小板计数减少可发生于许多化疗药物治疗后骨髓抑制期（详见第 28 章）。另外，常用的药物引起的孤立的血小板减少症见表 19-1，但所有的无明显原因而怀疑药物反应血小板减少症患者，如果可能的话应停止或替代所用药物。一个有用的网站 http://www.ouhsc.edu/platelets/index.html 列举了引起的血小板减少症的药物和补充报道，并且有相当的证据支持这种相关性。虽然没有很明确的研究，中药和过度处方药物也可能导致血小板减少症，血小板减少的病人应停止使用。

经典的药物依赖性抗特异性血小板表面抗原抗体反应是只有当药物存在时才发生并导致血小板减少。许多药物能够诱导这些抗体，但奎宁、磺胺类药物更常见。可以通过实验室检测药物依赖性抗体的结合，分析药物中存在的抗体。血小板减少通常发生在一段时间的药物接触后（中位数为 21d）或再次用药，并在停药后 7～10d 缓解。由血小板 GpⅡb/Ⅲa 抑制药物引起的血小板减少症，如阿昔单抗，可能发生在初始用药 24h。这似乎是由于自然存在的抗体与药物结合在血小板上而发生交叉反应。

表 19-1　肯定或可能导致孤立的血小板减少症的药物报道[a]

阿昔单抗	布洛芬
对乙酰氨基酚	碘番酸
鲁米特	左旋咪唑
氨基水杨酸	利奈唑胺
胺碘酮	甲氯灭
两性霉素 B	甲氧西林
氨苄西林	甲基多巴
卡马西平	萘啶酸
氯磺丙脲	萘普生
达那唑羟基	保泰松
卡托普利	苯妥英钠
西咪替丁	哌拉西林
泛影葡胺（泛影葡胺葡甲胺®）	普鲁卡因胺
双氯芬酸	奎宁
地高辛	奎尼丁
双嘧达莫	利福平
依替巴肽	辛伐他汀
乙胺丁醇	磺胺类药
法莫替丁	他莫昔芬
替罗非班	氟康唑
呋塞米	甲氧苄啶-磺胺甲噁唑
格列本脲	丙戊酸
金盐	万古霉素
氢氯噻嗪	
亚胺培南/西司他丁	

[a] 报道中：患者≥2 例

肝素诱导性血小板减少症

药物诱导的血小板减少症中，肝素与其他药物主要存在两个方面不同：①血小板减少通常是不严重的，最低的数量很少<20 000/μl；②肝素诱导的血小板减少症（heparin induced thrombocytopenia，HIT）与出血不相关，事实上明显增加血栓形成的危险。肝素由于抗体与血小板4因子（PF4）形成一个复杂的血小板特异性蛋白抗体。抗肝素/PF4抗体可以激活血小板的FcγRIIa受体和激活单核细胞和内皮细胞。许多病人有肝素/PF4抗体却似乎没有不良后果：一部分将进展成HIT，而一部分（≤50%）将进展为HIT相关的血栓形成（HITT）。

HIT可能发生于存在低分子肝素（LMWH）及普通肝素（UFH）时，而前者的发生率约是后者10倍。大多数病人在使用肝素5～14d进展为HIT（图19-3）。HIT发生于在肝素接触几周或几个月（<100d）并有抗肝素/PF4抗体进入循环5d内。少部分患者在肝素停用最初几天发生血小板减少症和血栓形成（称为延迟性打击）。4 Ts被推荐用于诊断HIT。

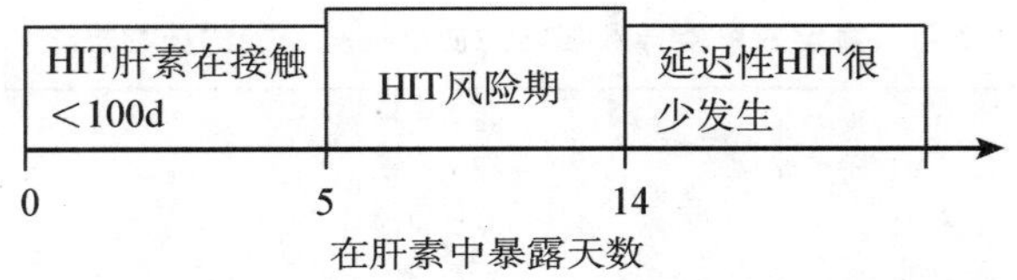

图19-3　肝素暴露的时间进展与HIT的发生

肝素暴露的时间进展是决定一个病人HIT的可能性的关键因素。HIT在肝素接触到肝素/血小板4因子（PF4）抗体的早期即发生，该抗体从循环消失需要到100d之后。少数HIT发生在肝素暴露之后（称为迟发性HIT）。在这种背景下，肝素/PF4抗体测试通常显著的阳性。HIT可以发生在普通肝素（UFH）和低分子量肝素（LMWH）暴露中

血小板计数下降、血栓形成和其他如局部皮肤反应等产生的时间目前尚不明确。一个新的基于广泛的专家意见模型的评分系统[HIT专家预测（HEP）评分]具有可操作性和实用性的特点，可以推广使用。

■ HIT的实验室检测　HIT（抗肝素/PF4）抗体可以使用两种类型的检测方法。最广泛使用的是一种酶联免疫吸附试验（ELISA），以PF4/聚阴离子络合物作为抗原。由于许多患者出现抗体，但不出现HIT临床表现，HIT的诊断特异性低。经历了体外循环手术的患者尤其如此，其中约50%的患者术后出现这些抗体。特异性IgG酶联免疫吸附增加了特异性，减少了灵敏度。另一方法是一种血小板活化试验，测量病人的血清在肝素中激活血小板的浓度依赖关系，本试验灵敏度较低但比ELISA特异性较高。然而，HIT仍然是一个临床诊断。

治疗　肝素诱导性血小板减少性紫癜

早期识别和及时停用肝素和使用替代抗凝剂是治疗HIT关键。血栓形成是一个常见的并发症，甚至在肝素停药后，依然可在静脉和动脉系统发生。患者具有较高的抗肝素/PF4抗体滴度，有较高的血栓形成的风险。诊断HIT患者，建议影像学评估病人的血栓。需要抗凝治疗的患者应转由肝素的替代抗凝剂治疗。直接凝血酶抑制剂（DTIS）阿加曲班和重组水蛭素可作为替代抗凝剂。DTI比伐芦定和抗凝血酶结合五糖磺达肝素也有效，但美国食品药品监督管理局（FDA）还没有批准该药用于此适应证。达那肝素（抗Xa活性葡糖胺多糖混合物）已广泛应用于治疗HITT，它在美国禁止使用，但在其他国家可以。HIT抗体反应与低分子肝素有交叉反应，因此这些制剂不应该用在治疗HIT。

由于HIT患者形成血栓概率较高，抗凝治疗应慎重考虑，尤其已形成血栓患者。血栓患者可以用华法林为期3～6个月的替代治疗。无血栓形成的患者尚无指征行抗凝治疗。在诊断后至少1个月，血栓形成的风险较高；然而，血栓最初形成的病人抗凝治疗后，之后是否再次发生血栓形成尚不明确。可以选择继续抗凝直到血小板恢复数天到1个月。在HIT或HITT情况下单独应用华法林可能会导致血栓形成，严重者出现静脉性坏疽，主要原因是由于华法林导致凝血激活，蛋白C和S水平严重降低，如果使用华法林抗凝，开始用DTI或Fonda pariux重叠使用以降低血小板减少和血栓形成风险。

免疫性血小板减少性紫癜

免疫性血小板减少性紫癜（immunologic thrombocytopenic purpura，ITP），也被称为特发性血小板减少性紫癜，是一种获得性疾病，有免疫介导的血小板破坏，有巨核细胞-血小板释放的抑制等。在儿童中，它通常是一种急性疾病，感染后加重，具有自限性特点。在成人，它通常是一个较长期的过程。ITP继发感染是常见的原因，如HIV和丙型肝炎等，自

身免疫性疾病[特别是系统性红斑狼疮(SLE)]可伴发。免疫性血小板减少性紫癜与幽门螺杆菌感染的关系尚不清楚。

ITP 的特征是皮肤黏膜出血和血小板计数降低,而外周血细胞涂片正常。患者通常会出现瘀斑、瘀点和血小板减少,在 CBC 检查时意外发现。皮肤黏膜出血如口腔黏膜、胃肠道或月经量过多等,中枢神经系统也可能出血,但很少危及生命。湿性紫癜(如口中血疱)和视网膜出血可能预示着危及生命的出血。

■ ITP 实验室检查　实验室测试抗体(血清学检测),由于敏感性和特异性均较低,通常对疾病的诊断意义不大。骨髓检查可用于老年人(通常>60 岁)特别是有其他症状或实验室检查异常、ITP 无法解释或初始治疗效果不佳患者。外周血涂片显示大血小板。根据出血史可能伴有缺铁性贫血。

为进一步评估 ITP 的病因,应检测 HIV 感染、丙型肝炎(和其他感染)、SLE 血清学检测、血清蛋白电泳和免疫球蛋白水平(检测低免疫球蛋白血症、IgA 缺乏症或单克隆免疫球蛋白病选择性试验)及直接抗球蛋白试验(Coomb's 试验)检查以排除合并自身免疫性溶血性贫血患者(伊万斯综合征)。

治疗　免疫性血小板减少性紫癜

ITP 的治疗是利用药物减少抗体结合的血小板网状内皮细胞破坏,减少抗体的生成和(或)增加血小板的产生。ITP 并不意味着必须治疗。患者的血小板计数>30 000/μl 时,血小板减少症相关的死亡率无显著增加,患者无出血症状。

严重的血小板减少症(<5000/μl)或先兆出血(如视网膜出血或大口腔黏膜出血)患者可在门诊使用单药进行初步治疗。传统应用泼尼松 1mg/kg 治疗 ITP,Rh_0(D)免疫球蛋白(WinRho SDF)50~75μg/kg 也被用于治疗 ITP。Rh_0(D)免疫球蛋白必须只用于 Rh 阳性患者,其作用机制是"饱和"抗体包被的细胞的 Fc 受体,抑制 Fc 受体的功能。因为有严重溶血的罕见并发症,FDA 建议输液后监测患者 8h。静脉注射混合的丙种球蛋白(IVIgG),主要是 IgG 抗体,通过不同机制也可阻止 Fc 受体系统。对脾切除术后患者 IVIgG 比抗 Rh_0(D)更有效。IVIgG 的剂量为 2g/kg,在 2~5d 分次给药。不良反应通常与输液量相关,包括无菌性脑膜炎和肾衰竭等。所有的免疫球蛋白制剂为人类血浆衍生并进行病毒灭活处理。

重症 ITP 和(或)出血的症状,入院治疗和综合治疗是使用大剂量糖皮质激素与 IVIgG 或抗 Rh_0(D)治疗,必要时给予额外的免疫抑制剂。利妥昔单抗、抗 CD20 抗体(B 细胞)在治疗难治性 ITP 疗效显著。

脾切除已用于糖皮质激素治疗后复发患者。脾切除仍然是一个重要的治疗选择,如果血小板计数正常或 IVIgG 与抗 Rh_0(D)间歇性治疗 ITP 有效时,观察为主。在脾切除术前建议生物疫苗预防(根据病人的年龄和潜在暴露情况,尤其是肺炎球菌脑膜炎双球菌和流感嗜血杆菌)。副脾是非常罕见的复发病因。

血小板生成素受体激动剂目前用来治疗 ITP。这种方法源于发现很多 ITP 患者如先前推测的没有 TPO 水平升高。TPO 水平反映巨核细胞的质量,在免疫性血小板减少性紫癜通常是正常的。TPO 水平并不随血小板破坏而增加。在许多难治性 ITP 患者应用两个方式,一个皮下注射(罗米司亭)和另一种口服(艾曲波帕)效果良好。这些药物的作用治疗 ITP 不是完全有效,而是在慢性治疗过程中,对于难治性 ITP 往往有效。

遗传性血小板减少症

无论是作为一个孤立的或综合征的一部分,血小板减少症部分是遗传性的,并且可能是一种常染色体显性遗传、常染色体隐性遗传或 X-连锁模式。许多形式的常染色体显性遗传性血小板减少症与目前已知的肌球蛋白重链的 MYH9 基因突变相关。有趣的是,这些包括粒细胞异常蓝斑形成和塞巴斯蒂安、爱泼斯坦和费希特纳综合征等,所有这些都具有明显的特征。这些疾病的一个共同的特点是大血小板(图 19-1C)。常染色体隐性遗传疾病,包括先天性巨细胞性的血小板减少症、血小板减少桡骨缺失综合征和巨血小板综合征等。后者主要是由于缺乏 GPIB-IX-V 和 vWF 的黏附受体导致血小板功能紊乱。X 连锁的疾病包括威-奥德里奇综合征和由一个突变导致转录因子 GATA-1(重要的转录调节因子)形成造血不全的综合征。

血栓性血小板减少性紫癜/溶血性尿毒症

血栓性血小板减少性微血管病变以血小板减少症、微血管病性溶血性贫血、红细胞碎片增多(图 19-1D)、溶血和微血管血栓形成等表现为特征的一组临床综合征,包括血栓性血小板减少性紫癜(thrombotic thrombocytopenic purpura，TTP)、溶血性尿毒综合征(hemolytic uremic syndrome，HUS)及骨髓移植综合征、某些药物和感染、妊娠和血管炎等。DIC合并血小板减少和微血管病变表现为凝血功能障碍为主，消耗性凝血因子和纤维蛋白将导致延长凝血酶时间(PT)和活化部分凝血活酶时间(APTT)。PT和APTT在TTP或HUS中是正常的。

血栓性血小板减少性紫癜

TTP与HUS以前被视为叠加综合征。然而，在过去的几年中，TTP病理生理学上的遗传性和特发性已得到更多的认识，明显不同于HUS。TTP首先在1924由Eli Moschcowitz发现，特征包括微血管病性溶血性贫血、血小板减少症、肾衰竭、神经系统和发热等表现。可能是由于早期诊断，所有特征都包括的病例不太常见。血浆置换是明显改善患者预后的治疗，可以将病死率从85%～100%降低到10%～30%。

HUS和TTP的发病与金属蛋白酶ADAMTS13缺失或抗体生成有关，ADAMTS13裂解为超大型的vWF多聚体，超大型的vWF分子被认为有助于血小板黏附和聚集(图19-4)。然而，先天性无ADAMTS13这一缺陷是不足以导致TTP，仅有偶发病例。没有额外的刺激因素证明有相关性。现在实验室可以检测ADAMTS13活性水平及抗体水平，然而其特异性和敏感性分析尚未明确界定可指导临床治疗。

特发性TTP似乎女性比男性更常见，没有明确地域或种族分布。TTP患者中较常见的继发于感染HIV病毒和孕妇。在孕期TTP与ADAMTS13相关性并不明显。药物相关性微血管病性溶血性贫血可能是二次抗体形成(噻氯匹定和氯吡格雷)或内皮细胞直接毒性(环孢素、他克莫司、丝裂霉素C、奎宁)，虽然这并不是那么明确，并且没有针对治疗，也缺少其他的治疗办法，而导致血浆置换的广泛应用。但是，停用或减少药物剂量通常会减少内皮细胞毒性微血管病变。

治疗　血栓性血小板减少性紫癜

TTP如果不及时的诊断与治疗会成为致命性的疾病。无论有或无肾损伤与典型的TTP证据，血小板减少症的患者应行实验室检查排除DIC和评估微血管病性溶血性贫血指标。支持TTP诊断的检查结果包括乳酸脱氢酶和间接胆红素增加，触珠蛋白减少，直接抗球蛋白试验结果阴性，网织红细胞计数增加。外周血涂片是证明破碎红细胞的证据(图19-1D)。多染性细胞增多通常是由于幼红细胞增多，常伴有核红细胞出现，被认为是由于骨髓微循环系统梗死造成。

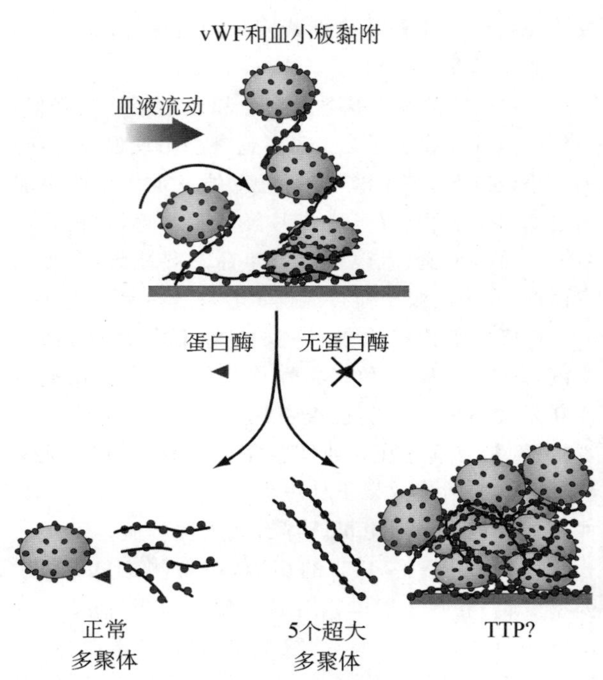

图19-4　血栓性血小板减少性紫癜发病机制

通常情况下，内皮细胞产生的超大型vWF多聚体等离子被小金属蛋白酶ADAMTS13分裂成正常多聚体。在TTP中，蛋白酶活性被抑制，vWF的超高分子多聚体发起血小板聚集和血栓形成

血浆置换仍然是治疗TTP主体。ADAMTS13抗体介导的TTP(特发性TTP)似乎对血浆交换反应最好。血浆置换一直持续到至少2d内血小板计数正常和溶血的迹象消失。糖皮质激素的使用似乎是一个合理的方法，而在临床试验中没有评估，只能作为对血浆置换的辅助手段。此外，其他免疫疗法在难治性或复发性TTP被报道，成功的包括利妥昔单抗、长春新碱、环磷酰胺和脾切除。利妥昔单抗治疗TTP这种疾病的作用需要进一步明确。一个显著的复发率表明25%～45%在最初的30d“缓解”，之后12%～40%复发。严重ADAMTS13缺乏的患者复发表现可能更频繁。

溶血性尿毒综合征

HUS的特征是急性肾衰竭综合征、微血管病性溶血性贫血和血小板减少。它主要出现在儿童,主要的症状是一过性腹泻发作,多伴血便。虽然不是唯一,但最常见的病原学血清为大肠埃希菌 O157∶H7。不伴腹泻 HUS(称为 DHUS)是更为异质性的表现和过程。一些 DHUS 患儿在肾发现编码因子 H、可溶性补体调节器和膜辅助因子蛋白有突变。

治 疗　溶血性尿毒综合征

HUS 的首要治疗是支持治疗。在 D^{+} HUS 中,虽然总病死率<5%,但许多患儿(40%)至少需要一定时期的透析支持。D^{-} HUS 死亡率较高,约 26%。输血浆或血浆置换不能证明可改变整个过程。在 HUS 中 ADAMTS13 含量检测通常是正常的,虽然偶尔也有可能会下降。随着 ADAMTS13 检测提高,可能有助于更小范围内 TTP 的诊断,且血浆置换可能效果更好。

血小板增多症

血小板增多症几乎都是由于:①铁缺乏;②炎症、癌症或感染(反应性血小板增多);③一个潜在的骨髓[原发性血小板增多症、真性红细胞增多症(详见第 13 章)]或 5q-骨髓异常增生(详见第 11 章)。伴血小板计数升高的患者应进行评估潜在的炎症或肿瘤及缺铁情况。在急性或慢性炎症性血小板增多症并不会增加血栓形成的危险性。事实上,血小板计数明显升高(>1 500 000)并伴有骨髓增生性疾病的患者,有增加出血的风险。这种风险通过部分后天获得性血友病(vWD)的血小板-vWF 复合物的附着和迁移现象得到证实。

血小板功能紊乱

遗传性血小板功能紊乱

遗传性血小板功能紊乱被认为是相对罕见的,虽然血小板功能轻度障碍的患病率仍不清楚,部分是因为我们对这种疾病的检测没有达到最好的标准。罕见的定性的疾病包括常染色体隐性遗传性疾病的血小板无力症(血小板 GPⅡb-Ⅲa 受体缺失)和伯纳德-苏立耶综合征(血小板 GPIB-IX-V 受体缺失)。两者都会引起常染色体隐性改变和儿童出血症状。

血小板存储障碍(SPD)是经典的常染色体显性遗传性血小板紊乱。这由于血小板颗粒的异常形成。它也被视为颗粒形成的遗传性疾病的一部分,如 Hermansky Pudlak 综合征。血小板存储障碍中出血症状是多变的,通常较轻微。最常见的遗传性血小板功能疾病是正常分泌颗粒的含量紊乱。少数的异常在分子水平上展现,但这很可能是由于多发畸形。他们通常被描述为分泌紊乱。出血症状一般较轻。

治 疗　遗传性血小板功能紊乱

出血症状通常较轻微。出血或出血的预防重症血小板功能障碍经常需要输注血小板。需要输注白细胞去除的血小板,以避免输血暴露导致的同种免疫风险。有轻微出血症状的血小板疾病经常对去氨加压素(DDAVP)有效。DDAVP 增加血浆 vWF 与 FⅧ水平,也可能直接影响血小板功能。特别是黏膜出血症状,抗纤溶治疗(ε-氨基己酸、氨甲环酸)单独使用或与 DDAVP 或血小板治疗联合使用。

获得性血小板功能障碍

获得性血小板功能障碍通常是由于药物造成,如大剂量青霉素的使用。尿毒症可引起获得性血小板功能障碍。血小板功能障碍可有多方面因素,但比较明确的是有血小板的黏附和激活紊乱。透析可提升血小板,但也可能是通过增加血细胞比容 27%～32%、给予去氨加压素(0.3μg/kg)或使用雌激素提升血小板功能,预防出血。血小板功能障碍也会发生在体外循环时对血小板的影响和血小板输入性出血。骨髓增殖性疾病、骨髓增生异常综合征等潜在的血液疾病,早期可通过循环副蛋白或内在的血小板缺陷对血小板功能产生干扰,导致血小板功能障碍。

血管性血友病

血管性血友病是(von willebrand disease,vWD)最常见的遗传性出血性疾病。从实验室数据估计的患病率约为 1%,但基于个体症状的数据表明,这是接近人群的 0.1%。血管性血友病因子(von willebrand factor,vWF)有两个作用:①作为主要的黏附分子结合血小板与暴露的内皮下膜;②作为 FⅧ结合蛋白,显著延长 FⅧ半衰期。vWF 的血小板黏附功能依赖于大的 vWF 多聚体的存在,而对 FⅧ没有约束力。除了在更严重的血管性血友病,大多数血管性血友病的症状是“血小板样”,当 FⅧ足够少时产生类似 FⅧ缺乏的症状(血友病 A)。

血友病已分为三大类型,类型 2 中又分为四个亚型(表 19-2,图 19-5)。到目前为止,血管性血友病最常见的类型是1型疾病,统计至少有80%伴有vWF蛋白、vWF功能和FⅧ水平平行性降低。患者主要为黏膜出血症状。出血症状在婴儿期是非常罕见的,通常表现为童年之后过度的擦伤和鼻出血。由于这些症状通常发生在童年,临床医师应特别注意不易损伤部位的创伤和(或)长时间出血需要医疗照顾的患者。月经过多是血管性血友病的常见表现。月经出血导致贫血应该行vWD评价,如果结果是阴性的,为血小板功能紊乱。通常,轻度1型vWD首先出现在拔牙时,特别是智齿拔除或扁桃体切除术。

表 19-2 血管性血友病的实验室诊断

类型	APTT	vWF 抗原	vWF 活性	FⅧ活性	多聚体
1	Nl 或↑	↓	↓	↓	正常分布,数量减少
2A	Nl 或↑	↓	↓↓	↓	高到中量 MW 多聚减少
2B[a]	Nl 或↑	↓	↓↓	↓	大量 MW 多聚减少
2M	Nl 或↑	↓	↓↓	↓	正常分布,数量减少
2N	↑↑	Nl 或↓[b]	Nl 或↓[b]	↓↓	正常分布
3	↑↑	↓↓	↓↓	↓↓	缺失

[a] 通常也减少了血小板计数;[b] 单独的 2N 型状态,FⅧ非常低,在杂合的状态,只有在与1型血管性血友病合并时才出现

APTT. 激活局部血栓形成时间;F. 因素;MW. 分子量;N. 正常的;vWF. 血管性血友病因子

并不是所有的低vWF水平患者有出血的症状。患者是否出血不取决于他们所固有的机体止血平衡,而是随着环境的影响挑战他们形成的经验型止血。虽然血管性血友病的遗传是常染色体显性遗传,许多因素可影响vWF水平和出血症状,但包括血型,甲状腺激素水平、种族、压力、运动和激素(内源性和外源性)对vWF水平和出血症状都没有明确的影响。O型血患者的vWF蛋白水平约为AB型血患者的一半;事实上,部分正常范围O型血的患者由于vWF蛋白水平较低一直被诊断为血友病。轻度vWF水平降低也许比作为实际疾病更应该视为出血的一个危险因素。

2型vWD患者有功能缺陷,vWF抗原水平显著高于测试数值。瑞斯托霉素辅因子或胶原蛋白结合活性测定,2A、2B和2M类型的vWF活性下降。2A型vWD功能障碍是由于易感性增加而不是ADAMTS13裂解导致的细胞内中或高分子量的多聚体消耗或多聚体分泌减少。2B型血管性血友病是由于获得的功能突变增加了循环vWF与血小板自发结合,复合物被网状内皮系统清除,结果导致患者血浆vWF缺乏高分子量多聚体,而血小板计数通常也轻微降低。2M型产生的一组基因突变引起的功能障碍,但不影响分子多聚体结构。

2N型血友病是由于阻止FⅧ粘连的vWF突变。由于FⅧ与vWF结合稳定,2N型vWD型患者的FⅧ半衰期很短,并有FⅧ水平显著降低。有时这被称为常染色体血友病。3型血管性血友病或严重vWD患者,几乎没有vWF蛋白和FⅧ水平<10%的表现。患者经历黏膜和关节术后症状及其他出血症状。3型vWD患者,特别是那些大的vWF基因的缺失,在进展中有产生抗vWF抗体风险。

获得性血友病是一种罕见的疾病,最常见于相关淋巴组织增生性疾病的患者,包括非特异性单克隆丙种球蛋白病(MGUS),多发性骨髓瘤和巨球蛋白血症。在MGUS系列病中常见,对于一个严重的黏膜出血症状发作老年患者应考虑本病可能。在一些主动脉瓣疾病患者中发现获得性血友病的实验室证据。海德(Heyde's)综合征(上消化道出血是由于主动脉瓣狭窄)的主动脉瓣狭窄患者有胃肠道血管发育不良的存在。然而血液通过狭窄的主动脉瓣产生剪切力使vWF对血清蛋白酶更加敏感。因此,无法形成大的多聚体,导致获得2型血管性血友病,而狭窄的瓣膜替换后才可好转。

治疗 血管性血友病

1型血管性血友病的主要治疗方法是去氨加压素,从而导致内皮储存的vWF与FⅧ释放。可静脉注射或鼻腔喷雾给高浓度(1.5mg/ml)DDAVP。活动高峰时给予静脉注射约30min,2h内鼻腔给药。

1型

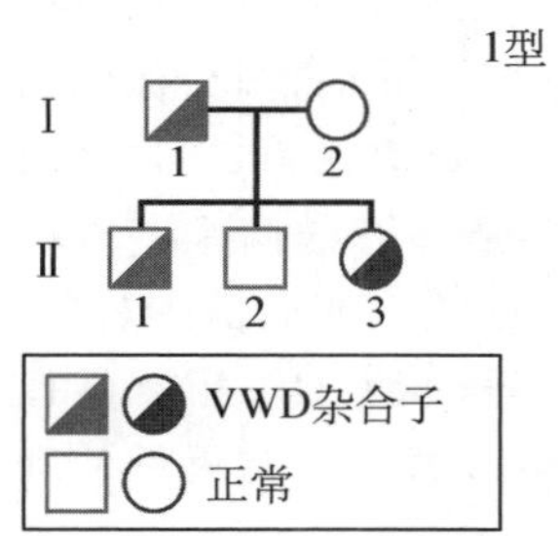

	Ⅱ-1 VWD	Ⅱ-2 Normal
Ⅷ	↓	N
VWF:Ag	↓	N
VWF:RCof	↓	N
RIPA	↓ or N	N
多聚体形式		

2A型

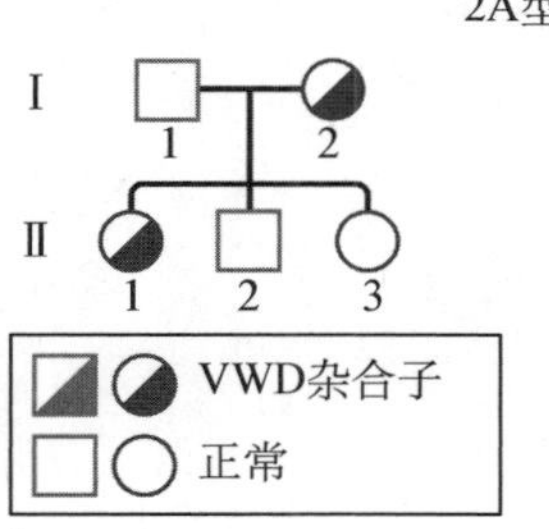

	Ⅱ-1 VWD	Ⅱ-2 Normal
Ⅷ	↓	N
VWF:Ag	↓	N
VWF:RCof	↓↓	N
RIPA	↓↓	N
多聚体形式		

2B型

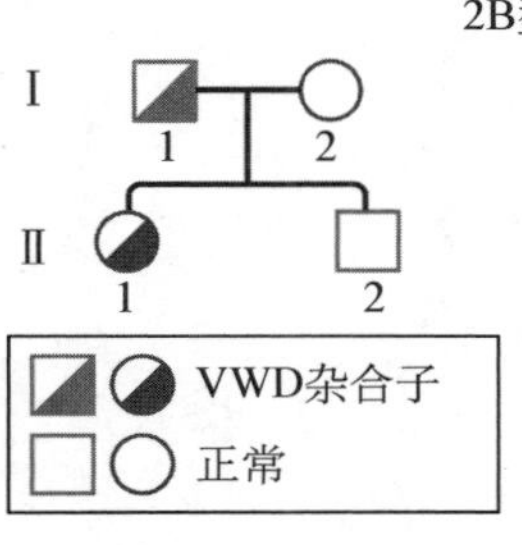

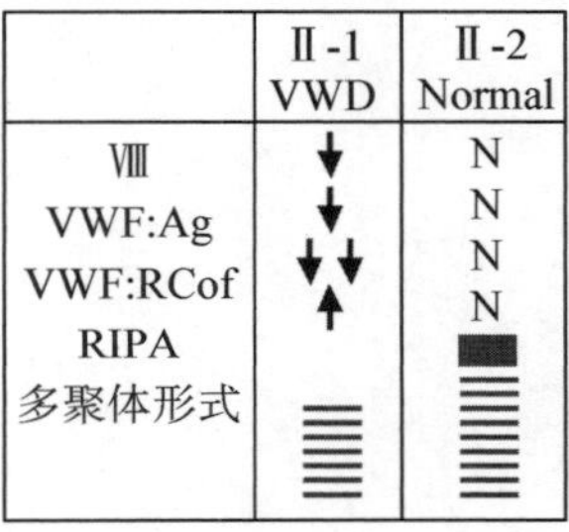

	Ⅱ-1 VWD	Ⅱ-2 Normal
Ⅷ	↓	N
VWF:Ag	↓	N
VWF:RCof	↓↓	N
RIPA	↑	N
多聚体形式		

图 19-5　血管性血友病的遗传疾病及实验室检查模式

血小板功能检测，包括凝血因子Ⅷ绑定；血管性假血友病因子（vWF）进行混凝试验，简称Ⅷ；总 vWF 蛋白免疫分析（vWF）；患者的血浆瑞斯托霉素诱导的血小板凝集正常能力测定（vWF：RCoF）和瑞斯托霉素诱导的血小板聚集，简称 RIPA。多聚体模式说明了等离子体在聚丙烯酰胺凝胶电泳时蛋白条带的存在。II-1 和 II-2 柱指的是第二代后代的表型

常用剂量为＞50kg 患者 0.3μg/kg 静脉注射或喷 2 次（每个鼻孔喷 1 次）（＜50kg 喷 1 次）。有学者建议血管性血友病患者在 DDAVP 使用前进行测试并评估他们的反应。反应良好患者（增加 2～4 倍）可用于治疗中度出血风险。根据治疗可能需要额外的剂量；它通常是每 12～24h，更少的剂量可能会导致在更短时间内的快速耐受，快速耐受形成时，合成物无法释放储存的 vWF 与 FⅧ。去氨加压素的主要不良反应是由于降低了游离水的清除而致低钠血症。在年龄很大和很小的患者这是最常见的，对患者进行 24h 所有治疗后应限制液体摄入。

某些 2A 和 2M 类型的 vWD 患者对小剂量 DDAVP 反应良好。对于其他的 3 种亚型需要更长时间足量的治疗才能正常止血，vWF 可以给予血浆置换。病毒灭活 vWF 因子浓缩物被认为是比较安全的，可作为替代 ε-氨基己酸、氨甲环酸抗纤溶产品治疗使用的冷沉淀，特别是对黏膜出血的预防和治疗，无论是单独或辅助都是重要的治疗方法。这些药物在预防牙科治疗出血是特别有用的，用于拔牙、扁桃体摘除术、月经量过多和前列腺的治疗。但是对于输尿管梗阻上尿路出血是禁忌使用的。

血管壁失调

血管壁是止血过程中一个组成部分，人为地将它与血液作用相分离，特别是在涉及内皮细胞的疾病，如 TTP 或 HIT。局部血管壁炎症如血管炎或遗传性结缔组织疾病可导致血管壁先天异常。

代谢和炎症障碍

急性发热性疾病可导致血管损伤。这可能是由于含有病毒抗原或病毒本身的免疫复合物导致。某些病原体，如造成 Rocky Mountain 斑疹热的立克次体，可在内皮细胞复制并破坏内皮细胞结构。血管性紫癜可发生在多克隆免疫球蛋白病患者中，但更常见于球蛋白增多症患者，包括原发性巨球蛋白血症、多发性骨髓瘤和冷球蛋白血症。混合冷球蛋白血症患者更广泛的斑丘疹是由于免疫复合物介导的血管壁损伤。

坏血病患者（维生素 C 缺乏）表现发作性毛囊周围皮肤出血伴疼痛，以及更多的全身出血症状。维生素 C 合成需要构成主要胶原成分的羟脯氨酸。库欣综合征患者长期使用糖皮质激素导致结缔组织萎缩容易出现皮肤受损和出血症状。类似的现象在老龄化、轻微外伤后、表皮和皮下出血后发现，这被称为老年性紫癜。这是比太阳暴晒伤更常见的皮肤损害。

过敏性紫癜性或过敏反应是一种发生在儿童和年轻的成年人的独特的、自限式的血管炎。患者在毛细血管、系膜组织和小动脉中有导致急性炎症反应时血管通透性增加和局部出血的 IgA 和补体成分。该综合征常由上呼吸道感染引起，常见的链球菌性咽炎或是通过药物或食物过敏引发的。病人的胳膊和腿伸肌侧表面有紫癜样皮疹，通常伴有多关节痛或关节炎、腹痛和局灶性肾小球性血尿。所有

的凝血试验结果正常，肾功能损害可能发生。糖皮质激素可使症状缓解但不能改变疾病的进程。

遗传性血管壁病

随着结缔组织基质的遗传性疾病的患者，如马方综合征、埃勒斯(Ehlers-Danlos)综合征和弹性假黄瘤，经常主诉易擦伤症状。遗传性血管异常可导致出血增加。在一种导致鼻腔和胃肠道频繁的出血异常毛细血管疾病，遗传性出血性毛细血管扩张症(HHT)明显可见。在肺、脑、肝的动静脉畸形(AVM)也可能发生HHT，通常能在口腔和鼻腔黏膜处可见毛细血管扩张。随着时间的推移，体征和症状不断进展，平均在12岁开始鼻出血，>95%的中年人受影响。发病机制中所涉及的两个基因为*eng*(endoglin)染色体上的9q33-34(所谓的HHT 1型)和ALK1(激活素受体样激酶11)上染色体12q13，与40%的肺动静脉畸形患者具有更低的肺动静脉畸形的风险相关。

(谢建刚 高广勋 译)

第 20 章

Chapter 20

凝血功能障碍

Valder R. Arruda　Katherine A. High

凝血因子的缺乏已被认识达几个世纪。血浆凝血因子基因缺陷的患者，表现为终身反复发作的自发或伤后关节、肌肉和体腔的出血。最常见的遗传性凝血因子缺陷病是血友病，是一种由于缺乏凝血因子Ⅷ(血友病 A)或缺乏凝血因子Ⅸ(血友病 B)引起的 X 性染色体相关性疾病。罕见的先天性出血性疾病是由于其他因子的缺乏，包括凝血因子Ⅱ(凝血酶原)、Ⅴ、Ⅶ、Ⅹ、Ⅺ、ⅩⅢ及纤维蛋白原，通常以常染色体隐性方式遗传(表 20-1)。对缺陷凝血因子分子特征研究的进步使得我们更好地了解这种疾病的表型，也最终为研发小分子、重组蛋白、细胞及基因治疗提供更多的靶点。

表 20-1　遗传性凝血性疾病的遗传及实验室特征

凝血因子缺乏	遗传特征	人群的流行特征	实验室异常[a]			正常值低限	治疗	血浆半衰期
			APTT	PT	TT			
纤维蛋白原	AR	1/1000 000	+	+	+	100mg/dl	冷沉淀	2～4d
凝血酶原	AR	1/2000 000	+	+	−	20%～30%	FFP/PCC	3～4d
Ⅴ因子	AR	1/1000 000	+/−	+/−	−	15%～20%	FFP	36h
Ⅶ因子	AR	1/500 000	−	+	−	15%～20%	FFP/PCC	4～6h
Ⅷ因子	伴 X	1/5000	+	−	−	30%	Ⅷ因子浓缩物	8～12h
Ⅸ因子	伴 X	1/30 000	+	−	−	30%	Ⅸ因子浓缩物	18～24h
Ⅹ因子	AR	1/1000 000	+/−	+/−	−	15%～20%	FFP/PCC	40～60h
Ⅺ因子	AR	1/1000 000	+	−	−	15%～20%	FFP	40～70h
Ⅻ因子	AR	ND	+	−	−	b	b	60h
HK	AR	ND	+	−	−	b	b	150h
激肽释放酶原	AR	ND	+	−	−	b	b	35h
ⅩⅢ因子	AR	1/2000 000	−	−	+/−	2%～5%	冷沉淀	11～14d

[a] 范围介于正常值(−)和延长(+)之间；[b] 没有出血风险，无须治疗

APTT. 活化部分凝血酶原时间；AR. 常染色体隐性遗传；FFP. 新鲜冰冻血浆；HK. 大分子激肽原；ND. 不确定；PCC. 凝血酶原复合物浓缩物；PT. 凝血酶原时间；TT. 凝血酶时间

止血检测通常用于凝血因子活性初步的筛查(图 20-1)，并且疾病表型与凝血活性水平相关。仅凝血酶时间(PT)的异常提示Ⅶ的缺乏，而活化部分凝血活酶时间(APTT)延长通常提示血友病或凝血因子Ⅺ的缺乏(图 20-1)。PT 与 APTT 两者都延长提示凝血因子Ⅱ、Ⅴ、Ⅹ或纤维蛋白原异常；为患者补充缺失的凝血因子能使异常的凝血时间得到纠正。

获得性的血浆凝血因子异常比先天的凝血因子异常更常见；最常见的凝血因子异常包括肝病相关的出血因素、弥散性血管内凝血(DIC)及维生素 K 的缺乏。在这些异常中，缺乏一种以上的凝血因子使得血液凝固受到阻碍，并且出血的发生是由于初级止血(凝集)和二期止血(如血小板和血管壁相互

作用)的异常。

随着血浆凝血蛋白抗体(临床上称抑制因子)的发现,这些抑制因子经常影响血友病A、血友病B及凝血因子Ⅺ的缺乏患者,使其失去控制出血的蛋白,是一种相对罕见的疾病。抑制因子也可以出现在没有凝血因子基因缺失的人身上(如产后处于潜在的自身免疫状态的产妇或肿瘤性疾病或其他特发情况)。稀有病例(存在凝血酶、凝血因子的抑制因子的病例)被报道存在于复杂手术中接受局部牛凝血酶制剂作为一种局部凝血药处理的患者。抑制因子的诊断,基于诊断遗传性血清凝血因子缺失一样的试验。然而存在抑制因子的患者补充凝血因子不能纠正异常的APTT和(或)PT,这是凝血因子缺失与存在抑制因子最主要的实验室区别。特殊的试验被用于检测抑制因子的特异性及其浓度。

对这些出血性疾病的治疗,经常需要用重组的或纯化的血浆制品或新鲜的冷冻血浆置换缺失的凝血因子。因此,正确的诊断对于患者得到最优的治疗免于不当的治疗及血液传染病的风险是必要的。

血友病

发病及临床表现

血友病是一种X染色体隐性遗传的出血性疾病,是由于F8基因(血友病A或经典型血友病)或F9基因(血友病B)突变所致。血友病在世界范围所有人种中,男性的发病率为1/10 000;血友病A占了所有病例的80%。男性携带者出现临床症状;携带一个突变基因的女性通常无症状。30%的患者无家族史,在这些患者中他们的母亲80%携带新发的突变的等位基因。在血友病A或血友病B患者分别突变的F8或F9基因中超过500种不同的突变已被证实。血友病A最常见的突变是由于第22位内显子的倒置,占严重的血友病A中的40%。随着分子诊断技术的进步现在已可以精确地诊断突变,可以精确地诊断家族受到影响的女性血友病基因携带者。

临床表现上血友病A与血友病B很难区分。该疾病的表现与凝血因子Ⅷ或凝血因子Ⅸ的活性有关,并且以此将该疾病分为:重度(<1%)、中度(1%~5%)及轻度(6%~30%)。中重度患者表现为小的创伤后甚至自发的关节(关节血肿)、软组织和肌肉的出血。轻度患者很少出现出血,出血一般出现在创伤后继发出血。凝血因子Ⅷ或凝血因子Ⅸ活性>25%的患者,仅在大创伤后的出血或术前常规检查中被发现患有血友病。特别是全套的凝血检查仅APTT延长。血友病患者的出血时间和血小板计数一般都正常。确诊需要行凝血因子Ⅷ或凝血因子Ⅸ活性检测。

早期出血出现在包皮环切术后,少数出现颅内出血。当儿童能够开始爬行或行走时,疾病的表现也就越来越多。重度患者最常见的临床出血表现为反复的关节积血,可以累及所有关节,但以膝、肘、踝、肩、臀部关节为著。急性关节积血表现为疼痛及局部的红肿。患者常采取一定的体位以减轻疼痛,但这最终会导致肌肉痉挛。幼儿由于不能很好地表达,常表现为易怒及受累关节活动减少。慢性的关节积血临床表现较不明显,常表现为出血反应性的滑膜增厚和滑膜炎。一个关节一旦受损将反复出血,临床上称为“靶关节”,将形成一个恶性循环的出血,导致进展性的关节畸形,一些畸形只能通过手术治疗。肢体远端的肌肉出血可以导致动脉、静脉、神经受压而导致腔隙综合征的发生。

发生在口咽部、中枢神经系统及腹膜后的出血常威胁生命须立即治疗。腹膜后血肿可积聚大量的血形成包块,钙化和炎症组织反应(假性肿瘤综合征),也可导致股神经损伤。假性肿瘤也能在骨骼形成,特别是下肢的长骨。血友病患者常出现血尿,但不一定存在泌尿系的病理改变。血尿常是自限性的,可以不用特殊治疗。

治疗 血友病

不治疗的重度血友病患者平均寿命有限。第二次世界大战期间,随着血液分离产业的发展使得血浆被用于治疗血友病成为现实,但是即便是轻度的提升循环中所需凝血因子的水平也需要大量的血浆,这使得血浆灌注作为一个疾病治疗方法受到限制。20世纪60年代发现血浆分离出来的冷沉淀富含凝血因子Ⅷ,20世纪70年代从血浆中最后纯化凝血因子Ⅷ和凝血因子Ⅸ的技术实现了使用凝血因子浓缩物家庭输注治疗的开始。凝血因子浓缩物实用性使得重度血友病患者的平均寿命和生活质量大幅提升。然而,带有乙肝病毒及艾滋病病毒污染的血液供应导致这些血液传染病广泛地在血友病患者中传播;艾滋病和丙型肝炎的并发症是导致美国患有严重血友病成人的主要死亡原因。20世纪80年代中期随着制备血浆制品时病毒灭活的实施，大大减少了被感染艾滋病和丙型肝炎的风险；20 世纪 90 年代重组的凝血因子Ⅷ和凝血因子Ⅸ的成功制备及授权更进一步减少了被感染艾滋病和丙型肝炎的风险。1985 年以后出生的血友病患者感染艾滋病或丙型肝炎的很少见，而且这些人的平均寿命大概在 65 岁左右。

血友病患者凝血因子的替代治疗可以被用于预防性治疗或对出血发作的治疗。主要的预防性治疗被用于凝血因子活性低于 1%时或防止出血特别是有关节积血的患者。血友病儿童接受常规的凝血因子Ⅷ或凝血因子Ⅸ输注可以避免关节畸形的发生。

预防性治疗在年轻患者中逐步变得普遍。疾病预防与控制中心报道，在 1995 年小于 6 岁的重度血友病患者中接受预防性治疗的患者从 33%提升到 51%。虽然预防性治疗推荐水平很高，但是对许多年轻血友病患者来说高额的花费、外周静脉的创伤顾虑、潜在的感染可能及长期中心静脉导管的血栓风险等因素极大地限制了预防性治疗的开展。

血友病出血治疗总的注意事项：①越早治疗越好，因为患者的主观症状往往早于出血的客观指标；由于早期治疗的优越性，出现典型关节出血症状的患者，头痛、汽车驾驶或其他突然事故的患者需要迅速处置和进一步实验室检查。②避免使用阻碍血小板功能的药物，如阿司匹林或含有阿司匹林的药物；控制疼痛，如布诺啡或丙氧芬较常用。

凝血因子Ⅷ和凝血因子Ⅸ以单位给药。1 个单位被定义为 1ml 正常血浆含有凝血因子Ⅷ（100ng/ml）或凝血因子Ⅸ（5μg/ml）。每千克体重 1 单位凝血因子Ⅷ，可以提高患者 2%的血浆凝血因子Ⅷ活性。可以使用下面简单的公式计算一位重 70kg 的重度血友病患者将凝血因子Ⅷ水平从<1%提至 100%所需凝血因子Ⅷ的量。需要 3500U 的凝血因子Ⅷ可将该患者的凝血因子Ⅷ提至 100%。

凝血因子Ⅷ剂量 U=（凝血因子Ⅷ目标值－凝血因子Ⅷ实际值）×体重(kg)×0.5U/kg

凝血因子Ⅸ的使用量不同于凝血因子Ⅷ，因为凝血因子Ⅸ输入后提升凝血因子Ⅸ的只有凝血因子Ⅷ50%的效果。所以凝血因子Ⅸ的计算公式是：

凝血因子Ⅸ剂量 U=（凝血因子Ⅸ目标值－凝血因子Ⅸ实际值）×体重(kg)×1U/kg

凝血因子Ⅷ的半衰期为 8～12h，需要 1d 注射 2 次以维持治疗水平，而凝血因子Ⅸ的半衰期较长为 24h，所以 1d 注射 1 次就可以满足需要。在特殊情况时，如手术前，持续的灌注凝血因子是可行的，因为可以用较低的总成本使凝血因子维持在一个安全的水平。

冷沉淀富含凝血因子Ⅷ（每袋包含 80U 的凝血因子Ⅷ），也是几十年前常用的血友病治疗方法；冷沉淀在一些发展中国家仍然被使用，但由于血液传染病的风险，血友病患者的凝血因子水平较安全时应该避免使用这些制品。

轻度的出血如简单的关节积血或表浅的血肿需要的基础治疗是将凝血因子水平提至 30%～50%。对于严重的关节积血将凝血因子水平提至 15%～25%维持 2～3d 是必要的，特别是出血在靶关节时。大的血肿或深部肌肉的出血需要将凝血因子水平提至 50%，如果临床症状未见改善要将凝血因子水平提至更高，并且需要维持 1 周或更长的时间。控制严重的出血包括口咽部、中枢神经系统和腹膜后腔的出血，需要将凝血因子水平提至 50%～100%维持 7～10d。用于手术的预防性的治疗需将凝血因子水平提至 100%维持 7～10d；而后灌注量可以依据手术切口的范围而减少。口腔手术常伴有广泛的组织损伤常需要灌注 1～3d 并加用抗纤溶药。

血友病的非输血治疗 去氨加压素（DDAVP）是一种合成的血管加压素类似物，它可以通过内皮细胞的释放引起凝血因子Ⅷ和 vWF 因子短暂的升高，不会引起凝血因子Ⅸ的变化。在治疗前应当检测轻中度血友病 A 患者对 DDAVP 的反应。输注时间大于 20min，输注 0.3μg/kg 的 DDAVP，能使凝血因子Ⅷ的水平提至基础值的 2～3 倍，提升峰值在输注后 30～60min。DDAVP 不能提高重度血友病 A 患者的凝血因子Ⅷ水平，因为内皮细胞没有贮备用于释放。反复使用 DDAVP 很快会产生耐受，因为其作用是增加释放而不是从头合成凝血因子Ⅷ和 vWF 因子。超过 3 次的连续使用就会变得无效，如果需要进一步治疗，凝血因子Ⅷ输注被用以止血。

抗纤溶药 牙龈及胃肠道的出血和口腔手术期间，需要使用口服的抗纤溶药如氨基己酸（EACA）或氨甲环酸达到局部的止血。治疗根据临床表现维持1周或更长时间。氨甲环酸每次给予25mg/kg，每日3～4次。氨基己酸(EACA)需要给予负荷量200mg/kg(最大量为10g)，而后用量为100mg/kg(最大量为30g/d)，每6小时1次。这些药物不用于控制血尿因为有形成凝血块堵塞泌尿系管道的风险。

并发症

1. 抑制物产生　产生凝血因子Ⅷ或凝血因子Ⅸ的同种抗体是当今血友病治疗主要的并发症。凝血因子Ⅷ抗体的产生估计占所有患者的5%～10%，占重度血友病A患者的20%。凝血因子Ⅸ的抗体被检测到仅占血友病B患者的3%～5%。产生抑制物的高风险组包括凝血因子重度缺乏者(占抑制物患者的80%以上)，家族史有抑制物者，非洲人种、凝血因子Ⅷ或凝血因子Ⅸ基因突变导致大的基因片区丢失或重组者。抑制物常出现于早期，中位年龄为2岁，在使用10d后出现。然而，强化替代治疗如大手术、颅内出血或创伤增加了全年龄段抑制物形成的风险，因此需要严密的化验并监测数周。

治疗量的凝血因子置换无效时，临床就应诊断可疑抑制物存在。抑制物增加了血友病的发病率和死亡率。由于抑制物的早期发现对成功纠正出血或根除抗体至关重要，因此多数血友病中心每年会进行一次抑制物筛查。实验室检测抑制物的存在的试验是APTT纠正试验(与正常血浆混合)。在大多数血友病患者，将其血浆与正常人血浆1∶1混合可以纠正延长的APTT。在抑制物患者，将其血浆与正常人血浆1∶1混合不能纠正延长的APTT，因为抑制物可以中和正常人血浆的凝血因子Ⅷ。美国Bethesda医疗中心运用相似的原理，并且定义了它的特异性和滴度。结果用Bethesda units (BU)表示，在37℃反应2h后1BU的抗体数量可以中和正常血浆中50%凝血因子Ⅷ或凝血因子Ⅸ。临床上抑制物患者被分为高反应者或低反应者，这种分类对选择最佳的治疗方案有指导意义。治疗抑制物患者有两个目的：控制急性出血发作和根除抑制物。对于控制出血发作，低反应者(抗体滴度＜5BU)对大剂量的人或猪凝血因子Ⅷ(50～100U/kg)反应好即很小或没有增加抑制物滴度。然而高反应患者，其最初的抑制物滴度＞10BU或即使最初滴度低但抗体记忆性增高至滴度＞10BU，对凝血因子Ⅷ或凝血因子Ⅸ的浓度无反应。控制高反应患者的出血可以使用富含凝血酶原、凝血因子Ⅶ、凝血因子Ⅸ、凝血因子Ⅹ的浓缩物[凝血酶原复合物浓缩物(PCCs)或激活的PCCs]，近年更多的使用重组活化的凝血因子Ⅶ(FⅦa)(图20-1)。FⅦa的治疗成功率比PCC或aPCC高。对于根除抑制物，单独使用免疫抑制物没有作用。最有效的治疗策略是基于补充所缺凝血因子的免疫耐受诱导疗法(ITI)，补充直到抑制物消失，典型的补充时间常大于1年，此法成功率为60%左右。严重的血友病A患者和有抑制物患者运用ITI受到很大的挑战。抗CD20单克隆抗体(利妥昔单抗)联合凝血因子Ⅶ被认为有效。虽然这种治疗可能减少抑制物的滴度，但很少持续减少，并且可能需要每周2～3次凝血因子Ⅶ浓缩物的输注。

2. 感染性疾病　常年使用凝血因子浓缩物的血友病患者丙肝(HCV)感染的发病率很高，丙肝感染也是其第二大死亡原因。1970—1985年的大多数年轻患者治疗使用了血浆制品使其感染HCV。截至2006年，估算80%以上的年龄大于20岁的患者HCV抗体阳性。当HCV侵袭时，血友病患者潜在的肝病的表现是明显的；纠正先天性的或获得性的(继发于肝病)缺陷是必要的。HIV感染也席卷着20年前使用血浆制品的患者人群。几乎50%的血友病患者为HCV与HIV的共感染者，这是肝病恶化的因素。血友病患者对HCV的抗病毒治疗仅30%有作用，HCV与HIV共感染者的有效率则更低。终末期肝病行器官移植可能对肝病和血友病都有效。

老龄血友病患者的新临床问题　由于发展中国家超过中年的成人血友病患者的增多，血友病的管理也不断改进。重度血友病患者的预期寿命只比一般男性短10年。轻度或中度血友病患者，寿命接近无凝血功能障碍男性。老年血友病患者与年轻一代相比出现了不同的问题；他们有较严重的关节病，治疗不理想的慢性疼痛和HCV和(或)HIV的高感染率。早期的数据表明，血友病患者冠状动脉疾病导致死亡比一般男性低。潜在的低凝状态可能对血栓的形成提供保护效应，但它并不能防止动脉粥样硬化的发展。这些患者发生心血管危险的危险因素类似于一般人群，如年龄、肥胖和吸烟。此外，缺乏体力活动、高血压和慢性肾病，通常在血友病患者身上很常见。在艾滋病患者合并抗反转录病毒治疗，可能有进一步增加心血管疾病的风险。因此，这些患者应仔细考虑预防和治疗的方法，以最大限度减少心血管疾病的风险。

应避免过度的替代治疗，应当精确地慢慢注入凝血因子浓缩物。对于存在心血管危险因素接受侵入性操作的患者凝血因子的连续输注优于单次剂量。管理急性缺血性事件和冠状动脉血管成形的患者，应由血液医生和内科医生合作。这些老年患者中早期提出的假设即血友病患者应当预防血栓性血管疾病，这一假设可能会被改变。

癌症是老年血友病患者最常见的死亡原因，因为他们有艾滋病病毒和丙肝病毒相关恶性肿瘤的风险。肝细胞癌（HCC）是最普遍的原发性肝癌，也是 HIV 阴性患者最常见的死因。老年血友病患者与一般人群癌症筛查的建议应该是相同的。为筛查肝癌，在那些高风险 HCV 患者每半年或每年一次的超声和甲胎蛋白检查是推荐的。对于存在血尿或便血的患者筛查泌尿生殖系统肿瘤可能推迟了潜在的出血性疾病的发现，从而阻碍了早期干预。对于这些血友病患者，多学科干预应有利于确保最佳的癌症预防和治疗。

血友病携带者的管理 通常血友病携带者，有 50%的因子水平是正常的，并没被认为有出血的风险。然而，大的范围值（22%～116%）随机失活 X 染色体已经被报道。因此，衡量携带者的因子水平对认识他们出血的风险及优化术前和术后管理是十分重要的。在妊娠期间，FⅧ和 FⅨ水平逐渐增加，直至分娩。妊娠妇女 FⅧ水平增加至非妊娠妇女的 2～3 倍，而 FⅨ增长不太明显。分娩后，产妇由于妊娠引起的高凝血因子水平会急剧下降。这种出血危险可通过输注因子浓缩物来治疗，顺产产妇需连续 3d 将凝血因子水平提至 50%～70%，而剖宫产产妇需至少连续 5d 将凝血因子水平提至 50%～70%。在病情较轻的情况下，推荐使用 DDAVP 和（或）抗纤溶药物。

凝血因子Ⅺ缺乏

凝血因子Ⅺ是活化丝氨酸蛋白酶的酶原（FⅨa），在内源性血液凝固的途径中激活 FⅨ（图 20-1）。FⅪa 的形成有两种途径。在 APTT 化验的的基础上，FⅫa 与高分子量激肽原和激肽释放酶结合活化蛋白酶。体内数据表明，凝血酶是 FⅪ的生理活性剂。凝血酶产生是由组织因子/Ⅶa 因子途径在血小板表面激活 FⅪ而成，有助于血块形成后增加凝血酶的产生，通过纤溶抑制因子（TAFI）增强抵抗纤维蛋白溶解。

凝血因子Ⅺ缺乏是一种罕见的出血性疾病，一般人群中发生率在 1/100 万。然而，该疾病在德系和伊拉克的犹太人中非常普遍，达到 6%的杂合子，0.1%～0.3%的纯合子。超过 65 种突变的 FⅪ基因已经被报道，而较少的突变（2～3）被发现影响着犹太人群。

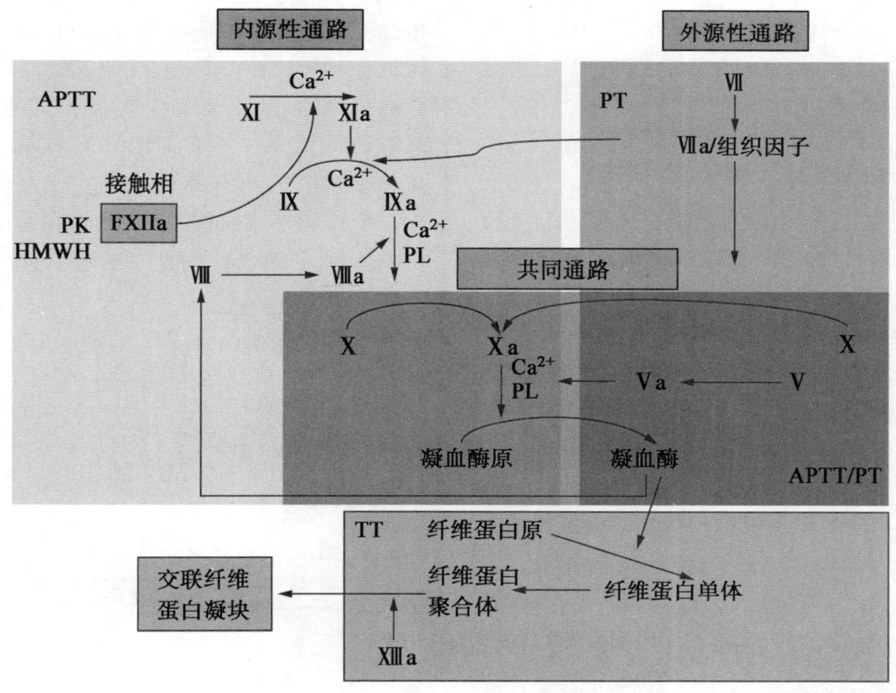

图 20-1 凝血因子缺乏凝血连锁反应和实验室评估

正常的FⅪ凝血活性水平值为70～150 U/dl。杂合子患者中度缺乏，FⅪ值为20～70U/dl，而在纯合子或双杂合子的患者，FⅪ水平为1～20U/dl。患者FⅪ水平<10%出血的危险性高，但疾病表现并不总是与残余FⅪ凝血活性相关。家族史提示出血的危险性。在临床上皮肤黏膜出血，如撞击伤、牙龈出血、鼻出血、血尿和月经量过多很普遍，尤其创伤后。这种出血表现，表明组织富含溶解纤维蛋白的活动更容易受到FⅪ缺乏的影响。术后出血是常见的，但并非总是出现，甚至FⅪ水平非常低的患者。

FⅪ置换出现在需外科手术的重症患者。没有出血并发症病史的患者，行侵入性操作不排除增加出血风险的可能性。

治 疗　因子Ⅺ 缺乏

FⅪ 缺乏的治疗是基于输注 FFP，剂量为 15～20ml/kg，以保持其水平在 10%～20%。因为 FⅪ的半衰期为 40～70h，所述替代治疗可以隔日进行。使用抗纤溶药物对控制出血是有好处的，除了血尿或膀胱出血。在接受替代治疗的严重 FⅪ缺乏患者中，有 10%出现了抑制物。出现抑制物的严重 FⅪ缺乏患者，通常不会自发的出血。然而，外科手术或创伤后的出血会很严重。在这些患者中，应该避免输注 FFP 和 FⅪ浓缩物。采用 PCC/APCC 或重组激活 FⅦ是有效的。

罕见的出血性疾病

总的来说，遗传性疾病是由于凝血因子缺乏出现的一组罕见的出血性疾病，除了FⅧ、FⅨ和FⅪ（表20-1）。这些患者从无症状（纤维蛋白原异常血症或FⅦ缺乏）到危及生命（FX或FⅩⅢ 缺乏）。没有特异的临床表现来提示是一个特定疾病，但总体而言，与血友病相比，关节积血是一种罕见的症状，黏膜道出血或脐带夹紧后出血是常见的。杂合子的血浆凝血缺乏往往无症状。在基本的血凝试验后的特异因子缺乏的实验室评估（表20-1）将确定诊断。

使用FFP或凝血酶复合浓缩物（含凝血酶原、FⅦ、FⅨ和FⅩ）的替代治疗，起到了很好的止血或预防效果。采用PCC应仔细监测，避免在潜在的肝病或使血栓形成风险高的患者中使用，以防引发DIC。

家族性多发性凝血缺乏

其特征为遗传的一个以上的血浆凝血因子的缺乏导致的出血性疾病。迄今为止，这种遗传性疾病有两种已被证实，它们对外源性凝血的调节提供了新的见解。

FV和FⅧ联合缺失

患者合并FV和FⅧ缺乏，表现为每种凝血因子的残留凝血活性<5%。有趣的是，疾病表现是一种轻度出血倾向，往往发生在创伤后。一个潜在的内质网/高尔基体中间室（ERGIC-53）基因突变已被确认，位于高尔基体的甘露糖结合蛋白为FV和FⅧ充当分子伴侣。在其他家庭，突变的多凝血因素2（MCFD2）基因缺乏已经被确定；该基因编码形成一个钙离子依赖的与ERGIC-53复合的蛋白质，提供辅助因子在细胞内调动FV和FⅧ的活性。

多种与维生素K相关的凝血因子缺乏

参与维生素K的代谢两种酶与维生素K相关的凝血因子的联合缺失有关，包括促凝血蛋白的凝血酶原、Ⅶ、Ⅸ及X，以及抗凝蛋白C和S。维生素K是脂溶性维生素，是维生素K相关的凝血因子中谷氨酸残基的γ碳羧化作用的辅因子，这些蛋白质与钙和磷脂结合是一个关键步骤（图20-2）。γ-谷氨酰羧化酶和环氧化物还原酶对维生素K的代谢和再生起关键作用。编码γ-羧化酶（GGCX）或维生素K环氧化物还原酶复合物1（VKORC1）基因的突变导致酶的缺陷，从而使维生素K相关的凝血因子活性降低，从1%～30%的活性。该疾病表现为出生后从轻度到严重的自发出血。高剂量的维生素K对于一些患者有作用。对于严重出血，为充分止血，FFP或PCC的替代治疗是必要的。

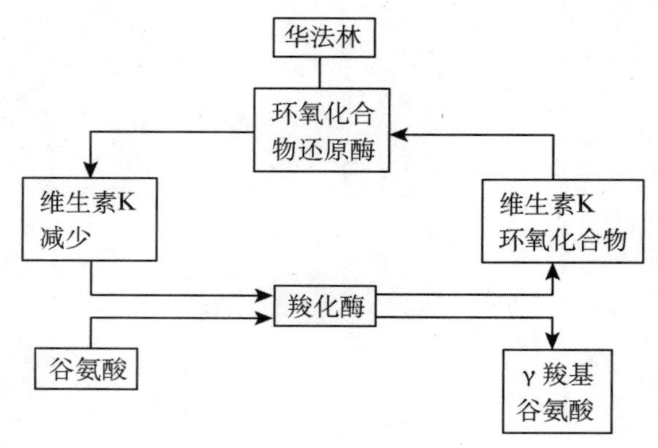

图20-2 维生素K循环

弥散性血管内凝血

弥散性血管内凝血(DIC)是一种临床综合征,以大量的凝血因子消耗并继发激活纤维蛋白溶解,替代正常抗凝血机制为临床特点。这里有几种潜在的与 DIC 相关的病理(表 20-2)。

表 20-2　DIC 的常见病因

败血症	免疫系统疾病
细菌:葡萄球菌,链球菌,肺炎双球菌,脑膜炎双球菌,G^-杆菌 病毒 真菌 寄生虫 立克次体	急性溶血性输血反应 器官或组织移植排异反应 移植物抗宿主病
创伤和组织损伤	**药物**
脑损伤(枪伤) 大面积烧伤 脂肪栓塞 横纹肌溶解	纤溶类药物 蛋白酶抑制剂 华法林(特别是蛋白 C 功能缺乏的新生儿) 凝血酶原复合物浓缩物 毒品(安非他命)
血管疾病	**中毒**
大血管瘤(Kasabach-Merritt 综合征)	蛇 昆虫
大动脉瘤(如主动脉)	**肝病**
产科并发症 胎盘早剥 羊水栓塞 死胎综合征 流产合并感染	急性重型肝衰竭 肝硬化 妊娠期脂肪肝
肿瘤	**其他**
腺瘤(前列腺、胰腺等) 血液系统恶性肿瘤(M3)	休克 急性呼吸窘迫综合征 大量输血

最常见的原因是细菌性败血症、恶性病症如实体瘤、急性早幼粒细胞性白血病和产科原因。胎盘早剥或羊水栓塞的近 50%的孕妇被诊断 DIC。创伤,特别是脑部创伤,也可以导致 DIC。血液暴露于受损组织的磷脂、溶血和血管内皮损伤诸多原因都与 DIC 发生有关。暴发性紫癜是一种由于广泛皮肤血栓形成导致的严重形式的 DIC;它主要影响病毒或细菌感染的年幼患儿,特别是那些由于遗传或获得性缺乏蛋白 C 通路组件的高凝状态的患儿。纯合子蛋白 C 缺乏的新生儿有或没有大血管血栓也存在暴发性紫癜的高风险。

DIC 的主要机制是由于暴露于血液中达到病理水平的组织因子引起的不受控制的凝血酶的生成(图 20-3)。同时生理抗凝机制受抑制和纤维异常进一步加快进程。总之,这些异常使得全身小血管和中血管纤维蛋白沉积。纤维蛋白沉积的持续时间和强度可以危及许多器官的血液供应,尤其是肺、肾、肝、脑,出现随之而来的器官故障。凝血效果的持续激活导致凝血因子和血小板的消耗,这反过来导致全身出血。由于二次超纤维蛋白溶解将进一步加剧出血。动物研究表明,纤溶系统的确在最大凝血活性时起抑制作用。有趣的是,在急性早幼粒细胞白血病患者凝血激活常诱发严重超纤溶状态。在 DIC 和全身炎症反应综合征(SIRS)相关的症状出现的凝血功能异常中,几个促炎细胞因子的释放如白细胞介素-6 和肿瘤坏死因子 α 发挥重要作用。

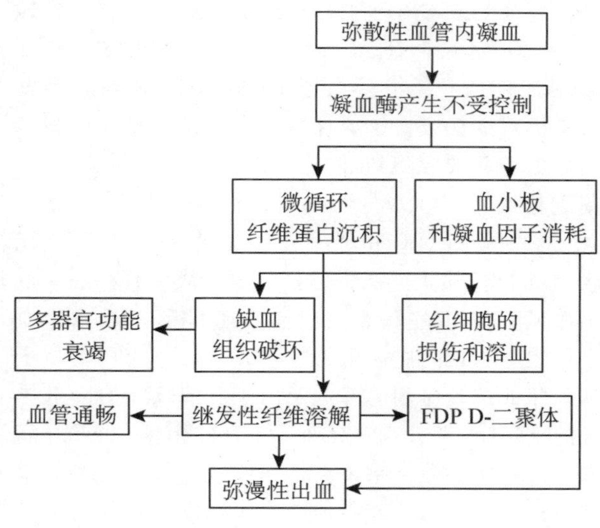

图 20-3　弥散性血管内凝血

DIC 的临床表现与止血失衡的程度、基础疾病这两者有关。最常见的表现就是出血,从静脉穿刺部位的渗血、瘀点和瘀斑到严重的胃肠道、肺或 CNS 的出血。慢性 DIC 症状是局部和局限的皮肤或黏膜表面出血。DIC 高凝状态表现为血管微循环的闭塞并导致器官衰竭。大血管和脑栓塞也可出现。血流动力学并发症和休克是急性 DIC 患者的共同表现,死亡率为30%～80%，DIC的严重性与基础疾病及患者的年龄相关。

典型临床症状和实验室检查是DIC诊断的基础。如果DIC表现不是特别明显时，实验室诊断DIC可以提示是否存在基础疾病。没有单一的检测能诊断DIC。该实验室的检查除了血小板和红细胞计数和血涂片的分析，还应包括凝血试验[APTT、PT、凝血酶时间(TT)]和FDP。这些测试应该6～8h复查1次，因为严重的DIC患者最初轻度异常，后面会明显变化。

最常见的表现包括PT和(或)APTT的延长、血小板计数≤100 000/μl或血小板数快速下降、血液涂片中破裂红细胞的存在(碎片红细胞)、FDP水平升高。DIC最敏感的测试是FDP水平。FDP水平正常一般不太可能诊断DIC。D-二聚体检测更特异用于检测纤维蛋白(而不是纤维蛋白原)的降解产物和表示该交联纤维蛋白已被纤溶酶溶解。因为纤维蛋白原具有延长的半衰期，血浆水平仅在DIC严重的情况下急性减少。高度DIC还与抗凝血酶Ⅲ的水平或纤维蛋白溶酶原活性<60%相关。

慢性DIC

轻度DIC发生的临床情况，包括巨大血管瘤、转移癌或死胎综合征、血浆FDP或D-二聚体水平升高、APTT、PT纤维蛋白原水平正常或增高。轻度血小板减少症或血小板计数正常也很常见。红细胞碎片也经常被检测到，但比急性DIC程度低。

鉴别诊断

鉴别诊断DIC和严重肝病是很困难的，需要连续测量DIC的实验室指标。严重肝病患者存在高危出血风险，实验室检查表现包括血小板减少(由于血小板吸收、门静脉高压症或脾功能亢进)、凝血因子和天然的抗凝血剂的降低及由于肝清除能力降低导致的FDP水平升高。然而，与DIC相反，严重肝病患者的这些化验结果不会迅速改变。其他重要的鉴别包括门静脉高压或其他的临床或实验室证据提示存在潜在的肝病。

微血管疾病如血栓性血小板减少性紫癜呈现临床急性发作疾病伴有血小板减少、红细胞碎片和多器官功能衰竭。然而，微血管疾病不出现凝血因子消耗或纤维溶解亢进的发生。

治疗 弥散性血管内凝血

DIC的发病率和死亡率主要与基础疾病相关，而不是DIC的并发症。控制或消除根本病因应该是最主要的问题。重症DIC患者需要控制血流动力学参数、呼吸支持和必要时的微创手术治疗。尝试治疗DIC而不治疗伴随疾病很可能会失败。

管理出血症状 控制血小板减少(血小板计数<10 000～20 000/μl)和低水平凝血因子的DIC患者的出血需要替代治疗。PT(>正常1.5倍)是提示凝血因子消耗严重程度的良好指标。FFP置换表明，1U FFP可以使无DIC成人的凝血因子活性上升3%。纤维蛋白原水平低(<100mg/dl)或轻度超纤溶需要输注冷沉淀(血浆组分富含纤维蛋白原、FⅧ和vWF)。10U的冷沉淀置换足够提供2～3U的FFP用于止血。输血方案必须根据患者的临床和实验室变化进行调整。对于大多数严重的血小板减少症的DIC患者，血小板浓缩物按1～2U/10kg体重的剂量是足够的。对于DIC患者凝血因子浓缩物不推荐用于控制出血，因为输注单一的凝血因子(FⅧ或FⅨ浓缩物)的作用有限，含有aPCCs的制剂进一步加重病情的风险很高。

凝血因子的置换或纤溶抑制物 药物用来控制凝血，如肝素、ATⅢ浓缩物或抗纤溶药都被尝试用于DIC的治疗。低剂量持续滴注肝素[5～10U/(kg·h)]对伴有实体瘤或急性早幼粒细胞白血病或有血栓形成的轻度DIC患者可能有效。肝素也被用于治疗手术切除巨大的血管瘤和移除死胎的过程中的暴发性紫癜。在急性DIC，肝素的使用很可能会加重出血。迄今为止，严重的DIC患者使用肝素没有证实有利于生存。

使用抗纤维溶解药物EACA或氨甲环酸，防止纤维蛋白溶酶降解纤维蛋白可减少DIC患者的出血发作和纤维溶解亢进。然而，与肝素同时使用时这些药物可增加血栓形成的风险。急性早幼粒细胞白血病患者或那些与慢性DIC相关的巨大血管瘤中的少数患者使用这种治疗可能有益。

使用蛋白C浓缩物治疗与获得性蛋白C缺乏相关的暴发性紫癜或脑膜炎球菌血症已被证明有效。早期阶段研究结果提示置换ATⅢ是有希望的，但需要进一步研究。

维生素K缺乏症

维生素K是脂溶性维生素，是维生素K相关的凝血因子中谷氨酸残基的γ碳羧化作用的辅因子，这些蛋白质与钙和磷脂结合是一个关键步骤(图20-2)。γ-谷氨酰羧化酶和环氧化物还原酶对维生素K的代谢和再生起关键作用。维生素 K 相关蛋白是异源组，包括凝血因子蛋白，也包括在骨、肺、肾和胎盘中发现的蛋白质。维生素 K 介导的翻译后调控谷氨酸残基的 γ 碳羧化作用，关键的步骤是活化与钙结合的维生素 K 相关蛋白，并适当的组装磷脂膜（图 20-2）。遗传使参与维生素 K 代谢的酶活性缺乏，特别是 GGCX 或 VKORC1 的功能活性（见前面的讨论），导致出血性疾病。在饮食中，维生素 K 的量往往限制羧化反应；因此，维生素 K 重吸收对保持维生素 K 相关蛋白质正常水平非常必要。在成人中，低膳食摄入量仅是导致严重维生素 K 缺乏很少的原因，但常出现在使用广谱抗生素的患者。疾病或手术干预影响肠道吸收维生素 K 的能力，或通过解剖变化或者通过改变近端小肠的胆汁盐和胰液中的脂肪含量，可明显减少维生素 K 水平。慢性肝病，如原发性胆汁性肝硬化也减少维生素 K 储存。新生儿维生素缺乏和新生儿出生时的出血性疾病通过维生素 K 的日常管理几乎完全消除。对于维生素 K 缺乏的患者由于减少了凝血酶原、FⅦ、FⅨ和 FⅩ水平，延长的 PT 值是最为常见和最早发现的指标。这些因子中 FⅦ有最短的半衰期；因此 PT 的延长要早于 APTT 的变化。胃肠外给予 10mg 总量的维生素 K 用以在 8～10h 恢复凝血因子的正常水平是足够的。有持续出血时或侵入性手术前需要立即纠正，需要置换 FFP 或 PCC。由于有血栓形成的高风险，严重肝病患者应避免后者。对于无症状的患者逆转华法林或华法林类药物引起的过度抗凝治疗可通过最小剂量维生素 K（1mg 口服或静脉注射）来实现。这种治疗策略可以减少出血的风险，同时对潜在血栓前状态有持续的抗凝作用。

有威胁生命的出血的患者，对使用重组因子Ⅶa 的非血友病患者抗血凝治疗已被证明是有效的，可迅速恢复止血，允许紧急手术。但是有基础血管疾病的患者，血管损伤和其他并发症是影响动脉和静脉系统的高危血栓栓塞的危险因素，因此，严格控制Ⅶa 因子使用，仅限于部分患者低剂量使用，须密切监测血管并发症的发生。

凝血功能障碍相关的肝衰竭

肝是止血的核心，因为它是合成和清除大多数促凝物质和天然抗凝蛋白的地方，也是纤维溶解系统的重要组成部分。肝衰竭与高风险出血相关联是由于缺乏合成凝血因子和纤维溶解亢进。血小板减少常见于肝病患者，可能是由于充血性脾大（脾功能亢进）或免疫介导的血小板寿命缩短（原发性胆汁性肝硬化）。此外，一些继发于潜在的肝病的解剖异常促进了出血的发生。血纤维蛋白原异常在肝病患者中比较常见，由于受损纤维蛋白的聚合。DIC 伴随慢性肝病的进展并不少见，但是增加了出血的风险。实验室检查有利于制定最佳治疗策略，既可以控制持续出血，也可肝病患者进行侵入性操作做准备。通常情况下，这些患者表现为与肝损伤相关的延长的 PT、APTT 和 TT，血小板减少，正常或小幅增长的 FDP。纤维蛋白原水平降低只有在急性重症肝炎、肝硬化失代偿期或晚期肝病或存在 DIC 时出现。TT 延长、纤维蛋白原和 FDP 水平正常提示血纤维蛋白原异常。肝衰竭的患者 FⅧ水平往往正常或升高，降低则提示合并 DIC。因为 FV 仅在肝细胞合成并不是维生素 K 相关蛋白，FV 水平降低可能是肝衰竭的一个指标。FV 正常而 FⅦ水平低表明维生素 K 缺乏。在肝衰竭的患者维生素 K 水平会降低，由于肝细胞疾病损害存储、改变胆汁酸或胆汁淤积，可以减少维生素 K 的吸收。补充维生素 K（10mg 缓慢静脉注射给药）改善止血可以达到令人满意的效果。

FFP 治疗纠正肝衰竭的患者止血是最有效的。输注 FFP（5～7ml/kg，每袋有 200ml）确保 10%～20%的凝血因子水平是足够的，但不能纠正 PT 或 APTT 的值。所有患者中即使用高剂量的 FFP（20ml/kg）也不纠正凝血时间。监测临床症状和凝血时间将确定是否在注射首次剂量后 8～12h 重复注射。浓缩血小板被用于当血小板计数为 10 000～20 000/μl 时控制持续的出血或计数＜50 000/μl 但需侵入性操作的患者。冷沉淀只用于纤维蛋白原水平＜100mg/ml 时；70kg 患者每天的剂量为 6 袋。肝衰竭患者注射凝血酶原复合物应避免血栓性并发症的高风险。肝衰竭的患者安全使用抗纤维溶解药物来控制出血尚未被确定，并且应当避免使用。

肝病和血栓栓塞

肝病稳定的患者出血的临床表型往往是温和的，甚至无症状。然而，随着病情的发展，止血平衡缺乏稳定，其比健康人更容易受到干扰。此外，伴有感染和肾衰竭并发症时止血药的平衡受到损害（图 20-4）。基于临床上肝硬化患者的出血并发症和高凝状态的实验室证据，如延长的 PT 或 APTT，它一直被认为使这些患者免于血栓性疾病。但是，临床试验表明，这些患者存在血栓形成的危险，特别是那些具有进展性肝病的患者。虽然高凝状态可以解释静脉血栓的发生，根据魏克综合征的 3 个特征，血流

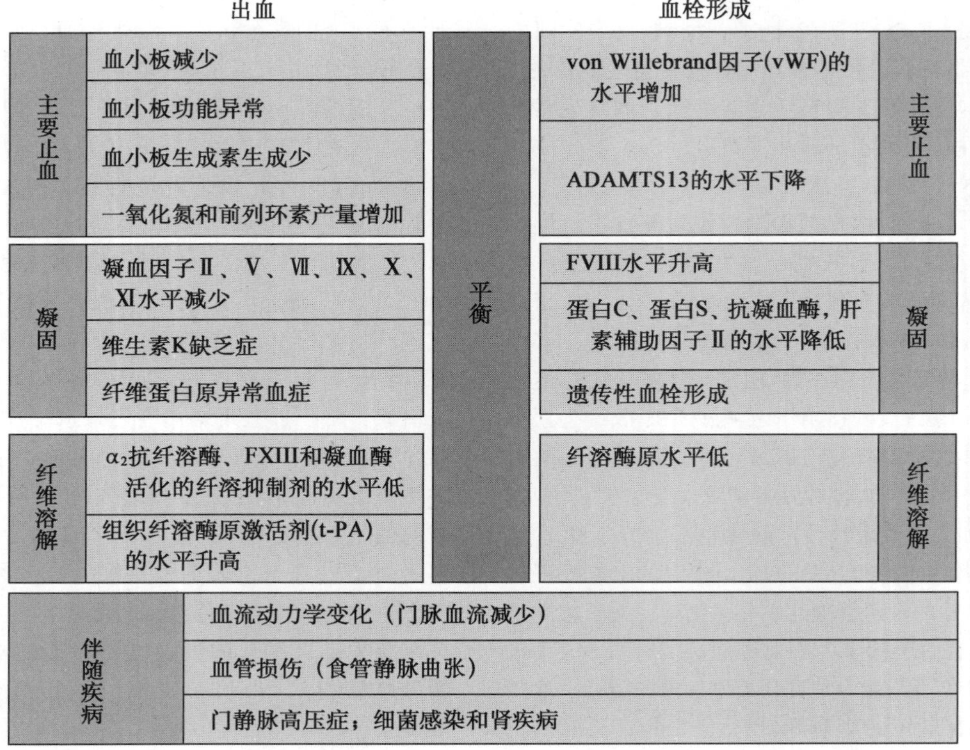

图 20-4 肝的止血平衡

动力学变化和血管受损也可能是一个因素，并且在肝病患者这两个进程也可能潜在发生。肝的相关血栓形成，特别是门静脉和肠系膜静脉的血栓形成，在晚期肝硬化患者中很常见。血流动力学改变如降低门静脉血流和遗传性易栓症可能会增加肝硬化患者门静脉血栓形成的风险，提示高凝状态可能扮演一个重要的角色。肝病患者发生深静脉血栓和肺栓塞的比率很明显(0.5%～1.9%)。这些发现提示我们要重视进展性肝病患者血栓形成，尤其是对实验室结果提示常规凝血时间延长要存在质疑并矫正。

获得性凝血因子抑制物

获得性凝血因子抑制是一种免疫介导的疾病，特征为存在对凝血因子的自身抗体。FⅧ是抗体形成的最常见的目标，但凝血酶原、FV、FⅨ、FⅩ和FⅪ的抑制物也有报道。主要在老年人中发病(平均年龄 60 岁)，但偶尔发生在无出血病史的妊娠或产妇。50%有抑制物的患者没有潜在的疾病，在诊断时被确诊。其他原因包括自身免疫疾病恶性肿瘤(淋巴瘤、前列腺癌)、皮肤疾病和妊娠等。通常出现软组织胃肠道、泌尿道和皮肤等出血发作。与血友病相比，在这些患者关节积血不多见。腹膜后出血和其他危及生命的出血可能会突然发作。未经治疗的患者总死亡率为 8%～22%，并且最多的死亡发生在出血的几周之后。诊断是基于延长的 APTT 与正常的 PT 和 TT。APTT 纠正试验延长。贝塞斯达血友病会指出，血友病患者使用 FⅧ缺乏血浆执行的抑制物检测可以确定诊断。大出血用高剂量的人或猪 FⅧ、PCC/PCCA 或重组 FⅦa 治疗。对存在 FⅧ自身抗体的患者，大剂量静脉注射丙种球蛋白和抗 CD20 单克隆抗体被报道是有效的。与血友病患者相比，存在抑制物的非血友病患者有时对单独使用泼尼松或联合细胞毒性药物(如环磷酰胺)治疗有效。

在美国和世界各地，局部血浆衍生的牛和人的凝血酶很常用。这些有效的止血药用于大手术，如心血管、胸、神经、骨盆和创伤的手术及大面积烧伤。对异种抗原或它的污染物(牛凝血蛋白)抗体的产生可能与人凝血因子出现交叉反应性，这可能妨碍它们的功能，并诱发出血。

这些抗体的临床特征包括失衡导致的出血或有时可危及生命的凝血障碍。这些获得性凝血疾病的临床诊断往往十分复杂，如出血发生在手术期间或紧急的大手术时，可能会被认为是手术本身导致的。

值得注意的是，当局部反复暴露于凝血酶时，这种并发症的风险进一步增加。因此，以往即使小的手术干预病史，甚至发生在几十年前，也是评估风险的关键。

该病的实验室化验异常表现为 APTT 和 PT 的延长，且输注 FFP 和维生素 K 往往不能改善。APTT 纠正试验延长，说明抑制性抗体的存在。特异性抗体的诊断通过测定人类 FV 或其他可疑的人凝血因子残留活性而得到。目前市场上没有特异的牛凝血酶凝血功能障碍的检测方法。

目前没有正式的治疗指南。血小板输注已被用作有 FV 抑制物的患者补充 FV 的来源。频繁的注射补充 FFP 和维生素 K 可以当做辅助治疗，而不是凝血障碍本身一个有效的治疗。重组 FⅦa 用作旁路剂的经验是有限的，效果普遍差。基于免疫抑制剂如类固醇、静脉注射免疫球蛋白或连续血浆置换的特异性根除抗体疗法已有零星的报道。在以后的生活中应告知患者尽量避免任何局部凝血酶密封胶。

近日，用于局部止血的新血源性和重组人凝血酶制剂已通过了美国食品药品监督管理局批准。一些准备工作已经证明，相比初代牛凝血酶产品其具有通过降低免疫原性止血的功效。

狼疮抗凝物的存在与静脉或动脉血栓形成疾病有关。然而，在存在狼疮抗凝物的患者出血也有报道；它是由于存在凝血酶原的抗体，其导致了低凝血酶原血症。这两种疾病均表现为 PT 延长及 APTT 不能被纠正。区分获得性抑制物与狼疮抗凝物，须注意蝰蛇毒稀释试验和六方磷脂测试结果，阴性患者为获得性抑制物患者，阳性为存在狼疮抗凝物患者。狼疮抗凝物会干扰许多凝血因子（FⅧ、FⅨ、FⅫ、FⅪ）的活性，而获得性抑制物则是针对单一的细胞因子。

（谢建刚　高广勋　译）

第 21 章

Chapter 21

动脉和静脉血栓形成

Jane E. Freedman Joseph Loscalzo

血栓形成概述

血栓形成被定义为“非正常的止血”，其发病率和死亡率较高，主要原因是范围广泛的动脉和静脉疾病及庞大的发病人群。美国 2009 年估计有 785 000 人出现新的冠状动脉血栓事件，约 47 万人有经常性的缺血发作。每年大约有 795 000 人有新发或复发性卒中。每年 20 多万人静脉血栓栓塞新发病例，这些人 30%于 30d 之内死亡，1/5 因肺栓塞猝死。

在非患病状态，生理止血过程反映出促进和抑制血液凝固的平衡。这种反应至关重要，它可防止损伤之后不受控制的出血。调节正常止血进程的同时可能会导致病理血栓形成，导致动脉或静脉闭塞。重要的是，许多常用的治疗性干预也可能改变血栓止血平衡，造成负面影响。

止血和血栓形成主要涉及 3 个因素的相互作用：血管壁、凝血因子和血小板。许多常见的急性血管疾病是由于血管内的血栓形成，包括心肌梗死、血栓性脑血管事件和静脉血栓形成。虽然最终结果是血管闭塞和组织缺血，但这些疾病的病理生理过程有相似之处及明显的差异。虽然许多调节血栓形成和调节止血的过程过程类似，但是血栓形成和血栓维持过程是不同的。在静脉血栓形成过程，调控凝血和(或)纤维蛋白溶解的缺乏会导致初级高凝状态反应，或者涉及血管和血液流动会导致血栓形成的酶的缺乏会导致次级高凝状态反应。与此不同，动脉血栓形成高度依赖于血管壁、血小板和血流状态等因素。

动脉血栓形成

概述

血小板和血管壁的异常，通常在血管闭塞过程中起到了关键作用。动脉血栓形成是一系列的顺序步骤，其中包括血小板黏附于血管壁、血小板被募集、凝血酶被激活等过程。血小板黏附、活化及募集的调控过程将详细在本章的后面介绍。此外，虽然血小板的主要功能是调控止血，我们对它们在其他生物学过程中的作用，如免疫和炎症中的认识也在不断深入。

动脉血栓形成和血管疾病

不只是美国，世界范围内动脉血栓发病率和死亡率越来越高。冠心病估计导致美国 1/5 的死亡。美国每年有 78.5 万的新的冠状动脉事件，19.5 万人初次发作的心肌梗死事件。每年大约有 79.5 万人出现新的或复发性脑卒中，尽管并不是所有的脑卒中是由血栓阻塞引起的，其中包括大约 61 万新发病例和 18.5 万复发病例。据估计，在美国每 18 人中就有一人的死亡原因是脑卒中。

血小板

血小板与其他类型细胞有相似之处，如特定的受体和信号通路的存在；然而，不同于大多数细胞，血小板缺乏细胞核，无法通过改变基因转录适应不断变化的生物环境。血小板从大型有核细胞维持有限的 mRNA 合成蛋白质的能力，大多数对各种刺激做出响应所需要的分子保持在存储颗粒和囊泡中。

血小板是圆盘形的小而无核细胞(直径 1～5μm)，在血液循环中以 200～400 000/μl 的浓度，以 7～10d 的平均寿命存在。血小板在巨核细胞内产生，巨核细胞是骨髓的多核造血细胞。血小板生成素(TPO)调控血小板的生成过程。由巨核细胞产生和释放完全形成血小板的确切机制尚不清楚，但该过程可能涉及形成血小板前体，由外突的细胞质中伪足状结构产生含血小板的芽。在凝血激活前，血小板在巨核细胞内产生，巨核细胞同时含有炎症介质及和抗微生物介质。血小板颗粒主要是 α-颗粒和致密颗粒两种类型，是由它们的大小、丰富度和内容物区分开来。α-颗粒中含有可溶性凝血蛋白、黏附分子、生长因子、细胞因子和炎症调节剂等。血小板致密颗粒比 α-颗粒小，而且所含物质少。α-颗粒中含有的蛋白质在炎症反应起重要作用，致密的颗粒中含有高浓度的小分子，包括二磷酸腺苷（ADP）和5-羟色胺，影响血小板聚集。

血小板黏附

血栓的形成是由血小板黏附到受损血管壁开始（图 21-1）。受损血管壁触发血小板反应，涉及内皮下胶原成分、血管性血友病因子、纤维连接蛋白、粘合剂蛋白质如玻连蛋白和凝血酶等。止血反应可能会有所不同，这取决于损坏露出的特定蛋白质的程度和血流条件。某些蛋白质被表达在血小板表面上随后调节胶原诱导的血小板黏附，特别是在流动的条件下，包括糖蛋白（GP）IV、GPVI 和整联 $\alpha_2\beta_1$。

血小板 GpIb-IX-V 复合物是血小板黏附和凝血启动活化的中心。血管壁损伤使血管性血友病因子和胶原蛋白暴露在血液循环中。如图 21-1 所述 Gplb-IX-V 复合物结合到暴露的血管性血友病因子，导致血小板黏附。此外，Gplb-IX-V 复合体与配体的结合导致血小板活化。血管性血友病因子结合 Gplb-IX-V 可促进 GpⅡb/Ⅲa 受体钙依赖性的构象变化，从一个无效的低亲和力状态将其转化为纤维蛋白原的活性高亲和力受体。

血小板活化

血小板的活化是由各种功能表面受体激活功能的调节控制。血小板受体通过各种的激动剂，导致不同程度的黏附蛋白的活化。一般而言，血小板受体活化触发两个特定的进程：①激活整合素信号通路，导致进一步的血小板活化和颗粒释放；②血小板与黏附蛋白/其他血小板结合。这两个过程有助于形成血栓。

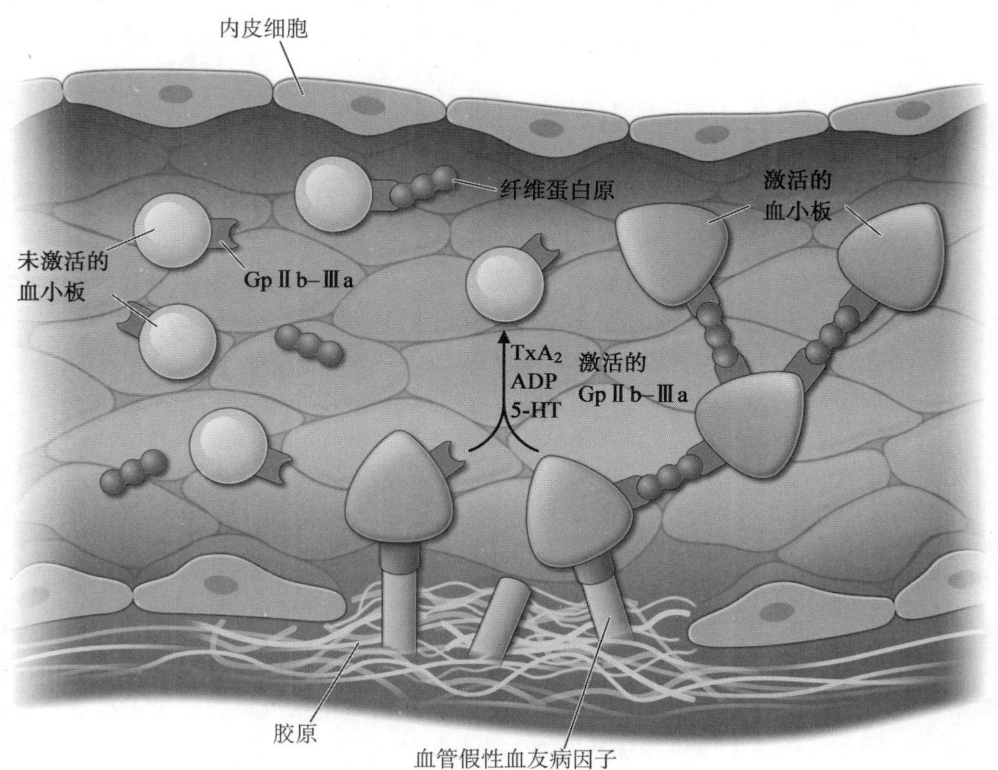

图 21-1　血小板活化和血栓形成

血小板以无活性形式存在于血液循环中。损坏的内皮和（或）外部刺激激活了附着到暴露的内皮下血管性血友病因子，募集血小板。这种黏附导致活化的血小板的形状变化和合成，以及血栓素 A2（TXA2）、血清素（5-HT）和腺苷二磷酸（ADP）的释放。血小板刺激引起的血小板糖蛋白（GP）Ⅱb/Ⅲa 受体构象变化，结合高亲和性的纤维蛋白原，稳定形成的血小板血栓许多受体家族或亚家族成员被发现具有调节血小板的功能。这包括7个跨膜受体家族，这是主要的血小板激动剂刺激的受体家族。几个7次跨膜受体存在于血小板，包括ADP受体、前列腺素受体、类脂受体和趋化因子受体。凝血酶受体包括血小板中的主要的7次跨膜受体。这其中最后一组中，首先被定的蛋白酶激活受体1(PAR1)。PAR类受体具有明显的N-末端的凝血酶的作用，反过来讲是作为配体对受体产生作用。另外PAR存在于血小板，包括PAR2(未由凝血酶激活)和PAR4。腺苷受体负责ADP诱导的信号传导，是由ADP结合血小板表面的嘌呤受体后启动。其中有若干不同的ADP受体，列为$P2X_1$、$P2Y_1$和$P2Y_{12}$(图21-2)。P2Y12和P2Y1受体的激活对于ADP诱导的血小板凝集是必不可少的。噻吩并吡啶衍生物氯吡格雷和普拉格雷即临床上使用的ADP诱导的血小板聚集抑制剂。

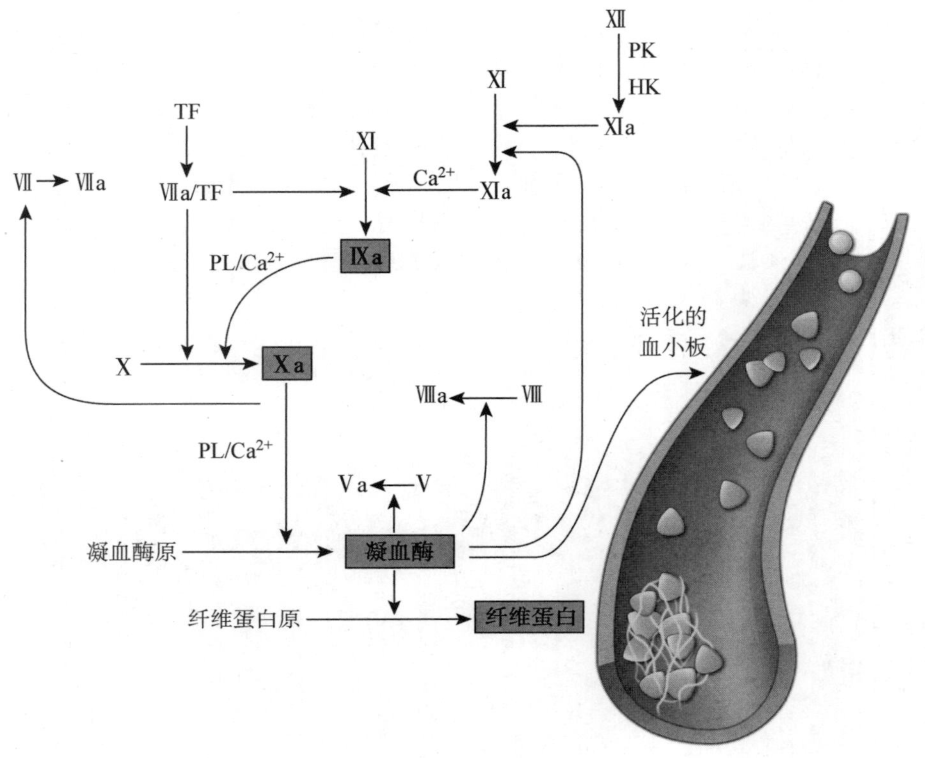

图21-2　凝血途径

特定的凝血因子("a"表示活化形式)负责的可溶性血浆纤维蛋白原转化为不溶性纤维蛋白。通过一系列级联反应，酶促活性产物转换下游无活性蛋白为活性丝氨酸蛋白酶。凝血酶的活化导致血小板激活。HK. 高分子量激肽原；PK. 激肽释放酶原；TF. 组织因子

血小板聚集

活化的血小板导致一系列快速的信号转导事件，包括酪氨酸激酶、丝氨酸/苏氨酸激酶和脂质激酶激活。未激活的血小板、纤维蛋白原低亲和力血小板黏附受体GpⅡb-Ⅲa保持非活化状态，该结构仅表达于血小板。经过刺激，纤维蛋白原和与活化的GpⅡb-Ⅲa结合，导致血小板聚集(图21-1)。在GpⅡb-Ⅲa受体的胞外域发生钙敏感的构象变化，亲和性增高，与可溶性血浆纤维蛋白原结合，启动由内向外信号事件。GpⅡb-Ⅲa受体与纤维蛋白原的结合诱发了GpⅡb-Ⅲa受体双向介导的从外到内信号。额外的胞内信号进一步稳定了血小板聚集，转换血小板聚集从可逆到一个不可逆的过程(由内向外信号)。

血小板在炎症和血栓形成中的作用

炎症在急性冠状动脉综合征的急性血栓形成阶段起重要作用。急性冠状动脉综合征，不仅增加了(同型聚集)血小板之间的相互作用，同时也增加血小板和血液循环中的白细胞(异型聚集)之间的相互

作用。后者聚集形成时血小板被激活，并黏附在循环中的白细胞。血小板通过活化的血小板表面的P-选择蛋白（CD62P）结合黏附在白细胞表面上的受体，即P-选择蛋白配位体1(PSGL-1)，增加白细胞表面CD11b/CD18(Mac-l)表达，并促进与血小板表面二价纤维蛋白原和血小板表面的GpⅡb-Ⅲa的黏附。血小板表面P-选择蛋白也诱导组织因子在单核细胞中的表达，这促进血纤维蛋白形成。

除了血小板-单核细胞的聚集体，免疫调节剂-可溶性CD40配体（CD40L或CD154），也反映了血栓形成和炎症之间的关系。CD40配体是肿瘤坏死因子家族的三聚体跨膜蛋白，与其受体CD40在炎症导致血栓形成和动脉粥样硬化过程中起到重要作用。许多免疫细胞和血管细胞表达CD40和（或）CD40配体、活化血小板CD40配体迅速转运到表面，在新形成的血栓表面刺激活化后表达上调。表达于表面的CD40配体被血小板裂解生成可溶性片段（可溶的CD40配体）。

目前已确定血小板、感染、免疫和炎症之间存在明显相关性。细菌感染与急性血栓形成事件，如急性心肌梗死和脑卒中的风险升高相关。此外，血小板显著升高，血栓形成可导致败血症的高死亡率。toll样受体(TLR)的功能和信号通路建立在血小板上。血小板TLR2刺激直接激活血小板诱导血栓形成和炎症反应，细菌感染诱导TLR2依赖性血小板促炎症反应，提示特定的细菌和细菌组分可直接激活血小板依赖性血栓形成途径。

动脉血栓形成的遗传学

一些遗传相关的变异动脉血栓形成的研究见表21-2A。然而，在遗传变异与血小板功能的相关领域，有研究主要涉及药物遗传学，主要解决遗传变异导致的药物反应的个体差异（表21-1)。目前的焦点是由于基因的差异造成的对抗凝药物的反应性的不同，具体原因尚不明确。这种差异被描述为“阿司匹林抵抗”问题，虽然其他抗血栓形成剂（如氯吡格雷）也被广泛地研究。血小板依赖性遗传决定已被定义与药物作用、服药依从性及药物代谢水平有关。已有候选的血小板基因与抗血小板及抗血栓剂的相互作用的研究开展。

表 21-1　遗传变异和遗传药理学反应与血小板抑制剂

潜在基因变化	治疗靶点分类	特殊药物
P2Y1、*PAY12*	ADP受体抑制剂	氯吡格雷、Prasugrel
CYP2C19、*CYP3A4*、*CYP3A5*		
COX1、*COX2*	环加氧酶抑制剂	阿司匹林
PIA1/A2	受体抑制剂	阿昔单抗
		依替巴肽
		替罗非班
INTB3，GpibA	GpⅡb-Ⅲa受体抑制剂	

ADP. 腺苷二磷酸；Gp. 糖蛋白

许多患者表现对阿司匹林的抑制效应反应不足，可以靠遗传因素差异性来解释；然而，体外实验表明，目前尚无有力的证据来证明阿司匹林抗血小板反应的个体差异与阿司匹林和环氧合酶1或者其他有关血小板受体相互作用有关。目前还没有临床研究表明，基因型优化阿司匹林的抗血小板的效率。血小板$P2Y_{12}$受体抑制剂氯吡格雷药物的反应性和实用性的差异与基因差异有关。氯吡格雷是一种前体药物，在肝代谢必须由特定细胞色素P450酶激活。编码CYP依赖性氧化步骤存在基因多态性，*CYP2C19*和*CYP3A4*基因位点的携带基因座等位基因可增加血小板聚集。*CYP2C19* *2等位基因可增加血小板活性，但是在某些患者中血小板功能明显降低。大型研究临床表明，这些遗传学异常与临床表现相关。

静脉血栓

概述

凝血是由凝血酶激活的可溶性纤维蛋白原转化成不溶性纤维蛋白的过程。凝血过程包括正常止血和影响静脉血栓形成的病理生理过程。静脉血栓形成的主要形式是四肢的深静脉血栓(DVT)和随后栓塞到肺（肺栓塞)，统称为静脉血栓栓塞性疾病。静脉血栓形成的发生是由于遗传原因（表21-2B)和后天的原因（表21-3)。

表 21-2 动静脉血栓形成的遗传因素

A. 动脉血栓
血小板受体
β_3 和 α_2 结合素类
P1A2 多形体
Fc(γ)RIIA
GpIV T13254C 多形体
GpIb
凝血酶受体 PAR-1-5061→D
氧化还原酶类
血浆谷胱甘肽过氧化物还原酶
H2 启动子单元
内皮一氧化氮合酶
-786T/C、-922A/G、-1468T/A
对氧磷酶
-107T 等位基因、192R 等位基因
同型半胱氨酸
胱硫醚 β-合酶 833T→C
5,10-甲基四氢叶酸酯还原酶(MTHFR)
677C→T
B. 静脉血栓形成
促凝血蛋白质
纤维蛋白原
-455G/A,-1854G/A
凝血酶原(20210G→A)
蛋白 C 抗凝血通路
凝血因子Ⅴ:1691G→A(Arg506Gin)
血栓调节蛋白 1481C→T(Ala455Val)
已知的溶纤维蛋白类蛋白
组织型溶纤维蛋白酶原激活物(tPA)
7351C/T,20 099T/C 外显子 6,27 455T/A 内含子 10
纤维酶原激活物抑制剂(PAI-1)
4G/5G insertion/deletion polymorphism at postion-675
同型半胱氨酸
胱硫醚 β-合酶 833T→C
5,10-甲基四氢叶酸酯还原酶(MTHFR)
677C→T

表 21-3 静脉血栓形成的后天因素

外科因素
神经外科
腹部外科
恶性肿瘤
抗磷脂综合征
其他
外伤
妊娠
长途旅游
肥胖症
口服避孕药或激素
骨髓增殖性疾病
真性红细胞增多症

深静脉血栓和肺栓塞

每年静脉血栓栓塞超过 20 万个新发病例。在这些患者中,30%死于 30d 之内,因肺栓塞猝死的占 1/5,30%在 10 年内复发静脉血栓栓塞。Athererosclerosis Risk 一项研究报道,28d 内深静脉栓塞病死率为 9%,肺栓塞病死率为 15%。癌症患者肺栓塞致死率高达 25%。首发深静脉栓塞普通人群中的发病率平均为每年 5/10 000 人,男性和女性相似,随年龄增长而急剧增加。30～49 岁发病率为 2～3/10 000,70～79 岁发病率为 20/10 000。

凝血级联反应概述及其在静脉血栓形成中的作用

凝血定义为通过一系列酶联反应导致的纤维蛋白的形成,无活性的凝血酶原转化成有活性丝氨酸蛋白酶(图 21-2)。这个过程被称为凝血级联反应,是一个关键调节止血机制。凝血级联反应的中心环节是凝血功能的放大原理:由于一系列凝血酶级联反应,从小的刺激信号最终可导致更大数量的纤维蛋白,最终阻止血管损伤部位的出血。

凝血级联反应主要是由血管损伤后组织因子暴露并与血液成分接触后引起(图 21-2)。组织因子也可以在病理条件下血源性微粒、白细胞或血小板中发现。凝血因子Ⅶ(FⅦ)和活化的 FⅦa 作为配体结合在血管损伤部位组织因子。FⅦ/Ⅶa 因子与组织因子的结合激活下游因子 X(FX),活化 FX(FXa)。在另一种反应中,FⅦ/FⅦa 的组织因子复合物初步活化 FⅨ 到 FⅨa,活化 FX 连同其辅因子Ⅷ(FⅧa)。因子 Xa 及其辅因子 FVa 促进凝血酶原转换成凝血酶,然后将可溶性血浆纤维蛋白原转化为不溶性纤维蛋白,导致血栓的形成。凝血酶还激活 FⅩⅢ 到 FⅩⅢa,共价交联和稳定的纤维蛋白凝块。

几个抗血栓素也调节凝血过程,这些包括抗凝血酶,组织因子途径抑制剂(TFPI),肝素辅因子Ⅱ和蛋白 C/蛋白质 S。在正常条件下,这些因素限制了凝血酶产生，以控制凝血和血栓的形成。通常情况下，血凝块形成后阻塞受损部位，并逐渐扩大到相邻受伤血管，保持血管内皮细胞完整性成为防止血栓形成的关键环节。

静脉血栓的危险因素

静脉血栓形成的危险因素主要是高凝状态，它可以是遗传因素（表 21-2）、后天因素或由于制动和静脉淤滞造成。复发的独立预测因素包括年龄增长、肥胖、恶性肿瘤、急性下肢轻瘫等。通常情况下，多种危险因素是存在于一体。整形外科、腹部或神经外科手术为高风险因素。中度风险因素包括长期卧床、某些类型的癌症、妊娠、激素替代疗法或口服避孕药的使用及其他久坐条件如长途旅行等。据报道，在航空飞行 4h 后静脉血栓栓塞形成的风险加倍，虽然绝对风险仍然很低（1∶6000）。静脉血栓栓塞中妊娠或产后妇女的相对风险是 4.3，总发病率（绝对风险）是每年 199.7/100 000 名妇女。

静脉血栓形成的遗传学

其他静脉血栓形成的常见原因是异常的遗传学异常（表 21-2）。这些异常包括内源性抗凝血成分的突变导致活性降低及促凝蛋白的突变导致的功能增强。杂合抗凝血酶缺乏和纯合凝血因子 V Leiden 突变显著增加静脉血栓形成的风险。而纯合子 C 蛋白或 S 蛋白不足是罕见的，并可能导致致命的暴发性紫癜，杂合缺陷与血栓形成呈中度相关风险。活化蛋白 C 通过降解 FVa 破坏凝血合成物。患者抗活化的蛋白 C 活性的点突变位于 1 号染色体的 FV 基因，突变表示为因子 V Leiden。轻度危险增加因素归因于高水平的促凝血因子及低水平 TFPI。亚甲基四氢叶酸还原酶及同型半胱氨酸血症的多态性已被证明是独立的静脉血栓形成及动脉血管疾病相关危险因素。然而，目前的研究表明，遗传变异及其对血栓的影响仍然受到质疑。

纤维蛋白溶解及血栓形成

纤溶系统的特定异常与血栓形成有关。如组织纤维蛋白溶酶原激活剂（tPA）和纤溶酶原激活物抑制剂 1 型（PAI-1），与其相关的是纤溶活性水平降低和动脉血栓性疾病危险性增加。特定的遗传变异与纤溶活性降低有关，包括 4G/5G 插入/缺失多态性的 PAI-1 基因相关联。此外，311 bp 的 Alu 插入/缺失的 tPA 的内含子 8 已导致血栓形成活性增强。虽然遗传异常没有改变 tPA 的水平及功能，对相关纤溶活性的病理生理机制需要进一步的研究。凝血酶激活的纤溶抑制物（TAFI）是调节纤维蛋白溶解，血浆 TAFI 水平升高已经证实与两个 DVT 和心血管疾病的风险增加相关，并伴随着代谢综合征的改变。这种综合征包括腹部脂肪增多（中央肥胖）、葡萄糖和胰岛素新陈代谢异常、血脂异常、高血压及动脉粥样硬化等。其增强血栓形成的机制，可能由于血小板功能改变以及高凝和高纤溶状态改变。一例报道表明，此综合征常见的血栓异常与 PAI-1 血浆水平增加有关。

动脉和静脉血栓形成之间的区别

静脉和动脉血栓形成启动方式不同，并且凝块形成过程的参与机制也有所不同。在血流变缓或高凝状态下，由于组织因子的暴露启动静脉血栓形成与凝血级联反应最终形成凝血酶和随后的纤维蛋白原转化为纤维蛋白。在动脉凝血酶也会活化，但血栓形成是通过暴露外基质（图 21-1 和图 21-2）刺激，由血小板黏附至损伤的血管内皮。由于个体对血管损伤反应存在差异，个体动脉或静脉对血栓形成的易感性也不同。间接凝血动物模型静脉与动脉血栓形成差异支持这一观点。

目前对于高凝状态下静脉血栓栓塞性疾病的理解取得了相当大的进步，但是高凝状态下动脉血管疾病的了解要少很多。易栓情况下，如因子 V Leiden 突变和凝血酶原 G20210A 突变，是 DVT、肺栓塞和其他静脉血栓栓塞事件的危险因素，其对动脉血栓形成的作用不太明确。事实上，这些易栓因素并非临床上动脉血栓形成事件的重要的危险因素如急性冠状动脉综合征。

在临床上，动脉和静脉血栓形成在病理生理学上有显著共同的危险因素，包括年龄、肥胖、吸烟、糖尿病、动脉高血压、高血脂和代谢综合征。特异性的遗传变异，包括那些在谷胱甘肽过氧化物基因也与动脉和静脉血栓闭塞性疾病相关联。重要的是，动脉和静脉血栓形成可能都被负责激活炎症和氧化途径的病理生理刺激所触发。

DVT 和肺栓塞的诊断和管理的讨论，详见第 22 章。

（谢建刚　高广勋　译）

第 22 章

Chapter 22

肺血栓栓塞

Samuel Z. Goldhaber

流行病学

静脉血栓栓塞(venous thrombo embolism, VTE)包含深静脉血栓(deep venous thrombsis, DVT)和肺栓塞(pulmonary embolism,PE),与心肌梗死、脑卒中共同构成心血管疾病的三大主要死因。静脉血栓栓塞通过肺栓塞导致死亡,而幸存者则合并有因慢性血栓性肺动脉高压及肺栓塞综合征。美国普外已声明,肺栓塞是在住院病人中最常见的可预防其致死的疾病。医保部门已经将髋膝关节置换后的 PE 和深静脉血栓列为不可接受的非常事件,医院不再对治疗其术后并发症而增加的额外费用进行补偿。非盈利性机构已经开始教育保健专业人员及普通大众静脉血栓栓塞的危险因素及提出警告。

美国每年发生 100 000～300 000 例静脉血栓栓塞相关性死亡。死亡率、住院时间下降但住院费用却有所增加。约 3/4 有症状的静脉血栓栓塞病例发生在社区,其余为院内获得性。美国每年约有 1400 万的住院患者有中至高度的静脉血栓栓塞风险:有 600 万的手术后患者和 800 万伴有心力衰竭、癌症、脑卒中病人。对住院病人来说,预防规范对防范静脉血栓栓塞的指导方针已从自愿改为强制服从。在欧洲估计每年 370 000 例肺栓塞相关死亡病例中,对静脉血栓栓塞照料相关而直接产生的医疗费用已超过 30 亿欧元。日本由于生活习惯的西化,VTE 的发病率也在逐渐升高。

非致死性的静脉血栓栓塞的长期影响是降低生活质量,慢性血栓性肺动脉高压常致残和造成呼吸困难。约有超过 50%的患者因为静脉血栓栓塞在晚期发生栓塞后综合征(也称血栓后综合征或慢性血管功能障碍),它是静脉血栓栓塞的晚期并发症造成的下肢血管瓣膜功能失常及间质渗出。病人常有慢性踝关节或腓肠肌肿胀和下肢疼痛,特别是在久站之后。它最严重的症状是皮肤溃疡,特别是下肢内踝,这种症状目前没有有效的治疗方法。

血栓前状态

血栓形成倾向是静脉血栓形成的高危因素,最常见的两种常染色体变异主要易位基因都是 FV 点突变,造成蛋白激酶 C 抵抗(未活化凝血因子Ⅴ和Ⅷ),前凝血酶原基因突变加速了血浆凝血酶原聚集。血栓抗体、蛋白激酶 C、S 蛋白都产生凝血抑制剂,这些抑制剂的缺乏和静脉血栓栓塞相关但是非常少见。高同型半胱氨酸血症可以增加静脉血栓栓塞的风险,但是使用叶酸、维生素 B_6 或维生素 B_{12} 降低半胱氨酸却不能减少静脉血栓栓塞的患病风险。抗磷脂抗体综合征是最常见的导致血栓形成的获得性病因,并且与动静脉血栓形成相关。其他常见高危因素包括恶性肿瘤、系统性高动脉压、慢性阻塞性肺疾病、长途空中旅行、空气污染、肥胖、吸烟、食用大量红肉、口服避孕药、妊娠、更年期前荷尔蒙替代治疗、手术及创伤等。

病理生理学

血栓

当静脉血栓从形成处脱落,血栓就堵塞了肺动脉循环,或者与之相反的通过未闭的卵圆孔或室间隔缺损。约 50%的有盆腔血栓的或者近端下肢深静脉血栓会发展为肺栓塞,并且是无症状的。单纯的腓静脉栓塞在肺栓塞中发生率较低,但却是最常见的血栓类似物的来源。这些小的栓子可以穿过卵圆孔或室间隔缺损处,而不像更多来源于近端下肢的大血栓。随着中央血管导管留置(以输入营养)和胸部手术的增多、更多的永久性的心脏起搏器和内置的电除颤的使用,导致上肢静脉血栓成为了常见的问题。这些血栓很少成为栓子和造成肺栓塞。

生理学

最常见的气体交换异常是血氧不足(动脉氧分

压不足)和肺泡氧分压曲线的增加,意味着通过肺的氧气交换效率低下。由于无效腔的气体不会进行气体交换,导致的解剖无效腔增大;由于呼吸的气体无法进入肺组织气体交换单位,而使解剖无效腔增加;由于气体交换单元的通气量超过了肺毛细血管的血流量,使生理无效腔增加。

其他的病理生理异常还有如下几点。

1. *肺部血管阻力增加*　由于血管阻塞和血小板等分泌血管收缩神经内分泌介质如 5-羟色胺等;缩血管活性介质的释放可以导致血栓远端的血管血流增多,这解释了在小的肺栓塞和大的肺血管氧分压的不协调。

2. *气体交换受损*　血管阻塞导致肺泡无效腔增加,缺氧是由于血管性肺换气不足,与无阻力肺的灌流、右到左分流、肺表面气体交换减少所致一氧化碳转运受损有关。

3. *肺泡过度换气*　刺激性受体的反射性刺激。

4. *气道阻力增加*　末梢支气管的收缩。

5. *肺顺应性降低*　肺水肿、肺出血、表面活性物质的减少。

右心功能不全

进行性右心衰竭是肺栓塞的常见死因。当肺血管阻力增加、右心室壁压力增高,造成远期右心室扩张及心功能不全。左心室在收缩末期已经开始舒张时,右心室仍持续收缩,最终室间隔膨胀并压迫原本正常的左心;心脏舒张期的左心功能受损导致室间隔异位,最终导致左心舒张减弱和舒张期左心充盈障碍。右心室壁压力增加同样压迫右心冠状动脉,减少心内膜下灌注,限制心血管氧供,可能导致心肌缺血和右心肌梗死。左心灌注不足可能导致左心冠状动脉供血和全身血管压力减少,因此诱发心肌缺血,其是由于被压迫的冠状动脉灌注不足所导致,最终循环衰竭导致死亡。

诊断

临床评估

静脉血栓栓塞类似于其他疾病,肺栓塞和其他疾病表现差异不大,诊断尤其困难。当肺栓塞伴发明显的心力衰竭或肺炎时,被掩盖的肺栓塞就特别难以发现。在这种情况下,伴随疾病的标准医疗无法得到改善。这种情况临床提示肺栓塞可能。

对于深静脉血栓的病人,最常见的病史是持续多日的下段腓肠肌绞痛,随着时间的进展症状加重。有肺栓塞的病人最常见的是无法解释的呼吸困难。

在评估那些可能患有深静脉血栓的病人时,初始工作评估该病临床症状的可能性。可能性低或者中-低的病人可通过单独 D-二聚体检查进行初步诊断,不必要行影像学检查(图 22-1)。如果出现异常升高,则需行影像学检查。

对于深静脉血栓和肺栓塞具有临床可能性的患者,评分方法是有效的临床评估(表 22-1)。

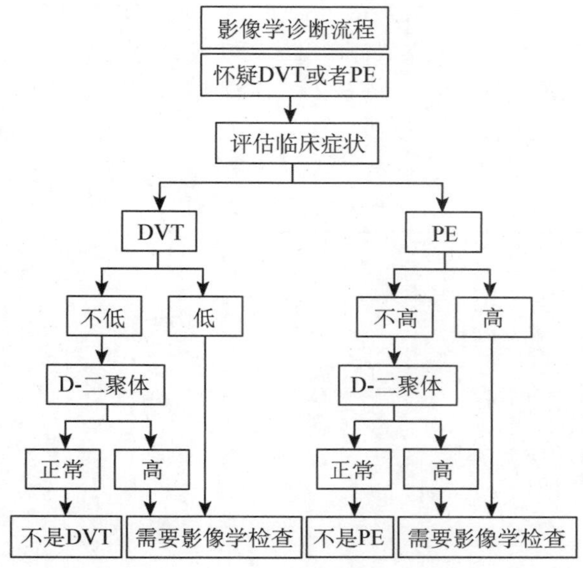

图 22-1　决定采用何种影像学诊断

表 22-1　临床决策规则

评分为 0 分或更少是为 DVT 低临床可能性;1～2 分为中度可能;3 分或更多为高度可能	
临床可变因素	评分
活动的恶性肿瘤	1
瘫痪、轻度瘫痪、近期轻度斜视	1
卧床不起超过 3d,<12 周的大手术	1
延深静脉分布的血栓	1
整个下肢肿胀	1
单侧腓肠肌肿胀>3cm	1
凹陷性水肿	1
浅表静脉曲张	1
最少同深静脉血栓的选择性诊断	−2
评分超过 4 分为肺栓塞高度临床可能性	
临床可变因素	评分
深静脉血栓症状和体征	3.0
比肺栓塞较少可能的选择性诊断	3.0
心率>100/min	1.5
血流固定大于 3d,4 周内的大手术	1.5
之前的肺栓塞或深静脉血栓	1.5
咯血	1.0
恶性肿瘤	1.0

临床症状

鉴别诊断是相对的，因为并非所有的下肢疼痛是由于DVT引起的，同样不是所有的呼吸困难都是因为肺栓塞引起的（表22-2）。突发严重的腓肠肌疼痛也可能提示为贝克囊肿，高热和寒战一般是蜂窝织炎而不是DVT，即使和DVT有同样的伴随症状。小腿远端只有轻微的触诊不适。大的DVT更容易被识别。病人在股静脉触诊时有大腿肿胀和柔软的表现。特殊情况下，病人不能行走或者需要手杖拐杖或步行器。

表22-2 鉴别诊断

深静脉血栓
获得性贝克囊肿
蜂窝织炎
静脉炎综合征、血管功能障碍
肺栓塞
肺炎、哮喘、慢性阻塞性肺疾病
充血性心力衰竭
心包炎
胸膜炎：病毒综合征，肋软骨炎
骨骼肌不适
肋骨骨折，气胸
急性冠状动脉综合征

如果广泛的下肢水肿，患有DVT的可能性很低，可能是由于栓塞后综合征引起的血管功能障碍的急性恶化；上肢血栓可能表现为锁骨上窝或上肢周长不对称。前胸壁上的表浅血管征会明显。

伴有大量PE的患者，表现为系统性动脉低压和解剖意义上的广泛栓塞。中至重度的PE在超声心动图上会有右心运动功能减退，但血压基本正常。小至中度的PE患者右心功能和动脉血压均正常。该类患者适当的抗凝治疗后预后良好。

表现为肺梗死，经常提示为小的PE，但有一点是它有精确定位的疼痛，因为它常出现在肺周边，靠近胸膜神经支配的区域。小的外周栓子引起的胸膜炎性胸痛更加常见，然而大的更靠中心的PE可以伴发周边肺的梗死。

非血栓性PE更容易被忽视。可能的原因包括骨盆或长骨骨折后的脂肪栓塞、肿瘤栓塞、骨髓和空气栓塞，髋膝关节全置换术后常发生骨水泥和骨折碎片栓塞。静脉吸毒者可能会将空气、滑石粉、棉球之类的可导致栓塞的物质输入进去。羊水栓塞常在胎盘边缘撕裂时发生。这种情况下肺泡毛细血管的渗漏可造成肺水肿。

呼吸困难是PE最常见的症状，呼吸急促是常见的体征。呼吸困难、晕厥、低血压或发绀提示有较重的PE，而胸膜疼痛、咳嗽、咯血提示肺远端靠近胸膜处有小的栓塞。在体格检查中，年轻和既往健康的个体可能出现焦虑但其他正常，即使是大面积的肺栓塞。他们可能会有中度的呼吸困难，但缺乏典型体征，如心动过速、低热、颈静脉怒张及肺部听诊第二心音亢进。有时反而出现心动过缓。

非影像学检查的应用

非影像学检查联合临床症状是最有效的评估方法。

1. *血液检查* ELISA检查血液纤维蛋白酶D-二聚体数量升高，由于血浆中纤维蛋白原的分解而导致DVT或PE患者D-二聚体数量升高。尽管通常为临床无效血栓溶解，D-二聚体的升高仍提示为内源性。在＞80％DVT及＞95％PE中对D-二聚体检测敏感。由于DVT的栓子更小，所以D-二聚体对DVT的敏感性不如PE。D-二聚体是一个有用的排除诊断。超过95％的D-二聚体正常病人没有PE。D-二聚体试验不具有特异性。患有心肌梗死、肺炎、败血症、癌症、手术后和妊娠6～9个月时也会升高。因此，住院病人因系统性疾病同样有D-二聚体升高。

和经典学说相反，即使氧气和二氧化碳分压减少，血气分析对肺栓塞仍缺乏诊断意义。在疑似病人中，常规动脉血氧或肺泡动脉氧曲线都不能真实可靠的区分在血管造影是否真的有栓塞。

2. *心脏生物标志物的升高* 血清肌钙蛋白和血浆中脂肪酸结合蛋白水平，由于RV小的梗死而升高。心肌拉伸导致高脑钠尿肽、N末端钠尿肽、氨基末端钠尿肽的升高。心脏标志物的升高，预示着主要由PE所致的并发症和死亡率的升高。

3. *心电图* 除窦性心动过速外，最常用的异常指标有S1Q3T3信号，即Ⅰ导联S波、Ⅲ导联Q波及插入的T波，这个发现有相对的特异性但不敏感，可能最常见的异常是1～4导联的病理性T波。

无创性影像学诊断

1. *血管超声* 深静脉血管超声诊断DVT依赖于血管压缩系数的衰减（表22-3）。当正常血管在横截面成像时，超声换能器轻微加压后很容易塌陷，这就出现了所谓眨眼的视觉错觉。急性深静脉血栓时，由于急性血栓使血管造成的被动膨胀从而使血管失去弹性，急性深静脉血栓有直观影像时诊断更为可靠，会出现均匀且低的回声反射(图 22-2)。血管自身经常出现中度扩大和并行血管缺失。

表 22-3　下肢深静脉血栓的超声检查

急性深静脉血栓诊断建立标准
缺乏静脉压缩系数(首要标准)
十字截面轻度加压后静脉无"闪烁"
由于被动膨胀而不能使静脉壁并列
血栓的直接可视化
均匀的
低回声
异常的多普勒血流动力学
正常反应：腓肠肌压缩增加多普勒血流信号，并且确定近侧和远侧静脉开放
异常反应：血流迟钝，且不随腓肠肌压缩扩张

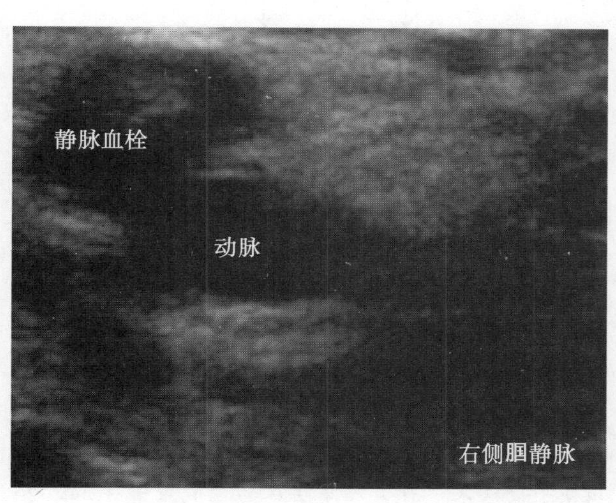

图 22-2　血管超声检测急性腘窝深静脉血栓(56 岁男性肺癌化疗术后患者)

多普勒成像可检测血管血流动力学。正常情况下，人为的小腿压迫造成超声下血流信号增加。如果失去了正常呼吸变化，则提示存在深静脉血栓引起的梗阻或者任何骨盆血管梗阻。由于深静脉血栓和 PE 紧密相关，都用抗凝治疗，因此深静脉血栓可以是 PE 的充分代表。与此相反，正常的血管超声结果不能排除 PE。约有 50%的肺栓塞病人没有深静脉血栓的影像学证据，可能是因为血栓已经阻塞了肺或存留在骨盆的血管中，通常都是超声诊断不足的地方。在没有深静脉血栓的病人中，超声检查可以确定其他原因导致的下肢不适，如贝克囊肿或者血肿。对于那些超声无法诊断的患者，可以考虑选择影像学方法去诊断深静脉血栓，如 CT 或 MRI。

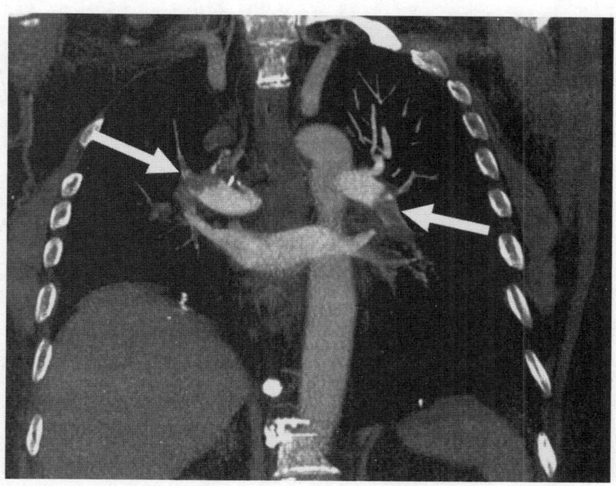

图 22-3　纵隔双侧大面积肺栓塞

胸部 CT 冠状位图片，54 岁男性肺癌并脑转移患者，突发胸闷及呼吸急促，双侧肺动脉栓塞，仅左肺上叶动脉未发生血栓

2. *胸部 X 线*　肺栓塞的胸部 X 线片一般正常或接近正常，可确认的异常包括病灶处血流量的减少、横膈上边缘楔形影、右下肺动脉逐渐变大。

3. *胸部 CT*　胸部 CT 联合血管造影对比检查是诊断 PE 的影像检查准则(图 22-3)。多源螺旋 CT 可以在短暂憋气后获得<1mm 的胸部影像。这种 CT 机可以扫描到很小的肺周血栓。六源 CT 可优于肺血管侵入性造影从而更直观的分辨。CT 扫描可以获得很好的心室图像，可作为危险分层和诊断工具。肺栓塞患者胸部 CT 右心增大，与右心正常病人相比预示着 1 个月内的死亡可能性增大。自胸部到膝盖骨盆近端肢体的血栓，均可以用 CT 扫描诊断。没有肺栓塞的患者的肺周影像可能建立初步诊断而在胸部 X 线片上没有异常，这就可以解释临床症状和体征如肺炎、肺气肿、肺纤维化、肺积气和主动脉疾病，有时也可偶然发现无症状的早期肺癌。

4. *肺核素扫描*　在不能耐受侵入性检查的患者中，肺扫描已经成为肺栓塞的最常用的二线诊断方法。在肺血管床中可追踪到注射入血管中的标记了伽马放射性核素的血清蛋白中的小微粒。灌注扫描缺损提示血流缺损或者血流减少，可能由于肺栓塞引起。通气检查，即吸入放射性标记的气体如氙气或氪气，增加了肺扫描的特异性。通气扫描异常提示异常的无通气肺腔的存在。因此给了灌注障碍一个可能的解释：不是急性肺栓塞，而是哮喘、慢性阻塞性肺气肿等。一个高概率的肺栓塞片子，就可以在通气正常的情况下提示两个或更多的肺段梗阻。

在CT正常或接近正常患者诊断为肺栓塞是不太可能的，但有约90%的确诊病人会有高概率扫描影像异常。但是大部分的病人没有进行CT扫描，<50%的病人血管造影确诊后进行了高概率扫描。约40%有高度可疑的肺栓塞患者只有低概率扫描影像，但是血管造影证明有肺栓塞。

5. *磁共振(对比增强)* 当超声可疑时，钆元素血管对比磁共振检测是诊断深静脉血栓的很好选择。磁共振是高度怀疑有静脉血栓栓塞病人伴有肾功能不全或造影剂过敏时的选择。磁共振肺血管造影可以发现大的中心区的肺栓塞，但对于更小的肺节段和周围性的PE来说不可靠。

6. *超声心动图* 由于急性肺栓塞患者超声心动图通常正常，超声心动图对于急性肺栓塞来说诊断意义不大。然而它却可以作为一种非常有用的诊断工具，来鉴别诊断急性心肌梗死、心脏压塞、主动脉夹层等。

经胸壁的超声心动图很难直接获得栓塞影像，最明确的间接征象是马可尼尔征：右心游离壁功能减退而心尖部正常运动。

当无法使用CT扫描设备或患者伴有肾衰竭及尽管术前给予大剂量类固醇而仍出现严重的造影剂过敏时，应该考虑应用经食管超声心动图。该影像学检查可识别出鞍区、双肺肺栓塞。

侵入性诊断方法

1. *肺血管造影* 虽然胸部CT检查已经取代有创的肺血管检查，但是对于那些CT效果不好和介入程序如导管定向血栓或者计划血栓切除术的患者仍需做有创的导管检查。最终确诊取决于在多角度的血管造影的充盈缺损。PE第二指征，包括血管的突然阻塞、节段性血液减少，或无血管、延长的动脉血管缓慢充盈及扭曲变细的外周血管等。

2. *静脉对比造影* 血管超声已经取代对比血管造影，作为怀疑有深静脉血栓的诊断检查。

综合诊断方法

怀疑有深静脉血栓和肺栓塞综合治疗方法(表22-1)的流程建立见图22-4。

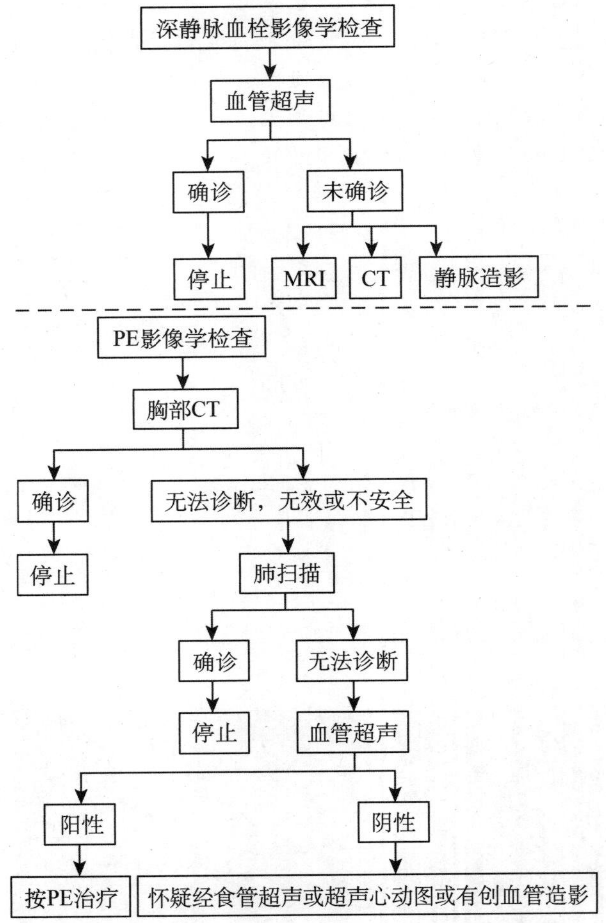

图22-4 深静脉血栓和肺栓塞诊断流程

治疗 肺栓子

初级治疗和二级预防 初级治疗包括血栓溶解和栓子切除术。肝素和华法林的抗凝或者下游滤器的放置构成的二级预防，在复发的PE中比一级治疗更重要。

危险分层 决定最佳治疗策略的关键的是快速和准确的危险分层。血流动力学不稳定、右心功能不全、左心扩大、肌钙蛋白的升高应归于右心的微小梗阻，可以鉴别高危病人；超声心动图的右心运动功能减退和胸部CT右心扩大、肌钙蛋白的升高，预示着PE死亡率的增高。

初级治疗应用于那些容易产生高危临床后果的病人，血流动力学稳定的病人右心功能正常时，应用抗凝药物有好的临床预后(图22-5)。

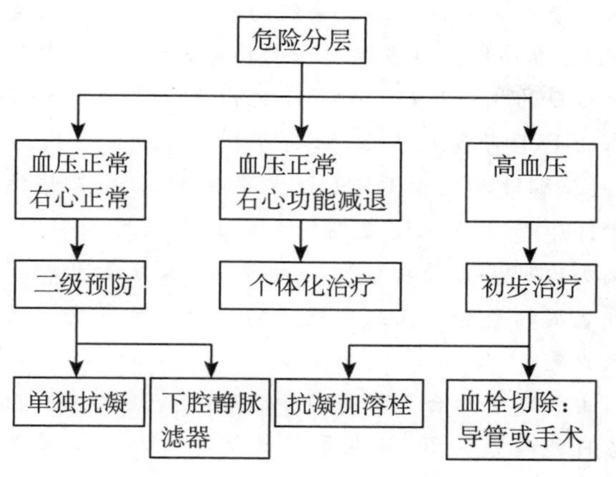

图 22-5　急性肺栓塞诊治

治 疗　大量的肺栓塞

抗凝　抗凝是成功治疗深静脉血栓和肺栓塞的基础。以肠外用药开始给予及时有效的抗凝治疗，如普通肝素、低分子肝素或磺达肝素(表 22-4)。对于那些被证实或怀疑肝素诱导的血小板减少症的病人应使用凝血酶抑制剂，如阿加曲班、水蛭素、比伐卢定。肠外的持续用药是稳定病情的桥梁或过渡，使用维生素 K 抑制剂作为长期的抗凝剂(美国单独使用华法林)。华法林需要 5～7d 可达到治疗效果，在这期间病人需重复使用肠外或口服药物。经过 5～7d 的抗凝，血管或肺动脉中残留的血栓开始内皮化。抗凝不能直接溶解已经存在的血栓。

普通肝素　普通肝素的抗凝机制是靠结合并抑制凝血酶作用，从而阻止血栓的形成，并激活内源性的纤溶系统来溶解已经形成的血栓。剂量要达到使 APTT 时间超过实验室上限的 2～3 倍，相当于 60～80s，注射用剂量是 5000～10 000U，随后再输入 1000～1500U/h。基于患者体重的图表可帮助调整华法林的剂量。最常用的图表，以初始剂量为 80U/kg，以 18U/(kg・h)的比率增加用药。

普通肝素的优点是半衰期短，这在病人可能要做有创手术如血栓切除术时特别有用。普通肝素主要的不良反应是达到目标 APTT 时间只是经验性的、可能需要反复抽血检验，肝素剂量每 4～6 小时就要调整。缺点是病人有发展为 HIT 的风险。

表 22-4　静脉血栓栓塞的抗凝作用

直接肠外抗凝作用
持续静脉输注肝素以达到实验室标准 aPTT 的 2～3 倍
肾功能正常的患者，依诺肝素 1mg/kg，每日 2 次给药；或达肝素钠 200U/kg，每日 1 次；或 100U/kg 每日 2 次
肾功能正常的患者，亭扎肝素 175U/kg，每日 1 次给药
磺达肝癸钠根据体重每日 1 次，根据肾功能受损程度调节
华法林抗凝作用
通常其实剂量为 5mg
INR 的滴定目标为 2.0～3.0
最小剂量的持续肠外抗凝作用 5d，直到两个连续 INR 标准，至少停药 1d 以达到目标 INT 范围

低分子肝素　这种肝素片段结合血浆蛋白和内皮细胞的能力更强，因此有更好的生物学利用度，有更好的可预知的药物剂量反应，半衰期比普通肝素更长。除非病人明显的肥胖或有慢性肾病，一般不需要监护和调整剂量。

在美国有达肝素钠和伊诺肝素这两种最常用的药物制剂。伊诺肝素是华法林治疗静脉血栓栓塞的桥梁。达肝素钠是无华法林治疗的单一疗法，对于伴随癌症的有症状静脉血栓栓塞病人，剂量是每天 200U/kg 体重，持续 30d，再改为每天 150U/kg 体重，持续 2～6 个月。由于该药是经过肾排泄，所以对有慢性肾病的病人要根据体重调整剂量。

磺达肝素　是一种每日皮下预置注射抗Ⅹ因子的戊多糖，被认为是华法林治疗深静脉血栓和肺栓塞的桥梁，无须监测。体重＜50kg 病人使用 5mg，体重 50～100kg 的病人使用 7.5mg，体重＞100kg 的病人用 10mg。磺达肝素是一种实验室制品，不像 LMWH 或 UFH 是动物来源的制品。它不会造成 HIT，由于经肾代谢，对肾功能不全的病人需要减少剂量。

华法林　这种维生素 K 拮抗剂阻断凝血因子Ⅱ、Ⅶ、Ⅸ、Ⅹ因子的羧化激活。即使是用来监测 PT 时间，华法林至少需要 5d 才能快速的升高。如果华法林在急性血栓性疾病中作为单一初始用药，反而会导致血液高凝增加了血栓风险。配合 UFH 或 LMWH 或者凡达肝素使用至少 5d,可以抵消华法林在初期的促凝作用。

华法林的剂量:正常体型的成人初始用量为 5mg,对于体型肥胖或者严重肥胖但其他身体功能良好的病人用量为 7.5mg 或 10mg。对于营养不良或者长期使用抗生素治疗、维生素 K 缺乏的病人应当接受更小剂量的用药,如 2.5mg。通过计算 INR 规定的 PT 时间,用来评估华法林的抗凝效果,目标是 2.5,范围是 2.0～3.0。

要精确调整华法林剂量以达到目标 INR。由于上百种药物相作用和食物药物相互作用影响华法林的代谢,所以合适的剂量很难把握。随着年龄增长和伴随疾病如系统疾病会减少华法林的用量,特别是那些需要很大或者很小剂量的病人。CYP2C9 等位基因削弱华法林的羟化作用,因此需要减量。变异的基因编码 VKORC1 可以预测病人是否需要少的、中度或者大剂量华法林。然而超过 50%的华法林用量改变是由年龄、性别、体重、伴随用药、伴发疾病等临床因素来决定。

基于临床信息和可获得的药理学数据的图表的发展帮助指导华法林的临床初始用量。然而大部分的医生采用经验剂量。抗凝中心已经提高了华法林剂量的有效性和安全性。患者使用家用的即时指尖测试仪自测,而不是实验室的凝集 INR 来控制自己的 INR。病人像自己测试 INR 一样连续获得最佳的华法林剂量,并自动调节剂量达到最佳效果。

新抗凝药 新型口服抗凝药对于剂量的管理尚有些困难,需监测数小时来确定有效的抗凝作用,且不需要实验室抗凝检查,并且有极少的药物间、药物与食物间相互作用,使华法林的剂量难以确定。利伐沙班为一种 Ⅹ 因子抑制剂,达比加群为一种直接抗血栓药物,它们是加拿大和欧洲推荐在全髋或全膝关节置换后用来预防肺血栓栓塞的药物。在大规模的急性静脉血栓栓塞治疗实验后,达比加群是和华法林疗效相同并且周围出血更少。由于这些药物与华法林相比有更快速的效果和更短暂的半衰期,不再要求用肠外用药作为过渡。

抗凝并发症 抗凝最严重的并发症是出血。肝素和 LMWH 会导致威胁生命的出血和颅内出血,需要鱼精蛋白硫酸盐来解救。由凡达肝素和直接的抗血栓药物引起的出血没有特别的解药。

华法林引起的出血可以用凝血酶原复合物处理。没有生命威胁的出血且可以承受大量的冰冻血浆的患者则应用该方法。重组的人凝血Ⅶ因子被美国 FDA 推荐作为血友病出血的用药,是华法林导致致命出血的直接用药。对于小的出血或者为达到非常高的 INR 而防止出血时,则可以口服维生素 K。

LMWH 相比于 UFH 更少导致 HIT 和骨质缺乏。HIT 导致的血栓应当用直接的凝血酶抑制剂:阿戈加班可用于肾功能障碍的患者,水蛭素可以用于肝衰竭的患者。在经皮冠状动脉介入时考虑使用比伐卢定。

由于华法林会导致华法林胚胎病,妊娠期间应当尽可能避免使用,且在孕期的第 6～12 周是最常见的,但是妇女可以在产后和哺乳期安全使用。华法林在孕中期使用是安全的。

住院持续时间 对于有好的家庭和社会支持、永久的住所、电话服务、没有听力和语言障碍的急性深静脉血栓患者可以门诊处理。他们的家属或者访视护士一定要让病人使用肠外的抗凝药;门诊病人应用华法林抗凝应定期监测 INR、并根据病人情况调整用药。

住院期间已经接受了传统 5～7d 静脉注射肝素并过渡到服用华法林的急性肺栓塞病人,如果在家有生命支持系统可以缩短住院时间。标准包括临床情况稳定、无胸痛或者呼吸困难减少、右心大小功能良好、心脏标志物正常。

抗凝的持续时间 在手术、创伤、过量雌激素(通过口服避孕药、妊娠、绝经后治疗)的 PE 患者,经过 3～6 个月的抗凝治疗复发率极低。对于上肢或小腿已经手术、创伤或者深静脉置管或起搏器诱发的单纯深静脉血栓患者,3 个月的抗凝已足够;对于伴有癌症或静脉血栓栓塞的病人一致认为使用 LMWH 3～6 个月而不用华法林的单一治疗持续抗凝,除非病人的癌症治愈。然而这不能确定是否继续用 LMWH 或者还是用华法林做抗凝治疗。

特发的无诱因的静脉血栓栓塞,一旦抗凝中止复发率很高。静脉血栓栓塞发生在长途的航空旅行是无诱因的。似乎无诱因的静脉血栓栓塞是一种常见的慢性病,有潜在的复发风险。ACCP 指南推荐考虑使用抗凝药,直到特发静脉血栓栓塞患者的 INR 在 2～3。还有一种选择是 6 个月的抗凝治疗后减低抗凝的强度,把 INR 降到 1.5～2。

相反的是,Ⅴ因子点突变和凝血素基因突变静脉血栓栓塞复发风险不高。然而即使是由外伤或手术导致的静脉血栓栓塞,合并中高度的抗心磷脂抗体的病人可能要终身抗凝。

下腔静脉滤器　放置滤器的两个主要适应证：①活动性的出血妨碍抗凝治疗；②强抗凝治疗后仍复发的静脉血栓。右心衰竭但不适合纤溶治疗病人预防血栓复发和极高危病人的预防，是放置滤器的软指标。滤器可能无法阻止小至中度大小的血栓通过。大的血栓可能通过侧支血管阻塞肺动脉。更长见的并发症是腔静脉的血栓导致双下肢的水肿。

自相矛盾的是滤器为血栓提供了巢穴，在放置后的 2 年里滤器所致静脉血栓栓塞的风险成倍增加。放置可回收滤器的病人或者高危的肺栓塞病人会出现先期的短暂的出血紊乱，如经过肥胖治疗手术的病人会有手术期间的肺栓塞患病史。滤器可以在置入几个月血栓形成并被滤器捕获后收回。若由于技术原因迅速内皮化会使之成为永久性的而无法取出。

维持充分的循环　对于有大的肺栓塞和低血压的病人，应当输入生理盐水 500ml。后续的补液需十分谨慎，由于过多的液体输入使右心室压力增高，导致右心缺血加重，右心功能急剧恶化和过度充盈使得室间隔偏向左心。多巴胺和多巴酚丁胺是治疗 PE 相关休克一线心肌收缩药物。升压药使用的阈值较低。反复试验很有成效，还要考虑使用肾上腺激素、增压素或者肾上腺激素。

纤维溶解　成功的纤溶治疗可以迅速扭转右心衰竭，降低死亡率和肺栓塞的复发，它通过：①溶解大部分肺部解剖学梗阻的血管血栓；②阻止导致肺动脉高压加剧的 5-羟色胺和其他的神经血管因子的持续释放；③溶解在骨盆或者下肢深静脉血管中血栓源头，降低 PE 的复发率。

首选的纤维溶解剂量是 100mg 重组纤维蛋白溶酶原活化剂，作为一种持续外周静脉输液维持＞2h。在 PE 发生后的 14d 才能对纤维溶解有所反应。

禁忌证是颅内的疾病、近期手术和创伤。总体出血率在 10%左右，包括 1%～3%的颅内出血。仔细的筛选那些对纤维溶解治疗有并发症的病人，是把出血风险降低的最好的方法。

FDA 唯一推荐纤维溶解药物适应证是大的血栓。对于那些保持心脏收缩期血压和次大面积栓塞伴中至重度右心功能障碍，ACCP 指南推荐对纤维溶解的个体化的病人进行风险评估，包括血栓负担和出血风险。

肺血栓切除术　纤维溶解所致颅内出血推动了血栓手术切除的复兴。在不可逆转的心源性休克和多脏器衰竭发生前进行更快速的治疗，外科技术的提高增加了生存率。还可选择导管取栓术取代开放性手术，新一代的导管技术还在不断发展。

肺血栓动脉内膜切除术　慢性血栓性肺动脉高压在急性肺栓塞病人发生率为 2%～4%，因此有肺内高压(经常是多普勒超声诊断)的病人应当在 6 周内重复检查判断肺动脉高压是否好转。由于慢性血栓性肺动脉高压引起的呼吸困难可考虑肺栓塞动脉内膜切除术，如果治疗成功，可以明显缓解呼吸困难，有时还可以治愈肺动脉高压。手术需要中位胸骨切开，肺血管旁路吻合，深低温，暂时肺循环阻断。实验中心的死亡率达 5%。

情感支持　静脉血栓栓塞病人在得知易患有肺栓塞或深静脉血栓时会感到恐惧。他们担心自己家族的健康和疾病是否与基因相关联，那些推荐持续服用华法林治疗的病人会感到特别难以接受，在伯明翰和女性医院，支持肺栓塞的医护小组每月开展活动已经有 15 年的历史。

栓塞后综合征预防　每天使用 30～40mmHg 弹力袜可以将栓塞后综合征的概率减半，诊断为 DVT 后应该尽快使用，合理使用可发挥到最大效果。病人卧床时不使用。

血管栓塞的预防

预防尤其重要(表 22-5)，因为静脉血栓栓塞的发现和诊断较为困难，从而产生巨大的医疗和经济负担。电子提示系统可以增加预防措施的使用，在伯明翰和女性医院有症状的静脉血栓栓塞已经减少超过 40%，有全髋、膝关节置换手术病人可以从延长 4～5 周的药物性预防中获益。

表 22-5　静脉血栓栓塞的预防

病　情	预防策略
高风险一般手术	小剂量普通肝素或 LWMH
胸廓手术	小剂量普通肝素＋IPC
肿瘤手术，包括妇产科手术	LWMH 预防 1 个月

续表

病　情	预防策略
髋关节或膝关节全关节置换术、髋骨骨折手术	LWMH，磺达肝癸钠（一种戊多糖）2.5mg 皮下注射，每日 1 次；或华法林（除全膝关节置换术外），（目标 INR 2.5），利伐沙班或达肝素钠
神经外科	IPC
脑肿瘤神经外科	小剂量普通肝素或 LWMH＋IPC＋预放电静脉超声检查
妇产科良性手术	小剂量普通肝素
需要药物治疗的患者	小剂量普通肝素或 LWMH
抗凝作用禁忌	IPC
长途空中旅行	LWMH 用于高风险患者

IPC. 间歇性气体压缩装置；LMWH. 低分子肝素，典型的是美国的依诺肝素，40mg，每天 1 次，或达肝素钠 2500U 或 5000U 每天 1 次；mini-UFH. 未分离肝素，5000U，皮下注射，每天 2 次或 3 次（3 次较 2 次更有效）

（张　璇　张亚华　高广勋　译）

第 23 章

Chapter 23

抗血小板抗凝和纤维溶解药物

Jeffrey I. Weitz

动静脉血栓是高发病率和死亡率的主要原因。动脉血栓是急性心肌梗死、缺血性脑卒中、四肢坏疽的最常见原因，而 DVT 导致的肺栓塞是致命性的，也可造成肺栓塞综合征。大部分的动脉血栓叠加在动脉粥样硬化斑块断裂处，因为斑块在血液中的破裂斑块核心区血栓形成的物质暴露出来。这些物质触发了血小板的凝集反应和纤维形成，从而富含血小板的血栓的形成导致血流永久或者暂时性的阻塞。与动脉血相比，静脉血栓很少在明显的血管中破裂。虽然在手术创伤后的血管损伤或者深静脉置管后常发生静脉血栓，静脉血栓常常起源于腓肠肌深血管瓣膜尖端或者肌肉窦道，一般在血液淤滞的情况下发生。这些血管中缓慢的血流减少了瓣膜尖端的血供。被激活的瓣膜尖端内皮细胞表达表面黏附分子。组织因子介导的粒细胞和细胞微粒黏附到这些被激活的细胞表面从而诱发凝集。活化的凝血因子难以清除减少，导致原发血栓的加重，使血流中断。如果血栓扩展到下肢血管的近端，血栓碎片可以移动到肺部导致肺栓塞。

动静脉血栓都是由血小板和纤维组成，但是比例不同。动脉血栓由于受损的动脉因高剪切力而含有更多的血小板；相反，静脉血栓在低剪切力的情况下形成，包含相对少的血小板，主要是由纤维组织和它捕获的红细胞组成。因为由于主要由血小板组成，动脉血栓表现为白色，而静脉血栓因红细胞比例较高而主要为红色。

抗凝药是用来治疗和预防血栓的。靶点是血栓的成分，这些药物包括：①抗血小板药；②抗凝药；③纤维溶解药(图 23-1)。动脉血栓的主要成分是血小板，治疗策略是抗血小板药，虽然如此，在急性期它们包括抗凝药和纤维溶解药。抗凝药是预防和治疗 VTE 的主要药物，因为纤维蛋白是静脉血栓的主要成分。在急性期由于血栓含有的血小板有限，所以抗血小板药不如抗凝药有效。纤维溶解药是 VTE 的选择用药。如有大量肺血栓栓塞的病人可以从系统或是导管直接纤维溶解治疗以获得好的疗效。后者可以作为抗凝药治疗广泛的髂静脉血栓的辅助治疗。

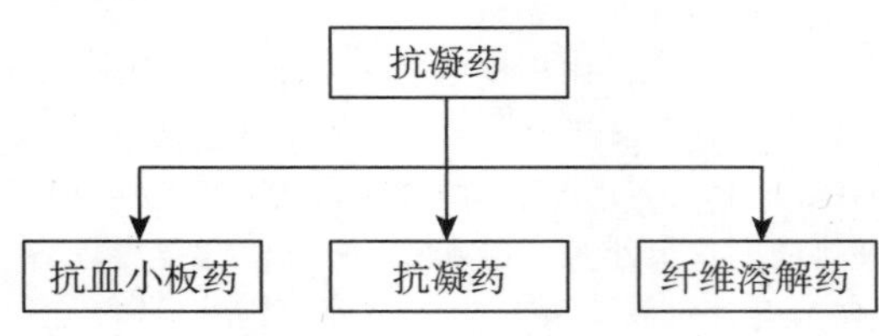

图 23-1　抗血小板聚集药物的分类

抗血小板药

血小板在动脉血栓中的角色

在健康的脉管系统中，循环的血小板由于血管内皮细胞释放的 NO 和前列环素的作用保持着非激活状态。内皮细胞表面表达 CD39，是一种可以减低被激活血小板释放 ADP 的腺苷二磷酸酶。当血管壁受损时，这些释放的物质受损，暴露了内皮下基质。血小板通过 $\alpha_2\beta_1$ 和糖蛋白 V1 附着于暴露胶原，通过 Gp Ibα 和 GPⅡb/Ⅲa($\alpha_{2b}\beta_3$)附着于 vWF 受体上，这些受体均在血小板表面持续表达。黏附的血小板在形态上发生改变，从它们的致密颗粒分泌 ADP，合成释放血栓素 A2。释放的 ADP 和血栓素 A2 都是血小板活化剂，激活周围的血小板并募集到受损的血管处(图 23-2)。

血管壁的破裂同样导致表达组织因子的细胞入血。组织因子启动了凝集反应。活化的血小板结合凝血因子，支持活化复合体的组装，促进了血栓的形成。凝血酶可将纤维蛋白原转化为纤维蛋白，同时

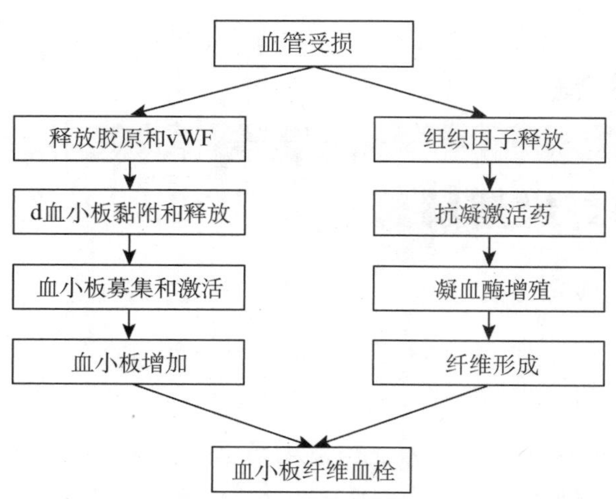

图 23-2　血小板和凝血系统在血栓形成中的协调作用

血管受损同时激活了血小板并聚集，同时激活了凝血系统。血小板的激活是由内皮下胶原和 vWF 触发并黏附于内皮下胶原。黏附的血小板被激活释放腺磷酸二苷和促凝素 A2，血小板活化剂激活周围的血小板并把它们募集到受损部位。当血小板都被激活后，它们表面 GPⅡb/Ⅲa 发生了构象的改变，让它们能够阻断纤溶并间接的募集血小板。凝血是由受损处的组织因子触发，作为有力的血小板激活剂，凝血酶进一步将血小板募集到受损处，凝血酶将纤维蛋白原转化为纤维蛋白，纤维蛋白丝聚集血小板形成了血小板纤维蛋白血栓

可以作为潜在血小板活化剂，募集到更多的血小板聚集到血管受损处。

当血小板激活后，血小板表面最丰富的 GpⅡb/Ⅲa 产生了结构改变，在高剪切力的作用下，结合纤维蛋白酶原和 vWF。二价的纤维蛋白原或多价的 vWF 连接周围的血小板，形成血小板聚集物。凝血酶活化，促进纤维蛋白形成，聚集这些凝集物形成血小板纤维性血栓网。

抗血小板药靶向作用于这个过程的不同阶段，常见的药物包括阿司匹林、氯吡格雷、氯苄匹啶及 GpⅡb/Ⅲa 抗体。

阿司匹林

世界上应用的最广的抗凝药物，作为一种便宜高效的抗凝药，阿司匹林作为大多数抗凝策略的基础。

药物机制

阿司匹林通过不可逆的乙酰化和抑制血小板环氧酶(COX)-1 产生抗血栓效果，COX-1 是生物合成血栓素 A2 的关键酶(图 23-3)。在大剂量的情况下(1g/d)，阿司匹林同样抑制 COX-2(在内皮细胞和感染的细胞中诱导产生 COX 的物质)。在内皮细胞中，COX-2 触发了前列环素的形成，是一种潜在的血管舒张药和血小板聚集的抑制剂。

适应证

阿司匹林广泛的作为心血管事件如冠状动脉、脑血管或者外周血管疾病的二级预防用药。和安慰剂相比，阿司匹林减少了 25％的心血管疾病导致的死亡、心肌梗死、脑卒中的风险。阿司匹林同样用于年心肌梗死发病率大于 1％的病人的初级预防。这包括年龄＞40 岁并有两种或以上心血管疾病危险因素，或是＞50 岁的病人并有一种或以上危险因素。阿司匹林的作用不分性别，对男性主要降低心肌梗死的风险，对女性主要降低脑卒中的风险。

剂量

常规允许剂量是每天 75～325mg，更高剂量不会提高疗效，有些分析提出高剂量会降低效果。因为阿司匹林的不良反应和剂量是有关的，每天的 75～100mg 的剂量是许多指征的建议剂量，当血小板需要快速抑制时，初始剂量至少是 160mg。

不良反应

最常见的不良反应是胃肠道反应，包括消化不良、胃溃疡或者消化道溃疡出血穿孔。这些不良反应都和剂量相关。使用包有肠溶衣的或者缓释剂的普通阿司匹林不能消除消化道的不良反应。阿司匹林的主要出血风险是每年 1％～3％。当它和抗凝药如华法林一起使用会增加出血的风险。双重治疗时应该使用低剂量的阿司匹林(75～100mg)。消除幽门螺杆菌感染和质子泵抑制剂，可能减少消化道溃疡病人因阿司匹林导致的消化道出血的风险。

阿司匹林对于病人表现为支气管痉挛的过敏症不应该使用，这种问题在普通人群发生率为 0～0.3％，但是在慢性溃疡或哮喘病人特别是有鼻息肉或者慢性鼻炎病人更常见。大剂量的使用时发现有肝肾损害。

阿司匹林抵抗

临床上阿司匹林的抵抗被定义为阿司匹林在缺血性血管事件中不能保护病人。由于事件发生后才能确诊，因此临床意义不大。对阿司匹林期待过高是不实际的，它只是阻滞了凝血素 A2 介导的血小板激活路径来预防所有的血管事件。

阿司匹林抵抗也被形容为生化方面的机制，它在血小板功能的测试中不能产生所期待的抑制作用，如血栓素 A2 的合成或者花生四烯酸介导的血

小板凝集。然而血小板功能用于诊断阿司匹林生化抵抗的测试没有标准化。因此这些测试不能证明病人血管事件复发的危险。另外,抵抗作用不能用大剂量或者加入其他的抗凝药来逆转,因此阿司匹林的抵抗测试需要一个研究工具。

噻吩并吡啶

噻吩并吡啶包括噻氯匹定、氯吡格雷、普拉格雷,药物靶点为血小板上的关键 ADP 受体 $P2Y_{12}$。

作用机制

噻吩并吡啶为结构相关的药物,它可以通过不可逆地阻止 $P2Y_{12}$ 选择性地抑制 ADP 诱导的血小板聚集(图 23-3)。噻氯匹定和氯吡格雷为噻吩并吡啶的前体,需要通过肝细胞色素 P450(CYP)酶系统代谢后而获得活性。虽然普拉格雷也是一个前体药物,需要代谢活化,它比噻氯匹定和氯吡格雷起效更迅速,并且普拉格雷产生更大的、可预测的抑制 ADP 诱导的血小板聚集。这些特征反映了普拉格雷从肠道和更有效的激活途径的快速和完整的吸收。然而几乎所有的被吸收的普拉格雷在肝代谢激活,只有 15% 的氯吡格雷被激活,其余经酯酶灭活。

适应证

如阿司匹林、噻氯匹定在降低伴有动脉粥样硬化的心血管死亡风险、心肌梗死、脑卒中患者中比安慰剂更为有效。由于起效较慢,噻氯匹定在急性心肌梗死的病人中不推荐使用。噻氯匹定通常在冠状动脉支架术及不能耐受阿司匹林的患者中,被用作阿司匹林的辅助治疗。由于氯吡格雷比噻氯匹定药效更强且安全,氯吡格雷已取代了噻氯匹定。

在近期发生的缺血性脑卒中心肌梗死或者外周动脉疾病的患者中,与阿司匹林相比较,氯吡格雷减少心血管死亡、心肌梗死及脑卒中达 8.7%。因此,氯吡格雷比阿司匹林更有效,但费用较为昂贵。在一些病人中,氯吡格雷和阿司匹林通常联合使用,在阻断血小板活化途径中能力互补。如在冠状动脉金

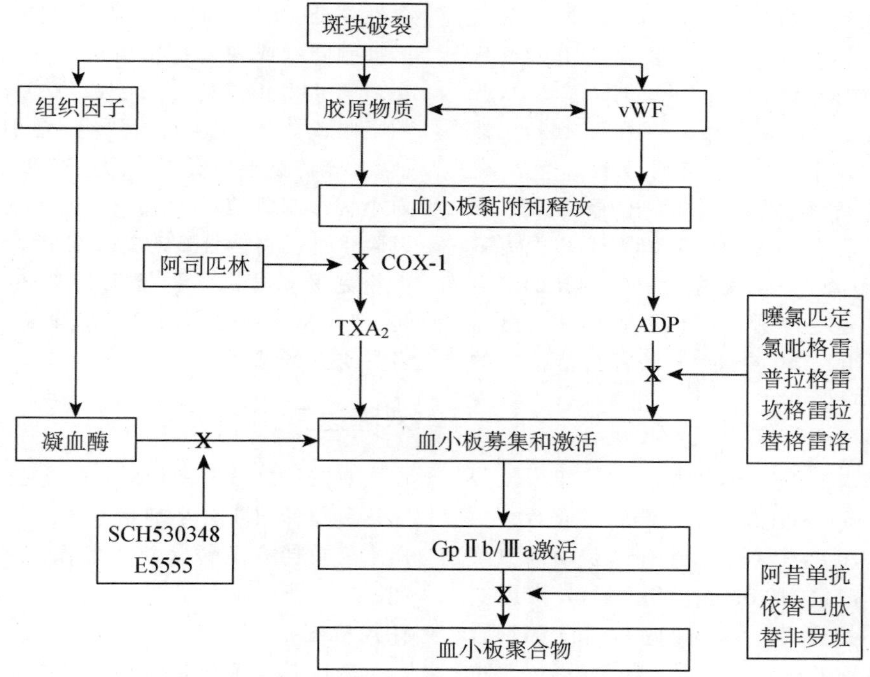

图 23-3 抗血小板药的作用位点

阿司匹林通过不可逆的乙酰化 COX-1 来抑制血栓素 A2,TXA2 释放减少抑制了血小板的活化级损伤血管处的募集。噻氯匹定、氯吡格雷及普拉格雷不可逆地抑制血小板表面 ADP 受体 $P2Y_{12}$,坎格雷拉、替格雷洛是 $P2Y_{12}$ 可逆性抑制剂,阿昔单抗、依替巴肽及替非罗班通过抑制纤维蛋白原和 vWF 结合活化的 GpIIb/IIIa,SCH530348 和 E5555 通过靶向人血小板表面主要的凝血酶受体 PAR-1 抑制凝血酶介导的血小板活化

属裸支架和血管内支架的患者中推荐至少服用4周阿司匹林加氯吡格雷。对于具有支架血栓及药物洗脱支架指征，一些专家推荐长时使用氯吡格雷联合阿司匹林。

氯吡格雷联合阿司匹林对于不稳定型心绞痛同样有效。因此，在12 562例该类患者中，心血管死亡、心肌梗死或脑卒中中应用氯吡格雷联合阿司匹林的风险为9.3%，而单独使用阿司匹林为11.4%。这20%的联合用药治疗的相关风险性减低在统计学上是明显的。但是氯吡格雷联合阿司匹林的主要出血风险升高了2%。这种风险在阿司匹林＜100mg/d时仍存在。因此，是可以在具有明确益处时可联合使用氯吡格雷及阿司匹林。如在急性缺血性脑卒中患者中单独服用氯吡格雷或单独使用阿司匹林作为心血管事件的一级预防中，这种联合用药已证明具有优越性。

在13 608例预期行经皮冠状动脉介入治疗的急性冠状动脉综合征患者中，将普拉格雷与氯吡格雷相比较；心血管死亡、心肌梗死和脑卒中综合起来，普拉格雷比氯吡格雷明显降低事件主要疗效终点的发生率(9.9%和12.1%)，主要反映了非致死性脑卒中发病率的降低。支架血栓的发病率中，普拉格雷亦明显低于氯吡格雷(1.1%和2.4%)。然而，这些优点的同时，普拉格雷所致致命性出血(0.4%和0.1%)和危及生命的出血(1.4%和0.9%)的风险明显升高。因为75岁以上，以及有脑卒中病史或短暂缺血性发作的患者有特别高的出血风险，普拉格雷应避免应用于老年患者，对于有脑血管病史的患者禁用。体重＜60kg或肾功能损害的患者中应慎用。

剂量

噻氯匹定为每次250mg，每日2次。作用较强的氯吡格雷为75mg/d，在给予氯吡格雷的符合剂量时可以快速阻断ADP受体。如在有冠状动脉支架的患者通常给予剂量为300mg，可以在6h内影响ADP诱导的血小板聚集。600mg或900mg的符合剂量起效更为迅速。在60mg的符合剂量后，普拉格雷每日剂量为10mg。＞75岁或体重＜60kg的患者普拉格雷剂量为5mg。

不良反应

噻氯匹定最常见的不良反应是胃肠反应。更严重为血液学不良反应，包括中性粒细胞减少、血小板减少、血栓性血小板减少性紫癜。这些不良反应通常在开始治疗后数月出现。因此，在开始给予噻氯匹定治疗时应小心监测血细胞计数。氯吡格雷和普拉格雷的胃肠道反应及血液学不良反应罕见。

噻吩并吡啶抵抗

有CYP2C19等位基因缺陷的患者在接受氯吡格雷治疗时显示出血小板抑制减少，与伴有CYP2C19*1野生型等位基因相比有更高的心血管事件的发生率。重要的是，由于预计25%的白种人、30%的非美洲和50%亚洲人携带有等位基因的缺失，使得他们对氯吡格雷抵抗。即使CYP2C19*3*4*5等位基因功能减少的患者与伴有全功能CYP2C19等位基因相比从氯吡格雷获得的利益减少。氯吡格雷和同样是CYP2C19抑制剂的质子泵抑制剂伴随服用，在ADP诱导的血小板聚集中氯吡格雷的抑制所用有所减小。对这种相互作用增加心血管事件的程度仍存在争议。

相对于他们对氯吡格雷的代谢活化作用，CYP2C19的多态性的活化作用对普拉格雷来说重要性降低。因此，在等位基因功能缺失和对血小板的抑制降低或者普拉格雷对心血管事件的风险增高之间并无相关性。关于遗传多态性对氯吡格雷的吸收或代谢的影响的研究，增加了药理学的特征，对鉴定氯吡格雷抵抗的患者和氯吡格雷诱导的血小板抑制可能帮助发现后续心血管事件的更高风险事件的可能性。对这类患者，大剂量药物管理能否克服氯吡格雷抵抗仍是未知的；取而代之的是，普拉格雷或更新的$P2Y_{12}$抑制剂可能对该类患者是更好的选择。

双嘧达莫

双嘧达莫是一种相对较弱的抗血小板药，但双嘧达莫缓释剂联合小剂量阿司匹林，即双嘧达莫有用来阻止伴有短暂脑缺血发作患者出现脑卒中可能。

作用机制

双嘧达莫通过抑制磷酸二酯酶阻断了c-AMP的分解。c-AMP水平的升高抑制了细胞内钙离子及血小板激活。双嘧达莫通过血小板和其他细胞阻断腺苷的摄取。由于血小板腺苷A2受体与腺苷酸环化酶结合使该处AMP水平进一步增加(图23-4)。

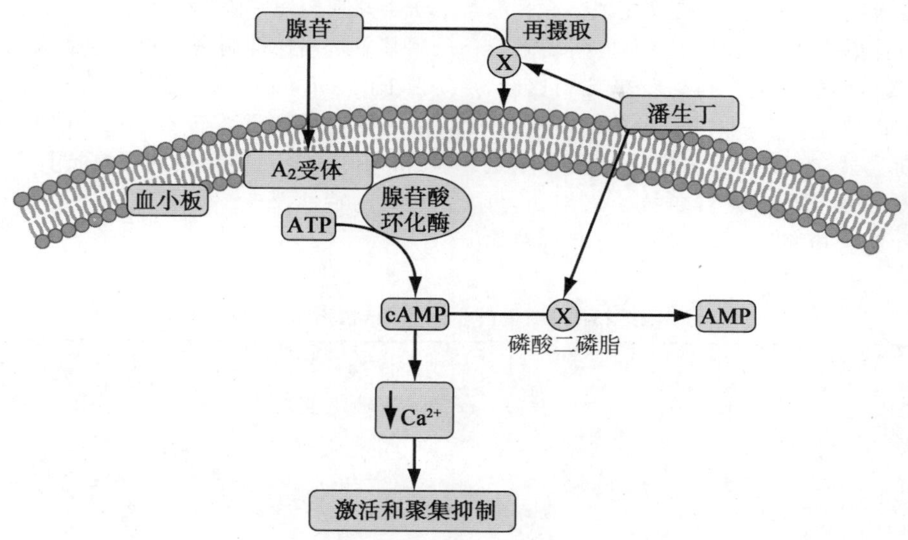

图 23-4　双嘧达莫的作用机制

双嘧达莫通过抑制腺苷的再摄取和抑制磷酸二酯酶介导的 cAMP 的降解来提高 cAMP 的水平。cAMP 通过促进钙的吸收而减少细胞内钙的水平，进一步抑制血小板的活化和聚集。ATP. 腺苷三磷酸酶

剂量

双嘧达莫每日服用 2 次。每颗胶囊含有双嘧达莫缓释剂 200mg 和阿司匹林 25mg。

不良反应

由于双嘧达莫具有血管舒张作用，在冠状动脉疾病的患者用药时须谨慎。亦会发生胃肠道不适、头痛、面部潮红、头晕及低血压。在持续服用该药后症状可消退。

适应证

在缺血性发作或短暂性脑缺血发作的患者中对双嘧达莫联合阿司匹林、单药双嘧达莫及单药阿司匹林做对比，二者联用比单用阿司匹林使脑卒中发作风险降低了 22.1%，比单用双嘧达莫降低 24.4%。二级试验对比了双嘧达莫联合阿司匹林及单用阿司匹林对脑卒中患者的次级预防，血管性死亡、脑卒中及心肌梗死在联合用药患者中的发生率为 13%，而在单用阿司匹林患者中发生率为 16%。基于这组实验数据，双嘧达莫通常用于脑卒中的预防。另一组试验随机将 20 332 例没有心血管栓塞缺血性发作的患者中分为双嘧达莫组及氯吡格雷组。脑卒中复发的主要疗效终点为双嘧达莫组 9.0%、氯吡格雷 8.8%。尽管该数据没有显著差异，研究没有达到预先设定的结果来证明双嘧达莫与氯吡格雷等效的。这些结果挫伤了在双嘧达莫使用上的热情。由于其血管舒张作用和在有症状的冠状动脉疾病上使用的少量数据，在这类患者中不应用来预防脑卒中。在这种情况下氯吡格雷为更好的选择。

GPⅡb/Ⅲa 受体拮抗剂

作为其中一个种类，肠道外 GpⅡb/Ⅲa 受体拮抗剂在急性冠状动脉综合征患者具有确定的生态环境。该类型包括阿昔单抗、埃替非巴肽和替罗非班。

作用机制

作为黏附受体整合素家族中的一员，GpⅡb/Ⅲa 存在于血小板及巨噬细胞表面。每个血小板约 8 万个拷贝数，GpⅡb/Ⅲa 为最充足的受体。组成元素为共价键联接异二聚体，GpⅡb/Ⅲa 在休眠的血小板上没有活性。当血小板激活后，内外传导通路触发受体的结构活化。一旦激活后，GpⅡb/Ⅲa 与黏附分子捆绑，如纤维蛋白原和高剪切状态，如 vWF。这种捆绑在纤维蛋白原的 α 链和 vWF 上通过 RGD 序列调解，借纤维蛋白原 γ 上独特的十二肽链通过 KGD 序列定位。一旦结合，纤维蛋白原和(或)vWF 链接邻近的血小板共同诱导血小板聚集。

尽管阿昔单抗、埃替非巴肽和替罗非班均靶向作用于 GpⅡb/Ⅲa 受体，他们在结构和药理学作用上是不同的(表 23-1)。阿昔单抗是人源小鼠单克隆

抗体的抗原结合片段，直接对抗激活状态下的GpⅡb/Ⅲa。阿昔单抗通过其高亲和力阻断黏附分子捆绑绑定在激活的受体上。与阿昔单抗相比较，由于其包含KGD模体，埃替非巴肽为捆绑在GpⅡb/Ⅲa上的周期七肽，然而替罗非班为非肽类酪氨酸衍生物，为RGD类似物。阿昔单抗半衰期长，可持续2周在血小板上检测到。埃替非巴肽和替罗非班半衰期较短。除靶向作用于GpⅡb/Ⅲa受体外，阿昔单抗同样抑制密切相关的捆绑在玻璃体结合蛋白上的 $\alpha v\beta_3$ 受体及白细胞整合素 $\alpha m\beta_3$。与此相反，埃替非巴肽和欣维宁对GpⅡb/Ⅲa特异。在抑制 $\alpha v\beta_3$ 和 $\alpha m\beta_3$ 可能会使阿昔单抗具有抗炎和(或)抗增殖的特性。

表 23-1　糖蛋白Ⅱb/Ⅲa拮抗剂特征

特征	阿昔单抗	埃替非巴肽	替罗非班
描述	人源鼠单克隆抗体Fab片段	周期KGD包含七肽	非多肽RGD类似物
GpⅡb/Ⅲa特异性	无	有	是
血浆半衰期	短(min)	长(2.5h)	长(2.0h)
血小板结合半衰期	长(d)	短(s)	短(s)
肾清除率	无	是	是

剂量

所有GpⅡb/Ⅲa拮抗剂均为静脉大颗粒需通过静脉给药。由于其通过肾清除，埃替非巴肽和替罗非班的剂量在肾功能不全患者中应给予减量。

不良反应

除出血外，血小板减少症是最常见的并发症。血小板减少症为免疫相关性，是由于抗体直接作用与暴露于拮抗剂捆绑上GpⅡb/Ⅲa上的新抗原所致。对于阿昔单抗来说，约5%的患者发生血小板减少症。在1%的患者中血小板减少症较为严重。在另外两种药物中血小板减少症不常见，约为1%。

适应证

阿昔单抗和埃替非巴肽用于经皮冠状动脉介入治疗的患者，尤其适用于急性心肌梗死患者。替罗非班用在患有不稳定型心绞痛的高危患者。该指征下同样可使用埃替非巴肽。

新型抗血小板药

新型药物处于进展阶段，包括坎格雷洛和替格瑞洛，直接可逆性作用与 $P2Y_{12}$ 拮抗剂，SCH530348和E5555，为蛋白酶活性受体的口服活性抑制剂，血小板上的主要凝血酶受体。坎格雷洛是一种腺苷类似物，它可逆性地结合于 $P2Y_{12}$ 并抑制其活性。该药半衰期为3～6min，通过静脉给药。停药后60min血小板功能恢复。试验在经皮冠状动脉介入治疗中对比了坎格雷洛和安慰剂，或比较坎格雷洛与氯吡格雷，并未发现更为有利之处。因此，在识别坎格雷洛作用中仍需要进一步的研究。

替格瑞洛是一种具有口服活性的 $P2Y_{12}$ 可逆性抑制剂。为每日2次给药，它不但比坎格雷洛具有更快的开始和终止活性，而且对抑制ADP诱导的血小板聚集更具有预见性。在患有急性冠状动脉综合征的患者中对比氯吡格雷，替格瑞洛在主要疗效终点中疗效更明显，在年内合并有心血管死亡、心肌梗死和脑卒中(分别为9.8%和11.7%，$P=0.001$)。显著降低了心血管死亡率(分别为4.0%和5.1%，$P=0.001$)，MI(5.8%和6.9%，$P=0.005$)。脑卒中的发生率在替格瑞洛和氯吡格雷中相似(1.5%和1.3%)，在主要出血发生率无差异。当把较少出血归纳到主要出血中，替格瑞洛则比氯吡格雷高(16.1%和14.6%，$P=0.008$)。在急性冠状动脉综合征并且经历经皮冠状动脉介入治疗或主动脉冠状动脉旁路移植术的患者中，替格瑞洛同样优于氯吡格雷。尽管还没有得到许可，但替格瑞洛作为新型抗血小板药物在降低心血管死亡中，比氯吡格雷在急性冠状动脉综合征患者中更为出色。

SCH530348是一种具有口服活性的PAR-1抑制剂，作为阿司匹林及阿司匹林联合氯吡格雷的辅助用药正在调差研究中。正在进行两个大型3期试验中，E5555作为二代口服PAR-1拮抗剂发展得更早。

抗凝药

有两种肠道外及口服抗凝药。当前可用的肠道外抗凝药包括肝素、华法林、低分子肝素和磺达肝素，为一种合成的戊多糖。华法林是维生素 K 拮抗药，为口服抗凝药，在北美较为常用。达比加群酯作为一种口服凝血酶抑制剂，利伐沙班为口服Ⅹa 因子抑制剂，欧洲与加拿大已许可其作为短期的在选择性髋骨或膝关节置换术后的血栓预防。美国及加拿大允许达比加群酯作为华法林替代品用于房颤患者，以预防脑卒中。

肠道外抗凝剂

肝素

肝素是一种多糖硫酸酯，多从哺乳动物的肥大细胞中分离出。许多商业化的肝素多来源于猪肠黏膜，是一种 D-葡萄糖醛酸和 N-乙酰基-D-氨基葡萄糖残留物。

1. 作用机制　肝素作为一种抗凝剂，通过激活抗凝血酶（以前认为是抗凝血酶Ⅲ）和促进抗凝血酶抑制凝血酶，特别是凝血酶和Ⅹa 因子。抗凝血酶，对肝素来说是必需的血浆辅因子，为丝氨酸蛋白酶抑制剂超家族的成员。它在肝中合成，以浓度（2.6±0.4）μmol/L 循环在血浆中，抗凝血酶对其靶点酶是为一种酶激活不可逆抑制剂。

要激活凝血酶，肝素需通过一种独特的戊多糖序列联接在基于商业化肝素链的 1/3 上的丝氨酸蛋白酶抑制剂上（图 23-5）。残存的肝素链由于缺乏戊

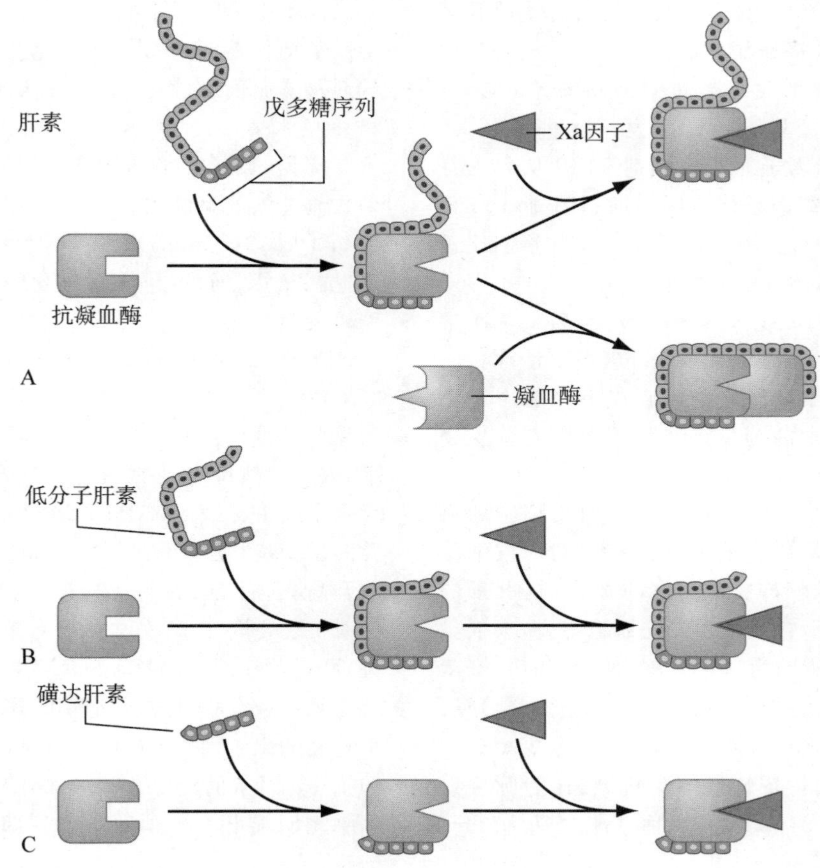

图 23-5　肝素、低分子肝素、磺达肝素（一个合成的戊多糖）的作用机制

A. 肝素通过它的戊多糖序列结合抗凝血酶，导致凝血酶再活化中心环的构象变化，促进了和 FⅩa 结合。为了凝血抑制效果，肝素必须同时结合凝血酶和抗凝血酶。只有肝素链包含至少 18 个糖基单位，对应分子量 5400Da，这样才有足够的长度行使连接的功能。肝素分子量 15 000Da，整个肝素具有了足够的长度完成该功能。B. LMWH 通过抗凝血酶而不是凝血酶以增强具有 FⅩa 抑制作用，主要是因为一半以上的 LMWH 因为分子量太小（4000～5000Da），不能够连接凝血酶和抗凝血酶。C. 戊多糖因为不能够连接凝血酶和抗凝血酶仅仅通过抗凝血酶增强 FⅩa 抑制作用

多糖序列而很少有或没有抗凝活性。一旦联接到抗凝血酶上，肝素在抗凝血的反应中心回路诱导构象改变，转化后使其更易接近靶点蛋白酶。这种构象改变增强了抗凝血酶抑制剂Ⅹa至少两个数量级，但是很少对抗凝血酶的凝血酶抑制作用起效。为了催化凝血酶的抑制作用，肝素充当了同时结合抗凝血酶和凝血酶的模板。这种三原复合物的形成使酶与抑制剂紧密结合，因此，促进了以稳定共价键结合的凝血酶与抗凝血酶复合物的形成。

只有含有戊多糖的肝素链由至少18个低聚糖(分子量相当于540Da)单位组成，且有足够的长度将凝血酶与抗凝血酶桥接在一起。平均分子量15 000Da、5000～30 000Da长度，几乎所有普通肝素链可以产生这种桥接作用。因此，显然肝素具有均等的通过抗凝血酶来促进凝血酶抑制剂Ⅹa能力，并且抗Ⅹa因子到抗Ⅱa因子比率为1∶1。

肝素导致组织因子通路抑制剂TFPI从内皮释放。Ⅹa依赖性组织因子结合因子抑制剂Ⅶa，TEPI可能有助于肝素的抗血栓形成活性。长肝素链比短肝素链可诱导更多的TEPI的释放。

2. 药理学　肝素必须经肠道外给药。它通常需要通过皮下或持续的静脉给药。当用于治疗目的时，常用静脉途径给药。当肝素经皮下注射用于治疗血栓形成时，肝素的剂量需要足够大以克服生物利用度相关限制。

在这种循环途径下，肝素结合于内皮细胞和血浆蛋白上，而不是抗凝血酶。肝素结合到内皮细胞上可解释其剂量依赖的特点。在小剂量时，肝素的半衰期很短，是由于它很快和内皮细胞结合，大剂量肝素的半衰期较长，因为一旦内皮细胞饱和后，肝素的清除会更慢。它主要为肾外清除，肝素结合到巨噬细胞上，它可内化和解聚长肝素链，分泌更短链进入循环。由于其剂量依赖性清除机制，在静脉注射肝素25U/kg和100U/kg后，其血清半衰期为30～60min。

一旦肝素进入循环，它结合于血浆蛋白而不是抗凝血酶，这种现象降低其抗凝活性。发现血浆中部分肝素结合蛋白为急性期反应物，在患者中水平常升高。另外，如高分子量多聚体vWF，从活化的血小板和内皮细胞中释放出来。活化的血小板同样释放血小板因子4(PF4)，大剂量的阳离子蛋白具有很高的与肝素结合的亲和力。大量的PF4发现于血小板丰富的动脉血栓旁，可以抵消肝素的抗凝活性。该现象可能减弱肝素抑制血栓生长的能力。

由于肝素结合蛋白在血清中的水平每个人不尽相同，因此对抗凝剂的反应或体重调整肝素剂量是不能预知的。因此，为保证治疗反应，凝聚物监测必不可少。在肝素用于治疗已形成血栓的管理中尤其重要，因为作为辅助治疗的抗凝反应可能使患者血栓复发，然而，过度的抗凝会增加出血风险。

3. 抗凝剂效果的检测　可应用活化部分凝血酶时间APTT或抗Ⅹa因子来检测肝素治疗。尽管APTT检测通常用于该目的，但该试验仍有很多问题。APTT试剂对肝素的敏感性不同，并且凝血剂的类型也可影响试验结果。因此，实验室须制定治疗中APTT范围，通过测量从接收肝素治疗的患者血浆样本中APTT和抗Ⅹa因子水平与每个试剂及凝血剂结合起来获得。对于使用的大多数APTT试剂及凝血剂来说，肝素治疗水平通常延长APTT 2～3倍水平。

抗Ⅹa因子水平同样可以用来检测肝素治疗效果。通过该试验监测，治疗量的肝素水平范围应保持0.3～0.7U/ml的水平。尽管该试验逐渐得到普及，抗Ⅹa因子试验仍未标准化，且各实验室结果差别较大。

多达25%的VTE肝素治疗患者需要＞35 000U/d，以取得治疗量的APTT，这些患者被认为是肝素抵抗。肝素抵抗患者可检测抗Ⅹa因子水平，因为这些患者通常抗Ⅹa因子水平可以达到治疗水平而并未达到APTT治疗水平。发生这种实验结果分离，是由于血清纤维蛋白原和Ⅷ因子水平的升高，它们均为急性反应期蛋白，可以缩短APTT但对抗Ⅹa因子无效。对于有这种现象的患者来说，肝素治疗须检测抗Ⅹa因子水平而非APTT。具有先天性或获得性抗凝血酶障碍和肝素结合蛋白水平升高的患者，可能需要大剂量肝素以达到APTT和抗Ⅹa因子的治疗水平。若APTT和抗Ⅹa因子水平无明显相关性，两者之一即可用来监测肝素治疗。

4. 剂量　用作预防的肝素剂量为每日2～3次5000U皮下注射，这种低剂量是不需要监测凝聚物的；相反，在治疗剂量时监测是必不可少的。固定剂量或基于体重的肝素列线图用来标准化肝素剂量，并且为达到治疗量抗凝剂反应的要求缩短了时间。至少两种肝素列线图在VTE患者中得到验证，并为达到治疗量APTT减少了时间。根据体重调整的肝素列线图在伴有急性冠状动脉综合征患者中已得到评估。在静脉输入肝素5000U或70U/kg，监测静脉输注效率为 12～15U/(kg・h)。相反的是，VTE 患者的体重调整的肝素列线图，其初始为 5000U 或 80U/kg，输注效率为 18U/kg。因此，VTE 患者比急性冠状动脉综合征的患者要求更大剂量的肝素以达到 APTT 治疗量。这反映出在血栓负荷中的不同。肝素与含有大量深静脉血栓纤维蛋白结合，比小冠状动脉血栓效果更好。

北美的肝素制造商传统的以 USP 单位来测量肝素效价强度。将 1 个单位定义为肝素浓度，它可以预防 1ml 经在加钙 1h 的柠檬酸盐处理后的绵羊血浆凝集。相反的，欧洲制造商则利用国际肝素对比标准抗Ⅹa 因子试验来测定肝素效价强度。由于多硫酸软骨素污染肝素的问题而使 USP 试验无法检测，北美制造商现在利用抗Ⅹa 因子试验来评估肝素效价强度。尽管国际单位取代了 USP 单位导致肝素剂量减少了 10%，但因国际单位肝素剂量在欧洲已使用多年，所以对患者的护理并未有大的改变。此外，监测肝素保证了如心肺旁路手术或经皮冠状动脉介入治疗等高危情况下，治疗剂量抗凝剂的反应。

5. 局限性　肝素具有药动学和生物物理学局限性(表 23-2)。药动学局限性反映了肝素更倾向于结合戊多糖使其适应细胞和血浆蛋白。肝素与内皮细胞结合解释了其剂量依赖清除性，然而与血浆蛋白结合导致了抗凝剂反应的可变性，也可导致肝素抵抗。

表 23-2　肝素的药动学和生物物理学限制性

限制性	机　制
低剂量下生物利用度较弱	结合于内皮细胞和巨噬细胞
剂量依赖性清除	结合于巨噬细胞
可变的抗凝反应	结合于血浆蛋白(患者之间水平相同)
在血小板丰富的血栓中活性减低	通过激活的血小板释放 4 因子中和
对抗Ⅹa 合成在凝血酶原物和凝血酶结合蛋白中的限制活性	肝素抗凝血复合物来抑制血小板及血栓结合于纤维蛋白的能力降低

肝素的生物物理学局限性表现为肝素-抗凝血酶复合物效能丧失，体现在两个方面：①当Ⅹa 因子成为凝血酶原复合物一部分时，无能力抑制Ⅹa 因子，该复合物从凝血酶原转换为凝血酶；②无法抑制凝血酶与纤维蛋白结合。因此，即使是在肝素存在时，在血小板丰富的血栓内Ⅹa 因子与活化的血小板结合仍有产生血栓的可能。一旦该凝血酶与纤维蛋白结合，它将受肝素抗凝血酶复合物的抑制作用的保护。通过局部血小板的激活和利用因子Ⅴ、Ⅷ、Ⅺ的反馈性激活放大，凝块相关的血栓能触发血栓生长。进一步合成的问题是富含血小板血栓内部活化血小板释放高浓度 PF4 而中和肝素的潜能。

6. 不良反应　最常见的不良反应是出血。其他并发症包括血小板减少症、骨质疏松症和转氨酶升高。

7. 出血　大剂量肝素导致出血的风险增加。伴随而来的药物管理影响止血，在手术和外伤的情况下使用抗血小板或纤维溶解药物，增加了出血风险。接受肝素治疗导致严重出血的患者可以给予鱼精蛋白来中和肝素。鱼精蛋白是一种从鲑鱼精子中分离出的多肽混合物，它可以高亲和力地结合肝素，其生成物鱼精蛋白肝素复合物已经批准使用。1mg 鱼精蛋白硫酸盐可中和 100U 的肝素。鱼精蛋白硫酸盐通过静脉输注途径给药。鱼精蛋白硫酸盐可发生过敏反应，药物管理局推荐缓慢静脉滴注以减少过敏风险。

8. 血小板减少症　肝素会导致血小板减少症，肝素诱导的血小板减少症是一种抗体介导程序，机体针对暴露的 PF4 上的新抗原产生抗体，当抗体和肝素结合时就会启动该过程。这些抗体通常是 IgG 型，同时结合到肝素-PF4 复合物和血小板 Fc 受体上。该结合激活了血小板并产生血小板微粒。循环微粒是血栓前体，是因为其表面表达阴离子磷脂，并且可以结合凝血因子促进血栓生成。

血小板减少症 HIT 的临床表现见表 23-3。作为代表性的，HIT 通常发生在肝素治疗开始后 5～14d，但是在过去 3 个月内接受过肝素治疗的患者可明显提前。血小板计数下降低于 100 000/μl 在 HIT 患者中较为罕见。以至于在预处理中血小板计数下降 50% 的患者在接受肝素治疗时怀疑 HIT 的存在。HIT 内科患者相比外科患者更为常见。就像许多自身免疫性疾病在女性比男性中更为常见。

表 23-3　肝素诱导的血小板减少症的特征

特　点	细　　节
血小板减少症	血小板<100 000/μl 或血小板计数进行性减少≥50%
时间	血小板计数在使用华法林后 5～10d 下降
肝素类型	在普通肝素比低分子肝素中更为常见
患者类型	在外科及肿瘤患者中比内科患者更为常见，女性比男性常见
血栓形成	静脉血栓形成比动脉血栓常见

HIT 与血栓形成有关，无论动脉还是静脉。如 DVT 和(或)肺栓塞 PE 的静脉血栓形成，比动脉血栓形成更为常见。动脉血栓多在缺血性脑卒中或急性心肌梗死中发生。罕见的是，在主动脉远侧或髂动脉中血小板丰富的血栓可导致严重肢体缺血。

HIT 的诊断是利用酶联试验以检测肝素 PF4 抗体复合物或血小板激活试验。酶联试验比较敏感，但是在缺乏临床证据的 HIT 试验结果可为阳性。5-羟色胺释放试验是最具有特异性的诊断试验。该试验通过负载标记 5-羟色胺的洗涤血小板接触患者血清后有或没有不同浓度的肝素，定量释放的 5-羟色胺来完成。若患者血清包含 HIT 抗体，增加肝素会诱导血小板激活和 5-羟色胺的释放。

HIT 的管理见表 23-4。在怀疑或者明确有 HIT 患者应停用肝素，在预防和治疗血栓形成上应给予另一种抗凝来取代。有该指征的药物通常为肠外直接凝血酶抑制剂，如重组水蛭素、阿加曲班、比伐卢定或者如磺达肝癸钠等Ⅹa 因子抑制剂。

表 23-4　肝素诱导的血小板减少症的管理

停用肝素
给予替代抗凝剂，如重组水蛭素、阿加曲班、比伐卢定或磺达肝癸钠
不能给予血小板输注
在血小板未回到基线时不能给予华法林，在监测华法林下可给予维生素 K 维持国际标准化比值(INR)正常
评估血栓形成，尤其是在深静脉的血栓

HIT 患者，尤其是血栓形成的 HIT 患者，通常有血栓生成升高的证据而导致蛋白 C 的消耗。若该类患者在给予华法林同时没有给予抗凝剂来抑制凝血酶或凝血酶生成，由维生素 K 拮抗剂诱导的蛋白酶 C 水平的进一步下降会引发皮肤坏死。为了避免该问题的产生，HIT 患者应当给予直接凝血酶抑制剂或磺达肝素钠直到血小板计数升至正常水平。这时候可以使用小剂量肝素钠治疗，当华法林起抗凝剂反应治疗至少 2d 时，可停止使用凝血酶抑制剂。

9. 骨质疏松症　当治疗剂量的肝素持续治疗>30d 时，可导致骨密度减低。该并发症在多达 30% 的长期肝素治疗患者中曾被报道，并且在这些患者中有 2%～3% 患者发生有症状的椎体骨折。肝素通过减少骨骼形成和增加骨质破坏而导致骨质疏松。因此，肝素同时影响成骨及破骨细胞的活性。

10. 转氨酶水平升高　治疗量肝素可导致血清中肝转氨酶的轻度升高，不伴有胆红素水平的升高。在停药后转氨酶水平可迅速下降至正常。该现象的作用机制尚不明确。

低分子肝素

低分子肝素(LMWH)由肝素的小片段组成，通过酶或化学解聚作用从普通肝素中制备出来。它的平均分子量为 5000Da，为普通肝素的 1/3。LMWH 比普通肝素更为有利(表 23-5)，并且已在多种适应证上取代了肝素。

表 23-5　与肝素相比 LWMH 的优势

优　　势	效　　果
更好的生物利用度和皮下注射后更长的半衰期	预防和治疗时可通过每日 1～2 次皮下注射给药
剂量依赖性清除	简化剂量
可预计的抗凝反应	大多数患者无须监测凝聚物
肝素诱导的血小板减少症风险较低	在短期或长期的管理中比肝素安全
骨质疏松症发生率低	延伸管理比肝素安全

1. 作用机制　LMWH 通过激活抗凝血酶来发挥抗凝活性。由于其分子量为 5000Da，相当于 17 个低聚糖单位，至少 50% LMWH 的戊多糖包含链太短而不能联接凝血酶和抗凝血酶。然而，这些链保持了增加抗凝血酶的Ⅹa 因子抑制剂的能力，是因为该活性增强了在抗凝血酶中通过戊多糖链接诱发的构象改变的结果。因此，LMWH 通过抗凝血酶催化Ⅹa 因子抑制剂多于凝血酶抑制剂。由于其独特的分子量分布，LMWH 对抗Ⅹa 因子与Ⅱa 的比率为 2∶1～4∶1。

2. 药理学　尽管通常经皮下注射，如果需要快速抗凝反应则可通过静脉途径给药。LMWH 比肝素在药动学上更有优势。这些优势反映了短肝素链对内皮细胞、巨噬细胞和肝素结合血浆蛋白的较少。与内皮细胞、巨噬细胞较低结合率弥补了普通肝素清除快速、剂量依赖和可饱和性不足之处。取而代之的是，LMWH 为剂量依赖清除，血浆半衰期更长。基于抗Ⅹa 因子水平的测量，LMWH 的血浆半衰期为 4h，LMWH 几乎仅通过肾清除，并且在肾功能不全患者中会造成累积。

LWMH 经皮下注射后的生物利用度约为 90%。因为 LWMH 比肝素与肝素结合蛋白结合较少，LWMH 会产生更多可预测的剂量反应，并且 LWMH 抵抗较为罕见。因拥有更长的半衰期和更可预测的抗凝剂反应，LWMH 在不需要对凝聚物监测的情况下每日给予皮下注射 1 次或 2 次，即使是在治疗剂量下。这些特性使得 LWMH 比普通肝素更为方便。利用该特征，在 VTE 患者的研究中显示了，LWMH 家中治疗与在院内连续静脉输注肝素相比同样有效、安全。门诊 LWMH 治疗减少了医疗保健费用，并且增加了患者的满意度。

3. 监测　在多数患者中，LWMH 不要求监测凝聚物。若监测很必要时，因为多数 LWMH 治疗对 APTT 几乎没有作用所以必须监测抗Ⅹa 因子水平。LWMH 治疗剂量时抗Ⅹa 因子水平应在 0.5～1.2U/ml，在给药后 3～4h 测量。当 LWMH 给予预防剂量时，合适的Ⅹa 因子峰值水平应为 0.2～0.5U/ml。

监测 LWMH 的适应证，包括肾功能不全和肥胖。在肌酐清除率≤50ml/min 的患者，LWMH 监测时应适当保证无药物累积。尽管经体重矫正后的 LWMH 剂量应用在超重患者中出现治疗剂量抗Ⅹa 因子水平，但在病态肥胖的患者中该方法仍未被广泛评估。由于在孕妇尤其是妊娠晚期的患者中计量要求的改变，监测 LWMH 的抗凝剂活性是明智的。在高危情况下也应当监测，如 LWMH 预防瓣膜血栓的机械心脏瓣膜及婴幼儿和儿童的治疗。

4. 剂量　在预防及治疗上推荐的 LWMH 剂量不同用于预防时，通常为 4000～5000U 皮下注射，每日 1 次，然而 2500～3000U 每日 2 次时亦可。在治疗 VTE 时，150～200U/kg 每日 1 次。若使用每日 2 次给药时，剂量为 100U/kg。在不稳定型心绞痛患者中，LWMH 应为 100～120U/kg 每日 2 次皮下注射。

5. 不良反应　LWMH 最主要的并发症是出血。Meta 分析提出，LMWH 比普通肝素的主要出血风险要低。LWMH 所致 HIT 及骨质疏松也比普通肝素少见。

6. 出血　与肝素情况相同，LWMH 所致的出血在抗血小板和纤维溶解药物作为伴随治疗的患者中较为常见。近期手术、创伤及潜伏性止血功能缺陷同样可增加 LWMH 的出血风险。

尽管鱼精蛋白可以作为 LWMH 的解救剂，但由于其只能结合 LWMH 的长链所以只能不完全地中和 LMWH 抗凝活性。因为长链通过抗凝血酶、鱼精蛋白来完全反转 LWMH 的抗Ⅱa 因子活性，而来催化凝血酶抑制剂。相反的，鱼精蛋白只能部分反转 LWMH 的抗Ⅱa 因子活性，是因为含有戊多糖的短链不能与鱼精蛋白结合。因此，对于具有高出血风险的患者来说，应用静脉输注普通肝素可能比皮下注射 LWMH 更为安全。

7. 血小板减少症　LMWH 导致 HIT 的风险比肝素低 5 倍。LWMH 不易与血小板结合而使 PF4 释放较少。此外，比肝素更低的与 PF4 的亲和力，使 LWMH 更少诱导触发 HIT 抗体形成及 PF4 构象变化。

LWMH 不能用于治疗 HIT 患者，因为多数 HIT 患者于 LWMH 有交叉反应性抗体。由于曾有报道 HIT 患者利用 LWMH 治疗时出现血栓形成，所以这种体外交叉反应性不单是一种实验现象。

8. 骨质疏松症　远期看来 LWMH 所致骨质疏松要低于华法林。由于其造成 HIT 及骨质疏松风险低于肝素，因此 LWMH 是长期治疗的更好选择。

磺达肝素

磺达肝素是一种人工合成的抗凝血酶结合戊多糖序列的类似物，它与 LWMH 有诸多不同（表 23-6）。磺达肝素在内科或外科患者、高风险整形外科患者中被允许用作血栓预防及作为肝素及 LWMH 代替物来治疗已确诊的 VTE 患者。但该药在美国并未允许在急性冠状动脉综合征患者中作为肝素及 LWMH 取代物。

表 23-6 LWMH 和磺达肝癸钠的比较

特征	LWMH	磺达肝癸钠
糖单位数量	15～17	5
Ⅹa 因子抑制剂的催化作用	是	是
凝血酶抑制的催化作用	是	否
皮下注射生物利用度的管理(%)	90	100
血浆半衰期(h)	4	17
肾排泄	是	是
诱导 TFPI 的释放	是	否
鱼精蛋白的中和	部分	否

1. 作用机制　磺达肝素是一种人工合成的抗凝血酶结合戊多糖序列的类似物，该序列在肝素和 LWMH 均存在，磺达肝素分子量为 1728Da。它只与抗凝血酶结合，由于太短而不能桥接凝血酶和抗凝血酶。因此，磺达肝癸钠通过抗凝血酶来催化Ⅹa 因子抑制剂，且不能增强凝血酶抑制比率。

2. 药理学　在皮下注射后，磺达肝素具有完整的生物利用度。因其不与内皮细胞或血浆蛋白结合，它非剂量依赖清除，且血浆半衰期为 17h。该药为每日 1 次皮下注射。由于磺达肝素通过肾清除，所以该药禁用于肌酐清除率<30ml/min 的患者，在肌酐清除率<50ml/min 的患者应慎用。

因为不与血浆蛋白结合，磺达肝素在固定剂量的抗凝反应通过管理可以预测。用来预防 VTE 时为 2.5mg，每日 1 次。在已确诊的 VTE 的初次治疗时，为 7.5mg，每日 1 次。该剂量在体重<50kg 时可减少至 5mg，每日 1 次，或体重>100kg，时增加至 10mg 每日 1 次。在该剂量下磺达肝素在 DVT 患者或肺栓塞患者中与肝素及 LWMH 同样有效，且产生出血的比例也是相似的。

在急性冠状动脉综合征患者中，磺达肝素的使用剂量为 2.5mg，每日 1 次。预防剂量和治疗剂量的磺达肝素在非 ST 段抬高的急性冠状动脉综合征的患者，与在 9d 内心血管死亡、心肌梗死或脑卒中的发生率并没有区别。然而，它的主要出血风险比低分子肝素低 50%，且磺达肝素剂量要低于低分子肝素。在需要接受经皮冠状动脉介入治疗的急性冠状动脉综合征的患者，磺达肝素有导致导管血栓的风险，须与肝素联合给药。

3. 不良反应　磺达肝素由于不与 PF4 结合，因此不会导致 HIT。与 LWMH 形成对比，它与 HIT 抗体无交叉反应。因此，即使缺乏大量临床试验支持，磺达肝素用来治疗 HIT 患者仿佛是有效的。

磺达肝素的主要不良反应是出血，并且没有解救剂。鱼精蛋白对磺达肝癸钠的抗凝活性无效，因为它无法与药物结合。在志愿者中，重组活性Ⅶ因子反转了磺达肝素的效果，但是它对磺达肝素所致的出血能否控制却是未知的。

肠外直接抗凝血酶抑制剂

由于肝素及 LWMH 的活性是由抗凝血酶介导的，它们为间接作用于凝血酶抑制剂。相反，直接凝血酶抑制剂不需要血浆辅助因子。取而代之的是，这些药物直接与凝血酶结合，通过其基质阻断该反应。经批准的肠外直接抗凝血酶抑制剂包括重组水蛭素、阿加曲班和比伐卢定(表 23-7)。重组水蛭素和阿加曲班准许用来治疗 HIT 患者，然而比伐卢定在接受经皮冠状动脉介入治疗和 HIT 患者中被批准用作一种肝素替代品。

表 23-7　重组水蛭素、比伐卢定和阿加曲班性能比较

	重组水蛭素	比伐卢定	阿加曲班
分子量(Da)	7000	1980	527
与凝血酶的相互作用位点	活性中心和位点 1	活性中心和位点 1	活性中心
肾清除率	是	否	否
肝代谢	否	否	是
血浆半衰期(min)	60	25	45

1. 重组水蛭素　重组水蛭素是水蛭素的重组体，是二价直接凝血酶抑制剂，它可与抗凝血酶的活性中心和外部位 1(底物结合位点)相互作用。连续静脉输注重组水蛭素可达快速抗凝作用，但血栓预防可通过皮下注射给药。在静脉输注后重组水蛭素的血浆半衰期为 60min，通过肾清除。因此，重组水蛭素在肾功能不全的患者会有药物累积。大部分使用重组水蛭素的患者对药物产生抗体。尽管这些抗体很少导致新问题出现，但是少数患者会延迟重组水蛭素的清除并增强它的抗凝活性。在一些患者中曾报道过严重的出血。

重组水蛭素通常用 APTT 来监测，剂量控制在保持 APTT 正常值的 1.5～2.5 倍。APTT 并不是理想的用来监测重组水蛭素的指标，因为在药物浓度过高时会出现凝血时间停滞。尽管 Ecarin 凝结时间法比 APTT 更好的提供了重组水蛭素指数，但未被标准化。

2. 阿加曲班　作为单价抑制剂以凝血酶的活性中心为靶点，阿加曲班在肝中代谢。因此，在肝功能不全的患者中应慎用。阿加曲班不经过肾代谢，在肾功能不全的 HIT 患者中阿加曲班比重组水蛭素更加安全。

阿加曲班通过静脉输注给药，血浆半衰期为 45min。APTT 用来监测其抗凝效果，剂量调整在达到 APTT 基线值的 1.5～3 倍，但不能超过 100s。阿加曲班同样可以延长国际标准化比值(INR)，它的特点是可使患者过渡至华法林。该问题可通过利用Ⅹ因子水平代替 INR 监测来解决。作为一种选择，阿加曲班可在测定 INR 前 2～3h 停药。

3. 比伐卢定　人工合成的 20 氨基酸水蛭素类似物，比伐卢定为二价凝血酶抑制剂。因此，比伐卢定的 N 端部位凝血酶的活性中心相互作用，然而它的羧基端尾部与凝血酶的基质结合域的外部位 1 结合。阿加曲班的血浆半衰期为 25min，为所有肠外直接凝血酶抑制剂中半衰期最短的。比伐卢定通过蛋白水解酶分解，部分经过肾排泄。在心脏导管插入试验中给予大剂量比伐卢定，它的抗凝剂活性通过活化凝血酶时间来监测。而在小剂量时可利用 APTT 来评估。

在对比比伐卢定和肝素的研究中提出了比伐卢定导致更少的出血。该特征与其较短半衰期使比伐卢定成为接受经皮冠状动脉介入治疗患者在取代肝素上更具有吸引力。比伐卢定亦被成功用于接受经皮冠状动脉介入治疗的 HIT 患者。

口服抗凝剂

当前的口服抗凝血药实践数据几乎 60 年了，作为家畜出血性疾病的原因的调查结果而发现维生素 K 拮抗剂。以减少凝血酶原水平为特征，造成该失调的原因是摄入变质草木樨。羟基香豆素通过细菌污染的干草中分离得出，干扰维生素 K 代谢，因而导致类似维生素 K 缺乏的综合征。该化合物的发现，给予了包括华法林等维生素 K 拮抗剂的发展动力。

华法林

华法林是一种水溶性的维生素 K 拮抗剂，最初用于研制灭鼠剂，华法林是一种香豆素衍生物，是在北美规定的。像其他维生素 K 拮抗剂一样，华法林干扰维生素 K 依赖的凝血蛋白的综合体，包括凝血酶原Ⅱ因子和Ⅶ、Ⅸ、Ⅹ因子。这种维生素 K 依赖的抗凝血蛋白的综合体、蛋白 C 和 S，同样减低了维生素 K 拮抗剂。

1. 作用机制　所有维生素 K 依赖的凝血因子的 N 端都有氨基酸残留。翻译后修饰将羧基加入残留物中的 γ 碳链产生 γ 羧基谷氨酸。这种修饰对这些凝血因子活性的表达是必不可少的，因为其准许钙离子依赖性地结合到带负电的磷脂表面。γ 羧化作用过程，通过维生素 K 依赖的羧化酶来催化。因此，饮食获得的维生素 K，通过维生素 K 还原酶被还原为维生素 K 对苯二酚(图 23-6)。维生素 K 对苯二酚作为羧化酶的辅助因子，利用羧基在谷氨酸

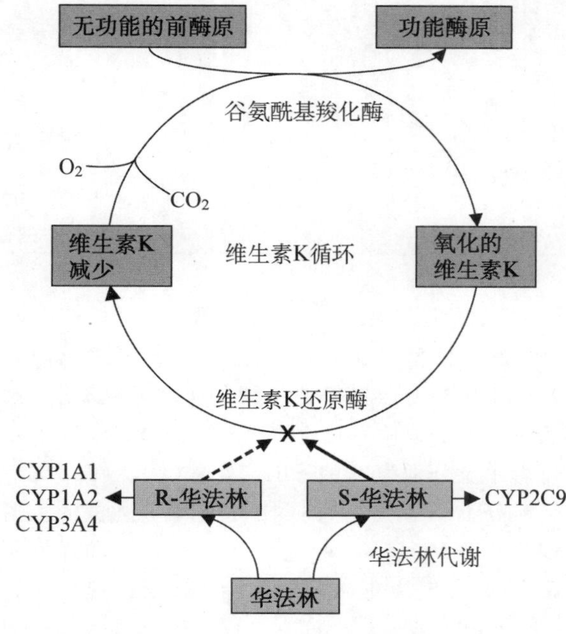

图 23-6　华法林作用机制

残留物的γ碳链上二氧化碳取代氢原子。在该过程中，维生素K对苯二酚被氧化为维生素K环氧化物，后者通过维生素K还原酶降解为维生素K。

华法林抑制维生素K环氧化物还原酶，从而阻断了γ羧化作用的进程。该过程使维生素K依赖的凝血蛋白只是部分被γ羧化。华法林充当了抗凝剂，是由于这些部分γ羧化蛋白减少或缺乏生物活性。华法林的起始作用被延迟，直到通过逐步降低活性来取代其所有活性物而重新合成凝血因子。

华法林的抗血栓形成作用依赖于Ⅹ因子和凝血酶原的功能水平的减少，凝血因子的半衰期分别为24h和72h。由于在获得抗血栓作用上的延迟。在已确诊血栓形成或有血栓形成高风险的患者中，华法林的初始治疗上需通过伴随快速肠外抗凝剂来支持，如肝素、LWMH、磺达肝素。

2. 药理学　华法林是R和S异构体的外消旋混合物。华法林快速并完全的在胃肠道被吸收。给药后90min在血液中达到峰值。外消旋的华法林的血浆半衰期为36～42h，＞97％循环中的华法林与白蛋白结合。只有少数未结合的华法林片段具有生物学活性。

华法林在肝中累积，它的两种同分异构体通过其他旁路被代谢。*CYP2C9*介导更多活化的S同分异构体的氧化代谢。两种相对普通的变异型，*CYP2C9＊2*和*CYP2C9＊3*，编码使活性减低的酶。具有这些变异型的患者需给予较低剂量维持的华法林。约25％的白种人拥有至少一种*CYP2C9*＊2和*CYP2C9*＊3的变异型等位基因，然而在非裔美国人和亚洲人中该变异型并不常见（表23-8）。*CYP2C9*＊2和*CYP2C9*＊3杂合性在野生*CYP2C9*★1/＊1等位基因的受试者中的华法林剂量要求降低了20％～30％。然而，*CYP2C9*＊2和*CYP2C9*＊3纯合性在华法林剂量要求上降低了50％～70％。

表23-8　*CYP2C9*基因型和*VKORC1*单倍体在不同人群中的频率和其对华法林剂量要求的影响

基因型/单倍体	频率(％)			
	白种人	非裔美国人A/A	亚洲人A	与野生型相比剂量减少
CYP2C9				
＊1/＊1	70	90	95	—
＊1/＊2	17	2	0	22
＊1/＊3	9	3	4	34
＊2/＊2	2	0	0	43
＊2/＊3	1	0	0	53
＊3/＊3	0	0	1	76
VKORC1				
非-A/非A	37	82	7	—
非-A/A	45	12	3	26
A/A	18	6	63	50

与降低华法林剂量需求一致，至少拥有一种*CYP2C9*变异型等位基因的受试者的出血风险增加。与不伴有变异型等位基因的个体相比，华法林相关性出血的风险在*CYP2C9＊2*和*CYP2C9＊3*杂携带者中位分别为1.91和1.77。

VKORC1的多态性同样可影响华法林的抗凝反应。一些*VKORC1*的遗传变异有较强的连锁不平衡，并且指定为非A单倍体。*VKORC1*变异型比*CYP2C9*更为普遍。亚洲人是仅次于白种人和非裔美国人后*VKORC1*变异型最普遍的人种。VKORC1的多态性很可能可以解释30％华法林剂量要求的可变性。与*VKORC1*非A/非A纯合子相比，华法林在A单倍体杂合子和纯合子中华法林的要求量分别减少了25％～50％。该发现提示，FDA修改华法林的规定信息，在*CYP2C9*和*VKORC1*遗传变异患者中应当给予较低的起始剂量。除遗传学数据外，其他相关患者信息被并入华法林剂量算法中。尽管这些算法可以帮助预测华法林剂量，但出血性并发症或复发的血栓形成时间仍不明确。

除遗传因素外，饮食、药物和各方面的疾病状态均可影响华法林的抗凝效果。通过饮食摄入的维生素K的波动影响华法林的活性。众多药物可改变华法林的吸收、清除或代谢。由于华法林对抗凝剂反应的可变性，必须进行凝聚物监测以保证获得治疗反应。

3. 监测　华法林治疗通常使用凝血酶原时间PT来检测，该检验对凝血酶原、Ⅶ和Ⅹ因子水平的减少较敏感。通过加入促凝血酶原激酶进行检测，该试剂包含组织因子、磷脂和钙离子、枸橼酸钠血浆来决定血块形成的时间。凝血激酶在维生素K依赖的凝血因子敏感性方面有差异。因此，较低敏感性的促凝血酶原激酶会触发并放大华法林活性。因为大剂量华法林有出血风险，因此风险很大。

INR的发展用来解决与PT有关的许多问题。通过计算INR，患者的PT被平均正常PT分离，该比率乘以国际敏感性指数ISI，促凝血酶原激酶敏感性的指数被用来决定维生素K依赖凝血因子水平的减少。高敏感性的促凝血酶原激酶的ISI为1.0。当前最多的促凝血酶原激酶的ISI范围为1.0～1.4。

尽管INR帮助标准化抗凝剂试验，仍然有问题存在。INR决定的精确度的不同依赖于凝血剂组合，这就导致了INR结果的可变性。另外，通过促凝血酶原激酶制造商对ISI的报道，复杂的INT决定是不可靠的。而且每个实验室必须对每一批血酶原激酶试剂建立正常平均PT。为了达到该结果，必须在至少20名健康志愿者血浆样本中利用同样用于患者样本的促凝血酶原激酶测量PT。

对大多数适应证来说，华法林剂量调整目标INR2.0～3.0。对机械心脏瓣膜的患者例外，该类患者推荐的目标INR为2.5～3.5。在心房颤动管理研究中，当INR<1.7和出血合并INR>4.5时可增加心源性血栓脑卒中的风险。这些结果强调了维生素K拮抗剂的治疗窗较窄的事实。为了支持这个观点，在接受长期华法林治疗的患者，对无缘由的VTE证明在目标INR为1.5～1.9对比2.0～3.0时复发的VTE较高。

4. 剂量　华法林的起始剂量通常为5～10mg，CYP2C9和VKORC1多态性患者应使用小剂量。它会影响华法林的药效学和药动学，使得患者对药物更加敏感。剂量通过滴定来达到期望的目标INR。由于该药起始活性的延迟，在确定有血栓形成或者高血栓风险的患者应给予快速起效的肠外抗凝剂作为伴随治疗，如肝素、LWMH或磺达肝素。INR的初始延长反映了Ⅶ因子功能水平的下降。因此，肠外抗凝剂的伴随治疗应当持续在INR达到治疗量后至少2d。推荐肠外抗凝作用最少为5d，以保证华法林使凝血酶原下降至治疗剂量水平。

由于华法林的治疗窗较窄，必须频繁监测凝聚物以保证得到治疗剂量的抗凝反应。即使在要求稳定华法林剂量治疗的患者中，也应每周监测INR2～3次。当使用其他药物时必须监测的更为频繁，因为许多药物可以增强或降低华法林的抗凝作用。

5. 不良反应　和所有的抗凝剂一样，华法林的主要不良反应为出血，皮肤坏死较为罕见。华法林可以通过胎盘，导致胎儿异常。因此，在妊娠期不能使用华法林。

6. 出血　至少50%以上华法林所致的出血性并发症发生在INR超过了治疗范围。出血性并发症可以是温和的，如鼻出血或血尿，更多较为严重，如腹膜后或胃肠道出血。威胁生命的颅内出血同样会发生。

为了使出血风险最小化，INR应当保持在治疗范围内。在INR值3.5～4.5的无症状患者，应暂停华法林直至INR恢复到治疗范围。若INR>4.5，治疗的INR可以通过小剂量舌下含服维生素K来快速获得。INR在4.9～9的患者，1mg维生素K是比较合适的，INR>9时应给予2～3mg。若INR极度升高或需要快速反转INR时，可给予大剂量维生素K。尽管与单纯停用华法林相比，维生素K管理导致INR快速下降，仍然没有证据证实维生素K管理可以减少出血风险。

对于有严重出血的患者，需要更多积极治疗。该类患者需静脉缓慢滴注10mg维生素K。在INR到达正常范围后仍需追加维生素K。维生素K的治疗，应当辅以新鲜冰冻血浆作为维生素K依赖的凝血蛋白来源。对于威胁生命的出血或者不能耐受负荷剂量的患者，可使用凝血酶原浓缩物。

在INR在治疗范围的华法林治疗患者仍有出血时需要调查出血原因。胃肠道出血的患者通常伴有潜在的消化性溃疡或肿瘤。在治疗剂量下的血尿和子宫出血，可能伴有泌尿生殖系统肿瘤。

7. 皮肤坏死　为华法林罕见的并发症，通常发生在治疗开始后2～5d。为形成于大腿、臀部、乳房或足趾的界限明显的红斑样病灶。具有代表性的是，在每个病灶的中央逐步形成坏死。从病灶边缘取皮肤活检，提示为脉管系统血栓。

华法林导致的皮肤坏死见于伴有先天性或获得性蛋白C或S缺乏。在这些患者中华法林在起始治疗时血浆中蛋白C或S水平急剧下降，因此需在华法林发挥抗血栓效应之前通过减少Ⅹ因子和凝血酶原的功能水平以排除这种重要的抗凝旁路。这种合成的促凝血状态触发了血栓形成。血栓形成位于脂肪组织的微脉管系统原因尚不明确。

治疗上包括终止使用华法林、必要时利用维生素K逆转该状态。在血栓患者中，应用肝素、LWMH等抗凝剂来取代；在蛋白V缺乏的患者可给予蛋白C浓缩液或重组活化蛋白C来促进皮肤损害的愈合；新鲜冰冻血浆对于蛋白S缺乏的患者可能有治疗价值。极少数皮肤大量缺损的患者必要时可行皮肤移植。

由于皮肤坏死的潜在可能性，在已知的蛋白C或S缺乏的患者中，在开始华法林治疗时要求同时给予肠外抗凝剂协同治疗。在该类患者中华法林应当从小剂量开始，并且肠外抗凝剂应当持续使用指导INR达到治疗剂量且至少持续2～3d。

8. 妊娠 华法林可通过胎盘，造成胎儿异常或出血。胎儿异常包括典型的胚胎病，如鼻发育不全及骨骺斑点。早期妊娠是华法林导致胚胎病风险最高的时期。在妊娠的任何时期使用华法林均会导致中枢神经系统异常。最后，产妇服用华法林产生的抗凝效果可导致胎儿出血。在分娩中尤其需要注意，在胎儿通过产道时头部的创伤会导致颅内出血。由于这些潜在问题，华法林在妊娠期禁用，尤其是在妊娠早期和晚期。取而代之的是，在妊娠期可以用肝素、LWMH或磺达肝素来预防和治疗血栓形成。华法林不能进入乳汁。因此，在哺乳期妇女中可以安全使用。

9. 特殊问题 在伴有狼疮抗凝物或需要紧急或择期手术的患者中带来特殊挑战。尽管观测研究提出血栓并发抗磷脂抗体综合征需要的更大剂量的华法林来阻止血栓复发，两个随机试验显示了将INR定于2.0～3.0对于更大强度的治疗和产生较少的出血时同样有效的。抗磷脂抗体综合征患者中在狼疮抗凝物使INR基线延长时监测华法林治疗仍然存在问题，如果接受长期华法林治疗的患者需要择期侵入性治疗，华法林需停药5d以使INR恢复到正常水平。那些具有较高血栓复发风险的患者在INR降至<2.0时，可同时给予每日1～2次皮下注射LWMH。最后一次LWMH应在治疗前12～24h给药，取决于LWMH每日2次或1次的LWMH的监测。治疗结束后可重新开始服用华法林。

新型口服抗凝药

针对凝血酶或Ⅹa因子的新型口服抗凝药正在研发中。该类药物起效快，并且半衰期允许每天监测1～2次；目的在于产生抗凝作用的可预测水平，这些新型口服药物在固定剂量时不需要日常监测凝聚物。因此，这类药物的管理比华法林更为方便。

达比加群酯是一种口服凝血酶抑制剂，利伐沙班为口服Ⅹa因子抑制剂，欧洲及加拿大在择期髋或膝关节置换术后的短期血栓预防已经得到许可。口服Ⅹa因子抑制剂，如阿哌沙班在接受重要整形手术中的3期试验已经完成(表23-9)。

对长期抗凝治疗试验的随机化评估RE-LY显示出新药在长期的适应证中的优势。该试验对比了不同剂量给药的达比加群酯(110mg或150mg，每日2次)与华法林(调整剂量以使INR在2～3)在18 113例不伴有瓣膜性房颤的患者中脑卒中的预防。其主要疗效结果年度比率中，华法林在脑卒中或系统性血栓中为1.7%，小剂量达比加群酯给药为1.5%，大剂量为1.1%。因此，小剂量达比加群酯效果低于华法林，而大剂量更为优秀。主要出血的年度比率中华法林为3.4%，小剂量和大剂量达比加群酯分别为2.7%和3.1%。如此看来，与小剂量达比加群酯相关的主要出血低于华法林，而在大剂量达比加群酯和华法林相比并没有显著差别。在致命性出血中，两种剂量的达比加群酯中的脑出血比率均低于华法林。暂无证据表明达比加群酯具有肝脏毒性。

表23-9 新口服抗凝药发展中的高级阶段特征的对比

特点	利伐沙班	阿哌沙班	达比加群酯
作用点	Ⅹa	Ⅹa	Ⅱa
分子量(Da)	436	460	628
药物前体	否	否	是
生物利用度(%)	80	50	6
带到峰值时间(h)	3	3	2
半衰期(h)	9	9～14	12～17
肾清除率(%)	65	25	80
解救剂	否	否	否

基于RE-LY试验结果，在美国及加拿大以准许应用达比加群酯在房颤患者中作为脑卒中的预防用药。对大多数患者的推荐使用剂量为150mg。在美国，肌酐清除率为30～50ml/min的患者推荐75mg每日2次给药，然而在加拿大80岁以上有高出血风

险的患者中的推荐使用剂量为 110mg，每日 2 次。在肌酐清除率低于 15mg/min 的患者禁用该药。

在 2539 例急性 VTE 患者中对比了达比加群酯和华法林。首先给予患者应用华法林或 LWMH 治疗，然后随机给予 6 个月的达比加群酯(150mg，每日 2 次)或华法林(剂量调整在 INR 为 2～3)。以复发 VTE 或致命的肺栓塞为主要终点，在达比加群酯组中的发生率为 2.4%，而在华法林患者中为 2.1%。主要出血在达比加群酯和华法林患者中分别为 1.6% 和 1.9%。基于该项试验结果，在治疗 VTE 患者中，固定剂量下无须监测的达比加群酯略逊色于华法林。结合所有 RE-LY 试验结果，显示了新型口服抗凝剂将会逐步取代华法林。

纤维溶解药

纤维溶解药的作用

纤维溶解药可以用来降低血栓，可以系统给药或通过导管直接作用于血栓物质。在治疗急性心肌梗死、急性缺血性脑卒中和大量肺栓塞时，可系统给药。治疗的目标是快速血栓溶解，使血流重建。在冠状动脉循环系统中，血流的恢复降低了死亡和限制心肌损伤的死亡率，然而在大脑血液循环中，快速血栓溶解减少了可导致不可逆性脑损伤的神经死亡和大脑梗死。对大量肺栓塞患者来说，血栓溶解疗法的治疗目标是恢复肺动脉灌注。

经导管直接溶栓治疗，多用于外周动脉血栓和下肢深静脉血栓的治疗。可利用多边孔导管给药。在某些情况下，可以使血栓破碎和血管内装置提取作为紧急治疗。这些装置可以单用，也可与纤维溶解药协同使用。

作用机制

目前，经过批准的纤溶药包括链激酶、酰化纤溶酶原链激酶激活复合物(阿尼普酶)、尿激酶、重组组织类型纤溶酶原激活剂(trPA)阿替普酶、两个 rtPA 重组体衍生物替奈普酶和瑞替普酶。所有药物通过转化酶原、纤维溶解酶原为纤溶酶(活化酶)来激活(图 23-7)。纤维溶解酶降解血栓的纤维蛋白基质，产生可溶性纤维蛋白产物。

内源性纤维蛋白溶解在 2 个水平得到控制。纤维溶解酶原激活物抑制剂，特别是 1 类型的形式，通过调节 tPA 和尿激酶类型纤维酶原激活剂来阻止

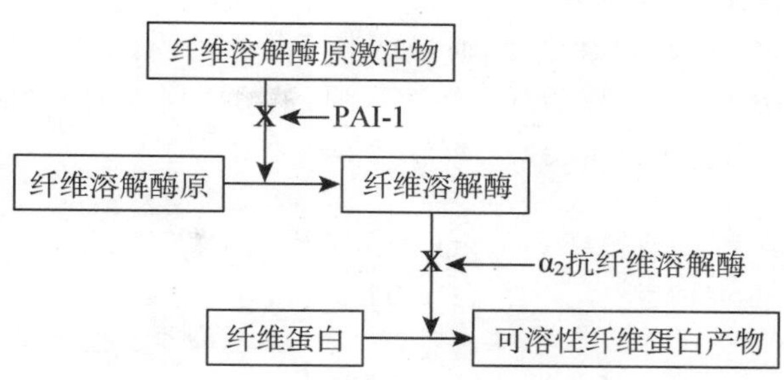

图 23-7 纤维溶解系统及其调节

过多的纤维溶解酶原激活。一旦产生纤维溶解酶，则通过纤维溶解酶抑制剂来调节，其中最重要的是 α_2 抗纤维溶解酶。纤维溶解酶原的血浆浓度是 α_2 抗纤维溶解酶的 2 倍。因此，在纤维溶解酶原激活剂的药理学剂量下，纤维溶解酶溶度的产生可超过 α_2 抗纤维溶解酶。未经调节的纤维溶解酶同样可以减低纤维蛋白原和其他凝血因子。该过程通常被认为是系统融解状态，降低了血液的止血潜能，增加了出血风险。

内源性纤维溶解系统，适合局部纤维溶解酶产生至纤维蛋白表面。纤维溶解酶原和 tPA 结合到纤维蛋白以形成三重复合物，促进了纤维溶解酶原的高效活化。与游离的纤维溶解酶、产生于纤维蛋白表面的纤维溶解酶相比，α_2 抗纤维溶解酶保护了使其免于失活。此外，赖氨酸残基羧基端作为纤维溶解酶暴露出来而降解纤维蛋白，充当了额外的纤维溶解酶原和 tPA 分子的结合位点。作为正反馈增强了纤维溶解酶的产生。当使用了药理学有效物质，多种纤维酶原活化剂利用这些机制以达到更小或更大范围。

纤维溶解酶原激活剂优先激活结合性纤维蛋白的纤维酶原具有纤维蛋白特异性。相比之下，非特异性的纤维蛋白激活剂不能辨别结合性纤维蛋白和循环的纤维溶解酶原。循环纤维溶解酶原活化作用导致产生不受影响的纤溶酶，它可以触发系统溶解状态。阿替普酶与其衍生物为纤维蛋白特异性纤维溶解酶原激活剂，然而链激酶、阿尼普酶和尿激酶是非特异性的。

链激酶

与其他纤维溶解酶原激活剂不同，链激酶不是一种酶类，并且不能直接使纤维溶解酶原成为纤维溶解酶。取而代之的是，链激酶通过纤溶酶原形成

一种 1∶1复合物。这种复合物的形成在纤维溶解酶原中引起构象改变，而暴露其活性中心(图 23-8)。这种构象改变了纤维溶解酶原，然后将附加的纤维溶解酶原分子转换至纤维溶解酶上。

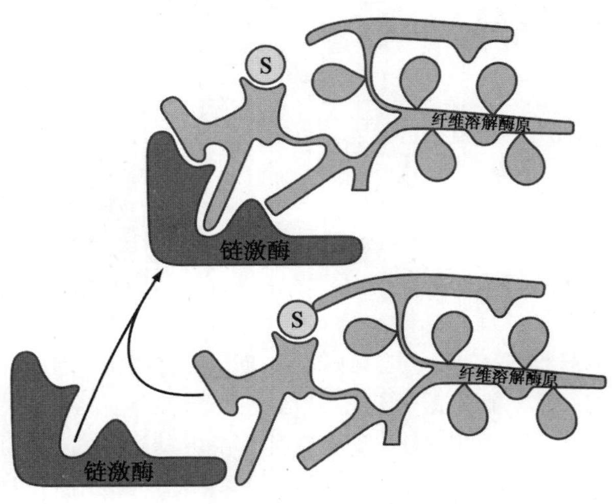

图 23-8 链激酶作用机制

链激酶对纤维蛋白没有亲和力，并且链激酶纤维溶解酶原复合物激活了游离和结合性纤维溶解酶原。循环的纤维溶解酶原活化作用产生足够数量的纤维溶解酶以覆盖 α_2 抗纤维溶解酶。不受影响的纤维溶解酶不但降低了闭合性血栓的纤维蛋白，而且引起系统溶解状态。

当对急性心肌梗死患者系统性给药时，链激酶降低了死亡率。链激酶通常为 150 万 U 静脉输注给药，输注时间在 30～60min。接受链激酶治疗的患者会对该药产生抗体，同样可以优先给予链球菌的注射。这些抗体可减少链激酶的有效性。

在接受链激酶治疗的患者中过敏反应发生率为 5%。他们通常表现为皮疹、发热、发冷和寒战。尽管可能发生过敏发应，但比较罕见。链激酶常致短暂低血压，是由于纤维溶解酶介导的激肽原上缓激肽的释放。抬高下肢、静脉输液和小剂量血管加压剂，如多巴胺和去甲肾上腺素可治疗低血压。

阿尼普酶

将链激酶与等分子量的通过赖氨酸 N 端残留物的纤维溶解酶原劈开形式的赖氨酸纤维溶解酶原联合制成。赖氨酸纤维溶解酶原的活性中心暴露于链激酶联合的复合物之上，然后通过甲氧苯酰聚合物标记。在静脉注射后，甲氧苯酰聚合物通过脱酰作用分解，得到半衰期为 100min 的复合物。这就允许该药通过快速输注方式管理。

尽管这种管理更为便捷，阿尼普酶比链激酶来说要求极少的机械性有利条件。与链激酶相同的是，阿尼普酶不能区分结合性纤维蛋白和循环的纤维溶解蛋白。因此容易产生系统性溶解状态。同样的，阿尼普酶发生过敏反应和低血压与链激酶的概率相同。

在急性心肌梗死患者中阿尼普酶与阿替普酶相比，再灌注损伤在阿替普酶中较阿尼普酶更常见。进展的再灌注损伤与趋向于更好的临床结果和降低阿替普酶的死亡率有关。这些后果和高费用打击了使用阿替普酶的热情。

尿激酶

尿激酶是人工培养胎肾细胞来源的双联丝氨酸蛋白酶，分子量为 34 000Da。尿激酶通过打破精氨酸 560-缬氨酸 1561 链接使纤溶酶原直接转化为纤维溶解酶。不同于链激酶，尿激酶没有免疫原性，过敏较为罕见。尿激酶仍可产生系统性溶解状态，是因为它不能区别结合性纤维蛋白和循环纤维溶解酶原。

尽管使用了多年，尿激酶在冠状动脉溶栓中从未监测过。取而代之的是，尿激酶在深静脉或外周动脉通常用于经导管直接溶解血栓。由于其产生的问题，限制了尿激酶的实用性。

阿替普酶

阿替普酶是单链 tPA 的重组体，阿替普酶的分子量为 68 000Da。阿替普酶通过纤溶酶快速转化为其双链形式。尽管 tPA 的单链和双链形式在纤维蛋白中具有等价活性，单链只有 1/10 的活性。

阿替普酶包含 5 个结构域(图 23-9)；双链的 N 端链包含有 4 个结构域。残基 4～50 组成了指型结构域，该区域类似于纤维连结蛋白的指型结构域，残基 50～87 与表皮生长因子同源，然而残基 92～173 和 180～261，与纤维溶解酶原的三环结构域同源，分别称为第 1 和第 2 环状结构域。阿替普酶的第 5 结构域为蛋白酶结构域，它定位于双链阿替普酶的羧基端 B 链上。

阿替普酶与纤维蛋白的相互作用通过指型结构域，在较少程度上通过第 2、3 环结构域。阿替普酶与纤维蛋白的亲和力明显高于纤维蛋白原。因此，通过阿替普酶的纤溶酶原活性催化效率在纤维蛋白中比纤维蛋白原中高 2～3 个数量级。该现象帮助

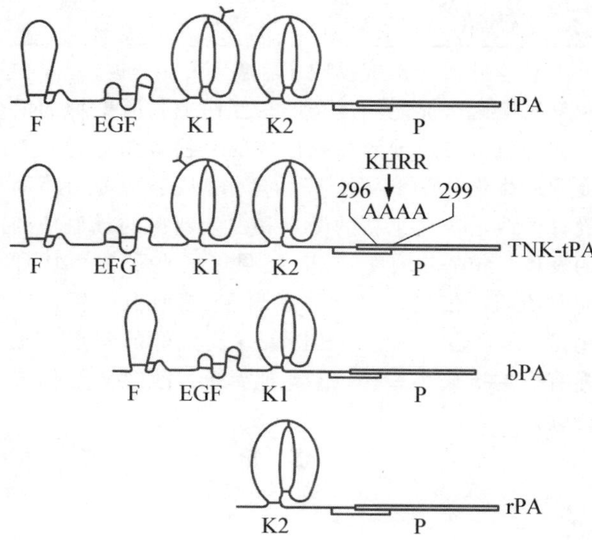

图 23-9　tPA、TNK-tPA、bPA 及 rPA 结构域

指(F)、表皮生长因子(EGF)、1 和 2 环状结构(K1、K2)和蛋白酶(P)结构域如图。在 K1 上的糖基化域(Y)在普萘普酶里复位，使得其有更长的半衰期。丁卡因在蛋白酶区域的替换，使得普萘普酶对 PAI-1 耐药。去氨普酶和阿替普酶以及普萘普酶不同，其缺乏 K2 区域。瑞替普酶是一个缩短的变体，其缺乏 F、EGF 和 K1 区域

局限化纤维蛋白表面的纤维溶解蛋白的产生。

尽管阿替普酶在有纤维蛋白存在时优先激活纤维溶解酶原，作为预测，阿替普酶没有纤维蛋白选择性。它的纤维蛋白特异性受到限制，因为其类似于纤维蛋白，交叉连接蛋白的主要可溶性降解产物(DD)E，具有链接阿替普酶和纤维溶解酶原的高度亲和性。因此，(DD)E 作为阿替普酶的纤维溶解酶原活性刺激物与纤维蛋白一样强有力。然而纤维溶解酶产生于纤维蛋白表面而导致血栓形成，循环(DD)E 表面产生的纤维溶解酶原降低了纤维蛋白酶。纤维蛋白酶溶解导致 X 片段的积聚，该物质为一种高分子量血凝纤维蛋白原降解产物。X 片段与止血栓子结合形成的血管损伤给予它们对细胞溶解的易感性。该现象可能对阿替普酶所致的出血有所贡献。

一项试验对比了急性心肌梗死患者应用阿替普酶与尿激酶治疗，结果显示了阿替普酶比尿激酶明显降低死亡率的优势，尽管这种差异很小。在＜75 岁既往患有心肌梗死的患者，症状出现 6h 内可以得到其最大的好处。

对急性心肌梗死或急性缺血性脑卒中患者治疗，阿替普酶通过静脉注射给药，时间需 60～90min。阿替普酶的总剂量通常为 90～100mg。过敏反应及低血压较为罕见，并且阿替普酶不具有免疫原性。

替奈普酶

替奈普酶是 tPA 的基因工程变异体，目的是比 tPA 拥有更长的半衰期和抵抗 PAI-1 的失活。为了延长其半衰期，在第一个三化结构域上加上了一种新的糖基化位点(图 23-9)。由于该额外的糖类侧链降低了纤维蛋白的亲和性，去掉了在第一个三环结构域上存在的糖基化位点。为通过 PAI-1 获得分子抵抗，引进了一种四丙氨酸替代物，残留物在蛋白酶结构域的 269-299 上，为 PAI-1 与 rPA 相互作用区域。

替奈普酶比 tPA 更具有纤维蛋白特异性。尽管两种药物结合纤维蛋白的亲和性相似，替奈普酶与(DD)E 的亲和力明显低于 tPA。因此，(DD)E 不能刺激系统性纤维溶解酶原活性，在替奈普酶和 tPA 的程度相同。结果是替奈普酶比 tPA 产生更少的纤维蛋白原溶解。

在冠状动脉血栓溶解的患者中，替奈普酶应快速静脉输注。在大型 3 期临床试验中入组了大于 16 000 例患者，在快速静脉输注替奈普酶的 30d 死亡率与加速剂 tPA 相似。尽管颅内出血率在两者中相似，但给予替奈普酶的患者与 tPA 治疗相比脑出血更少见，且输血同样减少。替奈普酶安全改善措施反映了该药纤维蛋白特异性的增强。

瑞替普酶

瑞替普酶是 tPA 衍生出的重组体，是一种缺少指端、表皮生长因子和第一个三环结构域的单链变异体(图 23-9)。这种缩短了的衍生物的分子量为 39 000Da。瑞替普酶结合纤维蛋白弱于 tPA，是因为它缺乏指结构域。由于它产生于大肠埃希菌，瑞替普酶是非糖基化的。这使它的血浆半衰期比 tPA 长。因此，瑞替普酶 2 次静脉注射给药，30min 分解。临床试验证实了至少在急性心肌梗死治疗上它与链激酶同样有效。但是该药并不优于 tPA。

新的纤维溶解药物

一些新药物正在研究中，包括去氨普酶，是从蝙蝠唾液分离出的为全长纤维溶解酶原激活剂的重组体；蛇毒纤溶酶，是从南美蝮蛇毒液中分离出来的纤

溶酶的缩短形式。这些药物的临床研究令人失望。去氨普酶比 tPA 有更好的纤维蛋白特异性，在急性缺血性脑卒中治疗上有所研究。在随机的 1 或 2 个剂量和安慰剂中，在患者症状出现的 3～9h 起效。总有效率比较低，与安慰剂相比无显著差异。去氨普酶的死亡率较高。

蛇毒维解酶是一种不依赖纤溶酶的降低纤维蛋白及纤维蛋白原的金属蛋白酶。蛇毒纤溶酶在循环中被 α 巨球蛋白抑制。因此，该药必须经导管直接血栓内给药。在外周动脉闭塞和阻塞的中心静脉导管的血流恢复治疗上的研究，由于缺乏有效性而停止。去氨普酶和蛇毒纤溶酶令人失望的结果强调了推出新型纤维溶解药的挑战性。

总结和展望

动静脉血栓形成反映了血管壁、血小板、凝聚物和纤维溶解旁路之间复杂的相互影响。凝聚物的活化同样触发可以导致血栓形成的炎症旁路。对血液凝固的生物化学有了更好的理解，基于结构的药物设计的改进定义了新的靶点和引领新型的抗血栓药的发展。精心设计的临床，提供了哪些药物可用和何时给药的信息。尽管进展颇多，然而血栓性疾病仍是死亡的主要原因。因此，寻找更好的靶点和更强有力的抗血小板药、抗凝剂及纤维溶解药物仍在继续。

（张　璇　高广勋　译）

第七部分　肿瘤生物学

第 24 章

Chapter 24

肿瘤遗传学

Pat J. Morin　Jeffrey M. Trent　Francis S. Collins　Bert Vogelstein

癌症是一种遗传性疾病

癌症是由体细胞在 DNA 水平上的一系列改变引起的，这种改变可以导致细胞的无限增殖。大多数的这些改变涉及 DNA 实际序列的变化（即突变）。随机的复制错误，暴露于致癌物质（如辐射），或是有缺陷的 DNA 修复过程都可以导致这种变化。虽然大多数癌症是散发的，但是家族聚集性的癌症通常会出现在某些携带癌基因胚系突变的家族中。

历史回顾/历史进程

某些特定基因序列引起的体细胞突变驱动着肿瘤的发展，这个观点在 25 年前才被广泛接受。在显微镜问世之前，癌症被认为是由黏液或其他非细胞物质聚集而成。直到 19 世纪中叶，人们才清楚地意识到，肿瘤是由大量细胞组成，而且这些细胞起源于组织中的正常细胞。然而肿瘤细胞无限增殖的分子基础在那个世纪仍然是一个迷。在那段时间里，提出了许多癌症起源理论的假说。伟大的化学家 Otto Warburg 提出了癌症的燃烧理论，即癌症是由氧代谢异常引起的。此外，一些学者认为，所有的癌症都是由病毒引起的，事实上，癌症是一种传染性疾病。

最后，通过对烟囱清洁工癌症患者的观察、X 射线的研究，以及证明吸烟是肺癌发生的重要病因的大量证据、联同 Ames 在化学突变方面的工作，共同证明了癌症最初的发生是由于 DNA 的突变。虽然癌症的病毒理论没有被证明是正确的（除了可以引起人的宫颈癌的乳头瘤状病毒），但是在 20 世纪 70 年代末，反转录病毒的研究使人们发现了第一个癌基因。不久之后，对家族的癌症遗传倾向性的研究又帮助人们发现了抑癌基因。研究肿瘤细胞的突变类型及突变结果的领域，现在被称为肿瘤遗传学。

癌症的单克隆起源和多阶段性

几乎所有的癌症都起源于一个单一的细胞，这种单细胞起源是鉴别肿瘤形成与细胞增生重要的特征。肿瘤细胞从正常到癌变是一个突变的多阶段累积过程，这个过程可以被看作是达尔文的进化过程，在这个过程中的每个连续步骤中，突变细胞获得生长优势，从而比其他细胞更快速地生长（图 24-1）。基于对衰老过程中增加的癌变频率的观察和最近的分子遗传学研究，人们认为一个细胞从正常到癌变需要 5～10 个累积突变。

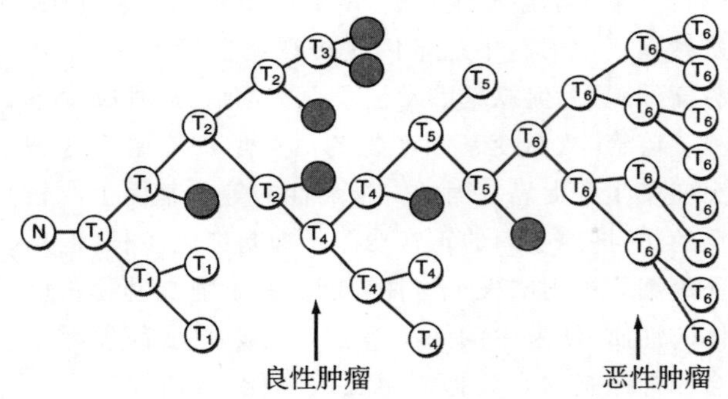

图 24-1　恶性肿瘤的多阶段克隆发展

在该图中，一系列的 5 个突变的累积（T_1、T_2、T_4、T_5、T_6），每一个都单独获得了适度的生长优势，最终导致了恶性肿瘤的发生。但是并非所有的改变都导致这样的发展；如 T_3 的克隆是一条死路。在大多数肿瘤中，从正常细胞到癌变状态的突变累积的具体数量还是未知的

我们逐渐了解到一些恶性肿瘤的遗传改变的性质和发生癌变的顺序。结肠癌是最好的研究对象，从正常的结肠上皮组织－腺瘤－肿瘤的 DNA 分析，

可以确定癌变过程中的某些突变的基因(图 24-2)。尽管影响的基因和顺序有可能不同,但是其他恶性肿瘤的发展也有相似的过程。

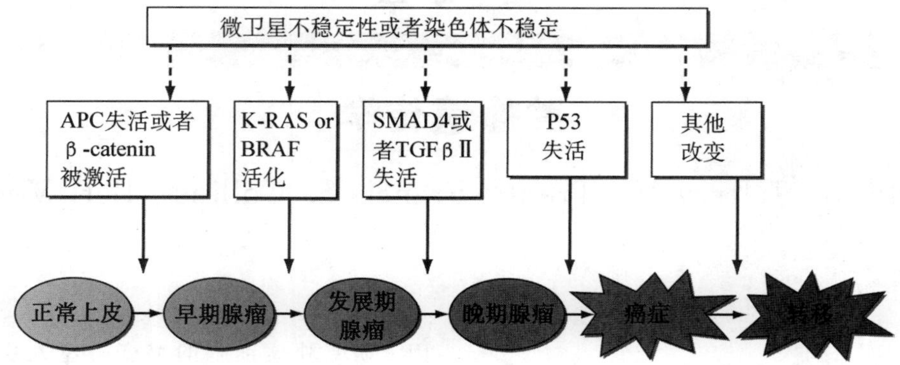

图 24-2　结肠癌发展过程中体细胞突变的步骤

许多不同基因改变的累积导致了从正常上皮细胞通过腺瘤到癌细胞的转变。遗传的不稳定性(微卫星或染色体)通过增加每个步骤中突变的可能性加速了这个过程。家族性腺瘤性息肉病患者已经进入了这个通路中的某个步骤,因为他们继承了 APC 突变的基因。TGF. 转化生长因子

癌基因的两种类型:促癌基因和抑癌基因

癌基因主要有两种类型。第一种类型的基因是促进肿瘤形成的,被称为促癌基因;第二种类型的基因是抑制肿瘤生长的,被称为抑癌基因。促癌基因和抑癌基因都是通过细胞分裂(细胞产生)和死亡(凋亡)来影响肿瘤生长的,尽管这个机制非常复杂。虽然在正常细胞中癌基因是被严密监管的,但是在肿瘤细胞中,促癌基因发生了突变,而且这种突变逃离了监管,从而使基因产物的活性增加。通常这种突变发生在促癌基因的一个显性的等位基因上。相反的是,抑癌基因的正常功能是抑制细胞生长,但是在癌细胞中则缺失了这种功能。由于哺乳动物二倍体的性质,细胞中的两个等位基因必须全都失活才会使抑癌基因丧失抑制生长的功能,从而导致在细胞水平上呈现为隐性性状。结合之前的有关视网膜母细胞瘤的研究和想法,Knudson 等提出了二次打击假说,这个假说表明在癌细胞中,抑癌基因的两个等位基因必须全部失活才会丧失功能。

监管基因是抑癌基因的一种,它不直接影响细胞的生长,而是通过维持基因组的完整性来调控细胞的生长。在缺陷细胞的基因组中的基因突变率(包括癌基因与抑癌基因)是明显增高的。Loeb 第一次提出了用突变子表型来解释在一个人的一生中,多个突变事件是怎么形成肿瘤的。而且某些癌症中已经发现了突变子表型,如那些与 DNA 错配修复缺失有关的表型。但是多数的癌症并不是修复缺失,而且它们的突变率与正常细胞也相差不多。许多癌症表现出的是不同的遗传不稳定性,从而影响整个染色体或其中大部分的缺失或获得(下面会详细表述)。

人类癌症中的促癌基因

在 20 世纪早期,Peyton Rous 的研究显示,鸡肉瘤可以通过无细胞提取物在动物间传播,这表明癌症可以被一种媒介正向诱导来促进肿瘤的形成。这种负责传输癌症的媒介是一种反转录病毒(Rous 肉瘤病毒,RSV),75 年后被称为 v-src 的促癌基因。其他癌基因也在可以使鸡、小鼠和大鼠致癌的反转录病毒的基因组中被发现。这些病毒基因在正常细胞里的基因同源物被称为原癌基因,这些基因通常发生靶基因突变或者是异常调节从而导致癌症的发生。许多促癌基因是在反转录病毒中被发现的,而其他的一些癌基因,尤其是在白血病和淋巴瘤中参与异位的那些基因是通过基因组的方法被分离出来的。有研究人员克隆了通过细胞学观察发现的染色体异位周围的基因序列,然后推导出了这些基因的性质和这些异位的目的基因(见下文)。有些促癌基因是从反转录病毒中发现的(如参与慢性髓细胞白血病的 ABL);有些癌基因是新发现的(如参与 B 细胞淋巴瘤的 BCL2)。而在正常的细胞环境中,原癌基因在细胞增殖和分化方面起着非常重要的作用。

表 24-1 列出了部分已知参与人类癌症的癌基因。

细胞正常的生长与分化是通过其表面的生长因子受体与生长因子结合来控制的。膜受体产生的信号是通过信号级联反应的蛋白激酶，G 蛋白和其他调控蛋白在细胞间来进行传递的。最终这些信号影响了细胞核内转录因子的活性，从而调节细胞增殖、分化和死亡。现在已经发现癌基因产物在一些通路中的关键步骤中的作用（详见第 25 章），而这些通路的异常激活可以导致肿瘤的发生。

表 24-1　人类癌症中常见癌基因的改变

癌基因	功能	在癌症中的改变	肿瘤
AKT1	丝氨酸/苏氨酸激酶	扩增	胃癌
AKT2	丝氨酸/苏氨酸激酶	扩增	卵巢癌、乳腺癌、胰腺癌
BRAF	丝氨酸/苏氨酸激酶	点突变	黑色素瘤、肺癌、大肠癌
CTNNB1	信号转导	点突变	结肠癌、前列腺癌、黑色素瘤、皮肤癌、其他
FOS	转录因子	过表达	骨肉瘤
ERBB2	受体酪氨酸激酶	点突变，扩增	乳腺癌、卵巢癌、胃癌、神经母细胞瘤
JUN	转录因子	过表达	肺癌
MET	受体酪氨酸激酶	点突变，重排	骨肉瘤、肾癌、神经胶质瘤
MYB	转录因子	扩增	急性粒细胞白血病、慢性粒细胞白血病、结肠癌、黑色素瘤
C-MYC	转录因子	扩增	乳腺癌、结肠癌、胃癌、肺癌
L-MYC	转录因子	扩增	肺癌、膀胱癌
N-MYC	转录因子	扩增	神经母细胞瘤、肺癌
HRAS	GTP 酶	点突变	结肠癌、肺癌、胰腺癌
KRAS	GTP 酶	点突变	黑色素瘤、结肠癌、急性粒细胞白血病
NRAS	GTP 酶	点突变	各种癌症、黑色素瘤
REL	转录因子	重排，扩增	淋巴瘤
WNT1	生长因子	扩增	视网膜母细胞瘤

癌基因的激活机制

点突变

点突变是癌基因激活的一个常见的机制。如胰腺癌中，85%的人群发生了 RAS 基因家族的突变（*HRAS*、*KRAS* 或是 *NRAS*）；而在结肠癌中有 45%的人发生了这种突变。尽管 *RAS* 基因的突变在白血病、肺癌、甲状腺癌中也有不同程度地出现，但是在其他癌症类型中，并不是普遍存在的。相比肿瘤抑癌基因突变的多样性（见后面的讨论），*RAS* 基因突变大部分是密码子 12、13 或是 61 的点突变（这些突变降低了 *RAS GTP* 酶的活性，从而导致了突变 *RAS* 蛋白的激活）。而在促癌基因与抑癌基因比较中发现这种突变的限制性模式表明，这种获得功能的突变比简单的活性丧失的突变发生的概率要小一些。事实上，一个基因的失活可以通过编码序列上任何一个终止密码子来实现，而一个基因的激活则需要以某种方式增加编码蛋白活性残基上的精确替换。重要的是，癌基因突变的特异性给诊断提供了机会，毕竟在一个基因特定的位置的突变检测试验比检测随机变化的试验要容易得多。

DNA 扩增

激活原癌基因的第二种机制是由于 DNA 的扩增，导致基因产物的过度表达。DNA 拷贝数目的增加可以导致细胞学上可识别的染色体改变，如果整合在染色体被称为均匀染色区（HSRs），如果在染色体外则被称为双微体。识别染色体扩增是通过各种遗传学技术来实现的，如比较基因组杂交（CGH）和荧光原位杂交（FISH）技术，这些技术可以通过荧光染料来观察染色体的变化。此外，以非细胞遗传学为基础的芯片技术是在高通量的基础上来确定基因拷贝数的变化，而以新的短标签为基础的测序方法也已被用于评估扩增。这种方法与新一代测序仪配合使用时可以达到最高程度的高分辨率和高通量。随着芯片和测序技术的发展，全基因组技术可以通过检测

DNA序列的获得和缺失来确定染色体区域是否可能包含癌症发生或进展中的重要基因。

已经有报道指出包括NMYC和LMYC在内的许多基因在癌症中发生了DNA序列的扩增。同时和已知的癌基因具有同源性。因为区域的扩增通常包括几十万个碱基对，而在一些癌症里（尤其是肉瘤），多个癌基因是通过一个扩增子进行扩增的。事实上，在12号染色体长臂1区3带到1区5带位置上的MDM2、GLI、CDK4和SAS基因已经被证实在几种不同类型的肉瘤和癌症中发生同时扩增。而一个基因的扩增通常预示着预后比较差，如ERBB2/HER2通常在侵袭性乳腺癌中扩增，NMYC在侵袭性神经母细胞瘤中扩增。

染色体重排

染色体的改变为癌症中基因的改变提供了重要线索。在人类实体瘤中染色体改变通常是指异构体、复合体或作为在这些肿瘤中频繁的染色体不稳定性的结果而出现的（见后面讨论）。相比之下，粒细胞和淋巴肿瘤的染色体改变通常是简单的染色体易位，即从一条染色体到另一条染色体的染色体臂的相互易位。因此，在造血系统肿瘤中可以进行详细的染色体信息分析。反复的染色体异常的断点通常发生在细胞癌基因的位点。表24-2列出了在恶性肿瘤中，频发的染色体改变和通过染色体重排来使相关基因重排或者失控的代表性例子。易位经常见于淋巴肿瘤中，可能是因为这些类型细胞有能力重排它们的DNA来产生抗原受体。事实上，抗原受体基因通常参与易位，这意味着一个受体基因重排的错误调节可能参与发病。一个有趣的例子是伯基特淋巴瘤，B细胞肿瘤的特点是8号和14号染色体之间的相互易位。伯基特淋巴瘤的分子分析显示断点发生在8号染色体MYC位点附近和14号染色体免疫球蛋白重链基因上，这个改变可以导致MYC基因的转录激活。通过易位使增强子激活，即使不是普遍的，但也在恶性肿瘤的进展中发挥了重要的作用。此外，对于转录因子和信号转导分子，易位可以使细胞周期调控蛋白（如cyclins）和调控细胞死亡的蛋白过表达。

在人类恶性肿瘤中发现的第一个遗传性的染色体异常是慢性粒细胞白血病中发现的费城染色体。这种细胞遗传学的异常是通过相互易位产生的，包括9号染色体上的编码酪氨酸激酶ABL癌基因易位到了22号染色体的BCR（断点簇区）基因附近。图24-3显示了易位基因及其蛋白产物。BCR-ABL基因产物的表达结果是信号转导通路的激活可以使细胞独立于正常的外部信号生长。伊马替尼（商品名：格列卫），一种特异性阻断BCR-ABL活性的药物，在治疗慢性粒细胞白血病方面表现出了显著的疗效，且毒性小。它被寄希望于在其他的癌症中通过对基因的改变来设计和研发新一代药物。

表24-2 代表性癌基因的染色体易位

基因（染色体）	易位	恶性肿瘤
ABL (9q34.1)-BCR (22q11)	(9;22)(q34;q11)	慢性粒细胞白血病
ATF1 (12q13)-*EWS* (22q12)	(12;22)(q13;q12)	软组织恶性黑色素瘤
BCL1 (11q13.3)-*IgH* (14q32)	(11;14)(q13;q32)	套细胞淋巴瘤
BCL2 (18q21.3)-*IgH* (14q32	(14;18)(q32;q21)	滤泡性淋巴瘤
FLI1 (11q24)-*EWS* (22q12)	(11;22)(q24;q12)	尤因肉瘤
LCK (1p34)-*TCRB* (7q35)	(1;7)(p34;q35)	T细胞急性淋巴细胞白血病
MYC (8q24)-*IgH* (14q32)	(8;14)(q24;q32)	Burkitt淋巴瘤、B细胞急性淋巴细胞白血病
PAX3 (2q35)-*FKHR*/ALV (13q14)	(2;13)(q35;q14)	腺泡状横纹肌肉瘤
PAX7 (1p36)-*KHR*/*ALV*(13q14)	(1;13)(p36;q14)	腺泡状横纹肌肉瘤
REL (2p13)-*NRG*(2p11.2-14)	Inv2(p13;p11.2-14)	非霍奇金淋巴瘤
RET (10q11.2)-*PKAR1A*(17q23)	(10;17)(q11.2;q23)	甲状腺癌
TAL1(1p32)-*TCTA* (3p21)	(1;3)(p34;p21)	急性T细胞白血病
TRK (1q23-1q24)-*TPM3* (1q31)	Inv1(q23;q31)	结肠癌
WT1 (11p13)-*EWS* (22q12)	(11;22)(p13;q12)	促纤维组织增生性小圆细胞肿瘤

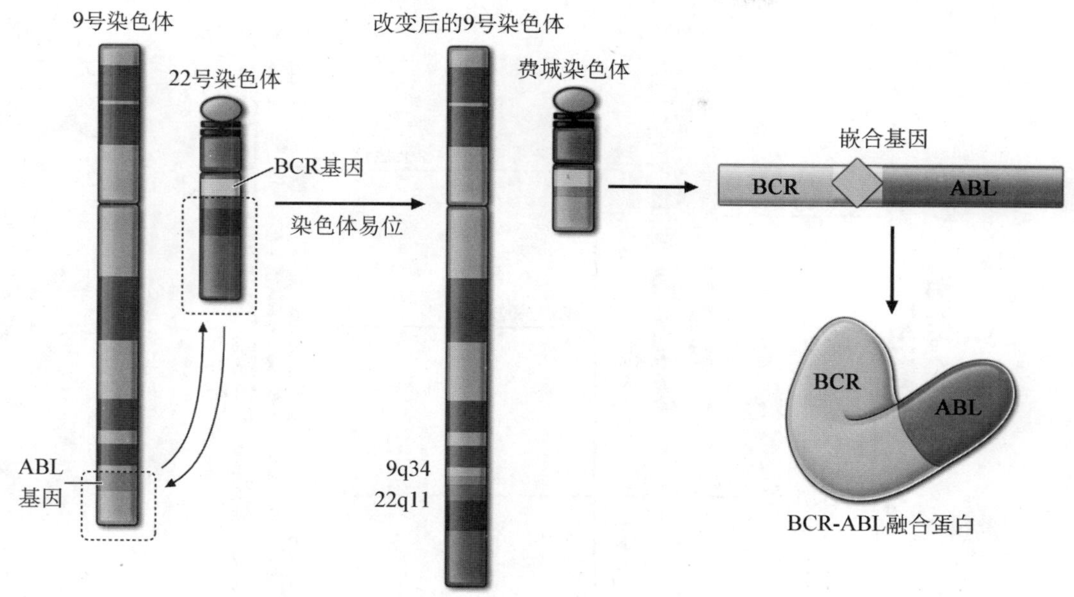

图 24-3　慢性粒细胞白血病中的染色体易位

费城染色体是 9 号染色体和 22 号染色体相互易位，致使 ABL 癌基因和 BCR 基因相互融合。这些 DNA 序列的融合产生了具有新的功能的融合蛋白

实体瘤中的染色体不稳定性

实体瘤通常是高度异倍体，主要是染色体数目的异常；这些染色体的结构也发生了改变，如易位、缺失和扩增。这些异常统称为染色体不稳定性(chromosomal instability，CIN)。正常的细胞有数个检查点，对细胞各周期进程进行基本的质量控制。有丝分裂的检查点可以确保在姐妹染色单体分开之前，正确的染色体附着在有丝分裂纺锤体上，而在某些癌症中，这一点是改变的。虽然在不同的肿瘤中，有些有丝分裂的基因发生了突变和异常表达，但是 CIN 的分子机制仍然不清楚。因为可能有几百个基因控制有丝分裂的检查点和其他的细胞过程来确保染色体正确分开。因此肿瘤中 CIN 原因的鉴别很可能是一个艰巨的任务，随着细胞遗传学和分子生物学技术的发展不论是潜在的 CIN 机制还是染色体的数目都是可以进行测定的，一些研究证明，这些信息有助于对预后的判断。此外，由于有丝分裂检查点是细胞生存的基本条件，因此，它可能会成为新的治疗靶点。

癌症中抑癌基因的失活

第一次发现抑癌基因是从小鼠融合细胞实验中发现的，在这个实验中，小鼠的正常成纤维细胞与癌细胞的融合细胞呈现为非恶性表型。抑癌基因的正常作用是抑制细胞生长，而这些作用在癌症中是失活的。在肿瘤发展中，抑癌基因突变的两种主要类型是点突变和大范围的缺失。抑癌基因编码区的点突变会导致表达的蛋白质缩短或产生无功能蛋白质。相似的是，缺失会导致功能的丢失，而与组织的 DNA 相比，有时整个基因或整条染色体臂的缺失，就会导致杂合性缺失(LOH)(图 24-4)。在肿瘤 DNA 中的杂合性缺失被认为是在一个特定的染色体位置上抑癌基因存在的标志，而且 LOH 的研究可以用来做许多抑癌基因的位置克隆。

通过基因表达缺失而导致表观遗传学改变的基因沉默，与启动子的甲基化、组蛋白的脱乙酰化联合发生是抑癌基因失活的另一个机制。(表观遗传学改变是细胞后代可以通过遗传获得的基因组的改变，通常不涉及 DNA 序列的改变。女性细胞中第二条 X 染色体的失活是表观沉默的一个例子，可以阻止失活的染色体的基因表达)。胚胎发育的过程中，即使一个亲本的染色体区域的基因被沉默掉，另一个亲本的染色体中这个基因也会表达。大多数基因的表达发生在两个等位基因上，或者随机的一个等位基因上或者另一个等位基因上。一个亲本提供的等位基因中某一个特定基因的优先表达

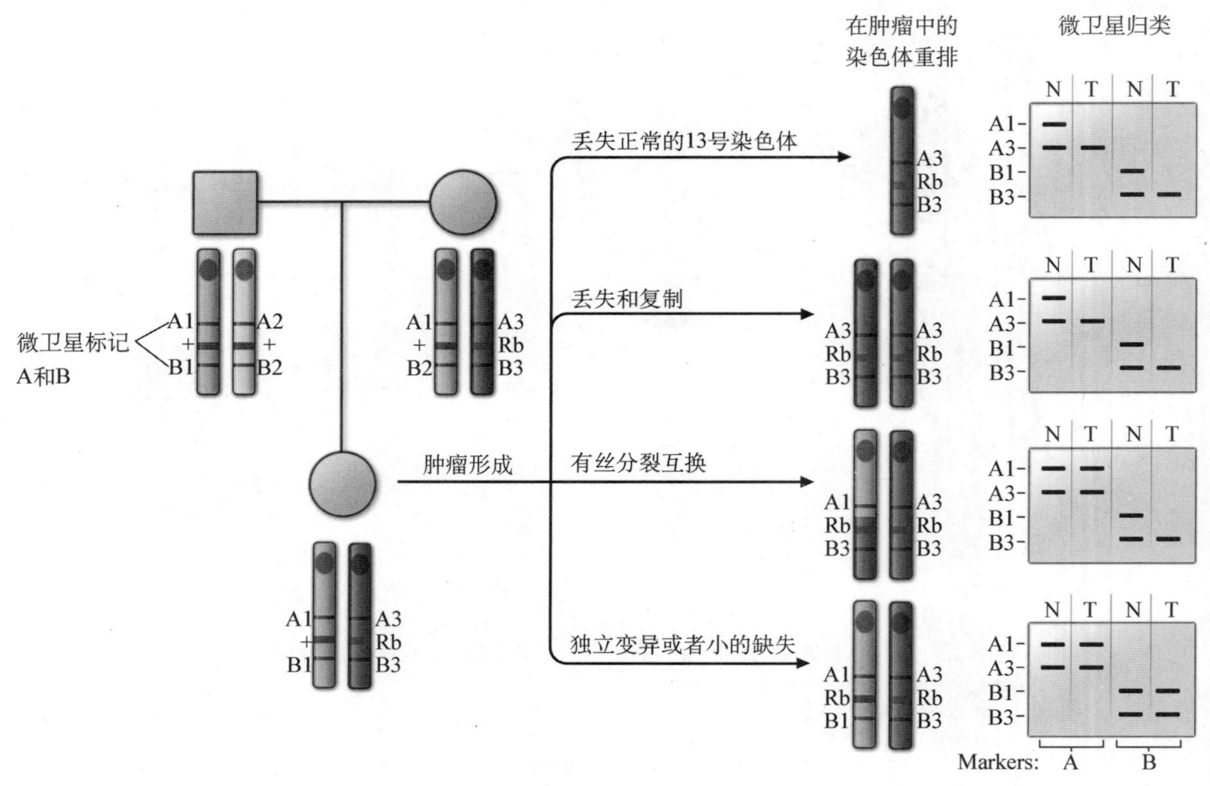

图 24-4 患有遗传性(家族)视网膜母细胞瘤的个体肿瘤形成的可能机制

左图显示的是从母亲继承的异常等位基因。正常的等位基因表示为(+)。它们的起源是父亲和母亲的 4 条染色体。在这个家庭中研究的是视网膜母细胞瘤在染色体臂的位点(A 和 B)。A3 和 B3 标记的是染色体携带的视网膜疾病基因。肿瘤形成于该患者从他父亲继承的正常的等位基因失活时。右图显示的是 4 种可能的机制。每一种机制都显示了 13 号染色体重排的情况和用微卫星标记比较正常组织(N)和肿瘤组织(T)来显示的聚合酶链反应的情况。注意前三种情况的肿瘤组织丢失了正常的等位基因(B1),该位点即是杂合性缺失位点

被称为亲本印记,它被认为是被沉默等位基因的 DNA(通常是甲基化)和染色质蛋白共同调节的。

表观遗传调控机制在人类癌症发展过程中的作用尚不清楚。然而,DNA 甲基化水平普遍下降被认为是癌症发生的一个共同变化。此外,许多基因包括一些抑癌基因,在肿瘤形成过程中,出现了基因甲基化和沉默。VHL 和 p16INK4 就是可以详细研究的这种抑癌基因的例子。总之,表观遗传机制可以解释癌症中大量基因的重新编码表达,它和某些特定的基因的突变共同在人类恶性肿瘤中发挥着至关重要的作用。

家族性的癌症综合征

一小部分的癌症患者会出现遗传易感性。在这些家庭里,那些易感的人群有抑癌基因的等位基因发生功能缺失性突变的倾向。与二次打击假说一致的是,在这些人群中发生的肿瘤是由于体细胞突变(点突变或者缺失)(图 24-4)而导致剩余的正常等位基因丢失。因此,即使一个人的大部分细胞的抑癌基因发生遗传性的功能缺失,但是它的功能是正常的,而只有很少的细胞表现为不受控制的调节,是因为这些细胞剩余的正常等位基因也发生了突变。

尽管家族性的癌症综合征非常罕见,但是现在约有 100 例的报道。虽然有些与 DNA 修复异常有关的(着色性干皮病、范科尼贫血、共济失调毛细血管扩张症)疾病是常染色体隐性遗传。但是,大多数遗传的是常染色体显性遗传性状,表 24-3 展示了一些癌症易感综合征和相关的基因。当前的情况是导致家族性综合征的基因也有可能是发生在散在的(非遗传性的)肿瘤中的体细胞突变的靶点。癌症综合征的研究为许多类型肿瘤的发生发展机制研究提

供了宝贵的意见。这一部分描述了遗传性结肠癌的详细情况，类似的情况也可以用于表 24-3 列举的许多癌症综合征。特别的是，研究遗传性的结肠癌可以清楚地解释两种类型的抑癌基因的区别：看门基因，直接调控细胞的生长；监管基因，当其发生突变导致遗传的不稳定性时，间接调节肿瘤的生长。

表 24-3 癌症易感综合征及相关基因

综合征	基因	染色体	遗传	肿瘤
毛细血管扩张性共济失调	*ATM*	11q22-q23	常染色体隐性遗传	乳腺癌
自身免疫性淋巴组织增生性综合征	*FAS*	10q24	常染色体显性遗传	淋巴瘤
	FASL	1q23		
Bloom 综合征	*BLM*	15q26.1	常染色体隐性遗传	各种类型
多发性错构瘤综合征	*PTEN*	10q23	常染色体显性遗传	乳腺癌、甲状腺癌
家族性腺瘤性息肉病	*APC*	5q21	常染色体显性遗传	肠腺瘤、结直肠癌
家族性黑色素瘤	*p16INK4*	9p21	常染色体显性遗传	黑色素瘤、胰腺癌
家族性肾母细胞瘤	*WT1*	11p13	常染色体显性遗传	肾癌(儿童)
遗传性乳腺癌/卵巢癌	*BRCA1*	17q21	常染色体显性遗传	乳腺癌、卵巢癌、结肠癌、前列腺癌
	BRCA2	13q12.3		
遗传性弥漫性胃癌	*CDH1*	16q22	常染色体显性遗传	胃癌
遗传性多发性外生性骨疣	*EXT1*	8q24	常染色体显性遗传	外生骨疣、软骨肉瘤
	EXT2	11p11-12		
遗传性前列腺癌	*HPC1*	1q24-25	常染色体显性遗传	前列腺癌
遗传性视网膜母细胞瘤	*RB1*	13q14.2	常染色体显性遗传	视网膜母细胞瘤、骨肉瘤
遗传性结肠癌	*MSH2*	2p16	常染色体显性遗传	结肠癌、子宫内膜癌、卵巢癌、胃癌、小肠癌、输尿管癌
	MSH1	3p21.3		
	MSH6	2p16		
	PMS2	7p22		
遗传性乳头状肾细胞癌	*MET*	7q31	常染色体显性遗传	乳头状肾癌
青年性多发性息肉症	*SMAD4*	18q21	常染色体显性遗传	胃肠道肿瘤、胰腺癌
li-fraumeni 综合征	*TP53*	17p13.1	常染色体显性遗传	肉瘤、乳腺癌
多发内分泌腺瘤病 1 型	*MEN1*	11q13	常染色体显性遗传	甲状旁腺癌、内分泌肿瘤、胰腺癌、脑垂体肿瘤
多发内分泌腺瘤病 2a 型	*RET*	10q11.2	常染色体显性遗传	甲状腺髓样癌、嗜铬细胞瘤
神经纤维瘤病 1 型	*NF1*	17q11.2	常染色体显性遗传	神经纤维瘤、神经纤维肉瘤、脑肿瘤
神经纤维瘤病 2 型	*NF2*	22q12.2	常染色体显性遗传	前庭神经鞘瘤、脑膜瘤、脊柱肿瘤
痣样基底细胞癌综合征(戈林症候群)	*PTCH*	9q22.3	常染色体显性遗传	基底细胞癌、髓母细胞瘤、颌骨囊肿
结节性硬化症	*TSC1*	9q34	常染色体显性遗传	血管纤维瘤、肾血管平滑肌脂肪瘤
	TSC2	16p13.3		
Von Hippel-Lindau 病	*VHL*	3p25-26	常染色体显性遗传	肾癌、小脑肿瘤、嗜铬细胞瘤

家族性腺瘤性息肉病是由于第 5 号染色体的抑癌基因的 *APC* 突变引起的。是一种显性遗传的癌症综合征，这种疾病的患者的结肠上生长了成百上千个腺瘤。每一个腺瘤都丢失了 *APC* 剩余的那个正常的等位基因，但是没有累积到发展为完全恶性细胞要求的突变(表 24-2)。家族性腺瘤性息肉病的 *APC* 第二个有功能等位基因的缺失，通常是通过杂合性缺失(*LOH*)发生的。然而，在这些成千上万的良性腺瘤中，有一些总会获得进一步的异常，从而最终发展为恶性肿瘤。APC 因此被认为是结肠癌形

成的看门基因:看门基因(或者是作用于同一通路中的基因)没有发生突变时,结肠肿瘤就不会形成。图24-5 显示 APC 基因发生了胚系突变和体细胞突变。APC 蛋白的功能迄今尚不清楚,但是当结肠细胞迁移到腺管时,它可能为分化和凋亡提供了帮助。这个过程的缺陷可能会导致本应该进行凋亡的细胞的异常累积。

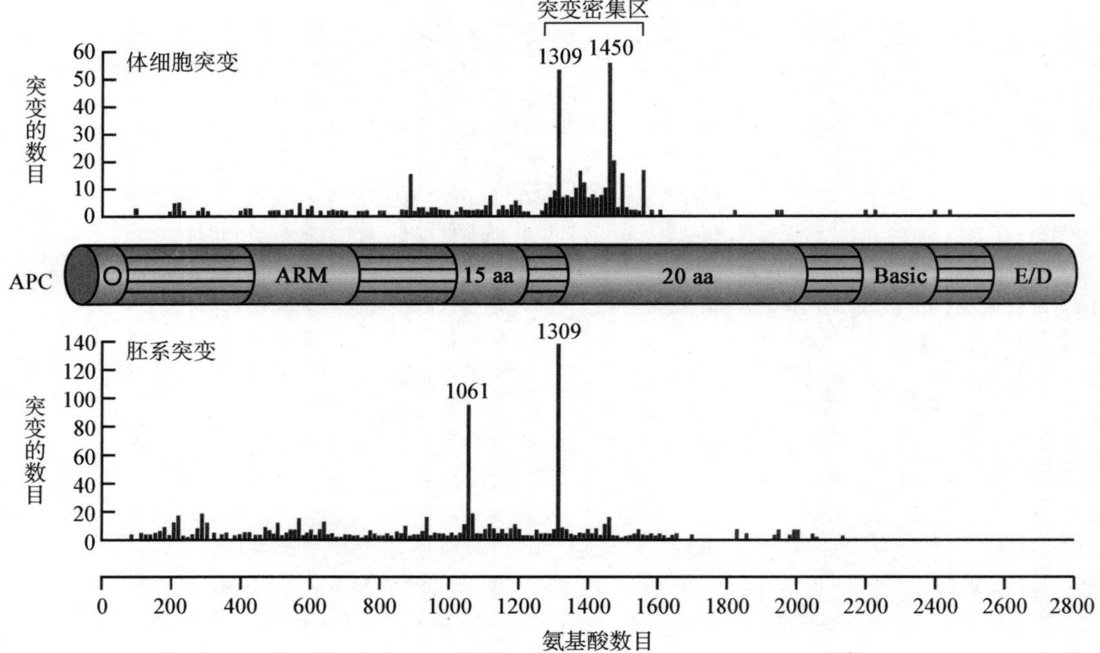

图 24-5 抑癌基因的胚系突变和体细胞突变

APC 基因编码长度为 2843 个氨基酸的蛋白,有 6 个主要的区域:低聚区域(O),犰狳重复序列(*ARM*),15 个氨基酸重复序列(15aa),20 个氨基酸重复序列,一个基本区域,一个连接*EB1* 和(E/D)的区域。图表显示的是 *APC* 基因的 650 个体细胞突变和 826 个胚系突变(数据来源于 APC 数据库,www.umd.be/*APC*)。这些突变绝大多数导致 APC 蛋白的截短。胚系突变除了在氨基酸 1061 和 1309 两个突变热点外,平均分配在 1600 的密码子的位置,这种突变合计占有家族性腺瘤性息肉病(FAP)的突变的1/3。集中结肠癌中 *APC* 体细胞突变的区域被称为突变密集区(*MCR*)。*MCR* 的位置表明了 20 个氨基酸的区域在肿瘤抑制作用方面起着非常重要的作用

与 FAP 患者相比,遗传性非息肉病性结肠癌患者(HNPCC 或 Lynch 综合征)不会发展为多发性息肉病,但是会发展为一个或者少量的腺瘤,这种腺瘤,可以逐渐发展为癌症。大部分的 HNPCC 病例是由于 4 个 DNA 错配修复基因(表 24-3)中的一个突变造成的,这些错配修复基因是在 DNA 复制过程中负责纠正新的 DNA 复制缺陷的修复系统的一部分。在 HNPCC 的病例中,大于 90% 的患者发生 MSH2 和 MLH1 基因的胚系突变,而 MSH6 和 PMS2 的突变则很少发生。当错配修复基因野生型等位基因发生体细胞突变而失活时,细胞由于基因组的不稳定性,具有了高突变的表型,尤其是那些被称为微卫星的短的重复序列。这种微卫星不稳定性存在于许多基因中,包括癌基因和抑癌基因,通过提高突变率来促进肿瘤的发展(表 24-2)。这些基因被称为看管基因。有趣的是,结肠癌中可以发现染色体不稳定性,但是微卫星不稳定性和染色体不稳定性似乎是相互排斥的,暗示着它们在癌症中产生突变表型的各自不同的机制(表 24-2)。其他类型的癌症很少发生微卫星不稳定性,大部分是染色体不稳定性。

虽然大多数的常染色体显性遗传性癌症综合征是由于抑癌基因突变造成的(表 24-3),但也有一些有趣的例外。多发性内分泌腺瘤 2 型,如垂体腺瘤、髓质甲状腺癌和(在某些谱系)嗜铬细胞瘤,是由于10 号染色体的原癌基因 RET 发生突变造成的。相

似的是，在 MET 原癌基因酪氨酸激酶位点的突变导致了遗传性的乳头状肾细胞癌的发生。有趣的是，RET 基因的突变可以引起完全不同的疾病，如先天性巨结肠症（详见第 50 章无神经性巨结肠）。

虽然癌症的孟德尔形式让我们知道了很多关于调节生长的机制，但是大多数癌症的形成并不遵循简单的遗传模式。在许多情况下（如肺癌），环境因素起着十分重要的作用。然而，即使在相同的环境下，有些人因为等位基因的改变即使处于适当的暴露条件下仍可能会更易发展为癌症。

家族性癌症的基因检测

肿瘤易感性基因的发现，为使用 DNA 检测的方法来预测受家族影响的人患癌症的风险提供了可能性。图 24-6 显示的是癌症风险的评估算法和高危家庭使用基因测试决策。一旦一个家庭中发现了突变，在病人管理中，无症状家庭成员随后的检测就比较重要了。在这些人群中一个阴性的基因测试结果可以缓解他们多年的焦虑，即他们患癌症的风险并不比一般人群高。另一方面，一个阳性测试结果可以改变临床管理策略，如说提高癌症筛查频率，使用可行的、合适的、预防性的手术治疗。尽管遗传信息无歧视法案（GINA）指出遗传信息用于健康保险或雇佣时进行区别是非法的，但是一个阳性结果可以带来潜在的负面影响包括心理困扰（焦虑、抑郁）和歧视等。基因检测在没有进行关于该测试及其结果的心理咨询之前是不应该进行的。此外，是否应该进行该检测取决于被测试的癌症是否有有效地干预措施。尽管有这些风险，但是对于某些癌症综合征，癌症基因测试看起来获益仍然优于风险，现在许多公司提供了关于各种癌症易感性各种相关基因的测试，如乳腺癌（BRCA1 和 BRCA2）、黑色素瘤（p16INK4）、结肠癌（APC 和 HNPCC 基因）。

由于基因测试有一些固有的问题，如费用、特异性、灵敏度等，它还不适用于普通人群。然而，检测可能适用于一些即使没有明确家族史，但是有已知的高风险的人群。如乳腺癌易感基因 BRCA1 的两种突变，185delAG and 5382insC，在德系犹太人的人群中有很高的突变，因此在这个种族人群中行基因测试可能是必要的。

如前所述，基因检测的结果由经过训练的遗传咨询专家传达给家族是很重要的，尤其是像遗传性

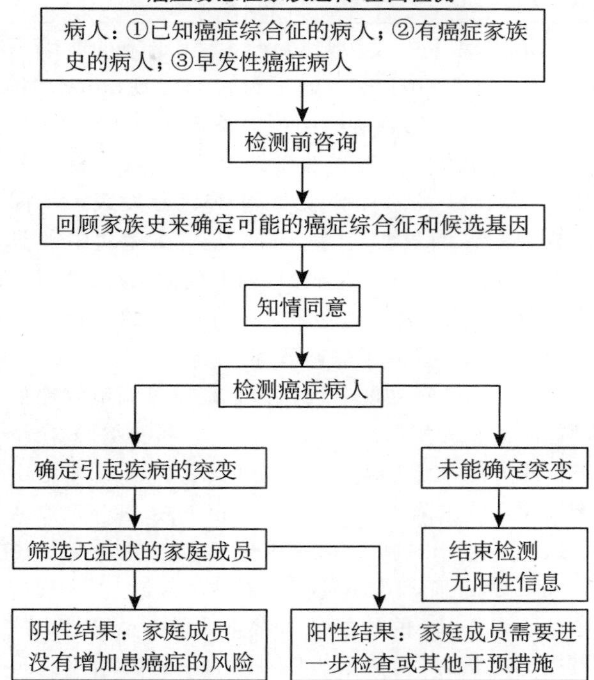

图 24-6　癌症易感性家族的基因检测程序

最关键的步骤是确定一个癌症患者的突变基因，这种检测可以用来检测家族的无症状成员。检测为阳性的无症状家庭成员可能需要更多的检查和手术，而其他成员患病的风险并没有高于一般人群

乳腺癌/卵巢癌综合征（BRCA1 或 BRCA2）的高风险、高外显率的家族。为了确保家族成员了解基因检测的优势和劣势及它对疾病管理和心理产生的影响，在进行检测前，应对其进行心理咨询。与检测家族成员沟通基因检测结果时需要大量的专业知识。如一个常见的错误是对阴性的基因检测结果的曲解。许多癌症的易感性基因，基因检测的灵敏度小于 70%（即 100 个家族进行测试，最多有 70 个可以确定疾病引起的突变）。因此，这样的检测应该从受到影响的成员开始（患有这种癌症的但是还活着的最年轻的家庭成员）。如果在这个个体中没有检测出突变，那么这个结果应该以无阳性信息的形式报道出来（图 24-6）而不是阴性的（因为它是有可能的，也可能是因为技术原因，这种突变没有被标准的基因分析检测出来）。另一方面，如果在这个个体中可以检测出突变，那么就可以对该家族的其他成员进行检测，后续的敏感度就达到了 100%（因为在这种已知情况下，突变的检测方法之前已经使用过了）。

miRNA 与肿瘤

miRNA 是一类参与转录后基因调节的非编码 *RNA*，长度有 20～22 个核苷酸。当发现 *miR-15* 和 *miR-16* 在绝大多数肿瘤中可以被删除或下调时，首次提出了在慢性粒细胞白血病中 miRNA 和癌症的关系。在人类的恶性肿瘤中，至今已经发现了不同的 *miRNAs* 的异常表达。*miRNAs* 在癌症中的异常表达已被归因于几个机制，如染色体重排、基因组拷贝数的变化、表观遗传修饰、miRNA 的生物合成途径缺陷和转录因子的调节等。

miRNAs 在功能上被认为它是通过调节致癌信号通路而致肿瘤形成的。如 miR-15 和 miR-16 作用于目的基因 *BCL2* 癌基因，致使其在白血病细胞中下调而致细胞凋亡。另外一个 miRNAs 参与致癌通路的例子是，*p53* 肿瘤抑制因子可以在转录水平诱导 miR-34 从而产生具遗传性毒性的应激，而这种诱导对于调节 *p53* 的功能是非常重要的。miRNAs 的表达是特异的，有证据表明 miRNA 的表达模式可能在区分谱系和分化状态，以及癌症的诊断和预后等方面都是非常有用的。然而，无论是在生殖细胞还是在体细胞中，并没有检测到 miRNA 基因在癌症中的突变。而目前，在人类肿瘤的进展中，唯一可靠的确定与基因有因果关系的方法就是它的突变状态。除了 *miRNAs*，与相对的正常组织相比，有数百个基因在癌组织中呈强表达或弱表达，而且许多基因的作用仍然是被推测的。

癌症中的病毒

人类中某些肿瘤与病毒有关。如伯基特淋巴瘤与爱泼斯坦-巴尔病毒(EBV)有关，肝细胞癌与乙型肝炎病毒有关，宫颈癌与人类乳头瘤病毒(HPV)有关，T 细胞白血病与反转录病毒有关。虽然这些病毒的作用机制各不相同，但是它们在受感染的细胞中都是通过激活促进生长通路或者抑制抑癌基因来发挥作用的。如 HPV 的 E6 与抑癌基因 p53 结合，并使其失活，而 E7 蛋白则是和 pRB 结合并使其失活。病毒虽然不足以使肿瘤形成，但却是肿瘤进展的多步骤中的一个变化。

癌症中基因的表达

肿瘤形成过程中伴随着基因表达的改变，抑癌基因、癌基因、表观遗传调控的改变都可以促进肿瘤的形成。基于测序和芯片等高通量基因表达分析等强大技术，可以对肿瘤细胞中的基因表达进行综合研究。它使得检测正常组织和癌组织中的数千基因表达水平成为可能。图 24-7 显示了芯片技术检测癌症中基因的表达。基因表达的全球性的信息让我们知道了不同基因表达方式，并在原则上，进一步理解调节正常和肿瘤行为的复杂分子机制。这些研究为确定肿瘤的分子分析奠定了基础，提出了鉴别肿瘤不同生物学行为(分子分类)的一般方法，阐明肿瘤发生发展相关的途径，识别检测和治疗癌症的分子靶点。这种技术的第一个实际应用表明，全球基因表达分析可以提供预后信息，而这些信息不易被其他临床或实验检测技术获得。桑格癌症基因组计划(www.sanger.ac.uk/genetics/CGP/)维护了一个数据库，专门收集正常及肿瘤组织的基因表达的数据并提供在互联网上。基因表达数据库(GEO，www.ncbi.nlm.nih.gov/geo/)是另一个表达分析试验的在线数据存储库。

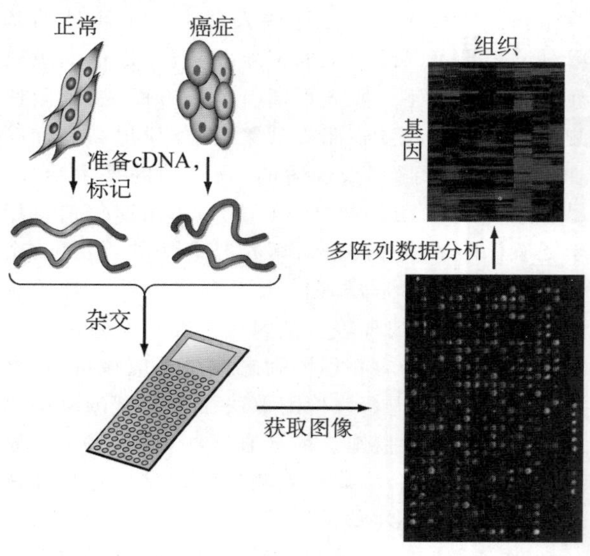

图 24-7　微阵列芯片技术

在细胞中提取的 RNA 反转录成为 cDNA，并用荧光染料标记(通常绿色标记为正常细胞，红色标记为癌症细胞)。荧光探针混合杂交到一个 cDNA 阵列。芯片上的每个点是一个寡核苷酸(或 cDNA 片段)，代表一个不同的基因。用荧光照相机获取图像，红色的点表示在肿瘤细胞中高表达，绿色的点表示在肿瘤细胞中低表达。黄色信号表示在正常细胞和肿瘤细胞中表达相当。多个阵列的聚类分析后，结果通常是用可视化软件将结果表示为图形，显示对于每个样品中，阵列芯片都用颜色表明了每个基因的表达

癌症中的基因突变分析

随着人类基因组计划的完成和测序技术的发展，癌症基因组突变的系统分析已成为可能。现已在乳腺、胰腺、脑和结直肠肿瘤中对所有在人类基因组已知的编码蛋白质的基因进行了测序。有趣的是，虽然统计分析表明只有 8～15 个基因在功能上参与了肿瘤的发生，但是在一个典型的癌症中，通常有 40～100 个基因的改变影响了蛋白序列。但这个研究中的图表显示在肿瘤中发现的大部分基因突变频率较低（＜5%），只有一小部分基因（如 *p53*、*KRAS*）在肿瘤中突变比例较高（图 24-8）。过去，研究的重点一直集中在常见的突变基因上，但现在看来，对癌症表型起到主要作用的是那些在癌症中突变发生频率较低但是数目很多的基因。

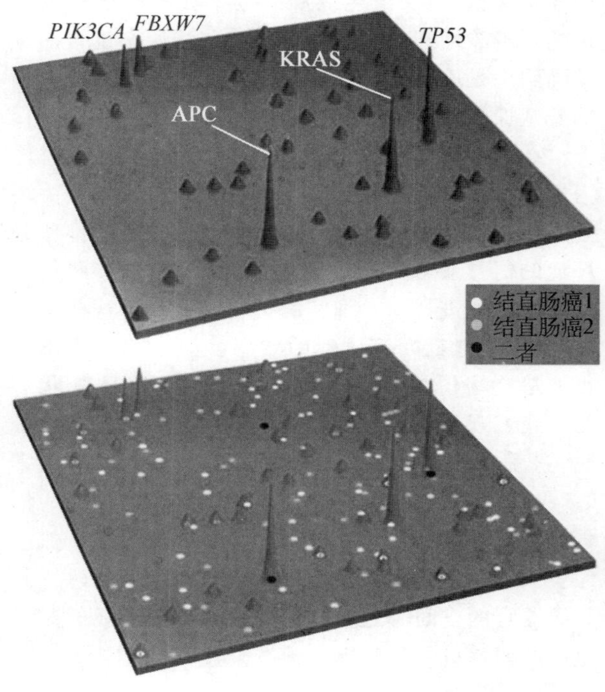

图 24-8　在结直肠癌中基因突变的二维图

二维地形图表示的是 *RefSeq*（参考序列）基因在染色体上的位置，峰的高度代表的是突变的频率。在这个地形图上，更高的山峰代表的是在结肠癌中普遍突变的基因，大量的小山丘指的是突变频率较低的基因。在下方的图中显示的是两个个体肿瘤的突变。值得注意的是，显示的两个个体的结肠肿瘤中突变的基因几乎没有重合的部分。这些不同可能代表的是肿瘤行为异质性的基础和所观察到的对治疗的反应性

了解引起这些基因突变的信号通路，以及各种突变的相关功能，是该领域的下一个挑战。国家癌症研究所和国家人类基因组研究所共同合作的癌症基因组图谱（http://cancergenome.nih.gov）系统地分析了在人类癌症中的整个基因组的变化。

基于分子特征的癌症个性化治疗

基因表达谱和全基因组测序的方法让我们在分子水平上对癌症有了前所未有的理解。它提示了在一种已知的肿瘤（个体化基因组）中，对于异常的基因或者通路的个体化信息为该肿瘤的治疗提供了方向，因此产生了个体化治疗。由于肿瘤行为具有高度异质性，即使在同一种肿瘤中，个体化信息化的药物可能会对当前通用的治疗提供一个可行的替代方案，特别是对常规治疗方法耐药的肿瘤。这种方法的成功依赖于对癌症的行为和表型的信息的积累。如特定的基因突变、BRAF 基因，表明某一个特定的肿瘤（如黑色素瘤）是否可以接受针对 *BRAF* 基因突变的一种靶向药物。同样的，另一个基因 KRAS 的突变，表明这种肿瘤不能使用专门作用于 *EGFR* 基因的抗体。基因表达可以潜在地预测药物的敏感性和病情的预后。商业诊断检测，如乳腺癌的 Mammaprint 和 Oncotype DX 检测可帮助患者及其医师决定其是否应该治疗。个体化医学在分子分析的基础上为癌症的治疗提供了新思路，而且这种方法与癌症的基本治疗方法相比是在不断变化的。

未来

在过去的 25 年，肿瘤遗传学发生了巨大的变化。肿瘤基因的鉴定使我们对肿瘤形成过程有了一个深刻的认识，在肿瘤生物学所有的领域都产生了重要的影响。特别是全基因组表达谱和基因突变分析等强大技术的进步可以在个体化肿瘤中绘制分子缺陷的详细图谱。此外，在某些类型的肿瘤中，基于特定基因的改变的个体化治疗也成为可能。虽然这些进步并没有在癌症的预防、预后及治疗方面带来整体的改变，但是在这些领域的突破将会不断出现，并且会适用于越来越多的癌症。

（杨　谨　吕　萌　译）

第 25 章
Chapter 25

癌症细胞生物学和血管生成

Dan L. Longo

肿瘤细胞生物学

癌症的特点是细胞生长不受控制、组织侵袭和转移。良性的肿瘤虽然生长不受控制，但是无组织的侵袭。这两种特性的存在是恶性肿瘤的特征。肿瘤根据它的来源来命名：来源于上皮组织的称为癌，来源于间叶组织的称为肉瘤，来源于造血组织的称为白血病或淋巴瘤。

肿瘤几乎都是基因改变的结果。但是绒毛膜癌可能是个例外，在动物囊胚中植入一个绒毛膜癌细胞，在胚胎发育的诱导作用下，肿瘤细胞可以发展成正常的身体结构。这一现象在不可逆的基因损伤情况下是不可能发生的。

散发性的肿瘤，是由显性基因的改变引起不受控制的细胞增殖，如慢性粒细胞白血病（ABL）和 Burkitt 淋巴瘤（C-myc）。那些可以促进细胞增殖的基因，被称为癌基因。它们首次被发现时被认为是可以引起动物肿瘤病毒的关键成分；后来发现这些病毒基因在细胞中发挥着重要的功能，而且在宿主间相互感染时，它们可以被捕获和发生突变。

然而，大多数人类肿瘤的特征是多个基因的异常，这些异常使细胞的增殖和分化失控并获得组织侵袭和血管生成的能力。许多肿瘤是逐步获得更多的异常表型的：从增生到腺瘤到不典型性增生到原位癌到侵袭性肿瘤（表 25-1）。这些特性在正常的成人细胞中是不存在的。实际上，正常的细胞有大量的安全保障来对抗不受控制的增殖和侵袭。

在大多数器官中，只有原始无功能的细胞有能力增殖，而且当它们分化和获得功能时，它们就失去了增殖的能力。原始细胞的受体通过接受局部所处环境的信号或者由血管传递的激素影响，按照宿主的功能需要进行原始细胞的扩增。在缺少这些信号的时候，细胞就处于休眠的状态。但是我们还不是很清楚这些信号是怎么使原始细胞处于休眠状态的。我们观察到当再生的肝取代了已被切除部分时，它就会停止生长；当外周血细胞计数恢复正常时，再生骨髓就会停止生长。这些观察表明这些信号必须在环境中才能发挥作用。而肿瘤细胞显然已经丧失了对这样调节的反应性，当它们增殖超过其起源器官的空间时也不能识别这种调节。我们对于生长的调控机制了解得非常有限。

表 25-1　恶性细胞的表型特征

细胞的无限增殖：抑制生长的调控因子的功能丢失（抑癌基因，如 *Rb*、*p53*），促进生长的调控因子的作用增加（癌基因，如 *ras* 基因、*myc*），导致细胞周期调控异常和正常检查点反应的丢失
分化失败：在终末分化前的一个阶段停止分化，可以保持干细胞的特性（经常可以在白血病中观察到由于染色体易位导致的转录停止）
正常凋亡途径的丢失：*p53* 的失活，*Bcl-2* 家族成员的增加。这个缺陷提高了具有癌基因突变和基因不稳定性细胞的存活能力，并获得不经过生理性细胞死亡通路而进行克隆扩增和分化的能力
遗传不稳定：DNA 修复通路的缺陷导致单核苷酸或寡聚核苷酸突变（如微卫星不稳定、MIN）或更常见的导致异倍体的染色体不稳定（*CIN*）。引起 *p53*、*BRCA1/2*、错配修复基因、DNA 修复酶，以及纺锤丝检查点的功能丢失

续表

复制衰老的丢失：正常的细胞在体外扩增 20～50 次或以后就会停止分裂。由*Rb*、$p16^{INK4a}$ 和*p53* 介导的通路停止。更进一步的复制会导致端粒的丢失。存活的细胞通常存在染色体异常。与人类体内的肿瘤的相关性仍不确定。许多人类的肿瘤仍表达端粒酶
血管生成的增加：由于肿瘤或基质细胞促血管生成因子(VEGF、FGF、IL-8)基因表达的增加，或负向调控因子(内皮抑素、肿瘤抑素、凝血酶敏感蛋白)的丢失
侵袭：细胞间连接(间隙连接，钙黏素)的丢失和间质金属蛋白酶(MMPs)的增加。通常以上皮间质转化(EMT)的形式，锚定的上皮细胞变得越来越像能动的成纤维细胞
转移：肿瘤细胞到淋巴结和远处组织的扩散。肿瘤细胞的能力被限制得以在新的环境中生存
免疫系统的逃逸：MHC Ⅰ类和Ⅱ类分子的下调；T 细胞免疫耐受的诱导；正常的树突状细胞和(或)T 细胞功能的抑制；抗原损失的变异和克隆的异质性；调节性 T 细胞的增加

FGF. 成纤维细胞生长因子；IL. 白细胞介素；MHC. 主要组织相容性复合体；VEGF. 血管内皮生长因子

细胞周期检查点

正常的细胞有大量的调控机制，在肿瘤中特定的基因改变会使这些机制发生变化。一个细胞的分裂周期是由一系列基因控制的多个检查点来调控的。细胞周期的 G1 期，是准备复制遗传物质的时期。细胞在进入 DNA 合成期或者 S 期会前停止生长来做准备。在这个阶段是否准备好复制 DNA，DNA 修复机制是否可以修复监测到的任何突变？DNA 复制酶是否可用？核苷酸的供应是否充足？是否有充足的能量？这个过程的主要制动器是 Rb 蛋白。当细胞准备向下一阶段分裂时，会顺序激活周期依赖性激酶(CDKs)。通过磷酸化使 Rb 失活。磷酸化的 Rb 释放 S 期调节转录因子 E2F/DP1，而 S 期相关基因开始表达。如果细胞没有准备好 DNA 复制，大量的抑制因子就会阻断 CDKs 的作用，包括 $p21^{Cip2/Waf1}$、$p16^{Ink4a}$ 和 $p27^{Kip1}$。几乎每一种肿瘤在允许进入 S 期的 G1 期的检查点都有一个或者多个基因的改变。

在 S 期末，当细胞复制了足够多的 DNA 后，会在 S 期的检查点进行第二次准备。所有染色体都被复制了吗？任何一个 DNA 片段都复制多于一次了吗？染色体数目是否正常，DNA 量是否适量？如果全都符合要求的话，细胞就会进入 G2 期，在这一期中为合成有丝分裂的纺锤体以及分裂成两个子细胞所需的其他蛋白做准备。当检测到 DNA 损伤时，就会启动*p53* 通路。被称为基因守护者的*p53* 是一种转录因子，在正常的细胞中表达水平很低。它的水平是由其快速的周转来调节的。正常情况下，*p53* 与 mdm2 结合，mdm2 可以把*p53* 转到细胞核外使其在蛋白酶体内降解。当监测到损伤时，ATM 共济失调毛细血管扩张症突变基因通路会被激活，ATM 使 mdm2 磷酸化，使其不再与*p53* 结合，*p53* 就会使细胞周期停止，指导修复酶的合成，如果损伤太大，就会启动细胞凋亡来阻止损伤细胞的蔓延(图 25-1)。

另一种激活*p53* 的方法是诱导癌基因 $p14^{ARF}$(小鼠的 P19)。ARF 与*p53* 竞争与 mdm 2 结合，使*p53* 免受 mdm2 的影响，在细胞中累积。然后*p53* 通过激活 CDK 的抑制剂如*p21* 或者启动凋亡通路来使细胞周期阻滞。在超过 50%的人类癌症中发现 17 号染色体短臂的*p53* 基因发生突变。恶性肿瘤中*p53* 基因突变最常见的突变形式是，第一个等位基因突变、第二个等位基因缺失，从而使细胞对 DNA 损伤失去防护。某些环境暴露也可以使*p53* 突变，如暴露于黄曲霉素的环境中，密码子 249 位点的精氨酸突变为丝氨酸，导致肝细胞癌的发生。在罕见的情况下，*p53* 基因会在生殖细胞系中发生突变(Li-Fraumeni 综合征)而导致一种家族性肿瘤综合征。*p53* 基因的缺失会导致染色体不稳定和 DNA 损伤累积，包括获得使异常细胞增殖和具有生存优势的特性。和 Rb 功能缺失相似的是大多数癌症的突变会使*p53* 通路失活。事实上，在人乳头瘤病毒导致的细胞恶性转化机制中可以体现出 Rb 和*p53* 在肿瘤发生发展中的重要性。该病毒主要有两个癌基因，E6 和 E7。E6 会增加*p53* 的快速周转，E7 会抑制 RB 的功能；抑制了这两个目的基因就会导致肿瘤的发生。

另一个细胞检查点存在于细胞分裂时，即纺锤体检查点。这个检查点的详细情况仍在被探索；然而，如果纺锤体不能使染色体对称分裂，如果染色体数量异常(大于或者小于 4n)，如果着丝粒不能使其

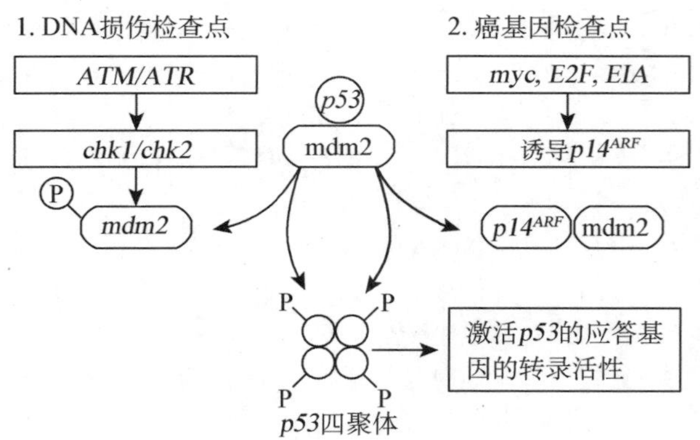

图 25-1　DNA 损伤和癌基因检查点诱导*p53* 的表达

受到伤害性刺激时，*p53* 和 *MDM2* 被共济失调毛细血管扩张症突变基因(ATM)和相关的 ATR 的丝氨酸/苏氨酸激酶及下游的细胞周期检查点激酶 Chk1 和 Chk2 磷酸化。这使*p53* 与 MDM2 解离，导致*p53* 蛋白水平和细胞周期阻滞($p21^{Cip1/Waf1}$)或凋亡(促凋亡的*Bcl-2* 家族成员 *Noxa* 和 *Puma*)的基因转录水平增加。*p53* 的诱导，包括低氧血症，DNA 损伤(由紫外线、辐射或者化疗引起的)、核苷酸耗尽、端粒缩短。*p53* 诱导的第二个机制是由癌基因激活的，如 *Myc*，它可以导致异常的 G1/S 期的转换。这条通路由*Ink4a* 的第二产物$P14^{ARF}$ (P19 小鼠)调节，是由被替换了编码$p16^{INK4a}$ 的同一段阅读区的 DNA 编码的，Myc 和 E2F 上调 ARF 的表达，ARF 与 mdm2 结合，抵消*p53* 的抑制作用。这个癌基因的检查点导致非正常进入 S 期的细胞的死亡或衰老(不可逆的细胞 G1 期阻滞)。在那些癌基因已经被激活的癌前病变的病人中可以找到这种衰老的细胞。如可以编码 BRAF 活性形式的发育异常痣，(见后面讨论)，就表明了衰老的诱导在人体中是一种防止肿瘤细胞生长的保护机制

复制的染色单体正确配对，那么细胞就会启动死亡程序来抑制后代异倍体的产生。纺锤体检查点的异常容易造成异倍体的发生。在一些肿瘤中，异倍体是一个主要的遗传特点。在其他的情况下，微卫星不稳定性是主要的基因损伤。微卫星不稳定性是由 DNA 错配修复基因缺陷造成的。一般来说，肿瘤会发生染色体数目异常或者微卫星不稳定性，但不会两种都存在。基因缺陷(包括细胞周期检查点异常，DNA 修复不足，未能保持基因组的完整性)可以致癌。

我们正在努力寻找治疗方法，来修复癌症中由细胞周期调控引起的异常。

癌症好似一个器官，忽视了其生态空间的限制

造成恶性肿瘤的最基本的细胞缺陷发生在细胞水平上。然而，这还不是故事的全部。癌症生物学行为，类似于器官丧失其特定的功能并对正常限制其生长的信号失去反应。临床上可以检测到癌组织通常直径>1cm，这时瘤体中已存在相当于 10^9 个的肿瘤细胞。更常见的是，癌症患者的肿瘤中存在 10^{10} 个细胞，甚至更多。一种致命的肿瘤负担约 10^{12} 个细胞。如果所有的肿瘤细胞在诊断时都处于分裂状态的话，那么病人在很短的时间内就会达到一个致命的肿瘤负荷。然而，人类肿瘤的生长都遵循冈伯兹动力学，这意味着并不是每一个子细胞的产生都是靠自身的分裂产生的。肿瘤的增殖率会随时间的延长而降低。一开始恶性肿瘤的增殖率达到了 100%，但是随着病人开始药物治疗，增殖率就降到了 2%～3%，甚至更少。这和正常的骨髓和肠上皮细胞的增殖情况很相似，这两种细胞是人体正常组织中增殖最快的，这一现象可以用来解释作用于分裂细胞的药物剂量限制毒性。

这些数据说明肿瘤是随着时间的推移，越长越慢的。这是怎么做到的？肿瘤细胞有多个基因突变，可以促进增殖，但是当肿瘤在临床上被检测到时，它的增殖能力已经降低。我们需要更深刻的理解肿瘤自己是怎么停止生长的。有许多因素可以阻止体内肿瘤细胞的生长。有些细胞因为低氧、能源和营养供应不足等因素影响生长。有些细胞是因为基因损伤太多而不能完成细胞周期，也丧失了启动凋亡的能力。然而，一部分重要的细胞虽然不能进行活跃的分裂，但是它们仍有分裂的能力，当通过治疗使肿瘤体积缩小时，它们就会重新分裂。就像骨髓会提高增殖率来应对骨髓破坏剂的作用，肿瘤看起来也是这样的，它会提高增殖率来应对细胞减少。然而，当骨髓细胞生长到一定数目时就会停止生长，而肿瘤却不是这样的。

癌症的长远目的并不是杀死它的宿主，错误在于它的增殖超过了其所属的器官所要求的限制。当我们知道了更多关于正常细胞回应环境中的“停止”信号的机制，而肿瘤细胞为什么获取不到这样的信号时，我们可能会知道到更多肿瘤细胞的弱点。

体外衰老是否与肿瘤发生有关

当正常的细胞进行体外培养时，大多数细胞不

能持续生长，但是成纤维细胞是个例外。成纤维细胞在培养时可以分裂 30～50 代，当大部分细胞停止分裂时（通常 CDK 抑制剂 p21 的表达会增高），它们会处于"危机"状态，许多细胞会死亡，一小部分会发生基因突变使其无限生长。正常细胞的生长停止则被称为"衰老"，这个现象是否和体内的生理现象相关还在争论中。

在体外增殖中细胞的变化是端粒缩短。DNA 聚合酶无法复制染色体顶端的部分，因此每个复制周期都会损失染色体顶端特定的 DNA（称为端粒）。刚出生时，人类的染色体端粒长度为 15～20kb，由 6 个核苷酸重复序列（TTAGGG）组成，这个序列与端粒结合酶共同形成一个 T 环结构来保护染色体末端而不被错认为损伤。每进行一次分裂端粒都会因丢失末端的 DNA 重复序列而缩短，但是当一个或者多个缩短的端粒引起 p53 调控的 DNA 损伤检查点反应时，细胞就会生长停滞（称为衰老）。如果 pRb 和 p53 丧失了功能，细胞就可以绕过生长停滞，但是当染色体未受保护的末端导致染色体融合或者其他严重的 DNA 重排时，细胞就会启动死亡程序。绕过端粒引起的生长限制被认为是大多数恶性肿瘤的关键步骤。这种现象的发生是因为端粒酶在癌细胞中活化的结果。端粒酶是添加在染色体 3′端重复序列 TTAGGG 的一种酶。它包括一个具有反转录酶活性的催化亚基（hTERT）和可以为端粒延伸提供模板的 RNA 部分。正常的体细胞在每一次细胞分裂时不表达太多的端粒酶来弥补端粒的消耗。但是例外的是，干细胞（如造血组织的细胞、肠道和皮肤上皮细胞和生殖细胞），需要大量的细胞分裂来维持组织的原状态。90％以上的人类肿瘤表达高水平的端粒酶来防止端粒缩短到临界水平和允许细胞无限增殖。体外试验表明，抑制端粒酶活性可以导致肿瘤细胞的凋亡。现在正在努力开发抑制肿瘤细胞端粒酶活性的方法。端粒酶反转录酶活性是一种小分子药物的主要靶标。此外，端粒酶（hTERT）蛋白成分可能作为一种肿瘤相关抗原，可以开发一种有针对性的疫苗。

端粒酶所知的功能都是与细胞分裂有关的。目前还不清楚缩短的端粒是如何干扰正常的细胞分化的。然而，越来越多的医学研究已经发现缩短的端粒与人类疾病包括糖尿病、冠状动脉疾病和阿尔茨海默病之间的关联。更复杂的事实是，端粒酶的罕见基因缺陷可以引起肺纤维化，而不是造血障碍或者肠道营养吸收障碍，后者看起来更像是对细胞增殖缺陷最敏感的部位。关于端粒是如何缩短的，端粒的维持与人类疾病尤其是癌症的关系需要我们更进一步的学习。

肿瘤细胞中的信号转导通路

影响细胞行为的信号来自于相邻的细胞、该细胞所处的基质、远处传导的激素信号和细胞本身（自分泌信号）。这些信号通过激活信号通路作用于接收细胞上，信号通路的激活是通过诱导信号转录因子来完成的，这些转录因子可以通过调节细胞行为、功能的变化或者效应器来完成一个新的任务。尽管信号转导通路可以导致各种各样的结果，但是许多通路依赖的信号级联反应依次激活不同的蛋白质、糖蛋白、糖脂或者脂类，这些活化步骤通常需要增加或去除下游基因的一个或者多个磷酸化基团。信号转导通路也可以引起其他的化学反应，但是磷酸化和去磷酸化反应起着主要的作用。蛋白激酶一般有两类；一类作用于酪氨酸残基，另一种作用于丝氨酸/苏氨酸残基。酪氨酸激酶在信号转导通路中起着关键的作用；它们可能是酪氨酸激酶受体或者通过相关蛋白与其他细胞表面的受体连接（图 25-2）。

一般情况下，酪氨酸激酶的活性是短暂的，而且还会被蛋白酪氨酸磷酸酶（PTPs）逆转。然而，在许多人类癌症中，酪氨酸激酶或者下游通路中的组成部分可以被突变、基因扩增或者染色体易位而激活。这些通路调节增殖、生存、转移和血管生成，因此它们被认为是癌症治疗的重要的靶点。

在许多肿瘤的治疗中，抑制激酶的活性是有效的。表皮生长因子受体突变的肺癌对厄洛替尼和吉非替尼高度敏感（表 25-2）。ALK 活化的肺癌会对 ALK 抑制剂克唑替尼敏感。BRAF 抑制剂对 BRAF 高表达的黑色素瘤和甲状腺癌非常有效。Janus 抑制剂在 JAK2 活化的骨髓增生异常综合征的病人中是起作用的。伊马替尼是过度表达 c-Abl（如慢性髓系白血病），c-kit（胃肠道间质细胞瘤），或血小板衍生的生长因子受体（PDGFR；慢性粒单核细胞白血病）肿瘤的有效药物；而第二代同系物，达沙替尼和尼洛替尼则更为有效。可以抑制多种激酶的索拉非尼和舒尼替尼，被实验证明在肾细胞癌和肝细胞癌中有潜在的抗肿瘤活性。哺乳动物西罗莫司靶蛋白（mTOR）抑制剂替西罗莫司在治疗肾透明细胞癌方面也是起作用的。列表中的活性制剂和适应证正在迅速增多。这些新的制剂已经迎来了一个个性化治疗的新时代。对切除的肿瘤用特定分子的变化来评

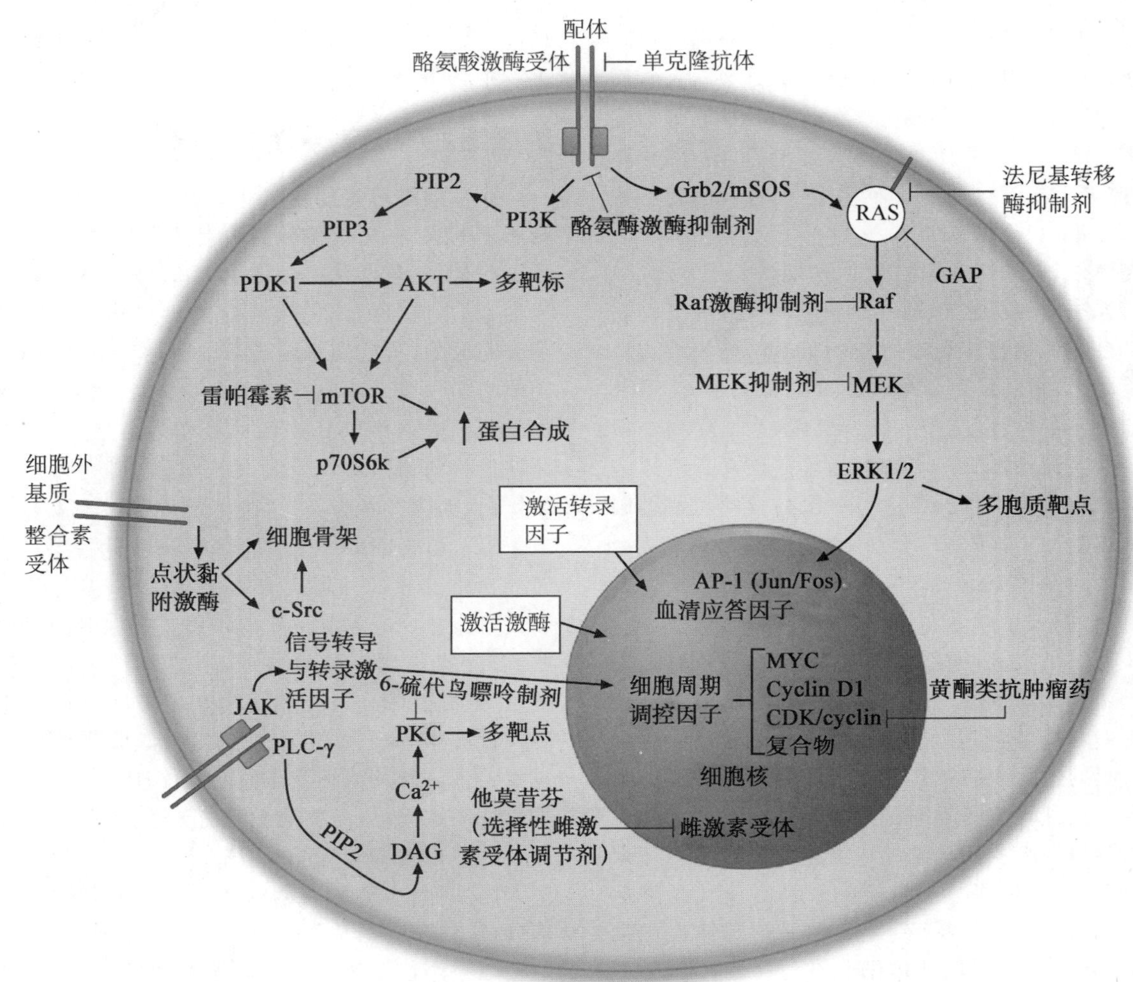

图 25-2 作用于癌症细胞转导通路的治疗

由受体酪氨酸激酶(RTK)激活的 3 个主要的信号转导通路。①Grb2/mSOS 鸟嘌呤核苷酸交换因子激活的原癌基因 RAS,可以诱导与 RAF 的结合及下游激酶的活化(MEK 和 ERK1/2)。②激活 PI3K 磷酸化膜脂 PIP2 生成 PIP3,作为一些细胞蛋白质的膜对接点,包括丝氨酸/苏氨酸蛋白激酶 PDK1 和 AKT。PDK1 有很多的细胞靶点,包括 Akt 和 mTOR。Akt 的磷酸化的靶蛋白,促进抗凋亡和促进细胞周期进程,而 mTOR 和它靶点 p70S6K 上调蛋白的合成促进细胞的生长。③激活的 PLC-γ 导致二酰甘油(DAG)的形成和细胞内钙离子增加,激活 PKC 的多个亚型和由钙/钙调素系统调节的其他酶。其他重要的信号转导通路包括由细胞因子、整合素受体激活的非受体酪氨酸激酶。Janus 激酶(JAK)磷酸化 STAT(信号转导和转录激活因子)的转录因子,进入到细胞核,激活靶基因。整合素受 体介导的细胞与细胞外基质(ECM)的相互作用,诱导点状黏附激酶(FAK)和 c-Src 的活化,激活多个下游通路,包括细胞骨架的调节。许多活性激酶和转录因子迁移到细胞核中,调控基因的转录,从而完成从细胞外的信号(如生长因子)到细胞表型的改变(如诱导分化或细胞增殖)。这些过程细胞核的靶点包括转录因子(如 Myc 基因、AP-1 和血清反应因子)和细胞周期过程(激酶和细胞周期蛋白)。许多途径的抑制剂已被开发用于治疗人类癌症。抑制剂的例子目前正在临床试验中被评估

估预后和进行临床决策指导变得越来越常规。

然而,我们必须承认,这些治疗中没有一个在任何恶性肿瘤中都有疗效。治疗失败的原因还不清楚。但是,至少抵抗药物的一些原因是已知的。在有些肿瘤中,激酶抑制剂的抗药性是和目的激酶的突变有关,这种突变导致药物无法与其结合。许多激酶抑制剂是作为三磷腺苷(ATP)结合口袋的竞争性抑制剂来发挥作用的,ATP 是这些磷酸化反应的磷酸供体。在 ATP 结合口袋中的 BCR-ABL 激酶基因突变(如 315 号密码子突变使酪氨酸变为异亮氨

酸)可以阻止伊马替尼的结合。另一种耐药机制是改变其他信号转导通路使其绕过抑制通路。有些激酶抑制剂缺少对目的基因的特异性,而且脱靶激酶抑制剂的毒性限制了它的使用剂量。肿瘤耐药机制将会更加明确,解决耐药的方法也会出现。

另外一种增强靶向药物抗肿瘤作用的方法是利用它们之间的合理组合及与化疗药物的经验性组合,化疗药物杀死细胞的作用机制不同于靶向药物的作用机制。如在高表达 c-Kit 的胃间质细胞瘤(GIST)中,伊马替尼的耐药是因为 c-Kit 的第二次突变,而这些肿瘤中的许多肿瘤对酪氨酸激酶(TK)抑制剂舒尼替尼的治疗敏感,舒尼替尼可以作用于 c-Kit、血小板衍生生长因子(PDGF)和血管内皮生长因子(VEGF)受体。舒尼替尼已被美国食品和药物管理局(FDA)批准的用于治疗对伊马替尼耐药或不能耐受伊马替尼的药物的胃间质细胞瘤(表 25-2)。有意思的是,在 c-kit 的近膜区 11 外显子突变的肿瘤对伊马替尼特别敏感,而那些外显子 9 突变(胞外区)的肿瘤则对舒尼替尼更加敏感。在不远的将来,对胃间质细胞瘤的主要治疗是由 c-Kit 区的特定的分子缺陷决定的。

表 25-2　食品药物管理局批准的-治疗癌症的分子靶向药物

药物	分子靶点	疾病	作用机制
全反式视黄酸(ATRA)	癌基因 PML-RARα	急性早幼粒细胞白血病 M3,AML;t(15;17)	通过 PML-RARα 阻止转录抑制
伊马替尼(格列卫)	Bcr-Abl,c-Abl,c-Kit	慢性粒细胞白血病	阻断 ATP 结合酪氨酸激酶活性
达沙替尼(施达赛)	PDGFR-α/β	胃肠间质瘤	
尼洛替尼(达希纳)			
舒尼替尼(索坦)	c-Kit,VEGFR-2,PDGFR-β,Flt-3	胃肠道间质瘤,肾细胞癌	抑制胃肠道间质瘤中 c-Kit 和 PDGR 活性;抑制肾细胞癌的 VEGFR
索拉非尼(多吉美)	RAF,VEGFR-2,PDGFR-α/β,Flt-3,c-Kit	肾细胞癌,肝细胞癌	在肾细胞癌作用于 VEGFR 通路,在黑色素瘤,结肠癌和其他疾病中抑制 BRAF 活性
厄洛替尼(特罗凯)	EGFR	非小细胞肺癌,胰腺癌	EGFR 的 ATP 结合位点的竞争性抑制剂
吉非替尼(易瑞沙)	EGFR	非小细胞肺癌	EGFR 酪氨酸激酶抑制剂
硼替佐米(万珂)	蛋白酶体	多发骨髓瘤	抑制多种蛋白的降解
单克隆抗体			
曲妥珠单抗(赫赛汀)	HER2/neu (ERBB2)	乳腺癌	在肿瘤表面与 HER2 结合,诱导受体内化
西妥昔单抗(爱必妥)	EGFR	结肠癌,头颈部的鳞状上皮癌	与表皮生长因子受体的胞外结构域结合,阻止与 EGF 和 TGF-α 诱导受体的内化,增强化疗和放疗的效果
帕尼单抗(Vectibix)	EGFR	结肠癌	在临床中与西妥昔单抗类似
利妥昔单抗(美罗华)	CD20	表达 CD20 的 B 细胞淋巴瘤和白血病	多种可能的机制,包括直接诱导肿瘤细胞凋亡和免疫机制

续表

药物	分子靶点	疾病	作用机制
阿来组单抗(Campath)	CD52	慢性淋巴细胞性白血病和表达CD52的淋巴癌	免疫机制
贝伐单抗(阿瓦斯汀)	EGFR	结肠癌，肺癌，乳腺癌；其他肿瘤的数据待定	通过高亲和力的结合血管内皮生长因子抑制血管的生成

AML．急性髓细胞性白血病；ATP．三磷腺苷；；EGFR．表皮生长因子受体；Flt-3．fms样酪氨酸激酶-3；PDGFR．血小板源性生长因子受体；PML-RARα．维甲酸性α受体；t(15；17)、15号染色体和17号染色体易位；TGF-α．转化生长因子-α；VEGFR．血管内皮生长因子受体

虽然单独使用靶向药物治疗并不能治愈癌症，但是它们作为辅助治疗或者与其他有效治疗联合使用时，可以提高治愈率。如抗CD20的抗体利妥昔单抗联合化疗治疗弥漫大B淋巴瘤可以提高15%～20%的治愈率。HER2抗体曲妥珠单抗联合化疗治疗HER2阳性的乳腺癌可以减少50%的复发率。

靶向治疗正在向丝裂原活化蛋白激酶(MAP)通路、刺猬信号通路、不同的血管生成通路和包括磷脂酰肌醇3激酶(PI3K)和磷脂酶C-γ通路的磷酸化信号通路发展，这些通路参与细胞生长过程，在癌症发展进程中起着非常重要的作用。

新药发展的一个策略是利用"癌基因依赖性"。这种情形(图25-3)是当一种肿瘤的癌基因发生突变时就会变成一个主要的通路。而次要通路的作用就会被削弱，这种对单一通路的依赖性使一个细胞易受癌基因通路的抑制剂的攻击。如细胞BRAF基因的突变就会对MEK抑制剂敏感。

许多转录因子可以通过磷酸化被激活，可以被酪氨酸或者丝氨酸/苏氨酸激酶抑制剂阻止。由P65和P50组成的杂二聚体转录因子NF-κB可以与抑制剂IκB在细胞质中结合。当接收到生长因子或者细胞因子信号时，IκB可以被称为IKK的多个亚单位的激酶磷酸化，通过泛素/蛋白酶体直接被降解。而NF-κB在没有抑制剂的情况下可以进到细胞核中，激活靶基因，延长肿瘤细胞的生存。被称为蛋白酶体抑制剂的新药物可以防止蛋白酶体的降解，因此可以阻止NF-κB的激活。由于一些不明的原因，这些药对肿瘤细胞有选择性的毒性。蛋白酶体抑制剂涉及多种细胞蛋白降解的抑制作用，因此抗肿瘤作用更加复杂。蛋白酶体抑制剂(硼替佐米)在多发性骨髓瘤患者中起到了一定作用，包括部分缓解和完全缓解。IKK抑制剂也正在研究中，随着更多的选择性阻断IκB降解的药物出现，因此在一个抑制复合物中"锁定"NF-κB，可以使癌细胞更容易受到凋亡诱导剂的作用。

核受体类固醇激素家族成员雌激素受体和雄激素受体，是许多治疗乳腺癌和前列腺癌的药物的作用靶点。他莫昔芬，雌激素受体的部分激动剂和拮抗剂，可以诱导转移性乳腺癌的肿瘤退缩及在辅助治疗中阻止疾病的复发。他莫昔芬与雌激素受体结合并调节其转录活性，抑制乳腺癌细胞活性，但对骨和子宫内膜上皮细胞具有增殖活性。现在正在开发的可选择性的雌激素受体调节剂(SERMs)可以更好地调节雌激素受体的活性，如在乳腺、子宫和卵巢中抗雌激素活性，但在骨、脑和心血管组织增强雌激素的活性。芳香化酶抑制剂，在乳腺癌和皮下脂肪组织中可以阻止雄激素转化为雌激素，与他莫昔芬相比已经显示出来较好的临床疗效，现在已经用作雌激素受体阳性的疾病的一线治疗。

癌症基因转录水平的表观遗传的影响

染色质的结构通过调节基因转录的等级秩序来控制细胞分化与组织平衡。染色质重塑的中断导致了异常的基因表达，引起未分化的细胞的增殖。表观遗传学是通过至少一个细胞分裂的基因表达模式的改变而不是通过DNA密码子的改变。表观遗传的改变包括染色质结构的改变，这种改变是通过CpG二核苷酸的胞嘧啶残基的甲基化，或者通过乙酰化和甲基化的组蛋白修饰或者通过染色体高级结构的变化而实现(图25-4)。活性基因的转录调控区往往含有高频率的正常甲基化的CpG二核苷酸(称为CpG岛甲基化)。这些基因的表达是由调节转录活性的激活蛋白或抑制蛋白共同调节的。然而，在抑癌基因被沉默的癌细胞中，启动子区的超甲基化是一个常见的机制。因此，一个等位基因有可能是

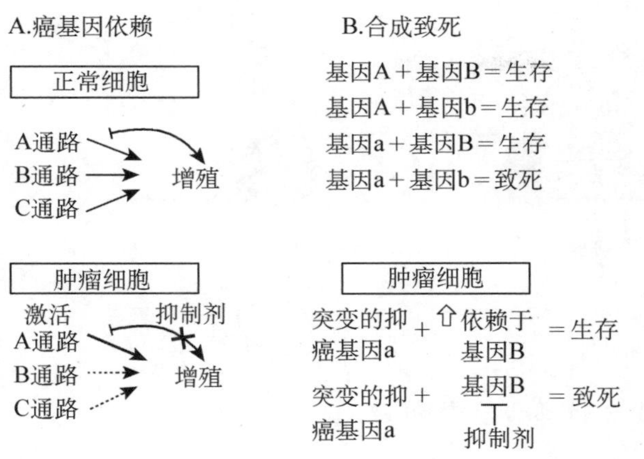

A.癌基因依赖

正常细胞

A通路
B通路
C通路
增殖

肿瘤细胞

激活
抑制剂
A通路
B通路
C通路
增殖

B.合成致死

基因A＋基因B＝生存
基因A＋基因b＝生存
基因a＋基因B＝生存
基因a＋基因b＝致死

肿瘤细胞

突变的抑癌基因a ＋ 依赖于基因B ＝生存

突变的抑癌基因a ＋ 基因B 抑制剂 ＝致死

图 25-3　癌基因依赖和合成致死率：是探索新的抗癌药物的关键

A. 正常的细胞接受环境的信号激活通路（A、B、C 通路）促进细胞从周期 G1 期到 S 期的发展。因为有 B 通路和 C 通路的作用，所以当有一个通路被抑制时（如 A 通路被靶向抑制），细胞不会受太大的影响。在癌细胞里，癌基因突变导致逐渐依赖于激活的通路，导致 B 通路和 C 通路的显著信号输入丢失。癌症细胞对 A 通路的依赖性导致它很容易受到作用于这条通路的抑制剂的影响。临床相关的例子包括 Bcr-Abl（慢性粒细胞白血病），扩增的 HER2/neu（乳腺癌），过表达或者突变的 EGF 受体（肺癌）和突变的 BRAF（黑色素瘤）。B. 细胞可以忍受单独的任何一个基因突变，但是两个基因都突变时就会导致死亡，我们就说这两个基因有合成致死的关系。因此，在本例中，突变基因 a 和基因 b 是合成致死的关系，这意味着一个基因的缺失可以使细胞依赖于另外一个基因的功能。在癌细胞中，抑癌基因功能的丢失（野生型称为基因 A；突变型称为基因 a）可能使癌细胞依赖于一个替代的通路，在这个通路中基因 B 是一个组成部分。如图所示，如果可以确定基因 B 的抑制剂，可以导致癌细胞死亡，而不伤害正常细胞（保持野生型基因 A 的功能）。高通量筛选可以用来识别配对的同基因的细胞系中在抑制肿瘤的通路中有缺陷的那个细胞系。化合物可以选择性地杀死突变细胞株；这些化合物的靶标和抑癌通路有合成致死的关系，这将称为未来治疗的潜在的重要靶标。请注意，此方法可以允许间接作用于抑癌基因缺失的药物的发现，因此极大地扩展了与癌症相关的生理靶标的种类和数量

通过突变或缺失（杂合性缺失）而失活，而另外一个等位基因是通过遗传表观沉默的。而作用于这种形式的基因沉默的抑癌基因的机制是未知的。

核心组蛋白 H3 和 H4 的氨基酸末端的乙酰化可以使染色质结构开放，促使转录的开始。在基因激活的过程中，组蛋白乙酰基转移酶是共激活复合物的组成部分，这个共激活复合物可以募集由特异性的转录因子组成的启动子/增强子（图 25-4）。组蛋白去乙酰化酶（HDAC；人类基因组至少编码 17 个）通过转录抑制因子和阻止基因的转录起始被募集到基因中。在启动子区域的甲基化的胞嘧啶残基与相关蛋白结合形成甲基胞嘧啶残基-结合蛋白募集与 HDAC 活性相关的蛋白复合物。染色质开放和关闭之间的平衡因此很大程度上取决于调节“组蛋白密码”的转录因子的活性和遗传调控元件的基因的甲基化状态。

在所有的人类癌症中，基因转录的模式都是异常的，在许多的情况下，表观遗传异常是主要的原因。表观遗传异常不同于 DNA 的一级结构的改变（如缺失），表观遗传改变具有潜在的可逆性，看起来似乎可以干预治疗。在人类的某些癌症中，包括胰腺癌和多发性骨髓瘤，$p16^{INK4a}$ 基因启动子通过甲基化而失活，从而抑制 CDK4/cyclin D 的活性，使 pRb 处于非功能状态。在肾癌、乳腺癌和结直肠癌中，VHL、BRCA1 和丝氨酸/苏氨酸激酶 11（STK11）基因分别被遗传表观沉默。其余的靶基因包括 $p15^{INK4B}$ CDK 抑制剂、谷胱甘肽-S-转移酶（可以解毒活性氧簇）和 E-cadherin 分子（表皮细胞中重要的连接结构）。表观遗传沉默可以在癌前病变中发生，影响与 DNA 修复有关的基因，从而诱发进一步的遗传损伤。如在遗传性结肠癌（HNPCC，又称 Lynch 综合征）中，DNA 合成时修复错配碱基的关键基因 MLH1（mut L 同系物）和从 DNA 中去除烷基化鸟嘌呤化合物的 O^6-甲基鸟嘌呤-DNA 甲基转移酶往往在结肠癌、肺癌和淋巴瘤中以沉默的形式存在。

人类白血病通常有染色体的易位，可以编码新的具有酶的活性的融合蛋白，改变染色质的结构。早幼粒细胞白血病的视黄酸受体（PML-RAR）融合蛋白，是由发生在大多数的急性早幼粒细胞白血病（APL）中的 t(15;17) 染色体易位形成的，可以和包括视黄酸应答元件的启动子结合，召集 HDAC 到启动子，有效的抑制基因的表达，使细胞在早幼粒细胞阶段就停止分化，促进肿瘤细胞的增殖和生存。药理剂量的全反式视黄酸（ATRA），RARα 的配体，可以导致 HDAC 的活性耗竭，并重新募集共激活因子，从而克服分化阻滞，诱导 APL 细胞重新分化而对患者产生疗效，但是由于重新分化的肿瘤细胞浸润肺可出现新的治疗毒性。然而，全反式视黄酸代

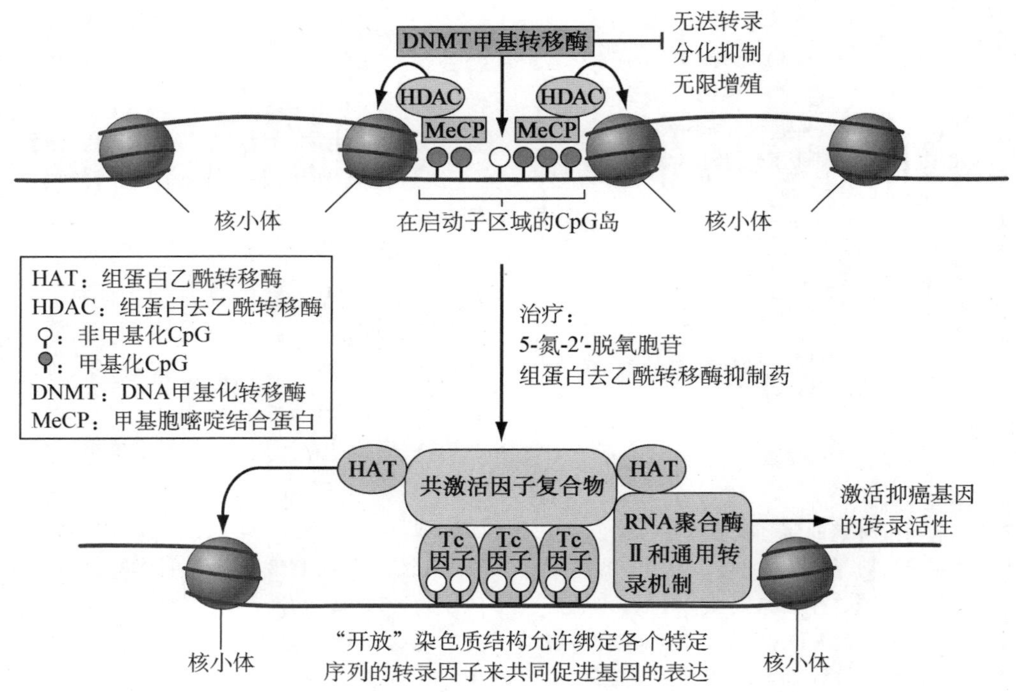

图 25-4 癌细胞中基因表达的表观遗传调控

在癌细胞中，抑癌基因通常被表观沉默。在图的上半部分中，基因的启动子和增强子区域的CpG岛已被甲基化，导致结合蛋白(MECP)的甲基胞嘧啶和有活性的组蛋白去乙酰化酶(HDAC)配合物的聚集。染色质是一种抑制转录的浓集的、限制的构象。临床试验正在开发用去甲基化剂如5-氮-2'-脱氧胞苷加 HDAC 抑制剂的组合，共同形成一个开放的，松散的染色质结构(图的下部分)。转录因子结合到特定的 DNA 序列的启动子区域，通过蛋白质-蛋白质的相互作用，使共激活因子复合物聚集，包括有活性的组蛋白乙酰转移酶(HAT)。这增强了 RNA 聚合酶Ⅱ和相关的通用转录因子的转录起始。抑癌基因的表达伴随着表型变化开始的，包括生长停滞、分化或者细胞凋亡

表着可以逆转癌症中表观遗传的改变的治疗方法。其他的白血病相关融合蛋白，如在急性髓性白血病和急性淋巴细胞白血病中的急性髓性白血病——ETO 和 MLL 融合蛋白，其配体仍是未知的。因此，科学家们正在努力寻找易位融合蛋白核染色质重建蛋白的相互作用的结构基础，然后利用这个基础设计小的分子破坏蛋白-蛋白之间的相互作用。可以阻断 HDAC 酶活性的药物也正在实验中。HDAC 抑制剂已经被证明在皮肤 T 细胞淋巴瘤(如伏立诺他)和一些实体瘤的临床研究中具有抗癌活性。HDAC 抑制剂可以通过一些机制作用于其目的癌细胞，包括上调死亡受体(DR4/5、FAS 及它们的配体)和 p21Cip1/Waf1，同样也可以抑制细胞周期检查点。

逆转实体瘤中 CpG 岛的甲基化作用的实验也正在进行中。可以诱导 DNA 去甲基化的药物，如5-氮-2-脱氧胞苷'等，可以使癌症细胞中沉默的基因再表达，恢复其原有功能。但是5-氮-2-脱氧胞苷'的缺点是溶解度有限，而且抑制骨髓功能。其他的 DNA 甲基转移酶抑制剂正在研究中。DNA 甲基化抑制剂联合 HDAC 抑制剂正在进行临床试验中。希望通过表观遗传换向共存后，癌细胞中的不受管制的基因转录的模式至少会部分逆转。

基因调控的另一个表现形式是 microRNAs。这些短的(平均22个核苷酸长度)RNA 分子可以转录后沉默基因的表达，其方法是通过结合并抑制其翻译或促进 mRNA 转录水平的降解。据估计，人类基因组中编码的 miRNA 超过了1000种。每个组织

的 microRNA 表达都有一种独特的模式，而这一模式在癌症中被改变了。然而，microRNA 表达与肿瘤的生物学和临床行为之间的相关性正在研究中。以 microRNA 为靶点的治疗虽然还没有出现，但这代表了一种新的发展领域。

凋亡

组织的平衡是指衰老的、终末分化的细胞的死亡和定向祖细胞的增殖更新之间的平衡。干细胞中调节生长的基因的遗传损伤可能会导致宿主灾难性的后果。然而，导致癌基因的激活或抑癌基因的丢失的遗传事件，本来认为会使细胞无限增殖，但是它可以激活信号转导通路，阻止细胞的异常增殖。这些通路可以导致细胞程序性的死亡(凋亡)或不可逆的生长停滞(衰老)。就像一系列调节细胞分裂的影响细胞周期核心的胞内外的信号，这些信号被转运到核心的酶体系中来调节细胞死亡与存活。

细胞凋亡有两条主要途径(图 25-5)。外源性凋亡通路是由交联的肿瘤坏死因子(TNF)受体超家族成员激活的，如 CD95(Fas)和死亡受体 DR4 和 DR5，以及它们分别的配体，Fas 配体和 TRAIL(肿瘤坏死因子相关凋亡诱导配体)。这可以诱导 FADD(Fas 相关死亡蛋白)和 procaspase-8 结合到受体的死亡结构域。caspase 8 被激活，然后切割并激活效应因子 caspase-3 和 caspase-7，作用于细胞成分(包括激活的脱氧核糖核酸酶、细胞骨架蛋白及一些调节蛋白)，产生细胞凋亡的形态学特征，被病理学家称为“核碎裂”。内源性的细胞凋亡通路是指当细胞受到各种有害刺激时(包括 DNA 损伤、细胞间黏附连接丢失、癌基因诱导的增殖生长因子被剥夺)，线体体膜会释放细胞色素 C 和 SMAC(cospase 的第二激活剂)。一旦被释放到细胞质中，细胞色素 C 就会作用于 dATP、procaspase-9 和适配器蛋白 APAF-1，激活 caspase-9 和 caspase 效应因子。SMAC 蛋白会结合并阻断凋亡抑制蛋白(IAP)的功能，抑制半胱天冬酶的活化。

线粒体释放凋亡诱导蛋白是由 Bcl-2 家族的促凋亡和抗凋亡蛋白共同调节的。抗凋亡蛋白(如 Bcl-2、Bcl XL 和 Mcl-1)与线粒体外膜通过其羧基末端相连接，在细胞质中的疏水性结合口袋是由在它们活动中起着重要作用的 Bcl-2 的同源性(BH)结构域 1、2 和 3 组成的。在特定的细胞区域的正常的生理过程被扰乱可以激活 BH3-only 促凋亡家族(如 Bad、Bim、Bid、Puma、Noxa 及其他)，改变外膜蛋白 Bax 和 Bak 的结构，然后聚集在线粒体外膜形成孔隙，释放细胞色素 C。如果蛋白只有 BH3 组成，被 Bcl-2、Bcl-XL 或者 Mcl-1 隔离，就不能形成孔隙，那么凋亡诱导蛋白就不会从线粒体中释放出来。线粒体外膜抗凋亡蛋白 Bcl-2 家族成员和促凋亡 BH3-only 蛋白水平的比率决定了内部的凋亡的途径的激活状态。因此，线粒体不仅是中间代谢和氧化磷酸化作用的细胞器，也是一个中央细胞凋亡过程的调控结构。

肿瘤细胞恶性表型的演变过程需要基因的改变、凋亡通路阻断，肿瘤细胞的生存期延长，对化疗药物的耐受等过程。然而，肿瘤细胞比正常细胞更容易受到作用于肿瘤细胞依赖凋亡通路的药物的干扰。如 t(14;18)易位的结果是 Bcl-2 蛋白过表达，使其患滤泡性淋巴瘤。在前列腺，乳腺癌，肺癌与黑色素瘤也可以观察到上调 Bcl-2 的表达。抗凋亡 Bcl-2 家族成员作用靶标已经由一些低分子量可以结合 Bcl-2 或 Bcl-XL 疏水口袋的化合物鉴定完成，它们可以阻断其与死亡诱导蛋白 BH3-only 结合。这些化合物已经表现出了在实验室中的抑制 Bcl-2 和 Bcl-XL 抗凋亡活性，现正在临床试验中。

关于死亡受体 DR4 和 DR5 的临床前研究表明，针对 DR4 or-5 激动剂活性的重组的可溶性人肿瘤坏死因子相关凋亡诱导配体(TRAIL)或人源化的单克隆抗体，可以诱导肿瘤细胞凋亡，而对正常细胞影响很小。这种选择性的机制可能是在正常细胞中诱饵受体的表达或细胞抑制剂水平表达的升高(如触发器，与 caspase-8 竞争 Fas 相关死亡蛋白)，而肿瘤细胞则不是这样的。TRAIL 诱导的细胞凋亡和化疗药物之间具有协同作用。如错配修复(MMR)缺陷导致结肠癌中编码 Bax 蛋白的基因突变，使其具有抗 TRAIL 的特性。然而，通过化疗可以恢复 TRAIL 的功能，使 Bak 表达上调，从而激活细胞线粒体的凋亡途径。不过临床研究尚未证实外源性的凋亡途径的激活与临床活动相关。

肿瘤中的许多信号通路被打乱从而促进肿瘤细胞的存活(图 25-5)。这些包括 PI3K/Akt 通路的激活，NF-κB 转录因子水平的增加，基因的表观遗传沉默如 APAF-1 和 caspase-8。每种通路都是药物的治疗靶点，除了影响癌细胞的增殖和基因的表达，还可以使癌细胞更容易发生凋亡，与其他化疗药物联合时具有协同作用。

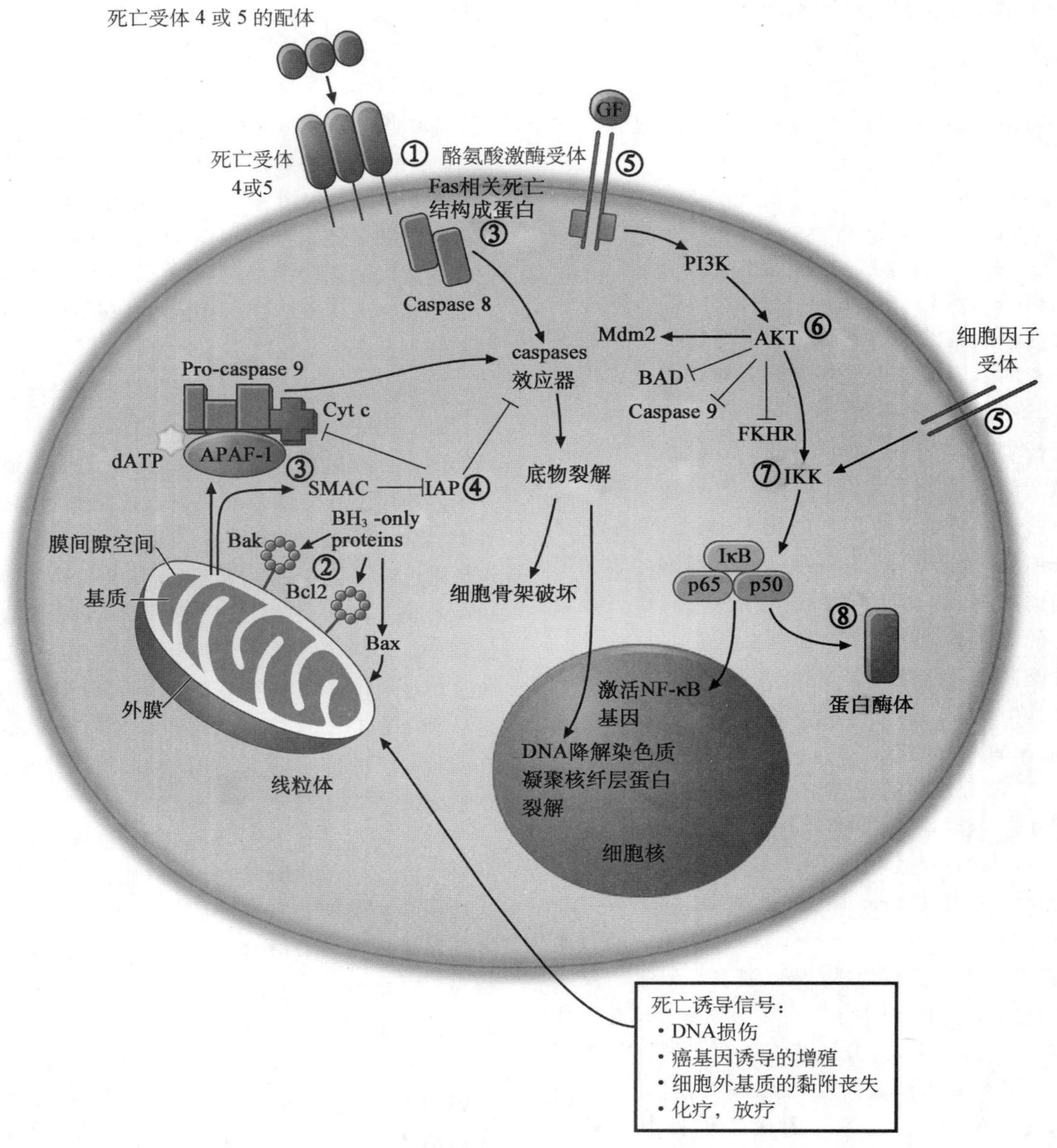

图 25-5 针对肿瘤细胞异常生存通路的靶向治疗

①外源性的凋亡途径可以选择性的通过 TRAIL(死亡受体 4 和 5 的配体)或竞争性的单克隆抗体诱导肿瘤细胞凋亡。②反义寡核苷酸抗凋亡的 Bcl-2 家族成员的抑制或 BH3 结合口袋的抑制剂会促进线粒体外膜的 Bak 或者 Bax 引起的孔隙的形成。③APAF-1、caspase-8 和其他蛋白质的表观沉默可以用去甲基化剂和组蛋白去乙酰化酶抑制剂逆转。④凋亡蛋白的抑制剂(IAP)可以阻断半胱天冬酶的活性；小分子 IAP 功能抑制剂(模拟 Smac 凋亡作用)可以降低凋亡的阈值。⑤起源于酪氨酸激酶(RTK)受体或者细胞因子受体活化的信号转导通路通过一系列机制促进癌细胞的生存。用单克隆抗体抑制受体的功能，如曲妥珠单抗和西妥昔单抗，或者阻断通路的小分子抑制剂抑制激酶的活性。⑥Akt 激酶可以磷酸化引起细胞凋亡的调控因子，促进细胞的存活；Akt 的抑制剂使肿瘤细胞对凋亡诱导信号更为敏感；但是对正常细胞的毒性可能会限制这些药物的治疗价值。⑦和⑧当转录因子 NF-κB 的抑制剂 IκB 被 IκB-激酶 (IKK)磷酸化，随后被蛋白酶体降解时，NF-κB 就会被激活(由 p65 和 p50 亚基组成)。IKK 活性的抑制作用可以选择性地阻断 NF-κB 靶基因的活性，其中许多基因促进细胞的存活。蛋白酶体功能的抑制剂，由美国食品和药物管理局批准，可以通过阻止 IκB 的破坏，阻断 NF-κB 的核定位。NF-κB 不可能是蛋白酶体抑制剂的唯一靶标。SMAC 蛋白．半胱天冬酶的小线粒体激活剂；TRAIL. 肿瘤坏死因子相关凋亡诱导配体；APAF-1. 凋亡蛋白酶活化因子

一些肿瘤细胞可以通过表达一个或者更多的依赖 ATP 的外排泵细胞的 ABC 家族的成员来阻止药物引起的凋亡，从而表现为多药耐药(MDR)的表型。P-糖蛋白原型(PGP)，跨越胞膜 12 次，有两个 ATP 结合位点。疏水性药物(如蒽环类和长春碱类)是公认的 PGP，并从细胞中进出。虽然大量的临床研究未能证明可以使用 PGP 抑制剂克服耐药性，但是 ABC 转运蛋白具有不同的底物特异性，一个单一的家族成员的抑制作用可能不足以克服 MDR 表型。逆转 PGP 介导耐药的研究仍在继续。

转移

组织浸润的 3 个主要特点：细胞黏附基底膜、膜局部蛋白水解和利用膜和细胞外基质(ECM)的水解通道进行的细胞移动。恶性肿瘤细胞获得进入周围循环必须经过以上步骤才能向远处转移，并在异位组织找到合适的定居点，同时要避免宿主免疫防御的监视，并诱导生成新的血管。极少有药物直接作用这样的转移过程。金属蛋白酶抑制剂(详见血管生成相关内容，随后讨论)就是试图从转移起始过程抑制肿瘤细胞转移至血管和淋巴管的典型代表。转移的关键是肿瘤细胞在转移灶所处的全新微环境中的生存和扩增能力。宿主和肿瘤间多重相互作用决定了转移灶能否最终形成。

转移表型很可能局限在一小部分的肿瘤细胞(图 25-6)。数据显示拥有转移能力的细胞表达趋化因子受体。许多候选转移抑制基因已被确定。这些基因功能的丧失促进了转移，虽然其分子机制在许多情况下并不清楚，但是公认的理论是认为转移的肿瘤细胞抵抗凋亡的能力是增加了。基因表达谱分析正在被用于研究转移过程及预测易感肿瘤细胞的其他特性。

骨转移导致的剧烈疼痛、承重骨骨折、高钙血症是癌症患者主要并发症。破骨细胞的终末分化和活化条件下，破骨细胞和其前体细胞衍生的单核细胞表达表面受体 RANK(NFκB 受体活化剂)，成骨细胞和其他基质细胞表达 RANK 配体，两者均是膜结合和可溶性细胞因子。骨保护蛋白(OPG)(一种小细胞产生的可溶性的 RNAK 配体受体)扮演着诱饵受体的作用抑制 RANK 活化。RANK 配体和 OPG 决定了破骨细胞 RANK 的活化状态。许多肿瘤通过分泌一些物质(如甲状旁腺素、PTH 相关缩氨酸、IL-1 或 Mip1，这些物质通过增加 RANK 信号干扰骨重塑的平衡)增加破骨活动。多发骨髓瘤就是一个例子，由于肿瘤细胞和基质细胞的交互作用活化破骨细胞，抑制成骨细胞进而导致多发性溶骨性损伤的发生。通过地诺单抗对 RANK 配体抑制可以防止骨破坏的进一步发展。双磷酸盐同样能有效抑制破骨功能，常用于治疗癌症患者的骨转移。

肿瘤干细胞

只有少部分肿瘤细胞有能力在体外克隆或在注射给免疫功能不全非肥胖型糖尿病/重症综合性免疫缺陷症小鼠体内后高效形成肿瘤。急性和慢性髓系白血病(AML 和 CML)有小部分细胞(<1%)具有干细胞的性质，能够无限制的自我更新并在小鼠体内种植而产生白血病。这些细胞拥有一致的表型($Thy1^-$ $CD34^+$ $CD38^-$ 而不表达其他差异的标志物)，类似于正常干细胞但是不再受自身平衡调节控制(图 25-7)。实体瘤可能也拥有这样一群干细胞。肿瘤干细胞，和正常干细胞一样，具有无限增殖的能力，以极慢的速度反常穿梭于细胞周期；肿瘤生长大多归因于干细胞库扩增，无限增殖及无法凋亡(图 25-7)。细胞周期较慢的进展和抗凋亡 Bcl-2 家族高水平表达和 MDR 家族药物外排泵使肿瘤干细胞极少受到化疗或放疗的攻击。肿瘤干细胞假说提示大部分肿瘤不能治愈是由于现有的治疗药物不能杀灭肿瘤干细胞。如果肿瘤干细胞被认定并分离，那么区别这些细胞和正常干细胞的信号途径将被确定并作为治疗的靶点。

癌基因的依赖性和合成致死

癌基因的依赖性性和合成致死概念催生了靶向癌基因和肿瘤抑制途径药物的发展。正如本章前面所讨论及图 25-3 的概述，肿瘤细胞不可避免依赖于包含活化癌基因的信号通路，包括影响增殖(Ras 突变，BRAF，过表达 Myc，或活化的酪氨酸激酶)、生存(过表达 Bcl-2 或 NF-κB)、细胞代谢(当依赖糖酵解的缺氧诱导因子 HIF-1α 和 Akt 增加而发生)或血管生成(产生 VEGF，肾癌)。在这些例子中，靶向通路抑制能导致特异性的杀伤肿瘤细胞。然而，因为靶点的突变经常缺失，直接靶向肿瘤抑制基因已经非常困难。但是，与肿瘤抑制途径有合成致死关系的基因，可能允许肿瘤细胞特异性需求的蛋白作为靶点(图 25-3B)。事实证明。von Hippel-Lindau 肿瘤抑制因子蛋白在 60% 肾细胞癌灭活，导致 HIF-1α 过表达，继而激活下游基因从而促进血管生成，肿瘤细胞增殖和存活以及糖代谢异常。有复杂的 5′末端

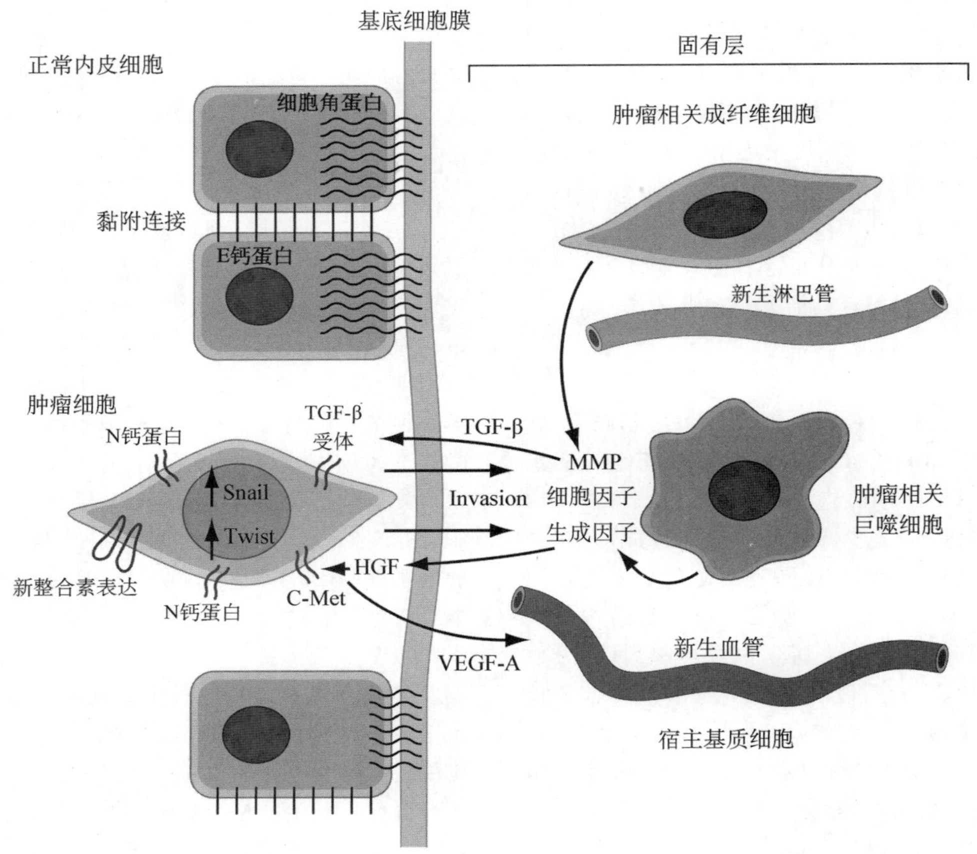

图 25-6 肿瘤发展和促进转移潜能过程中癌基因信号转导途径活化

上图显示在几个微环境信号的影响下肿瘤细胞正在进行上皮-间叶细胞转化(EMT),关键部位包括激活的 TGF-β 和肝细胞生长因子(HGF)/c-Met 途径,同时调节细胞间作用、细胞与细胞外基质交互作用的黏附分子表达变化。基因表达的重要变化被转录抑制因子(由各种癌基因途径诱导表达)Snail 和 Twist 家族调节,导致 E 钙黏蛋白(表皮细胞间黏附连接的关键组成部分)减少。这样,在与上调 N 钙黏蛋白相互协调过程中,整合素(调节对细胞移动重要的细胞-细胞外基质联系)表达模式中的变化及细胞角蛋白到波形蛋白间中间丝状体的接通,最终导致从高度有组织的表皮细胞到拥有成纤维细胞和间质细胞形态的可移动且有侵袭性的细胞表型变化。EMT 被认为是导致一些人类癌症转移的重要一步。宿主基质细胞(包括肿瘤相关的成纤维细胞和巨噬细胞)通过分泌生长因子,促血管生成细胞因子及降解基质膜的基质金属蛋白酶在调节肿瘤生物学行为上扮演重要角色。血管内皮生长因子(VEGF)-A,-C 和-D 由对缺氧或致癌信号反应的肿瘤细胞和基质细胞产生,诱导新的血管和淋巴管产生,致使肿瘤细胞转移到淋巴结和组织

结构的 HIF-1α mRNA 有间接激活 mTOR(通过 p70S6K 激活和 4E-BP 抑制),来实现有效的蛋白转录。mTOR 抑制剂抑制 HIF-1α 转录并对肾细胞癌具有特异的临床作用。这些例子中 mTOR 对于 VHL 丢失具有合成致死作用(图 25-3),其抑制导致选择性杀死癌细胞。这对于确定其他包括已知肿瘤抑制基因合成致死组合提供了遗传筛查框架,同时提供了靶向依赖途径新治疗药物发展。

肿瘤血管生成

肿瘤原发灶和转移灶生长超过几毫米就需要血管募集,以及血管内皮细胞支持它们代谢的需要。氧在组织中的扩散为 100mm。原发肿瘤生长和转移病灶的形成需要血管生成,肿瘤具有促进宿主血

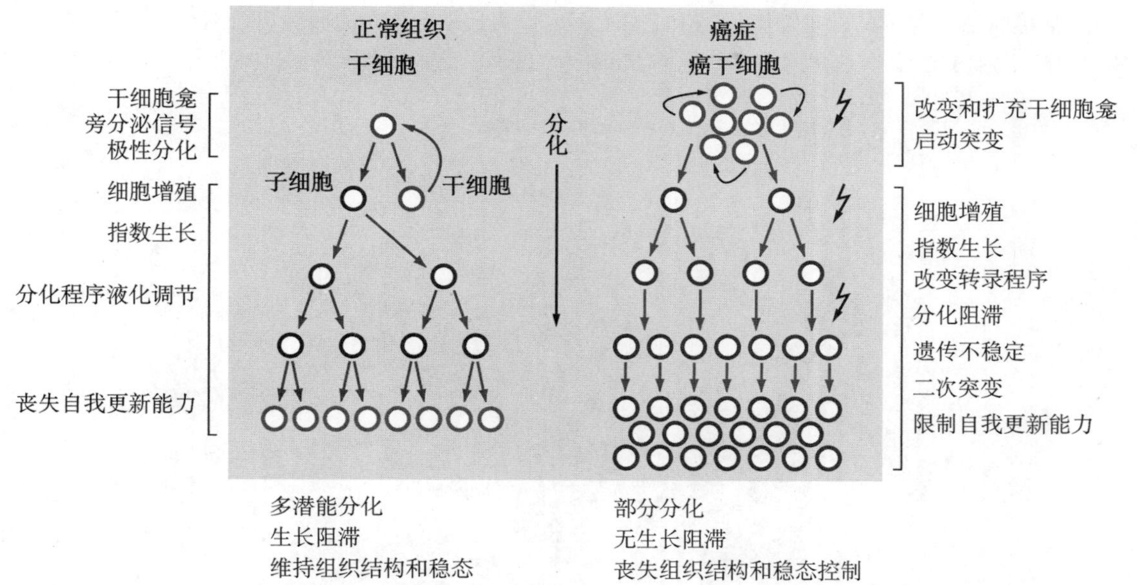

图 25-7　肿瘤干细胞在肿瘤的发生发展以及对抗治疗方面起到至关重要的作用

在正常组织(左侧),干细胞的不对称分裂维持自身平衡,导致分化后一个子细胞分化而另一个细胞保留在干细胞库中。这发生在每一组织的特定位置上,如骨髓破骨细胞和结肠隐窝基底部。当β-连环蛋白和端粒酶上调,干细胞的旁分泌信号(sonic heggehog 或 Notch 配体)会有助于维持干细胞无限的自我更新而防止分化或细胞死亡。某种程度上通过上调转录抑制剂 Bmi-1 和对 p16Ink4a/Arf 和 p53 途径抑制发挥作用。因为一定数量细胞分化子细胞离开干细胞位置并进入增生阶段(被称为传输-扩增),在这个阶段发展程序被激活,最终产生失去增殖潜能的完全分化细胞。细胞更新和死亡相互平均,维持正常平衡。在这样一个分级系统中只有干细胞长期存活。假说认为肿瘤干细胞只是由肿瘤细胞的极小部分组成(0.001%～1%)。这些肿瘤干细胞拥有正常干细胞的若干特点,包括一致的表型,无限自我更新潜力,一定程度的分化能力;然而由于起始突变(闪电标志位置)它们不再受环境信号的调节。干细胞库扩大并快速增殖传代,通过增加突变,获得干细胞的特性,尽管许多细胞群被认为增殖能力有限。分化程序失调归因于致癌信号途径导致的基因转录模式改变。在肿瘤的传输-扩增过程中,当细胞获得伴有转移潜力的恶性表型时基因组的不稳定导致非整倍性和克隆的异质性。肿瘤干细胞假说认为现有治疗只能杀灭大多数肿瘤而不能消灭肿瘤干细胞的观点,继而导致肿瘤再生长,这已经被肿瘤复发和进展的事实所证明。进一步研究确定肿瘤干细胞独特的分子学特点,将是发现新的治疗药物的直接靶点

管形成新毛细血管的能力。血管生成是肿瘤发展过程中一部分,此时在肿瘤环境的作用下促进和对抗血管生成的因子处于有利于血管形成的动态平衡。对于血管形成的刺激包括缺氧、炎症、癌基因遗传损伤,或者改变了肿瘤细胞基因表达的肿瘤抑制基因。血管生成有几个步骤,包括生长因子刺激内皮细胞(ECs)、蛋白酶降解 ECM、ECs 增殖和肿瘤的转移,以及最终形成毛细血管。

肿瘤血管是异常的,它们的结构与血流者是紊乱的。由于血管生成调节因子(如 VEGF 和血管生成素)的不平衡(详见随后讨论),肿瘤血管纡曲扩张管径不均匀,有过多的分支和分流,肿瘤血流是异常的,其中缺氧和酸中毒区域发生了选择性变化,这些变化可抵制由缺氧诱导的凋亡(通常是 p53 缺失引起的)。肿瘤血管壁大量开放,内皮细胞间连接变宽、不连续,或者缺乏基底膜;这都有利于血管通透性增高,同时由于缺乏有功能的瘤内淋巴管,导致肿瘤内间隙压力增加(妨碍了药物进入肿瘤内部,图 25-8、图 25-9 和图 25-10)。同时肿瘤血管缺乏血管周细胞如周皮细胞和平滑肌细胞(组织代谢需要正常血流调节)

与正常血管结构不同的是,肿瘤血管内皮细胞呈非均质排列,肿瘤细胞和内皮细胞嵌合而成;这种肿瘤细胞衍生血管的概念(可能由肿瘤分泌的 ECM 排列)被称为血管拟态。目前不清楚肿瘤细胞是否参与了血管结构的形成,或者是肿瘤细胞在血管内外传

输。但是,前者被一些结肠癌病例证明,血管壁15%的成分是肿瘤细胞。血管生成的内皮细胞不同于正常血管中发现的静止的内皮细胞,这里只有0.01%内皮细胞是分开的。肿瘤血管生成过程中内皮细胞高度增殖并表达一定数量的膜蛋白(活化内皮的特点),包括生长因子受体和黏附分子,如整合素。

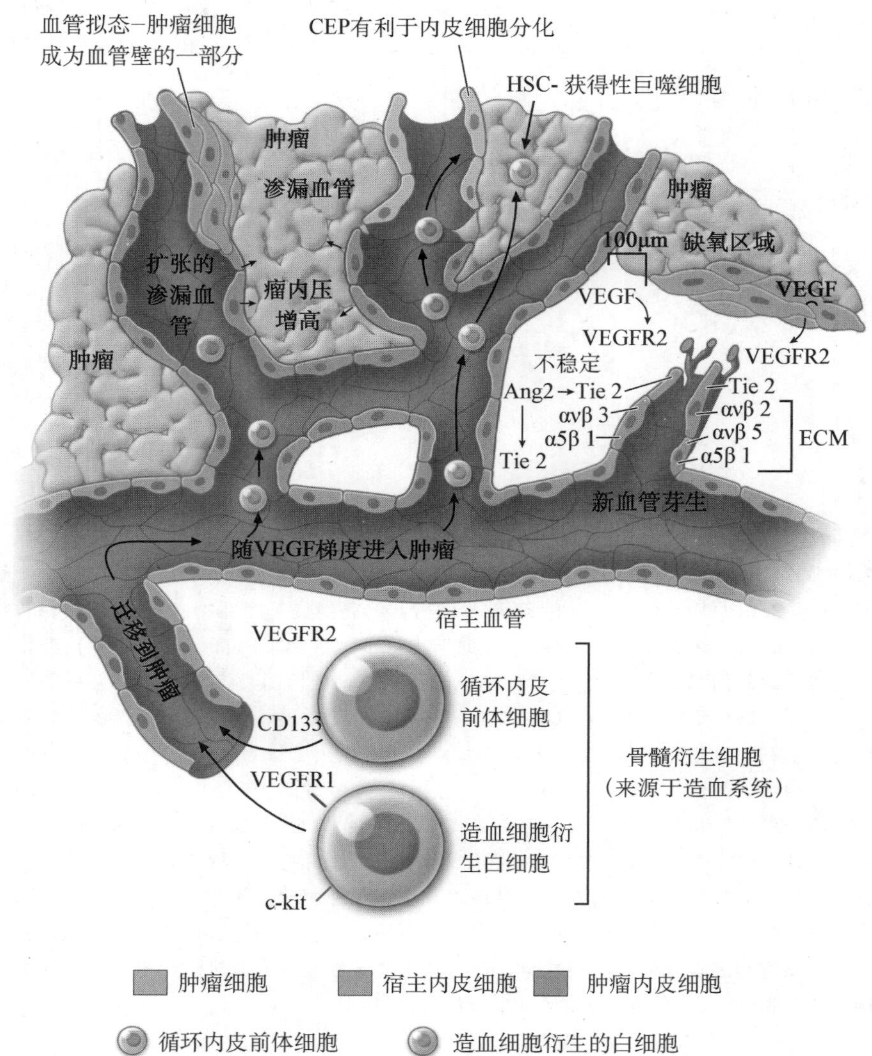

图25-8 肿瘤血管

肿瘤血管生成是包括许多不同细胞类型(对肿瘤微环境信号反应产生增殖、迁移、侵袭和分化)的复杂过程。在各种促血管生成刺激因子(VEGF,成纤维细胞生长因子bFGF,Ang2和其他)作用下,内皮细胞从宿主血管芽生。芽生由VEGF/VEGFR2,Ang2/Tie-2和整合素-血管外基质(ECM)交互作用刺激产生。骨髓衍生循环内皮前体细胞(CEPs)对VEGF产生反应,迁移到肿瘤所在位置并分化成ECs,同时造血干细胞分化成白细胞(包括分泌血管生长因子)肿瘤相关巨噬细胞、产生重塑ECM的MMPs以及释放结合的生长因子。肿瘤细胞自身能直接形成部分肿瘤血管。血管的形成是偶然产生的:血管纡曲、粗大,高渗透性并随机形成分支。这导致肿瘤内部血流不均衡伴有区域性的酸中毒和缺氧(刺激血管因子释放)和瘤内高压,这也限制了治疗药物的转运

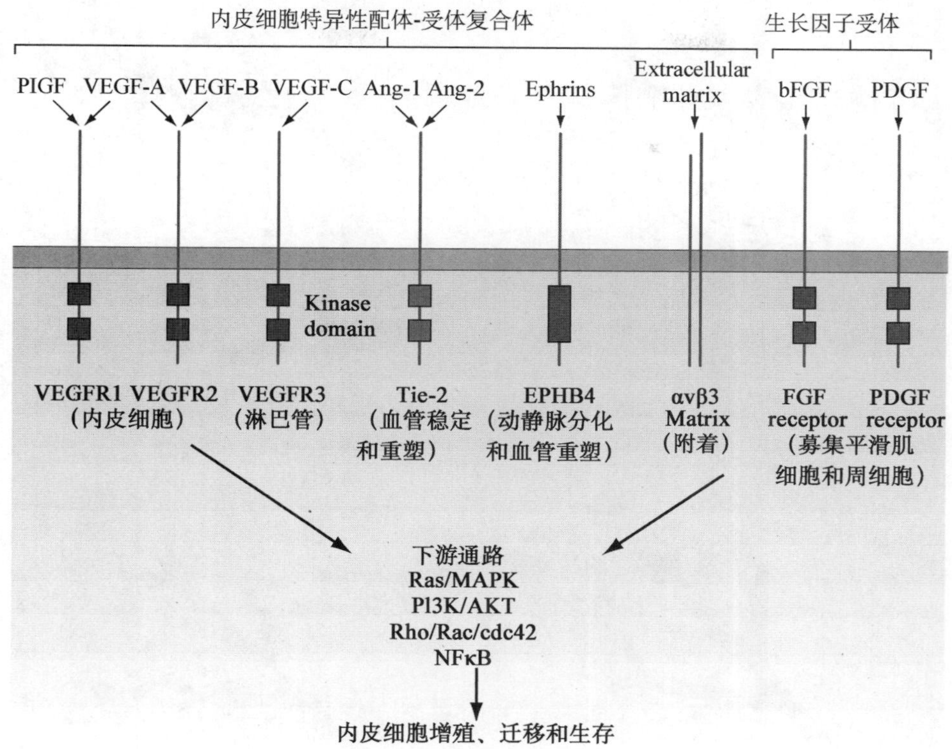

图 25-9　内皮细胞生物学的关键分子因素

生成血管的内皮组织表达许多休眠内皮细胞上没有发现的受体。这包括受体酪氨酸激酶(RTKs)和整合素(结合 ECM,调节内皮细胞黏附、转移和浸润)。ECs 也表达 RTK(成纤维细胞生长因子 FGF 和 PDGFR)。增殖、迁移和提高内皮细胞生存能力的重要功能被 RTK 激活,同时血管周细胞和循环血液中的内皮前体细胞以及造血干细胞募集并调节肿瘤。细胞内信号通过 EC 特异 RTK 分子途径,这可能成为未来抗血管生成治疗的靶点

肿瘤血管形成机制

肿瘤为了形成血管,利用许多机制促进血管化和破坏正常血管生成过程(图 25-8)。原发和转移灶肿瘤细胞有时接近宿主血管并在周围生长。然而,更多的肿瘤血管通过芽生方式产生,在此过程中肿瘤分泌营养血管生成因子,最有效的是 VEGF,它诱导宿主 ECs 增殖并迁移到肿瘤。正常和病理状态下血管芽生被 3 个跨膜受体酪氨酸酶(RTKs)家族调节,RTKs 在 ECs 和它们的配体(VEGFs、血管生成素、ephrins)上表达(图 25-9)。而这些由肿瘤细胞、炎细胞或肿瘤微环境的基质细胞产生。

当肿瘤细胞产生并转移到无血管区域,它们增长程度受限于缺氧和营养缺乏。缺氧(关键的肿瘤血管生成调节因子)通过常氧状态下稳定的过程引起编码 VEGF 基因的转录诱导,并被包括 HIF-1α 稳定性过程引发。HIF-1α 通过蛋白酶体介导的损伤维持自身低水平,这种损伤由 VHL 肿瘤抑制因子位点编码的泛素 E3 连接酶调节。然而缺氧条件下 HIF-1α 没有羧基化,也没有 VHL 结合;因此,HIF-1 水平增加,靶基因(VEGF,NO 合酶和 Ang2)被诱导。当 VHL 缺失发生在家族或散发的肾细胞癌时导致 HIF-1α 稳定和 VEGF 诱导。许多肿瘤因为缺血而存在缺氧区域,在这些区域肿瘤细胞高表达 HIF-1α,在缺失 VHL 的肾细胞癌,所有的肿瘤细胞高表达 HIF-1α,VEGF 诱导血管生成导致较高的微血管密度。

VEGF 和其受体是胚胎血管,正常(损伤、黄体生成素生成)及病理血管生成(肿瘤血管生成、炎症情况如风湿性关节炎)所必需的。VEGF-A 是一种肝素结合糖蛋白,至少有 4 种亚型(剪接体),它们通

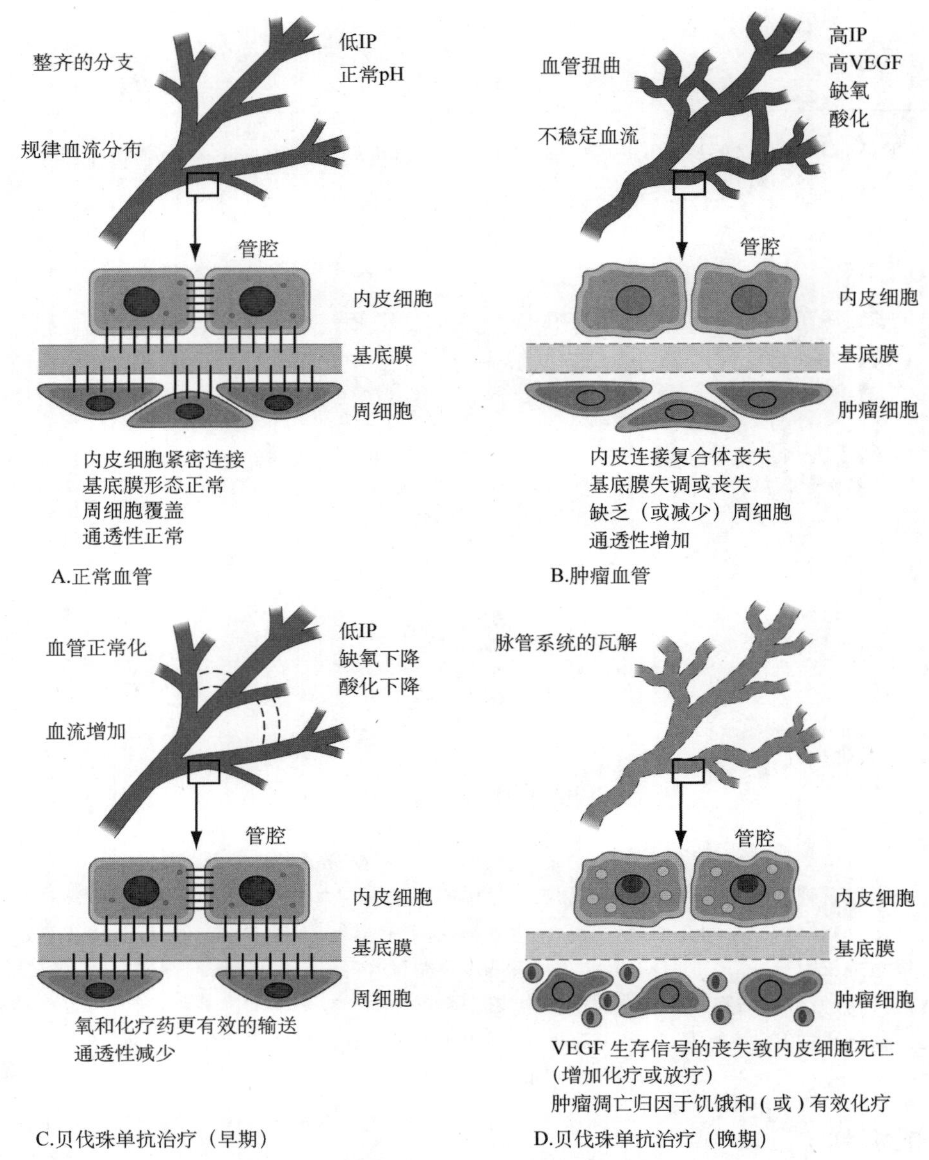

图 25-10 VEGF 信号抑制导致肿瘤血管的常态化

A. 正常组织中的血管表现出规律的分层分支，这将血液以空间性和实效性的有效方式输送入组织以适应代谢需要(上)。微观水平，ECs 间维持紧密的连接，这可以黏附在较厚和均匀分布的基底膜(BM)。周皮细胞形成的周围层为 EC 提供营养并帮助维持合适的血管状态。血管通透性被调节、组织液压力低，血氧分压和 pH 处于生理状态。B. 肿瘤存在异常的血管：血管纡曲扩张，不规律的交通分支导致血流不稳定，并伴有区域的血氧不足和酸中毒。恶劣的环境选择性遗传反应结果导致肿瘤耐药变异，如 p53 丢失。高水平的 VEGF(肿瘤细胞分泌)通过 src 介导蛋白(connexin 43，zonula occludens-1、VE-钙黏素和 α/β 连环蛋白)磷酸化破坏 EC 的缝隙连接，紧密连接和黏附连接。肿瘤血管细小，不规则 BM，周皮细胞稀疏和缺失。同时分子异常机制导致血浆大分子通透，肿瘤间隙压力升高，阻止了药物进入肿瘤细胞。随着暴露于 BM 位置的血小板的活化和结合，VEGF 释放和微血栓形成导致更为异常的血流状况和局域性缺血缺氧。C. 试验系统中，贝伐珠单抗的治疗和抑制 VEGFR2 抗体导致肿瘤血管变化称为血管常态化。治疗的第 1 周，异常血管消失和剪切(虚线)留下正常血管分支。ECs 部分又恢复原有特点：细胞间连接，黏附到正常 BM 和周皮细胞覆盖。这些变化引起血管通透性下降，内压力下降和肿瘤内血流短暂性增加。注意：在老鼠模型这种正常过程只持续 5～6d。持续抗 VEGF/VEGFR 治疗后(经常联合化疗和放疗)，ECs 死亡，导致肿瘤死亡(归因于化疗直接结果或是缺乏血流)

过结合 RTKs、VEGFR1 和 VEGFR2 调节血管形成，这些受体表达在除了造血细胞亚型外所有的血管内皮细胞(ECs)(图 25-8)。VEGFR2 调节血管内皮细胞增殖、迁移和生长，ECs 中 VEGFR1 可能发挥着 VEGFR2 的拮抗剂的作用，并在胚胎发育阶段对于成血管细胞的分化很重要。肿瘤血管生成和存活可能比正常 ECs 更依赖于 VEGFR 信号。VEGF 信号是血管生成重要的起始因子，是一个被附加的信号途经调解的复杂过程(图 25-9)。血管生成素 Ang1 由基质细胞产生，与 EC RTK Tie2 结合，促进 ECs 与细胞外基质，ECs 与血管周细胞的交互作用(如周细胞和平滑肌细胞)进而形成紧密无渗漏的血管。PDGF 和碱性成纤维细胞生长因子(bFGF)有助于募集血管周细胞。Ang1 是维持成熟血管静止和稳定性所必需的，并防止 VEGF 和炎症因子诱导的血管通透性增加。

肿瘤细胞衍生 VEGF 导致宿主血管芽生，这种依赖 Ang1/Tie2 路径稳定性易受干扰；并且发生在血管内皮细胞进行活化重塑的 ECs 分泌 Ang2 过程中。Ang2 结合 Tie2 是 Ang1 活化的竞争性抑制剂，在 Ang2 影响下，先存在的血管变得对重塑信号敏感，ECs 与基质细胞黏附减少，与血管周细胞关系密切并对 VEGF 反应敏感。因此，Ang2 对于肿瘤血管早期是必需的，这是因为宿主 ECs 不稳定性血管系统对血管生成信号较敏感。因为肿瘤 ECs 被 Ang2 抑制，失去 Ang1-Tie2 交互作用支持的稳定性，肿瘤血管渗透性高、易出血，与潜在的基质细胞联系不密切。芽生的肿瘤 ECs 高表达跨膜蛋白 ephrin-B2 及其受体，RTK EPH。在血管重塑过程中 RTK EPH 信号与血管生成素协同工作。胚胎发育过程中，EPH 受体在原生静脉血管内皮表达，而跨膜配体 ephrin-B2 在原生动脉内皮细胞表达，这种互动表达调节着细胞分化和血管结构。

许多普遍表达的分子在正常和病理血管生成过程中均起着重要作用。基质细胞和炎性细胞分泌的促血管生成细胞因子、趋化因子和生长因子对于新血管生成也起着重要作用，包括 bFGF、TGF-α、TNF-α、IL-8。相对于正常内皮细胞，血管生成内皮细胞过表达特异的细胞外基质结合蛋白(调节血管内皮细胞黏附、迁移和存活)整合素家族成员。特别是整合素 $\alpha v\beta_3$、$\alpha v\beta_5$、$\alpha 5\beta_1$ 的表达，它们调节 ECs 扩散和转移，并且是 VEGF 和 bFGF 诱导的血管生成过中所必需的，反过来它们又上调 EC 整合素的表达。在质膜整合素 $\alpha v\beta_3$ 与 VEGFR2 物理性关联，并从每一受体作用促进信号转录，进而促进 EC 增殖(通过黏着斑激酶、src、PI3K 和其他途径)和生存(通过限制 p53 和增加 Bcl-2/Bax 表达率)。另外，$\alpha v\beta_3$ 与 MMPs 及锌必需蛋白酶(可以裂解 ECM 蛋白)形成细胞表面复合物，导致 EC 转移性增强并释放肝素结合生长因子，包括 VEGF 和 bFGF。EC 黏附分子被上调(VEGF、TGFα)或下调(TGFα)；这些分子机制与紊乱的血流一起可以解释肿瘤血管内白细胞内皮的交互作用，并有助于肿瘤细胞逃避免疫监视。

宿主骨髓定向造血干细胞衍生细胞在特定过程中有助于肿瘤血管生成，这个过程与肿瘤细胞及周围基质分泌 VEGF 和 PIGF 相联系。VEGF 促进循环内皮细胞前体细胞(CEPs)和造血干细胞(HSCs)移动并募集到肿瘤，并在新血管形成过程中共聚集和协同合作。CEPs 表达 VEGFR2，HSCs 表达 VEGFR1(VEGF 和 P1GF 受体)。CEPs 和 HSCs 来源于正常的前体细胞(成血管细胞)。CEPs 分化成 ECs，然而 HSC 衍生细胞的作用(肿瘤相关巨噬细胞)可能分泌 ECs(VEGF、bFGF、血管生成素)芽生和稳定所需要的血管生成因子，并活化 MMPs，导致 ECM 重塑和生长因子释放。在老鼠肿瘤模型和人类癌症循环系统中发现增加的 CEPs 和表达 VEGFR 亚型的 HSCs，这可能与血浆中 VEGF 水平升高有关。尚不清楚这些细胞水平是否拥有预后评估价值，或者治疗过程中的变化与肿瘤血管生抑制相关。是否 CEPs 和 HSCs(表达 VEGFR1)与维持稳定肿瘤血管长期完整性相关，目前尚不清楚。

除了血管肿瘤中还存在淋巴管。肿瘤淋巴管的发展与 VECFR3 和其配体 VEGF-C 及 VEGFD 有关。这些淋巴管的作用与肿瘤细胞的区域淋巴结转移有关，因此，正如早期讨论的，肿瘤内的间隙压力高而许多淋巴管处于收缩和无功能状态。然而 VEGF-C 水平与肺、前列腺及结肠癌的区域淋巴结转移显著有关。

抗血管生成治疗

组成肿瘤血管的 ECs 遗传学稳定，并不会和肿瘤细胞一起发生遗传变化；因此 EC 凋亡途径也是稳定的。肿瘤血管 EC 为许多肿瘤细胞提供营养，虽然大量外在血管生成刺激能促使肿瘤血管生成，实验数据显示至少在一些肿瘤类型，抑制生长因子(VEGF)能够抑制肿瘤诱导的血管生长。靶向关键分子途径的血管生成抑制剂功能包括：EC增殖、转移和(或)存活，其中许多对于活化肿瘤内皮细胞是唯一的。生长因子抑制剂和依赖信号途径的黏附能诱导EC凋亡，同时抑制肿瘤生长。不同肿瘤类型拥有不同的分子机制来启动血管生成程序。因此，单一抗血管新生的策略就足够治疗所有的人类癌症值得怀疑；因此，需要多种药物，每一种都对不同的抗血管生成过程起作用，并应用于不同的肿瘤。

贝伐珠单抗(VEGF抗体)表现出肿瘤化疗过程中的增强效果。因为缺乏单药抗肿瘤的活性，使用VEGF受体干预措施(针对系统治疗后局部产生的VEGF)并不是有效的治疗。贝伐珠单抗能够增强直肠癌化疗效果，而治疗其他肿瘤的临床试验正在进行中。

每2～3周静脉给予贝伐珠单抗(半衰期接近20d)，通常会有较好的耐受性。高血压是多数应用VEGF受体抑制剂常见症状，但仅有10%患者需要应用降压药，而且几乎很少需要停止治疗。高血压产生的机制可能由于贝伐单抗诱导血管产生一氧化氮降低，进而导致血管收缩血压增加有关。贝伐珠单抗罕见而严重的不良反应包括增加动脉栓塞(脑卒中和心肌梗死)风险，通常这些情况发生在大于65岁并有心血管病病史的老年患者。出血风险增加易发生于肺癌患者(鳞癌和接近主要纵隔血管的较大的中心性肿瘤)。鳞状细胞癌用贝伐单抗的治疗导致伴有肿瘤空洞血管破裂和大咯血。这种潜在的致命不良反应反映出鳞状细胞癌增加化疗可能提高贝伐单抗活性。其他严重并发症包括肠穿孔(1%～3%)主要发生于结肠癌和卵巢癌。

贝伐单抗应用经验表明，VEGF路径抑制剂联合作用于肿瘤细胞的药物将非常有效。这也表现在靶向VEGF受体酪氨酸激酶活化的小分子抑制药的发展上，这些药物也抑制肿瘤细胞表达的其他激酶，并对细胞增殖存活非常重要。舒尼替尼FDA批准用于治疗GIST，见表25-2。直接作用于突变的c-kit受体，但是也靶向VEGFR和PDGFR在治疗转移性肾癌中表现出显著的抗肿瘤活性。相似的，索拉非尼是作为Raf激酶抑制剂发展而来，但是其有效的抗VEGF和PDGF受体活性作用，延长了RCC的无进展生存。这样靶向血管生成和肿瘤特异性信号通路药物会非常有效的对抗更多的肿瘤。值得注意的是RCC和GIST高度依赖单信号途径(VEGF和c-Kit)，然而大多数实体瘤利用更为全面的增殖和存活相互连通的途径，这些途径多而复杂，并且似乎很少对单药有效。

靶向肿瘤血管生成的成功，使得对靶向其他血管生成过程药物发展有了信心，这些治疗方法列举在图25-11。

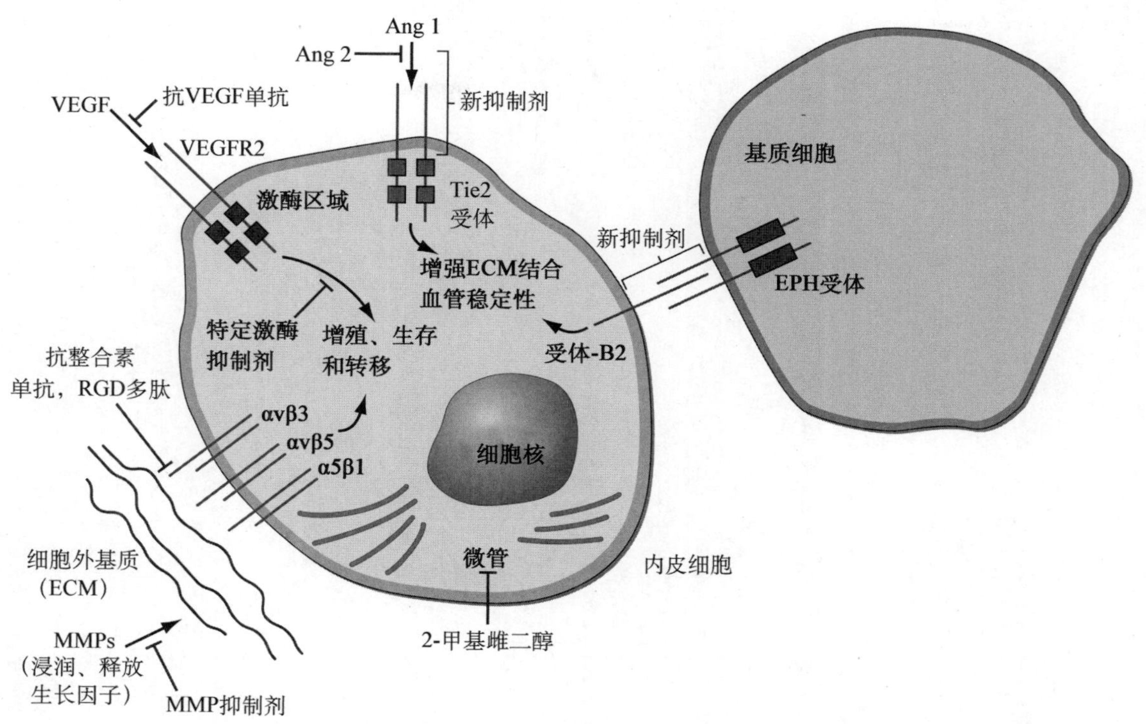

图 25-11　调控肿瘤血管生成的分子机制导致大量的抑制肿瘤血管形成治疗策略产生

靶向 VEGF 的成功治疗已经在文中说明。其他内皮细胞特异性受体酪氨酸激酶途径(举例，angiopoietin/Tie2 和 ephrin/EPH)是未来靶向治疗方向。整合素 $\alpha v\beta_3$ 结扎是细胞存活所必需。EC 转移也需要整合素，整合素是重要的 MMP 活性调节因子，调节血管内皮细胞通过细胞外基质，而且绑定生长因子释放。靶向整合素药物包括抑制抗体，整合素信号小多肽抑制剂和包含 arg-gly-asp 多肽(能抑制整合素-ECM 结合)的发展。来源于正常蛋白溶蛋白性裂解产生的多肽包括内皮抑素和肿瘤抑素，其通过干预整合素功能机制抑制肿瘤血管生成。肿瘤细胞信号传导途径异常间接调节 EC 功能。表皮生长因子(EGF)家族受体抑制剂，它的信号活性在许多肿瘤上调(乳腺癌、结肠癌、肺癌)，导致 VEGF 和 IL-8 下调，但是增加了血小板反应蛋白-1(抗血管生成蛋白)表达。Ras/MAPK、PI3K/Akt 和 Src 激酶途径组成了重要的抗肿瘤靶点，这些靶点调节肿瘤衍生 EC 增殖和存活。EC 在正常组织细胞表面表达组织特异性血管地址素的发现，表明靶向特异 EC 亚型成为可能

总结

对于肿瘤细胞生物学，转移和血管生成开辟了全新的合理的肿瘤靶向治疗新时代；而且个体化肿瘤(特异基因突变、基因表达图谱、microRNA 表达)特异分子因子检测已经越来越清楚，并能够用于制定治疗方案，发挥最大的抗肿瘤作用。

致谢

Robert G. Fenton 捐献本章作为 Harrison 的内科原则和进行优先出版。来源于前面章节的重要部分已经包括在内。

(杨　谨　吕　萌　王　欣　译)

第八部分　癌症预防和治疗的原则

第 26 章

Chapter 26

癌症治疗策略

Dan L. Longo

目前应用如外科手术、放疗、化疗和生物治疗等手段可使将近 2/3 的癌症病人获得治愈。然而，被确诊为癌症的病人如同经受着人生中最具创伤性的事件。独立于预后，癌症的诊断会引起病人的自我形象、家庭和工作角色的改变。虽然，初次被诊断为胰腺癌与主动脉狭窄并第一次出现心力衰竭症状的患者其预后相同(中位生存期约 8 个月)，然而，心脏病患者作为一个未损的个体，仅仅是心功能异常，仍然保持着自我形象；相反，诊断为胰腺癌的病人完全改变了自我形象，被家人或任何知道诊断的人视为不同于常人。病灶会攻击癌症病人身体的任何部位。发生每一处疼痛都让人绝望。相对于互相协调的细胞和器官而言，恶性肿瘤是一个异类。通常，多细胞器官的各细胞之间按照特定的程序相互协调。许多疾病的发生是由于特定的细胞不能发挥原来指定的功能，癌症的发生由此会更近一步，不仅肿瘤细胞不能维持其特定功能，而且会攻击自身正常细胞。癌细胞在进化的演进过程中通过突变和自然选择的方式比正常细胞获得更多的优势从而得以生存。癌细胞这种变异行为的一种结果就是使癌症病人觉得其身体背叛了自己。癌症病人觉得不仅是身体的某部分，而是整个个体都是病态的。

问题的严重性

由于美国没有癌症的登记，癌症发病率是按国立研究所建立的监测、流行病学、最终结果数据库来估算的，该数据库是将美国 9 个地区的癌症发病率和死亡率统计制表建立而成的，根据人口普查局结果，这些地区人口数占美国总人口的 10%。在 2010 年，有 153 万例新发恶性肿瘤病例(男性 789 620 例、女性 739 940 例)，并且 569 490 例(男性 299 200 例、女性 270 290 例)死于癌症。按照性别区分，不同部位恶性肿瘤的发病率和死亡率见表 26-1。癌症发生率从 1992 年每年约下降 2%。

表 26-1　2010 年癌症发病率和死亡率分布

男性			女性		
部位	%	数量	部位	%	数量
癌症发病率					
前列腺癌	28	217 730	乳腺癌	28	207 090
肺癌	15	116 750	肺癌	14	105 770
结直肠癌	9	72 090	结直肠癌	10	70 480
膀胱癌	7	52 760	子宫内膜癌	6	43 470
黑色素瘤	5	38 870	甲状腺癌	5	33 930
淋巴瘤	4	35 380	淋巴瘤	4	30 160
肾癌	4	35 370	黑色素瘤	4	29 260
口腔癌	3	25 420	肾癌	3	22 870
白血病	3	24 690	卵巢癌	3	21 880
胰腺癌	3	21 370	胰腺癌	3	21 770

续表

男性			女性		
部位	%	数量	部位	%	数量
其他	19	149 290	其他	20	153 260
合计	100	739 940	合计	100	739 940
癌症死亡率					
肺癌	29	86 220	肺癌	26	71 080
前列腺癌	11	32 050	乳腺癌	15	39 840
结直肠癌	9	26 580	结直肠癌	9	24 790
胰腺癌	6	18 770	胰腺癌	7	18 030
肝癌	4	12 720	卵巢癌	5	13 850
白血病	4	12 660	淋巴瘤	4	9500
食管癌	4	11 650	白血病	3	9180
淋巴瘤	4	10 710	子宫内膜癌	3	7950
膀胱癌	3	10 410	肝癌	2	6190
肾癌	3	8210	中枢神经系统	2	5720
其他	23	69 220	其他	24	64 160
合计	100	299 200	合计	100	270 290

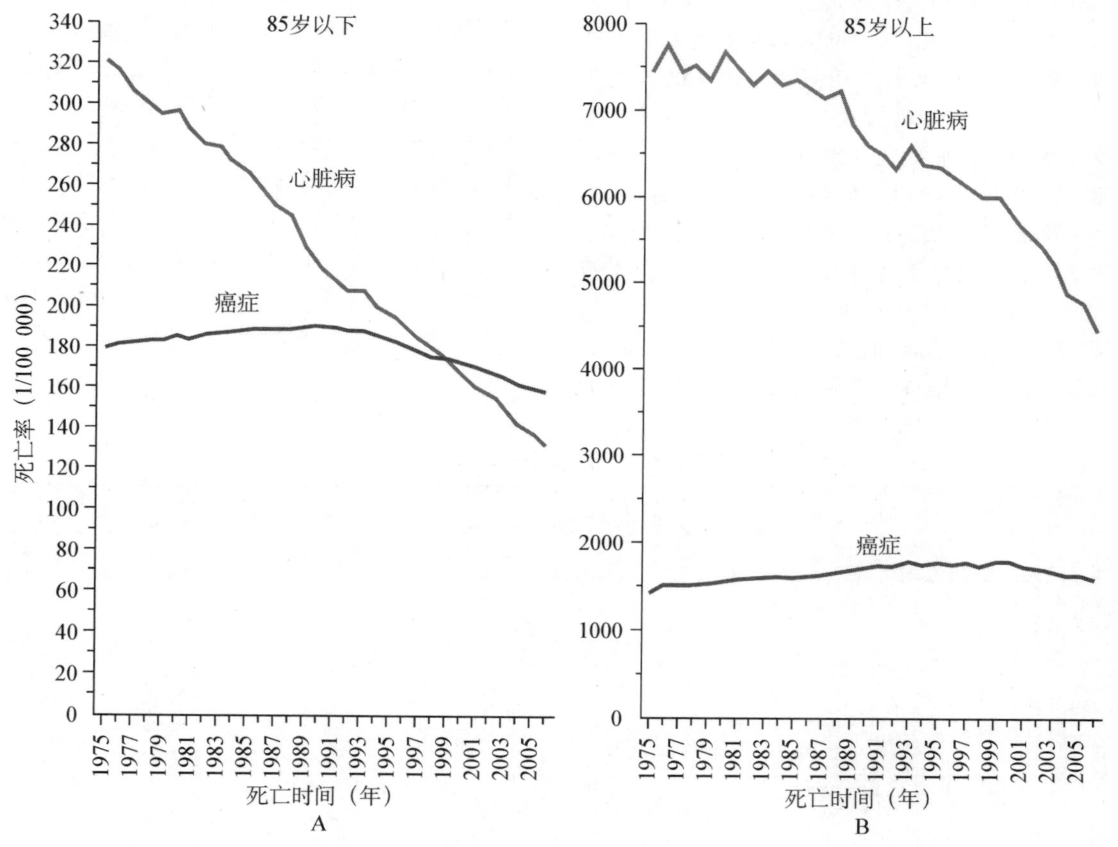

图 26-1 85 岁上下的人群心脏病和癌症的死亡率

A. 85 岁以下人群癌症死亡率超过心脏病成为首要死因；B. 85 岁以上人群心脏病是最主要的死因

年龄是所有肿瘤最重要的危险因素，2/3 的病例年龄都大于 65 岁。不同部位的癌症发病率在年龄的第 3、第 4 和第 5 阶段逐渐增加。在出生到 39 岁之间，1/70 男性和 1/48 女性会患癌症；在 40～59 岁，1/12 男性和 1/11 女性会患癌；在 60～79 岁，1/3 男性和 1/5 女性会发生癌症。总体而言，男性一生某个时段发生恶性肿瘤的风险是 44%，女性是 38%。

癌症是仅次于心脏病的第二死因。从 1950 年开始美国心脏病死亡率已经下降了 45%，并且还会继续下降。目前癌症已超过心脏病成为年龄低于 85 岁以下人群的首要死因(图 26-1)。经过了 70 年的增长，癌症死亡率逐年增加。在 1990－1991 年开始下降(图 26-2)；1990－2006 年，癌症死亡率男性降低了 21%，女性降低了 12.3%。各类人口五大主要癌症死亡率见表 26-2。患癌症的白种人 5 年生存率从 1960－1963 年的 39%升高到 1999－2005 年的 69%。对于黑种人而言，癌症更具致死性，在 1999－2005 年其 5 年生存率为 59%。癌症发病率和死亡率在不同种族间存在差异(表 26-3，图 26-3)，这种差异的原因不明。

表 26-2　根据年龄和性别 2007 年因癌症死亡的 5 种主要原发癌

排名	性别和年龄						
		全年龄段	20 岁以下	20～39 岁	40～59 岁	60～79 岁	>80 岁
1	男性	肺癌	白血病	白血病	肺癌	肺癌	肺癌
	女性	肺癌	白血病	乳腺癌	乳腺癌	肺癌	肺癌
2	男性	前列腺癌	中枢神经系统肿瘤	中枢神经系统肿瘤	结直肠癌	结直肠癌	前列腺癌
	女性	乳腺癌	中枢神经系统肿瘤	宫颈癌	肺癌	乳腺癌	结直肠癌
3	男性	结直肠癌	骨肉瘤	结直肠癌	肝癌	前列腺癌	结直肠癌
	女性	结直肠癌	子宫内膜癌	白血病	结直肠癌	结直肠癌	乳腺癌
4	男性	胰腺癌	内分泌系统癌	淋巴瘤	胰腺癌	胰腺癌	膀胱癌
	女性	胰腺癌	骨肉瘤	结直肠癌	卵巢癌	胰腺癌	胰腺癌
5	男性	白血病	软组织肉瘤	肺癌	食管癌	食管癌	胰腺癌
	女性	卵巢癌	软组织肉瘤	中枢神经系统肿瘤	胰腺癌	卵巢癌	淋巴瘤

表 26-3　2000－2006 年美国不同人种和种族的癌症发病率和死亡率

部位		白种人	黑种人	亚洲/太平洋岛民	美国印第安人	西班牙裔人
每 100 000 人口发病率						
总共	男性	550.1	629.8	334.5	318.4	430.3
	女性	420	389.5	276.3	265.1	326.8
乳腺癌		123.5	113.5	81.6	67.2	90.2
结直肠癌	男性	58.2	68.4	44.1	38.1	50
	女性	42.6	51.7	33.1	30.7	35.1
肾癌	男性	19.7	20.6	9	16.6	18.2
	女性	10.3	10.6	4.5	10.6	10.3
肝癌	男性	8	12.5	21.4	8.9	15.9
	女性	2.8	3.8	8.1	4.6	6.2
肺癌	男性	85.9	104.8	50.6	57.9	49.2
	女性	57.1	50.7	27.6	41.3	26.5
前列腺癌		146.3	231.9	82.3	82.7	131.1

续表

部位		白种人	黑种人	亚洲/太平洋岛民	美国印第安人	西班牙裔人
每 100 000 人口死亡率						
总共	男性	226.7	304.2	135.4	183.3	154.8
	女性	157.3	183.7	95.1	140.1	103.9
乳腺癌		23.9	33	12.5	17.6	15.5
结直肠癌	男性	21.4	31.4	13.8	20	16.2
	女性	14.9	21.6	10	13.7	10.7
肾癌	男性	6.1	6	2.4	9	5.2
	女性	2.8	2.7	1.2	4.2	2.4
肝癌	男性	6.8	10.8	15	10.3	11.2
	女性	2.9	3.9	6.6	6.5	5.1
肺癌	男性	69.9	90.1	36.9	48	33.9
	女性	41.9	40	18.2	33.5	14.5
前列腺癌		23.6	56.3	10.6	20	19.6

全球癌症情况

2002 年全球估计有 1100 万新发癌症病例，700 万人死亡，其中亚洲约 45%、欧洲 24%、北美洲 14.5%、中南美洲 7.1%、非洲 6%、澳大利亚和新西兰 1%(表 26-3)。肺癌在全球是最常见的癌症，也是最主要的癌症死因。肺癌的发病率是存在差异的，非洲女性发病率仅为 2/100 000，北美男性发病率却是 61/100 000。虽然乳腺癌是全球第二常见的癌症，但其死亡率排第 5 位，紧跟肺癌、胃癌、肝癌、结直肠癌。8 种最常见的肿瘤中肺癌(2 倍)、乳腺癌(3 倍)、前列腺癌(2.5 倍)、结直肠癌(3 倍)，在发达国家比欠发达国家更为常见，相反在欠发达国家肝癌(2 倍)、宫颈癌(2 倍)、食管癌(2～3 倍)更加常见。胃癌发病率在发达国家和欠发达国家间相近，但其在亚洲较北美和非洲更加常见。非洲最常见的癌症分别是宫颈癌、乳腺癌和肝癌。在导致全球 1/3 癌症的所有因素中，估计有 9 个可改变的危险因素：吸烟、饮酒、肥胖、缺乏锻炼、低摄入水果蔬菜、不安全性交、空气污染、家庭燃料烟雾及不洁注射。

癌症病人的管理

通过各系统查体和病史采集可得到病人的重要信息，症状的持续时间反映出癌症的慢性特点。既往史能向医生提示患者潜在疾病的存在，这些疾病能影响治疗手段的选择及治疗不良反应。个人史可显示出对致癌剂和不良习惯的职业暴露情况，如吸烟或饮酒，这些均能影响病程及治疗。通过询问家族史可发现潜在的家族癌症遗传倾向并提示有无需要检测和预防病患的后代。系统回顾能提示癌症转移的早期症状或副肿瘤综合征。

癌症的诊断

癌症诊断最可靠的手段是组织活检，没有活检不应该做出癌症的诊断；界定病变为恶性肿瘤有必要做侵入性检查。尽管临床上少数情况(如甲状腺结节)，可使用针吸活检术，但通常情况下癌症诊断需要合适的组织活检，使其可以评估组织分化、分级、侵袭情况，并且可获得进一步分子诊断信息如界定特异性癌症的细胞内蛋白或表面标记的表达，或者是分子标记就如伯基特淋巴瘤染色体 t(8;14)异位。越来越多证据揭示出特定基因的表达和癌症诊断及治疗反应的关系(详见第 24 章和第 25 章)。

偶尔，患者会以转移病灶为初发表现，通过活检确诊为恶性肿瘤，但没有明显的原发灶。应尽最大努力通过患者年龄、性别、个人及家族史、病灶部位、组织学类型及肿瘤标志物去明确原发灶。特别应关注于清除那些可治疗的病因(详见第 47 章)。

一旦被确诊为癌症，病人的管理就需要多学科协作，这包括初级保健医生、肿瘤内科、肿瘤外科、放疗科医生、肿瘤专业护士、药剂师、社会工作者、康复医学专家、其他相关专业及病人和家庭的共同协作。

确定癌症的严重程度和预后

在患者被确诊为癌症并知情后，其管理的首要工作就是确定癌症的严重程度。通常肿瘤治愈的可

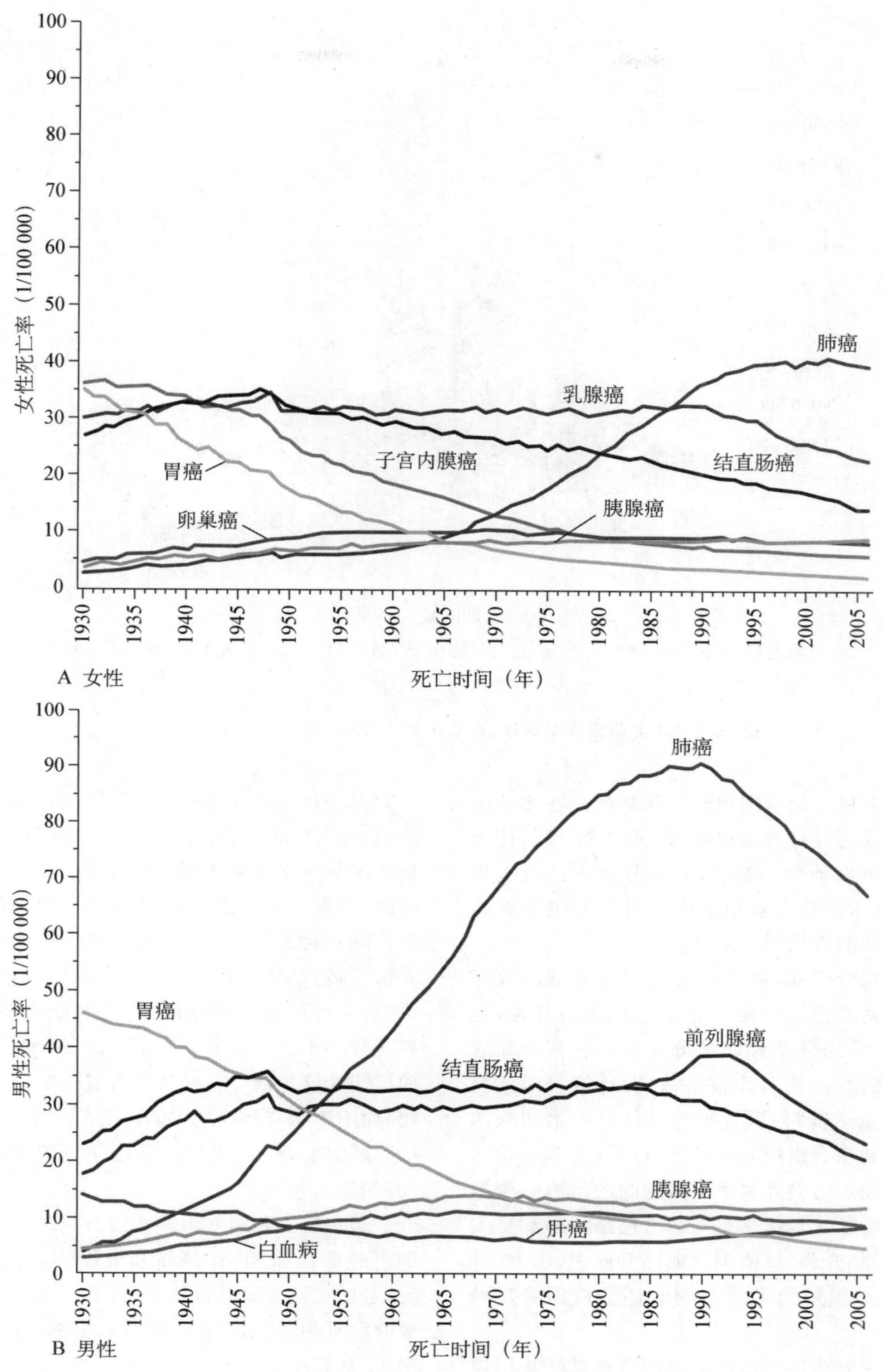

图 26-2　1930－2006 年美国男女不同部位癌症死亡率 65 年间的变化趋势

其死亡率根据 2000 年美国标准人口按年龄调整

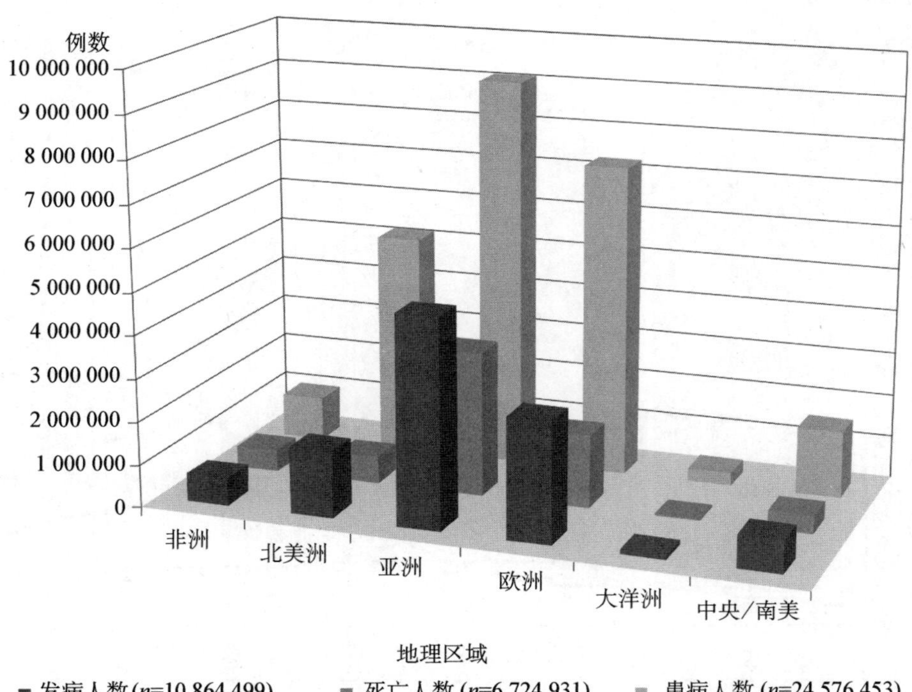

图 26-3 年全球癌症发病率、死亡率和 1995－2001 年的 5 年患病率

能性与瘤负荷成反比。理想的情况是肿瘤在症状出现前就确诊或通过筛查发现的(详见第 27 章),这类病人大部分可以治愈。然而,大部分病人已表现为癌症相关症状,这些症状由肿瘤本身引起也可能是由肿瘤分泌的激素或因子所致。

对于大部分癌症,通过许多无创和有创的诊疗手段可以评估其严重程度。这个途径称为分期,包括两种分期:临床分期和病理分期。前者基于临床查体、放射线检查、放射性核素扫描、计算机断层扫描或其他影像学资料;后者是通过外科手术切除的区域淋巴结和癌旁组织及病灶器官的视诊和活检考虑。病理分期需活检外科手术时切除的所有病变组织。这些外科手术包括从单纯的淋巴结活检到更大范围的切除,如开胸、纵隔镜检或是开腹术。在外科分离或确定原发病灶切除范围时还会应用到外科分期。

了解特定肿瘤常见的局部浸润或远处转移部位有利于直接评估癌症分期。

从癌症的分期获得的信息能明确其严重程度,如是病灶局限,或原发器官区域扩散,或者是远处转移。使用最为广泛的分期系统是由国际抗癌联盟(NCCN)和美国联合抗癌委员会(AJCC)编撰的 TNM(肿瘤、淋巴结、远处转移)分期系统。TNM 分期系统是建立在解剖学基础上的,它是这样分类肿瘤的:根据原发肿瘤的病变大小(T1～T4,数字越大,肿瘤越大)、有无淋巴结浸润(N0 无,N1 有)、有无远处转移(M0 无 M1 有)。通过不同 T、N、M 分值(有时包括组织学级别 G)产生分期,通常标记为罗马数字Ⅰ～Ⅳ。分期级别越高,瘤负荷越大,治愈的可能性就越低。某些肿瘤有其他的解剖学分期系统,如用于结直肠癌的 Dukes 分期,用于妇科癌症的国际联盟妇产科分期系统,用于淋巴瘤的 Ann Arbor 分期系统。

某些特定肿瘤就不能按照解剖来分期。如造血细胞肿瘤白血病、骨髓瘤和淋巴瘤,与实体肿瘤不同,它们在发现时就已播撒,进展表现不同。对于这类肿瘤可用其他的预后因子来鉴别(详见第 14 章、第 15 章和第 17 章)。

治疗的结局除瘤负荷以外,患者的身体状况是第二个决定因素。在发展为癌症前,卧床不起的病人比那些完全有活动能力的病人预后更差。病人的体力储备决定了如何抗衡来自癌症本身及治疗的损伤。体力因素不能直接评估，可以用评估体力储备的分数来代替，如病人的年龄或卡式评分(KPS 见表 26-4)、ECOG 状态(表 26-5)、老年人，KPS 评分<70 或 ECOG 状态≥3 预后较差，除非病人的体力状态是可逆的。

越来越多的研究表明，肿瘤的生物学特点和预后有关。表达特定的癌基因、耐药基因、凋亡相关基因、转移相关基因可影响治疗的反应和预后，存在特定的细胞遗传异常可影响病人生存。采用增殖细胞核抗原这样的增殖相关蛋白标记的表达来评估肿瘤的生长分数，生长分数高的肿瘤比分数低的表现出更高的恶性程度。从不断增加的肿瘤相关研究获得的信息可为治疗抉择提供参考。病人药物代谢相关基因能影响特定治疗的安全性和有效性。

表 26-4　功能状况量表

评分	病人体力状况
100	正常；无并发症；体健
90	能进行体力活动；症状和体征轻微
80	勉强进行正常活动，有一些症状或体征
70	生活能自理，但不能维持正常生活和工作
60	生活能大部分自理，但偶尔需要别人帮助
50	常需要人照料和医疗保健
40	生活不能自理，需要特别照顾和帮助
30	生活严重不能自理，需住院
20	病重，需要住院和积极的支持治疗
10	重危，临近死亡
0	死亡

表 26-5　体力状况 ECOG 评分

ECOG 0 级	活动能力完全正常，与起病前活动能力无任何差异
ECOG 1 级	能自由走动及从事轻体力活动，包括一般家务或办公室工作，但不能从事较重的体力活动
ECOG 2 级	能自由走动及生活自理，但已丧失工作能力，日间不少于一半时间可以起床活动
ECOG 3 级	生活仅能部分自理，日间一半以上时间卧床或坐轮椅
ECOG 4 级	卧床不起，生活不能自理
ECOG 5 级	死亡

制订治疗计划

根据癌症的严重程度和预后及病人的治疗预期，来决定是否应该采取治疗性的或是姑息性的手段。在制订治疗计划时不同科室合作至关重要。像局限的高级别乳腺癌和头颈部癌症，术前的化疗和化疗联合放疗(也称新辅助治疗)可提高治疗效果。有些情况下还可以联合物理治疗，肿瘤内科、放疗科和外科医生的协作对获得最佳治疗效果非常重要。有时候放化疗需要做多个周期。外科治疗可以在这些治疗之前或之后。最好的治疗方法是遵循标准指南或那些正不断被临床研究来评估的新治疗方法，为了治疗结果进行标准方案的特定优化调整也是需要的。

之前选择治疗方法主要靠当地大学和诊所形成的规范。然而，现在可以通过计算机获得北美批准的临床研究和标准治疗指南。

有经验的医师提供给病人不仅仅是药物治疗这单一方法。对治愈不了病人经常性的自责、内疚和忙碌的工作，限制了医师对姑息治疗病人的时间投入。要抵制这些因素，还需给病人缓解症状的药物。安慰病人也很重要，如和病人握手，定期检查，抽时间和病人谈论病情。

疾病的管理和并发症的治疗

由于癌症的治疗是有一定毒性及不良反应，患者的管理不但包括解决疾病本身和治疗引起的并发症，还包括和癌症相关的复杂心理学问题。在药物治疗的短期内，患者机体的功能状态可能会下降。如果治疗的目标是姑息性的话，治疗引起的毒性通常较少被患者接受。治疗引起的最常见的不良反应是恶心、呕吐(见后面讨论)、粒细胞缺乏所致发热(详见第 29 章)和骨髓抑制(详见第 28 章)。许多有效的手段可以减少癌症治疗的急性毒性反应。

在癌症治疗过程中，新出现的症状总被认为是可逆的，直到被证明不可逆转为止。归因于神经性厌食、消瘦、复发性黄疸和肿瘤的进展，一个可逆性的间断性胆囊炎也会导致患者死亡。肠梗阻的发生可能并不是因为肿瘤进展，而是由于可逆性的肠粘连。有时，那些罕见病原体的全身性感染，往往可能是因为癌症治疗引起的免疫功能低下所导致。某些用来治疗癌症或治疗其并发症(如恶心、呕吐)的药物，也可能会产生神经系统的症状，而这些症状看起来与转移灶或副肿瘤综合征（如抗利尿激素异位分泌综合征）引起的症状相似，最后的确诊要通过继续追踪病史和快速活组织检查。

评估对治疗的反应是癌症管理的一个重要组成部分。除了仔细的体格检查外（将所有疾病进行测量并按日期记录下来），治疗反应的评估通常需要周期性的影像学评估，尤其在体格检查发现异常时。如果影像学结果无异常，重复活检之前涉及的组织可以在病理学水平评估是否达到完全缓解。如果有可肉眼观察到的残余病灶，通常情况下不需要再次活检。完全缓解被定义为所有病灶完全消失，部分缓解是指所有可测量病灶的垂直径乘积缩小 50% 以上。部分缓解还可被定义为基线病灶最大径之和至少减少 30%（RECIST，新的实体瘤疗效评价标准）。病变进展是指出现新病灶或基线病灶最大垂直径乘积至少增加 25%（或按 RECIST 评价标准，其最大径之和增加 20%）。如果肿瘤病灶的增加或缩小不符合以上标准，可认为是病变稳定。某些病变，如骨病变、肺的癌性淋巴管炎、弥漫性肺浸润被认为是不可测量病灶。无缓解不需要通过活检来证实这样的评价结果，但是部分缓解可能需要排除这样的评价，除非有明确的目标病灶进展。

在某些肿瘤中，肿瘤标志物可用于肿瘤病人的管理。一些治疗的反应通常难以评估确定，然而，某些肿瘤标志物可在血清或尿液中测出，对于一个特定的病人，肿瘤标志物的上升或下降通常分别代表着肿瘤负荷的增加或减少。一些临床常用的肿瘤标志物见表 26-6。肿瘤标志物本身并没有足够的特异性来诊断为恶性肿瘤，但一旦某种恶性肿瘤的诊断提示和有关的肿瘤标志物水平升高有关，该标记物可用来评估对治疗的反应性。

表 26-6　常见的肿瘤标志物及其意义

肿瘤标志物	癌症	非肿瘤情况
激素		
人绒毛膜促性腺素	妊娠滋养细胞疾病	妊娠
	性腺生殖细胞肿瘤	
降钙素	甲状腺髓样癌	
儿茶酚胺	嗜铬细胞瘤	
胚胎抗原		
甲胎蛋白	肝细胞癌	肝硬化
	性腺生殖细胞肿瘤	肝炎
癌胚抗原	结肠癌、胰腺癌、肺癌	胰腺炎、肝炎
	乳腺癌、卵巢癌	炎症性肠病、吸烟
酶类		
前列腺酸性磷酸酶	前列腺癌	前列腺炎、前列腺肥大
神经元特异性烯醇化酶	小细胞肺癌	
	神经母细胞瘤	
乳酸脱氢酶	淋巴瘤、尤因肉瘤	
肿瘤相关抗原		
前列腺特异性抗原	前列腺癌	前列腺炎、前列腺肥大
单克隆免疫球蛋白	多发性骨髓瘤	炎症、球蛋白血症
CA-125	卵巢癌、某些淋巴瘤	月经、腹膜炎、妊娠
CA19-9	结肠癌、乳腺癌、胰腺癌	胰腺炎、溃疡性结肠炎
CD30	霍奇金病、间变性大细胞淋巴瘤	—
CD25	毛细胞白血病、成人 T 细胞白血病/淋巴瘤	—

识别和治疗抑郁症是癌症管理的重要组成部分，癌症患者的抑郁发生率总体为 0～25%，更衰弱的患者发生抑郁的可能性更大。癌症相关抑郁症的诊断是指患者情绪低落（烦躁不安）或失去兴趣和快乐（情感缺乏）持续至少 2 周，此外，通常还会出现下列症状中的 3 个或 3 个以上：食欲改变、睡眠障碍、

精神运动迟缓或亢进、疲劳、罪恶感或毫无价值感、注意力分散甚至自杀意念。出现这些症状的患者应当接受治疗，常用的治疗药物有 5-羟色胺阻滞药如氨西汀（10～20mg/d）、舍曲林（50～150mg/d）、帕罗西汀（10～20mg/d），或三环类抗抑郁药如阿米替林（50～100mg/d）、地昔帕明（75～100mg/d），这些药物一般在 4～6 周起效。在症状得到控制后，有效的治疗应该至少持续 6 个月。如果治疗不成功，其他类的抗抑郁药也可以尝试使用，除了药物治疗、心理干预如支援团、心理疗法以外，采用意向引导也可能获益。

当传统医学治疗效果不太好时，许多患者选择会采用未经证实或无根据的方法。那些寻求这样治疗方法的患者往往接受过良好的教育，可能他们正处于疾病的早期阶段。这些无根据的方法通常是基于未经证实的轶事而得来的，这不仅不能帮助患者，可能还会是有害的。医生应该努力保持沟通畅通和无偏见，这样患者才会更可能与医生讨论他们实际上想要做什么。当出现预料之外的毒性及不良反应时，可以采用补充疗法。

长期随访和远期并发症

在治疗完成后，需要采用放射学或其他成像技术对最初涉及的病灶进行再次评估，任何持续的异常情况需要再次活检。如果疾病持续存在，需要多学科小组讨论新的补救治疗计划。如果最初治疗已使患者处于无病状态，那么患者需要定期随访来判断有无复发，目前还没有最佳的随访指导指南。多年来，常规做法是在第 1 年内每月随访一次，第 2 年每 2 个月进行一次随访，第 3 年每 3 个月随访一次，第 4 年每 4 个月随访一次，第 5 年每 6 个月随访一次，然后每年随访一次。在每次随访时，需要获得实验室检查和影像学检查结果，假设这是在症状出现之前检测疾病复发最好的手段。然而，当随访过程已经完成时，这种假设被证实是不真实的。在乳腺癌、黑色素瘤、肺癌、结肠癌、淋巴瘤中的研究显示，无症状复发并不比有症状的复发更容易通过抢救性治疗来治愈。针对电子诊断技术的巨大花费和缺乏对生存的影响，为了减少随访的频率，新的指南正在形成，在新指南中，病史和体格检查是最主要的调查形式。

随着时间的推移，原发癌复发的可能性逐渐减小，对于许多类型的癌症来说，只要在 5 年内没有复发就相当于治愈。然而，对于接受治疗的癌症患者，仍有可能会发生严重的健康问题，这需要通过检查来发现（详见第 55 章），这些问题有些是疾病本身引起的，有些是因为治疗引起的，了解这些问题可以帮助我们对癌症患者的监测和管理。

尽管存在这样的问题，但多数癌症患者可得到治愈并重返正常生活。

支持治疗

在许多方面，癌症治疗的成功取决于有效的支持治疗。癌症及其治疗引起的症状如得不到有效控制，将可能导致患者放弃治愈性的治疗。同样重要的是，支持治疗还是生活质量的一个主要决定因素，即使不能延长患者的生存时间，医生也必须努力保持其生活质量。生活质量的评价现已成为许多临床研究的共同终点。此外，当被有组织的实施时，姑息治疗已被证明是具有较好的成本效益的。有时去治愈，常常去帮助，总是去安慰。

癌痛

疼痛的发生在肿瘤患者中较为常见：25%～50%的患者确诊时伴有疼痛，33%的疼痛与治疗相关，75%的疼痛与病情进展相关。引起疼痛的原因很多，约 70%的患者，疼痛是因为肿瘤本身引起，侵犯骨、神经、血管或者黏膜亦或是空腔脏器与导管的梗阻。约 20%的患者，疼痛与外科手术或侵入性医疗手段、放射性损伤（黏膜炎、肠炎或者神经丛、脊髓损伤），或者化疗性损伤（黏膜炎、周围神经病变、静脉炎、股骨头类固醇性无菌性坏死）相关。10%的患者疼痛与肿瘤本身及治疗无关。

疼痛的评估需要对疼痛史进行系统的调查，包括疼痛的部位、性质、时间特性，刺激和缓解因素，还有疼痛的程度，对肿瘤病史和既往史及个人史、社会史的回顾，还有全面的体格检查。患者应该通过一个 10 分制视觉模拟评分表评估疼痛的严重程度。临床症状往往是动态变化的，因此有必要频繁地对患者进行重新评估。

有许多方法来解决肿瘤患者的疼痛。约 85%的患者疼痛缓解靠药物治疗。然而，其他的方法，包括抗肿瘤治疗（如手术解除梗阻、放射治疗和^{89}锶或^{153}钐治疗骨痛）、神经刺激术、区域镇痛，或者神经毁损疗法等对约 12%的患者有效。因此，如果采取适当的措施，大部分患者能够缓解疼痛。特异的缓解疼痛的方法详见第 32 章。

恶心

癌症病人的恶心症状一般由化疗引起（详见第

28章)，其严重程度可以由治疗癌症的药物来估计。根据毒性侵袭的时间，可分为三种形式的呕吐。急性呕吐是最常见的类型，在治疗后24h内出现；延迟性呕吐发生在治疗后的1～7d，这种类型不常见，其发生时，往往伴随含顺铂方案的疗法；预期性呕吐发生于化疗之前，其与在化疗前可视或可嗅刺激的条件反射有关。

急性呕吐是最好理解的一种形式。化疗药物导致消化道黏膜损伤，肠上皮外周感受器刺激传入髓质与大脑皮质，进而使大脑中的呕吐中枢兴奋，从而就会引起呕吐。有不同的受体类型参与这一过程，包括多巴胺、5-羟色胺、组胺、阿片类和乙酰胆碱受体。5-羟色胺受体拮抗剂昂丹司琼和格雷司琼是治疗重度呕吐最有效的药物，缺点是价格比较昂贵。

像镇痛的三阶梯疗法那样，止吐治疗也应根据不同的情况来选择。对于可导致轻到中度呕吐的化疗方案来说，普鲁氯嗪(5～10mg，口服)通常是有效的，在化疗前给药可能会使疗效增加。地塞米松(10～20mg，静脉注射)也是有效的，并能增加普鲁氯嗪的效果。对于可导致重度呕吐的化疗药物，如顺铂、氮芥、达卡巴嗪、链佐星，联合多种止吐药物的效果会更好，并且要求在化疗前6～24h使用。昂丹司琼(8mg口服，每6小时1次)在治疗前一天口服，治疗当天静脉注射，并在治疗前联合地塞米松(20mg，静脉注射)是一种有效的止吐方案。此外，对于可导致重度呕吐的化疗药物，口服阿瑞匹坦(一种P物质/神经肽1受体阻断剂)125mg、第1天，80mg、第1～2天，可进一步降低急性和延迟性呕吐的风险。像疼痛一样，与缓解恶心、呕吐相比，预防它更容易一些。

延迟性呕吐可能和治疗引起的肠道炎性改变有关，可通过口服地塞米松和甲氧氯普胺得到控制。甲氧氯普胺作为一种多巴胺受体拮抗剂，在高剂量使用时也可阻断5-羟色胺受体。防止预期性呕吐最好的策略是控制周期性的早期呕吐，并阻止其发生的条件。如果这是不成功的，在治疗的前一天使用止吐药可能会提供帮助，一项研究正在评估行为矫正在预期性呕吐中的作用。

积液

液体可能在胸膜腔、心包腔、腹腔异常的聚集，无症状的恶性胸腔积液可能不需要治疗。有症状的胸腔积液如果发生在对系统治疗有响应的肿瘤中，往往不需要局部治疗。当系统治疗无响应时，患者可能需要接受局部治疗。

因肿瘤引起的胸腔积液可能包含或不包含恶性细胞。肺癌、乳腺癌、淋巴瘤占到所有恶性胸腔积液的0～75%。癌性积液其渗出液的性质通常情况下其积液/血清蛋白的比例≥0.5，或积液/血清乳酸脱氢酶≥0.6。当出现有症状的胸腔积液时，就要首先考虑行胸腔穿刺术，在大多数情况下，其症状可以在1个月以内改善。如果症状在2周内复发，有必要行胸腔穿刺置管术，持续引流积液直到其流量小于100ml/24h。然后可以在胸腔内灌注60U博来霉素或1g的多西环素，并注入50ml的5%葡萄糖注射液；夹闭引流管，使患者多翻身，每个体位至少持续15min以上，1～2h后，可以使引流管持续引流24h，通过重力作用使积液通过引流管排出体外。如果引流管的引流量在接下来的引流量<100ml，可以拔除胸腔置管，并在24h内行胸部X线检查。如果胸腔置管引流量仍较多，可以重复做胸膜硬化术，博来霉素较强力霉素更有效，但价格比较昂贵，故多西环素通常作为首选用药。如果多西环素和博来霉素均无效，可以考虑使用滑石粉。

对于有症状的心包积液，其治疗通常是通过心包开窗术或心包剥离术。如果患者的情况不允许行外科手术，也可尝试使用博来霉素或多西环素硬化。

营养

癌症及其治疗可能引起营养的摄入量不够充分，从而引起体重减轻和体内中间代谢产物的改变。因为癌症恶病质的定义各不相同，通常情况下很难评估这个问题的普遍性，但是大多数癌症晚期患者经历了体重减轻和食欲缺乏。各种各样的肿瘤源性因子(如铃蟾肽、促肾上腺皮质激素)和宿主源性因子(如肿瘤坏死因子、白介素-1、白介素-6、生长激素)可引起新陈代谢发生改变，导致蛋白质分解、葡萄糖耐受不良、不能通过提高热量而逆转脂肪分解作用，并形成一个恶性循环。

目前，对如何评估营养状况、何时及如何进行干预仍存在争议。通过肱三头肌皮肤褶皱厚度、转铁蛋白水平、基于白蛋白水平的营养指数、迟发型超敏反应试验可以较客观的评价患者营养状况。然而，一个更简单的方法被定义为：当不明原因体重下降超过10%、血清转铁蛋白水平<1500mg/L和血清清蛋白<34g/L时，就需要进行营养干预。癌症的治疗本质上具有较大毒性和缺乏有效的手段来应对营养不良，因此，营养干预显得尤为重要。然而，对于营养干预是否可以改变疾病的自然史，目前尚不清楚。通常情况下，经口服或营养管提供肠内营养

效果优于肠外营养，除非因病理性原因导致胃肠道吸收功能障碍。然而，因营养管引起的相关风险可能大于其益处，因此，在某些情况下，为改善患者的营养状况，可提倡使用孕激素如醋酸甲地孕酮。随着细胞因子介导的机制进一步阐明，未来这一领域的研究可能会提供更多的手段。

心理支持

根据不同的处境，患者会有不同的心理需求。在接受治疗时，患者往往经历了恐惧、焦虑和抑郁等不同的体验。由于手术引起的畸形及化疗引起的脱发，患者的自我形象经常严重受损。经过化妆和美容的修饰，能使那些爱美的女士看上去更漂亮或感觉更好些。失去对如何掌控耗费的时间是导致病人变得脆弱的部分原因；因为同时要兼顾家庭、工作和治疗的需求，可能会使他们产生巨大的压力。患者的性功能障碍也非常普遍，需要公开的、耐心的与他们讨论这些问题。一个善解人意的医疗团队是对患者的个人需求感同身受，并且当这种灵活性不会对治疗过程产生不利影响的时候更容易顺利获得许可。

癌症患者还存在另一种困境，他们可能通常会担心终止治疗将影响其继续生存。他们需要从表象和感知层面去适应身体的损伤和残疾。他们可能会专注于小的身体问题，觉察到自己执业流动性的下降，并且感觉到自己不是令人满意的员工，因此，他们可能是工作和保险歧视的受害者。重返过去的正常生活对于他们来说可能会经历艰难险阻，他们可能会对生存感到内疚，感冒或其他疾病就可能会对其带来脆弱感，也许最普遍和最具威胁的担忧是复发的恐惧总是持续存在的。那些治疗失败的病人往往还存在与生命终结相关的其他问题。

死亡

癌症患者最常见的死亡原因是感染，严重的感染最终导致循环衰竭、呼吸衰竭、肝衰竭、肾衰竭。肠梗阻可能会导致营养不良和因不能进食而死亡。神经系统疾病可能会引起癫痫、昏迷、颅内高压。另外，约 70％的临终前患者会存在呼吸困难。然而，对于被确诊的癌症患者和发生肿瘤相关并发症的患者来说，通常在几个月的时间里，他们将可能会在面临死亡的严重影响中度过。一个并不成功的肿瘤治疗通常会经历 3 个时期。首先，乐观地认为疾病可以治愈；但当肿瘤复发时，认识到肿瘤是一种不可治愈的疾病，姑息治疗的最终目标是期望能够带瘤生存；其次，当面对即将来临的死亡事实时，癌症患者将会发生另一种调整，从刚被诊断的最初阶段走出来，并做好临终前的准备。这些阶段包括否认、孤立、愤怒、沮丧、接受、希望。当然了，并不是所有的癌症患者都会经历这些阶段。尽管如此，理解并及时应对诊断出癌症给患者所带来的影响，仍是癌症患者管理的一个重要目标。

最好能够坦率地将癌症可能引起的后果告知患者及其家属，但是，讨论这些问题对医生和患者及其家属来说是比较困难的。医患之间互动的关键特征是确保能够为患者及家庭提供安慰和帮助，这种支持对患者和家庭来说也将不会拒绝，许多患者宁愿在家中或救济院中接受关怀，而不是在医院中。美国内科医师协会曾发表过一本《癌症的家庭护理指南：如何在家中对癌症患者及其家庭、朋友提供关怀》，这本书讲授了如何成功解决家庭关怀问题的可行方案。通过合适的计划，为癌症患者提供必要的药物治疗、心理疏导和精神支持将可能会有效预防孤立、人格解体所导致的院内死亡。

临终关怀可能会对医生产生一定的负面影响，“疲劳”综合征是指以疲乏、脱离患者和同事并失去自我满足感为特点的一组综合征。通过放松、保持生活平衡、设置一个现实的目标可能会克服此综合征。

临终关怀的决策

遗憾的是，因为治疗引起的相关严重并发症和疾病快速的进展，使治疗目标从治愈向姑息平稳的过渡并不是在所有的病例中都是可能的。强有力的及侵入性医疗支持手段对那些可逆的疾病或治疗所引起并发症被认为是合理可行的。然而，如果逆转病情的可能性较小时，患者的意愿通常是终止医疗方面的服务与关怀。这种愿望通常容易出现在肿瘤终末期阶段，并会周而复始。

（杨 谨 申艳伟 译）

第 27 章

Chapter 27

肿瘤的预防和早期检测

Jennifer M. Croswell Otis W. Brawley Barnett S. Kramer

由于对致癌因素认知的进展，通过识别和避免与致癌物的接触，使肿瘤的预防和早期筛查(也称肿瘤的控制)成为了可能。对那些危害性大的和能有效筛查的肿瘤进行早期检测，是我们的目标。

癌变并不是一个单纯的事件，而是不同组织、细胞跨越一定时间的一个持续进程，最终导致了更多细胞拥有自主的癌变进程。因此肿瘤的预防着眼于这个致癌进程中的生物因素、环境因素和遗传因素的识别和改变。

教育和健康的习惯

进行避免已知致癌因素的公众教育和鼓励健康的生活方式，对于肿瘤的预防和控制大有益处。而临床医生是这个环节的关键人物，他们有机会向患者宣教一些信息，如吸烟的害处、健康的生活方式、如何应用已有的筛查手段和避免阳光暴晒等。

戒烟

吸烟是心血管疾病、肺部疾病和肿瘤的强烈、可变的危险因素。吸烟者大多会因为烟草相关的疾病——肿瘤、心血管疾病或肺部疾病三者之一而过早死亡。其中死于心血管疾病的风险大于死于肿瘤的风险。肺部、咽喉、口腔、食管、肾、膀胱、胰腺、胃的肿瘤都与烟草相关。

每日吸烟的支数和吸入的量与肺癌的死亡率相关。低焦油的烟也并不安全，因为吸烟者会更加频繁、更加深地吸入它。

虽然烟草中致癌物诱导的基因突变即使在戒烟后也会持续存在，戒烟者的肺癌 10 年死亡率相较于未戒烟的人仍然会低 30%～50%。戒烟或者避免吸烟比其他健康行为更能拯救更多的生命。

烟草的吸入并不限于吸烟者，环境中的烟草，如二手烟或被动吸烟，也会导致非吸烟者肺癌或其他心肺疾病的发生。

避免吸烟是一个儿童时期的问题。超过 80% 的美国成年烟民从 18 岁以前就开始吸烟了，9～12 年级的美国学生中约 20%在过去这 1 个月吸过烟。因此对于青少年和年轻成年人的劝诫尤为重要。一名医师简单的“不要开始吸烟”或“戒烟”的建议就会奏效。医生应该询问病人吸烟的情况并提供戒烟的帮助。

目前各种戒烟的方法已证明了吸烟是会上瘾的。一个想要戒烟的烟民需要经历这样一个过程：考虑要戒烟的自我说服期、戒烟的行动期和戒烟状态的维持期。那些能一次戒掉的人比那些逐渐减少吸烟支数或更换吸入低焦油量、低尼古丁含量烟的人更容易获得成功。超过 90%戒烟成功的烟民也确实是这样做的，他们并没有加入任何戒烟组织；尽管这样的戒烟组织也确实会对一部分人有效。一个持续 4 年的戒烟社区干预试验(COMMIT)显示，少量吸烟(每天少于 25 支)的人，比起不接受任何干预而言，接受简单的戒烟项目对其戒烟更有益处，干预组的戒烟率是 30.6%，而对照组是 27.5%。COMMIT 的干预对于大量吸烟(每天多于 25 支)的人并不成功。这些大量吸烟者需要的是包括咨询服务、行为策略、药物如尼古丁替代物(口香糖、喷雾、糖果、吸入器)、安非他酮、伐尼克兰在内的强化戒烟干预项目。

雪茄对健康的危害相当于香烟。每天抽 1 或 2 支雪茄会使口腔、食管肿瘤的风险翻倍；3 或 4 支雪茄则风险分别大于 8 倍和 4 倍。偶尔抽雪茄，这些风险还未知会如何。

无烟烟草同样有本质上的健康损害。咀嚼烟草是龋齿、牙龈炎、口腔黏膜白斑和口腔肿瘤的致病因素。无烟烟草(包括鼻烟)的全身危害在于它会增加其他肿瘤的风险。食管癌就与溶入唾液而被吞下的烟草有关。

体育活动

体育活动使结肠癌、乳腺癌的风险下降，很多的机制已被提出，然而这些研究也存在一些混杂因素，如回忆偏倚，把锻炼和其他有益健康的练习联系到一起，或回忆的是肿瘤临床诊断前的运动习惯（反向因果关系）。

饮食改变

国际流行病学调查显示，高脂饮食会增加乳腺癌、结肠癌、前列腺癌和子宫内膜癌的风险。在脂肪占据总热量 1/3 的西方饮食文化的国家里，这些肿瘤的发病率和死亡率很高。

病例对照和队列流行病学研究给出了相矛盾的结果：除去某些联系，并没有证据证明脂类饮食会导致癌症。此外，饮食是一个复杂的变量，会受很多营养素和化学物质的影响。应该在改变饮食结构的基础上低脂饮食，而不只是单纯地减少脂类摄入。其他生活方式的改变也和低脂饮食有关。

在观察性研究中，食物纤维可以降低结肠息肉和侵袭性结肠癌的风险。然而，在前瞻性临床试验中，纤维和低脂饮食的肿瘤预防效应并未得到证实。猜测是由于这些保护机制较复杂，如纤维素结合胆汁酸生成的可溶性纤维产物、丁酸盐，可能有一些特殊的特性。摄入纤维素并不增加肠道的运输时间，它可以通过吸收和钝化饮食中的雌、雄激素来减少由这些因素促进的乳腺癌和前列腺癌的风险。可是，两项超过 100 000 名健康人士参与的前瞻性队列研究显示，蔬菜和水果的摄入量与肿瘤风险没有相关性。

息肉预防试验随机地选定了 2000 名做过息肉切除的老年人，进行低脂、高纤维素饮食与常规饮食的一个 4 年的对照，结果在息肉的发生上没有差别。

1994 年启动的，美国国立卫生研究院女性健康推动组，是一项长期的、超过 100 000 名年龄在 45～69 岁的女性参加的临床试验。它把这些女性分为 22 个干预组。参与者接受钙或维生素 D 补充，激素替代治疗，并且被劝诫增加运动，低脂饮食，增加水果、蔬菜、纤维素的摄入以及戒烟。研究表明，经过 8 年的随访，尽管饮食干预组的脂类摄入较少，侵袭性乳腺癌的发生相对于对照组却并没有减少，同样结直肠癌的发病也未减少。两组的平均脂质摄入量相差约 10%。目前尚无证据表明大量维生素、矿物质、营养素的补充相较于平衡膳食有更多的抗癌价值。

能量平衡

当体重指数 BMI＞25kg/m^2 时，患肿瘤的风险增加。尽管因果关系并不明了，但肥胖者结肠癌、乳腺癌（绝经后女性）、子宫内膜癌、肾细胞癌和食管癌的风险均升高。

观察性研究中，肥胖者结肠癌的相对危险度在男性增加 1.5～2 倍，女性中增加 1.2～1.5 倍。肥胖的绝经后女性患乳腺癌的风险增加 30%～50%。可能的原因是过多的脂肪组织帮助了芳香化酶的储存，促进了雌激素的合成。

避光

非黑色素瘤皮肤癌（基底细胞和鳞状细胞）是过多的紫外线暴露导致的。间断性地严重的阳光下暴露被认为与黑色素瘤有关，但是某些证据却是前后矛盾的。晒伤，尤其是儿童或青少年时期的晒伤，可能与成年后患黑色素瘤的风险增加有关。通过防晒衣、改变户外活动的时间来减少阳光下暴露可以减少皮肤肿瘤的风险。防晒乳可以减少日光性角化症（鳞状细胞皮肤癌的前驱病变）的发生，但是却不能减少黑色素瘤的发生；可以防止晒伤，但可能导致更长时间的阳光下暴露，也并不能过滤掉导致黑色素瘤的波长的阳光。

帮助个体准确评估他们发生皮肤肿瘤风险的教育性干预有一定的作用。通过对皮肤色素特性的自检，如雀斑，可能能识别出有高风险患皮肤癌的人，那些被识别出的人也会对避光这类措施有更多的依从性。黑色素瘤的危险因素还包括易晒伤的倾向、数量较多的良性黑色痣或其他非典型的痣。

肿瘤的化学预防

化学预防指在其发展为侵袭性恶性肿瘤之前，通过使用某些天然的或合成的化学药物来逆转、抑制或预防致癌作用。

肿瘤的形成是那些被先天、后天因素改变了的畸形组织的累积，这些先天或后天因素就是干预的潜在位点。最初的改变称为“启动”。这些改变可以是遗传的，或是通过机体与物理的、感染的、化学的致癌物接触而获得的。类似于大多数疾病，肿瘤也产生于遗传和环境的相互作用(表 27-1)。导致最初的某些细胞沿着致癌途径进展的那些影响因素称之为“推动因素”。启动因素包括激素，如雄激素和前列腺癌有关、雌激素和乳腺癌及子宫内膜癌有关。启动因素和推动因素之间的区别难以言喻，烟草中的某些成分就是完整的致癌物，既是启动者，也是推动者。因而可以通过干预这些使癌症发生、发展、加速的因素来预防或控制肿瘤。化学预防的复合物通常含有抗诱变、激素调节、抗炎、抗增殖、抗凋亡的作用。

表 27-1 可能的致癌物质

稳态表型	功能障碍表型
致癌物质[a]	有关的肿瘤或新生物
烷基化药物	急性髓系白血病、膀胱癌
雄激素	前列腺癌
芳香胺类(染料)	膀胱癌
砷盐	肺、皮肤肿瘤
石棉	肺、胸膜、腹膜的肿瘤
苯	急性髓系白血病
铬	肺癌
己烯雌酚(产前)	阴道癌(透明细胞)
EB 病毒	伯基特淋巴瘤、T 细胞淋巴瘤(鼻型)
雌激素	子宫内膜、肝脏、乳腺肿瘤
乙醇	肝脏、食管、头颈部肿瘤
幽门螺杆菌	胃癌、胃黏膜相关组织边缘区淋巴瘤
肝炎病毒乙型或丙型	肝癌
人免疫缺陷病毒	非霍奇金淋巴瘤、卡波西肉瘤、鳞状细胞癌(尤其是泌尿生殖道)
人乳头瘤病毒	宫颈癌、头颈部肿瘤
人类 T 细胞淋巴瘤病毒 1 型(HTLV-I)	成人 T 细胞白血病/淋巴瘤
免疫抑制剂(硫唑嘌呤、环孢素、糖皮质激素)	非霍奇金淋巴瘤
电离射线(诊断或治疗时)	乳腺、膀胱、甲状腺、软组织、骨、造血系统和很多其他肿瘤
氮芥气体	肺、头颈部、鼻窦肿瘤
镍尘	肺、鼻窦肿瘤
非那西汀	肾盂、膀胱肿瘤
多环烃	肺、皮肤肿瘤(尤其是阴囊皮肤的鳞状细胞癌)
血吸虫	膀胱癌(鳞状细胞)
阳光(紫外线)	皮肤癌(鳞状细胞和黑色素瘤)
烟草(包括无烟产品)	上呼吸消化道、膀胱肿瘤
氯乙烯	肝癌(血管肉瘤)

[a] 那些被认为有启动或促进肿瘤作用的物质

上呼吸消化道肿瘤的化学预防

吸烟可导致口腔、颈部、食管、肺部上皮的弥漫性损伤。那些肺部、食管、口腔和颈部鳞癌已治愈的患者仍有很大风险(每年 5%)发生上呼吸、消化道的二次肿瘤。戒烟并不能显著地降低这些患者发生二次肿瘤的风险，但是能降低那些从未患恶性疾病的人得肿瘤的风险。戒烟可以把肿瘤进程停止在早期阶段(如化生)，但是对进程中的晚期可能并无作用。这种上呼吸、消化道“区域性致癌”的假设可以使很大一部分“已治愈”的患者进行化学预防来防止二次恶性肿瘤的发生。

口腔人乳头瘤病毒(HPV)的感染，尤其是 HPV-16，会增加口咽部肿瘤的风险。即使没有其他危险因素如烟草、酒精，这种联系依然存在(如果有 HPV 感染和吸烟的同时存在，这种风险会更大程度增加)。

口腔黏膜白斑，是吸烟者中常见的癌前病变，常常在短期、随机、安慰剂对照的试验中作为一个间接的证据来证明化学预防的效果，其发生与视黄酸受体-β(RAR-β)的上调有关。相对大剂量/毒性剂量的异视黄酸(13-反视黄酸)的治疗可以使口腔黏膜白斑复原，然而，当治疗撤退后局部又会复发，提示需要长时间的管理。普通剂量的异视黄酸则没有发现对于头颈部肿瘤的预防有好处。异视黄酸同样不能对已治愈的早期非小细胞肺癌(死亡率在现有吸烟者中很高)患者有二次肿瘤的预防作用。

一些大范围的试验，评估了肺癌高危患者的化学预防用药。在α-维生素 E/β-胡萝卜素(ATBC)肺癌预防试验中，参与者均为男性吸烟者，年龄 50～69 岁。参与者平均每天吸烟一包，吸烟平均 35.9 年。他们随机接受了α-维生素 E、β-胡萝卜素和(或)安慰剂两两组合的设计。经过中位数为 6.1 年的随访，接受β-胡萝卜素者肺癌发生率和死亡率中均有显著性的升高，而α-维生素 E 对此并无影响，也没有证据显示这两种药有相互作用。但接受α-维生素 E 的患者发生出血性卒中的风险更大。

β-胡萝卜素和维生素 A 效应试验(CARET)纳入了美国 17 000 位烟民和有过石棉暴露史的工人。参与者被随机分到四组之一来接受β-胡萝卜素、维生素 A 和(或)安慰剂的两两组合。这个试验也证实了β-胡萝卜素的危害：使用安慰剂的肺癌发生率为每年 5/1000，而接受了β-胡萝卜素的为 6/1000。

ATBC 和 CARET 结果说明在推广某种化学预防之前，对其进行彻底的检测是很重要的，因为结果可能与那一系列的观察性研究有矛盾。内科医师健康试验提示，服用β-胡萝卜素的人得肺癌的风险并没有改变，但是，这个试验和 ATBC、CARET 研究相比，其参与者仅有少量为吸烟者。

结肠癌的化学预防

很多结肠癌预防的试验，是建立在大多数结直肠癌是由腺瘤样息肉发展而来这一前提上的。这些试验把腺瘤的复发或消失作为替代的终点(未经过验证)。早期的临床研究提示，非甾体类消炎药(NSAIDs)，如吡罗昔康、苏林大、阿司匹林，也许能预防腺瘤的形成或导致腺瘤样息肉的退化。NSAIDs 的作用机制不明，但推测是通过环氧合酶(COX)通路。观察性队列研究的汇总显示，规律性服用阿司匹林可以降低结直肠癌的发生率约 22%，降低结直肠腺瘤的发生约 28%，可是，在两个长达 10 年的随机对照试验(内科医师健康研究和女性健康研究)中，对于既往没有结肠病灶的人来说，阿司匹林对于结肠癌或腺瘤的发生没有作用。随机对照试验表明对于有腺瘤病史的人，1 年的阿司匹林治疗后，腺瘤发生的相对危险度减低了 18%。

COX-2 抑制剂也同样被考虑用作结直肠癌和息肉的预防。COX-2 抑制剂的试验刚启动，就发现服用这类药物会使心血管事件的发生率升高，说明这类药并不适合作为化学预防在广大人群中使用。

流行病学研究提示，高钙饮食可降低结肠癌风险。钙离子能结合会导致结肠上皮增殖的胆汁酸和脂肪酸，推测可以减少管腔内的这些复合物的暴露。随机对照的钙、息肉预防试验发现，4 年钙剂的补充减少了 7%的腺瘤样息肉复发的绝对危险度，扩大的随访观察揭示，在停止钙剂治疗 5 年后，减少了 12%的绝对危险度。然而，在女性健康主动权(试验中)，经过 7 年的研究，联合应用碳酸钙和维生素 D 每天两次的组，对比安慰剂组，并未降低侵袭性结直肠癌的发病率。

女性健康试验也说明，绝经后妇女使用雌激素加孕激素，相对安慰剂有 44%更低的概率患结直肠癌。这是一个超过 16 600 位女性参与的随机、随访中位数 5.6 年的研究，激素组有 43 人发生了结直肠癌，对照组有 72 人。但是这种雌激素加孕激素的治疗会一定概率地增加患心血管、乳腺肿瘤的风险，使得其对于结肠癌的正面作用弱化了。

一个病例对照研究显示，他汀类药物会减少结直肠癌的发生，可是，一些后续的病例对照、队列研究并未发现规律应用他汀类和结直肠癌风险的降低有何关系，也并没有随机对照研究来证实这一假设。一个他汀类使用的 Meta 分析提示，该药对于任何肿瘤的发生或死亡并无保护作用。

乳腺癌的化学预防

他莫昔芬是一种抗雌激素药物，可以在某些组织如子宫内膜、骨的局部与雌激素竞争。它的其中一个作用是上调转化因子β，从而减少乳腺细胞的增生。在探究他莫昔芬作为乳腺癌辅助治疗的随机安慰剂对照试验中，他莫昔芬能减少 1/3 的对侧乳房新发乳腺癌的数量。在一个囊括＞13 000 名乳腺癌高危女性的安慰剂对照试验中，通过中位数接近 6 年的随访发现，他莫昔芬可以减少 49%的乳腺癌的发生风险(从 43.4/1000 降至 22/1000)。他莫昔芬还可以减少骨折，轻度增加子宫内膜癌、脑卒中、肺栓塞、深静脉血栓的风险。国际乳腺癌干预研究

(IBIS-I)和意大利随机他莫昔芬干预试验同样阐述了他莫昔芬能使乳腺癌的发生率下降。他莫昔芬已经通过了美国食品药品监督局的审核,作为高危女性减少乳腺癌发生的用药(根据盖尔风险模型,5年能减少1.66%的风险:www.nci.nih.gov/cancertopics/pdq/genetics/breast-and-ovarian/healthprofessional#Section_66)。

一个比较了他莫昔芬和另一个选择性雌激素受体调节剂-雷洛昔芬的试验结果表明,雷洛昔芬在乳腺癌预防上的作用可与他莫昔芬相当。但这项试验仅入组绝经后妇女。比起他莫昔芬,雷洛昔芬主要与非侵袭性乳腺癌有关,对于其他病的风险如骨折、缺血性心脏病、脑卒中和他莫昔芬类似,因为芳香化酶抑制剂在辅助乳腺癌治疗上比他莫昔芬更有效,也被期望能在肿瘤的预防上更有效,然而,还没有数据来支持这一设想。

前列腺癌的化学预防

非那雄胺是5-α-还原酶抑制剂,它可以抑制睾酮转化为二氢睾酮(DHT)——前列腺细胞增殖的有效刺激物。前列腺癌预防试验(PCPT)把年龄55岁及以上、评估为一般风险的男性随机分入非那雄胺和安慰剂组。所有参与者会定期进行前列腺特异性抗原(PSA)的筛查和直肠指检(DRE)。经过7年的治疗,非那雄胺组前列腺癌的发生率为18.4%,对照组为24.8%,有显著差异。但是,非那雄胺组相较于安慰剂组有更多的病人患格里森评分为7分的肿瘤(6.4% vs 5.1%)。这个结果在临床上的差异还并不明确。很可能是非那雄胺组男性的高级别肿瘤增加了PSA和DRE检测敏感性而造成的假象。

其他的5-α-还原酶抑制剂,如度他雄胺,同样被认为是前列腺癌的预防用药。度他雄胺减少前列腺癌事件(REDUCE)的试验是随机双盲试验,有近8200名PSA升高(年龄50~60岁的PSA为2.5~10ng/ml,<60岁的3~10ng/ml)、前列腺活检阴性的男性入组,接受0.5mg/d的度他雄胺或安慰剂。该试验的初步报告提到,经过4年的治疗,度他雄胺组发生活检检测到的前列腺癌的相对危险度显著降低23%(659例相较于安慰剂组的857例)。不同于PCPT,并未发现高级别肿瘤发生的增加。由于在PCPT和REDUCE两个试验中,都进行了筛查,而筛查几乎使前列腺癌的发生翻倍了,因此并不清楚对于那些不进行筛查的男性来说,非那雄胺和度他雄胺是否能减少前列腺癌的风险。

一些持赞同态度的实验室或观察性研究在正式评价硒和维生素E(α-生育酚)作为前列腺癌预防的潜在价值。硒和维生素E肿瘤预防试验(SELECT)把35 533位男性分为接受200μg/d硒、400U/d维生素E、硒加维生素E或安慰剂组。经过中位数5.5年的随访,前列腺癌的发生率在各组中均无统计学差异。事实上观察到,与安慰剂组相比,那些只服用维生素E的男性患前列腺癌的风险有增加的趋势[危险度比1.13;95%可信区间(CI)为0.99~1.29]。

疫苗和肿瘤预防

有很多的致病因子会导致肿瘤。肝炎病毒B和C与肝癌有关,一些HPV菌株和宫颈、头颈部肿瘤有关,幽门螺杆菌和胃腺癌、胃淋巴瘤有关。能保护身体免受这些病原侵犯的疫苗也许能降低其相关肿瘤的发生风险。

乙肝病毒的疫苗能有效地防止由于其导致的肝炎和肝癌。公共卫生官员鼓励广泛地实行乙肝疫苗接种,尤其在该病流行的亚洲。

一种四价的HPV疫苗(包含HPV6、HPV11、HPV16、HPV18)和一种二价疫苗(包含HPV16、HPV18)已经在美国使用。HPV16、HPV18会导致宫颈癌,而HPV6、HPV11会导致生殖器刺瘤。对于那些既往没有感染过这些HPV亚型的女性,这些疫苗显示出高效、持久的预防特定亚型HPV感染的能力。评价疫苗用于预防宫颈癌的试验依赖于替代的评价指标[宫颈上皮内瘤变(CIN)Ⅰ、Ⅱ、Ⅲ],并且无论是疫苗组或是对照组都没有可以观察的宫颈癌病例。这些疫苗不能影响到那些早已存在的感染,对原先有特定亚型HPV暴露的人群其有效性大大减低。这个疫苗推荐用于9~26岁的女孩/女性。这些亚型的预防能减少全球范围内>70%的宫颈癌。

肿瘤的手术预防

某些个体体内的一些器官处在高危的发展为肿瘤的状况,也许应该考虑通过手术切除这些器官。有严重宫颈异性增生的女性需要进行锥切甚至子宫切除。结肠切除术被用于那些有家族性息肉或溃疡性结肠炎的病人,来预防结肠癌。

预防性双侧乳房切除可被用于有遗传倾向的女性来预防乳腺癌。在一个139位有BRCA1和

BRCA2 突变的女性的前瞻系列研究中，76 位选择预防性乳房切除，63 位选择密切随访。3 年后，在那些进行了手术的人中没有发现乳腺癌，而随访组中有 8 人发展成乳腺癌。一个更大规模(639 人)的回顾性队列研究报道了，经过预防性乳房切除后仅 3 人发展为乳腺癌，而原先预测发生率为 30～53 例，降低了 90%～94% 的乳腺癌风险。但是死亡率的变化还未知。

预防性卵巢切除可能也同样会被应用到预防高危人群的卵巢癌和乳腺癌中。一个针对有 BRCA1 和 BRCA2 突变的女性的病例对照研究发现，259 名接受卵巢切除术的女性中仅 6 人(2.8%)在手术时患Ⅰ期卵巢癌，2 人(0.8%)在 9 年后发展为乳头状浆液性腹膜肿瘤。与之相对的是，292 名对照组中 58 人(19.9%)发展为卵巢癌，这意味着采取预防性手术能降低卵巢癌的相对危险度达 96%。一些研究也证明，有基因突变的女性进行预防性卵巢切除术能降低约 50%发生乳腺癌的风险。

目前，在高危女性中通过乳房、卵巢切除来预防乳腺癌或卵巢癌发生的有效性已在实际中被观察到，但这些研究有很多偏倚，包括病例选择偏倚、患者和对照者与家人亲密度不同产生的偏倚和不真实的激素使用信息。因此，更容易获得正面结果。

睾丸切除术是前列腺癌中有效的去除雄激素的途径。

肿瘤筛查

筛查是在无症状个体中较早地检测到疾病，目的在于减少发病率和死亡率。尽管筛查可以潜在地减少疾病特异的死亡，并且已经在宫颈、结肠、乳腺肿瘤中得到验证，但是也受制于一些偏倚使本无意义的结果变得有优势。偏倚甚至可以掩盖某些危害，因此早期检测并没有被认为的那么有益。必须是更早地检测出疾病，同时开始更早地治疗要能比有症状才开始治疗的结局更好，这样的筛查才有价值。应该是病因相关的死亡率才是期望的观察终点，而不是诊断后的生存率(详见后文)。

因为筛查是在无症状、健康的人中进行的，应该告之公众筛查过度时的可能危害。在被鼓励成为公共政策之前筛查试验和合理应用前，应该被仔细评估。

越来越多的基因突变和核苷酸多态性被认为与肿瘤的增加有关。对这些基因突变的检测理论上可以确定高危人群。可是，大多数已知的突变的外显率很小，单个突变的预测精确度也很小。将来某天，对特定肿瘤发生的预测可能成为一种治疗选择，但也会成为伦理问题，也许最终可以实现早期干预或限制其恶化。高危人群是化学预防和筛查的理想人选，然而在这些高危人群中筛查的准确性还应探究。目前，鼓励某一肿瘤的高危人群进行密集的筛查，尽管这个在临床上有道理，却不知道能不能拯救这群人的生命。

筛查的准确性

筛查的准确性或者说检测疾病的能力可从 4 个方面进行描述：敏感性、特异性、阳性预测值、阴性预测值(表 27-2)。敏感性，也称真阳性率，是指有这个疾病的人被检测为阳性的比例(或者说，这个试验把

表 27-2　一个诊断性试验中值的评估[a]

	条件存在	条件不存在
阳性检测值	a	b
阴性检测值	c	d
a＝真阳性		
b＝假阳性		
c＝假阴性		
d＝真阴性		
敏感性	有该条件的人被检测为阳性：a/(a＋c)	
特异性	没有该条件的人被检测为阴性：d/(b＋d)	
阳性预测值	有阳性检测结果的人确实有该条件：a/(a＋b)	
阴性预测值	有阴性检测结果的人确实没有该条件：d/(c＋d)	
患病率、敏感性和特异性决定了 PPV		
PPV＝(患病率×敏感性)/[(患病率×敏感性)＋(1－患病率)(1－特异性)]		

[a] 对于一些发病率低的疾病如肿瘤，低的特异性可以对 PPV 的结果有戏剧性的扭转，只有很少部分的阳性结果是真的阳性

有疾病的人检测出来的能力)。特异性,即1减假阳性率,是指不患此病的人被检测为阴性的比例(或者说,正确判断这个疾病不存在的能力)。阳性预测值是被检测为阳性的人确实患有该病的比例。相似地,阴性预测值是被检测为阴性的人没有病的比例。一个试验的敏感性和特异性和该病在被检人群中的患病率(或风险)是无关的,但是预测值和患病率紧密相关。

当目标疾病在被检人群中很常见,筛查是最有益、有效和经济的。为了使结果有价值,筛查试验应该有高的特异性,但敏感性不必非常高。

筛查试验中的潜在偏倚

筛查中的常见偏倚有领先时间、长度偏性样本和选择偏倚。这些偏倚可以导致一个筛查试验看起来很有益而实际上并不是(甚至是有害的)。无论有益与否,筛查试验会因为增加了肿瘤的诊断而产生错误的印象。它会增加肿瘤早期的病人的比例,从而在不降低死亡率的情况下膨胀生存的数据(如某一肿瘤的死亡人数和肿瘤的高危人群数量有关)。这样的话,表面上延长了生存(从诊断的数据来测量),但拯救的人数或生存期望并没有改变。

当一个试验不影响疾病的自然病程时会产生领先时间偏倚,患者大多在很早期就已经被诊断了。当产生领先时间偏倚时,生存呈现增长,但寿命其实没有延长。筛查试验只是延长了某人认识到自己患病并把自己当做一个病人的时间。

因为比起那些快速进展的肿瘤,筛查通常更容易发现进展慢的、侵袭性小的肿瘤,这样就会产生长度偏性样本。肿瘤的诊断取决于既定的筛查时间之前是否出现症状,这些症状往往较有侵袭性、治疗效果却并不太好。长度偏性样本的极端例子称为过度诊断——对于“假性疾病”的检出。一些未被检出的缓慢发展的肿瘤,数量巨大。这些肿瘤中大部分满足组织学标准,但却不会发展为有临床意义的或导致死亡的肿瘤。这个问题在“大多数常见肿瘤往往在还不会考虑这个疾病的年龄中发生”的事实下妥协了。

在评价筛查的效果时要考虑选择偏倚。人群中那些会寻求筛查的人,多是因为这种筛查已经被应用。总体而言,这些研究的志愿者是有更加健康的理念并且想要被更好地诊断或降低死亡率,不管筛查结果如何,这被称作健康志愿者效应。

筛查的潜在弊端

筛查有关的风险包括筛查本身的干预的危害、有正检验结果(真或假阳性)的人群的长期观察的危害、有真阳性结果的人的治疗造成的危害。即使生命因为治疗被延长了,那些针对肿瘤的、不会有任何医学问题的诊断和治疗可能导致不必要的治疗或是患者对其诊断的焦虑。当被应用到全人群中,肿瘤筛查的社会心理影响也是存在的。

筛查试验的评价

好的临床试验设计可以抵消一些筛查的偏倚、展示出筛查的相对危险度和好处。一个把病因特异的死亡率作为终点的随机对照筛查试验对筛查的干预提供了强有力的支持。总死亡率同样应该被报道以证明筛查的不良反应和对其他疾病治疗后的结局(如心血管疾病)。在随机试验中,建立两个相似的人群。一个给予常规的规范护理(也许根本就不进行筛查),另一个接受将被评估的筛查干预,经过一段时间后把两组进行比较。当接受筛查的组比对照组有更好的病因特异性的死亡率时,进行筛查效力的评价。结果显示高期别疾病的发生有减少,但生存率的提高、分期的下移作为筛查有益的证据则效力不足(可能是误导性的)。后面这些的标准是必要的但并不足以成为筛查的价值。

尽管随机对照筛查试验对一项筛查的有效与否提供了强力的证据,但这并不足够,除非这个试验是基于人群设计的,否则它并不能从目标人群推广至普遍群众。尽管一个筛查试验涵盖数千人、持续数年,但很少有明确的为了评估筛查有效性而设计的试验。每一个非随机的研究设计都是受混杂因素支配的。各类研究结论根据证据效力的降序排列如下,来源于使用了干预措施的内部对照试验的结果而非随机对照(如通过出生日期、临床随访的日期来分配),来源于队列或病例对照分析性观察研究的结果,来源于多重时间序列研究(有或没有干预)的结论。

对于特定肿瘤的筛查

对宫颈、结肠、乳腺肿瘤的大范围筛查对于某一年龄群体是有益的。一系列机构在考虑是否应该赞同把这些筛查作为常规使用。由于这些团体还未使用同样的标准来进行评价,所以他们有不同的建议。美国肿瘤协会(ACS)和美国预防服务工作小组(USPSTF)发表了筛查指南(表27-3),美国医师协会(ACP)和美国家庭实践者学会(AAFP)也认可USPSTF的推荐。因为有家族史或基因因素而对某肿瘤高危的人群特殊监测的做法应更加严谨,但少有研究评估过其对死亡率的影响。

1. 乳腺癌　乳房自检、护理者的临床乳房检查、乳房X线摄影、磁共振成像(MRI)是被不同人主张的筛查工具。

很多的研究认为对中等危险度的、年龄>50岁的女性每年或每两年进行一次乳房X线摄影或乳房X线摄影加临床乳房检查能减少乳腺癌的死亡率。每个试验都被批评有设计缺陷，但在大多数试验中，乳腺癌的死亡率能减少15%～30%。专家在究竟是否对中等危险度的、年龄40～49岁的女性进行常规筛查有争议(表27-3)。美国年龄试验——唯一的对40～49岁女性是否需要行乳房X线摄影筛查乳腺癌进行评估的随机试验，经过约11年的随访后，发现筛查组与对照组在乳腺癌的死亡率上没有显著性差异[相对危险度(RR)0.83;95%置信区间(CI)0.66～1.04];但是，干预组中仅有少于70%的女性接受了筛查，潜在地冲淡了观察效果。一个对于8个大型随机试验的Meta分析显示:经过对年龄39～49岁的女性进行11～20年的随访后，接受乳房X线摄影筛查的女性死亡率相对地降低了15%(RR 0.85,95%CI 0.75～0.96)。这相当于在超过10年的时间，为了防止1例乳腺癌患者的死亡，有1904人需要进行筛查。同时，接近半数每年筛查的40～49岁女性会有假阳性的X线照射结果，这通常需要行包括活检在内的方式进行进一步评估。估计在已诊断的侵袭性肿瘤中，过度诊断率在10%～40%。

没有研究表明，乳房自检能减少死亡率。中国一个接近266 000位女性的随机对照试验显示，接受密集的、强化的、反复提醒的乳房自检指导的组相对于对照组在10年的随访后，死亡率并无差别。然而，自检组发现了更多的良性乳腺病灶、进行了更多的乳腺活检。

对BRCA1和BRCA2突变基因及其他乳腺癌风险标志物的筛查已经确定了一群乳腺癌高危的女性。不幸的是，从何时开始及最佳筛查频率却并没有确定。对携带BRCA1和BRCA2突变的女性行X线照射来筛查乳腺癌，敏感性很低，可能是因为大多是较年轻的女性，本身对于乳房X线摄影这种筛查就不敏感。而对高危女性，因为其特殊的遗传素质或相对致密的乳腺组织，MRI比X线敏感性高、特异性低。过度诊断的增多，也许伴随着敏感性的增加。暂无随机对照试验来评价MRI伴有或不伴有X线的使用对乳腺癌的死亡率有何影响。

2. 宫颈癌　宫颈脱落细胞涂片的检查降低了宫颈癌的死亡率。自从大范围使用宫颈涂片检查，其死亡率大幅下降。筛查指南推荐对所有满21岁的女性行规律的宫颈涂片检查，一些机构主张可根据性生活史更早地应用。随着性生活的开始，性传播疾病如HPV的风险也相应增加，HPV感染是宫颈癌的最常见病因。推荐的行宫颈涂片的间隔为1～3年。30岁时，已经有连续3次常规检查结果的女性可以每2～3年再行筛查。能够从筛查获益的年龄高限尚未知，65～70岁的、在过去10年中没有过异常结果的女性也许能选择结束筛查。对于已经因为非肿瘤原因行子宫切除术的女性，也应该停止筛查。

尽管宫颈脱落细胞涂片对于减少宫颈癌的死亡率究竟有怎样的效力尚没有被随机对照试验直接证明，印度的一系列随机试验评估了单次的宫颈视检、阴道镜检查、活检和或冷冻疗法(必要时)对30～59岁女性宫颈癌的死亡的影响。经过7年随访，干预组宫颈癌的年龄标准化死亡率是39.6/100 000人次，对照组是56.7/100 000人次。

表 27-3　无症状的、一般危险度个体的筛查推荐[a]

检测程序	USPSTF	ACS
乙状结肠镜	50～75岁成人:每5年1次("A")[b] 76～85岁成人:"C" ≥85岁成人:"D"	≥50岁成人:每5年1次
粪隐血试验(FOBT)	50～75岁成人:每年1次("A") 76～85岁成人:"C" ≥85岁成人:"D"	≥50岁成人:每年1次
结肠镜	50～75岁成人:每10年1次("A") 76～85岁成人:"C" ≥85岁成人:"D"	≥50岁成人:每10年1次

续表

检测程序	USPSTF	ACS
粪便 DNA 测定	"I"	≥50 岁成人:进行筛查,但间隔时间未定
粪便免疫化学检测(FIT)	"I"	≥50 岁成人:每年一次
CT 结肠成像	"I"	≥50 岁成人:每 5 年一次
直肠指检(DRE)	没有推荐	≥50 岁男性有 10 年预期寿命;≥45 岁男性,如果是非裔美国人或者一级亲属中有<65 岁诊断为前列腺癌的;≥40 岁,有<65 岁诊断为前列腺癌的亲属:每年商量并提供(PSA 检测)
前列腺特异性抗原(PSA)	<75 岁男性:"I" ≥75 岁成人:"D"	和 DRE 一样
宫颈脱落细胞涂片	<65 岁女性:首次性交 3 年后或满 21 岁后,至少每 3 年一次筛查("A") ≥65 岁女性,有适当的、正常的近期涂片筛查:"D" 因为非肿瘤因素行全子宫切除的女性:"D"	<30 岁女性:首次性交 3 年后或满 21 岁后,每年行涂片检查,每 2 年行体液检测 30～70 岁女性:如果 3 次检查均正常可每 2～3 年 1 次 ≥70 岁女性,如果过去 10 年中没有异常结果可以停止检查 因为非肿瘤因素行全子宫切除的女性:不用行筛查
乳房自检	"D"	≥20 岁女性:可选择乳房自检
乳腺临床检查	≥40 岁女性:"I"(单独地不与 X 线同时)	20～40 岁女性:每 3 年 1 次 ≥40 岁女性:每年 1 次
乳腺 X 线摄影	40～49 岁女性:应结合患者个人具体情况来考虑("C") 50～74 岁女性:每 2 年 1 次("B") ≥75 岁女性:"I"	≥40 岁女性:每年 1 次
磁共振成像(MRI)	"I"	>20%的寿命处于乳腺癌风险的女性:每年行 MRI 加 X 线检查 15%～20%的寿命处于乳腺癌风险的女性:每年商量是否选择 MRI 加 X 线检查 <15%的寿命处于乳腺癌风险的女性:不用每年行 MRI
完整的皮肤检查	"I"	每月自检;临床检查作为常规肿瘤相关检查的一部分

[a] 美国预防服务工作小组(USPSTF)和美国癌症协会(ACS)对于普通人群的筛查程序推荐的总结。这个推荐适用于除了年龄、性别,无其他危险因素的无症状人群,理想状况下;[b] USPSTF 的字母推荐是如下定义的:"A". USPSTF 强烈建议临床医师向合格的患者提供这一服务;"B". USPSTF 建议临床医师向合格的患者提供这一服务;"C". USPSTF 不建议但也不反对常规提供这项服务;"D". USPSTF 反对向无症状患者常规提供这一服务;"I". USPSTF 推荐或反对常规提供这项服务的证据不充分

3. 结直肠癌　粪隐血检查(FOBT)、直肠指检、乙状结肠镜检查、结肠镜检查和计算机断层扫描(CT)结肠成像已经被考虑作为结直肠癌的筛查手段。每年 1 次 FOBT,可以减少 1/3 的结直肠癌死亡率。如果检测前标本被再水化,则粪隐血的敏感性能增加,但特异性降低。再水化后的 FOBT 的假阳性率很高,1%～5%的受检者有阳性结果。粪便中有隐血的只有 2%～10%的有肿瘤,20%～30%的是腺瘤。FOBT 的高的假阳性结果戏剧性地导致行结肠镜检查的数量增加。

对于结直肠癌的筛查，粪便免疫生化检查比非再水化的 FOBT 有更高的敏感性。粪便 DNA 检测是新兴的检测方式，与 FOBT 相比，它有更高的敏感性和相似的特异性，并且可以避免由于假阳性导致的接下来检查的伤害。个体试验中，粪便 DNA 检测在降低结直肠癌的死亡率上的操作性和有效性是有限的。

两个病例对照研究提示，对超过 50 岁的人行规律的乙状结肠镜检查可降低死亡率。硬式乙状结肠镜可以发现 1/4～1/3 的息肉，35cm 的软式镜子可以发现一半息肉，60cm 的可以发现 2/3～3/4 的息肉。通过乙状结肠镜诊断腺瘤样息肉应接下来用结肠镜行全结肠检查。最有效地进行乙状结肠镜筛查的间隔时间还未知，但通常推荐是 5 年。病例对照研究建议 15 年的间隔可能是有益的。

比起单次的 FOBT 加乙状结肠镜，单次的结肠镜检查能检测大约 25% 的更高级别的病灶（>10mm 的息肉、绒毛状腺瘤、高级别异性增生的腺瘤样息肉、侵袭性肿瘤）。结肠镜穿孔的概率为 3/1000，乙状结肠镜为 1/1000。争议还集中在对于在普通危险度的人群中广泛应用结肠镜作为筛查工具是否太贵、太具侵入性。两项观察性研究显示，结肠镜减少结直肠癌死亡率的有效性仅限于结肠的左半边病变。如果由专业中心开展，CT 结肠成像对≥6mm 的息肉比结肠镜更敏感。但是，CT 对结肠外的未明确的异常情况的发现率很高（15%～30%），反复进行结肠成像造成的放射性的累积也应该考虑。

4. 肺癌　胸部 X 线和痰液细胞学检查，已经被随机肺癌筛查试验评估过。尽管所有的对照试验统计效力很低，但并没有发现其能减低肺癌死亡率。国家肺部筛查试验，一个关于肺癌筛查的、囊括约 5300 名 55～74 岁、有每年 30 余包烟吸烟史人群的随机对照试验，其初步数据（未发表的）显示：相较于胸部 X 线片组（442 例死亡），螺旋 CT 组的死亡率降低了 20%（354 例死亡），有统计学意义。但是，螺旋 CT 带来的益处必须与其对接受人群造成的危害进行权衡，包括潜在的放射性损害、一些不明意义的附带发现和高的假阳性率。这些附带的发现和假阳性率都会导致进一步侵入性的检查及伴随的焦虑感、花费和并发症（如肺活检后的气胸、血胸）。

5. 卵巢癌　附件区触诊、经阴道超声和血清 CA125 测定已经被考虑作为卵巢癌的筛查。这些试验本身或相结合却没有足够高的敏感性和特异性被推荐作为卵巢癌的常规筛查。其存在高的假阳性率伴随的风险和花费是阻碍这些方式成为常规筛查的原因。一个大型的随机对照研究已表明，女性参与者至少接受了一次血清学 CA125 的假阳性结果，14%的人为了良性疾病遭受了一种主要的手术方式（如剖腹的卵巢切除术）。而对于经阴道超声，这个比率接近 40%。

6. 前列腺癌　最常见的前列腺癌的筛查就是直肠指检和血清 PSA 检查。新的血清学试验如血清中结合到游离 PSA 上的物质检测，还未被全面评估。对 PSA 筛查的强调使得前列腺癌成为了美国男性最常见的非皮肤性肿瘤。这个疾病存在领先时间偏倚、长度偏倚和过度诊断，因此，专家们在激烈讨论其有效性。前列腺癌筛查明确检测出很多无症状肿瘤，但是它把那些致命的但可治的肿瘤和那些对健康只有很少甚至没有威胁的肿瘤鉴别开的能力有限。无痛性、临床无关紧要的前列腺肿瘤在大于 50 岁的男性中患病率很高。

两项关于 PSA 筛查对前列腺癌死亡率影响的随机对照试验已经发表。前列腺、肺、结直肠和卵巢（PLCO）肿瘤筛查试验是一个美国多中心的试验，它随机选取约 77 000 名年龄介于 55～74 岁的男性来接受 6 年的每年一次的 PSA 检测或安慰治疗。7 年的随访后，两组在前列腺癌的死亡数上不存在显著差异（相对危险度 1.13，95% 置信区间 0.75～1.90）。10 年后（67%完成随访）的结果也是类似。在试验过程中，对照组男性中接近 44%的人接受了至少一次 PSA 检测，可能使观察结果的差异被弱化了。

欧洲前列腺癌筛查的随机研究（ERSPC）是一项多国参与的研究，将近 162 000 位 50～74 岁男性（已经提前定义了核心筛查组是 55～69 岁的男性）随机每 4 年接受一次 PSA 或不筛查。人员补充、随机化过程和实际的 PSA 检测频率各国不一。经过中位数 9 年的随访，筛查组的核心组中前列腺癌的死亡率相对减低 20%（在全部研究人群中没有观察到死亡率的差异）。这个研究也说明为了避免 1 人因前列腺癌而死亡 1140 位男性需要被筛查，48 例需要接受额外的治疗。

早期前列腺癌的治疗有效性尚处于研究中。然而，手术和放射治疗都有可能导致一些重要的并发症如勃起功能障碍、尿失禁。对临床确诊（非筛查出来的）的前列腺癌行根治性前列腺切除术和观察等待治疗进行比较，11 年随访后，手术组前列腺癌的死亡率有小幅度下降，但总体的下降无统计学意义。获益的仅限于＜65 岁的男性。手术组更易出现勃起功能障碍和尿失禁。一个被筛查出有前列腺癌的男性有至少 10 年的预期寿命。USPSTF 发现了一些不充分的证据来推荐 75 岁之前的男性进行前列腺癌筛查，但不推荐＞75 岁的进行筛查（推荐级别为 D）（表 27-3）。

7. 子宫内膜癌　经阴道超声和子宫内膜取样已被提倡用于子宫内膜癌筛查。常规筛查的益处还未见。对绝经后阴道出血的女性，经阴道超声和子宫内膜取样可作为诊断性检查，但不推荐用于无症状女性的筛查。

8. 皮肤癌　患者自己或健康护理人员进行全部皮肤的视检被用于基底细胞癌、鳞状细胞癌和黑色素瘤的筛查。尚无前瞻性随机试验来对其死亡率减少进行研究。不幸的是，筛查也伴随着大量的过度诊断。

（杨　谨　李舒婷　译）

第 28 章

Chapter 28

肿瘤治疗原则

Edward A. Sausville　Dan L. Longo

根治是肿瘤治疗的首要目的。如果达不到，那么肿瘤治疗的目的将变为减缓痛苦、改善症状、提高生活质量，并且尽可能延长患者生命。医学伦理学教导我们，医学治疗应避免伤害患者，但这条准则不一定适应于肿瘤治疗。若肿瘤可以得到根治，那些有严重毒性反应，甚至是威胁生命的措施也可以尝试。每一次肿瘤治疗都有可能对身体带来伤害，甚至可能没有一点效果。许多干预的效果都相当有限，并且大多数治疗都有毒性。相反，当临床目的是非手术治疗时，那么尽可能减少潜在治疗毒性变成新的重要目标。无论临床方案如何，肿瘤的治疗原则首先是提供帮助。根治性手术、大野超分割放疗、大剂量化疗、最大耐受量的细胞因子如白介素-2，都可以在特定情况下使用，这些干预对所有患者都有毒性反应，仅有小部分患者会从中获益。肿瘤治疗的一大挑战是单独或联合使用各种治疗方式为患者求得最大获益。

肿瘤治疗分为 4 种主要类型：手术、放疗（包括光动力治疗）、化疗（包括激素及分子靶向治疗）和生物治疗（包括免疫及基因治疗）。各种治疗模式通常是联合使用，一种类型的药物可能通过几种机制发挥作用。如肿瘤化疗药物可以诱导分化，抗体（一种免疫治疗）可以用于放疗。虽然手术及放疗的效果可以影响远处转移瘤的生物学行为，但仍认为它们是局部治疗。化疗及生物治疗通常是全身治疗。肿瘤学，作为研究肿瘤的学科，常由包括了肿瘤外科、肿瘤内科和放疗科专家的多学科团队来协作制订治疗决策，一例血液系统肿瘤患者的治疗需要血液科和肿瘤内科专家共同完成。

肿瘤从多方面努力模仿正常器官来调控自身的生长。然而，肿瘤细胞没有设置一个恰当的生长限制。肿瘤与正常器官具有共性：①一部分细胞处于细胞周期并积极地更新；②一部分细胞没有进入细胞周期。在肿瘤中，未分裂的细胞具有异质性，有些细胞在持续复制过程中发生基因变异，因凋亡机制受损而继续存活；有些细胞因饥饿急需营养及氧气；有些细胞处于静止期，但当需要时，会迅速的进行分裂、增殖（也就是可逆的生长和停滞）。病人不会被严重损坏及营养缺乏的细胞杀死。问题是当放化疗杀伤肿瘤细胞后，静止期细胞逆转从而补充失去的细胞。这些静止期细胞包括肿瘤干细胞，它的属性已被阐明。阻止肿瘤干细胞进入细胞周期或许可作为新的治疗靶点。

肿瘤生长遵循冈珀茨生长曲线（图 28-1），第一个转化成肿瘤的细胞以 100％对数级生长，并随时间按指数级递减，到诊断时，肿瘤负荷增大到$(1\sim5)\times10^9$，生长指数降为 1％～4％。因此，肿瘤生长的高峰发生在诊断前。肿瘤形成的一个重要特征是能通过刺激新生血管及产生蛋白酶从而通过基底膜与正常组织屏障获得持续生长所需的支持间质（详见第 25 章）。特殊的细胞机制促使肿瘤细胞进入或从细胞周期退出。如当肿瘤术后或化疗后复发，它会加速生长，肿瘤的生长指数会增大。这种模式与正常的器官再生相似。肝部分切除导致剩余细胞进入细胞周期，以补充被切除的体积。同样的，受化疗损坏的骨髓也会加速生长以补充被化疗杀死的细胞。然而，肿瘤无法识别扩张的终点。性质未定的单克隆丙种球蛋白病可能是一个克隆肿瘤的例子，其本质特征是会在肿瘤负荷到达一个致命点前阻止其生长。一小部分患有这种疾病的患者，病情会继续发展成为致命性多发性骨髓瘤，但这可能是因为额外的遗传病变积累所致。这种机制说明规范这种“类器官”的行为可能为肿瘤的控制和治疗提供更多的线索。

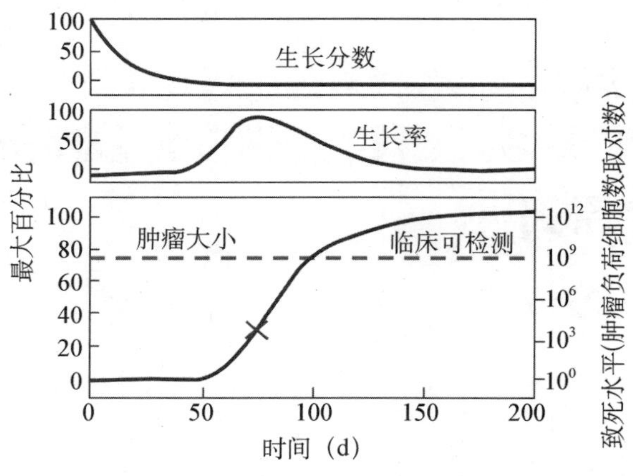

图 28-1　冈珀茨生长曲线

肿瘤的生长分数随时间呈指数下降(上)。生长率高峰发生在临床检测到肿瘤之前(中)。经过指数期后,肿瘤体积增长缓慢;当生长至营养受限或自动或宿主监管的影响发生时再次减速。最大的增长率发生在 1/e,该点发生于肿瘤大小为最大体积的 37%(标有 X)时。肿瘤负荷约为 10^9($1cm^3$)个细胞时能被检测到,而 10^{12}(1kg)个细胞时则能杀死患者。努力治疗肿瘤和减少它的大小可以导致生长分数和生长速率的增加

手术原则

手术可应用于肿瘤的预防、诊断、分期、治疗(包括原位和转移性病变)、姑息治疗及康复。

预防

手术可以预防肿瘤,常应用于患有癌前病变的病人(如皮肤、结肠、子宫颈的癌前病变),以及那些因基础疾病(患有溃疡性结肠炎患者的结肠切除术)和遗传病(家族性息肉病的结肠切除术,2 型多发性内分泌腺瘤的甲状腺切除术,家族性乳腺癌或卵巢癌综合征患者的双侧乳房切除术或卵巢切除术)而肿瘤患病风险增加的病人,或发育异常(睾丸未降的睾丸切除术)。在某些情况下,预防性手术比恶性肿瘤形成后的手术治疗更彻底。因涉及的因素很多,在建议病人接受这样一个重要的步骤之前,应小心谨慎的进行风险评估。乳腺癌预防方面,许多专家使用未来 5 年罹患乳腺癌 20%的风险作为阈值。然而,病人的恐惧在确定癌症预防手术人选中起主要作用。当近亲因恶性肿瘤去世时,这种恐惧是咨询及教育无法减轻的。

诊断

肿瘤诊断的基本原则是尽量安全地获得尽可能多的组织。由于肿瘤的异质性,有更多的组织供研究,病理学家可以更好地做出诊断。除了采用光学显微镜观察肿瘤的生长方式、细胞异型性、侵袭程度及其形态特征有助于鉴别诊断外,基于足够的组织寻找异常基因和蛋白表达模式也很有价值,如乳腺癌激素受体的表达,可能有助于鉴别诊断或提供有关预后或治疗效果的信息。努力从每个病人的肿瘤生物学信息和适合每个病人的治疗方案来定义“个体化”,在选择治疗方案时,正成为越来越重要的选择。采用基因芯片微阵列分析等技术进行评估时,组织学上类似的肿瘤可能有明显不同的基因表达模式,对治疗反应也有很大区别。这种测试要求组织接受很好的处理(如免疫组化法检测蛋白,新鲜冷冻组织比甲醛溶液固定的组织更有效)。为了确保从活检标本获得最大的信息量,外科医生、病理学家和初级护理医生之间的合作(或协作)是必不可少的。

包含完整肿块及其周围少量正常组织的切除活检最能满足这些目的。如果切除活检不能进行,切开活组织检查是第二种选择。楔形切除,切除范围尽可能包括肿瘤的最大横截面以减少抽样误差。活检技术,存在促进肿瘤进展的风险。穿刺活检通常获得的组织较少,但它往往为制定一个明确的外科手术提供了足够的信息。细针抽吸活检一般仅能获得悬浮细胞内的物质。这些技术都是微创性的,如果检查结果是肿瘤,它就是存在远处转移情况下全身系统治疗的开始,或者一个更加细致和广泛的外科手术的基础。

分期

像在第 26 章中所说的一样,病人管理的一个重要组成部分是定义疾病程度。X 线及其他影像学检查对确定临床分期有帮助。然而,病理分期,是根据外科手段获得的活检标本中肿瘤的组织学浸润范围来进行定义的。乳腺癌的腋窝淋巴结取样,睾丸、结肠及其他腹内肿瘤开腹手术的淋巴结取样,能为治疗计划提供重要的信息,并能确定原发癌治疗的程度和性质。

治疗

手术是癌症治疗的最有效手段。目前约有 40%的癌症患者可以通过手术被治愈。不幸的是,

很大一部分的实体瘤患者(约 60%)存在不易去除的转移性病灶。然而,即使当单纯手术无法治愈疾病时,肿瘤的切除也能带来获益,包括肿瘤的局部控制、器官功能的保护、减瘤以便于后续治疗更好地发挥作用,并提供浸润范围的分期信息。以治愈为目的的癌症手术治疗通常计划要完全切除肿瘤并确保有足够的正常组织边缘(边缘大小随肿瘤及解剖结构的变化而变化),尽可能减少接触肿瘤,防止其通过血管和淋巴管转移,以及减少手术风险。切除引流淋巴结的扩大手术可以改善预后,但是单独这种手术一般不提高生存率。

腹腔镜治疗被越来越多的用于解决腹腔、盆腔原位肿瘤。淋巴结的转移情况可以使用前哨淋巴结的方法来评估,前哨淋巴结是肿瘤扩散遇到的第一组引流淋巴结,通过在肿瘤部位注射染料并且切除第一个变蓝的淋巴结来定义。前哨淋巴结检测已持续用于临床评估,能提供可靠信息,没有出现与全区域淋巴结切除相关的并发症(淋巴水肿、淋巴管肉瘤)。术后辅助化疗及放疗的研究进展使为获得最好结果所需的手术范围大幅度减小。因此,对于乳腺癌,乳房肿瘤切除术联合放射治疗等效于乳腺癌改良根治术;对于儿童横纹肌肉瘤,保肢手术后辅助放疗和化疗已经取代了包括手术截肢和关节离断术的原根治性手术治疗。为保留器官功能而进行的局限性手术正在应用于喉癌、膀胱癌等。随着技术进步,为达到最佳控制和治愈肿瘤所需的手术范围已经缩小,如圆形吻合器的应用使结肠癌手术切缘缩小至 2cm,而不对局部控制率产生影响。这使得许多原本应该接受造瘘术的患者能维持正常的解剖结构。

在一些情况下,如睾丸巨大肿瘤或Ⅲ期乳腺癌,手术治疗不作为首选治疗方式。在最初的诊断性活检术后,给予化疗和(或)放射治疗以缩小肿瘤的大小和临床控制未发现的转移性病灶,随后由外科手术去除残留的肿块,这种疗法就是所谓的新辅助治疗。因为治疗的顺序是成功的关键且不同于标准的手术优先的治疗,所以肿瘤外科学家、肿瘤放射学家和肿瘤内科学专家之间的配合是至关重要的。

手术对于已有转移病灶的特定亚群患者是治愈性的。骨肉瘤肺转移的患者可以通过同时切除肺部病变被治愈。对于结肠癌患者,肝转移病灶少于 5 个,局限于一侧肝叶并且没有肝外转移时,肝叶切除术可使所选病人中的 25% 获得长期无病生存。手术有时和系统性抗肿瘤治疗紧密相关。对于激素敏感的肿瘤,卵巢和(或)肾上腺切除术可以控制雌激素的产生,睾丸切除术可以减少雄激素的产生,两者对转移性肿瘤的生长均有影响。有时在远处转移存在的情况下,切除原发病灶会加速转移瘤的生长,这也许是由于肿瘤中血管生成抑制剂和肿瘤相关生长调节剂来源的去除。

初始治疗阶段对外科医生或中心的选择,必须考虑到其进行的肿瘤手术量。对于各种肿瘤的研究表明,每年增加的手术量似乎与结局相关。此外,强大的系统支持设施,如给予胸腹联合手术团队拥有体外循环系统,如果需要的话,可以使某些别处无法做到的某些肿瘤得到切除。

姑息治疗

手术也能够被用作支持手段,包括中心静脉导管的置入,胸腔、心包和腹腔积液的控制,复发性肺栓塞的下腔静脉阻断,被肿瘤侵蚀的承重骨的稳定以及出血的控制等。胃肠道、泌尿道或胆道梗阻的旁路手术可以减轻症状,延长生存。外科手术可以缓解顽固性疼痛或逆转神经功能障碍(脊髓减压)。脾切除可缓解症状和逆转脾功能亢进。外科置入灌注泵用于鞘内或肝内灌注。手术可以矫正其他治疗相关的毒性及不良反应,如粘连或狭窄。

康复

手术在癌症病人完全康复方面也很有价值。对于确保正常行走来说,矫形外科手术可能是必要的。乳房再造术严重影响患者对于成功治疗的认知。整形手术可以纠正初级治疗毁损外形所产生的影响。

放疗原则

物理性能和生物学效应

放疗是一种物理治疗方式,能够损伤其路径中的任何组织。它对肿瘤细胞的选择性可能是因为肿瘤细胞对于 DNA 亚致死性损伤及其他损伤修复能力的缺陷。放疗引起 DNA 断裂及从细胞液中产生自由基,从而可以破坏细胞膜、蛋白质和细胞器。放疗损伤的增强仅仅依赖于氧气,乏氧细胞耐受性更强。增强氧气是放射增敏的基础。硫基化合物干扰自由基的生成,可以作为放疗保护剂。

大多数放疗诱导的细胞损伤是因为羟基自由基的形成:

电离辐射 + $H_2O \rightarrow H_2O^+ + e^-$

$H_2O^+ + H_2O \rightarrow H_3O^+ + OH^\cdot$

$OH^\cdot \rightarrow$细胞损伤

细胞的剂量-效应曲线包含线性函数和指数函数两部分。线性部分来源于单次作用产生的DNA链断裂。指数部分表示多次作用产生的破坏。绘制X射线或伽马辐射不同剂量下存活细胞比率，这个曲线有一平坦部分反映亚致死损伤的修复，之前的线性部分反映大剂量下大量细胞死亡。使特定的细胞对于放疗的生物学效应更敏感或更耐辐射的特征还不能完全确定。

放射治疗的3种给予方式：①远距离放疗，辐射束在一段距离外产生，针对病人体内的肿瘤；②近距离放射治疗，封装的辐射源直接植入肿瘤组织或放于肿瘤组织旁；③系统治疗，使用对特定肿瘤有针对性的放射性核素。远距离放疗是放射治疗中最常用的一种形式。

X射线和γ射线是最常用于治疗癌症的放射线。他们都是电磁波而非离子波，吸收后导致轨道电子的弹出，这种轨道的电子弹出被称为电离。X射线由直线加速器产生；γ射线由放射性核素如钴、镭的原子核衰变产生。这些波的生物学行为类似于能量包，称为光子。在某些情况下，也使用粒子形式的放疗。电子束组织穿透非常低，因此被用于治疗皮肤疾病，如蕈样肉芽肿。质子束的应用正变得越来越广泛，在一定的解剖位置，更能确定肿瘤的限制剂量。然而，除了这些特定使用外，其他离子形式的放疗，如中子、质子和负介子，因为高线性的能量转移和较少的依赖于氧，它们对组织损伤更强，然而在迄今为止的临床研究报道中，大多数应用并不优于X或γ射线。

一些参数影响辐射对组织的损伤。乏氧细胞相对能耐受，不分裂的细胞比分裂的细胞更能耐受。除了这些生物学参数外，辐射的物理参数也至关重要。辐射的能量决定其穿透组织的能力。低能量的正电子束（150～400kV）作用于身体时会出现散射，就像光作用于空气中的颗粒时出现的反射。这些电子束导致相邻正常组织的损伤及给予肿瘤的辐射更少。兆伏放射（>1MeV）具有非常低的侧向散射，产生乏皮肤作用，辐射能量的分布更均匀，并在肿瘤或靶体积有更大的能量沉积。电子束到达肿瘤前所穿过的组织被称为过境体积。靶区的最大剂量常引起过境体积组织的并发症，而靶区的最小剂量影响肿瘤复发的可能性。靶区剂量均匀是我们的目标。计算方法和集中更多电子束于靶病变是“伽马刀”和给予小体积的肿瘤高剂量治疗并保留正常组织的相关治疗方法的基础。

辐射的计算以患者吸收的辐射量为基础，它不是由机器产生的辐射量。RAD（辐射吸收剂量）被定义为每克组织吸收100尔格的能量。RAD的国际单位（SI）为Gray（GY）；1 Gy＝100rad。辐射剂量的测量是通过将探测器放置于体表或基于类人形式和物质的辐射模型来计算。辐射剂量有3个决定因素：总吸收剂量，划分次数及时间。一个常见的错误是忽略划分次数和治疗的持续时间。这好比说，一个运动员在20s完成比赛，若不知道他或她跑的距离，结果是难以解释的。这个时间对200m的比赛来说非常好，但对一个百米赛来说则很差。因此，一个典型的放射治疗过程应描述为给予一个特定靶标（如纵隔）4500 cGy，>5周，每次180cGy。大多数有效的放射治疗计划是每天1次，每周5d，每次150～200cGy。

在癌症治疗中使用的某些药物也可作为放射增敏剂。如介入DNA并改变其立体化学结果的化合物（如嘧啶类、顺铂）能增强其放疗效果；羟基脲，另一种DNA合成抑制剂，也具有相同的效果。

适应证

1. *远距离放疗*　放射治疗可以单用或与化疗联用，治疗局部肿瘤及控制远处转移肿瘤的原发灶。治疗计划基于有治疗范围的模拟器的使用，其设计以适合个体病人的解剖特点。个性化的治疗计划采用铅屏蔽，制订治疗范围和限制正常组织的辐射暴露。通常，辐射从两个或三个不同的位置发出。三维适形治疗计划允许给予靶向体积更高辐射的剂量传递而不增加过境体积的并发症。

放射治疗是许多疾病临床治疗的一个组成部分，包括乳腺癌、霍奇金病、头颈部癌、前列腺癌和妇科肿瘤。放射治疗也可以在不同情况下减轻疾病的症状，包括转移性骨痛的减轻、脑转移瘤的控制、脊髓压迫和上腔静脉阻塞的逆转、有症状性包块的缩小及受威胁通道的开放。在高风险的情况下，放射治疗可以阻止急性白血病、肺癌脑膜病变和脑转移瘤的发展。

2. *近距离放疗*　近距离放射治疗是将密封的放射源植入或放于肿瘤的旁边，并在一段时间后取出放射源，精确计算能给予肿瘤选择放疗剂量的时间。这种方法通常用于治疗前列腺癌和宫颈癌。近距离放射治疗的难点在于辐射作用的距离短（平方反比定律）和无法为适应目标体积的辐射塑形。暴露于辐射的正常组织可能受到毒性影响，如随宫颈癌治疗后出现的放射性肠炎或膀胱炎及脑肿瘤治疗后的脑损伤。

3. *放射性核素和放射免疫治疗*　核医学医师和肿瘤放射学家可以给予患者有治疗效果的放射性核素。因为碘优先被甲状腺自然摄取，因此碘-131被用于治疗甲状腺癌，它发出的伽马射线，破坏了正常的甲状腺，同时也破坏了肿瘤。锶-89和钐-153是两种放射性核素，能被骨尤其是新骨形成部位优先摄取。虽然两者都能控制骨转移和其相关的疼痛，但它的剂量限制性毒性是骨髓抑制。

单克隆抗体和其他配体可以通过接合（非金属核素）或螯合（金属核素）连接到放射性核素上，靶向部分可以使放射性核素优先积累于肿瘤中。碘-131标记的抗CD20和钇-90标记的抗CD20在B细胞淋巴瘤中存在活性，其他标记的抗体正在评估中。被标记的碘的甲状腺摄取能被冷碘阻断，剂量限制性毒性是骨髓抑制。

4. *光动力疗法*　一些化学结构（卟啉、酞菁）选择性地被肿瘤细胞摄取，其机制不完全确定。当光（通常使用激光）照射在含有这些化合物的细胞上时，自由基产生，从而细胞死亡。血卟啉和光被越来越多的用于治疗皮肤癌、卵巢癌、肺、结直肠和食管肿瘤。复发性局部晚期疾病的这种姑息治疗有时疗效惊人并能持续数月。

毒性

虽然放射治疗通常在局部应用，但也产生包括疲劳、厌食、恶心、呕吐等全身性影响，可能与组织辐射量、分割剂量、辐射野及个体易感性相关。骨是最抗辐射的器官之一，放疗效应主要体现在儿童的骨骺生长板过早融合。相比之下，男性的睾丸、女性的卵巢及骨髓则是对辐射最敏感的器官。所有处于照射野中的骨髓都会被放射治疗灭活。对细胞更新需求少的器官，如心脏、骨骼肌、神经更能耐受放疗的影响。在耐辐射的器官中，血管内皮细胞是最敏感的部分。器官组织，如造血系统与肠道黏膜层，作为内稳态自我更新频繁的部分，则对辐射更敏感。急性毒性包括黏膜炎、皮肤红斑（严重时溃疡）和骨髓毒性。这些往往可以通过中断治疗来缓解。

慢性毒性则更严重。头颈部区域的放疗经常引起甲状腺衰竭。白内障和视网膜损伤可导致失明。涎腺停止制造唾液，导致龋齿和牙列不良。味觉和嗅觉都会受到影响。纵隔放疗导致致死性心肌梗死的风险增加3倍。其他晚期血管反应包括慢性缩窄性心包炎、肺纤维化、内脏狭窄、脊髓横断与放射性肠炎。一种严重的晚期毒性是放疗野内或周围的第二实体瘤的发生。这种肿瘤可发生于任何器官或组织，发生率在治疗结束的第二个10年开始，为每年1%左右。不同器官对于放疗致癌作用的易感性不同。一个接受斗篷野放疗的25岁女性霍奇金病患者，在其55岁左右，有30%的风险患乳腺癌。这与遗传性乳腺癌综合征的发病率相当。对于30岁后接受治疗的妇女，乳腺癌的患病风险很少或没有增加。没有数据表明存在治疗辐射剂量的阈值，接受此阈值以下剂量治疗的患者的第二肿瘤的发病率降低。因为第二肿瘤的高发病率也发生在那些接受小于1000cGy的患者。

化疗原则

内科肿瘤学是内科学的亚学科，与外科及放疗科医生协同致力于关注肿瘤患者并为其提供治疗方案。肿瘤内科医生应该掌握的核心技能包括：合理的使用药物，使患者在疾病的自然病程中获益，并且提高患者的生活质量。

药物作用的终点

系统的使用药物对肿瘤患者有益这个观念来源于3个临床发现：①19世纪，保罗·埃尔利希观察到，不同的染料作用于不同的细胞和组织。他猜测存在一种化合物"魔弹"，由于与肿瘤的亲和性，可以与肿瘤细胞紧密结合。②第2个发现是在第一次世界大战期间，某种芥子气衍生物的毒性主要作用于骨髓。因此提出可以用小剂量该物质来治疗骨髓源性的肿瘤。③最后一个发现是在卵巢切除术后，像乳腺癌这种激素依赖性肿瘤会缩小，因此提出这一观点，促进肿瘤生长的内源性物质可以被拮抗。化学取得的每一个成果都从实际和理论方面影响着当前肿瘤化疗药物的应用。

化疗药物应该用于临床上处于活跃期的肿瘤。表28-1示一系列目前被认为的，当肿瘤播散或转移后，使用化疗药物能治愈的肿瘤。当肿瘤局限于单侧，认真考虑给予外科手术或以放射治疗为主，因为这些治疗模式适用于局部治疗。化疗适用于局部治疗失败后，或者用于对局部肿瘤综合治疗方法中的初级处理。在一些情况下，允许使用放疗从而保留正常器官形态，如喉部及上呼吸道肿瘤、对放射线敏感的肿瘤，或者针对肺及宫颈两个部位同时进行放疗的患者（表 28-1 B）。化疗可以作为除手术及放疗外的辅助治疗（表 28-1 C），用于临床可见的病灶清除后。化疗药物对乳腺及结直肠癌有潜在的效果，因为它试图清除那些可能已经播散的临床不可见的肿瘤。如前所述，小肿瘤可能有更高的增殖比率，因此对抑制增殖的化疗药物更敏感。化疗时通常使用“常规”化疗剂量。一般来说，这些剂量产生可逆的严重不良反应，首先包括短暂的骨髓抑制，伴有或不伴有胃肠道毒性（通常为恶心呕吐），这些容易管理。高剂量的化疗方案基于观察报道，许多化疗药物的剂量效应曲线非常陡，增加剂量可以显著的增大疗效，虽然是以威胁生命的潜在并发症为代价，因此更需要加强支持，通常是以造血干细胞的形式提供支持，造血干细胞来源于病人（自体）或配型与患者组织相容的捐赠者（异体）。在某些定义好的临床情况下，大剂量化疗方案有确切的潜在治疗效果（表 28-1 D）。

表 28-1 化疗可治愈肿瘤

A. 可治愈的晚期肿瘤	D. 可能被干细胞移植及大剂量化疗治愈的晚期肿瘤
急性淋巴和急性粒细胞白血病（儿童/成人）	复发的白血病
霍奇金淋巴瘤（儿童/成人）	淋巴和粒细胞
淋巴瘤-某些类型（儿童/成人）	复发的淋巴瘤
生殖细胞肿瘤	霍奇金和非霍奇金
胚胎性癌	慢性粒细胞白血病
畸胎瘤	多发性骨髓瘤
精原细胞癌或无性细胞癌	E. 对化疗药物敏感，可以有效缓解，但不能治愈的肿瘤
绒毛膜癌	膀胱癌
妊娠滋养细胞肿瘤	慢性粒细胞白血病
小儿肿瘤	多毛细胞白血病
肾母细胞癌	慢性淋巴细胞白血病
胚胎性横纹肌肉瘤	淋巴瘤-某些类型
尤因肉瘤	多发性骨髓瘤
外周性神经上皮瘤	胃癌
成神经细胞瘤	宫颈癌
小细胞肺癌	子宫内膜癌
卵巢癌	软组织肉瘤
B. 可能被化疗及放疗治愈的晚期肿瘤	头颈部肿瘤
鳞癌（头颈部）	肾上腺皮质癌
鳞癌（肛管）	胰岛细胞肿瘤
乳腺癌	乳腺癌
宫颈癌	结直肠癌
非小细胞肺癌（Ⅲ期）	肾癌
小细胞肺癌	F. 对化疗不敏感的进展期肿瘤
C. 可能被手术联合辅助化疗治愈的晚期肿瘤	胰腺癌
乳腺癌	胆道肿瘤
结直肠癌[a]	甲状腺肿瘤
骨肉瘤	外阴肿瘤
软组织肉瘤	非小细胞肺癌
	前列腺癌
	黑色素瘤
	肝细胞癌
	唾液腺肿瘤

[a]. 直肠还要接受放疗

卡劳夫斯基最早支持通过测量应用化疗药物后肿瘤的大小来评价化疗药物的作用，并且使用这些客观数据决定一个特定患者的进一步治疗或评价一种药物的潜在临床疗效。部分缓解（PR）通常是指肿瘤大小减小至少 50%；完全缓解意味着肿瘤完全消失；疾病进展表示相比基线或最好时的病灶，肿瘤大小增大至少 25%，或者出现新发病灶，那些不属于以上情况的归于“稳定”。更新的评价系统，如 RECIST（实体瘤疗效评估标准）利用一维测量，但在严格的规定药物的效果测量方面与卡劳夫斯基相似。

如果肿瘤无法治愈，化疗的目的就是减轻肿瘤患者的症状，具有姑息性化疗价值的肿瘤列于表 28-1 E。肿瘤相关症状通常表现为疼痛、体重减轻或因对正常组织的作用产生的局部症状。以减缓症状为目的的治疗应当明确诊断，并认识到此种治疗的局限性，可以根据体力状态使用支持疗法。体力状态的测定可以使用 Karnofsky 或东部肿瘤协作组（ECOG）制定的标准：ECOG 评分 0 分（PS0）是指没有任何症状；PS1 是指能自由走动，但重体力活动受限；PS2 是指能自由走动，但已丧失工作能力，日间不少于一半时间可以起床活动；PS3 是指生活仅能部分自理，日间一半以上时间卧床或坐轮椅；PS4 是指卧床不起，生活不能自理。一般只有 PS0、PS1 和 PS2 的病人可以考虑给予减缓症状（非根治性）的治疗。如果可以治愈，即使体力状态差的病人也可以考虑治疗，但在相似的治疗下，这部分病人的预后通常不如体力状态好的病人。

一个重要的观点是，针对无法治愈的肿瘤，在疾病自然病程的某一时刻，基层医院可以给患者及家属提供价值有限的化疗、姑息治疗或者临终关怀，细致、不间断的减轻患者症状，给予患者和家属心理及精神上的支持，这作为一种有价值的治疗计划应受到关注（详见第 32 章）。有价值的干预是优化生活质量而不是试图延长生存。面对危及生命的疾病进展，经常选择进行潜在的价值很小甚至是没有毒性的治疗，与接收有毒且无效的治疗相比，由主要照顾者提供姑息治疗和临终关怀选项，作为供患者明智选择的基础，可能是至关重要的。

化疗药物：综述和使用原则

肿瘤药物治疗有 4 种大体类型。传统的化疗药物是在历史中通过经验观察到的小分子物质（一般分子量<1500Da），这些小分子物质可以使动物身上生长的实验性肿瘤明显消退。这些药物主要作用于 DNA 结构或有丝分裂期打开 DNA 链的染色体。靶向药物指的是小分子物质或“生物制剂”（抗体及细胞因子通常是大分子物质），他们被设计和开发作用于分子靶标，这些分子靶标可以维持肿瘤细胞的恶性度或在肿瘤细胞中特异性表达。像在第 25 章中描述的那样，肿瘤的发生是通过一系列动作激活生化途径使增殖失控，这一系列动作包括原癌基因的激活，细胞周期抑制因子的丢失，细胞凋亡调控的丢失，从而获得无止境复制染色体、侵袭、转移、免疫逃逸的能力。靶向治疗寻求利用生物学支持，以异常的细胞行为作为治疗基础。激素治疗（靶向治疗的第一种形式）利用雌激素及雄激素功能及作用的生化过程为治疗基础，用于乳腺、前列腺、子宫及卵巢来源的肿瘤患者。生物治疗常使用大分子物质，这些大分子物质拥有特别的靶点（如抗生长因子或细胞因子抗体），或能够调节肿瘤细胞的生长，或诱导宿主免疫应答来杀死肿瘤细胞。因此，生物治疗不仅包括抗体，还包括细胞因子及基因治疗。

任何药物的有效性取决于给定剂量会产生的有效程度（治疗效果；在抗癌药物对肿瘤细胞毒性的情况下）与对宿主的毒性两者之间的对比。治疗指数是有毒的剂量和治疗剂量之间的分离程度。真正有用的药物有很高的治疗指数，这通常发生在药物治疗作用区间与正常区间截然不同的情况下。通常一种药物针对某一器官的选择性毒性是由该药物的靶向表达或腔室累积与消除的差异性相关，分别导致毒性增加或改善。目前使用的化疗药物的不成功之处在于它们的靶点在正常和肿瘤组织中均存在。因此，它们具有较窄的治疗指数。

图 28-2 说明药物研发步骤。潜在有用的抗癌药物，在动物模型中证明其抗肿瘤活性后，还需接受后续评估，从而确定其在常规治疗实施过程中最佳的给药方式和治疗方案。应用相同治疗方案在两个物种上进行安全性实验以确定Ⅰ期人体试验的起始剂量。这一剂量，通常是导致敏感动物产生可逆性毒性剂量的 1/10～1/6。在人类的Ⅰ期临床试验中，逐步增加药物剂量直到观察到可逆的毒性。剂量限制性毒性（DLT）是指比临床常规实践可接受的更高的毒性，而其次一级的为最大耐受剂量（MTD）的药物剂量。如果发生毒性，其与血浆药物浓度相关。通常在Ⅱ期临床试验中使用 MTD 或低于

MTD的一个剂量，给予相对同质的患有特定肿瘤的患者一个固定剂量的药物以确定其能否引起该肿瘤的消退。“活性”药物通常具有至少20%～25%的部分缓解率，以及非危及生命的可逆性不良反应，如此它才能进入Ⅲ期临床试验并与标准或不治疗相比来评估疗效。

缓解定义为肿瘤缩小，是药物效果的最直接指标。为了临床评估，缓解必须转化为临床受益。这通常通过对总体生存时间的有利影响来确定，或者至少是疾病进展时间的延长。正在进行抗癌药物对于患者生活质量影响的量化评分。癌症药物的临床试验通常使用毒性分级：Ⅰ级毒性不需要治疗；Ⅱ级往往需要对症治疗，但没有生命危险；Ⅲ级毒性若不予治疗，则具有潜在致命性；Ⅳ级毒性是致命的；Ⅴ级毒性是那些导致病人死亡的毒性。

“靶向药物”的开发程序可以说是完全不同。虽然Ⅰ～Ⅲ期试验仍需进行，人类肿瘤的分子学研究使人们能精确地定义那些药物作用所必须或相关的靶点在患者肿瘤中的表达水平。这些信息可以允许选择表达药物靶点的患者参与所有临床试验。凭借肿瘤靶点的表达，这些病人有很大可能对药物作用产生有效反应。临床试验可能被设计用于与药物相关靶点的反应的评估(药效学)。理想情况下，血药浓度影响药物靶点是已知的，所以逐步增加剂量至MTD可能是不必要的。相反，达到最佳生物学剂量时和宿主毒性的相关性成为Ⅰ期和早期的Ⅱ期临床试验更有意义的试验终点。

采用传统化疗药物、靶向药物、激素治疗或生物制品治疗肿瘤，有效的策略会出现以下两种有价值的结果的一种。一种是它们可以诱导癌细胞凋亡，导致肿瘤缩小及相应的患者生存期的提高或无病生存时间的延长；另一个可能的结果是诱导癌细胞分化或休眠，使肿瘤细胞增殖减少及重新获得类似于正常细胞的表型特性。阻断肿瘤细胞的分化可能是某些白血病发病的一个关键特征。

细胞死亡是严密调节的过程。坏死是指诱导性的细胞死亡，如可被物理损伤诱导，主要表现为细胞肿胀和细胞膜破裂。细胞凋亡或程序性细胞死亡，指的是一个高度有序的对某种死亡信号刺激做出回应的过程，它概括了在机体的发育过程中所观察到的必要的细胞死亡。失巢凋亡指的是从基底的正常环境去除后的上皮细胞的死亡，特别是从细胞到细胞连接处。肿瘤化疗药物可引起坏死和凋亡。细胞凋亡的特点是染色质凝聚(形成“凋亡小体”)，

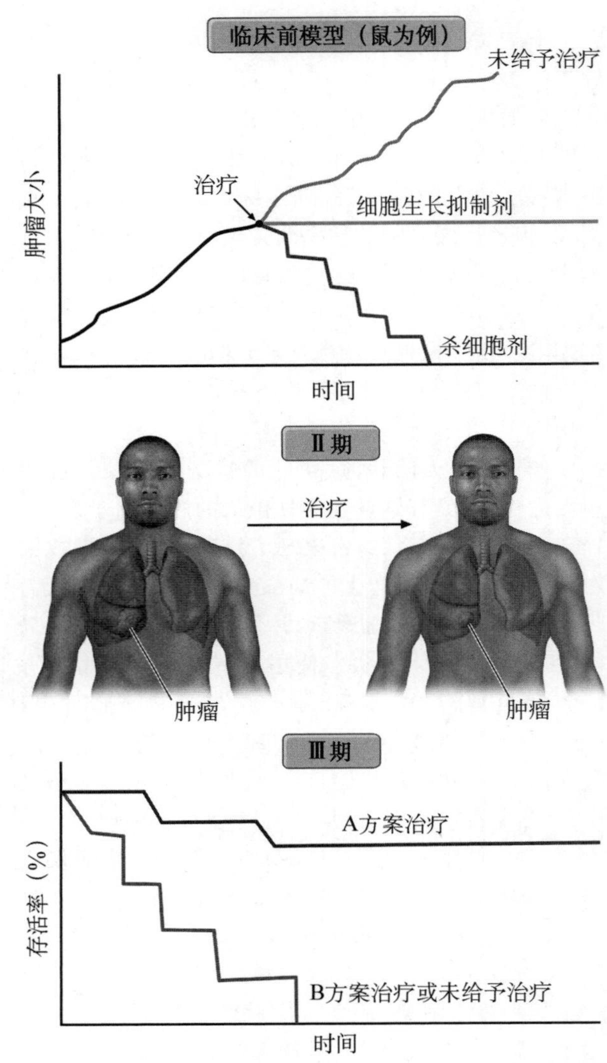

图 28-2 药物研发步骤

在肿瘤动物模型上的临床前活性(上)可作为支持候选药物进入Ⅰ期人体临床试验的证据，Ⅰ期临床试验定义药物正确的剂量，并观察可能出现的任何临床抗肿瘤作用。药物可以进入Ⅱ期试验，针对特定类型的肿瘤，严格定量其抗肿瘤作用(中)。Ⅲ期临床试验则可能揭示其活性优于标准治疗或不治疗(下)

细胞收缩；并且在活的动物体内，被周围的间质细胞非炎性吞噬。这个过程的控制或是通过信号传导系统，达到一定水平的损伤后促进细胞死亡，或是通过与特定的细胞表面受体反应介导细胞死亡信号。通过信号转导途径操纵凋亡的调控已成为了解药物的作用和设计新的策略以提高其作用的基础。自噬是细胞应对损伤的一种反应，细胞没有立即死亡，而是以分解代谢的方式存活，同时导致

复制的潜能丢失。

癌症治疗如何起效大致概况是化疗药物与它的靶点共同作用引起进一步的信号"级联"反应。这些信号，通过触发一个"执行程序段"，激活蛋白酶、核酸酶，以及细胞死亡通路的内源性调节分子，最终导致细胞死亡(图 28-3)。

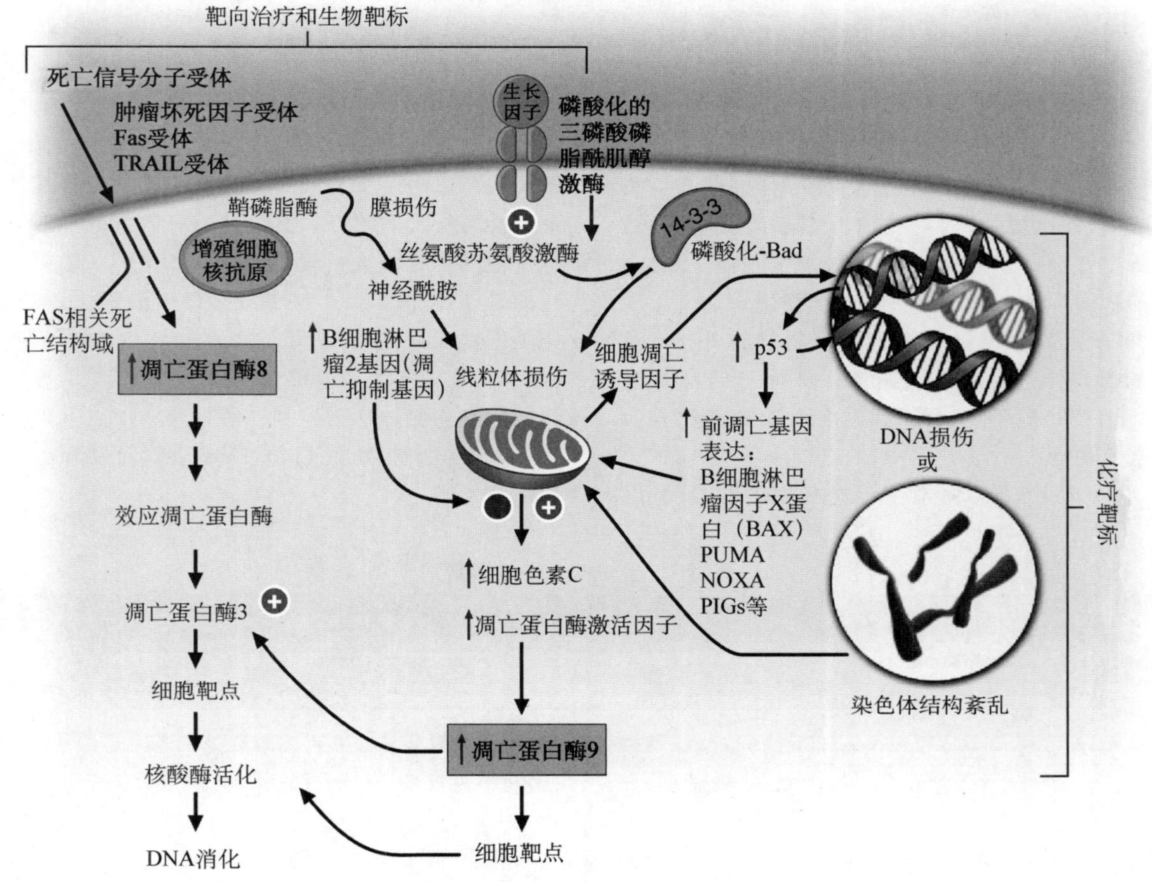

图 28-3　细胞死亡反应的综合

凋亡机制引起的细胞死亡需要细胞的主动参与。对生长因子(GF)的干扰或某些细胞因子的死亡信号(如肿瘤坏死因子受体)的传播，有"上游"半胱氨酸天冬氨酸蛋白酶(caspases)的激活，然后直接消化细胞质和细胞核蛋白，导致下游胱门蛋白酶的活化；这些引起核酸酶的活化，导致特征性的 DNA 断裂，这是细胞凋亡的标志。导致 DNA 损伤或改变有丝分裂纺锤体功能的化疗药物似乎最终激活线粒体损伤这个过程，可能通过激活基因的转录，其产物产生或调节自由基的毒性。此外，鞘磷脂酶作用于细胞膜损伤，导致神经酰胺的产生，其可以直接作用于线粒体。抗凋亡蛋白 Bcl2 抑制线粒体毒性，而促凋亡基因产物 Bax 则拮抗 Bcl2 的作用。受损的线粒体释放细胞色素 C 和凋亡激活因子(APAF)，可直接激活半胱天冬酶 9，通过蛋白酶作用，产生一个直接向其他下游的半胱天冬酶传递的信号。凋亡诱导因子(AIF)也从线粒体释放，然后可以转运到细胞核，与 DNA 结合，并产生自由基进一步破坏 DNA。一个额外的凋亡刺激是有 Bad 蛋白质，可与 Bcl2 基因家族成员的异源性二聚拮抗凋亡。重要的是，虽然 bad 蛋白质的功能通过适配器蛋白 14-3-3 磷酸化而被抑制。但是磷酸化的 bad，以一种如何定义生长因子的方式，被 Akt 激酶的作用调节，激活此激酶可以抑制细胞凋亡和促进细胞存活

不同于化疗药物，靶向药物不盲目导致大分子病变而是调节特定通路的作用。如 P210 融合蛋白酪氨酸激酶驱动的慢性粒细胞白血病(CML)，HER-2/neu 刺激某些乳腺癌的细胞增殖。这些肿瘤被描述为对这些分子具有功能"依赖"，就此意义而言，没有通路的持续作用，肿瘤细胞就无法生存。在这种方式中，靶向药物可能使"起始"肿瘤细胞凋亡，没有真正产生任何分子病变，如直接的 DNA 链断裂或改变细胞膜的功能。

虽然在体外试验中，细胞凋亡机制在调节肿瘤

细胞增殖和肿瘤细胞行为方面很重要；但是在体内，目前还不清楚是否可以将所有的化疗药物导致细胞死亡的作用归因于细胞凋亡机制。然而，调控细胞凋亡的分子的变化与临床预后相关(如 Bcl2 过表达的某些淋巴瘤预后差，促凋亡基因 Bax 的表达与卵巢癌化疗后更好的预后相关)，需要更好地了解细胞死亡和存活的机制的关系。

化疗药物耐药，可能是因为细胞没有处在允许药物致死的细胞周期中的适当阶段，也可能是因为吸收减少、外排增加、药物代谢或靶点改变，如通过突变或过度表达。的确，p170PGP(P170 糖蛋白，多药耐药基因产物)，从组织培养的细胞生长的试验识别，已被确定为介导耐药细胞化疗药物的外排。某些肿瘤，特别是造血系统肿瘤，如果它们高表达 p170pGp，则预后不良，尝试通过各种策略调整这种蛋白质的功能。

"联合化疗"是指方案中不同药物的联合使用，目的是至少达到相加甚至希望的累加作用。这样的方案的组成药物理论上有不同的，毒性对宿主不重叠，每一种作用到某种程度，并已在临床试验中证明是可以耐受，与单药相比更有临床价值。

用于肿瘤治疗的化疗药物

表 28-2 列出常用的癌症化疗药物和它们使用相关的临床问题。作为例子所列的药物和方案，已被证明可以耐受并且有效，用于不同病人的具体剂量可能与特定的治疗方案或计划有所不同。对其中剂量范围变化较大的药物，应仔细查证以避免可预见的毒性。在表 28-2 里不包括靶向激素受体药物，相关不良反应通常是预期的激素效应的中断或增强，并且在大多数情况下使用的剂量需要足够以使预期的激素受体达到饱和。所列药物可以有效地分为三大类：影响 DNA 药物，影响微管药物和分子靶向药物。

表 28-2 常用的抗肿瘤药物

药物	常用剂量举例	毒性	相互作用及注意点
直接作用于 DNA 药物			
烷化剂			
环磷酰胺	400～2000mg/m², 静脉注射；100mg/m²，口服，每日1次	骨髓(血小板相对少见)、膀胱炎、烷化剂常见反应[a]、心脏(大剂量)	肝代谢激活为磷芥末＋丙烯醛，美司钠预防大剂量所致膀胱伤
氮芥	6mg/m²，静脉注射，第 1、第 8 日	骨髓、腐蚀、恶心	局部应用于皮肤淋巴瘤
苯丁酸氮芥	1～3mg/m²，口服，每日 1 次	骨髓、烷化剂常见反应[a]	
美法仑	8mg/m²，每日 1 次，连续 5d 口服	骨髓(最低点延迟)、胃肠道、肝(大剂量)	肾功能不全时清除延迟
卡莫司汀(BCUN)	200mg/m²，静脉注射 150mg/m²，口服	骨髓(最低点延迟)、胃肠道、肝(高剂量)、肾	
洛莫司汀(CCNU)	100～300mg/m²，口服	骨髓(最低点延迟)	
异环磷酰胺	1.2g/m²，每日 1 次，连续 5d＋美司钠	骨髓抑制、膀胱、神经系统、代谢性酸中毒、神经病变	环磷酰胺同分异构体、脂溶性更强、在睾丸肿瘤和肉瘤中活性更强、必须使用美司钠
丙卡巴肼	100mg/m²，每日 1 次，连续 14d	骨髓、恶心、神经系统、烷化剂常见反应[a]	与乙醇合用出现戒酒硫样效应；作为单胺氧化酶抑制剂，食用酪氨酸酶含量丰富的食物后出现高血压
达卡巴嗪(DTIC)	375mg/m²，静脉注射，第 1、第 15 日	骨髓、恶心、流感样症状	代谢活化

续表

药物	常用剂量举例	毒性	相互作用及注意点
替莫唑胺	150～200mg/m^2，每日 1 次，连续 5d，每 28 日 1 次 或 75mg/m^2，每日 1 次，6～7 周	恶心、呕吐，头痛、疲劳，便秘	骨髓抑制罕见
六甲蜜胺	260mg/m^2 每日 1 次，连续 14～21d，分 4 次口服	恶心、神经系统(情绪)、神经病变，骨髓(少)	肝激活，巴比妥类药物增强/西咪替丁减弱
顺铂	20mg/m^2，每日 1 次，连续 5d 静脉注射，每 3～4 周；或 100～200mg/m^2，静脉注射，第 3～4 周 1 次	恶心、神经病变、听力 骨髓(血小板多于白细胞)，肾 Mg^{2+}、Ca^{2+}	维持大尿量；渗透性利尿并监测 K^+、Mg^{2+} 的出入量 需要预防呕吐 肌酐清除率＞60ml/min 及耐受大量补液时用足量
卡铂	365mg/m^2，静脉注射，每 3～4。根据肌酐清除率调整	骨髓(血小板多于白细胞)，恶心，肾(大剂量)	根据肌酐清除率调整剂量至 AUC 为每分钟 5～7mg/ml[AUC＝dose/(CrCl ＋ 25)]
奥沙利铂	130mg/m^2，每 3 周＞2h 或 85mg/m^2，每 2 周	恶心、贫血	急性可逆的神经毒性；随剂量累积的慢性感觉神经毒性；可逆的咽喉痉挛
抗肿瘤抗生素及拓扑异构酶毒物			
博来霉素	15～25mg/d，每日 1 次，连续 5d 快速静脉注射或持续静脉注射	肺，皮肤效应、雷诺现象、过敏	博莱霉素水解酶使其失活(皮肤及肺内减少)，O_2 增强肺毒性，顺铂诱导肌酐清除率减少可增加皮肤/肺毒性，如果内生肌酐清除率＜60ml/min 减少剂量
放线菌素 D	10～15μg/kg，每日 1 次，5d 快速静脉注射	骨髓，恶心、黏膜炎、腐蚀、脱发	放疗增敏
依托泊苷 (VP16-213)	100～150mg/m^2，静脉注射，每日 1 次，连续 3～5d 或 50mg/m^2，口服，每日 1 次 21d 或最多 1 次 1500mg/m^2(在干细胞支持时大剂量)	骨髓(白细胞多于血小板)，脱发、低血压、过敏(急性 4 型)、恶心、黏膜炎(大剂量)	肝肾代谢——肾 30%，肾衰竭时减少剂量，时间依赖性(5d 优于 1d) 继发白血病，强调抗代谢作用
拓扑替康	20mg/m^2，静脉注射，每 3～4 周，＞30min 或 1.5～3mg/m^2 每 3～4 周，＞24h 或 0.5mg/m^2，每日 1 次，＞21d	骨髓，黏膜炎、恶心、轻度脱发	肾衰竭时减量，无肝毒性
伊立替康 (CPT-Ⅱ)	100～150mg/m^2，静脉注射，＞90min 每 3～4 周或 30mg/m^2，每日 1 次，＞120h	腹泻："早发"痉挛；脸红，呕吐；"迟发"；几次剂量后：骨髓、脱发、恶心、呕吐，肺	前体药物需要酶激活为"SN38"；早期腹泻可能因为胆汁排泄；延迟性腹泻，使用大剂量洛哌丁胺(2mg，每 2～4 小时 1 次)

续表

药物	常用剂量举例	毒性	相互作用及注意点
多柔比星和柔红霉素	45～60mg/m^2；每 3～4 周或 10～30mg/m^2 每 1 周或持续输注	骨髓，黏膜炎、脱发，心血管毒性(急性/慢性)，腐蚀	肝素凝集；合用清除增加 对乙酰氨基酚，卡莫司汀增加肝脏毒性 放疗增敏
伊达比星	10～15mg/m^2，静脉注射，每 3 周或 10mg/m^2，静脉注射，每日 1 次，连续 3d	骨髓、心脏(少于多柔比星)	不确定
表柔比星	150mg/m^2 静脉注射，每 3 周	骨髓、心脏	不确定
米托蒽醌	12mg/m^2 每日 1 次，连续 3d 或 12～14mg/m^2，每 3 周	心脏(少于多柔比星)，腐蚀(轻度)，蓝色尿，视力，指甲	与肝素作用 脱发、恶心少于多柔比星 放疗增敏
间接作用于 DNA 药物			
抗代谢药物			
脱氧柯福霉素	4mg/m^2，静脉注射，每隔 1 周	恶心、免疫抑制、神经病变、肾	肾排泄 肾衰竭时减量 抑制腺苷脱氨酶
6-巯嘌呤	75mg/m^2，口服或最大至 500mg/m^2，口服(大剂量)	骨髓、肝，恶心	可变的生物利用率，通过黄嘌呤氧化酶代谢，合用别嘌呤醇时减量，巯基嘌呤甲基转移酶缺乏症时毒性增加
6-硫代鸟嘌呤	2～3mg/kg，每日 1 次，最多 3～4 周	骨髓、肝，恶心	可变的生物利用率，巯基嘌呤甲基转移酶，缺乏症时毒性增加
咪唑硫嘌呤	1～5mg/kg，每日 1 次	骨髓、肝，恶心	代谢为 6-巯嘌呤因此，合用别嘌呤醇时减量，巯基嘌呤甲基转移酶缺乏症时毒性增加
克拉屈滨	0.09mg/kg，每日 1 次，连续 7d 持续输注	骨髓、肾，发热	在毛细胞白血病中作用显著
羟基脲	20～50mg/kg (去脂体重)每日 1 次，口服或 1～3g/d	骨髓，恶心、黏膜炎、皮肤改变，较少的肝、肾、肺及中枢神经毒性	肾衰竭时减量，增强抗代谢物作用
甲氨蝶呤	15～30mg 口服或肌内注射每日 1 次，连续 3～5d 或 30mg 静脉注射第 8 日或 1.5～12g/m^2，每日 1 次(合用亚叶酸)	骨髓、肝/肺，肾小管性酸中毒、黏膜炎	亚叶酸钙解救、尿中排泄、肾衰竭时减量、非甾体抗炎药增强肾毒性
氟尿嘧啶	375mg/m^2 静脉注射，连续 5 或 600mg/m^2，静脉注射，第 1 日、第 8 日	骨髓，黏膜炎、神经病变、皮肤改变	亚叶酸钙增强毒力(5-FU)、二氢嘧啶脱氢酶缺乏时毒性增加组织中代谢

续表

药物	常用剂量举例	毒性	相互作用及注意点
卡培他滨	665mg/m²，每日 2 次连续；1250mg/m²，每日 2 次，2 周/停 1 周；829mg/m²，每日 2 次，2 周/停 1 周＋60mg/d 亚叶酸	腹泻、手足综合征	5-FU 前体药物在瘤内代谢
阿糖胞苷	100mg/m²，每日 1 次，连续 7d 持续输注或 1～3 g/m² 快速静脉注射	骨髓，黏膜炎、神经病变(大剂量)、结膜炎、非心源性肺水肿	提高烷化剂活性、组织中通过脱氨基代谢
氮胞苷	750mg/m²，每周 1 次或 75～200mg/m² 每日 1 次×5～10(一次静脉注射)或(持续静脉注射或皮下注射)	骨髓、肝，恶心，神经病变、肌痛症	对白血病作用有限；改变 DNA 的甲基化来改变基因表达
吉西他滨	1000mg/m²，静脉注射，每周 1 次，连续 7 周	骨髓、恶心、肝脏、发热/流感样	
磷酸氟达拉滨	25mg/m²，静脉注射，每日 1 次，连续 5d	骨髓、神经病变、肺	肾衰竭时减量；代谢为氟达拉滨并在细胞中由脱氧胞苷激酶转变为氟达拉滨三磷腺苷
天冬酰胺酶	25 000U/m²，每 3～4 周 1 次或 6000U/m² 隔日 1 次，连续 3～4 周或 1000～2000U/m²，10～20d	蛋白质合成、凝血因子、葡萄糖、白蛋白、过敏、胰腺炎，中枢神经系统、肝	阻碍甲氨蝶呤作用
培美曲塞	200mg/m²，每 3 周 1 次	贫血、白细胞减少、血小板减少	补充叶酸/维生素 B_{12}，警惕肾衰竭
抗有丝分裂药物			
长春新碱	1～1.4mg/m²，每周 1 次(通常总剂量限制在 2mg 内)	腐蚀、骨髓、神经病变；胃肠道：肠梗阻/便秘；膀胱弱毒性；SIADH；心血管	肝清除；胆红素＞1.5mg/dl 时减量；预防肠道毒性
长春碱	6～8mg/m²；每周 1 次	骨髓，腐蚀、神经病变(不常发生，但与其他长春碱相似)；高血压、雷诺现象	肝清除，减量同长春新碱
长春瑞滨	15～30mg/m² 每周	骨髓，腐蚀、过敏/支气管痉挛(急性)、呼吸困难/咳嗽(亚急性)、神经病变(不突出，但与其他长春碱相似)	肝清除
紫杉醇	135～175mg/m² 每 24 小时输注或 175mg/m² 每 3 小时输注或 140mg/m² 每 96 小时输注或 250mg/m² 每 24 小时输注加 G-CSF	骨髓，过敏、黏膜炎、脱发，感觉神经病变激素及 CV 传导紊乱；恶心少见	用药前给予类固醇及 H_1、H_2 阻滞剂；肝清除；减量同长春新碱

续表

药物	常用剂量举例	毒性	相互作用及注意点
多烯紫杉醇	100mg/m^2每1小时输注，每3周1次	过敏、体液潴留，骨髓、皮肤表现、感觉神经病变；恶心少见，偶发口腔炎	用药前给予类固醇及H_1、H_2阻滞剂
磷酸雌莫司汀	14mg/kg；每日1次，分3～4次，饭后2h随水吞服，避免富含Ca^{2+}的食物	恶心、呕吐、腹泻、CHF、血栓形成、男性女乳症	
白蛋白结合紫杉醇	260mg/m^2，每3周1次	神经病变、贫血、白细胞减少、血小板减少	肝功能不全时谨慎使用
伊沙匹隆	40mg/m^2，每3周1次	骨髓抑制、神经病变	
分子靶向药物			
类维生素A类			
维A酸	45mg/m^2，每日1次，直到完全缓解＋蒽环类为基础化疗方案，用于急性早幼粒白血病	致畸、皮肤反应、高胆固醇血症	APL分化综合征：肺功能紊乱/浸润，胸腔积液/心包积液，发热
蓓萨罗丁	300～400mg/m^2；每日1次持续	高甘油三酯血症；皮肤反应、致畸	中枢性甲状腺功能减退
靶向毒素			
地尼白介素-2	9～18μg/kg，每日1次，连续5d，每3周1次	恶心、呕吐；寒战、发热；乏力，肝	急性过敏反应：低血压，血管舒张，皮疹，胸闷 血管渗漏：低血压，水肿，低蛋白血症，血栓性事件（MI、DVT、CVA）
酪氨酸激酶抑制剂			
伊马替尼	400mg/d，持续	恶心、眶周水肿	实体瘤适应证中骨髓抑制不常见
吉非替尼	250mg，口服，每日1次qd	皮疹、腹泻	在美国，仅用于现有诊断获益者
厄罗替尼	150mg，口服，每日1次	皮疹、腹泻	饭前1h，饭后2h
达沙替尼	70mg口服，每日2次 100mg，口服，每日1次	肝改变、皮疹，中性粒细胞减少、血小板减少	
索拉非尼	400mg口服，每日2次	腹泻、手足综合征、其他皮疹	
舒尼替尼	50mg口服，每日1次 服药4周，停用2周	疲乏、腹泻、中性粒细胞减少	
蛋白酶体抑制剂			
硼替佐米	1.3mg/m^2，第1、第4日	神经病变、血小板减少	
组蛋白去乙酰化酶抑制剂			
伏立诺他	400mg/d	疲乏、腹泻、血小板减少、栓塞	
罗米地辛	14mg/m^2，第1、第8、第15日	恶心、呕吐、细胞减少、心脏传导	

续表

药物	常用剂量举例	毒性	相互作用及注意点
西罗莫司靶蛋白抑制剂			
替西罗莫司	25mg,每周 1 次	口腔炎、血小板减少、恶心、厌食、疲乏,新陈代谢(葡萄糖、脂质)	
依维莫司	10mg,每日 1 次	口腔炎、乏力	
杂类			
三氧化二砷	0.16mg/kg,每日 1 次直到 50d 用于 APL	QTc 间期延长、周围神经病变、肌肉骨骼疼痛、高血糖	APL 分化综合征(参见维 A 酸)

[a] 烷化剂常见反应:脱发,肺相关不良反应,不孕及致畸作用

APL. 急性早幼粒细胞白血病;AUC. 曲线下面积;CHF. 充血性心力衰竭;CrCl. 肌酐清除率;CV. 心血管;CVA. 脑血管意外;DVT,下肢深静脉血栓形成;MI. 心肌梗死;SIADH. 抗利尿激素综合征

直接作用于 DNA 的药物

DNA 复制发生于细胞合成期或细胞周期的 S 期,复制的 DNA 染色体分离发生于 M 期或有丝分裂期。G1 和 G2"间隙期"分别发生于 S 期和 M 期之前。传统上,化疗药物被分为"周期非特异性"药物,能在细胞周期的任何阶段发挥作用,和"周期特异性"药物,这需要细胞处在一个特定的细胞周期阶段从而发挥最大的作用。一旦药物发挥作用,处于细胞周期的细胞可能前往"检查点",在其中,药物相关的损伤可能被评估并且决定是修复还是允许启动凋亡机制。某些抑癌基因如 p53 的重要功能可能就是调节检查点功能。

1. *形成共价 DNA 复合物* 烷化剂是一类细胞周期非特异性药物。它们自发地或在正常器官、肿瘤细胞中代谢后分解为能够与 DNA 碱基共价修饰的活性中间体,引起 DNA 交联或 DNA 断裂并诱导修复,"断裂"或交联的 DNA 不能完成正常的复制或细胞分裂。此外,它是一种有效的细胞周期检查点的激活剂,能进一步激活细胞信号转导通路,诱导细胞凋亡。作为一类药物,烷化剂具有相似的毒性,包括骨髓抑制、脱发、性腺功能减退、黏膜炎和肺纤维化。在一系列正常器官的毒性方面,它们又有很大的不同。作为一类药物,在使用后的许多年里,他们均可以导致"第二"肿瘤,尤其是白血病,特别是当长期低剂量使用时。

环磷酰胺本身是无效的,除非由肝将其分解代谢为一种烷基化药物:4-羟基-环磷酰胺,进而分解为氯乙醛和丙烯醛。后者引起化学性膀胱炎;因此,使用环磷酰时必须保持极好的水化。如果严重的话,膀胱炎可以被美司钠有效治疗(2-巯乙基磺酸钠)。肝病时药物活化受损。使用环磷酰胺导致的散发性间质性肺炎可引起肺纤维化,高剂量用于骨髓移植的预处理时可导致心功能障碍。异环磷酰胺是环磷酰胺的类似物,同样在肝激活,但更慢,它需要同时服用美司钠预防膀胱损害。异环磷酰胺的使用后可出现中枢神经系统(CNS)的影响,包括嗜睡、混乱和精神疾病;发病率与低体表面积或肌酐清除率下降有关。

不常用的几种烷化剂。氮芥(二氯甲基二乙胺)是这类药物的原型,在水中迅速分解为一个双碳阳离子。它必须在制备后迅速注入快速流动的静脉内。这是一个强大的腐蚀剂,若发生渗漏,可在渗漏部位使用 1/6M 的硫代硫酸钠浸润来改善症状。即使没有渗漏,无菌性血栓性静脉炎也很常见。它可以以稀释液外敷用于局部皮肤淋巴瘤,过敏反应发生率明显。静脉注射后引起中度恶心。苯达莫司汀是一种氮芥衍生物,有证据表明其对慢性淋巴细胞性白血病和某些淋巴瘤有效。

苯丁酸氮芥引起可预见的骨髓抑制、无精子症、恶心和肺相关不良反应。白消安可以导致严重的骨髓抑制、脱发和肺毒性,但相对的存在"淋巴细胞保留"。它用于慢性粒细胞白血病的常规治疗方法已经被伊马替尼(格列卫)或达沙替尼所取代,但仍然用于移植的预处理。美法仑显示多变的口服生物利用度及与白蛋白和 α_1-酸性糖蛋白广泛结合。黏膜炎表现得更为突出;然而,它在多发性骨髓瘤中有显著疗效。

亚硝基脲类分解为氨基碳酸盐,不仅造成不同

形式的DNA碱基对的直接毒性，也可以共价修饰蛋白质。它们均能引起相对迟发的骨髓毒性，这种毒性可累积并且持久。洛莫司汀(甲环己亚硝脲)造成直接的肾小球和肾小管损伤，与剂量和暴露时间的累积相关。

丙卡巴肼在肝代谢，可能在肿瘤细胞中产生各种自由基和烷基化类。除了骨髓抑制以外，还导致催眠和其他中枢神经系统的影响，包括清晰的噩梦。它在摄取乙醇情况下可引起戒酒硫样综合征。六甲蜜胺(原六甲蜜胺)、塞替哌可以用化学方法可产生的烷基化物，虽然DNA损伤的性质在任何情况下都没有得到很好的显示。达卡巴嗪(DTIC)在肝脏中活化产生的高反应性的甲基重氮阳离子。它导致给药后21～25d轻度的骨髓抑制，以及给药后1d突发性恶心。替莫唑胺与达卡巴嗪结构相关，但被设计为在肿瘤中通过非酶途径水解产生活性及口服吸收。

顺铂是通过观察在电解溶液中的细菌不再分裂这个现象而被偶然发现。只有顺式二胺结构才具有抗肿瘤活性。据推测，在细胞内环境，氯离子由原位置脱离，并被水分子取代。由此产生的带正电物质是一种高效关联DNA的双功能团，形成铂-碱基的交叉联接。顺铂需要充分水化，包括甘露醇利尿预防肾损害；即使使用水化，肾功能的逐渐减低也很常见，同时值得注意的还有贫血。低镁血症经常出现在顺铂使用时，也可导致低钙血症和手足搐搦。其他常见的毒性及不良反应包括袜套式感觉运动神经病变。听力损失发生于50%使用常规剂量的患者。顺铂是强效的致吐剂，需要预防性使用止吐药。相比其他烷化剂，骨髓抑制不太明显。慢性血管毒性(雷诺现象、冠状动脉疾病)是一种与众不同的毒性。卡铂显示有较少的肾、耳和神经毒性。然而，骨髓抑制更加频繁，由于作为专门通过肾清除的药物，不同肌酐清除率的剂量调整必须通过使用不同剂量的列线图完成。奥沙利铂是一种对其他治疗方法无效的结肠癌有显著效果的铂类似物，它具有明显的神经毒性。

2. 抗肿瘤抗生素和拓扑异构酶毒物 抗肿瘤抗生素是细菌的自然产物，能提供化学防御对抗其他敌对的微生物。作为一大类药物，它能与DNA直接连接，频繁发生电子转移反应，在DNA附近产生自由基，以单链断裂或交联方式导致DNA损伤。拓扑异构酶毒物包括来自植物的天然产品或半合成的衍生物，它们修饰那些调节DNA解链能力从而允许其正常的复制或转录的酶类。这些包括拓扑异构酶Ⅰ，产生单链断裂，然后在缺口处与余下的DNA链重新连接。拓扑异构酶Ⅱ产生双链断裂，使另一条双股螺旋在重新粘合前穿过此缺口。这些药物引起的DNA损伤可以发生在细胞周期的任一阶段，但在p53和Rb通路病变的肿瘤细胞中，由于检查点机制的缺陷，导致细胞往往在细胞周期的S期和G2期被阻滞。由于拓扑异构酶Ⅰ在复制叉行进方面的作用，如果拓扑异构酶Ⅰ诱发的病变是在S期，拓扑异构酶Ⅰ毒药则有致死性。

多柔比星可嵌入DNA链，改变DNA的结构、复制及拓扑异构酶Ⅱ功能。它也可以通过接受电子进入其醌环系统发生还原反应，从而拥有再氧化的能力，再氧化后形成活性氧自由基。它可以导致可预见性的骨髓抑制、脱发、恶心及黏膜炎。此外，它能引起急性心脏毒性，一般表现为心房和心室节律紊乱的形式，但是很少有临床意义。相比之下，累积剂量大于550mg/m^{2}与10%的慢性心肌病的发病率相关。心肌病的发病率似乎与疗程相关(血浆峰浓度)，相比间歇性暴露于高剂量，低剂量频繁或连续输注治疗耐受性更好。心脏毒性与铁的催化氧化和多柔比星的还原相关，和拓扑异构酶作用无关。心脏毒性与血浆峰值剂量有关，因此低剂量连续输注不太可能引起心脏损伤。当同时给予抗HER2/neu抗体曲妥珠单抗(赫赛汀)时，多柔比星的心脏毒性增加。放射治疗后或与放射治疗同时进行常导致局部并发症。该药是一种强大的腐蚀剂，组织坏死在渗出后4～7d明显；因此，它应该注入快速流动的静脉中。右丙亚胺是多柔比星外渗的一种解毒剂。多柔比星是由肝代谢，因此当存在肝功能损害时，剂量必须减少50%～75 %。柔红霉素与多柔比星密切相关，实际上首次引进是用于白血病治疗，它目前仍然是可取的治疗方案，并且因为较少的黏膜及结肠损伤，显示其优于多柔比星。伊达比星也被用于治疗急性髓性白血病，可能比柔红霉素更有效。在卡波西肉瘤、卵巢癌治疗中，柔红霉素包埋入脂质体剂型降低了心脏毒性和抗肿瘤活性。

博来霉素是一种糖肽合剂，具有独特之处，能够绑定DNA与Fe^{2+}形成复合物。它仍然是霍奇金病和生殖细胞肿瘤治疗方案中的重要组成部分。Fe^{2+}的氧化产生超氧自由基和羟基自由基。该药物可能引起轻度的骨髓抑制。药物清除迅速，但当肾功能损害时，皮肤和肺毒性增强，当内生肌酐清除率<25ml/min时，推荐剂量减少50%～75%。博来霉素

不是一种腐蚀剂，可以静脉注射、肌内注射或皮下注射。常见的不良反应包括发热、寒战、面部潮红及雷诺现象。高血压可以随着快速静脉注射产生，早期药物制剂过敏的发病率导致了在用药前给予 0.5～1U 剂量用于测试的习惯。博来霉素治疗最可怕的并发症是肺纤维化，在累积剂量＞300U 时，发病率增加，并对治疗不敏感（如糖皮质激素）。能最先阐明不良反应的指标是一氧化碳弥散量（DL_{CO}）的降低，尽管一发生 DL_{CO} 下降就立即停药，也无法阻止肺功能的进一步下降。博来霉素是由博莱霉素水解酶灭活，其浓度在皮肤和肺中减少。因为博来霉素依赖电子传输取决于 O_2，它的毒性可能在短暂暴露于高的吸入氧分压后变得明显。因此，在手术过程中，之前暴露于博来霉素的患者应在保持足够的组织氧合前提下维持最低吸入氧分压。

米托蒽醌是一种人工合成的化合物，设计时包含除心脏毒性外多柔比星的其他所有特征，它较少发生心脏毒性（比较有效治疗剂量心脏毒性发生率），但在累积剂量大于 150mg/m^2 时，心脏毒性相关发病率也有 10%。它也会导致脱发。急性早幼粒细胞白血病（APL）出现在暴露于米托蒽醌患者治疗后不久，特别是在乳腺癌的辅助治疗中。虽然化疗相关白血病一般为急性粒细胞型，出现在之前接受米托蒽醌治疗的 APL 具有典型与 APL 相关的 t(15;17)染色体易位，但易位的断点似乎是在拓扑异构酶Ⅱ位点，这将是米托蒽醌优选的作用位点，显然，连接起药物作用与白血病的生成有关系。

依托泊苷由植物产物鬼臼毒素合成，它能直接结合拓扑异构酶Ⅱ和 DNA 形成一个可逆的三元复合物。它稳定共价连接到 DNA 上的酶作用的共价中间物。这种“碱不稳定的”DNA 键是历史上第一个暗示可能存在一种如拓扑异构酶样的酶。因此药物导致明显的 G2 期阻滞，反映出一种 DNA 损伤检验点的作用。主要的临床反应包括骨髓抑制、恶心和与给药速度相关的短暂性低血压。足叶乙苷是一种温和的腐蚀剂，但相对没有其他大的器官毒性。当给予高剂量或频繁使用拓扑异构酶Ⅱ抑制剂时，高达 1%的染色体 11q23 异常的暴露患者可引起急性白血病。

喜树碱是从一种中国树木提取物中分离出的，在临床前期模型小鼠中显示出明显的抗白血病活性。人类早期关于喜树碱内酯水解盐的临床研究显示存在毒性，而抗肿瘤活性很少。识别拓扑异构酶Ⅰ作为喜树碱的靶点，需要保护内酯环结构允许额外下功夫确定这个系列的有效成员。拓扑异构酶Ⅰ通过引入单链断裂和允许对另一个链的旋转来解旋 DNA 链。在 S 期，不及时封闭拓扑异构酶Ⅰ诱导的断裂将导致前进的复制叉在 DNA 链上停止。DNA 损伤是诱导细胞凋亡的一个强有力的信号。喜树碱以一个所谓的可分裂复合物的方式促进 DNA 与酶相连接的稳定性，类似于依托泊苷与拓扑异构酶Ⅱ的作用。拓扑替康是一种喜树碱衍生物，批准用于妇科肿瘤和小细胞肺癌。毒性仅限于骨髓抑制和黏膜炎。CPT-11，即伊立替康，是一种在结肠癌中被证明有效的喜树碱。除骨髓抑制外，它能引起分泌性腹泻，与代谢物 SN-38 的毒性相关。这种腹泻洛能够被哌丁胺或奥曲肽有效地治疗。

间接作用于 DNA 的抗代谢药物

抗代谢药物的广义定义包括与嘌呤或嘧啶化合物的前体结构相似的化合物的，或干扰嘌呤或嘧啶的合成的化合物。抗代谢药物，通过错误掺入到 DNA，使 DNA 合成的时间或过程异常，或改变嘧啶和嘌呤生物合成的酶的功能，从而导致 DNA 间接的损伤。他们倾向于在 S 期表达最大的细胞毒性，并且毒性的程度随暴露持续时间而增加。常见的中毒症状包括口腔炎、腹泻和骨髓抑制。第二原发肿瘤与他们的使用无关。

甲氨蝶呤抑制二氢叶酸还原酶，该酶在脱氧尿苷酸合成胸苷一磷酸时，使氧化叶酸再生为还原叶酸。没有还原叶酸，细胞死于胸腺嘧啶缺乏。N5-四氢叶酸或 N5-甲酰四氢叶酸（甲酰四氢叶酸）可以绕过这一块，从而救援细胞，这在细胞中由聚麸胺作用维持。药物和其他还原叶酸通过叶酸载体运送到细胞，而高浓度的药物可以绕过这个载体，使药物直接扩散进入细胞。这些特性表明大剂量甲氨蝶呤疗法中使用亚叶酸解救正常骨髓及黏膜，在儿童和成人造血系统肿瘤及骨肉瘤中作为辅助治疗的有效性。甲氨蝶呤是由肾通过肾小球滤过和肾小管分泌清除的，在肾功能不全及使用某些由肾小管分泌的药物，如水杨酸，丙磺舒和非甾体类抗炎药（NSAIDs）时，其毒性增强。肾功能正常，15mg/m^2 的亚叶酸钙能解救 10～8M 或 10～6M 的甲氨蝶呤在 3～4 个剂量时。然而，随着肌酐清除率下降，50～100mg/m^2 剂量可以维持直到甲氨蝶呤水平为 5×(10～8)M。除骨髓抑制及黏膜刺激外，在高剂量时，由于在肾小管处形成结晶，甲氨蝶呤本身可以导致肾衰竭；因此，使用高剂量的治疗方案时，需要水化利尿以及碱化尿液。甲氨蝶呤可以被隔离在第三空间中聚集及回流至大循环，导致长期的骨髓抑制。不常见的不良反应包括可逆性的转氨酶升高及超敏反应，如肺综合征。长期低剂量甲氨蝶呤可引起肝纤维化。当给予鞘内治疗时，甲氨蝶呤可引起化学性蛛网膜炎及中枢神经系统功能障碍。

培美曲塞是一种新的抗叶酸代谢药物，具有“多靶点”，它能抑制多种酶的活性，包括胸苷酸合成酶、二氢叶酸还原酶和甘氨酰胺核苷酸，从而影响嘌呤和嘧啶核苷酸前体的合成。为了避免正常组织的严重毒性，患者接受培美曲塞时也应该补充小剂量叶酸和维生素 B_{12}。培美曲塞与顺铂联合，针对某些肺癌，同时针对间皮瘤，已经显示出显著效果。普拉曲沙(palatrexate)是一种抗叶酸制剂，被批准用于 T 细胞淋巴瘤，能非常有效地输送进癌细胞。

氟尿嘧啶(5-FU)代表了“合理”的药物设计的一个早期的例子，它来自于观察，与正常细胞相比，肿瘤细胞更有效地吸收放射性标记的尿嘧啶合成 DNA，尤其是肠道。5-FU 在细胞中代谢成氟尿嘧啶脱氧核苷酸，从而抑制胸苷酸合成酶(TS)。此外，错误掺入可以导致单链断裂，以及 RNA 可以异常合并氟脲糖苷磷酸盐。5-FU 由二氢嘧啶脱氢酶代谢，该酶的缺乏会导致 5-FU 毒性增加。口服给药常用生物利用度变化而不可靠，但口服制剂 5-FU 合成类似物如卡培他滨等已开发出允许至少与静脉 5-FU 活性相当。静脉注射 5-FU，短期可导致骨髓抑制，但长期输注会导致口腔炎。亚叶酸通过合成 5-FU、还原性叶酸及胸苷酸合成酶的三元共价复合物，来增强 5-FU 的活性。不常见的毒性反应包括中枢神经系统功能紊乱，有明显的小脑症状和内皮细胞的毒性，表现为血栓形成，包括肺栓塞和心肌梗死。

阿糖胞苷(Ara-C)在阿糖胞苷三磷酸形成后掺入 DNA，导致 S 期相关毒性。持续输液方案能获得最大疗效，最大吸收值为 5～7μM。阿糖胞苷可以用于鞘内注射。不良反应包括恶心、腹泻、口腔炎、化学性结膜炎和小脑性共济失调。吉西他滨是一种胞嘧啶衍生物，类似于阿糖胞苷，在合成磷酸后掺入 DNA，使 DNA 容易破损和修复，不同于阿糖胞苷，吉西他滨诱导病变非常难去除。与阿糖胞苷相比，吉西他滨似乎已在多种实体肿瘤中显示有效的活性，伴有有限的非骨髓抑制毒性。6-硫鸟嘌呤和 6-巯基嘌呤(6MP)用于急性淋巴细胞白血病的治疗。虽然口服给药，但它们显示出可变的生物利用率。6MP 由黄嘌呤氧化酶代谢，因此使用别嘌呤醇时，需要减少剂量。

磷酸氟达拉滨是 F-阿糖胞苷(F-ARA-A)的前体药物，转而被设计用来减少阿糖胞苷对阿糖腺苷脱氨酶的易感性。F-ARA-A 掺入 DNA 导致延迟的细胞毒性，即使在细胞的增殖比率很低时，用于包括慢性淋巴细胞性白血病和淋巴滤泡 B 细胞淋巴瘤。除了骨髓抑制外，可能发生中枢神经系统和外周神经功能障碍及 T 细胞耗竭导致机会性感染。在毛细胞白血病中，克拉屈滨是一种拥有相似活性的化合物。喷司他汀抑制腺苷脱氨酶，导致 dATP 水平的增加。这导致核糖核苷酸还原酶的抑制，同时增强了细胞凋亡的敏感性，尤其是在 T 细胞。除了免疫抑制外，肾衰竭和中枢神经系统功能障碍是其严重的毒性。羟基脲抑制核糖核苷酸还原酶，导致 S 期阻滞。对骨髓增生异常状态的急性治疗，它能口服吸收并且有效。

天冬酰胺酶是一种细菌酶，能分解细胞外的天冬酰胺，其在某些白血病细胞的蛋白质合成需要。这有效地阻止肿瘤细胞的 DNA 合成，因为 DNA 合成需要并发蛋白质的合成。门冬酰胺酶作用的结果与小分子抗代谢药物的结果非常相似。因为天冬酰胺酶是外源性蛋白，过敏反应非常常见，因为像胰腺和肝脏这样的器官，通常需要持续的蛋白合成。这可能会导致胰岛素分泌减少与高血糖，伴有或不伴有高淀粉酶血症及凝血功能异常。使用门冬酰胺酶时，应密切监测凝血功能。自相矛盾的是，由于快速抗凝血因子消耗，特别是影响中枢神经系统的血栓也可见于天冬酰胺酶。

有丝分裂体抑制剂

微管是形成有丝分裂纺锤体的细胞结构，在分裂间期细胞，他们负责的细胞“脚手架”的各种运动和分泌过程的发生。微管是由微管蛋白 α 和 β 异构体的异源二聚体的重复而成的非共价键的多聚体。长春新碱与微管的微管蛋白二聚体结合，导致微管的分解。这作用在 M 期的生长的细胞群；然而，在 G1 和 S 期细胞的毒性作用也很明显，反映微管对正常细胞活性的影响。长春新碱由肝脏代谢，在肝功能不全时，需要调整剂量。它是一种强大的腐蚀剂，渗漏时可以通过局部热敷及透明质酸酶的浸润来处理。在临床上使用静脉注射剂量，袜套式的神经毒性和神经病变很常见。急性神经性的影响包括下颌疼痛、麻痹性肠梗阻、尿潴留和抗利尿激素分泌不当综合征。但骨髓抑制是看不见的。长春碱与长春新碱类似，但它往往有更多的骨髓毒性，更频繁的血小板减少、黏膜炎和口腔炎。长春瑞滨是长春花生物碱，似乎与长春新碱及长春碱的耐药模式存在差异，它可以口服。

紫杉醇类包括紫杉醇和多烯紫杉醇。这些药物不同于长春花生物碱，其能稳定微管针对其解聚。“稳定”的微管功能异常，无法进行细胞周期完成必要的微管正常结构和功能的动态变化。紫杉烷类化合物是用于实体肿瘤最广泛的抗肿瘤活性药物之一，在卵巢癌、乳腺癌、卡波西肉瘤及肺肿瘤中拥有活性证据。他们通过静脉给药，紫杉醇需要使用的聚氧乙烯蓖麻油载体能引起过敏反应，给药前应用地塞米松(治疗前 12h 和 6h 口服 8～16mg 或静脉注射)和苯海拉明(50mg)和西咪替丁(300mg)，用药前 30min 预处理，降低但不能消除对紫杉醇载体的过敏反应的风险。多西他赛使用聚山梨酯 80 的配方，除过敏反应外，可使液体潴留，用药前常给予地塞米松，同时给予或不给予抗组胺药。蛋白结合的制剂(称为白蛋白紫杉醇)有同等的抗肿瘤活性和减少的过敏反应风险。紫杉醇也可能引起过敏反应、骨髓抑制、袜套式的神经毒性的麻木和感觉异常。心脏节律紊乱在Ⅰ期和Ⅱ期临床试验中有观察到，最常见的是无症状性心动过缓，而且，不同程度的心脏传导阻滞更少。这些出现在大多数患者都没有临床意义。多烯紫杉醇造成相当程度的骨髓抑制和神经病变。过敏反应，包括支气管痉挛、呼吸困难和低血压，不频繁但发生一定程度的患者高达 25%。体液潴留似乎由血管渗漏综合征引起，可加重原有的积液。皮疹是多烯紫杉醇常见并发症，可以表现为发生在前臂的瘙痒性丘疹，也可以表现为指甲的脊皱、皲裂和皮肤脱色。口腔炎的发生，似乎比紫杉醇更频繁。

紫杉烷类耐药与紫杉烷类化合物通过肿瘤细胞的 P170 糖蛋白高效流出相关(MDR 基因产物)或出现微管蛋白的变异或突变形式。埃博霉素是一类新型的微管稳定剂，已经能够切实优化耐紫杉烷类肿瘤的抗肿瘤活性。伊沙匹隆有明显的证据证明，其在耐紫衫烷类和耐蒽环类药物如多柔比星在乳腺癌中有抗癌活性。它保留了可接受的预期的不良反应，包括骨髓抑制，也可以导致外周感觉神经病变。

雌莫司汀最早作为芥末的衍生物合成，可能对具有雌激素受体的肿瘤有效。然而，没有观察到其与 DNA 相互作用的证据。令人惊讶的是，药物引起分裂中期阻滞，并且在随后的研究中发现它与微管相关蛋白结合，导致微管功能异常。雌莫司汀结合雌莫司汀结合蛋白(EMBPS)，其显著存在于前列腺肿瘤组织中。该药物是用于前列腺癌患者。胃肠道和心血管系统的不良反应与雌激素部分相关，发生在 10%的患者，包括恶化心脏衰竭、血栓栓塞现象，也可以使男性乳腺发育和乳头软化发生。

激素药物

类固醇激素受体-相关分子已成为用于治疗癌症的小分子突出靶点。当绑定到其同源配体，这些受体可以改变基因的转录，在某些组织中，诱导细胞凋亡。药理作用相当于反射镜或模仿其在正常组织中的作用，但对肿瘤的作用是在某些情况下，通过间接影响介导的。

在白血病和淋巴瘤中，糖皮质激素通常以高剂量“脉冲”形式给予，他们诱导肿瘤细胞凋亡。库欣综合征或因疏忽大意突然停用大剂量糖皮质激素治疗引起的肾上腺抑制戒断是其值得注意的并发症，还有免疫抑制患者常见的感染，特别是肺囊虫肺炎，其中经典型常在完成一个疗程大剂量糖皮质激素治疗后几天内出现。

他莫昔芬是一种部分雌激素受体拮抗剂；在乳腺癌患者中，相比那些没有或低水平表达雌激素受体的肿瘤，它在雌激素受体表达的肿瘤中有 10 倍或更大的抗肿瘤活性。它可能会被认为是典型的“分子靶向”剂。由于在血管和子宫组织的竞争性活性，不良反应包括心血管并发症的风险有所增加，如血栓栓塞现象和子宫内膜癌的发病率的轻度增加，长期使用后出现(通常＞5 年)。促孕剂如醋酸甲羟孕酮，雄激素如氟甲睾酮(Halotestin)，和似乎自相矛盾的雌激素，在对高表达雌激素受体乳腺癌的初次激素治疗中，几乎拥有相同程度的效果。由于显著的心血管和子宫活性，雌激素本身不经常使用。

芳香化酶是指一类酶的家族，它能在各种组织中促进雌激素的生成，包括卵巢和外周脂肪组织和一些肿瘤细胞。芳香化酶抑制剂有两种类型，不可逆的类固醇激素类似物如依西美坦和可逆抑制剂如阿那曲唑或来曲唑。在雌激素受体阳性的绝经后乳腺癌患者的辅助治疗中，阿那曲唑优于他莫昔芬。他莫昔芬序贯来曲唑治疗能够获益。芳香化酶抑制剂的不良反应可能包括骨质疏松风险的增加。

前列腺癌的经典治疗是化学去势。己烯雌酚(DES)，作为雌激素在下丘脑水平抑制促黄体生成素的生成从而降低了睾丸中睾酮的产生。因为这个原因，睾丸切除术与中等剂量的 DES 是等效的，在 80%以前未经治疗的前列腺癌患者中诱导反应，但没有 DES 的显著心血管不良反应，包括血栓形成和冠状动脉疾病的恶化。如果患者不能接受睾丸切除术，可以通过促黄体生成激素释放激素(LHRH)竞争剂，如醋酸亮丙瑞林与戈舍瑞林，抑制睾丸雄激素从而发挥作用。这些药物导致的LHRH受体的过度紧张刺激，失去其正常脉冲式激活，从而导致的腺垂体促黄体生成素(LH)产出减少。因此，作为前列腺癌的主要激素治疗，患者可以选择睾丸切除术或醋酸亮丙瑞林，但不能两种都选。加入雄激素受体阻滞剂氟他胺或比卡鲁胺，不确定能否在延长总体反应时间方面有额外获益；睾丸切除或醋酸亮丙瑞林与氟他胺联合使用被称为雄激素全阻断。

对一线激素治疗反应的肿瘤经常可能会对第二和第三线激素治疗有反应。因此，对之前对他莫昔芬有反应的复发性乳腺肿瘤，他莫昔芬本身的停药或芳香酶抑制剂或孕激素的序贯使用会有显著的反应率。同样，初始使用醋酸亮丙瑞与林加氟他胺联合治疗的前列腺癌在疾病进展后可能会对氟他胺撤药有反应。这些反应可能因为竞争剂从突变的类固醇激素受体处去除，这些突变的受体已经依赖竞争剂的存在来促进生长。

治疗有甾体激素受体的难治性乳腺癌和前列腺癌的附加策略可能在于肾上腺，它甚至能在睾丸和卵巢分别切除术后产生雄激素及雌激素的。因此，氨鲁米特或酮康唑可以通过干扰类固醇激素代谢酶来阻断肾上腺的合成。使用这些药物过程中，在发生生理应激事件时，要同时使用氢化可的松替代及额外的糖皮质激素来治疗。

体液机制也可以导致并发症，来自一个潜在的恶性肿瘤产生的激素。肾上腺皮质癌，可引起库欣综合征及雄激素或雌激素过剩综合征。米托坦可以通过减少类固醇激素的合成来抵消这些作用。胰岛细胞肿瘤可引起使人虚弱的腹泻，可以使用生长激素抑制素类似物奥曲肽治疗。泌乳素瘤可以通过多巴胺受体激动剂溴隐亭来有效控制。

靶向治疗

基于对肿瘤细胞生物学有了更好的了解，已经提出了许多用于肿瘤药物研发的新的靶点。这些包括癌基因和抑癌基因的产物、细胞凋亡通路的调节、细胞永生的介质如端粒酶，以及负责微环境成形的分子如蛋白酶和血管生成因子。开发靶向这些环节的药物的本质区别在于，候选药物的发现是基于该靶点在肿瘤生物学中的先天重要性，而不是基于组织培养或动物实验中肿瘤细胞的消退现象。下面的例子反映在这领域内的迅速演变的临床研究活动。图28-4总结了食品和药物监督管理局(FDA)如何批准靶向药物法案。

造血系统肿瘤

伊马替尼靶向P210酪氨酸激酶融合蛋白的三磷腺苷(ATP)结合位点，该蛋白是CML 9号和22号染色体异位形成费城染色体的结果。针对这种疾病慢性期的初始治疗，伊马替尼优于干扰素联合化疗。它在慢性粒细胞白血病急性期活性较小，此时，细胞可能在P210酪氨酸激酶本身获得额外的突变或其他遗传病变。对于大多数患者，它的不良反应相对能够耐受，包括肝功能异常、腹泻和体液潴留。少见的是，接受伊马替尼的患者出现心功能下降，停药后可能持续存在。对伊马替尼的反应程度决定何时向慢性粒细胞性白血病患者提出骨髓移植的考虑。尼洛替尼是一种酪氨酸蛋白激酶抑制剂，具有与伊马替尼相似的活性谱，但对一定患者，其作用更强且耐受性更好。达沙替尼，另一种P210酪氨酸激酶蛋白的抑制剂，对伊马替尼耐药及伊马替尼治疗期间出现或一开始就存在的P210酪氨酸激酶的某些突变体有活性。达沙替尼也对属于酪氨酸蛋白激酶家族的激酶有抑制作用；这个活性可能有助于其对造血系统肿瘤的作用，建议在有酪氨酸激酶活性的实体瘤中尝试。只有T315I突变是耐达沙替尼的；一类被称为极光激酶抑制剂的新的抑制剂类正在开发用以解决这个问题。

全反式视黄酸(ATRA)靶向早幼粒细胞白血病视黄酸受体(rar)α融合蛋白，该融合蛋白是大多数APL致病性15号和17号染色体异位所致。口服给药，能使肿瘤的早幼粒细胞分化为成熟的粒细胞并减轻出血性并发症的发生率。不良反应包括伴或不伴脑假瘤的头痛、胃肠道和皮肤毒性。另一种活性视黄酸是合成的视黄酸类X受体配体贝沙罗汀，在皮肤T细胞淋巴瘤中存在活性。

硼替佐米是蛋白酶体抑制剂，该蛋白酶体的多亚基聚合体在调控包括NF-κB和细胞周期调控蛋白的转录因子活性，激活蛋白的选择性降解方面起重要作用。它对多发性骨髓瘤和某些淋巴瘤有活性。不良反应包括神经病变，伴或不伴低钠血症直立性低血压，可逆性血小板减少症。

伏立诺他是组蛋白去乙酰化酶抑制剂，去乙酰化酶负责组蛋白在DNA的正确定位，启动转录。乙酰化组蛋白允许转录因子进入，因此增加了肿瘤中选择性抑制基因的表达。结果可以时出现一个更正

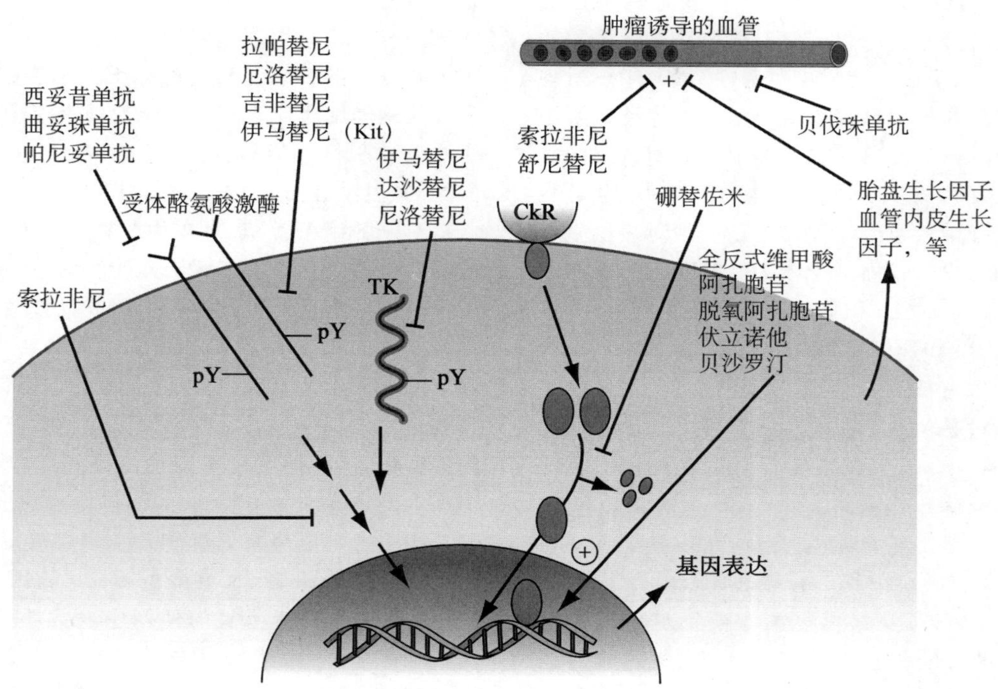

图 28-4　靶向药物的作用位点

从生长因子相关受体酪氨酸激酶(RTKs)如表皮生长因子受体(EGF-R)、erbB2 或 c-kit 出发的信号可以被作用于三磷腺苷(ATP)结合位点的拉帕替尼、厄洛替尼、吉非替尼和伊马替尼阻断；或被作用于 EGFR 的西妥昔单抗，曲妥珠单抗或帕尼妥单抗阻断。不被生长因子，如 p210 bcr-abl 和 src，直接刺激的酪氨酸激酶(TKS)可以通过伊马替尼、达沙替尼或尼洛替尼抑制。多靶点激酶抑制剂索拉非尼作用于 c-raf 影响生长因子受体的下游投影信号，该信号在达细胞核时，会影响基因的表达，它可以被靶向转录调节因子伏立诺他(靶向组蛋白去乙酰化酶)，氮杂胞苷衍生物(靶向 DNA 甲基转移酶)，或全反式视黄酸(维 A 酸)受体调节剂酸(ATRA)或贝沙罗汀所影响。细胞因子受体(CKRs)通过蛋白酶体刺激 NF-κB 转录因子抑制亚基的降解。硼替佐米抑制这个过程，并能阻止 NF-κB 相关基因在其他与生长相关的影响中被激活。索拉非尼和舒尼替尼作为血管内皮生长因子(VEGF)受体，也可通过对血管内皮细胞的作用，来调节肿瘤血管的功能，而贝伐单抗则与 VEGF 本身结合作用于同一过程

常的细胞表型分化或有细胞周期内源性调节因子表达的细胞周期阻滞。它被批准用于皮肤 T 细胞淋巴瘤的临床使用，具有引人注目的皮肤清洁作用和非常少的不良反应。罗米地辛是一个独特的分子类组蛋白去乙酰化酶抑制剂，同样在皮肤 T 细胞淋巴瘤存在活性。

DNA 甲基转移酶抑制剂，包括 5-氮杂胞苷及 2′-脱氧-5-氮杂胞苷(地西他滨)，通过使取得 DNA 的表观遗传修饰的甲基化胞嘧啶去甲基(即在 DNA 复制后)，也可以增加肿瘤发病过程中“沉默”基因的转录。这些药物最初被认为是抗代谢药物，但在骨髓增生异常综合征和某些白血病中给予低剂量时有临床价值。DNA 甲基转移酶抑制剂和组蛋白去乙酰化酶抑制剂的组合可能给染色体功能的调节提供了新方法。

靶向毒素利用大分子(如抗体或细胞因子)，与已确定的肿瘤细胞表面分子(如白血病分化抗原)之间的高亲和性发挥作用，治疗性抗体可以传递一个共价连接的强效细胞毒素或生长因子，如 IL-2，将毒素(白喉毒素在地尼白介素中的形式)传递给有 IL-2 受体的细胞。这种有针对性的治疗方法的价值，除了通过靶点在肿瘤中的不同表达来获得最大的治疗指数(相对于不可再生的正常细胞)外，还在于通过评估肿瘤靶点来进行临床用药患者的选择。

实体瘤

小分子表皮生长因子(EGF)受体拮抗剂作用于表皮生长因子受体酪氨酸激酶的 ATP 结合位点。在早期临床试验中，吉非替尼仅对非小细胞肺癌(NSCLC)中的一小部分患者有效。其不良反应能被患者普遍接受，主要是皮疹和腹泻。随后针对有

效果患者的分析显示，表皮生长因子受体的高频突变活化。通常吉非替尼耐药患者存在酪氨酸激酶额外的突变，类似于在伊马替尼耐药性CML中所发现的。厄洛替尼是另一种表皮生长因子受体酪氨酸激酶拮抗剂，在NSCLC临床试验中显示相对较好的结果。即使患者表皮生长因子受体为野生型，也可从厄洛替尼治疗中获益。拉帕替尼是一种对表皮生长因子受体和表皮生长因子受体2酪氨酸激酶受体双重拮抗剂，对抗ErbB2抗体耐药的乳腺癌有效。

除了对P210蛋白激酶有活性外，伊马替尼在胃肠道间质瘤中有抗c-kit酪氨酸激酶活性，以及在某些肉瘤中通过易位激活抗血小板源性生长因子受体(PDGF-R)活性。已经发现伊马替尼在先前对化疗耐药的肿瘤有临床作用。

"多靶点"激酶拮抗剂为小分子ATP定点拮抗剂，能抑制多种蛋白激酶。有显著的抗血管内皮生长因子受体(VEGF-R2)酪氨酸激酶活性的这类药物在肾细胞癌中存在活性。索拉菲尼是一种血管内皮生长因子受体拮抗剂，同样也有抗Raf丝氨酸/苏氨酸蛋白激酶活性。舒尼替尼同时具有抗VEGF-R、抗PDGF-R及抗c-kit活性；因此，导致它在肾细胞癌和胃肠道间质瘤同时具有显著的疗效及稳定性。这两种药物都能导致疲劳和腹泻，但患者大多能接受其不良反应。伴有四肢远端的红斑和的脱皮的"手足综合征"可见于服用索拉菲尼的患者，在某些情况下，需要调整剂量。替西罗莫司和依维莫司是哺乳动物西罗莫司靶蛋白(mTOR)抑制剂，在肾肿瘤有活性。它们导致口腔炎、疲劳及一些高脂血症(10%)和骨髓抑制(10%)，肺毒性罕见。

肿瘤的个体化治疗

靶向治疗可能使具有相同的组织学诊断的亚群患者受益，但其肿瘤是依赖于该靶点功能而存活的，这个认识促使研究分子的方法用以定义潜在反应患者。此外，患者的生殖细胞DNA可能包含代谢化疗药物的不同能力的指示器，因此容易受到药物毒性影响。而在这方面的努力仍然是临床和基础研究的一个焦点所在，以下结论可以得出并适用于患者在初级保健机构的初级管理。

所有接受乳腺癌初步诊断评估的患者都应该接受使用免疫组化或荧光原位杂交技术(FISH)对其肿瘤雌激素受体(ER)、孕激素受体(PR)和c-erbB2(HER2;HER2/neu)蛋白表达的检测。表达ER和(或)PR的患者可以选择接受激素定向的辅助治疗。有证据证明其HER2过表达或HER2基因扩增的患者可能会从曲妥珠单抗中获益。此外，Oncotype DX是一个21基因表达的检测，已被美国FDA批准用于确定无淋巴结受累但肿瘤ER+的患者中谁最有可能从辅助化疗联合辅助雌激素治疗中受益。对于淋巴结阴性乳腺癌患者，MammaPrint试验的目的相同，但没有提及ER表达状态。

对于肺癌患者，其表皮生长因子受体突变状态的描述价值也是当前临床研究的问题。而酪氨酸激酶抑制剂厄洛替尼被批准用于那些尽管使用了以铂类为基础的化疗治疗，但仍疾病进展的所有患者，非吸烟的亚洲女性患者，有很强受体突变阳性证据，导致其对厄洛替尼显著敏感性。因此，在NSCLC患者的人群中，这样的测试可能使考虑初始接受厄洛替尼病人的选择成为可能。相反，肺腺癌患者的K-ras癌基因突变与厄洛替尼治疗无法获益相关。

在结肠癌患者中，突变的K-ras基因与无法从EGFR抗体西妥昔单抗的使用中获益明显相关，因此，K-ras基因突变状态的描述应作为新诊断的转移性或复发性结肠癌患者的常规诊断评价的一部分。接受胚胎细胞的尿苷二磷酸葡萄糖醛酰转移酶(UGT)1A1等位基因状态的评价，对于进行转移性结肠癌初始治疗的诊断性评价的患者可能有效，因为该位点等位基因的可变性表达影响对伊立替康诱导血液毒性的易感性。对于伴有吉尔伯特病的患者，应该非常谨慎或者根本不给予其伊立替康的治疗。

肿瘤化疗的急性并发症

骨髓抑制

常见的细胞毒性化疗药物几乎都会影响骨髓功能，这种影响的滴定决定了化疗方案中化疗药物的最大耐受剂量。血细胞周期变化的正常动力学影响其受到损伤的顺序和灵敏度。常用的细胞毒性药物，对多形核白细胞(中性粒细胞，$T_{1/2}=6\sim8h$)的影响最大，血小板($T_{1/2}=5\sim7d$)其次，红细胞(红细胞，$T_{1/2}=120d$)很少。每种细胞类型对每种化疗药物的反应都有其特征。中性粒细胞减少症最常发生在使用蒽环类药物、抗叶酸剂及抗代谢药物后的第6～14天。烷化剂对血细胞影响的时间与其他药物不同。亚硝基脲、达卡巴嗪和丙卡巴肼通常出现延迟性骨髓毒性，一般发生于给药后6周。

骨髓抑制并发症可以导致可预见的后遗症，一般由缺失的细胞功能引起。发热性中性粒细胞减少症是指骨髓受侵未得到控制或通常是接受细胞毒性药物治疗后的中性粒细胞减少症患者出现发热(一次温度≥38.5℃或 3 次测量≥38℃但≤38.5℃每 24 小时)。因感染无法控制引起死亡的风险与中性粒细胞计数成反比。如果中性粒细胞计数最低值>1000/μl,很少有风险;但当这个值<500/μl 时,死亡风险明显增加。发热性中性粒细胞减少症的管理通常包括中性粒细胞减少期间经验性抗生素的覆盖(详见第 29 章)。抗生素的选择取决于某些潜在的与肿瘤相关联的预期感染;仔细的体格检查(观察导管位置、牙列、黏膜表面,并且温和触诊直肠周围和生殖器口);X 线胸片;血液、尿液和痰(如果有)的革兰染色和培养,由此来定义感染部位。在未发现感染源时,经验性使用广谱抗 β-假单胞菌活性的 β-内酰胺类,如头孢他啶。根据不同病人的临床表现适当调整用药,加用万古霉素覆盖可能存在的皮肤来源感染(直到被排除或显示感染来源自甲氧西林敏感病原体),加用甲硝唑或亚胺培南用于腹部或其他易受厌氧菌感染部位的感染。存在肺部感染的病人增加患其他病原体的可能性,包括军团菌、肺孢子虫和真菌,这可能需要进一步的诊断评估,如支气管镜检并支气管肺泡灌洗液。发热性中性粒细胞减少症患者可以明显的分为两种预后:一种预计中性粒细胞减少持续时间短、无低血压、无腹部或其他定位症状,即使口服给药,如环丙沙星和莫西沙星,或阿莫西林+克拉维酸,都可能有很好的效果;另一种预后不良,预计中性粒细胞减少持续时间长,患者一般存在败血症,终末器官损害,尤其是肺炎。这些患者需要根据临床表现选择不同的抗生素治疗,如果发热持续 7d,并且没有一个有效针对病原体及感染源的治疗,需要经验性的增加抗真菌药物。

输注粒细胞,对发热性中性粒细胞减少症是没有作用的,因为粒细胞的半衰期非常短,具有机械脆弱性,并在使用后产生肺白细胞淤滞综合征。相反,集落刺激因子(CSF)可以用于增强中性粒细胞的骨髓生产。早期细胞因子,如 IL-1、IL-3 和干细胞因子因发挥时间较晚在临床作用有限。谱系特异性因子如 G-CSF(粒细胞集落刺激因子)或 GM-CSF(多潜能细胞集落刺激因子),促红细胞生成素(EPO),促血小板生成素,IL-6 和 IL-11。在肿瘤治疗中,集落刺激因子容易被过度使用,即使许多被证明有效的用途的用途也受到限制。G-CSF、GM-CSF、EPO 及 IL-11 目前被批准使用。美国临床肿瘤学会制定了 G-CSF 和 GM-CSF 的临床实践指南(表 28-3)。

表 28-3 G-CSF 及 GM-CSF 的临床适应证

预防性使用
第一周期化疗(所谓的首次 G-CSF 治疗)
不用于常规治疗
用于发热性中性粒细胞减少症发生的概率>20%时
用于存在粒细胞减少或活动性感染的患者
年龄>65 岁患者的淋巴瘤治疗或使用类似化疗方案治疗其他肿瘤
体力状态较差
之前接受过大量化疗
临床试验或有力证据证明可以获益的剂量密集疗法
以前发生过发热性中性粒细胞减少症的随后周期(所谓的二次 G-CSF 治疗)
不用于没有发热的短期中性粒细胞减少症
用于既往周期中发生过发热性中性粒细胞减少症的患者
用于持续性粒细胞减少症(甚至不发热)患者的延迟治疗
治疗性使用
没有发热的中性粒细胞减少症患者
没有证据显示可以获益
发热性中性粒细胞减少症
没有证据显示可以获益
当临床出现败血症、肺炎或真菌感染等恶化时可能不得不用,但疗效不清楚
骨髓或外周造血干细胞移植
用于动员骨髓的造血干细胞
用于加速骨髓复苏
急性髓性白血病
儿童的粒细胞集落刺激因子或无法获益
粒-巨噬细胞集落刺激因子无法获益或有害
骨髓增生异常综合征
不经常受益
中性粒细胞减少症和反复感染者间断使用
使用剂量和时间安排
G-CSF:5mg/kg,每日皮下注射
GM-CSF:250mg/m² 每日皮下注射
PEG-粒细胞集落刺激因子:化疗后 24h 每次 6mg
治疗开始和结束的时间
需要时化疗后 24～72h 开始
直至中性粒细胞绝对计数为 10 000/μl
不要与化疗或放疗同时使用

G-CSF. 粒细胞集落刺激因子;GM-CSF. 粒细胞-巨噬细胞集落刺激因子

一级预防即在化疗结束后不久使用以降低粒细胞减少的发生,给接受细胞毒性药物治疗的患者使用G-CSF可以使发热性中性粒细胞的发病率降低20%。"剂量密集"疗法，目的是及时完成规定剂量的循环化疗，临床试验显示病人能从中获益。几项研究中，在这种情况下使用G-CSF可以使发热性中性粒细胞的发病率降低约50%。然而，大多数患者是在没有预期发生发热性中性粒细胞减少症这样一个高风险的情况下使用，因此，大多数患者最初不应接受G-CSF或GM-CSF治疗。特殊情况下，如有发热性中性粒细胞减少症的诊断与治疗史的病人或发生风险增加的一类病人，如65岁以上，并且使用治疗剂量治疗侵袭性淋巴瘤；之前接受过放疗或化疗骨髓功能受损的；或活动性、开放性伤口，或存在深部感染的，应在首次治疗后支持性使用G-CSF和GM-CSF。对无热性中性粒细胞减少症患者及低风险的发热性中性粒细胞减少患者，不推荐使用G-CSF或GM-CSF。正在接受化疗，特别是那些胸椎肿瘤的患者，同样不推荐使用。相反，存在发热性中性粒细胞减少症和器官损害证据的高危患者，包括败血症综合征、侵袭性真菌感染，并发住院时发热、肺炎、严重的中性粒细胞减少（$<0.1\times10^9$/L）或年龄>65岁，给予G-CSF是合理的。

二级预防是指给予前一次化疗中发生过中性粒细胞减少症的患者集落刺激因子治疗；或者考虑给予减少剂量或延迟化疗。除非已使用长效粒细胞集落刺激因子，如培非格司亭，通常在完成化疗后24～72h后开始给予G-CSF或GM-CSF并一直持续到中性粒细胞计数达到10 000/μl，最后一次给药至少距下次化疗14d。并且，对于粒细胞白血病患者，在诱导治疗后给予粒细胞刺激因子，可能使中性粒细胞减少期白细胞轻微减少，对老年患者有特殊价值，但对远期疗效没有确定。相比G-CSF、GM-CSF的使用可能有更多的限制，目前仅限于患者自体骨髓移植后，尽管在大多数情况下，与G-CSF完全的头对头比较没有统计。GM-CSF可能有更多的与系统相关的不良反应。

重度血小板减少通常不影响实体瘤患者接受细胞毒性药物化疗（但某些含卡铂方案确实例外），但其常常会影响那些伴有骨髓浸润的血液肿瘤患者。严重的出血与血小板减少症发生相关，在血小板计数<20 000/μl发生率增加，在计数<5000/μl时普遍发生。

一项随机研究正在评估输血的最佳时机。这个问题很重要，不仅因为频繁输血的费用，而且因为不必要的血小板输注使患者暴露于同种致敏风险下，并且由于快速的血小板清除，使之后的输血治疗失去价值，同样，任何一次输血都存在感染和过敏反应的风险。对于存在发热及伴随情况的白血病患者，预防性输注血小板使其保持>20 000/μl是合理的（在实体瘤中，输血的临界值为10 000/μl，并且没有其他的出血倾向或生理应激源，如发热、低血压，对于血小板减少，但没有应激源及出血的白血病患者患者，这个临界值也是合理的）。相反，骨髓增生状态的患者，尽管血小板计数正常，但功能可能发生改变，当这些病人发生出血时，应考虑输注正常供者的血小板。对于血小板减少的病人，仔细审查药物列表预防接触非甾体消炎药，仔细维持凝血因子水平使其接近正常的凝血酶原时间和部分凝血活酶时间，对于降低出血风险是很重要的。

临床研究表明，某些细胞因子能增加血小板（如IL-6、IL-1和血小板生成素），但临床疗效和安全性尚未证实。IL-11（奥普瑞白介素）被批准用于预防血小板减少，但对血小板计数的影响很小，它有一系列不良反应，如头痛、发热、全身乏力、晕厥、心律失常和体液潴留。

化疗相关贫血可以通过输注红细胞治疗。当血红蛋白下降到<80g/L(8g/dl)，或终末器官出现缺血表现，或存在潜在的情况（如冠状动脉疾病）需要维持血红蛋白>90g/L(9g/dl)时开始输血。患者接受时间>2个月的"稳定"的方案治疗时，或可能需要持续输血时，也可考虑促红细胞生成素。在某些肿瘤的随机试验中，使用促红细胞生成素可能促进肿瘤相关的不良事件发生。在个别病人的护理中，医护人员应考虑这个信息。促红细胞生成素治疗应以维持血红蛋白90～100g/L(9～10g/dl)为目标。在铁含量充足而血清EPO水平<100μg/ml，给予患者EPO 150U，每周3次，可以使血红蛋白在大约2个月的治疗中缓慢增加。长效药物使用较少。目前还不清楚较高的血红蛋白水平，高达110～120 g/L(11～12g/dl)，是否与提高生活质量相关，从而证明高剂量EPO的使用。

恶心、呕吐

化疗药最常见的不良反应为恶心，伴有或不伴有呕吐。恶心可能是急性的（化疗24h内），延迟性的（>24h），或化疗前。对于病人恶心、呕吐易感性的风险，包括年轻女性，没有酒精或药物的使用，但有孕吐历史的患者大量预处理，这样分层使风险增加，不同的抗肿瘤药物引起恶心和呕吐的能力不同。高度致呕性药物（>90%）包括氮芥、链脲佐菌素、

DTIC、大剂量环磷酰胺(＞1500mg/m²)、顺铂；中度致吐性药物(30%～90%的风险)包括卡铂、阿糖胞苷(＞1mg/m²)、常规剂量的环磷酰胺、异环磷酰胺及蒽环类；低风险(10%～30%)药物包括氟尿嘧啶、紫杉烷类、足叶乙苷和硼替佐米；风险最小的是(＜10%)治疗性抗体，包括博来霉素、白消安、氟达拉滨和长春花生物碱。呕吐是延髓呕吐中枢受到刺激而引起的反射。呕吐中枢的信号来自化学感受器触发区(CTZ)及来自外周消化道、大脑皮质和心脏的传入。不同的呕吐类型需要不同的处理方法。此外，重复周期的化疗可能产生化疗前恶心、呕吐的条件反射。因此，止吐药物的作用部位及作用时间不同。联合或有序使用不同类型止吐药物是成功治疗化疗相关恶心和呕吐的基础。非常重要的是预防性药物的使用及一个有利的环境、维护、咨询和放松等心理治疗从而增强止吐剂的作用。

5-羟色胺(5-HT3 受体拮抗剂)和神经节细胞因子(NK1)受体拮抗剂在"高致吐风险"的化疗方案中是有效的。联合外周胃肠道及中枢神经系统的作用来控制恶心呕吐。如 5-HT3 受体阻滞剂多拉司琼(anzamet)100mg 静脉注射或口服，地塞米松 12mg，NK1 受体拮抗剂阿瑞吡坦 125mg 口服，第 1 天三者联合使用对抗急性呕吐，第 2 天和第 3 天重复使用地塞米松(8mg)和阿瑞吡坦(80mg)治疗延迟性恶心呕吐。其他的 5-HT3 受体拮抗剂包括昂丹司琼(Zofran)，给予 0.15mg/kg 静脉注射 3 次，分别在化疗前和化疗后第 4 小时和第 8 小时；帕洛诺司琼(Aloxi)，0.25mg 超过 30s，化疗前 30min；格雷司琼(Kytril)，化疗前 0.01mg/kg 单剂量使用。使用非联合应用多柔比星和环磷酰胺的中等致吐方案的患者，单独 5-HT3 受体拮抗剂和地塞米松就可以治疗；若联合应用，则前 2d 需要使用 5-HT3/地塞米松/阿瑞吡坦，第 3 天单独使用阿瑞吡坦。低致吐风险方案的呕吐单独应用地塞米松 8mg 就可以预防，或可以使用下面所述的非 5-HT3 受体拮抗剂和非神经节细胞因子受体拮抗剂。

抗多巴胺吩噻嗪类药物直接作用在催吐化学感受器，常用药物包括丙氯拉嗪(甲哌氯丙嗪)，10mg 肌内注射或静脉注射，10～25mg 口服或每 4～6 小时 25mg 直肠给药，最多 4 次，以及硫乙拉嗪(硫乙嗪)，每 6 小时 10mg。氟哌啶醇(Haldol)是丁酰苯类多巴胺受体拮抗剂，每 8 小时 1.0～1mg 肌内注射或口服。抗组胺药如苯海拉明(Benadryl)没有内在的止吐能力，但经常用以防止或治疗肌张力障碍的反应，可能使抗多巴胺药物的使用复杂化。劳拉西泮(阿蒂凡)是一种短效苯二氮䓬类药物，每 4～6 小时 1～2mg 肌内注射、静脉滴注或口服，有抗焦虑作用，使用时能增加各种药物的效果。甲氧氯普胺(胃复安)作用于外周多巴胺受体加速胃排空，高剂量用于高致吐性治疗，化疗 30min 静脉注射 1～2mg/kg，必要时每 2 小时 1 次，最多增加 3 次；每 4～6 小时 10～20mg 静脉注射或化疗前 4h、化疗后第 8 小时及第 12 小时，50mg 口服，用于中度致吐性方案。5-9-四氢大麻酚(屈大麻酚)与其他现有的药物相比，是一个相当弱的止吐药，但对于持续恶心有效，需要每 4 小时 3～10mg 口服。

腹泻

包含氟尿嘧啶注射和(或)伊立替康治疗方案，可能产生严重的腹泻。类似于呕吐症状，化疗相关性腹泻可立即或延迟性发生于用药后 48～72h。注意保持水和电解质的补充，必要时静脉滴注，同时使用抗胃肠动力药物，如"大剂量"洛哌丁胺，在腹泻首次出现时开始 4mg 口服，之后每 2 小时 2mg，直到 12h 无大便松散，每日总剂量不超过 16mg。对洛哌丁胺无反应患者，可以考虑使用生长抑素类似物奥曲肽(100～150μg)或阿片类制剂。

黏膜炎

黏膜刺激和炎症，尤其是口腔和肛门部位黏膜炎症使患者痛苦，伴随细胞毒性化疗，可能涉及胃肠道。黏膜炎是由于对黏膜鳞状上皮细胞基部或肠腺部增殖细胞的损伤。局部治疗，包括局麻药物和创建屏障，可以在温和的情况下使症状缓解。帕利夫明或角质细胞生长因子，是成纤维细胞生长因子家族的一个成员，能有效预防由恶性血液病造血干细胞移植后大剂量化疗引起的严重的黏膜炎，它也可以防止或减轻放疗引起的黏膜炎。

脱发

在脱发方面，化疗药物有很大差别，治疗剂量的蒽环类、烷基化剂和拓扑异构酶抑制剂，可以导致近全秃。抗代谢物更容易导致脱发。心理支持及化妆品资源的利用是值得鼓励的，但降低头皮温度从而减少脱发程度的"化疗帽"应劝阻使用，特别是在与肿瘤根治性治疗中，如白血病或淋巴瘤，或在乳腺癌的辅助治疗。富血管的头皮可以预防疾病的转移或传播。

性腺功能异常与妊娠

含烷化剂和含拓扑异构酶毒物方案可以导致停止排卵和无精子症。这些影响的持续时间有年龄和性别差异性。使用氮芥和丙卡巴肼类药物治疗男性霍奇金病可导致不育,而使用包括顺铂、长春新碱、博来霉素或足叶乙苷的方案治疗睾丸癌后患者通常能恢复生育能力。治疗前精子银行的使用可能被认为是支持患者可能不育的治疗。接受烷化剂治疗的女性会出现无排卵性闭经;若治疗在 30 岁之前结束,患者月经可能会恢复正常,但若 35 岁后就不大可能恢复了。甚至那些恢复月经的患者通常需要面对更年期提前。由于生育能力下降的程度很难预测,应劝告患者在治疗期间和治疗之后保持有效的避孕方法,优选通过阻挡装置。是否妊娠应考虑病人的预后情况。激素替代治疗应在妇女没有激素敏感性肿瘤的前提下进行。对那些有激素敏感性的肿瘤,以局部模态为主治疗的患者,传统实践常会反对激素替代疗法,但这个问题正在研究中。

化疗药物对妊娠有致畸作用。所有的化疗药物在妊娠早期都能增加不良后果的风险,策略是延迟化疗,若情况允许而且妊娠能继续进行的话,直到这个阶段结束后再考虑化疗。中期及晚期妊娠患者可以接受生育年龄妇女常见肿瘤的大部分化疗方案的治疗,抗代谢药物除外,特别是抗叶酸剂,在整个妊娠期都具有显著的致畸作用及胎儿毒性。抗癌化疗本身需要很少作为一个明确的依据推荐终止并发妊娠,但在这种情况下每个治疗策略必须根据病人的个体需要。癌症治疗的慢性影响将在第 55 章中综述。

生物治疗

生物治疗的目的是在调节加强宿主抗肿瘤作用,不同于最大耐受剂量,可能需要一个最佳的生物剂量。作为一大类,生物疗法与分子靶向药物的区别在于许多生物疗法或需要肿瘤细胞的积极的反应(如沉默基因或抗原的表达),或需要寄主的积极反应(如免疫反应)从而达到的治疗作用。这可能需要与上文讨论的更狭义的以抗增殖或凋亡反应为最终目标的分子靶向药物做对比。然而,分子靶向疗法和生物疗法在评估和使用策略方面有很多共性。

抗肿瘤效应的免疫介质

肿瘤有多种方法逃避免疫系统:①它们与正常组织往往只有微妙的不同;②能够下调主要组织相容性抗原,有效地掩盖自己从而阻止了 T 细胞识别;③针对免疫系统,它们低效表达抗原;④它们可以把自己隐藏在一个纤维蛋白保护壳内,以减少与免疫监控的接触;⑤它们可以产生一系列的可溶性分子,包括潜在的免疫指标,可以被免疫系统识别并远离肿瘤细胞或可以杀死免疫效应细胞。有些细胞产物使免疫反应朝远离癌细胞免疫发展(T_h1 向 T_h2 转化),最终导致 T 细胞活化和细胞毒活性的缺陷。癌症治疗则进一步抑制宿主的免疫力。为了克服这些障碍,一系列策略正在试验中。

细胞介导免疫

异体骨髓移植是免疫系统能产生有临床意义的抗肿瘤作用的最有力证据。从供体扩大的 T 细胞过继转移至荷瘤宿主,促进其对肿瘤外源性的认识,其介导的抗肿瘤作用令人印象深刻(移植物抗肿瘤)。利用 T 细胞杀伤肿瘤细胞的能力,3 种类型的试验干预正在研发中。

1. *同种异体 T 细胞转移至宿主,有 3 种主要形式*　异体骨髓移植的形式,异体骨髓移植后骨髓恢复期纯淋巴细胞输注形式,以及免疫抑制(但非清髓性)治疗期纯淋巴细胞输注形式(所谓的微型移植)。在这些形式中,效应细胞的供体 T 细胞可能通过次要组织相容性差异识别肿瘤外源性。这种治疗的主要风险是移植物抗宿主病,这是因为癌症和正常细胞间的差异很小。这种方法已经在某些血液肿瘤中非常有效。

2. *将自体 T 细胞是从荷瘤宿主清除,并在体外进行几个方面的处理,之后回输给病人*　自体 T 细胞处理主要分为两大类:①给药前几周,在体外生成肿瘤抗原特异性 T 细胞并大量扩大;②在体外很短一段时间内激活细胞的多克隆刺激因子如抗-CD3 和抗-CD28,并尽量扩大,并接受 IL-2 刺激后过继转移。从患者体内短时间的移出使细胞克服肿瘤诱导 T 细胞缺陷,而且这些细胞运输回原发病灶比已在体外培养许多周的细胞培养作用更好。

3. *肿瘤疫苗的目的在于促进 T 细胞免疫*　以仅在细胞内表达的基因突变作为 T 细胞杀伤的靶点这个发现大大扩展肿瘤疫苗生成的可能性。肿瘤细胞的不同点也不难被找到。然而,主要的困难在于获得启动 T 细胞的肿瘤特异性肽。在第一阶段抗原暴露阶段(启动),肿瘤本身对于向 T 细胞表达他们的抗原的能力很差。启动最好是由专业的抗原提呈细胞(树突状细胞)完成。因此,一些实验性的策略是以启动宿主 T 细胞抗肿瘤相关肽为目的。疫苗佐剂如 GM-CSF 似乎能够吸引抗原呈递细胞到含有肿瘤抗原的皮肤部位。这种方法被证明能够消除滤泡性淋巴瘤的微小残留病灶和产生肿瘤特异性 T 细胞。纯化的抗原呈递细胞可以负载肿瘤，或特定的肿瘤抗原和交付的疫苗。一个这样的疫苗，Sipuleucel-T，被批准用于激素非依赖性前列腺癌患者。在这种方法中，对病人进行白细胞分离，其中单个核细胞（包括抗原呈递细胞）从病人的血液中清除。细胞与抗原融合蛋白在实验室里脉冲式释放，这种抗原融合蛋白包括一种常表达于前列腺癌的蛋白，前列腺酸性磷酸酶，以及与 GM-CSF 融合而成，使其成熟从而提升其对免疫效应细胞表达抗原的能力。然后将细胞回输给病人，治疗耐受性好。虽然没有客观的肿瘤反应，但中位生存期提高了约 4 个月。肿瘤细胞也可转染能吸引抗原呈递细胞的基因。针对引起肿瘤的病毒疫苗安全且有效。乙肝疫苗预防肝癌，一种四价人类乳头瘤病毒疫苗用于预防这种病毒类型的感染，这种病毒目前见于 70%的宫颈癌。这些疫苗对于已经患有病毒诱导肿瘤的患者是无效的。

抗体

在一般情况下，抗体不能非常有效地杀死肿瘤细胞。因为肿瘤似乎影响宿主产生抗体而不是细胞免疫，因此推断，肿瘤很容易抵御抗体。许多患者可以产生血清抗体用于他们的肿瘤，但这似乎并没有影响疾病的进展。然而，能够生成大量高亲和力抗体的杂交瘤技术使抗体治疗肿瘤得到应用。

使用抗体已取得临床抗肿瘤的疗效，这种抗体来自抗原结合区域嫁接到人免疫球蛋白基因产物（嵌合或人源化）或人免疫球蛋白基因小鼠。这样的人源化抗体抗 B 细胞淋巴瘤表达 CD20 分子的利妥昔单抗和抗在上皮癌（尤其是乳腺癌）中过度表达的 HER-2/neu 受体的曲妥珠单抗，已成为肿瘤专家可靠的工具。每种抗体单独使用能引起肿瘤消退（利妥昔单抗超过曲妥珠单抗），在抗体治疗后联合使用化疗药物后都能增强疗效。抗 CD52 抗体对于慢性淋巴细胞白血病和 T 细胞恶性肿瘤有效。EGFR 抗体（如西妥昔单抗和帕尼单抗）对于对化疗药物耐药的难治性大肠癌有效，特别是用于增强化疗方案的疗效时，或用于一线治疗接受放射治疗的头颈部肿瘤。作用机制尚不清楚。对肿瘤的直接影响可能是介导抗增殖作用，以及刺激宿主参与包括免疫细胞或补体介导肿瘤细胞-结合抗体机制。另外，该抗体可能改变能促进肿瘤细胞存活的旁分泌因子的释放。

抗 VEGF 抗体贝伐单抗单独使用时，抗肿瘤作用证据不足，但是当联合化疗药物时，它能提高结直肠癌、肺癌及乳腺癌的肿瘤缩小幅度并延长肿瘤进展时间。作用机制尚不清楚，可能与抗体改变活性化疗药物的传递及肿瘤摄取的能力有关。

不良反应包括输液相关的过敏反应，通常限于第一次输注时，这可以通过使用糖皮质激素和（或）抗组胺药物来预防。此外，不同的抗体会出现不同的症状。抗 EGFR 抗体产生痤疮样皮疹，不良反应可以用类固醇乳膏治疗。曲妥珠单抗（抗 HER2）可以抑制心功能，特别是在之前使用过蒽环类药物的患者。贝伐单抗有一系列有医学意义的不良反应，包括高血压，蛋白尿、出血、血栓形成，以及与之前是否做过手术无关的胃肠道穿孔。

抗体药物和毒素结合已于上文讨论过；与核素、光敏剂和其他具有杀伤力物质结合的抗体也可能有效。在淋巴瘤中，放射线物质结合靶向 CD20 抗体已批准使用[替伊莫单抗（Zevalin），用钇-90 或 131I-托西莫单抗]。其他的结合物，相关的问题尚未解决（如抗原性，不稳定性及肿瘤渗透性差）。

细胞因子

人类中有超过 70 种不同的蛋白质和糖蛋白在发挥生物学效应：干扰素（IFN）α、β、γ；白介素（IL）1～29（到目前为止）；肿瘤坏死因子（TNF）家族（包括淋巴毒素，肿瘤坏死因子相关凋亡诱导配体，CD40 配体及其他）和趋化因子家族。只有一小部分被证明有抗肿瘤作用，仅 IFN-γ、IL-2α 在临床常规使用。

IFN-α 由约 20 种不同的基因编码而成，他们的生物效应是不同的。干扰素诱导许多基因的表达，抑制蛋白质的合成，在不同的细胞过程中施加一系列不同的影响。目前市售的两种重组形式是 IFN-α2a 和-α2b。干扰素是不能治愈任何肿瘤的，但是对于滤泡性淋巴瘤、毛细胞白血病、慢性粒细胞白血病、黑色素瘤及卡波西肉瘤有部分缓解作用。它已被用于在Ⅱ期黑色素瘤、多发性骨髓瘤及滤泡性淋巴瘤的辅助治疗，对生存的影响不确定。它能产生发热、疲劳、类似感冒的症状、身体不适、骨髓抑制和抑郁，并能诱发临床上明显的自身免疫性疾病。

IL-2 必须间接的通过增强免疫功能来发挥其抗肿瘤作用。其生物活性是促进 T 细胞和自然杀伤细胞的生长和活性。高剂量 IL-2 可以使某些转移性黑色素瘤和肾细胞癌的患者的肿瘤消失。不同于这些肿瘤的任何其他治疗，2%～5%的患者可以获得持久的完全缓解。IL-2 有大量的临床相关不良反应，包括血容量减少、毛细血管渗漏综合征、急性呼吸窘迫综合征、低血压、发热、寒战、皮疹和肝肾功能受损。患者可能需要升压和重症监护管理来处理这些毒性。然而，当停药后，大部分的毒性可以在3～6d完全扭转。

基因治疗

没有一种基因治疗被批准用于临床常规使用。几种方法正在进行评估中，包括使用不能复制表达基因的病毒，可以通过活化药物作用或直接抑制癌细胞生长，或者病毒只在肿瘤细胞中复制，或能够在肿瘤中表达抗原，从而激发宿主介导的免疫反应。这些方法成功的关键问题将在于确定可以逃避宿主的免疫功能且安全的病毒载体系统，可以有效地靶向肿瘤或肿瘤微环境。其他的基因治疗方法将利用治疗性寡核苷酸靶向对维持肿瘤细胞活性有重要作用的表达基因。

致谢

史蒂芬・哈恩博士和伊莱・格拉特斯坦因博士，在前一版《哈里森内科学》中放射治疗原则已有贡献，他们的一些材料也被纳入本章。

（杨　谨　张　消　杨　姣　译）

第29章

Chapter 29

肿瘤相关感染

Robert Finberg

感染是大多数肿瘤患者死亡的常见原因，且患病率通常较高。尸检结果显示，大部分急性白血病病人及50%淋巴瘤患者的直接死因是感染。随着高强度化疗的应用，实体瘤患者死于感染的概率也逐渐上升。欣慰的是，防治癌症并发感染的手段不断发展，减少了感染相关的死亡率并有可能继续发挥作用，防治手段主要有以下3方面。

1. 早期经验性应用抗生素的观念使得白血病及菌血症病人的死亡率大幅下降，由1965年的84%下降至1972年的44%。这主要归因于适当抗菌药的早期干预。

2. 经验性抗真菌治疗降低了播散性真菌感染的发生率，试验中，死亡率在7%～21%波动。中性粒细胞缺乏病人经过4～7d的抗生素治疗仍然发热，而培养结果无阳性发现时，可能系真菌感染，此时需抗真菌治疗。一项研究指出，化疗病人出现粒细胞缺乏并伴随发热，接受抗真菌治疗，其7d生存率约为85%。

3. 不伴发热的中性粒细胞缺乏病人应用广谱抗生素预防感染可降低死亡率及发病率。严重的中性粒细胞缺乏病人（如白血病或高分级的淋巴瘤病人接受大剂量的化疗）目前主要治疗手段是在发现中性粒细胞缺乏早期即开始预防性治疗，随后针对患者的症状体征（一般仅表现为发热）经验性应用抗生素治疗，经过4～7d的广谱抗生素治疗，真菌感染可能会成为威胁患者的严峻问题，此时则基于可能的真菌感染进行经验性抗真菌治疗。

癌症病人易患感染（表29-1），可能与肿瘤破坏皮肤屏障有关。如鳞癌可侵袭局部上皮，细菌通过受损皮肤进入皮下组织而致蜂窝织炎。正常管道闭塞同样易致感染，如肿瘤致输尿管阻塞可引起尿路感染、胆道梗阻可引起胆管炎。人体对感染的抵抗力依赖于脏器的持续排空；否则少量的细菌即可发展为菌血症或在局部繁殖导致疾病发生。

接受根治性外科手术，特别是根治性淋巴结清扫术的患者，其淋巴结完整性遭到破坏，同样易使细菌侵入人体而致感染。临床普遍存在的问题是，患者接受根治性乳房切除术后，因淋巴水肿或淋巴引流不畅，常并发蜂窝织炎（由链球菌感染或葡萄球菌感染所致）。通过局部干预，防止液体积聚及皮肤损伤，大多数情况下该问题可得到解决，但在一些难治性病例中，预防性应用抗生素是不可或缺的。

脾切除术是毛细胞白血病、慢性淋巴细胞白血病、慢性粒细胞白血病、霍奇金病等治疗的一部分。对许多肿瘤患者来说，脾切除术后因丧失网状内皮组织清除微生物的能力，而对生命构成威胁。尽管对潜在风险进行了行之有效的干预，与正常人相比，脾缺失患者发生快速致命性感染的概率仍较高。普通人因外伤所致的脾缺失其一生中同样较易发生暴发性感染。应告知脾切除术病人某些特定微生物感染的风险性，如巴贝西虫、犬咬嗜二氧化碳菌（一种存在于动物口腔的菌种）。与脾切除术后脓毒症相关的微生物主要是荚膜细菌（肺炎链球菌、流感嗜血杆菌及脑膜炎奈瑟菌），因此，脾切除病人应接种抗此类微生物荚膜多糖的疫苗（应重复接种，见表29-2）。由于早期发热或其他细菌感染的表现易被忽略，从而致暴发性感染（多由肺炎链球菌、流感嗜血杆菌及脑膜炎奈瑟菌所致）。许多临床医师建议脾切除病人应用小量抗生素（建议首选阿莫西林/克拉维酸片），以有效预防感染暴发。

表 29-1 正常屏障破坏可能致癌症患者感染

屏障类型	具体损伤	参与细胞	致病菌	相关肿瘤	疾病
皮肤屏障	皮肤损伤	皮肤上皮细胞	葡萄球菌，链球菌	头颈鳞癌	蜂窝织炎，广泛皮肤感染
积液排空	管道阻塞：输尿管，胆管，结肠	管腔上皮细胞	革兰阴性菌	肾癌，卵巢癌，胆道系统肿瘤，转移性肿瘤	暴发性菌血症，泌尿系统感染
淋巴系统功能	淋巴结清扫	淋巴结	葡萄球菌，链球菌	乳腺癌术后	蜂窝织炎
脾清除微生物	脾切除	脾网状内皮细胞	肺炎双球菌，流感嗜血杆菌，脑膜炎奈瑟菌，巴贝西虫，噬二氧化碳噬细胞菌	霍奇金病，白血病，特发性血小板减少性紫癜	暴发性败血症
吞噬作用	粒细胞缺乏	粒细胞（中性粒细胞）	葡萄球菌，链球菌，肠道微生物，真菌	毛细胞性、急性粒细胞性、急性淋巴细胞白血病	菌血症
体液免疫	抗体缺乏	B 细胞	肺炎双球菌，流感嗜血杆菌，脑膜炎奈瑟菌	慢性淋巴细胞白血病，多发性骨髓瘤	荚膜菌感染，鼻窦炎，肺炎
细胞免疫	T 细胞缺乏	T 细胞，巨噬细胞	结核杆菌，利斯特菌，疱疹病毒，真菌，细胞内寄生虫	霍奇金病，白血病，T 细胞淋巴瘤	胞内菌感染，真菌，寄生虫

表 29-2 化疗病人的疫苗接种——适用于特定病人[a]

疫苗	大剂量化疗	霍奇金病	造血干细胞移植
白喉-破伤风[b]	首剂加量	无特殊	移植后 6～12 个月 分 3 次接种
脊髓灰质炎[c]	全程加量	无特殊	移植后 6～12 个月 分 3 次接种
b 型流感嗜血杆菌结合	儿童首剂加量	3 个月以后接种及加量	移植后 6～12 个月 分 3 次接种
人乳头瘤病毒	女童及 26 岁以下妇女分 3 次接种	女童及 26 岁以下妇女分 3 次接种	女童及 26 岁以下妇女分 3 次接种
甲型肝炎	基于职业和生活方式需要接种，同普通人	基于职业和生活方式需要接种，同普通人	同普通人
乙型肝炎	同普通人	同普通人	移植后 6～12 个月 分 3 次接种
23 价肺炎球菌多糖[d]	每 5 年	3 个月以后接种及加量	移植后 6～12 个月 分 1～2 次接种
4 价脑膜炎球菌疫苗[e]	应用于脾切除术病人及地方流行区域（包括学校居住的大学生）	应用于脾切除术病人及地方流行区域（包括学校居住大学生）	应用于脾切除术病人及地方流行区域（包括学校居住大学生）
流感	季节性免疫	季节性免疫	季节性免疫
麻疹-流行性腮腺炎-风疹	禁忌	化疗时禁忌	无移植物抗宿主病者 24 个月以后接种
水痘带状疱疹病毒[f]	禁忌[g]	禁忌	禁忌

[a] 免疫接种咨询委员会（ACIP）的最新建议及疾病预防控制中心指南参见 http://www.cdc.gov/vaccines；[b] 成人推荐白喉-破伤风联合疫苗。过去不推荐大于 6 岁者接种百日咳疫苗。然而，最近数据表明，白喉-破伤风-无细胞百日咳疫苗对成人同样安全有效。目前列为成人推荐用药；[c] 活病毒疫苗禁忌；灭活疫苗可用；[d] 7 价及 13 价肺炎球菌联合疫苗推荐用于儿童；[e] 脑膜炎球菌联合疫苗（MCV4）推荐用于≤55 岁成人，脑膜炎球菌多糖疫苗（MPSV4）推荐用于≥56 岁成人；[f] 水痘疫苗用于儿童，带状疱疹病毒疫苗用于成人；[g] 厂商应适当投入更多精力研发适于急性淋巴细胞白血病儿童的疫苗

不同类型肿瘤患者易感染某些特定的微生物（表 29-3），临床医师应警惕多发性骨髓瘤或慢性淋巴细胞白血病引发的低丙种球蛋白血症。一般情况下，免疫球蛋白替代疗法可有效治疗慢性淋巴细胞白血病病人并发的低丙种球蛋白血症，而预防性应用抗生素是更经济且方便的治疗细菌感染的手段。急性淋巴细胞白血病、非霍奇金淋巴瘤及应用大剂量糖皮质激素（或化疗方案中包含糖皮质激素）治疗的癌症病人应当使用抗生素预防肺孢子虫感染（表 29-3）。除对特定病原体的易感性之外，癌症病人感染的表现方式也具有特异性。如普通人感染的常见症状——发热，通常是中性粒细胞缺乏病人感染的可靠指标。相反，病人若接受糖皮质激素治疗及服用削弱 T 细胞作用及抑制细胞因子分泌的药物，发生严重感染时可能无发热症状。类似的，中性粒细胞缺乏症患者也常有不伴化脓的蜂窝织炎，患肺炎时无痰，甚至胸部影像学检查无阳性发现。

表 29-3　不同肿瘤类型的相关感染

肿瘤类型	潜在免疫异常	致病菌
多发性骨髓瘤	低丙种球蛋白血症	肺炎双球菌，流感嗜血杆菌，脑膜炎奈瑟菌
慢性淋巴细胞白血病	低丙种球蛋白血症	肺炎双球菌，流感嗜血杆菌，脑膜炎奈瑟菌
急性粒细胞或淋巴细胞白血病	粒细胞缺乏，皮肤及黏膜损伤	胞外革兰阳性及阴性菌，真菌
霍奇金病	T 细胞功能异常	胞内病原体（结核杆菌，李斯特菌，沙门菌，隐球菌，鸟型结核杆菌）
非霍奇金淋巴瘤及淋巴细胞白血病	糖皮质激素化疗，T 细胞及 B 细胞功能障碍	肺孢子虫
结直肠肿瘤	局部异常[a]	牛链球菌（菌血症）
毛细胞白血病	T 细胞功能异常	胞内病原体（结核杆菌，李斯特菌，隐球菌，鸟型结核杆菌）

[a] 相关性未明确

靶点为 B 细胞/T 细胞的单克隆抗体及干扰淋巴细胞信号转导的药物可激活潜伏性感染。CD20（B 细胞表面）抗体利妥昔单抗可导致肺结核、乙型肝炎的复发，激活巨细胞病毒感染及其他潜在感染。类似的，器官移植受者、PPD 结果阳性及有潜在病毒感染的患者，应特别注意监测相应指标，防止疾病的复发。

各系统的典型症状

典型的皮肤表现

癌症患者皮肤损伤常见，皮肤损伤可致全身性的细菌或真菌感染。皮肤表面微生物如链球菌、葡萄球菌引起的蜂窝织炎较常见。中性粒细胞缺乏[中性粒细胞<500 (PMNs)/μl]，血液系统、淋巴系统受损的病人可患非常见菌的感染。看似普通的斑点或丘疹可能是免疫缺陷病人细菌或真菌感染的首发症状（图 29-1）。中性粒细胞缺乏病人的一个普通斑点可迅速发展为脓疱，通常为无痛、圆形、中央为黑色或灰黑色的结痂伴周围红肿的坏死斑。坏死性脓疮通常位于不受压的部位（以区分循环受阻所致的坏死病灶），常由铜绿假单胞菌感染引起，也可由其他细菌感染引发。念珠菌血症也可有多种皮肤表现，通常表现为斑丘疹，针穿刺皮肤活检是诊断的“金标准”。

蜂窝织炎，是皮肤的急性播散性炎症，通常由 A 组链球菌、葡萄球菌及皮肤常见致病微生物引起。普通人患蜂窝织炎通常较局限，而中性粒细胞缺乏病人则可迅速播散，皮肤的微小损伤即可引发播散性蜂窝织炎，通常以疼痛和红斑为主要表现，而感染症状（如化脓）则不常见。普通人所患的疖在白血病患者身上可诱发无法控制的感染而需截肢。普通人的非特异体征可能是提示白血病患者感染的重要体征。欣慰的是，粒细胞缺乏病人对某些特定微生物有易感性（表 29-4），可据此针对性选择有效抗生素（参见本章节抗生素治疗）。蜂窝织炎的早期发现及治疗至关重要。中性粒细胞缺乏或因其他感染接受过抗生素治疗的病人较易患非常见菌（如大肠埃希菌、假单胞菌、真菌）导致的致病性蜂窝织炎。早期无明显损伤时即开始对症治疗对预防组织坏死至关重要。有时感染早期行清创术预防感染扩散有其必要性，但这要在化疗后中性粒细胞数升高以后才会有效。

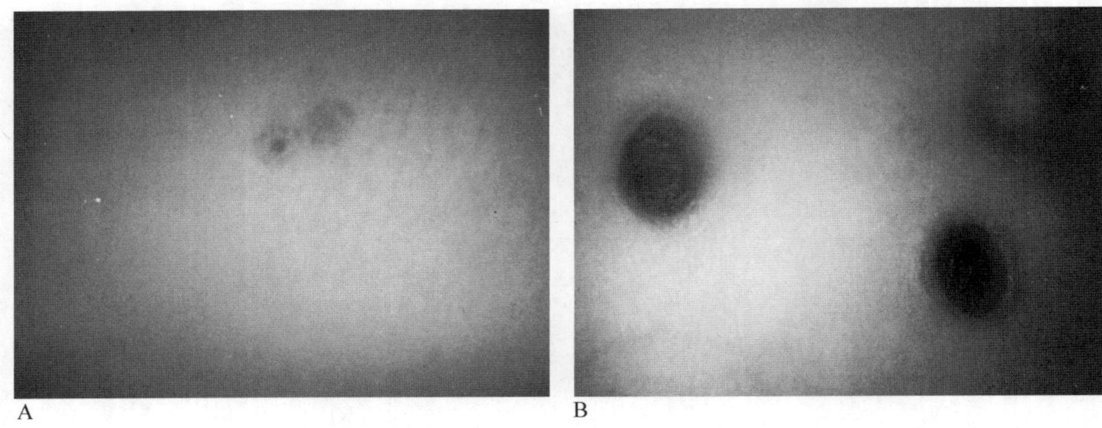

图 29-1　A. 急性淋巴细胞白血病伴中性粒细胞缺乏患者因大肠埃希菌菌血症所致丘疹；B. 其后同一损伤

表 29-4　粒细胞缺乏症患者感染的可能致病菌

革兰阳性球菌	肠杆菌
表皮葡萄球菌	沙雷菌
金黄色葡萄球菌	不动杆菌[a]
草绿色链球菌	枸橼酸杆菌
粪肠球菌	革兰阳性杆菌
肺炎链球菌	类白喉菌
革兰阴性杆菌	JK 杆菌[a]
大肠埃希菌	真菌
克雷白杆菌	念珠菌
铜绿假单胞菌	曲霉菌
非铜绿假单胞菌	
假单胞菌[a]	

[a] 与静脉导管感染相关致病菌

Sweet 又称嗜中性皮病，最初是用来描述女性白细胞数目的升高，是一种以真皮浅层中性粒细胞浸润并乳头样水肿为主要特征的临床综合征。与其定义矛盾的是，该病目前常见于中性粒细胞缺乏的癌症病人，与急性白血病及其他恶性肿瘤相关。Sweet 综合征典型表现为红色或紫红色斑丘疹或结节，易融合成边界清楚的不规则斑块。水肿可能为囊泡，触诊时囊泡固定，该病也可能不出现囊泡。损伤多发于面部、颈部及手臂。在腿部易与结节样红斑混淆。皮损常伴高热及红细胞沉降率增快。糖皮质激素可有效控制该病的皮损及发热，开始以60mg/d 泼尼松大剂量应用，2～3 周逐渐减量。

数据表明，累及黏膜的多形性红斑型史-约综合征与由药物引起且广泛分布的史-约综合征（Stevens-Johnson syndrome）不同，前者多与单纯疱疹病毒（HSV）感染有关。因癌症病人免疫力低下且治疗过程中大剂量应用药物，因此对两种类型的史-约综合征均易感。

细胞因子，通常作为癌症治疗的佐剂或初级疗法，其本身可引起特征性皮疹，增加了鉴别诊断的难度。尤其是骨髓移植病人，因化疗、抗生素治疗、细胞因子治疗而诱发的皮疹，与移植物抗宿主病很难区分。

导管相关性感染

癌症病人化疗常需静脉置管，增加了导管相关性感染的发生概率，癌症病人的护理至关重要，有些导管相关性感染通过应用抗生素即可控制，而有些情况下，则必须拔除导管（表 29-5）。如果病人放置贯通皮下的导管（包括出入口），一旦发现沿该孔道的红线，则须立即拔除导管，若不拔除导管，则可能致广泛的蜂窝织炎及组织坏死。

表 29-5　免疫功能不全病人导管相关性感染的治疗

临床表现	拔除导管	抗生素治疗	评价
感染证据，血培养阴性			
管口红斑	若治疗有效则不必拔除导管	开始即应用针对革兰阳性球菌抗生素	凝固酶阴性的葡萄球菌常见
沿导管红斑	需拔除导管	培养结果回报前以革兰阳性球菌治疗	若不拔除导管可能致并发症
血培养结果阳性的感染			
凝固酶阴性葡球菌	最好拔除导管，若病人病情稳定且抗生素治疗有效可能不必要	首选万古霉素（利奈唑胺，奎奴普丁/达福普丁及达托霉均适用）	若拔除导管无并发症最好拔除导管，拔除导管后，则不必应用抗生素
其他革兰阳性球（如金黄色葡萄球菌，肠球菌）；革兰阳性杆菌（芽孢杆菌，棒状杆菌）	建议拔除	选择致病菌敏感抗生素，其有效性持续时间基于临床情况	金黄色葡萄球菌所致转移性感染的发生率及肠球菌感染治疗的困难性建议直接拔除导管。此外，革兰阳性杆菌单独应用抗生素不敏感
革兰阴性菌	建议拔除	选择致病菌敏感抗生素	致病菌如寡养单胞菌，假单胞菌及伯克菌极难治疗
真菌	建议拔除	—	真菌性导管感染极难治疗

较贯通皮下组织感染更常见的是出口部位的感染，常伴随红线穿透皮肤周围组织的红斑。凝固酶阴性的葡萄球菌引起的出口感染，大多数权威机构建议使用万古霉素。而凝固酶阴性的葡萄球菌所致感染，往往疗效不佳，建议如果可能的话最好拔除导管。类似的，铜绿假单胞菌及念珠菌所致的导管感染，临床医师通常选择拔除导管，由于类感染难以控制，一旦入血可引起致命性感染。伯克霍尔德菌、寡养单胞菌、土壤杆菌、鲍氏不动杆菌、假单胞菌中除铜绿假单胞菌外引起的导管感染单独应用抗生素通常难以控制。芽孢杆菌、棒状杆菌及分枝杆菌与此类似，应立即拔除导管。

胃肠道特征表现

上消化道疾病

1. 口腔感染　正常情况下人体口腔中含大量需氧及厌氧菌，化疗的抗代谢作用削弱了人体的正常防御机制，导致口腔溃疡的发生及口腔定植菌的入侵。大多数接受细胞毒性药物化疗的病人会受到口腔溃疡影响，并与草绿色链球菌菌血症相关。口腔念珠菌感染常见。氟康唑治疗因白色念珠菌感染所致的局部感染（鹅口疮）及系统性感染（食管炎）有显著疗效。对于大量应用氟康唑而产生耐药的微生物可选用其他抗生素药（如伏立康唑）或棘球白素。

坏疽性口炎（Noma）多见于营养不良的儿童，可破坏口腔及其毗邻部位的软组织及骨质，使组织坏死腐烂。病人免疫力低下时，拟杆菌、梭状菌及其他定植于口腔中的正常菌群也可侵袭组织而致病。全身衰弱、口腔卫生不良、免疫缺陷均为本病的诱发因素。

免疫力低下的病人，患严重口腔黏膜炎的主要病因是病毒感染（尤其是疱疹病毒）。此时阿昔洛韦在预防及治疗上均有显著疗效。

2. 食管感染　食管炎通常表现为吞咽时胸骨后疼痛，单纯疱疹病毒和念珠菌感染为主要致病因素，治疗效果相对较好。

下消化道疾病

肝念珠菌病通常由来源于胃肠道的念珠菌种植于肝脏引起，多见于急性白血病治疗中及中性粒细胞缺乏症状出现时。典型症状是抗生素治疗无效的持续性发热、腹痛、恶心，中性粒细胞缺乏缓解期的血液恶性肿瘤患者可有血清碱性磷酸酶的升高。该病可因患者无自觉症状而持续几个月，其诊断有赖于肉芽肿活检检出酵母菌或假菌丝。肝超声或 CT 可见“公牛眼”样特征性病变，某些情况下，较之其他影像学检查，MRI 检查可发现较小病灶。病理学

(肉芽肿反应)及疾病发展规律(中性粒细胞减少改善及粒细胞计数升高)证实该病的临床表现与人体对念珠菌的反应密切相关。大多数情况下,尽管致病菌明确,活检结果也可能为阴性。因该病常累及肾及其他组织,使得肝脾念珠菌病与肝念珠菌病往往难以区分,我们称其为慢性播散期念珠菌病可能更为准确。因肝活检风险较高,诊断常依靠影像学检查(MRI 和 CT)。治疗主要针对直接导致该病的致病菌(通常为白念珠菌,有时热带念珠菌或其他少见念珠菌也可致病)。

盲肠炎

盲肠炎(也称坏死性结肠炎、粒细胞减少性结肠炎、坏死性肠下垂、回盲肠综合征),免疫缺陷病人临床症状主要表现为发热及右下腹压痛。应用细胞毒性药物化疗后粒细胞数目减少的病人症状较典型。儿童较成人多见,急性粒细胞白血病或急性淋巴细胞白血病较其他肿瘤多见。感染 1 型艾滋病病毒的病人也可有类似表现,体格检查可有右下腹压痛,伴有或不伴有反跳痛。相关性腹泻(通常为血性)也较常见,CT、MRI、超声检查发现盲肠壁增厚可以确诊。腹部 X 线片检查可发现右下腹包块,但敏感性落后于 CT 或 MRI。尽管手术治疗有时可避免因缺血而致的肠穿孔,多数情况下还是单独选择药物治疗。血培养有可能为阳性结果(一般为需氧革兰阳性杆菌),治疗首选广谱抗生素(特别是针对肠道菌群中可能出现的革兰阴性杆菌)。肠穿孔为手术适应证。

难辨梭状芽孢杆菌腹泻

癌症病人单独化疗后易患难辨梭状芽孢杆菌腹泻。因此抗生素治疗前毒素检测结果可能为阳性。而癌症病人也可因应用抗生素而致病。由此,接受抗生素治疗的癌症病人若出现腹泻,应考虑是否为难辨梭状芽孢杆菌感染。

中枢神经系统典型症状

脑膜炎

淋巴瘤、慢性淋巴细胞白血病、接受化疗(尤其含糖皮质激素)的实体瘤患者、骨髓移植病人,脑膜炎多由隐球菌或利斯特菌感染所致。如前所述,脾切除病人因荚膜菌(包括肺炎链球菌、流感嗜血杆菌、脑膜炎奈瑟菌)感染可致暴发性感染。类似的,此类细菌易侵袭抵抗力差的病人,如慢性淋巴细胞白血病病人、反复多次化疗病人、骨髓移植病人等。其他癌症病人因细胞免疫缺陷则易感于其他病原菌(表 29-3)。

脑炎

病毒性脑炎好发于免疫力低下病人。与艾滋病类似,接受大剂量影响 T 细胞功能的细胞毒性药物(如氟达拉滨)化疗的病人,使用杀灭 T 细胞抗体(如抗 CD3、阿伦单抗、抗 CD52)或抑制细胞因子活性抗体(抗肿瘤坏死因子药物或白介素-1 受体拮抗剂)治疗的病人,其脑炎感染多由细胞内微生物引起。水痘带状疱疹病毒性血管炎可致水痘带状疱疹病毒(VZV)感染性脑炎。慢性病毒感染与痴呆及脑炎现象有关,若接受化疗的病人并发痴呆应考虑是否为进行性多病灶性白质脑病(表 29-6)。其他中枢神经系统(CNS)异常可能易与感染混淆,如正压性脑积水,中枢神经系统照射引发的血管炎。MRI 检查可能有助于鉴别诊断。

表 29-6 癌症病人中枢神经系统感染的鉴别诊断

CT 或 MRI 表现	潜在诱因	
	长期中性粒细胞缺乏	细胞免疫缺陷[a]
团块样损害	曲霉菌,诺卡菌或隐球菌所致脑脓肿	弓形虫增殖性病变
弥漫性脑炎改变	进行性多灶性白质脑病(JC 病毒)	水痘带状疱疹病毒,巨细胞病毒,单纯疱疹病毒,人类疱疹病毒 6 型,JC 病毒(进行性多灶性白质脑病),李斯特菌感染

[a] 大剂量糖皮质激素治疗,细胞毒性药物化疗

颅脑占位

颅脑占位性病变一般表现为伴有或不伴有发热及神经系统异常的头痛。颅脑占位的相关感染可由细菌(特别是卡诺菌)、真菌(一般为隐球菌或曲霉菌),或寄生虫(弓形虫)感染引起。EB 病毒感染所致的淋巴组织增生病也可表现为单一或多发的颅脑

包块。确诊需依靠活组织检查。

肺部感染

依据中性粒细胞数目诊断肺炎的传统方法对于免疫力低下的病人很难确诊。中性粒细胞减少的病人患细菌性肺炎可能无脓痰(或无咳痰)症状,体格检查也可能无胸部实变体征(啰音或羊鸣音)。

持续或反复发热的粒细胞减少症病人,胸部X线有助于确定感染部位并决定下一步的检查及治疗措施(表 29-7)。此时,胸部X线可作为筛选工具;有些病人患肺炎时可能无肺实变或浸润性表现,胸部X线较难发现病变,行高分辨率CT可帮助确诊。浸润性肺炎有时较难诊断,通过输血使血小板计数上升到一定水平,排除禁忌,可行支气管镜检查,送检灌洗液进一步确诊,进行包括衣原体、支原体、军团菌、诺卡菌和较常见的细菌性病原体及真菌的灌洗液培养。此外,尤其是未预防性应用复方新诺明的急性淋巴细胞白血病或淋巴瘤病人,肺孢子虫肺炎不能除外。肺炎的浸润性特征性表现有助于诊断及治疗。结节性浸润提示可能为真菌性肺炎(如曲霉菌或毛霉菌感染所致肺炎),此时易行活检确诊。

表 29-7　免疫功能不全病人胸部浸润表现的鉴别诊断

浸润表现	肺炎病因	
	传染性	非传染性
局部浸润	细菌(包括军团菌、分枝杆菌)	肺炎双球菌、流感嗜血杆菌、脑膜炎奈瑟菌
结节性浸润	真菌(如曲霉菌或毛霉菌)、诺卡菌	肺炎双球菌、流感嗜血杆菌、脑膜炎奈瑟菌
弥漫性浸润	病毒(特别是巨细胞病毒)衣原体、肺孢子虫、岗地弓形虫、分枝杆菌	胞外革兰阳性及阴性菌、真菌

曲霉菌可定植于皮肤及呼吸道并引起致命性的全身性疾病。尽管此类真菌在现有空腔中可致曲霉肿或过敏性支气管肺疾病,但中性粒细胞减少患者此类菌群引起的主要问题是A型烟曲菌或黄曲菌所致的侵袭性疾病。微生物进入宿主并定植于呼吸道随后侵犯血管,可表现为血栓形成或栓塞。曲霉菌感染风险与骨髓象恢复时间相一致。中性粒细胞缺乏长时间得不到缓解的病人,鼻咽部微生物培养若发现曲霉菌,则可预测疾病进展。

曲霉菌感染患者一般表现为胸痛及发热,有时伴咳嗽。若出现咯血则提示预后不佳。胸部X线片可有浸润性表现或结节。胸部CT表现为中心肿块样浸润周围、逐渐变浅的特征性晕征。中心肿块进一步发展形成空洞,胸部X线或CT呈新月征,是侵袭性曲霉菌感染的特征性表现,但可能会随着病灶溶解进一步变化。

除引起肺部疾病,曲霉菌可通过鼻部或上颚而侵袭鼻窦。污染的鼻腔或硬腭为曲霉菌提供了侵袭鼻窦的条件,此时需行外科清创术治疗,曲霉菌所致的导管感染通常需拔除导管并联合抗生素治疗。

肺部弥漫性间质性浸润多见于病毒性、寄生虫、肺孢子虫性肺炎。而患者X线呈弥漫性间质性表现,若考虑有创性检查时应即刻开始经验性抗生素治疗。肺孢子虫性肺炎多采用复方新诺明,衣原体、支原体、军团菌所致肺炎多选用喹诺酮或红霉素衍生物(阿奇霉素)治疗。若为非侵入性诊断,如肺孢子虫的痰涂片染色、血清隐球菌抗原检验、军团菌的尿液检验等均有助于诊断。血清半乳甘露聚糖及β-葡聚糖有助于曲霉菌感染的诊断,但因其敏感性差应用受到限制。接受过移植的病人,若血清巨细胞病毒反应阳性,应考虑血清的巨细胞病毒负荷是否过量。病毒载量的研究(使得内科医生可进行病毒定量)已取代了简单的血清IgG(对病毒感染敏感性较高)测量。一些病毒如合胞病毒、流感病毒及副流感病毒病毒,若感染免疫功能正常的人,仅表现上呼吸道症状,若感染免疫低下的人可致致命性肺炎。目前聚合酶链反应(PCR)试验有助于病毒性肺炎的快速诊断,某些情况下(如流行性感冒)也可帮助治疗。

博来霉素是最常见的致化疗相关肺损伤的药物。其他致肺损伤药物药物包括烷化剂(如环磷酰胺、苯丁酸氮芥及美法仑)、亚硝基脲类[卡莫司汀(BCNU)、洛莫司汀(CCNU)、甲基-CCNU]、白消安、丙卡巴肼、甲氨蝶呤及羟基脲等。传染性及非传染性(药物或放射引起的)肺炎均可引起发热及X线胸片异常;因化疗导致的肺浸润性改变较难鉴别(表 29-7)。放射性肺炎(对糖皮质激素敏感)或药物性肺炎与感染性肺炎的治疗方法不同，活检在诊断中占有重要地位。遗憾的是，行支气管镜检仍有约30%的病例无法确诊。

开放性肺活检是诊断的金标准。多数情况下，通过直视下胸廓造口术活检可替代开放性活检。若无法实施活检，可行经验性治疗；喹诺酮类或红霉素衍生物（阿奇霉素）及复方新诺明用于弥漫性浸润，抗真菌药用于结节性浸润。此时应仔细衡量其风险，若药物选择不当，经验性治疗可能会产生毒性或无效，这两种结果任何一种都可能比行活检更危险。

心血管感染

霍奇金病病人易患沙门菌引起的持续性感染，有时波及血管（尤其多见于老年人）。留置在右心房的静脉导管与细菌性心内膜炎的高发率密切相关，可能与菌血症引起的瓣膜损坏有关。一般认为非细菌性血栓性心内膜炎与多种恶性肿瘤相关（多为实体瘤），也可能与骨髓移植相关。非细菌性心内膜炎发病机制尚不明确，栓塞及新心脏杂音支持疾病的诊断，血培养为阴性。

内分泌综合征

内分泌系统感染多见于免疫功能不全的病人。中性粒细胞缺乏时甲状腺的念珠菌感染难以确诊。可依据中性白细胞计数上升后铟示踪白细胞扫描或镓扫描明确。巨细胞病毒感染可致肾上腺炎，伴有或不伴有肾上腺功能不全。免疫功能不全病人突发内分泌异常可能是所涉及的终末器官感染的信号。

骨骼肌系统感染

骨骼肌系统感染是血管、肌肉、骨骼或关节等部位因受肿瘤侵犯得不到血供发生坏疽。其诊断及治疗与普通人类似，需注意以下几方面。

1. *诊断方面*　骨髓抑制病人因粒细胞缺乏体格检查常无明显阳性发现，所以临床医师诊断时应尽量获取组织检查而非依赖于查体体征。

2. *治疗方面*　对感染组织实施积极的清创术是有必要的，但对于刚接受过化疗的病人，因血小板缺乏（易并发出血）及白细胞缺乏（可能致继发感染），使得该操作一般很难实施。血培养产气荚膜梭菌（致气性坏疽的微生物）为阳性时有意义。下消化道病变（肿瘤或息肉）时，会引起肠道微生物如牛链球菌、产气荚膜梭菌入血而引发感染，或者下消化道病变预示疾病侵袭。不论何种情况，在临床治疗过程中都应予以注意。

肾和输尿管感染

尿路感染常见于输尿管排泄障碍的病人（表29-1）。免疫功能低下的病人易患肾念珠菌感染，念珠菌以血液途径或逆行性途径（通过输尿管或膀胱）侵犯肾。一般表现为“真菌球”或持续的念珠菌尿。持续的真菌尿（曲霉菌及念珠菌）易并发肾感染。某些病毒感染仅见于免疫抑制病人。BK病毒（1型多瘤病毒）见于骨髓移植病人的尿液，与腺病毒类似，可能与出血性膀胱炎有关。BK病毒引发的膀胱炎在免疫功能逐渐恢复时会有所好转。有应用西多福韦治疗因腺病毒及BK病毒所致感染的报道。

畸形易致感染

畸形易致感染，见表29-1。

淋巴系统

详细论述由癌症或化疗所致感染的免疫异常超出本章节范围。免疫系统异常将会在本书的其他章节进行讨论。正如所指出的，抗体缺陷病人易患荚膜菌（包括肺炎链球菌、流感嗜血杆菌及脑膜炎奈瑟菌）引发的暴发性感染。然而，值得提及的是，不论何种类型肿瘤患者，接受大剂量化疗后，不仅有粒细胞减少导致的功能障碍，也有淋巴细胞功能缺陷，而后者意义更大。此类病人，尤其是化疗方案中包含糖皮质激素或抑制T细胞活性（磷酸酶抑制剂或氟达拉滨类药物影响淋巴细胞功能的药物）及阻碍细胞信号传导的药物应注意预防肺孢子虫肺炎。

造血系统

20世纪60年代初步研究显示：粒细胞计数＜500/μl的癌症病人感染（致死性或非致死性）的发病率显著提高。应用抗生素减少了细菌性感染的发生率，然而仍有35%～78%的血液系统恶性肿瘤患者在化疗期间出现发热及中性粒细胞减少时易并发感染。感染多为需氧病原菌（包括革兰阳性及阴性菌），因具体情况而有所差异，厌氧菌不常见。不同部位真菌感染类型不同。发展中国家肺结核及疟疾是发热的常见原因，感染时也可能会致病。

中性粒细胞减少病人易感于多种细菌，因此，怀疑感染时，应首选能覆盖所有可能病原菌的抗生素治疗。事实上，早期应用抗菌药物可减少死亡率。

中性粒细胞减少病人同大部分免疫功能不全病人类似，可感染于自身菌群，包括皮肤、肠道常见的革兰阳性及阴性菌(表 29-4)。因窄谱抗生素可能无法覆盖所感染微生物，初始治疗时应选择广谱抗生素，尽可能杀灭致感染的所有病原体。如图 29-2 所示，常规应用抗生素直至中性粒细胞减少缓解，即粒细胞计数上升到 500/μl 并再至少维持 2d。一些情况下，病人中性粒细胞减少改善后仍有发热，此时，病人死于暴发性菌血症的概率显著下降，应认真考虑是否为以下情况：①真菌感染；②细菌脓肿或感染病灶包裹；③药物性发热(包括对抗菌药、化疗药或细胞因子类药物的反应)。有时病毒性感染或移植物抗宿主病也应考虑在内。临床实践中，病人中性粒细胞减少好转且无细菌感染证据时，通常会中断抗菌治疗。同理，若无真菌感染证据，也将停用抗真菌治疗药。如果病人仍发热，且无使用致发热的细胞因子类或其他药物史，应考虑是否为病毒或非常见致病菌所致感染。

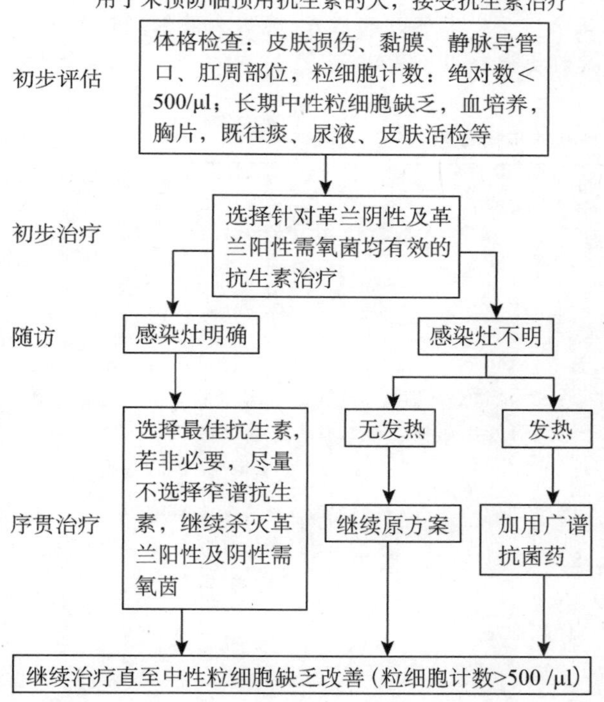

图 29-2　中性粒细胞缺乏伴发热病人的诊治原则

治疗　癌症病人感染

抗菌治疗　上百种抗菌药已试用于癌症病人，感染风险主要与自身所患疾病或疾病治疗过程中所致的中性粒细胞减少程度相关。许多小样本的相关研究，其治疗疗效相对乐观，但各个疗法间差异无统计学意义。每位伴发热的中性白细胞减少病人的情况不同，应区别对待，尤其是之前发生过感染且最近应用抗生素的人应注意。以下为中性白细胞减少伴发热病人初始治疗的基本原则(图 29-2)。

1. 初始治疗时，有必要积极使用抗革兰阴性或阳性菌的抗生素。

2. 不推荐单一使用氨基糖苷类或抗革兰阳性菌较弱的抗生素(如环丙沙星或安曲南)。

3. 应选用能体现流行病学或院内抗生素耐药性的药物。

4. 因耐药性可选择单一三代头孢菌素作为初始治疗方案。

5. 大多数的标准治疗方案适用于未预防性应用抗生素的病人，接受抗生素治疗的病人出现发热会影响后续治疗方案的选择，后续治疗过程中应针对耐药菌及已知引起感染的微生物选择抗生素。

6. 随机试验证明了中性白细胞减少伴发热的低风险病人口服抗生素的安全性。中性白细胞减少小于 10d 且无并发症(如低血压、肺损害或腹痛)的门诊病人可归入低风险病人，可口服广谱抗生素治疗。

7. 几个大规模研究表明氟喹诺酮类(环丙沙星或左氧氟沙星)的预防性使用可降低感染发病率及无发热的长期中性白细胞减少病人的死亡率。

抗生素的初始选择应依据培养结果(图 29-2)，主要为血培养结果，表皮及黏膜的微生物培养结果不可靠，对于革兰阳性菌血症或其他的革兰阳性菌感染，选择针对特定微生物的最佳抗生素是至关重要的。尽管对病人不进行任何干预不太恰当，但在无临床或微生物学证据的前提下使用大量抗生素同样是不提倡的。有计划的渐进疗法(无培养结果的情况下，连续的、经验性的序贯应用抗菌药物)大多无效，有可能致不良后果。仅使用预防革兰阴性菌感染的抗生素的做法是有争议的。针对某种革兰阴性菌(尤其是铜绿假单胞菌)的β-内酰胺类及氨基糖苷类抗生素的协同作用提供了使用两种抗生素的理论依据，但近来分析表明加用氨基糖苷类并不能增强其有效性，其毒性反而会叠加。仅为了“双保险”而添加喹诺酮类或其他抗生素不太可能表现协同作用，不仅无益，却可能会导致其他毒性或不良反应。头孢菌素可致骨髓抑制，万古霉素与某些健康个体的中性白细胞减少相关。此外，多种头孢菌素可能会诱导一些微生物产生β-内酰胺酶，在肠道细菌感染时应避免同时使用头孢菌素及β-内酰胺类抗生素。

抗真菌治疗　癌症病人的真菌感染一般与中性粒细胞减少有关。中性粒细胞减少病人易患侵入性真菌感染，多由念珠菌及曲霉菌引起，偶因镰刀菌、酵母菌、双极霉菌、隐球菌感染所致，后者多见于服用抑制免疫功能药物的患者，因化疗出现中性白细胞减少的急性粒细胞白血病病人不常见。侵入性真菌疾病通常由白色念珠菌或热带念珠菌引起，克鲁斯酵母菌、类银屑病及光滑念珠菌也可引起。

近几十年来，临床实践中，若中性粒细胞缺乏患者经过4～7d的抗生素治疗仍旧发热，则加用两性霉素B，此经验性用药是基于在疾病播散前难以培养出真菌而中性粒细胞缺乏病人因播散性真菌感染导致的死亡率较高。在新的抗真菌药应用于临床实践前，两性霉素B是抗真菌治疗的主要手段。因两性霉素B的不溶性而制成的市场上推广使用的脂质剂较之两性霉素B脱氧胆酸盐混合物毒性更低。棘白菌素类（如卡泊芬净）可用于治疗耐药念珠菌及曲霉菌感染，且用于经验性治疗持续性发热及中性白细胞减少的病人时，具有与脂质体两性霉素B同等的治疗效果。此种情况下，新的抗真菌药同样有效。尽管氟康唑对多种念珠菌引起的感染均有效，但因其抗菌谱较窄，不适用于曲霉菌及一些非白念珠菌所致感染，不适用于免疫功能不全患者并发的严重感染。广谱抗真菌药（如伏立康唑和泊沙康唑）可用于治疗曲霉菌感染，也可用于治疗两性霉素B无法控制的中枢神经系统感染。临床医生应了解每种抗真菌药的适用范围不同，尚无一种药物可控制所有的真菌感染。如伏立康唑对鲍氏假霉样真菌敏感、两性霉素B则无效，但伏立康唑对毛霉菌无效。持续中性白细胞减少的病人口服泊沙康唑可有效预防真菌感染。前沿性研究正在评估这些药物的联合应用效果。

抗病毒治疗　多种抗疱疹病毒药物（包括应用范围较广的新药）的有效应用使得人们更关注于病毒感染的治疗，这对癌症病人非常重要。由疱疹病毒所致的病毒性疾病是显著的。有记录显示，单纯疱疹病毒及巨细胞病毒可致严重感染（有时是致命的），化疗病人感染水痘带状疱疹病毒也可能致命。6型、7型、8型（与卡波西肉瘤相关的疱疹病毒）人疱疹病毒对癌症病人的影响仍在研究。阿昔洛韦广泛应用于临床预防及治疗，其衍生物较之其本身可发挥更大作用（表29-8）。

表29-8　对疱疹病毒敏感的抗病毒药

药物	药理学	适用范围	毒性	其他说明
阿昔洛韦	抑制HSV多聚酶	HSV、VZV（± CMV，EBV）	不良反应少；大剂量应用可致结晶尿	安全性好，原始抗病毒药
泛昔洛韦	喷西洛韦的前体（鸟嘌呤类似物）	HSV、VZV（± CMV）	与尿癌素相关	长效抗病毒药
伐昔洛韦	阿昔洛韦的前体；更易吸收	HSV、VZV（± CMV）	研究指出免疫功能不全病人可发生血栓性微血管病	口服吸收好，较阿昔洛韦半衰期长，更有效；可单日剂量预防给药
更昔洛韦	较强的多聚酶抑制剂；较阿昔洛韦毒性更大	HSV、VZV、CMV、HHV-6	骨髓抑制	中性粒细胞减少者对G-CSF或GM-CSF有效
缬更昔洛韦	更昔洛韦的前体；更易吸收	HSV、VZV、CMV、HHV-6	骨髓抑制	—
西多福韦	胞嘧啶核苷酸类似物	HSV、VZV、CMV；体外对腺病毒及其他病毒敏感	肾脏损害，骨髓抑制	IV每周1次
膦甲酸钠	抑制病毒DNA聚合酶	HSV、VZV、CMV、HHV-6	肾脏损害；电解质紊乱常见	仅IV给药

±. 药物有效但不足以控制感染；CMV. 巨细胞病毒；EBV. 人类疱疹病毒四型；G-CSF. 粒细胞集落刺激因子；GM-CSF. 粒-巨噬细胞集落刺激因子；HHV. 人疱疹病毒；HSV. 单纯疱疹病毒；IV. 静脉注射；VZV. 水痘带状疱疹病毒

除疱疹病毒外，一些呼吸道病毒(特别是呼吸道合胞病毒)也可引起癌症病人严重疾病。建议接种流感疫苗(详见以下讨论)，但对此类人群也可能无效。临床医师可选择抗病毒药治疗癌症病人并发的病毒感染(表 29-9)。

表 29-9　治疗癌症患者感染的其他抗病毒药

药物	药理学	适用范围	毒性	其他说明
金刚烷胺，金刚烷乙胺	干扰病毒脱壳	仅用于甲型流感病毒	金刚烷乙胺有少于5%～10%的中枢神经系统症状	可预防性给药
扎那米韦	神经氨酸酶抑制剂	甲型及乙型流感病毒	通常耐受性较好	仅吸入给药
奥司他韦	神经氨酸酶抑制剂	甲型及乙型流感病毒	通常耐受性较好	口服给药
普拉康纳利	阻碍肠道病毒绑定和脱壳	90%的肠道病毒，80%的鼻病毒	普遍耐受性良好	缩短脑脊膜炎发病时间，辅助用药
干扰素	广谱细胞激素类	疣的局部治疗，肝炎的全身治疗	发热，肌痛，骨髓抑制	CMV 感染无效，其毒性限制应用
利巴韦林	嘌呤类似物(具体机制不明)	应用广泛；有应用于RSV，拉沙热病毒，及肝炎病毒(伴感染)的报道	静脉注射可致贫血	可吸入治疗 RSV(但有效性尚待证实)，可用于儿童心脏或肺部疾病，可与干扰素联合治疗丙型肝炎

CMV. 巨细胞病毒；RSV. 呼吸道合胞病毒

其他治疗方法　可通过升高中性粒细胞计数治疗发热的中性粒细胞缺乏患者。输注粒细胞可治疗难治性革兰阴性菌感染，但不能用于预防。因输注粒细胞可致白细胞凝集反应(通过提升细胞分离程序可能会降低风险)、感染未经筛选的捐赠者的巨细胞病毒(通过筛选感染率已下降)的风险，通常抗生素治疗无效时才选择输注粒细胞。尤其短期粒细胞数下降时，革兰阴性菌对抗生素不敏感，输注粒细胞有效。因技术的提升及粒细胞集落刺激因子可有效动员粒细胞，使得目前输注粒细胞较过去更有价值。

许多细胞因子，包括粒细胞集落刺激因子及粒-巨噬细胞集落刺激因子可促进化疗后粒细胞的恢复，从而减少病人致命性感染的发生概率。干扰素可有效治疗细胞内微生物引起的感染，可能与其激活巨噬细胞有关。细胞因子在临床实际应用中仍有争议。大多数权威机构建议，严重且长时间不能恢复的中性粒细胞减少时才应用细胞因子。细胞因子本身可能会致不良反应，包括发热，低氧血症，胸腔积液或其他部位的浆膜腔积液。

一旦中性粒细胞减少缓解，感染风险率会显著下降。然而，继续接受化疗病人基于所使用药物，患某种疾病风险率仍较高。凡接受超过维持量糖皮质激素(包括许多弥漫性淋巴瘤的化疗方案)治疗的病人及持续化疗的急性淋巴细胞白血病病人应预防性使用复方新诺明预防肺孢子虫感染。

癌症患者感染的预防

环境因素作用

曲霉菌致死性感染的爆发与医院建筑材料有关。芽孢数与感染风险的相关性要求医院气体处理的高效性，以照顾大量的中性粒细胞缺乏患者。层流房间的使用及预防性应用抗生素减少了许多严重中性粒细胞缺乏病人的感染率。然而，因该工程花费问题及难以证实其降低死亡率的显著效果，使得层流不能普及应用于大多数中心的粒细胞缺乏患者。一些中心采用“反向隔离”，即与中性粒细胞缺乏病人接触的护理人员及探视者均应穿隔离衣，戴手套。但由于大多数病人感染于定植于自身皮肤和肠道的微生物，此方案是否有效尚值得商榷，有限的临床资料也不支持该做法。中性粒细胞缺乏病人的护理人员注意洗手也可有效防止耐药微生物的传播。

某些食物中含大量细菌（特别是铜绿假单胞菌），特别是新鲜蔬菜，所以一些权威机构推荐特殊的“低菌”饮食。大多数中性粒细胞缺乏病人适于食用煮熟及罐装食品（并非指特意消毒或灭菌的食品）。然而，尚无研究支持限制饮食类型这一做法。不推荐病人食用过剩食物、熟食店食品，推荐食用未经高温消毒的食品。

自身因素

虽仅有少量研究支持该观点，但癌症病人易发生感染与解剖结构的改变有关（如淋巴水肿是由于乳腺癌根治术后淋巴结的剥离）。擅长癌症手术的外科医师可提供对此类病人护理的专业指导，类似如何避免易感区发生感染的常识性建议，病人可从中获益。

免疫球蛋白替代疗法

多发性骨髓瘤或慢性淋巴细胞白血病通常伴有免疫球蛋白缺乏症，同种异体骨髓移植受者接受移植后均有一段时期的血丙种球蛋白缺乏。然而，对于严重的（<400mg/dl）、持续的低丙种球蛋白血症，目前仍推荐静脉注射免疫球蛋白替代治疗。大多数伴低丙种球蛋白血症的慢性淋巴细胞白血病患者预防性应用抗生素可经济有效的预防感染。不推荐常规应用免疫球蛋白替代疗法。

性行为

严重的免疫功能不全病人建议使用安全套。任何致口腔接触排泄物的性行为都应避免，中性粒细胞缺乏病人应尽量避免任何可致外伤的性行为，极小的伤口都可能致细菌入侵而引发致死性败血症。

预防性应用抗生素

有研究指出，严重的中性粒细胞缺乏病人口服喹诺酮类可预防感染，减少死亡率。预防性应用氟康唑可预防骨髓移植受者的念珠菌感染。广谱抗真菌药（如泊沙康唑）更有效。急性淋巴细胞白血病及使用大剂量糖皮质激素化疗的癌症病人，必须注意预防肺孢子虫感染。

癌症患者的疫苗接种

总之，接受化疗的病人对疫苗应答能力较一般人差，但更需要接种疫苗，这就为其治疗提出了难题。纯化蛋白质及灭活的疫苗可用于化疗病人。例如，所有人在指定时间均应注射白喉-破伤风类抗毒素及季节性流感疫苗。然而，如果可能的话，疫苗接种不应与细胞毒性药物化疗同时进行。若病人需进行几个月的化疗，而在此期间也需接种疫苗（如秋天接种流感疫苗）时，最好在化疗中期接种疫苗，尽量与干扰免疫反应的抗代谢药间隔开。如条件许可，脾切除术前病人应注射脑膜炎球菌及肺炎球菌多糖疫苗。所有脾切除病人均需注射 b 型流感嗜血杆菌结合疫苗。

总之，为避免播散性感染的发生风险，处于高强度化疗期间的病人不能接种活病毒（或活菌）疫苗，关于化疗病人如何接种疫苗见表 29-2。

（杨　谨　张潇嫚　杨　姣　译）

第 30 章

Chapter 30

造血细胞移植

Frederick R. Appelbaum

人们最早用骨髓移植来描述造血干细胞的采集和移植，但是随着对外周血和脐带血同样是有效的干细胞来源的认识，造血干细胞移植已经成为该过程首选的通用术语。通常该过程的实施主要有以下两个目的之一：①从一个正常供体所获得的造血细胞来替换一个不正常但是非恶性淋巴造血系统疾病的受体血液或者；②依靠更高剂量的骨髓抑制疗法可能会对恶性淋巴造血系统疾病产生疗效。造血细胞移植的增多不仅由于其对某些特定疾病有较好的疗效，而且由于有效供者的增多。血液和骨髓移植研究中心（www.cibmtr.org）估计每年约实施 65 000 例造血干细胞移植。

造血干细胞

造血干细胞的一些特点使得移植在临床上具有可行性，这些特征包括其显著的再生能力、静脉注射后回到骨髓的"回巢"能力，以及干细胞可以耐受冻存的能力（详见第 1 章）。1 个造血干细胞的移植可以替代 1 只成年大鼠的整个淋巴造血系统。在人类，移植一个捐赠者骨髓容量的百分之几也可以对一个病人整个淋巴造血系统产生完全或持续的替代效果。造血干细胞包含所有的红细胞、粒细胞、B 和 T 淋巴细胞、血小板及大量的吞噬细胞群体。这些吞噬细胞群体种类包括肝的库普弗细胞、肺泡巨噬细胞、破骨细胞、皮肤的朗格-汉斯细胞及脑小胶质细胞。静脉注射造血干细胞后的回巢能力部分是由骨髓基质干细胞产生的基质干细胞诱导因子 1（SDF-1）与干细胞上发现的 α-趋化因子受体 CXCR4 相互作用导致的。归巢作用同时也受早期造血干细胞表面分子相互作用的影响，这些细胞表面分子如选择素，其在骨髓内皮细胞的配体称为黏附素。人的造血干细胞可以在遭受冻存及解冻的损伤后继续存活，该特性提示一个病人能够在接受高剂量骨髓毒性治疗前先采集并储存一部分骨髓以备治疗结束之后的再输注。

造血细胞移植的分类

造血细胞移植可以通过病人与供者的关系及干细胞的解剖学来源来分类。在约 1% 的病例中，病人的同卵双胞胎可以作为供者，因为同基因供体，所以没有困扰异体移植患者的移植物抗宿主病（graft-versus-host disease，GVHD）发生的风险，而和自体移植不同，异体移植中的供体干细胞没有被肿瘤细胞污染的风险。

异体移植的供者与其受者基因不同。异体移植后，与干细胞一同移植的免疫细胞或从干细胞分化增殖的免疫细胞会进攻病人而导致 GVHD。另外，如果仅在移植之前对病人进行免疫抑制性预处理是不够的，因为病人的免疫活性细胞还是可以引起移植物排斥反应。这些并发症的发生在很大程度上取决于供者与受者的主要组织相容性复合物基因所编码的抗原的相匹配程度。

人类白细胞抗原（HLA）分子，在结合抗原蛋白并将其递呈给 T 细胞的过程中发挥作用。由 HLA 分子呈递的抗原可能来自体外（如在感染活动期），也可以是内源性蛋白质。如果个体间的 HLA 分子不相匹配，从一个个体来源的 T 细胞将会对不相匹配的 HLA 产生强烈反应，该不相匹配的 HLA 可以称其为"主要抗原"。即使个体之间的 HLA 相匹配，供者的 T 细胞也可能会对受者产生免疫反应以区分内源性抗原或受者 HLA 所递呈的"次要抗原"。机体对微小抗原的免疫反应不会很强烈。与移植相关的主要基因包括 HLA-A、HLA-B、HLA-C、HLA-D，它们之间有密切的联系，因此往往以单倍型遗传,彼此之间的交叉很少见。这样一来,一个病人的同胞与其完全相配的概率为1/4,一个患者具有与其相同HLA的同胞的概率为$1-(0.75)^n$,n在这里代表同胞的人数。

在现有的技术条件下,HLA相同的同胞接受移植后,发生移植物排斥的风险为1%～3%,而其中发生严重的、威胁生命的急性GVHD的风险约15%。移植物排斥反应和GVHD发生的概率随着家人中供体HLA不相匹配数量的增加而增加。有1个HLA不相匹配的移植后生存率并没有明显改变,然而2个或3个HLA不相匹配的移植后存活率则显著减少,并且后者仅作为临床试验的一部分。

由于国家骨髓捐赠计划及其他注册机构的形成,使得为许多病人寻找与其HLA相配的供者成为可能。编码HLA抗原的基因具有高度多态性,因此两个无关个体具有相同HLA的概率非常低,小于1/10 000。然而,通过对超过1400万志愿者的调查,50%的病人可以找到与他们HLA相配的供者。这平均需要花费3～4个月完成搜索和治疗计划,并且实施一个无关供体移植。随着HLA分型及支持治疗措施的进展,相匹配的无关供体和HLA相匹配同胞的移植后存活率基本相同。

自体移植的大致过程包括转移和储存患者自身的干细胞,并在其接受大剂量清髓治疗后再回输回体内。与异体移植不同,自体移植没有患GVHD和移植物排斥反应的风险;然而另一方面,自体移植缺乏移植物抗肿瘤(GVT)作用,而且自体干细胞产物有被肿瘤细胞污染的可能,这样就会导致疾病复发。各种技术已被开发用于肃清自体干细胞产物中的肿瘤细胞。这些技术包含一些运用针对肿瘤相关抗原和补体的抗体、抗体与抗原结合,或抗体结合免疫磁珠等。在体外用某些化学治疗剂如4-氢过氧化环磷酰胺培养和骨髓长期培养也被证实可以减少干细胞产物中的肿瘤细胞;另一种技术是利用针对CD34的抗体来选择干细胞,随后应用含有CD34单抗黏附柱或流式仪特异性选择正常干细胞并同时除去肿瘤细胞。所有上述方法可以将肿瘤细胞数目减少1000～10 000倍,同时在临床上也具有可行性。但至今尚没有前瞻性随机试验可以证实这些方法可以降低复发率或提高患者总体的无病生存和总生存。

从髂前或髂后嵴穿刺吸取的骨髓通常作为被用于做移植用的造血细胞。通常情况下,从任何部位所取得的每千克$(1.5\sim5)\times10^8$个有核骨髓细胞即可被用于异体移植。一些研究发现,相匹配同胞与接受大量异体骨髓细胞移植后生存率均有改善。

造血干细胞在外周血中以非常低的浓度参与血液循环。在特定造血因子的调控下,如粒细胞集落刺激因子(G-CSF)、粒细胞-巨噬细胞集落刺激因子,或者是在患者接受完系统化疗后的恢复期,通过检测集落形成单元或者CD34抗原的表达可以发现血液中的造血祖细胞显著增加,这就为移植提供了数量充足的干细胞。造血细胞供者通常是在接受完造血细胞生长因子治疗4d或5d后,再接受1～2次长约4h的单采过程。在自体移植过程中,需移植入每千克$>2.5\times10^6$个CD34细胞,该细胞数量易于收集,并且可以在几乎所有病例中获得快速且稳定的植入。10%～20%的患者不能动员出足够数量的具有生长因子的$CD34^+$细胞,若这些患者协同使用CXCR4拮抗剂普乐沙福可能会对采集干细胞有效。相较使用自体骨髓,利用外周血造血干细胞后造血功能恢复更快,如这些患者在接受完移植后第12天粒细胞可以恢复到500/μl,第14天血小板可恢复至20 000/μl。虽然这种快速恢复的方法可以减少移植并发症的发生率,但是还没有研究表明其可以提高生存率。

在同种异体移植中并没有利用外周血干细胞是因为外周血干细胞产物比通过经典方法采集的骨髓包含有超过1个对数以上的T细胞;在实验动物模型中,GVHD的发生率与所移植的T细胞数量有关。然而,临床试验显示,在从HLA相配家庭成员中所获得的外周血干细胞在使用生长因子动员增殖后,可以促使更快植入并且不增加发生GVHD的风险。慢性GVHD的发生可能随着植入体内的外周血干细胞数量增加而增加,但是在迄今为止进行的试验中,这已经被降低的复发率和非复发死亡率所平衡,通过使用外周血干细胞进行移植可以提高总体生存率。随机试验正在对使用外周血与使用骨髓两者在相匹配的无关供者中的移植反应进行评价。

脐带血液中含有高浓度的造血祖细胞,该特征使得它可以作为移植的干细胞来源。家庭成员间的脐血移植被探索用于超过9月龄的婴儿接受移植。使用脐血进行移植相较用骨髓移植的植入慢且外周血细胞恢复也较慢,但GVHD的发生率却较低,可能是由于脐血中T细胞含量较少的原因。多家脐血库已开始采集和储存脐带血以用于没有血缘关系的患者接受移植,而这些血样在以前都会被丢弃。由纽约血液中心协助调查研究的最早的562例脐血移植结果显示，植入率约为 85%，获得植入的速度比骨髓移植慢。23% 的患者会发生严重的 GVHD。移植失败的风险与移植相关死亡率与每千克脐血中含血细胞的剂量相关，这就限制了脐血移植对较大的青少年和成人患者的治疗。后续试验表明，双份非血缘脐血移植降低了移植失败的风险和死亡率，即使这意味着仅有一位捐赠者与患者相配。

移植的预处理方案

预处理方案在移植前进行，目的是为了消除患者的潜在疾病，而且在同种异体移植前对患者进行合理有效的免疫抑制治疗可以防止发生移植骨髓的排斥反应。因此，合理的预处理治疗方案取决于所患疾病的类型和骨髓的来源。如当用移植来治疗患有严重免疫缺陷病的病人而且其供体为与患者具有组织相容性的同胞时，根本就不需要移植前预处理，原因是没有宿主细胞需要被清除而且这类患者对移植入的骨髓没有免疫活性。对于再生障碍性贫血，同样也不用清除大量细胞，大剂量环磷酰胺加抗胸腺细胞球蛋白足以达到抑制病人免疫反应的作用，从而使其接受骨髓移植。对于地中海贫血和镰状红细胞贫血，环磷酰胺中常加入大剂量白消安以消除增生性的宿主造血功能。治疗恶性血液系统疾病的方法有多种，大多数这些治疗方案中都包含对肿瘤有高度抑制作用的药物，而且骨髓抑制是其主要的剂量限制性毒性。如包含白消安、环磷酰胺、美法仑、塞替派、卡莫司汀、依托泊苷及全身照射，通常相互之间结合作用。

尽管大剂量预处理方案多用于移植前，但对于移植的抗肿瘤作用多由于免疫介导的 GVT 反应所致这一认识，使得调查者开始探究是否降低预处理方案的强度能够更有效、更易耐受移植。对 GVT 效应的证据来自有些研究，它们显示在患急性或慢性 GVHD 的病人中，移植后复发率是最低的，在没有患 GVHD 的患者中复发率稍高，在 T 细胞受体耗竭的同基因或异基因骨髓移植患者中同样较高。许多移植后复发病人仅通过输注原始供者活的淋巴细胞即可获得完全缓解，这一现象是有效的 GVT 作用的强有力说明。相应地，多种低剂量非清髓性治疗方案正在研究中，从能实现植入的最低剂量限度（如氟达拉滨联合 200cGy 的整体照射）到更强程度的治疗方案（如氟达拉滨联合美法仑）。迄今为止的研究结果显示，低毒性的预处理方案较传统的移植方案更易获得移植成功。再者，由于低剂量的预处理方案对组织造成的损伤较小，因此急性 GVHD 的严重性也有所降低。很多患者都会发生完全持续的反应，尤其是那些患有惰性恶性血液病的人。低剂量疗法可用于任何淋巴造血系统疾病，但其作用还没有完全确定。

移植的程序

捐献者在全身麻醉或脊髓麻醉下，通常取其后髂嵴或前髂嵴为穿刺点。一般情况下抽出 10～15ml/kg，置于肝素化溶剂中，然后通过厚 0.3mm 和 0.2mm 的过滤屏以除去脂肪和骨板杂质。所采集的骨髓会根据临床情况而采取后续进一步处理，如在 ABO 血型不合的移植中为防止溶血而需去除红细胞；为防止发生 GVHD 而需去除供者的 T 细胞；或者在自体移植中除去可能污染的肿瘤细胞。捐赠骨髓是安全的，其报道的并发症十分罕见。

外周血干细胞的获得是在供体已经使用过造血生长因子后，有时是在化疗和使用生长因子的综合治疗后通过白细胞分离而获得，亦或通过自体移植获得。干细胞移植一般是通过大口径的中心静脉导管输注。虽然偶尔患者会出现发热、咳嗽或呼吸急促，但总体来看这种输注方式耐受性较好，上述症状通常可以通过减慢输注速度缓解。由于干细胞产品在使用前已使用二甲基亚砜冷冻保存，部分患者会对这种保护剂的气味和味道感到短暂的恶心或者发生呕吐。

植入

由于预处理治疗方案的实施，患者通常在移植后数天到 1 周外周血细胞计数会降到最低；随后，移植入的造血干细胞所产生的血细胞会出现在外周血中。患者恢复的速度取决于干细胞的来源、移植后生长因子的使用情况及所采取的预防 GVHD 的方式等。如果骨髓是干细胞的来源，则粒细胞数恢复到 100/μl 约发生在移植后第 16 天，恢复到 500/μl 约发生在第 22 天。使用 G-CSF 动员外周血干细胞的增殖可以提前 1 周恢复外周血细胞总数，而脐血移植相较骨髓移植后外周血细胞计数恢复正常慢 1 周。在接受移植后使用粒细胞生长因子（G-CSF 或 GM-CSF），外周血细胞数量可以提前 3～5d 恢复，然而为了预防 GVHD 而使用甲氨蝶呤可以使植入延缓同样的时间。在同种异体移植中，若供体和受体 HLA 相配，判断是否植入，可通过性染色体荧光原位杂交证实；若 HLA 不相配，可由 HLA 分型证实；

若性别和 HLA 均相配，是否植入可以通过限制性片段长度多态性验证。

造血干细胞移植后的并发症

早期直接的化放疗毒性及不良反应

移植前的预处理方案可能会由于治疗方案的强度及使用药物的不同而导致一系列毒性反应，最常见的有恶心、呕吐及轻微的皮肤红斑(图 30-1)。含有大剂量环磷酰胺的治疗方案可以导致出血性膀胱炎，这通常可以通过膀胱冲洗或使用巯基化合物 MESNA 来防止其发生；急性出血性心肌炎很少见。大多数大剂量预处理方案会导致口腔黏膜炎，多发生在移植后 5～7d，严重时需要麻醉镇痛。使用病人自控的镇痛泵，可以获得最大的患者满意度及较低的麻醉累积剂量。自体移植后发生的黏膜炎，可以通过使用角质细胞生长因子来缩短黏膜炎的持续天数。病人在接受移植后 5～6d 开始脱发，1 周左右是各类血细胞减少最严重的时期。

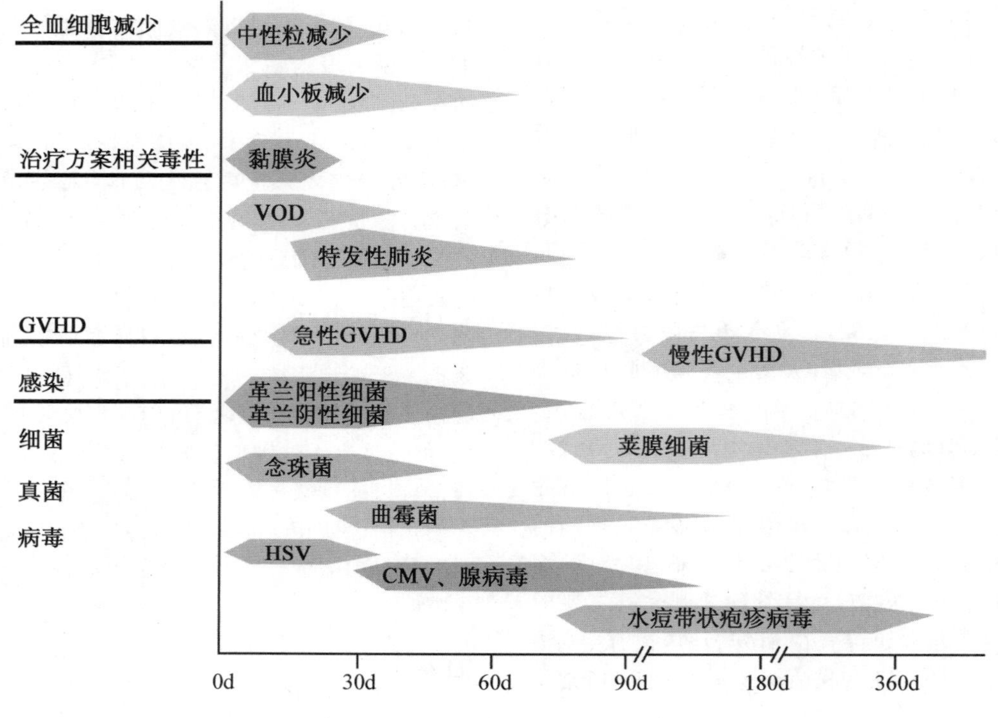

图 30-1　骨髓移植的主要并发症

图形的面积大小大致反映了并发症发生的风险。CMV. 巨细胞病毒；GVHD. 移植物抗宿主病；HSV. 单纯疱疹病毒；VOD. 静脉闭塞病

根据不同的预处理方案的剂量强度，3%～10%的患者会发生肝窦阻塞综合征，该综合征是由于对肝小静脉及肝窦内皮细胞的直接细胞毒性损伤后，纤维蛋白随后沉积及局部高凝状态所致。这一连串事件所导致的临床症状：肝大、腹水、黄疸及体液潴留。这些症状可以发生在移植后 1 个月内的任何时间，通常发病高峰期是在移植后的第 16 天。诱发因素包括之前接受过多次化疗；移植前任何原因所引起的肝炎；使用过更强烈的预处理方案。肝窦阻塞综合征的死亡率约 30%，在肝肾综合征的晚期进行性肝衰竭高发。像组织型纤溶酶原激活剂、肝素、前列腺素 E 等溶栓和抗血栓形成剂，它们均已被作为治疗方案而研究，但是没有一种在对照试验中证明有益，而且均具有显著毒性。有一种多脱氧核苷酸在早期的研究中似乎有效。

尽管大多数移植后肺炎的发生是由于传染源所引起，但是在 5% 的患者中其发生弥漫性间质性肺炎的原因是大剂量预处理方案的直接毒性结果。支气管肺泡灌洗结果通常显示出肺泡出血，尽管有些病人以明显的间质改变为主，然而大多数情况下活检的典型特征是弥漫性肺泡损伤。治疗方法为大剂量糖皮质激素或抗肿瘤坏死因子，但是证实其有效性的随机试验还未曾报道过。

晚期直接的化疗毒性及不良反应

预处理方案的晚期并发症，包括儿童生长速度减慢及第二性征发育延迟。这些并发症可以通过合理的生长激素和性激素替代疗法得到部分改善。对于那些患无精症的男性及患卵巢衰竭的多数青春期女性，他们应该接受相应治疗。有时可见甲状腺功能低下，但通常会得到良好代偿。10%～20%的患者会患白内障，尤其在接受了全身放疗和接受糖皮质激素治疗 GVHD 的患者中最为普遍。10%的病人会发生股骨头的无菌性坏死，尤其多见于那些接受长期糖皮质激素治疗的患者。所有的急性和晚期化放疗毒性及不良反应(除了那些由于使用糖皮质激素所致者)在接受大剂量预处理治疗方案中更常见。

移植物抗宿主病

GVHD 是由于与供者干细胞一同移入的同种异体 T 细胞与宿主细胞的抗原靶点相互作用的结果。在移植后的前 3 个月发生发展的 GVHD 被称作急性 GVHD，而超过 3 个月以后发生的或持续 3 个月以上的 GVHD 被称作慢性 GVHD。急性 GVHD 通常发生在移植后的 2～4 周，以皮肤发红出现斑状丘疹为特征，患者会产生持续性的食欲缺乏或腹泻，亦或两者均发生；以血清胆红素水平、ALT、AST 及碱性磷酸酶升高为主要表现的肝病。由于有时候临床出现的症状与急性 GVHD 很相似，故其诊断通常需要皮肤、肝或内镜活检来确认。所有这些器官活检结果均可见到血管内皮损伤和淋巴细胞浸润。在皮肤、表皮和毛囊被破坏；在肝、小胆管显示节段性中断；在肠道，可见肠黏膜隐窝的破坏及黏膜溃疡。表 30-1 是常用的急性 GVHD 的分级系统。Ⅰ级急性 GVHD 临床意义不大，不影响生存率，不需要接受治疗；Ⅱ～Ⅳ级 GVHD 会有典型的临床症状并且生存率低，这些患者通常需要接受积极治疗。接受不相匹配或不相关供体捐赠造血干细胞的受者，其急性 GVHD 的发生率更高。在老年患者及不能得到充足药物治疗的病人，应该预防该病。

表 30-1 临床分期和急性移植物抗宿主病的分级

临床分期	皮肤	肝脏-胆红素[μmol/L(mg/dl)]	肠道
1	皮疹<25%体表面积	34～51(2～3)	腹泻：500～1000ml/d
2	皮疹占体表面积的 25%～50%	51～103(3～6)	腹泻：1000～1500ml/d
3	全身红皮病	103～257(6～15)	腹泻>1500ml/d
4	脱屑和肺大疱	>257(>15)	肠梗阻
总体临床分级	**皮肤分级**	**肝脏分级**	**肠道分级**
Ⅰ	1～2	0	0
Ⅱ	1～3	1	1
Ⅲ	1～3	2～3	2～3
Ⅳ	2～4	2～4	2～4

一个预防 GVHD 发生的主要方法就是在移植后的早期给予免疫抑制药物。最有效和广泛使用的治疗方案是甲氨蝶呤和环孢素或他克莫司的组合。泼尼松、抗 T 细胞抗体、霉酚酸酯和其他免疫抑制剂在多种组合中的作用已经在或正在研究中。第二种预防 GVHD 的常用方法是从干细胞移植物中去除 T 细胞。尽管上述方法可以有效地预防 GVHD，但是 T 细胞耗竭会导致更高的移植失败率及移植后肿瘤的复发；至今为止，还没有充足的证据可以证明 T 细胞耗竭会提高治愈率。

虽有预防措施，显著的急性 GVHD 也会发生在 30%接受相匹配同胞移植物的受者及 60%接受非血缘供者干细胞的患者中。该病的治疗方法通常是糖皮质激素、免疫抑制剂或靶向针对 T 细胞或 T 细胞亚群的单克隆抗体。

在同种异体移植后存活超过 6 个月的 20%～50%的患者会发生慢性 GVHD。该病多见于老年患者或者接受不相匹配或不相关干细胞移植的病人，以及以前发生过急性 GVHD 的患者。慢性 GVHD 的临床表现类似于一种自身免疫性疾病，其可表现为颧部红斑、干燥综合征、关节炎、闭塞性细支气管炎和胆管变性及胆汁淤积。虽然其他药物的临床试验正在进行中，但目前的标准治疗方法是单药泼尼松或环孢素。尽管多数患慢性 GVHD 的患者可以治愈，但是往往需要持续接受 1～3 年的免疫抑制剂治疗以防复发。另外，由于慢性 GVHD 患者易发生感染，因此他们应该接受预防性的甲氧苄啶-磺胺甲噁唑（TMP-SMX）治疗，并且所有的疑似感染者应进行检查，并接受积极治疗。

移植失败

虽然大多数情况下在接受移植后会得到完全且持久的植入，但是偶尔也会发生造血功能不能恢复的情况，或者是在短暂的植入期后骨髓的造血功能丧失。自体移植后的移植物衰竭可能有以下几方面原因：移植的T细胞数量不足；在体外处理或储存过程中遭到损伤；或者是患者在接受移植后接触过骨髓毒性制剂。感染巨细胞病毒（CMV）或人疱疹病毒6型也与骨髓功能丧失有关。同种异体移植后的移植物衰竭也可能是由具有免疫活性的宿主细胞产生对移植物的免疫排斥反应所致。以免疫反应为发生基础的移植物排斥反应多见于以下3种情况之后：在移植前接受过较轻的免疫抑制预处理方案治疗；接受过T细胞耗竭干细胞产品的受者及接受过HLA不相匹配的捐赠者的造血干细胞或脐带血移植的患者。

移植失败的治疗方法通常需要从病人的治疗方案里去除所有潜在的骨髓毒性药物并接受一段时期的骨髓生长因子治疗。同种异体移植失败的受者体内若持续出现宿主起源的淋巴细胞通常预示着发生了免疫排斥。对这些患者若再回输供者的造血干细胞通常不能获得成功，除非在再回输前接受第二次免疫抑制预处理。由于累积毒性的存在，若在第一次移植后100d以内再次接受标准化的大剂量预处理方案，患者的耐受性通常很差。然而，若使用的治疗方案相互结合，在某些情况下会产生积极作用。如抗CD3抗体联合大剂量糖皮质激素，氟达拉滨联合低剂量全身照射，或者环磷酰胺联合抗胸腺细胞球蛋白等。

感染

移植后的患者，尤其是接受异体移植的患者，需要采取独特的方法应对感染问题。在移植后早期，患者的中性粒细胞严重下降，故受到细菌感染的风险也因此增大。许多移植中心的病人一旦他们的粒细胞计数降至500/μl以下就开始接受抗生素治疗，如氟康唑每天200～400mg预防性治疗可以减少念珠菌感染的风险。若患者的单纯疱疹病毒血清学指标阳性则应该接受阿昔洛韦的预防性治疗。预防感染的风险列于表30-2中。尽管有这些预防措施，大部分病人仍会出现发热和术后感染的迹象。对于已经接受预防性抗细菌和真菌治疗仍然发热病人的处理是一项艰难的挑战，应该个体化的结合患者的各方面情况及治疗机构的经验来指导治疗。

表30-2　同种异体移植预防感染的方法

微生物	方法	
细菌	左氧氟沙星	口服或静脉滴注每天750mg
真菌	氟康唑	每天口服400mg至移植后75d
卡氏肺囊虫	复方新诺明	双强度片剂口服，每周2次
		每周2d至移植后第180天或脱离免疫抑制期
病毒		
单纯疱疹	阿昔洛韦	800mg口服，每日2次，至第30天
水痘-带状疱疹	阿昔洛韦	800mg口服，每日2次，服用1年
巨细胞病毒	更昔洛韦	5mg/kg静脉滴注，每日2次，连用7d，接着5mg/(kg·d)至移植后100d

一旦患者移植成功，细菌感染的发生率就会减小；然而病人仍具有受到感染的巨大风险，尤其对于接受异体移植的患者来说。从植入到移植后3个月期间，感染最常见的原因是革兰阴性菌；真菌（尤其是曲霉菌）及病毒，包括巨细胞病毒。CMV感染在过去很常见并且通常是致命的，现今感染血清学指标阴性的患者可接受病毒血清学指标同样阴性的供者血制品以防止发生感染，或者其中的白细胞已被除去。在血清反应阳性或接受了血清反应阳性供者的移植物的患者中，无论作为预防性措施在植入开始时使用更昔洛韦，亦或当有抗原血症或病毒血症证实CMV重新激活时使用，均可以显著减少感染CMV的风险。当患者不能耐受更昔洛韦的抗病毒作用时，使用膦甲酸钠对有CMV抗原血症或CMV感染的患者也有积极的治疗作用。

，曾经有5%～10%的患者会发生肺囊虫肺炎，该病可以通过患者在移植前1周口服复方新诺明并且在植入成功后重复该治疗方法而得到预防。

移植3个月后的感染风险明显下降，除非发生慢性GVHD，不然不需要接受长期免疫抑制剂治疗。大多数移植中心建议，在患者接受任何免疫抑制剂治疗的同时应该继续服用复方新诺明预防治疗，并且建议认真监测感染指标以防后期发生CMV的激活复发。除此之外，许多移植中心建议在接受移植后1年时间内使用阿昔洛韦以预防水痘-带状疱疹病毒的感染。患者应该在接受移植后12个月再接受预防破伤风、白喉、流感嗜血杆菌、脊髓灰质炎、肺炎球菌肺炎，并在24个月时再接种预防麻疹和腮腺炎。

利用造血干细胞移植治疗特定疾病

干细胞移植治疗后评估，见表30-3。

治疗 非恶性疾病

免疫缺陷疾病 通过正常供体的造血干细胞替代异常造血干细胞的造血干细胞移植可以治愈多种免疫缺陷性疾病，包括严重的联合免疫缺陷病，如Wiskott-Aldrich综合征和Chédiak-Higashi综合征。如今对于严重联合免疫缺陷病的治疗有广泛的经验，HLA相配供体的移植后治愈率可达90%，采用不匹配单倍型父母作为供体的移植成功率可达50%～70%。

表30-3 移植后5年生存率评估[a]

疾病	同种异体移植(%	自体移植(%)
联合免疫缺陷病	90	N/A
再生障碍性贫血	90	N/A
地中海贫血	90	N/A
急性髓细胞白血病		
第一缓解期	55～60	50
第二缓解期	40	30
急性粒细胞白血病		
第一缓解期	50	40
第二缓解期	40	30
慢性髓细胞白血病		
慢性期	70	ID
加速进展期	40	ID
白血病急变期	15	ID
慢性粒细胞白血病	50	ID
骨髓增生异常	45	ID
多发性骨髓瘤	30	35
非霍奇金淋巴瘤		
首次复发/第二次缓解期	40	40
霍奇金病		
首次复发/第二次缓解期	40	50
乳腺癌		
高危Ⅱ期	N/A	70
Ⅳ期	N/A	15

[a] 这些评估结果基于国际骨髓移植登记处所报道的数据，该分析结果还未得到咨询委员会审查

ID. 数据不足；N/A. 不可用

再生障碍性贫血 在接受大剂量环磷酰胺和抗胸腺细胞球蛋白预处理方案后，配对的同胞移植可以治愈90%年龄小于40岁患有重型再生障碍性贫血的患者。在老年患者及接受不匹配家庭成员或无血缘关系的供者骨髓，他们的治疗结果通常不太乐观；因此，对于这类患者在考虑移植前一般建议其接受免疫抑制剂治疗的试验。移植对于各种形式的再生障碍性贫血均有效，如对缓解阵发性睡眠性血红

蛋白尿和范科尼贫血的相关症状均有效。患范科尼贫血的病人对烷化剂的毒性作用异常敏感，因此对于他们的治疗应采取低剂量强度的化疗预处理方案(详见第11章)。

血红蛋白病 在接受过白消安和环磷酰胺预处理方案的HLA相合同胞间的骨髓移植可以治愈70%～90%患有重型地中海贫血的病人。若这些患者在出现肝大或门静脉纤维化之前接受移植，或者在他们已经得到足够的铁螯合疗法之后接受移植，治疗结果可以达到预期。在这些患者中，5年生存率和无疾病生存率分别为95%和90%。对于地中海贫血来说，尽管可以通过积极运用螯合疗法来延长生存期，但唯一根治性的治疗方法是移植。移植目前正在作为一种治疗镰刀形贫血病的方法受到研究。在相合同胞移植后的2年生存率和无疾病生存率分别为90%和80%。有关病人的选择和移植的时机仍然很难决定，但是对于那些曾有多次生命危险并且发生严重并发症的年轻患者而言，由于他们对其他干预措施没有反应(详见第8章)，移植就成为一个合理的选择。

其他非恶性疾病 理论上，造血干细胞移植可以治愈任何由于淋巴造血系统缺陷所致的疾病。移植已被成功地用于治疗白细胞缺陷的先天性疾病，如卡士曼综合征、慢性肉芽肿病和白细胞黏附缺陷病。先天性贫血，如布-戴贫血综合征也可以通过接受移植而治愈。小儿的恶性骨硬化病是由于破骨细胞无能力吸收骨所致，因为破骨细胞起源于骨髓造血干细胞，所以移植可以治愈这种罕见的遗传缺陷病。

造血干细胞移植已经被用作治疗一类由酶缺陷所引起的疾病，如高歇病、赫尔勒综合征、亨特综合征及婴儿异染色性脑白质营养不良。尽管用移植的方法治疗这些疾病的成功率并不稳定，但是在髓外器官不可逆的损伤发生前就早期治疗这些疾病可以增加其治疗成功的机会。

移植同样被探索用于治疗获得性自身免疫缺陷病。这些试验的研究基础是基于移植可以在某些动物模型中逆转自身免疫性疾病的发展，并且在同时患自身免疫性疾病与血液恶性肿瘤的患者中，移植可以治愈他们。

治疗 恶性疾病

急性白血病 异基因造血干细胞移植可以治愈15%～20%的患急性髓性白血病(acute myeloid leukemia，AML)的病人，这些病人往往不能从诱导化疗中获益，接受异基因造血干细胞移植是治愈这些患者的唯一方法。若患者在第二缓解期或第一次复发后接受移植，治愈率为30%～35%。在第一次缓解期采用异体移植可以获得最好的效果，其无病生存率平均为55%～60%。荟萃分析研究表明，对于年龄小于60岁的患ALM的成年患者，接受相匹配的供者移植比接受化疗的患者可以显示出生存优势。其优势可在低度恶性ALM中获得最大化。自体移植作为ALM的治疗方法并未得到完全认同。自体移植比同种异体移植后的疾病复发率要高，治愈率更差。

与患ALM患者相似，那些没有对诱导化疗产生最佳反应的患有急性淋巴细胞白血病的成人在立即接受移植治疗后可以获得15%～20%的治愈率。在第二次缓解期再接受移植可以使治愈率提高到30%～50%；因此，移植可被推荐用于治疗那些接受诱导化疗后疾病仍继续发展或随后复发的患者。在第一次缓解期内接受移植后的治愈率约55%。对于那些患有高危疾病的患者，如患有费氏染色体阳性疾病的患者，相较化疗而言，移植治疗更具优势。人们一直在争论患有一般危险性疾病的成人在第一缓解期是否接受移植，或者是否应该直到复发时才接受移植。自体移植后通常有较高的复发率，但是与异体移植相比较却有较低的无复发死亡率。在第一次缓解期，自体移植对ALL通常没有明显的作用，而对于第二缓解期的患者，多数专家建议若有合适的供体可以采用异基因造血干细胞移植。

慢性白血病 异基因造血干细胞移植是治疗大部分CML的唯一方法。在CML急变期、进展期和慢性期接受移植的患者的5年无病生存率分别为15%～20%、25%～50%及60%～70%，其中慢性期患者的治愈率在某些移植中心可达80%。然而，由于甲磺酸伊马替尼的使用，它所具有的有效性和相对无毒性使得很多医生更倾向于把移植这种治疗方法应用于那些使用了伊马替尼后仍未获得完全的细胞遗传学改变的患者，或者在初次缓解后又复发的病人，亦或不能耐受该药物的病人(详见第14章)。

在用异体移植治疗慢性淋巴细胞白血病(chronic lymphocytic leukemia，CLL)之前很少使用大剂量的预处理方案，这在很大程度上是与该病的长期性以及得病患者的年龄分布有关。在研究上述论断时，无论在接受移植时疾病处于何种发展阶段，大多数的病人可以获得完全缓解，3年的无病生存率可达到 50%。在同种异体移植治疗 CLL 前,使用较低剂量强度的预处理方案可以获得明显的抗肿瘤作用。

骨髓增生异常　40%～50%的患有骨髓增生异常的患者可以通过同种异体移植治愈。在年轻患者及处于疾病非进展期的患者治疗结果往往更好。然而,有些骨髓增生异常的患者在没有任何干预措施条件下也可存活较长时间,所以一般建议只对国际预后评分系统评为中等风险Ⅰ级及以上的患者进行移植(详见第 11 章)。

淋巴瘤　患有弥漫性中毒或高度恶性的非霍奇金淋巴瘤的患者,即使一线化疗没有治愈或者在第一次复发或第二次缓解接受移植,仍然有 40%～50%的病例可以治愈。这相比较常规剂量的解救化疗有明显的优势。高危患者能否从首次缓解后接受移植中获益还未确定。大多数专家赞成用自体移植代替异体移植用来治疗中危或高危的非霍奇金淋巴瘤,其原因是自体移植后的并发症较少见,并且存活率也较高。对于患有复发性惰性非霍奇金淋巴瘤的患者,采用自体移植比姑息性化疗能获得较高的反应率与无进展生存期。然而,有时自体移植后疾病会复发。自体移植在患者初期治疗中的作用正在研究中。降低同种异体移植前预处理方案的强度可在惰性淋巴瘤患者中获得更高的反应率,但是该方法的具体作用仍有待确定。

移植在霍奇金病中的作用与在中级和高级别非霍奇金淋巴瘤中的作用相似。接受移植后,对于那些按标准方案化疗却从未达到第一次缓解的病人来说,5 年的无疾病生存率为 20%～30%,对于那些在第二次缓解接受移植的患者来说可达到 70%。在霍奇金病的第一次缓解期接受移植的作用并未得到确定。

骨髓瘤　已经接受过一线治疗的骨髓瘤病人有时可以从异体或自体移植中获益。自体移植作为患者初始治疗的一部分得到研究,在随机试验中接受该治疗方法后患者的无病生存期和总生存期均得到改善。目前研究的主题是自体移植后非清髓性异基因移植。

实体瘤　在患转移性乳腺癌的女性中,所报道的 3 年无病生存率为 15%～20%,在年轻患者中效果更好,她们在接受移植前对标准剂量治疗往往反应较好。用大剂量化疗方案联合干细胞支持治疗有疾病转移的患者,其随机试验并未显示出生存的改善。用于评估把移植作为原发性乳腺癌治疗方法的随机试验已经产生了不同的结果。自体移植在乳腺癌的治疗中并无作用。

一线化疗失败的睾丸癌患者在接受自体移植后已经有 10%～20%获得治愈。

大剂量化疗联合自体干细胞支持治疗已被研究用于治疗其他的实体肿瘤,包括神经母细胞瘤和儿童肉瘤。在大多数其他实体肿瘤的治疗中,若患者自身患病少且残留肿瘤仍对常规剂量化疗敏感,则疗效往往较好。用移植治疗这些疾病的完整的随机试验很少。

对于有些实体肿瘤,尤其是肾细胞癌,在接受非清髓性异基因移植后可产生部分或完全反应。在血液系统肿瘤的治疗过程中,详细记录的 GVT 效应可能在某种特定情况下被用于选择实体肿瘤。

移植后复发　接受自体移植后复发的病人有时对于进一步的化疗仍有反应,而且他们可以作为接受异体移植的可能候选人,尤其是对于那些初始自体移植后缓解期很长的患者而言。自体移植后复发的患者可以采用其他行之有效的治疗方法。有趣的是输注未照射供体淋巴细胞后的反应率。据报道,有 75%的慢性粒细胞白血病患者达完全反应;骨髓增生异常、AML 及骨髓瘤三者的反应率分别为 40%、25%和 15%。供者淋巴细胞输注后的主要并发症包括暂时性骨髓抑制及 GVHD 的发生。这些并发症是否发生取决于供者淋巴细胞的数目及输注的频次。较低剂量且分次输注供者淋巴细胞后 GVHD 的发生率会降低。

(杨　谨　王　凡　译)

第 31 章

Chapter 31

妊娠期肿瘤

Dan L. Longo

妊娠期恶性肿瘤发生率约为 1/1000 例。<1% 恶性肿瘤妇女系妊娠期女性。常见于妊娠期的 4 种肿瘤包括宫颈癌、乳腺癌、黑色素瘤和淋巴瘤(尤其是霍奇金淋巴瘤)。实际上每种肿瘤都有妊娠期发生的报道(表 31-1)。除了母体组织器官发生肿瘤外,妊娠时胎盘还可发生妊娠滋养层细胞瘤。妊娠期妇女患肿瘤的相关问题比较复杂。一方面要考虑到妊娠对肿瘤自然生长、诊断和分期的影响;另一方面还要考虑到治疗对母体及胎儿发育的影响。有时对胎儿最好的保护治疗措施可能对母亲是有害的,同样对母亲,最好的治疗可能对胎儿造成影响。

表 31-1 妊娠期恶性肿瘤发病率

肿瘤类型	发生率(‰)[a]	所占比例(%)[b]
乳腺癌	1～3	25
宫颈癌	1.2～4.5	25
甲状腺癌	1.2	15
霍奇金淋巴瘤	1.6	10
黑色素瘤	1～2.6	8
卵巢癌	0.8	2
合计	10	100

[a] 这些数据基于 300 万妊娠人群的回顾性推断

[b] 数据基于所收集文献病例报告,准确性并不高

妊娠期妇女发生肿瘤的复杂性,还表现在一些早期症状。因为妊娠期妇女身体生理变化,使患者对肿瘤生长所致症状的敏感性反应迟钝。这可能与肿瘤本身因素有关而不完全是妊娠所致,这些因素导致妊娠期肿瘤发现时多已进入晚期。通常除非手术需要,为安全起见在早期妊娠一般不进行诊断和治疗。如果妊娠早期妇女出现了危及生命的并发症而需要立即进行放疗或系统性化疗,推荐终止妊娠。实际上放疗(即使是诊断性放疗)应该尽量避免在妊娠期进行。避免放射线暴露是最安全的,因为即使应用隔板置于腹部这样的遮蔽措施,也并不能防止射线的内部放射。最安全的方式是避免任何形式射线暴露。所幸目前产前放疗几乎不是主要治疗方法。

如果有可能也应该避免化疗,妊娠早期是禁止化疗的。虽然妊娠期中期和后期现有的各种单药和联合化疗并未对妊娠和胎儿造成严重后果,但是关于此类化疗安全性研究的数据很少。母亲自身的因素也会影响化疗药物的药理学作用,包括增加 50% 血浆容量、改变吸收和其与蛋白的结合、增加了肾小球率过滤、增加肝氧化酶的活性及羊水产生的第三间隙。胎儿因为胎盘外排药物泵的作用避免了一些药物的影响。但由于胎儿肝氧化酶的合成功能和葡萄糖醛酸化活性低下,这可能延长可通过胎盘的药物半衰期从而胎儿造成影响。互联网有化疗药物相关风险的数据库可供使用(www.motherisk.org)。

目前,尚无基于前瞻性临床试验研究的最佳处理措施。指导性原则是尽可能在妊娠期间推迟治疗干预,推荐在 32 周分娩。总之这些措施目的是使胎儿尽可能少的暴露在有害的治疗措施之下,减少妊娠期并发症。这些方法通常对治疗转归不会产生负面影响。尽管存在激素的影响,妊娠对肿瘤自然病程的影响仍然很小。肿瘤的母婴传播(垂直传播)也极为罕见。

宫颈癌

妊娠期宫颈癌的发病率大致与非妊娠妇女无差异。浸润性宫颈癌发生率约为 0.45/1000,原位癌约为 1/750。约有 1% 宫颈癌妇女处于妊娠期。宫颈癌的早期症状包括了阴道出血或阴道分泌物、疼痛、性交出血,这些多是与妊娠相关的常见症状。早

期宫颈浸润癌的肉眼变化会误诊为妊娠导致的宫颈上皮蜕膜化或外翻(柱状上皮移行至宫颈)。妊娠期诊断宫颈癌出现症状的平均时间为 4.5 个月。

约有 70%宫颈癌与 HPV16 和 HPV18 感染有关。通过接种疫苗可以减少 HPV 感染率。推荐首次产诊和产后 6 周进行筛查。妊娠期妇女宫颈涂片异常细胞比例为 5%～8%,这与同年龄非妊娠期妇女感染率无明显差别。对于 HPV 感染的高风险妇女出现不明确的非典型性鳞状上皮(ASCUS)通常会进行阴道镜检查。与之相比,无论感染 HPV 类型,细胞异常增生提示要考虑阴道镜检查。低级别或高级别上皮内瘤变(LSIL/HSIL)和不明确的非典型性鳞状上皮(ASCUS)妇女伴有 HIV 感染的推荐阴道镜检查。

阴道镜下任何可疑的浸润性病变都应活检,但是禁忌进行妊娠期宫颈管内膜刮取术。浸润性癌变是妊娠期宫颈肿瘤治疗的指征。因此除非存在高风险浸润性病变,一般内科医生会建议推后至妊娠产后 6 周进行阴道镜检查,妊娠期间上皮内瘤变发展为浸润癌的风险较低(＜0.4%)。很多此类病变(36%～70%)会在产后自行消退。如果妊娠 16～20 周阴道镜怀疑浸润性病变,可进行锥形活检术诊断,但是这可能导致出血。由于妊娠期间子宫颈脉管丰富,该操作导致出血和胎膜早破风险增加,甚至早产风险增加 2～3 倍,故锥形活检不宜在产后 4 周内进行。

浸润性病变依据疾病分期、胎龄及母亲继续妊娠的需要进行处理。如果病变处于早期而且有继续妊娠需求,那么不管胎龄多少,推迟治疗直到胎儿成熟,并应用各种措施保证安全分娩。如果疾病处于晚期还要继续妊娠,推迟治疗是否安全尚未可知。妊娠早期和中期的晚期肿瘤患者,建议终止妊娠进行治疗(详见第 44 章)。妊娠后期的晚期肿瘤患者,胎儿应尽早娩出,然后立即进行针对该期别的治疗。多数妊娠妇女如果是微浸润灶的早期浸润癌,可顺产进行治疗,通常进行宫颈锥切术。如果病变明显在宫颈口最佳选择为剖宫产和根治性子宫切除术。

乳腺癌

妊娠期乳腺癌发生率为 1/3000～10 000。约 5%乳腺癌发生在 40 岁或更年轻的妇女。在所有绝经前乳腺癌妇女中妊娠期妇女占 25%～30%。由于早期妊娠具有抗乳腺癌的保护作用,因此妊娠期新诊断的乳腺癌通常为晚期且预后较差。诊断延误主要有两个原因。一是肿瘤极为恶性的生物学行为可能与妊娠期激素环境有关(雌激素增加 100 倍;孕激素增加 1000 倍),然而约有 70%妊娠期乳腺癌雌激素受体阴性;另一因素是早期乳腺肿块的表现与妊娠正常乳腺变化类似,但是妊娠期乳腺肿块是不正常的。年轻乳腺癌妇女存在较高的 BRCA1 和 BRCA2 的突变。妊娠对于携带 BRCA1 突变的患者有保护作用。存在 BRCA1 突变妇女,有 4 个或更多孩子的妇女与未生育相比会减少 38%乳腺癌风险,但是妊娠增加了 BRCA2 突变乳腺癌的风险,特别是在妊娠后最初 2 年,而且 25%～58%肿瘤表达 HER-2。

与非妊娠乳腺癌直径＜2cm 相比,妊娠期乳腺癌原发灶平均直径 3.5cm。典型的肿块和乳头溢液是最常见的特征,提示要进行乳腺 B 超和 MRI 检查,如果允许,随后进行实体瘤的切除术和囊性肿物吸除术。妊娠期妇女因为乳腺密度增加,进行乳腺钼靶 X 线射片检查可靠性低。细针抽吸在妊娠期乳腺肿瘤通常不能明确诊断或出现假阳性。即使是妊娠期,大部分乳腺肿瘤仍属于良性(＜80%是腺瘤,小叶增生,乳汁潴留性囊肿,纤维性囊肿,纤维瘤和其他罕见实体瘤)。

妊娠期乳腺癌(通常在妊娠期间或产后 1 年检出)的特点总结如表 31-2。约 20%在妊娠早期诊断,45%在妊娠中期,35%在妊娠晚期。有观点对以此作为分期提出质疑,因为妊娠期和非妊娠期乳腺癌的预后是相同的。同样,关于腋窝淋巴结的分期也存在争议。前哨淋巴结活检在妊娠期妇女不明确。蓝染检查发现对小鼠有致癌性,对胎儿进行保护性屏蔽的放射性取样在妊娠期乳腺癌不能直接进行,因为亚甲蓝对小鼠致癌,而为了保护胎儿,并不提倡检查放射性核素,基于以上原因,许多外科医生倾向于腋窝淋巴结切除进行淋巴结分期。大部分因为延期诊断,妊娠期与非妊娠期乳腺癌相比有更多阳性腋窝淋巴结。

表 31-2 妊娠期与非妊娠期乳腺癌的差异

	妊娠	非妊娠
肿瘤大小	3.5cm	2cm
ER＋	30%[a]	67%
HER-2＋	≤58%	10%～25%
Ⅱ、Ⅲ分期	65%～90%	45%～66%
淋巴结＋	56%～89%	38%～54%

[a] 因为周围环境雌激素水平升高使的检测水平较低

如果在妊娠早期诊断出乳腺癌，建议尽早终止妊娠，从而为早期干预治疗提供机会。但是局部手术可以在妊娠早期进行。放化疗存在更大风险，而推迟进行系统性治疗会增加腋窝淋巴结扩散风险。妊娠中期和晚期化疗（特别是蒽环类为基础的联合化疗）是安全有效的（详见第37章）。肿瘤切除术后通常需要进行辅助化疗：氟尿嘧啶＋环磷酰胺＋多柔比星/表柔比星对胎儿没有主要风险。目前紫杉醇和吉西他滨也在开始应用，但有效安全性研究数据不足。考虑到甲氨蝶呤和叶酸拮抗剂对胎儿神经系统的损伤应避免使用。孕33、34周后分娩前停止进行有骨髓毒性的治疗措施，留出了时间使血细胞计数恢复正常。激素治疗和曲妥珠单抗在妊娠期间应用是不安全的。拉帕替尼在妊娠期乳腺癌仅有个案，但尚无胎儿畸形的报道。应用止吐药和集落刺激因子是安全的。因为化疗药物经乳汁排泄（特别是烷化剂），产后进行治疗的孕妇禁忌哺乳。

妊娠期乳腺癌妇女再次妊娠并不影响乳腺癌复发率和总生存期。事实上Meta分析表明，乳腺癌生存者再次妊娠可能减少42%乳腺癌死亡率。

黑色素瘤

基于个案及小样本的报道显示妊娠期黑色素瘤发生率增加，并且自然病程更具侵袭性。部分因为妊娠期激素变化导致色素过度沉着（因此称为黑斑）。然而更完整的流行病学资料认为同年龄段的妊娠妇女黑色素瘤发生率与非妊娠妇女无明显差别，妊娠期黑色素瘤也不具有更强的侵袭性。激素对于病因几乎没有什么影响。妊娠期肿瘤原发灶，浸润深度，肿瘤溃疡的形成或血管侵犯和非妊娠间无明显差别。

妊娠期间可疑病变处理依靠切除活检诊断。广泛切除加局部淋巴结活检是标准的治疗方式。如果淋巴结转移，治疗措施尚不清楚。目前几种药物证明对治疗黑色素瘤有一定作用，但还没有一种用于妊娠期治疗。术后辅助干扰素α具有毒性，其对妊娠的安全性没有依据。治疗晚期黑色素瘤的药物包括达卡巴嗪、IL-2和ipilumimab（CTLA-4抗体），以及针对BRAF突变药物V600E（一种BRAF激酶）的抑制剂。对于转移性黑色素瘤终止妊娠并尽快进行系统性治疗是必要的（详见第33章）。对于确诊黑色素瘤和治疗后再次妊娠的并不增加黑色素瘤复发风险。

霍奇金淋巴瘤和非霍奇金淋巴瘤

霍奇金林巴瘤（HL）主要发生在育龄期人群，但是妊娠期妇女HL并不比非妊娠妇女常见（详见第15章）。妊娠期HL诊断率约为1/6000。通常表现为无痛性淋巴结肿大，左锁骨上较为常见。常伴有B症状（发热、盗汗、不明原因的体重下降）。淋巴结细针穿刺活检因不能显示HL诊断必需的组织学结构，故切除活检应作为明确诊断的首选。妊娠不影响临床分期。妊娠中晚期HL选择联合化疗是安全的，化疗药物通常包括多柔比星、博来霉素、长春碱、达卡巴嗪。妊娠早期淋巴瘤通常没有典型症状，需要继续妊娠可以等到妊娠中晚期再进行联合化疗相对比较安全。妊娠期间禁止放疗。如果妊娠早期出现一些症状需要治疗，临床少量证据证明每周低剂量长春碱可以控制不良症状。这种方法已被证实可用来防止流产，妊娠本身对治疗的预后并无不良影响。

妊娠期间NHL更为罕见（＜0.8/100 000），但肿瘤通常会有更为侵袭性的自然病程，如DLBCL、Burkitt淋巴瘤及外周T细胞淋巴瘤，诊断依赖于切除活检而不是细针穿刺活检。分期评估依靠超声和MRI检查。由于侵袭性淋巴瘤单药难以控制，故在妊娠早期诊断的此类淋巴瘤，应及时终止妊娠进行系统性联合化疗。妊娠中晚期诊断出NHL应进行标准化疗，如环磷酰胺、多柔比星、长春新碱和泼尼松。此类患者利妥昔单抗应用经验较少，然而，母亲接受利妥昔单抗治疗。其胎儿会出现B细胞发展暂时性的推迟，6个月后恢复正常。相同临床分期的妊娠和非妊娠妇女淋巴瘤治疗的转归类似。

甲状腺癌

甲状腺癌和黑色素瘤、脑瘤、淋巴瘤一样在总体人群中发生率增加（详见第48章）。北美妇女甲状腺癌的发生率比其他类型肿瘤增加显著。内分泌学会已经更新了临床实践指南对于妊娠期甲状腺癌的相关处理内容（www.endo-society.org/guidelines/final/upload/Clinical-Guideline-Executive-Summary-Management-of-Thyroid-Dysfunction-during-Pregnancy-Postpartum.pdf）。≥1cm甲状腺结节可以进行细针穿刺活检诊断。如果诊断为恶性，那么妊娠中晚期可以进行手术。但是妊娠期妇女术中并发症是一般人群的 2 倍。因为甲状腺肿瘤生长属惰性，因此不推荐早期妊娠期间甲状腺癌手术。滤泡癌或早期乳头状癌可随访至产后。产后放射性碘治疗是比较安全的。甲状腺癌病史患者妊娠的应该在妊娠期间进行甲状腺素的替代治疗，因为母亲的甲状腺功能减退会对胎儿产生不利影响。母乳喂养的患者不能进行放射性碘治疗，而放射性碘治疗后 6～12 个月不能妊娠。

由于妊娠生理的变化，甲状腺功能的评估成为难点。接受过甲状腺癌治疗的妇女甲状腺功能减退的风险增加。妊娠期甲状腺素需求增加，维持正常功能的剂量增加 30%～50%。TT_4 水平妊娠期间升高，但是目标治疗水平也升高(表 31-3)。妊娠中晚期评估推荐实验室上下线水平乘以 1.5，以建立妊娠特殊时期的正常水平。TSH 目标水平要低于 2.5mU/L。

表 31-3 妊娠期甲状腺功能检测平均水平

	非妊娠	妊娠早期	妊娠中期	妊娠晚期
甲状腺刺激素(TSH)(mU/L)	1.38	0.91	1.03	1.32
总甲状腺素(μg/dl)	7.35	10.98	11.88	11.08

滋养细胞疾病

妊娠期滋养细胞疾病包括葡萄胎、绒毛膜癌、胎盘部位滋养细胞肿瘤，以及混杂多种和不能归类的滋养层细胞肿瘤(详见第 44 章)。葡萄胎是最常见的类型，在美国发生率 1/1500，在亚洲则更高。通常如果血清 β-HCG 水平在手术清除葡萄胎后恢复正常则考虑妊娠滋养细胞疾病。相反如果葡萄胎清除术后 HCG 水平持续升高则考虑滋养细胞肿瘤。绒毛膜癌发生率为 1/25 000，年龄＞45 岁和有葡萄胎病史的孕妇发生绒毛膜癌的风险增加。既往的葡萄胎可能使绒毛膜癌的发生率增加 1000 倍(发生率 1%～2%)。

葡萄胎表现为成簇的肿胀绒毛，滋养层细胞异常增生，缺乏胚胎血管。侵蚀性葡萄胎特点是侵犯子宫肌层。胎盘部位滋养细胞肿瘤主要由胎盘种植部位滋养层细胞产生。分化不良的细胞滋养层绒毛膜癌包含细胞滋养层和合体滋养层，但不形成绒毛结构。

葡萄胎分为部分性或完全性。部分性葡萄胎有着特殊的分子起源机制，通常是有少量肿胀绒毛的小肿瘤，部分葡萄胎是由双精子受精卵形成，形成雄性异配三倍体。完全葡萄胎通常有一个 46XX 基因型，95%由单精子受孕产生，需要基因复制(雄性异配二倍体)，5%由双精子受孕产生(双精卵)。

患有妊娠滋养细胞疾病的妇女通常表现为妊娠早期出血和子宫异常增大。超声表现为缺乏胎儿器官和胎心音。患者随诊进行 X 线胸片、盆腔检查和每周 HCG 检查。

妊娠葡萄胎需要行刮除术及术后 hCG 的监测。80%病例 hCG 在 8～10d 下降。患者至少 12 个月内不能怀孕。侵袭性葡萄胎通常行子宫切除术后化疗。约 50%绒毛膜癌由葡萄胎妊娠后发展而来，50%由宫外孕发展而来，正常足月妊娠后极少发生。Ⅰ期病变限于子宫；Ⅱ期限生殖器官(＜30%包括阴道)；Ⅲ期病变扩散至肺而不包括其他脏器；Ⅳ期扩散至肝、脑或其他脏器。

滋养细胞肿瘤辅助以下诊断标准：①刮除术后超过 3 周连续 4 次的 HCG 升高；②hCG 升高 10%或 3 次连续升高≥2 周；③绒毛膜癌表现；④刮除术后 HCG 持续升高 6 个月。

无远处转移患者进行单药甲氨蝶呤化疗($30mg/m^2$，肌内注射，每周直到 hCG 正常或 1mg/kg 肌内注射，隔天 1 次，4 次甲氨蝶呤后序贯亚叶酸钙 0.1mg/kg，静脉注射 24h)可以治愈超过 90%患者。患者进行联合化疗的情况，包括较高 hCG 水平、妊娠 4 个月表现、伴随脑和肝转移，或者单药甲氨蝶呤治疗失败。依托泊苷、甲氨蝶呤、放线菌素 D、间隔环磷酰胺和长春新碱(EMA-CO)的常用方案使超过 80%患者提高长期生存率。脑转移通常可以放疗。不进行子宫切除的滋养层细胞疾病患者，并没有增加胎儿畸形和母亲妊娠期并发症的风险。

(杨 谨 王 欣 译)

第 32 章

Chapter 32

姑息治疗和临终关怀

Ezekiel J. Emanuel

流行病学

2007 年，美国死亡人数达到 2 423 712（表 32-1），其中约 72%是 65 岁以上老年人。死亡率的流行病学与大多数发达国家是相似的，心血管疾病和癌症是最主要的因素，这一显著的改变自 1900 年开始，之前心脏病致死率约 8%，癌症不足 4%。2006 年当时最近的数据显示，在美国艾滋病死亡率＜1%，尽管这些人年龄在 35～44 岁，但其仍是五大致死因素之一。

表 32-1　美国和英国十大死亡的主要原因

死因	美国			英国	
	死亡数	百分比	年龄≥65 岁的死亡数	死亡数	百分比
总死因	2 423 712	100	1 759 423	538 254	100
心脏病	616 067	25.4	510 542	129 009	24
恶性肿瘤	562 875	23.2	387 515	135 955	25.3
脑血管疾病	135 952	5.6	117 010	57 808	10.7
慢性呼吸系统疾病	127 924	5.1	106 845	27 905	5.2
意外伤害	123 706	5.1	36 689	10 979	2
阿尔茨海默病	74 632	2.2	71 660	6316	1.2
糖尿病	71 382	2.9	52 351	34 477	6.4
流感病毒及肺炎	52 717	2.2	49 346	5055	0.9
肾炎、肾病综合征、肾衰竭	46 448	1.9	37 377	3287	0.6
败血症	34 828	1.4	26 201	2206	0.4

来源：美国国家健康统计中心

据估计，在发达国家，近 70%的患者在死亡之前是可以通过疾病或者身体状况来预测，并在此期间做出合理的计划。癌症已是临终关怀的一个典型范例，但不仅仅是癌症这一类疾病，可以认识到并可预期其结果的。如心力衰竭、慢性阻塞性肺疾病（COPD）、慢性肝衰竭、痴呆等许多其他疾病，都有这一可认知的终末时期。因此，一套系统的临终关怀的方案应该成为医疗特性的一部分。无论预后如何，许多承受着疾病折磨的患者，同样可以从姑息治疗中受益。理想的姑息治疗，应该被视为是对病患综合关怀的一部分。最新的文献报道称，已经充分证明了通过加强护理人员、医生和病人之间的合作，预定临终护理计划，并成立专门的医护小组，可以大大提高姑息治疗的效果。

在过去的一个世纪里，美国人预期寿命快速增长，与之相随的是面临着新的困难，包括个人、家庭和社会作为一个整体，应如何应对人口老龄化方面的问题。这些挑战包括如何面对在临终阶段时更为复杂的情况和更高的技术要求。科学技术的发展可以使患者的寿命延长，而不能完全恢复健康，这使得许多美国人去寻求并发展可替代的临终关怀的方法，以便减轻那些病入膏肓患者的痛苦。在过去的几十年里，美国人的死亡地点发生了显著的变化，这与患者及家属的意愿是一致的。1980 年，美国近 60％的死亡人口死于医院。到 2000 年时，形势逆转，仅有不足 40％的死于医院（图 32-1）。在那些死于癌症、慢性阻塞性肺疾病、年轻患者的和年老的患者身上，这些转变尤其显著。在过去的 10 年中，这种变化与逐步开展的临终关怀有关；2008 年，美国约 39％的患者在临死前得到了临终关怀。目前，约 38.3％的临终关怀为癌症患者。接受临终关怀的患者大约 79％死在院外，约 41％接受临终关怀的患者死于私人居所。此外，2008 年，美国医学专业委员会首次针对临终关怀及姑息治疗予以认证。随着住院时间的缩短，许多严重的疾病可以在家中或在门诊接受治疗。因此，提供最佳的姑息治疗和临终关怀，须确保在各种环境都可获得适当的服务，包括设立非体制机构的建设。

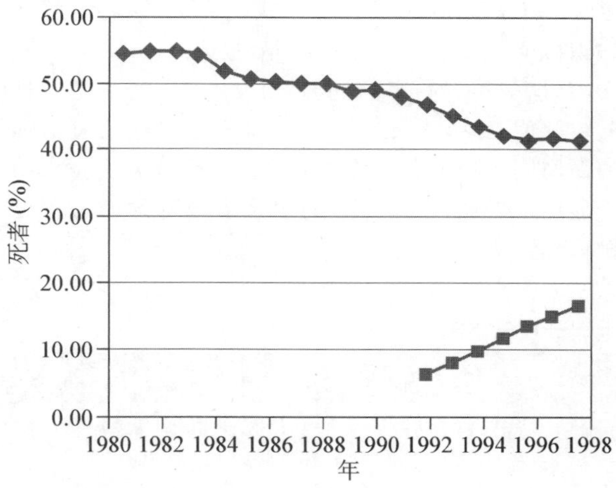

图 32-1　曲线图显示了过去 20 年死亡场所变化趋势

◆表示在医院的死亡人数比例；■表示在住所或收容所死亡人数比例

临终关怀和姑息治疗的框架

这种关怀的核心是通过一个跨学科的团队，来对患者疼痛和症状进行处理，对患者进行精神上和心理上的护理，并在患者患病及过世期间对家属给予支持。

临终患者常伴有多种重病，往往有多种症状需要控制，这就需要需要采取非侵入性的治疗方案，这种方案在灵活的关怀方法中得以实施。从根本上确保姑息治疗和临终关怀的质量主要集中在 4 个领域：①躯体症状；②心理症状；③社会需求，包括人际关系、看护和经济问题；④存在感或精神需求。

一个全面的评估方案评价了这 4 个领域中每一个领域的需求。关怀的目标是以对每个领域的评估为基础，在与患者和（或）家庭讨论的基础上建立的。此时的干预措施，旨在改善或管理症状和需求。尽管医生负责特定的干预，尤其是技术干预和干预的协调，但他们不可能负责去提供所有的干预措施。因为如果不能处理好任何领域的问题都可能导致患者难以善终。因此，一个具有良好的协调和高效沟通能力的跨学科团队，在临终关怀中起到了特殊的意义。根据设定，跨学科团队的关键成员将包括医生、护士、社会工作者、牧师、护士助手、物理治疗师、情感顾问和志愿者。

评估和护理计划

综合评估

进行全面评估的标准方法重在评估上述 4 个领域均遭到疾病困扰的患者，包括生理、心理、社会及精神状况。对躯体和精神症状的评估应遵循传统医疗改良后的观点，而不是仅根据传统病史。评估问题应该旨在阐明症状、辨别痛苦的来源并且评估这些症状在多大程度上影响了患者的生活质量。标准化的评估是至关重要的。目前，仅针对癌症患者，就有 21 种症状评估工具。对这些评估工具进行进一步的研究和验证，尤其是从考虑患者预后的角度出发，可以提高其有效性。拥有良好的心理测量学特性的评估工具，可评估的症状范围的广泛，这类工具包括记忆症状评估量表（MSAS）、鹿特丹症状自评量表、沃辛化疗问卷和计算症状评估工具。这些评价工具是长期的，可能对初步临床或研究评估有用。较短期的测评工具适用于针对那些身体状况不允许综合评估的患者。适用的短期的测评工具包括简要记忆症状评估量表、埃德蒙顿症状评估系统、安德森症状评定量表和症状困扰量表。使用这些量表可以确保评估的全面性，不只是将重点放在疼痛和其他一些身体症状。在临终关怀时最好避免侵入性检测，甚至微创检测也应仔细评估，确定对患者的产生的利益负担的比例。那些让人感觉不舒服并且不大可能带来有用的信息的体格检查应该避免。

关于社会需求，卫生保健人员应当评估重要亲属关系状态，经济负担及看护需要后，再使其获得医疗保健。相关的问题如下：你经常感觉到有人亲近你吗？你的家人是怎么样对待这种疾病的？它是怎么影响你的人际关系？你在做饭和去四周转转的这类事情时候需要多少帮助？在获得你所需要的医疗时，你有多少麻烦？在存在感需求的问题层面上，提供者应评估悲痛，评估患者的感觉，包括情感上和存在感上是否稳定，评估患者在找寻人生目标或意义方面的态度。有助于评估的问题，包括如下：自从你生病后，你能发现多少生活的意义？在这个阶段什么东西对你是最重要的？此外，还可以问患者是如何看待来自他或她的关怀：你觉得你的医生和护士尊重你吗？你是否清楚明白从我们这里获得有关你的病情的信息？你觉得你所获得医疗符合你的预期吗？如果在这里任何一个方面检测到患者的担心，那么就有必要更深入的评估问题了。

交流

医患沟通时会有许多带有情绪化的或可能会产生冲突的时刻，尤其是在疾病会危及生命时，在传递那些统称为“坏消息”的情况时，这时能够带有感情的和有效的沟通技巧是必不可少的。这些时刻包括：与患者和(或)家庭沟通不治之症的诊断、患者的不良预后、任何治疗的失败、不再将治疗的重点放在治愈和延长寿命上，而是更加注重控制症状和减轻痛苦、进一步制订护理计划及患者的死亡。尽管这些谈话是很困难的，并会导致紧张，但是研究表明，临终之前的谈话会更有利于临终关怀的进行且不会造成过于激进的治疗，同时有利于提高患者的生活质量和改善家属的丧亲之痛。

就像外科医生为手术做出计划与筹备、研究人员为汇报他们的科研结果而排练，内科医生和卫生保健者照顾那些病重或病危的患者可以通过一种练习的方式来分享重要的信息，并解决在计划的具体实施中可能遇到的问题。此外，医生向患者及家属传递坏消息时的准备是否充分和他所传递的具体内容，这两方面在家属看来同等重要。如在重症监护室的患者，27%的家属在做出关键决策时会要求一个更好和更私人的空间来与医生进行沟通，另有48%的家属希望有神职人员在场使他们更加安心。

向患者家属传达坏消息的有序且有效的7个过程的首字母缩写为PSPIKES：①准备本次谈话(prepare)；②安排一个合适的环境(set)；③从患者和(或)家属理解的地方开始谈话(patient)；④判断他们对你所传递的新信息的理解程度以及他们想了解多少(information)；⑤提供与疾病有关的、必要的新知识(knowledge)；⑥允许有情绪反应(emotional)；⑦探讨下一步的护理计划(share)。表32-2是对这些步骤的总结，并针对每一个步骤给出建议短语和遵循原则。将患者对传递坏消息的系统方法做出的反应纳入考虑因素，可以为更加有效的沟通过程提供依据。

表32-2　坏消息的沟通要素——P-SPIKES法

首字目缩写	步骤	互动的目的	准备、提问、语言
P	准备工作	心理上做好与病人或者家属的互动	复习需要交流什么信息，计划如何提供情感的支持，排练交流过程中的关键步骤和语句
S	交流的环境	确保是一个严肃的并且在情感上能够充分交流的场所	确保患者、家属及合适的社会支持人士的出席，保证充足的时间，确保场地的隐蔽，防止被人或者其他杂音打断。带上一盒纸巾
P	病人的感受和准备	通过建立一个基准，并且了解患者及家属能否掌握一些信息来开始这段讨论。通过病人和家属的贡献缓解紧张气氛	以开放式的问题来鼓励大家的参与。可能用到的句子，如你对你自己的疾病了解多少，你什么时候开始有某种症状的？当时你认为是什么情况？当某某医师介绍你来这的时候告诉你什么？你认为将要发生什么？
I	引导和信息需求	寻找患者及家属想要了解什么，及他们所能承担不好消息的限度	可能用到的语句：如果结果特别严重，你是否愿意知道？你是否愿意告诉你情况的所有细节，如果不愿意，那你愿意对谁诉说？

续表

首字目缩写	步骤	互动的目的	准备、提问、语言
K	了解情况	谨慎地给患者及家属提供不好的或者其他的消息	请不要仅仅是向患者及其家属传达不好的消息。关注患者及家人的理解情况。可能用到的语句：告诉你这些，我感到非常难过，但是……很抱歉，结果显示……我担心这个结果不好……
E	同情和探索	确定情绪的原因，如不好的预后。对患者及其家属产生同情之心。通过询问开放性的问题来对患者心理进行探索	对于坏消息的强烈反应是正常现象。了解患者及家属是什么感受。告诉他们这样的感受甚至是惊恐都属于正常的。给他们时间做出反应。提醒患者及其家属你不会放弃他们的。可能用到的语句：我能够想象到你听到后会非常难受。你看起来非常沮丧，请告诉我你的感受。我希望这些消息不是这样子的。我们将竭尽全力帮助你们
S	总结和计划	为患者或者家属描述下一步的计划，包括进一步的检测及干预措施	不确定和未知数都可以增加一个人的焦虑情绪。推荐一个带有时间和目标的计划表。为患者和家属能够接受提供自己的阐述理由。如果病人及家属没有做好进一步讨论的心理准备，那么请安排随访

持续的目标评估

确保高质量的姑息治疗和临终关怀的主要障碍，包括很难提供一个准确的预后、患者及其家属在接受不良预后的暗示后出现情绪抵触。一个切实可行的解决这些问题的办法是将姑息治疗和疗效治疗结合起来，不考虑预后如何。通过这个方法，姑息治疗不再被理解为是治疗失败、不再进行其他治疗及放弃希望。姑息治疗和疗效治疗结合的基本原则是把持续的目标评估纳入到常规评估中。

护理的目标有很多，从某种特定疾病的治愈，到延长生命、缓解症状、延缓绝症的进展、适应逐渐加重的病况而不影响家庭、寻找内心的平静或人生意义，再到以一种给心爱的人留下美好回忆方式安然离去。护理目标的辨别可以通过七步法来完成：①确保医疗信息和其他信息尽可能的完整，并且要让所有相关部门理解（见前文讨论）；②在弄清患者和或家属希望的同时，探索患者和或家属希望什么；③和患者及家属分享所有的选择；④当他们试着改变预期目标时报以同情；⑤以可以达到的现实目标制订一个计划；⑥遵循这个计划；⑦定期审查和修改计划，每次与患者接触时，都要考虑是否应该和患者和（或）其家属一起审查审查计划。上述每个步骤不必机械的遵从，但是这些步骤合起来可以提供有助于我们同患者和或其家属就有关护理目标进行交流的框架。它同样会受到挑战，尤其是在患者或家属成员不愿放弃一个不切实际的目标的时候。有一种方法就是帮助他们重新把注意力集中在更加切实际的目标上来，建议他们在心怀最好期望的同时，也要谨慎的为其他后果做出计划。

预定治疗计划

预定治疗计划是指为预防患者因病情加重而丧失医疗决策能力之前，提前制订的医疗方面的计划。2010 年的一篇报道发现，从 2000 年到 2006 年去世的 60 岁以上的老年人中，42%需要在生命的最后几天对治疗方案做出决定，但其中的 70%丧失了决策能力。在那些丧失决策能力的死者中，约有 1/3 没有提前制订计划。理想情况下，应该在出现健康危机或疾病终末期之前制订此类计划。这些计划的实施应该在治疗的决定性时刻出现之前或临终阶段之前。不幸的是，因各种阻力而未实施。虽然 80%的美国人支持预定治疗计划并完成生前遗嘱，但是实际上只有 47%的人这样做了。大多数患者希望医生提出预定治疗计划，等待医生启齿。患者也希望与家人讨论预定治疗计划，但患者往往有不切实际的期望，他们更倾向于积极的治疗。只有不到 1/3 的卫生保健者完成了他们自己的预定治疗计划。因此，做好预定治疗计划的第一步是卫生保健者首先完成自己的预定治疗计划，这使得他们可以充分意识到预定计划过程中的一些关键选择和涉及的一些问题，而且让他们可以更加真实地告知患者他们已经为自己做了预定治疗计划。

有效的预定治疗计划的步骤集中在：①引入话题；

②构建讨论；③评估患者和家属讨论过的计划；④记录计划；⑤定期更新计划；⑥实施预定治疗计划（表 32-3）。预定计划中的两大障碍，一个是如何提出这个话题，另一个是如何设计一次简要的谈话。把他当做一个常规的问题去提出时，会很容易完成，但注意这是对所有的患者都会推荐的计划，类似于购买保险或财产的计划。在有些年轻人中也会有很多复杂的情况，包括意想不到的急性发作的脑损伤等等。

表 32-3　预定治疗计划步骤

步骤	达到的目标及涉及的方法	需标记的有用语句
引入护理计划	如果病人已经完成了护理计划，你可以问他或者她对护理计划的了解情况 表明作为一个医生，你已经完成先进护理计划 表明你试图执行护理计划与所有患者的预后无关 当你授权给患者时向他解释这个项目的目标，并且确保你及你的代理人理解患者的选择权 像患者提供相关的资料，包括推荐护理计划中你喜欢采用的指令 向患者推荐下一次会议出席的代理决策者	我想跟你谈谈一些事情，这些事情我也会试着跟我每一个患者讨论。它就是护理计划。事实上，我感觉这是个非常重要的问题，所以我常常自己亲自来做。你对护理计划或者遗嘱了解吗？你是否有过自己疾病太重而不愿意提及自己的时候，曾是否想过找这种类型的护理呢？这就是这个护理的目的所在 对于健康这是不会有什么改变的，我们在这不比讨论。现在我之所以告诉大家这个，是因为无论是健康还是疾病，年长的年幼的，都是可以意识到这个的 关于护理计划的册子在许多场所都可以提供给患者及家属的，如候诊室
安排讨论的场景及患者	确认这个过程的目标是征询患者的意愿，除非患者失去做决定的能力。引出与患者健康相关的总体目标。引出患者对一些重要和常见场景的特殊干预的选择。帮助患者定义撤退和克服干预的阈值。帮助患者选择代理人	采取典型的结构化的工作场景。以植物人或者是其他场景开始讨论，如从严重的疾病的复苏，询问患者是否愿意选择做特殊的干预方案，如呼吸机、人工营养、心肺复苏，还有如侵入性较小的干预措施如输血及抗生素的治疗
核对患者的选择权	等患者的选择完成后，核对下信息的一致性，并告知代理人已经认识到他们	
记录患者选择项	正式完成了护理的指令，并且当事人签字。为患者提供一个副本，并夹入病例里面，并总结下一步工作	
更新指令	定期地回顾患者的已执行的条例，对患者健康状况的主要变化及时做出修订	
应用指令	只有当患者变得无法对医疗为自己作出决定时，条例才生效。重新阅读条例确保内容无误。与代理人讨论基于这个条例你提出的相关措施	

构建一次重点突出的讨论是主要的交流技巧。确定医疗代理人并推荐他或她参与预定治疗计划的过程中来。选择一种已经被评估和证实能够可靠和有效的表达患者的偏好的工作表，这种表可以可靠和有效的表达患者的偏好。这种表适用于一般情况和特殊疾病的情况。与患者和代理人讨论一种情况为例，来演示应该如何考虑这类问题。通常从一个容易的假设情境开始，假设患者对该情境下的治疗只有固定选择，如处于植物状态。一旦患者对该情境中的干预措施做出了选择，立刻建议患者和代理人讨论并完成表格。如果合适的话，建议患者及其家属都在场并参与讨论。在回访时，回顾患者的选择，检查前后选择是否一致，并及时解决可能出现的问题。患者和代理人签署文件后，将文件归入病历中，并确保将复印件给患者家属和护理站。由于患者的选择可能会改变，需要定期检查这些文件。

文件的类型

预定治疗计划文件有两大类。第一类包括生前遗嘱或指示；这些是建议性文件，它描述了治疗的决策类型。还有一些更加明确的文件，其中详细描述了在不同的情形下，患者如何选择不同的干预措施。在这些文件中，有些是一般情况下使用的，其他的则是为患特定疾病设计的，如癌症或艾滋病。缺少特殊的指示可以看做是一般情况，没有继续维持生命干预措施或描述有关临床关怀特殊讨论价值的意愿。第二种类型是特别指定一个代理人(有时可以被看做是患者的终身健康护理代理人)，这个代理人是患者选出来帮助他作决定的。这不是非此即彼的选择。一个包括生前遗嘱和指定代理人的联合指令经常使用，这个指令中应说明清楚当患者的意愿和患者指定代理人的意愿有所冲突的时候，如何优先选择。一个称为“维持生命治疗的医嘱(POLST)”模式在一些州已经开始实施，它是建立在医疗提供者和患者之间交流的基础之上，患者根据治疗的设置做出选择，再遵循患者的选择，协调地指导临终关怀的实施。由于各个州法律不同，预定治疗计划的程序在不同的州有所不同。

一个具有潜在误导性的区别，存在于的法定文件和与其相对的建议文件。法定文件是为了实现相关的州法律而制定的，而建议文件的制定是为了反映患者的意愿。两者都是合法的，前者的依据是州法律，后者的依据是普通法和宪法。

法律方面

在 2006 年，48 个州和哥伦比亚特区承认了生前遗嘱的合法性。每个州都有自己的法定形式。虽然马萨诸塞州和密歇根州都有医疗代理人的相关法律，但是它们没有生前遗嘱的相关法律。25 个州的法律规定，如果一个女人妊娠了，那么她的生前遗嘱就是无效的。然而，除了阿拉斯加州以外的所有其他州，都已经制定了持久有效的医疗法律，规定允许患者指定一个代理人来行使他决定终止生命维持治疗的权利。只有阿拉斯加的法律禁止由代理人终止维持生命的治疗。2010 年的医疗改革法案和可支付医疗法案，与早期的法案版本中预定治疗计划的医疗保险报销问题引起了巨大争议。这些条款由于有人指控会导致照顾老人的定量配给而被撤销。

美国最高法院裁定，患者有宪法权利决定拒绝和终止医疗干预措施，包括维持生命的干预，精神障碍的患者可以通过为他们的选择提供“明确和令人信服的证据”而行使这一权利。因为预定治疗指令允许患者提供这样的证据，所以评论家认为他们是受宪法保护的。大多数评论家认为，需要遵守所有明确的预定治疗指令，无论这个规定是否以“官方”形式存在。很多州已经颁布法律，规定明确要遵守州外的指令。对于一个没有使用法定表格的患者而言，及时填写法定表格使用预定治疗治疗是明智的。医疗提供者、患者及其家属可以从国家临终关怀和姑息治疗的组织的官网(www.nhpco.org)上免费获得各个州的具体的表格。

干预措施

症状及管理

大多精力都放在了处理临终患者的疼痛上面。一些组织已将疼痛作为人的第五重要体征。这一举措同样受到了退伍军人管理局这样的大型健康保健机构和联合委员会的支持。虽然疼痛作为人的第 5 个生命体征具有重要的意义，但是没有数据表明疼痛管理得到了提高。成功的临终关怀要求有效的疼痛管理，有效的疼痛管理同样要求的更多。症状发作的频率和疾病本身及其他因素有关。在所有晚期患者中，最常见的身体上和精神上的症状包括疼痛、疲劳、失眠、厌食、呼吸困难、抑郁、焦虑、恶心和呕吐。在生命的最后几天，谵妄经常出现。在对癌症晚期患者的评估中发现，平均有 11.5 个不同的症状出现，包括身体上或精神上的(表 32-4)。

表 32-4 不治之症患者的身体和心理症状

身体症状	心理症状
疼痛	焦虑
疲劳和虚弱	沮丧
呼吸困难	绝望
失眠	无意义感
口干	高度敏感
厌食	注意力不集中
恶心呕吐	困惑
便秘	精神错乱
咳嗽	性欲减退
手臂和腿部肿胀	
痒	
腹泻	
吞咽困难	
头晕	
大小便失禁	
手足的麻木与刺痛	

判断这些症状的来源常常被有限的病史和体格检查所限制。在某些情况下，放射或其他诊断性检查，可以承担风险、减少潜在的不适和不便，并指导做出最佳的姑息治疗，尤其是对重病患者更为适用。只有少数常见症状的管理困难的问题将在本章中加以解决。另外其他症状的管理信息，如恶心和呕吐等详见第26章。

疼痛

频率

疾病晚期的患者之间疼痛频率的差别很大。36%～90%的晚期癌症患者会出现严重的痛苦。一项支持研究中发现，住院患者情况不同，他们的估计生存时间≤6个月，其中22%遭受中度至重度疼痛，他们的看护指出50%的患者在生命的最后几天有相同程度的疼痛。荟萃分析发现，58%～69%的疼痛存在于那些患恶性肿瘤、转移瘤及癌症晚期的患者，44%～73%的存在接受癌症治疗中，21%～46%存在于治疗后。

病因

伤害性疼痛是伤害感受器感受到直接机械的或化学的刺激和正常的神经信号传输到大脑的结果。它往往是局部的、疼痛的、跳动的和痉挛性的。典型的例子是骨转移。内脏痛是胃肠道(GI)的、呼吸系统和其他器官系统伤害感受器引起的。这是一个深部或绞痛性的疼痛，通常与胰腺炎、心肌梗死或内脏被肿瘤侵袭相关。神经源性疼痛来自无序神经信号，患者常描述这种感觉为称为灼烧、电烧或电击样疼痛。典型的例子是脑卒中后的疼痛、肿瘤侵犯臂丛神经时和带状疱疹时的神经痛。

评估

疼痛是一种主观体验。根据患者的情况及从患者的角度来看，与在生理条件下，相同的物理损伤或疾病状态下产生疼痛的程度不同，并且缓解疼痛的需要也不同，系统的评估包括以下。①类型：抽搐、痉挛、烧灼等；②周期性：连续，有或没有发作，或偶发事件；③位置；④强度；⑤改变因素；⑥治疗的效果；⑦功能影响；⑧对患者的影响。一些验证过的疼痛评估方法可能会有用，如视觉模拟量表、简易疼痛量表和综合的症状评估工具之一的疼痛组成。定期评估，对评估干预措施的效果至关重要。

干预措施

每个人的疼痛的干预措施必须量身定做，目标是取代慢性疼痛和缓解爆发性疼痛。在临终前，没有理由去怀疑患者诉说的疼痛是否真实。药物镇痛是疼痛管理的基石。如果失败了，那么非药物包括放疗和麻醉或神经外科干预，如周围神经阻滞或硬膜外麻醉，疼痛的会诊是必要的。

药物干预遵循世界卫生组织三步法：包括非阿片类镇痛药、弱阿片类药物、强阿片类药物，联合或者不联合辅助药。非阿片类镇痛药，尤其非甾体类抗炎药(NSAIDs)，是治疗轻微的疼痛的首选药物。它的原理主要是通过外周抑制前列腺素和减少炎症，也可能有对中枢神经系统(CNS)的作用。它有的效果有一个上限：布洛芬，上限至每日1600mg/d，每天4次，是引起出血和肾损伤的风险最小的计量，是一个很好的初始选择。患者伴有严重的胃肠道疾病或其他出血病史，应该避免使用。患者有轻度胃炎或胃食管反流病(GERD)史的，应该使用质子泵抑制剂进行抗酸治疗。对于有胃肠道出血史的患者，对乙酰氨基酚可以替代布洛芬安全地使用，剂量每日可高达4g，每天3次。由于癌转移或其他原因和酗酒造成肝功能异常患者，应减少剂量。

如果非阿片类镇痛药效果不满意，应该引入阿片类药物。它的原理是在中枢神经系统中与阿片类受体相互作用，激活疼痛抑制神经元；大多数是受体拮抗药。混合受体激动药/拮抗药阿片类药物对急性疼痛有用，但不应该用于临终关怀的慢性疼痛。最初可以使用弱阿片类药物如可卡因。然而，如果病情恶化，不再能减轻疼痛，应该使用强阿片类药物如吗啡：每4小时5～10mg。阿片类镇痛药应该结合非阿片类药物使用，非阿片类药物可以增强他们的效果。

对于持续疼痛，阿片类药物的使用应常规控制在持续不间断的镇痛时间范围内。不应该在患者感觉到疼痛后才给药，我们的目的是预防患者经历疼痛。还应提供给患者救援药物，如液态吗啡，当爆发性疼痛时使用，一般为基准剂量的20%。应该告知患者使用救援药物并不意味着要取消下一个标准剂量的镇痛药。如果24h后患者的疼痛依然得不到控制或在下一个用药之前出现反复，就要求使用救援药物，每日阿片类药物剂量可以增加，救援时可增加到总计量，中度疼痛增加50%，重度疼痛增加100%。

首先选择缓释制剂是不适当的。相反，最初主要使用短效制剂可以利于临床医生判断患者在第一个24～48h对阿片类药物的需求。应用短效制剂一旦减轻了患者痛苦，应该立刻更换使用长效制剂。

即使有一个稳定的长效的方案，患者仍然有可能突发疼痛，如在移动时或着装变化时。在这样的可预测的事件发生之前，应该预防的使用短效制剂。虽然不常见，患者可能对长效阿片类药物发生“剂末复发”效应，意思是指应该每 12 小时服用 1 次的药物，在用药 8h 后开始出现疼痛。在这样的情况下，本该每 12 小时服用一次的药物，改为每 8 小时服用 1 次。

因为阿片类药物的受体的不同，且阿片类药物之间的交叉耐受并不完全，所以患者对与不同的阿片类药物可能经历不同的不良反应。因此，如果一个患者疼痛没有缓解或正在承受太多的不良反应，那么更换为另一个阿片类制剂。一旦决定更换药物，应该首先从新药说明书中同等剂量的 50%～75%开始用起。

不同于非甾体类抗炎药，阿片类药物没有天花板效应，因此，不管患者用多少毫克，没有最大剂量之说。适当的剂量是指能够达到缓解疼痛效果的剂量。向患者和家属解释清楚这一点，对临床医生来讲非常重要。成瘾或过度呼吸抑制在终末期的患者身上极少发生，对这些不良反应的恐惧既不能阻止在药效不满意时升级药物又不能证明使用阿片类受体拮抗剂是合理的。

对于阿片类药物的不良反应应该做出预期和预防性处理。几乎所有经历便秘患者，都是可以减少的(见后面的讨论)。未能阻止便秘往往是由不遵守阿片类药物治疗原则导致的。甲基纳曲酮是针对阿片类药物引起便秘的药物，它通过阻断外周阿片受体起效，而不阻断中枢镇痛受体。安慰剂对照试验表明表明，24h 内可以促进排便。阿片类药物和甲基纳曲酮联合使用的患者中约有 1/3 出现了恶心和呕吐，但不同于便秘，患者会慢慢耐受，通常在 1 周之内适应。因此，当患者开始使用阿片类药物时，就应该使用一种镇吐药如甲氧氯普胺或 5-羟色胺拮抗药，通常预防性应用 1 周后停药。奥氮平已被证明有甲氧氯普胺的效能，同时它有消除谵妄或焦虑和增加体重的优点。

嗜睡是阿片类药物常见的不良反应之一，通常在 1 周内消退。在此期间，嗜睡可以用中枢兴奋剂治疗，如右旋安非他命、哌甲酯、莫达非尼等。莫达非尼有每天给药的优势。试验报告显示，多奈哌齐也有治疗阿片类药物引起的嗜睡并有缓解疲劳和焦虑的作用。吗啡和大多数阿片类药物的代谢物都是通过肾清除；肾衰竭患者需要调整剂量。

重病患者需要长期用药以缓解疼痛，但几乎从不成瘾。对成瘾的怀疑不应该成为阻止临终患者应用镇痛药物的理由。患者及其家属可能会因为恐惧上瘾和依赖性，保留着阿片类药物而不使用。医生和卫生保健者应该让其消除疑虑，如果用于缓解疼痛并按照规定使用，患者是不会对阿片类药物成瘾的；这种恐惧不应该阻止患者用药。然而，挪用让其他家庭成员使用或非法出售都有可能发生。所以患者及其照顾者对阿片类药物的安全存储非常重要。患者和其家属一起签协议有助于杜绝此类事情的发生。如果发生了，就有必要将其转移到一个安全区域。

因耐受而增加药物剂量是对于那种应用药物后症状没有一点缓解的疾病。对于晚期患者，需要增加阿片类镇痛药的剂量通常是由于疾病进展而不是耐受。生理依赖性表现为突然戒断阿片类药物后表现的症状，不应和成瘾相混淆。

辅助镇痛药物是非阿片类，可以加强阿片类药物的镇痛效果，对神经性疼痛的治疗尤其重要。加巴喷丁是一种抗惊厥剂，最初是用于疱疹引起的神经痛，由于各种原因，现在成为治疗神经性疼痛的一线药物。开始剂量为 100～300mg，每日 2 次或每日 3 次，每 3 天剂量增加 50%～100%。通常每日 900～3600mg 就会起效。加巴喷丁和去甲替林联合应用比单独使用加巴喷丁可能更有效。需要注意加巴喷丁的一个潜在不良反应是精神错乱和嗜睡，尤其在老年人。其他有效的辅助药物包括普瑞巴林，它与加巴喷丁的作用机制相同，胃肠道吸收更容易。拉莫三嗪是一种新的制剂，其作用机制尚不清楚，但效果可观。建议开始计量为每日 25～50mg，逐渐增加到每日 100mg。卡马西平作为第一代制剂已经在随机试验中证明，可以有效地治疗神经性疼痛。其他潜在有效的抗惊厥的佐剂包括托吡酯(25～50mg，每日 1 次或每日 2 次，增加到每日 100～300mg)和卡马西平(75～300mg，每日 2 次，增加到 1200mg，每日 2 次)。糖皮质激素，如地塞米松最好每日 1 次给药，在控制炎症导致的疼痛是有效的，同时可以提高情绪、充满能量和增加食欲。其主要的不良反应包括精神错乱、失眠和水钠潴留。糖皮质激素对骨痛和由胃肠膨胀或肝引起的腹痛尤其有效。其他药物，包括可乐定和布洛芬，可以有效地缓解疼痛。这些药物只是佐剂，通常应该跟阿片类药物一起使用而不能替代阿片类药物。由于美沙酮不可预知的半衰期，使用时非常小心。美沙酮具有门冬氨酸受体活性，对于复杂疼痛综合征和神经性疼痛是有用的。它通常是在一线阿片类药物(吗啡、羟考酮、氢吗啡酮)无效或不可用情况下使用。

放射疗法可以治疗单个转移灶引起的骨痛。多个转移灶引起的骨痛对放射性药物如锶-89 和钐-153 耐受。双磷酸盐[如帕米膦酸钠(每 4 周 90mg)]和降钙素(200U,鼻内,每天 1 次或每日 2 次)也可以缓解骨痛,且已经应用了一段时间了。

便秘

频率

据报道,在临终关怀对象中有高达 87%的人发生过便秘。

病因

尽管高钙血症和其他因素会导致便秘,但是阿片类药物及三环抗抑郁药最常见的不良反应就是便秘,这是由于他们的抗胆碱能作用。同时重病患者普遍缺乏运动和不合理饮食也是便秘的原因。如果未经治疗,便秘会引起实质性的痛苦和呕吐,同时也与精神错乱和谵妄有关。每当阿片类药物和其他会引起便秘的药物使用时,应预防治疗便秘。

评估

医生应当为患者恢复建立之前的排便习惯,包括频率、稠度和量。应该行腹部和直肠检查,排除腹部肌紧张或急腹征。可以使用大量的有关便秘的评价量表,尽管姑息治疗杂志上的指南不推荐常规使用。4 个常用的评估量表是布里斯托尔粪便形成量表、便秘评估量表、便秘视觉模拟量表、便秘风险评估伊顿量表。除了怀疑肠梗阻时的简单的腹部透视,影像学评估一般是不必要的。

干预措施

在临终关怀期间,重建排便习惯和减轻疼痛和不适,应该是任何所有措施来解决便秘的目标。虽然身体活动、充分水化、纤维膳食可以帮助治疗,但是对于大多数重病患者,这其中的每一条的效果都是有限的,如纤维膳食可能会加剧脱水问题,如患者是运动系统受损所致。纤维是阿片类药物使用的禁忌。兴奋药和渗透性药物、大便软化剂、液体、灌肠是治疗便秘的主要方法(表 32-5)。为防止阿片类药物和其他药物产生便秘,应该联合使用通便药和大便软化药(塞纳和多库酯钠等)。如果经过几天的治疗,仍未排便,应该做直肠检查去除去粪便和放置栓剂。奥曲肽有助于减少分泌物,对于可能发生肠梗阻或胃潴留的患者,是有帮助的。怀疑有蠕动障碍的患者,甲氧氯普胺是有帮助的。

表 32-5 便秘的治疗

干预措施	剂量	注释
刺激性泻药		这类药物可以直接加速肠蠕动,并且能够减少结肠对水分的吸收,在 6~12h 内起效
梅子汁	120~240ml/d	
番泻叶	2~8 片,口服,每日 2 次	
比沙可啶	5~15mg/d,口服,直肠	
缓泻药		这类药物不能被人体吸收,他能够吸水并且附着于消化道表面
乳果糖	15~30ml,口服,每 4~8 小时 1 次	乳果糖可能会导致胀气,通常在一天内起效
氢氧化镁(镁乳)	15~30ml/d,口服	镁剂在 6h 内起效
枸橼酸镁	125~250ml/d,口服	
软化便剂		这类药物通过增加水的分泌和洗涤剂的作用,增加水进入大便,通常在 1~3d 起效
多库酯钠	300~600mg/d,口服	
多库酯钙	300~600mg/d,口服	
栓剂和灌肠剂		
比沙可啶	10~15 直肠,每日 1 次	
磷酸钠灌肠剂	直肠,每日 1 次	固定剂量,4.5oz(1oz≈29ml)

恶心

频率

高达 70%的癌症晚期患者有恶心的症状，就是想吐的感觉。

病因

恶心和呕吐都是由于刺激了的 4 个靶点中的一个而诱发，分别是胃肠道、前庭系统、化学感受器触发区(CTZ)和大脑皮质。治疗恶心的目标在于控制每个靶点的受体：胃肠道包含机械感受器、化学感受器及 5-羟色胺 3 型(5-HT3)受体；前庭系统包含组胺和乙酰胆碱受体；CTZ 包含化学感受器，多巴胺 2 型受体和 5-HT3 受体。恶心的发生过程，可能是在一定剂量的化疗或其他有害的刺激之前已经由大脑皮质调节，预先产生一个恶心的信号。

产生恶心的一些特殊原因，包括代谢变化(肝衰竭、肾衰竭导致的尿毒症、高钙血症)、肠阻塞、便秘、感染、GERD、前庭疾病、脑转移，以及药物(包括抗生素、非甾体类抗炎药、质子泵抑制药、阿片类药物和化疗药)和放射治疗。焦虑也可引起恶心。

干预措施

恶心的治疗是针对组织学和受体进行调节的。可以通过详细的询问病史和体格检查找出病因。当没有找到明确的原因的时候，许多学者提倡开始用多巴胺拮抗药如氟哌啶醇或普鲁氯嗪治疗。普鲁氯嗪通常比氟哌啶醇具有更多镇静作用。当怀疑蠕动变差时，甲氧氯普胺是一种有效的治疗方法。当疑似胃肠道炎症时，糖皮质激素如地塞米松是一个合适的选择。化疗和放疗后引起的恶心，推荐使用 5-HT3 受体拮抗药中的一种(昂丹司琼、格雷司琼和多拉司琼)。临床医生应该尝试预防恶心的发生，而不仅是在恶心发生后提供治疗。当前临床指南推荐，对治疗特定化疗药物暴露后出现的呕吐的疗效做出评估。当怀疑是前庭造成的恶心(如“晕动病”或迷路炎)，选择抗组胺药如美克洛嗪(主要不良反应是困倦)或选择抗胆碱能类药物如东莨菪碱都是有效的。在恶心前兆期，苯二氮䓬类药物如地西泮是有效的。与抗组胺药类似，嗜睡和精神错乱是主要的不良反应。

呼吸困难

频率

呼吸困难是一种呼吸短促的主观感受。约 75%的病危患者，在不同程度上经历过呼吸困难。呼吸困难属于最痛苦的一类症状，甚至比疼痛更加痛苦。

评估

和疼痛一样，呼吸困难这种主观的经历可能和客观上的氧分压、二氧化氮分压及呼吸率没有关联。所以，通过脉搏测定或通过血气测定血氧饱和度的方法对指导治疗几乎没有帮助。尽管评估呼吸困难的方法受到了限制，但是医生还是应该常规评估并记录患者的呼吸困难及它的程度。指南推荐视觉或模拟呼吸困难量表评估症状的严重程度和治疗的效果。可逆的或可治疗的呼吸困难的潜在原因包括感染、胸腔积液、肺栓塞、肺水肿、哮喘、肿瘤侵袭呼吸道。然而，对于时日不多的病危患者必须在进行诊断之前仔细考虑诊断和治疗干预的风险效益比。常无法确定呼吸困难具体的病因，这时其往往是不能治愈的疾病进展的后果。由呼吸困难和窒息的感觉所引起的焦虑可显著加剧呼吸困难，故形成恶性循环。

干预措施

当诊断出的病因是可逆的或可治愈的，相比呼吸困难没有那么令人担忧，如重复引流胸腔积液或服用抗凝药，就应针对这些进行病因治疗。如果呼吸困难很明显是由于肿瘤侵入呼吸道造成，那么就需要更加积极的治疗，如用支架扩张气管，前提是患者及其家属理解并愿意承担这样一个风险。通常，治疗是对症治疗(表 32-6)。

呼吸困难的度量及监控应该指导用药剂量的调整。低剂量的阿片类药物降低中央呼吸中枢的敏感性同时造成呼吸困难的感觉。如果患者没有使用过阿片类药物，可以从弱阿片类药物开始使用；如果患者正在使用阿片类药物，应该使用吗啡或其他强阿片类药物。对照试验不支持喷雾型阿片类药物的使用于临终前呼吸困难的患者。吩噻嗪类和氯丙嗪与阿片类药物联合使用效果可能更好。如果出现焦虑，可使用苯二氮䓬类，但是它既不能作为一线用药又不可以单独使用来治疗呼吸困难。如果患者有慢性阻塞性肺疾病的病史或哮喘史，那么吸入支气管扩张药和糖皮质激素可能是有益的。如果患者因心力衰竭而出现肺水肿，可以使用利尿药物如呋塞米。分泌物过多可以用东莨菪碱，皮下或静脉注射均可。可以使用氧气，虽然这可能只是一个昂贵的安慰剂。对于一些家属和患者来说，吸氧是痛苦的；对另一些人来说，吸氧可以使他们更加安心。对于呼吸困难，医务人员还可以做一些常规干预措施，包括令患者上半身坐直，禁烟或其他刺激物如香水，确保为患者提供新鲜的足够湿度的空气，并减少其他能够增加焦虑因素。

表 32-6　呼吸困难的治疗

干预措施	剂量	注释
弱阿片类药		适用于轻度呼吸困难阿片类不耐受的患者
可待因(或者是可待因含有325mg的对乙酰氨基酚)	30mg,口服,每4小时1次	
氢可酮	5mg,口服,每4小时1次	
强阿片类药		适用中-重度呼吸困难阿片类不耐受的患者
吗啡	5～10mg,口服,每4小时1次,基线剂量的30%～50%(5～10mg,口服,每4小时1次)	适用于已经服用阿片类药物控制疼痛或其他症状的患者
氧可酮	5～10mg,口服,每4小时1次	
二氢吗啡酮	1～2mg,口服,每4小时1次	
抗焦虑药		每小时给一个剂量直至患者得以缓解,然后以该剂量维持
劳拉西泮	0.5～2.0mg,口服舌下/静脉注射,每小时1次或者是每4～6小时1次	
氯消西泮	0.25～2.0mg,口服,每12小时1次	
咪达唑仑	0.5mg,静脉注射,每15分钟1次	

疲劳

频率

90%以上的临终患者感到疲劳或虚弱。疲劳是癌症治疗之后最常见的症状之一,同样也出现在多发性硬化症、慢性阻塞性肺疾病、心力衰竭和艾滋病等患者的临终阶段。据说,疲劳是最痛苦的症状之一。

病因

造成临终患者疲劳的多个原因可以归类为由原发疾病引起;由疾病诱导产生的,如肿瘤坏死因子和细胞因子引起;由二级因素,引起如脱水、贫血、感染、甲状腺功能减退和药物的不良作用引起。除了低能量的摄入量,肌肉损失和肌酶的变化可能对疲劳产生起到了重要的作用。根据对头部放射治疗、抑郁或慢性疼痛或其他生理变化的患者的研究报道,推测患者的疲劳和中枢神经系统的变化的有密切关系,尤其是网状激活系统。最后,抑郁和其他原因造成的心理压力都会导致疲劳。

评估

疲劳是主观感受;身体上客观可能没有改变。因此,评估必须依靠患者自我报告。用来测量疲劳的量表,如埃德蒙顿功能评估工具、疲劳自我报告量表和 Rhoten 疲劳量表,这些量表通常更适合研究而不是临床。在临床实践中,一个简单的性能评估,如卡氏功能状态评分或东部合作肿瘤组织的问题:"患者一天中有多少时间是在床上度过的?"可能是最好的方法。在这种0～4分性能状态评估中,0=正常活动;1=有症状,没有卧床不起;2=需要卧床,时间＜50%;3=卧床时间半天以上;4=卧床不起。这个量表的评估时间跨越度大,且与整体评估疾病严重程度和预后相关。2008年欧洲姑息治疗协会还综述了几个评估工具,包括9～20个项目,如 Piper 疲乏量表多维疲乏量表和简易疲乏量表(BFI)。

在生命的终末期,疲乏不会"治愈"。我们的目标是改善它和帮助患者及其家属调整预期。避免指责患者不活动和教育家属和患者,这是基础疾病导致的生理变化,进而造成的低能量水平。理解这个问题是生理性而非心理性,可以帮助改变患者的对身体活动水平的预期。实际上,这可能意味着减少日常活动,如做家务和烹饪或外界的社交活动,允许患者躺在沙发上接待客人。同时,建立的运动方案和物理治疗可以提高内啡肽水平、减少肌肉萎缩,并降低患抑郁症的风险。此外,确保良好的水化而不是恶性水肿,可能有助于减少疲劳。停用加重疲乏的药物也许有帮助,包括心脏药物、苯二氮䓬类、某些抗抑郁药物及当疼痛已经得到控制时的阿片类药物。当临终治疗进入最后阶段，疲乏可能保护患者免受更多的痛苦，继续治疗反而可能是有害的。

只有少数药物是用来治疗疲乏和虚弱。糖皮质激素可增加体能和提高情绪。地塞米松以其每日 1 次给药和其盐皮质激素活性最小的优势成为首选。如果有效果的话，通常会在第 1 个月内出现。中枢兴奋剂，如右旋安非他命（5～10mg，口服）和哌甲酯（2.5～5mg，口服）也可能提高身体内能量水平，尽管随机试验并没有显示哌甲酯对癌症患者的疲乏比安慰剂有效。应在早上和中午给药，从而将失眠的风险降到最低。莫达非尼，用来治疗嗜睡症，研究表明，它可以治疗疲劳并具有每日 1 次给药的优势；其对临终时期的疲乏的具体作用尚未确定。有趣的证据表明，左旋肉碱可以改善疲劳、抑郁和睡眠中断。

精神症状及管理

抑郁症

1. 频率　在患者终末期，抑郁症的情况看起来是矛盾的。许多人认为，重病患者患抑郁症是正常的，因为他们即将面临死亡。人们常说："难道你不抑郁吗？"然而，抑郁症不是绝症的必要组成部分，且会引起不必要的痛苦。虽然悲伤、焦虑、愤怒和烦躁是病重患者正常的反应，但是这些反应通常是温和的和一过性的。持续的悲伤、焦虑及他们所引起的身体上的不适是不正常的，通常被看做是抑郁症的主要表现。尽管多达 75％的绝症患者有抑郁症的体验，但＜ 25％的绝症患者真正患有抑郁症。

2. 病因　既往有抑郁症病史、抑郁症或抑郁狂躁型忧郁症的家族史和自杀倾向会增加抑郁症的风险。其他症状，如疼痛和疲劳，与较高的抑郁发生率有关，不能控制的疼痛会加剧抑郁，同时抑郁会加剧患者疼痛。临终阶段会用很多药物，包括糖皮质激素和一些抗癌药物，如他莫昔芬、白介素 2、干扰素 α、长春新碱，这些药物也与抑郁症有关。一些危重疾病如胰腺癌、卒中、心力衰竭等，有报道它们与较高的抑郁发生率有关，尽管目前对此是有争议的。最后，抑郁可能归咎于患者的悲痛，这种悲痛来自于患者自身作用或功能的丧失、被社会孤立或者孤独感。

3. 评估　诊断重症患者的抑郁症是复杂的，因为根据 DSM-IV（精神病诊断与统计手册）标准，许多临床上抑郁症的植物性症状，包括失眠症、厌食症、体重丢失、疲劳、性欲减退和难以集中精神等和死亡过程本身密切相关。因此重病患者抑郁症的评估应该集中在烦躁不安的情绪、无助、绝望、缺乏兴趣和乐趣，以及在日常活动中难以集中精力。一个简单的问题："你多长时间会感到沮丧和忧郁？"(more than a good bit of the time or similar responses)和"你大部分时间感到沮丧吗？"，这两个问题适合用于筛选。

4. 干预措施　某些特定的情况可能会与抑郁症相混淆。内分泌疾病，如甲状腺功能减退和库欣综合征，电解质紊乱如高钙血症，静坐不能，特别是由多巴胺阻滞药（如甲氧氯普胺、普鲁氯嗪等止吐药引起的。这些情况下可以造成类似抑郁的反应，应该被排除在外。

医生必须治疗任何身体上的症状，如疼痛，它可能导致或加剧了抑郁。通过培养使患者适应正在经历的损失也是有益的。非药物干预措施，包括小组或个人的心理咨询、行为疗法如放松和意象等可以是有帮助的，特别是结合了药物治疗。

药物干预仍然是治疗核心。无论是否处于生命终末期，对抑郁症所用的药物都是相同的。对于预后不良或伴有疲劳或由阿片类药物引起的嗜睡的患者，中枢兴奋剂可能是他们的首选。中枢兴奋剂起效相对较快，几天之内起效而不是几周，它所需的是选择性 5-羟色胺再摄取抑制药（SSRIs）。右旋安非他命或哌醋甲酯应该以 2.5～5.0mg 的剂量开始，早上和中午服用，与治疗疲劳使用的起始剂量相同。剂量可以逐步增加到 15mg，每天 2 次。莫达非尼的起始剂量为 100mg，每日 1 次，如果低剂量没有效果，可以增加到 200mg。匹莫林是一种非安非他命类的精神兴奋药，滥用最少。它作为抗抑郁药同样有效，开始剂量为 18.75mg，早上和中午用药。因为它可以通过口腔黏膜吸收，所以对肠梗阻或吞咽困难的患者是首选。如果长期用药，必须定期复查肝功能。中枢兴奋药可以和传统的抗抑郁症药物联合使用，必要的话等几周后抗抑郁症药物起效，就可以逐步减少中枢兴奋药的使用。中枢兴奋药有不良作用，特别是最初会出现焦虑、失眠和少有的妄想症，一旦出现不良作用，就有必要减量或停药。

米氮平为突触后 5-羟色胺受体的拮抗药，是一个有潜能的精神兴奋药。开始剂量为睡觉前 7.5mg。它具有镇静、镇吐、抗焦虑作用，没有与其他药物的相互作用。它的不良反应体重增加，可能对重病患者是有益的；它的片剂可在口腔内分解。

对于几个月或更长预后的患者，SSRIs，包括氟西汀、舍曲林、帕罗西汀和西酞普兰。5-羟色胺-去甲肾上腺素再摄取抑制药如文拉法辛，因为其有效性和相对较少的不良反应而成为首选。因为低剂量的这些药物对重症患者的治疗有效，所以健康成人应该使用通常的起始剂量的一半。氟西汀的起始剂量为10mg，每天1次。在大多数情况下，每天1次给药是可行的。选择使用哪种SSRI应该由患者以前使用特定药物的成功或失败；特定药物里最有利的不良反应。如对于一个主要症状是疲劳的患者，具有激活作用的SSRI（氟西汀）将是合适的。若患者的焦虑和失眠是主要症状，那么更具有镇静作用的SSRI（帕罗西汀）是适当的。

非典型抗抑郁药物只在选择性的情况下推荐使用，通常需要专业会诊的协助。曲唑酮是有效的抗抑郁药，但其具有镇静作用、能引起直立性低血压、少数导致阴茎异常勃起。因此，只有当需要具有镇静作用的时候使用，还可常用于失眠患者，起始剂量25mg。除了其抗抑郁作用之外，安非他酮有提神的作用，对抑郁症患者的疲乏是有作用的。然而，它会导致患者的癫痫发作，对于中枢神经系统肿瘤或临终谵妄的患者，应禁用。最后，阿普唑仑、苯二氮䓬类药物，起始剂量0.25～1.0mg，每日3次，可以有效地治疗既有焦虑又有抑郁症的重病患者。虽然其效能强大、起效迅速，但它有很多药物的相互作用，可能会导致精神错乱，尤其是重病患者，由于它可以和苯二氮䓬-α氨基丁酸（GABA）受体复合物紧密地结合起来。

谵妄

1. *频率*　在临终前几周或几个月，谵妄不常见，尽管对谵妄的诊断有所欠缺。然而，谵妄变得相当常见在死前数日或数小时。死于癌症的患者，其中高达85%可能都经历过临终前的谵妄。

2. *病因*　谵妄是一个全球性的脑功能障碍，特点是认知和意识发生改变。它发生之前常是焦虑、睡眠模式的变化（尤其是逆转）和注意力下降。与痴呆相比，谵妄发作迅速；谵妄的特点是意识的波动和注意力不集中，且是可逆的，尽管这种可逆性更多的是理论上的而非实际，因为患者往往是将死之人。谵妄可能发生在一个痴呆患者身上；事实上，老年痴呆症患者更容易遭受谵妄。

产生谵妄的原因包括由肝或肾衰竭引起的代谢性脑病，血氧不足、感染、电解质紊乱（如高钙血征）、副瘤综合征、脱水及大脑肿瘤、脑转移或肿瘤软脑膜转移。通常，在垂死的患者，谵妄是由于治疗的不良反应产生的，包括对于脑转移瘤的辐射，以及药物包括阿片类药物、糖皮质激素、抗胆碱能药物、抗组胺药、止吐药、苯二氮䓬类和化疗药物。病因可能是多方面的，如脱水可能加剧阿片类药物诱发的谵妄。

3. *评估*　当临终患者新出现定向障碍、受损的认知、嗜睡、意识水平波动或伴或不伴烦躁的妄想这些症状时，应该认为患者出现了谵妄。谵妄必须区别于急性焦虑、抑郁及痴呆。核心区分点是意识的改变，焦虑、抑郁和痴呆均未提及。尽管“活跃”谵妄的常见特点是明显的精神错乱和骚动，但是也应该评估睡眠逆转和警觉性下降的患者。

在某些情况下，使用正式的评估工具如简易精神状态检查表（不区分谵妄与老年痴呆）和谵妄评定量表（区分谵妄和老年痴呆）可能有助于区分谵妄。患者的药物列表必须认真评估。尽管如此，晚期患者中仅有不到50%可发现出现谵妄的病因。因为大多数晚期患者出现谵妄时都已非常接近死亡或可能是在家里。如腰椎穿刺和神经放射学的检查等广泛的诊断方法通常是不合适的。

4. *干预措施*　临终关怀的最重要目标之一是使晚期患者能够清醒地对他们爱的人说再见。在临终前最后几天的谵妄尤其是同时伴有躁乱，对家庭和照顾者来讲是一种痛苦。失去亲人最大的痛苦来源于见证家人痛苦的死去。因此，临终前应积极治疗谵妄。

出现第一个谵妄的迹象时，如轻微的心理状态的变化，医生应该让家人知道是时候确保所有他们想说的已经说过了。这时应该告知家属，谵妄之后紧接着就是死亡。

如果药物被怀疑是引起谵妄的原因，不必要的药物应该停止。其他潜在可逆的原因，如便秘、尿潴留和代谢紊乱等应该得到治疗。应该制订支持措施，旨在提供一个熟悉的环境，其中包括限制访视，只允许患者熟悉的人探视，尽量减少患者新体验；如果可能的话，提供一个时钟和日历，方便患者确定时间；温柔地纠正患者的幻觉或错误认知。

药物管理重点关注的是精神安定药的使用，在极端情况下，麻醉药的使用（表32-7）。氟哌啶醇仍是一线药物。通常，用低剂量患者可以得到控制（1～3mg/d），通常每6小时给药1次，尽管有些人可能需要多达20mg/d。它可以口服、皮下注射或静脉注射（IV），不建议使用肌内注射，除非这是唯一途径。奥氮平，非典型精神抑制剂，已经显示出显著的效果，可完全解决癌症患者的谵妄。对于绝症患者，它还有其他有益的作用，包括抗恶心、焦虑和体重增加。它对于那些对预期寿命长的患者是有用的，因为它很少引起烦躁，引起肌张力障碍的风险也很低。此外，因为它的代谢是通过多种途径，所以它可以用于肝和肾功能障碍的患者。奥氮平的缺点是只能口服给药，且需要 1 周达到稳定状态。常用的剂量是 2.5～5mg，口服，每天 2 次。氯丙嗪（10～25mg，每 4～6 小时）如果需要镇静作用，它可以是非常有用的。它除了口服外还可以由静脉或直肠给药。多巴胺阻滞造成的肌张力障碍是神经松弛剂的不良反应，尽管这种不良反应鲜有报道。如果患者出现肌张力障碍，应该使用苯托品治疗。当因酒精或镇静药撤药产生谵妄时，精神松弛剂药与劳拉西泮可能结合使用以控制烦躁。

表 32-7 药物使用

干预措施	剂 量
抗精神病药	
氟哌啶醇	0.5～5mg，每 2～12 小时 1 次，口服/静脉注射/皮下注射/肌内注射
甲硫哒嗪	10～75mg 每 4～8 小时 1 次，口服
氯丙嗪	12.5～50mg 每 4～8 小时 1 次，口服/静脉注射/肌内注射
非典型的抗精神病药	
奥氮平	2.5～5mg 每日 1 次或每日 2 次，口服
利培酮	1～3mg 每 12 小时 1 次，口服
抗焦虑药物	
劳拉西泮	0.5～2mg 每 1～4 小时 1 次，口服/静脉注射/肌内注射
咪达唑仑	1～5mg/h 连续给药，静脉注射/皮下注射
麻醉药	
异丙酚	0.3～0.2 mg/h，连续给药，静脉注射

如果一线药物无效，那么应该通过专业的会诊改变用药。如果第二个安定药仍然不能起效，那么要获得镇静作用，就有必要使用麻醉药如异丙酚或连续输注咪达唑仑。有人估计，在生命的最后关头，多达 25％的患者出现谵妄，尤其坐立不安的谵妄伴随肌阵挛或抽搐，可能需要镇静药物。

只有当患者的暴力威胁他或她本人或其他人时，才可用身体限制。如果使用，要经常重新评估其适当性。

失眠症

1. *频率* 睡眠障碍，定义为入睡困难或难以保持睡眠，睡眠困难至少每周 3 天，或睡眠困难导致日间功能障碍，在晚期癌症患者发生率 19％～63％。30％～74％临终阶段的患者，包括艾滋病、心脏病、慢性阻塞性肺病、肾病，都有失眠的经历。

2. *病因* 癌症患者可能有睡眠效率的变化，如 1 期阶段睡眠增加。其他失眠的病因是多种共存的身体疾病，如甲状腺疾病和心理疾病如抑郁和焦虑共存。药物包括抗抑郁药、中枢兴奋药、类固醇和 α 受体激动药是睡眠障碍重要原因，正如咖啡因和酒精一样。多种非处方药含有咖啡因和抗组胺药都会引起睡眠障碍。

3. *评估* 评估应包括有关睡眠的具体问题，如入睡时间、睡眠的维持、清晨醒来。应该询问及以前的睡眠问题，筛查抑郁和焦虑，还应问及甲状腺疾病的症状。咖啡因和酒精是典型的睡眠问题的原因，应该仔细询问是否有过使用这类物质的经历。酒精过量使用和戒断都可以是导致睡眠问题的原因。

4. *干预措施* 干预措施的主要内容包括改善睡眠（鼓励正常的睡眠时间，减少夜间干扰，消除咖啡因、其他兴奋剂和酒精），治疗焦虑和抑郁，治疗失眠本身。对抑郁患者的失眠和焦虑，具有镇静作用的抗抑郁药如米氮平可以是有益的。曲唑酮作为老年人睡眠援助的一种有效药物，起始剂量 25 mg，夜间服用，低于它抗抑郁时的剂量。唑吡坦与传统的苯二氮䓬类相比，可能使患者谵妄的发生率降得更低，但还没有明确。当苯二氮䓬类药物作为处方时，短效的（如劳拉西泮）比长效的（地西泮等）更受欢迎。对接受这些药物的患者，应该观察是否增加了精神错乱和谵妄的迹象。

社会需要和管理

经济负担

1. *频率* 死亡给病人和家庭造成了巨大的经

济压力。在美国，有发达国家最全面的健康保险制度，约20%的临终患者和他们的家庭消费大于10%的家庭收入用在医疗费用及医疗保险费上。10%～30%的家庭出售资产、使用储蓄或抵押贷款支付患者的医疗费用。报道称，在美国近40%的临终患者，疾病的开销使他们的家庭陷入中等的或者更大的经济困难。

患者可能会减少并最终停止工作。其家庭成员也停止工作来提供护理的情况占20%。经济负担的主要来源是身体功能差和保健需求，如需要家政、护士和个人护理。更虚弱和更贫穷的患者背负着更大的经济负担。

2. *干预措施* 这种经济负担不应作为一个私人问题而被忽视。它与许多不利的结果相关，包括舒适护理时的延长生命和相反的考虑安乐死或医生协助的自杀。经济负担增加临终患者家庭和照顾者的心理压力，贫穷更是与许多不良结果相关。重要的是，最近的研究发现，"癌症晚期患者临终前与医生有过对话的显著降低生命最后一周的医疗成本。更高的成本和更糟糕的死亡有关。"尽可能早地从社工那里获得援助，以确保获得所有有用的利益，可能是有帮助的。许多患者、家庭和卫生保健提供者都没有意识去选择长期护理保险，缓解护理、《家庭医疗休假法》(FMLA)和其他援助。其中一些选项(如暂息护理)可能是正式的临终关怀计划的一部分，但是其他项目(如FMLA)，没有要求登记在临终关怀项目中。

人际关系

1. *频率* 解决个人问题和结束在世时的关系是人们普遍的需求。当被问及选择突然死亡或患病后死亡后时，受访者通常最初选择前者但很快改变为后者，因为他们反思后发现了和亲人说再见重要性。失去亲人的家庭成员没有机会告别，常要经历一个更加痛苦的过程。

2. *干预措施* 病重患者的护理要求努力使患者和家人及朋友相见和相处变得容易，有必要满足这些需求。家庭和亲密的朋友可能需要与之相适应无限制的访问时间，其中可能包括睡在患者旁边，即使超越了管制机构的设置。医生和其他健康保健提供者可以促进和解决患者和其家庭成员之间紧张的关系。帮助患者和家庭成员关于如何创建或帮助保存记忆，无论是通过提供材料，如剪贴簿或内存盒子还是通过提供建议和信息资源，都可以被家属深深感激。拍照和创建视频对有年轻的孩子或孙子的患者特别有帮助。

家庭护工

1. *频率* 照顾一个危重病人对一个家庭来说是一个重担。家属常被要求来回搬运，做家务和其他服务。通常，雇佣专业人士家庭护士和医务工作者协助家庭护理；只有约1/4的护理活动需要花钱的专业援助。医院外死亡增加趋势增加了对家庭的临终护理的依赖。越来越多的家庭成员被要求提供身体护理(移动患者和给患者洗澡)和医疗(评估患者症状并给药物)，另外还有情感上的关怀和支持。

3/4的临终患者的家庭照顾者是女人：妻子、女儿、姐妹，甚至是儿媳妇。因为很多是丧偶的，女人往往对家庭护理依赖更少，她们可能需要更多需要付钱的援助。报道称，大20%的临终患者感觉他们的护理和个人照顾没有得到满足。护理工作对照顾者的影响是实质性的：已经失去亲人的和当前正在进行护理的护理人员比没有参与护理的人有更高的死亡率。

2. *干预措施* 询问患者是否对护理满意，尽量确保满足患者需求通过家庭或支付的专业服务。医疗团队经常可以根据患者或家庭的标识通过电话动员宗教信仰或其他社区团体来社区援助。为家庭照顾者提供支持来源，应通过当地或全国性的组织，如国家家庭护理协会(www.nfcacares.org)、美国癌症协会(www.cancer.org)，和阿尔茨海默病协会(www.alz.org)。

存在感的需要和管理

频率

对即将死亡的患者，宗教信仰和精神往往是非常重要的。当到了疾病的晚期时，近70%的患者变得对宗教信仰更加虔诚或更加重视精神层面的满足，并且许多患者会在宗教或精神方面的活动找到安慰如祈祷。然而，晚期患者中不到20%变得不那么宗教，经常感觉因自己身患绝症而被欺骗或者遭人背叛。对于其他患者，存在的意义和目的的需要不同于或甚至是对立于宗教信仰和精神需求。当患者和家庭照顾者被问及，他们常希望他们的专业护理人员对宗教和精神更加关注。

评估

卫生保健提供者常在选择是否参与患者的宗教、精神或存在感时犹豫不决，因为这是患者的隐私，并且和疾病没有什么关系。但医生和护理团队的其他成员应该可以至少察觉到患者对精神和存在感的需要。医生对精神病史提出的筛选问题已经很成熟。精神的困扰能扩大其他类型的痛苦，甚至伪装成为顽固的生理疼痛、焦虑或抑郁。筛选的问题在综合评估时通常是足够的。对于医生，一般很少会进行更深层次的评估和干预，除非护理团队的其他成员没人可以做到的或没人合适去做。无论是在医疗机构或在患者自身的社区，提供牧师服务于患者可能是有帮助的。

干预

宗教活动、精神和存在感的探索为何可以促进和改善临终关怀，这点尚不清楚。医生清楚的是，一个主要的干预就是询问患者精神和宗教在他们生活中的地位及重要性。这将帮助患者感觉有人倾听，帮助医生确定患者的具体需求。在一项研究中，仅有 36%的受访者表示神职人员可以使其得到安慰。然而，相当一部分垂死患者有关宗教和精神的兴趣增加，这建议医生去询问患者个人如何满足这种需求。有一些证据表明，满足存在感需求的一些方法是值得支持的，如为临终患者建立个体治疗小组，重点强调病人的尊严和存在的意义。

生命终末期的管理

生命维持治疗的保留和撤离

法律方面

几个世纪以来，生命维持治疗的保留和撤离一直被视为与伦理有关。当前在美国和大多数发达国家的法律达成了共识：患者在道德以及宪法或普通法律层面上，享有拒绝医疗干预措施的权利。美国法院也认为无能力的患者有权利拒绝医疗干预措施。毫无行为能力和身患绝症的患者及没有完成预定治疗计划的，他们的至亲可以行使此权利，尽管这可能在某些州是受限制的，但重点取决于有无明确和令人信服证据证明这是患者的意愿。当患者无行为能力但有意识，还没有到临终病危时，禁止家属终止患者生命维持治疗的权利。

在理论上，患者拒绝治疗的权利受限于 4 个相对利益：①保护生命；②预防自杀；③保护第三方，如孩子；④保存医疗职业的诚信。实际上，对有能力的患者或无能力但已经留下了明确的和预定的治疗指示的患者，这些利益几乎从不影响他们正常行使权利。

对于那些指定了代理人但没有具体显示他们的意愿，或根本没有完成预定治疗指示的无行为能力的患者来说，建议根据 3 个标准的指导决定是否终止医疗干预措施。第一，一些评论家认为，普通护理应保留，但特别护理可以终止。因为普通/特别的区别过于模糊，法院和评论家们普遍认为不应该用它来决定是否停止治疗。第二，许多法院主张使用可替代判断标准，认为代理决策者应该试着想象无行为能力患者如果有行为能力，那么他(她)会做什么。然而，多项研究表明，许多代理人，即使是亲密的家庭成员，也无法准确预测患者想要的东西。因此，代替判断作为满足患者的愿望的一种方式变得更像是猜谜游戏。最后，最佳利益标准则认为，代理人应该通过评估，平衡治疗措施的利益和风险，选择那些益处在最大程度上大于负担的治疗措施。临床医生有一个明确的和至关重要的责任，仔细、冷静地向患者家属解释已知治疗方法的利益和负担。然而，即使这些信息是明确的，对患者的最佳利益是什么，不同的人有不同的观点，家庭可能因此产生分歧，甚至引起公开冲突。这一标准受到抨击，因为并没有简单明确的方法确定利益和负担之间的平衡；而这取决于患者的个人价值观。如对于有些人，即使精神上无行为能力，能活着是一个好的，但对另一些人来说可能是最糟糕不过的事情了。作为一个实际问题，医生一方面依靠家庭成员做出他们认为最佳的决定，另一方面当认为家属选择的治疗不是有益的就会反对。

实践

对于临终患者，限制和撤销剧烈的生命维持治疗措施，是目前标准的做法。美国超过 90%的患者在死前没有进行心肺复苏(CPR)，并有许多放弃了其他生命维持措施。如重症监护室里的 CPR 的实施，在 1987－1988 年期间占 49%，但在 1992－1993 年仅有 10%。即将死于 ICU 患者的平均停止了 3.8 个干预措施，如升压和输血。然而，在医院死亡的患者中，高达 19%的在临终前 48h 内接受了干预措施如气管插管、通气或手术。然而，医院和 ICU 之间的很大差异说明医生的意愿是一个重要的因素，而不是数据本身。

停止机械通气可能是最具挑战性的干预撤回。这两种方法分别是末期拔管(这是移除气管插管)和末期脱机，吸入氧浓度或通气量的逐渐降低。1/3 ICU 医生更倾向于使用末期脱机技术，13%倾向于拔管；大多数的医生会同时利用这两种技术。2008 年美国胸科学会临床政策指南指出：没有唯一正确的撤离呼吸机的方法,医生应该精通两种方法,但选择方法时应该仔细平衡利益和负担及患者和照顾者的意愿。医生评估患者生存的可能性、认知损伤可能的预测及患者使用生命维持工具的意愿,这些是决定患者撤销机械通气的主要因素。一些学者建议末期脱机,因为这种方式患者不会有上呼吸道阻塞、分泌物和喘鸣引起的痛苦;然而,末期脱机可以延长死亡过程,且不允许患者的家属陪在他或她身边。为确保有意识清醒或意识半清醒的患者舒适,撤离呼吸机前应停用用神经肌肉阻断药并使用镇静药和镇痛药。停用神经肌肉阻断药后患者会有不适,应加快镇静药和镇痛药的使用,它还允许患者和他们的家属之间交流。有一种常见的做法是在脱机前注入一针咪达唑仑(2～4mg)、劳拉西泮(2～4mg),紧随其后5～10mg的吗啡,在脱机期间持续注入吗啡(一针的50%,每小时)。有的患者有明显的上呼吸道分泌物,可以用东莨菪碱100μg/h的速度进行静脉推注。根据呼吸窘迫或痛苦的迹象,应控制追加的吗啡或增加的注入率。对已经接受镇静药和阿片类药物的患者应用更高的剂量。对于撤离呼吸机后常见的症状,如呼吸困难、烦躁,应使家属安心。并告知患者家属脱机后生存时间的不确定性:超过10%的患者离开机械通气后存活1天或更多。

无效护理

从20世纪80年代末开始,一些评论员认为医生可以终止对晚期患者的家属所要求的无效的治疗。虽然徒劳没有客观的定义或标准,但提出了几种分类。生理上的徒劳意味着干预没有产生生理效应。有一些学者已经给徒劳定性为一种过程:“没能及时结束完全依靠强大的医疗护理维持生命的过程”。定量的徒劳发生在“当医生得出结论(通过个人经历、与同事分享的经验或报道的经验数据)治疗已经是徒劳。”当治疗是“没有益处的”,这个术语隐藏着主观的价值判断。一个治疗获得一个额外的6周的生活或1%的生存优势,决定这个治疗是否需要提供取决于患者的意愿和目标。此外,医生对治疗无效的预测明显偏离了定量的定义。当住院医生认为CPR是定量的徒劳,那么多于1/5的院外患者拥有大于10%的生存概率。大多数研究旨在表明,鉴定徒劳基于数据不充足,统计学上的可信度不足为临床提供决策。ICU很少使用定量的徒劳。许多评论家拒绝使用徒劳作为撤销治疗的标准,相反比较愿意认为,当出现了徒劳的情况时,代表遇到了冲突,需要家属和卫生保健提供者进行详细的协商。

在对于定量徒劳的方法缺乏共识的情况下,很多医院采用基于过程的方法解决徒劳产生的纠纷,加强和患者及其代理人的沟通,内容包括强调什么的有益的和可选择的。一些医院已经制定“单方面不复苏(DNR)”的政策,医学上认为尝试复苏将是徒劳的,这与患者家属不能达成共识的时候,允许临床医生提供一个DNR医嘱。这种类型的政策不能替代细心和耐心的沟通与谈判,但要认识到并不是总能够达成协议。在过去的15年里,有许多州,如德克萨斯、弗吉尼亚、马里兰和加利福尼亚,颁布了所谓的医疗徒劳法,为医生提供一个“安全的港湾”,当他们拒绝患者或其家属的要求维持生命的干预措施时,可以不负法律责任。如在德克萨斯州,当患者家属和医疗团队就为濒死患者提供末期干预措施产生分歧时,如果伦理委员会也不能解决,医院会将患者转移到一个愿意为其提供末期维持治疗的机构。如果10d后,患者没有转出,如果他们认为治疗是徒劳的,医院和医生会单方面的停止治疗,家属可以上诉到州法院。早期的数据表明,伦理委员会关于徒劳协商的案例增加,虽然大多数家庭同意,但仍有10%～15%的家属拒绝退出治疗。自该法律制定以后7年时间里,约12例上诉到了德州法院。截至2007年,有974例伦理委员会磋商医疗徒劳的病例,65例委员会裁定家庭败诉和通知其治疗将会终止。27个患者的治疗被撤离,其余患者部分转移到其他机构或在等待转移时死亡。

安乐死和医生协助的自杀

安乐死和医生协助自杀的定义见表32-8。终止生命维持治疗和提供阿片类药物来控制症状长期以来被医学界视为符合伦理道德和法律界视为合法的,不应混淆安乐死和医生协助的自杀。

表 32-8　安乐死和医师协助自杀定义

学术术语	定义	合法国家
主动安乐死	在遵循患者的知情同意的前提下，主动用药物或其他干预措施使得患者死亡	荷兰，比利时
被动安乐死	在患者有能力知情同意的时候，没有同意，如患者可能没有被问到相关问题的情况下，主动用药物或其他干预措施致患者死亡	无
消极安乐死	撤除生命维持治疗的方案来让病人知道他(她)的死亡	各个地方
医师协助自杀	医师给患者提供药物或是其他的干预措施，并让他明白能够借助这些方法来自杀	俄勒冈州，荷兰，瑞士，比利时

法律方面

安乐死在荷兰、比利时和卢森堡是合法的。1995 年安乐死在澳大利亚北部领土合法化，但该法在 1997 年被撤销。在美国任何一个州，安乐死都是不合法的。在瑞士，一定条件下，非专业人士可以在合乎法规的条件下协助自杀。在美国俄勒冈州和华盛顿州，如果多个标准得到满足，医生协助自杀是合法的，然后有一个过程就是 15d 的等待期。2009 年，蒙大纳国家最高法院裁定州法律允许对身患绝症患者采取医生协助自杀。其他国家和美国其他州，普通法明确规定医生协助自杀和安乐死是非法的。

实施

10%～20%的晚期患者真正考虑过安乐死和(或)医生协助自杀。在荷兰和俄勒冈州＞70%的使用这些干预措施结束生命的患者为癌症晚期；＜10%的安乐死或医生协助自杀死亡的患者是艾滋病患者和肌萎缩性侧索硬化症。在荷兰，死亡的比例从 2001 年 2.8%下滑到 2005 年的 1.8%左右，归因于安乐死和医生协助自杀。在 2009 年，过去一年完整的数据显示，在俄勒冈州，约 60 名患者（约占所有死亡人数的 0.2%）死于医生协助自杀，尽管这可能是低估了。在华盛顿州，从 2009 年 3 月（当允许医助自杀的法律生效）到 2009 年 12 月，36 个人死于医生协助自杀。

疼痛不是一个人主动请求安乐死和(或)医生协助自杀或对其感兴趣的主要原因。在俄勒冈州，第一批患者接受医生协助自杀时，15 个人中只有 1 人的疼痛控制不足，相比之下 43 人的对照组中有 15 人经历着疼痛难以缓解。抑郁、绝望，更深刻的是担心失去尊严或自主权或成为家庭的负担，似乎是对安乐死或医生协助自杀渴望的主要因素。在俄勒冈州，只有不到 25%的患者认为疼痛是渴望医生协助自杀的原因，大多数认为是失去自主权、尊严或愉快的生活，超过 1/3 认为因成为家庭负担。来自荷兰的一项研究显示，抑郁的晚期癌症患者对安乐死的预期比一般临危患者高 4 倍，研究确认了不受控制的疼痛与对安乐死较高的兴趣并无关系。

安乐死和医生协助自杀没有保证死亡是无痛的和快速的。来自荷兰的数据表明，多达 20%的情况下，出现技术和其他问题，包括患者从昏迷中醒来，而不是成为昏迷不醒，然后重新给药，经历一个漫长的时间而死。俄勒冈州的数据表明，1997—2009 年，20 例（约 5%）服用处方药物后再次给药，1 个患者醒来，没有人癫痫发作。医生协助自杀的问题明显且常见，有时需要医生介入并提供安乐死。

无论实施安乐死是否合法，12%～54%的医生在职业生涯中收到过病人安乐死和医生协助自杀的请求。处理这种请求的能力是至关重要的。虽然具有挑战性，请求还可以为解决强烈的痛苦提供一个机会。在收到请求安乐死和(或)医生协助自杀时，卫生保健提供者应该带有感情色彩的去澄清请求，开放式的问题帮助阐明请求的根本原因，如："是什么让你想考虑这个选则？" 对倾向于适得其反的行为，无论是支持道德反对者还是支持道德支持者，往往会造成一种有主观判断或认为患者的生命已经没有意义的印象。卫生保健提供者必须保证患者可以继续获得护理和承诺。应向患者解释那些可替代的不太有争议性的选择，如症状管理和撤离一些不想要的治疗和安乐死和或医生协助自杀的实际情况。抑郁、绝望及其他心理压力症状和身体的痛苦和经济负担，可能是萌发这种请求的因素，这些因素应该被积极评估和治疗。在这些干预措施和选择的澄清后，大多数患者进行另一种方法，减少维持生命的干预措施，其中可能包括拒绝营养和水化。

最后几小时的护理

大多数非专业人士对死亡过程和死亡护理的经验有限。他们常不知道最后几个小时会发生什么。患者的家属和照顾者必须准备好,尤其是当计划安排患者在家里离去的时候。

患者在生命的最后几天往往会经历虚弱和疲乏及卧床不起;这样会造成压疮。患者生活接近尾声,搬动可能会引起潜在的不适。患者停止吃喝造成黏膜的干燥和吞咽困难。注意保持口腔湿润、嘴唇的润滑剂和使用人工泪液等可以提供的护理形式来代替给患者喂食。即使损失了咽反射和吞咽困难,患者也可能出现口腔分泌物,呼吸时产生噪音有时也被称为"濒死喉声"。东莨菪碱能减少分泌物。患者也会有呼吸的变化,包括呼吸暂停时间的变化或潮式呼吸。减少血容量和心排血量引起心动过速、低血压、四肢冰冷和网状青斑(皮肤斑点状阴影);患者少尿和大便失禁。意识和神经功能的变化通常会导致两条不同的通路走向死亡(图 32-2)。

这些末期的变化会给患者和家属造成痛苦,需要有保证的和有针对性干预措施(表 32-9)。通知家属可能会发生这些变化,并给家属一张信息表,可以帮助解决问题和减少痛苦。使家属和照顾者理解患者停止进食是因为他们即将死亡,而不是因为他们停止进食而导致死亡,这可以减少家属和照顾者的焦虑。同样,告知家人和照顾者"濒死喉声"可能发生,且不代表窒息、哽咽或痛苦,这样可以减少他们的担心。

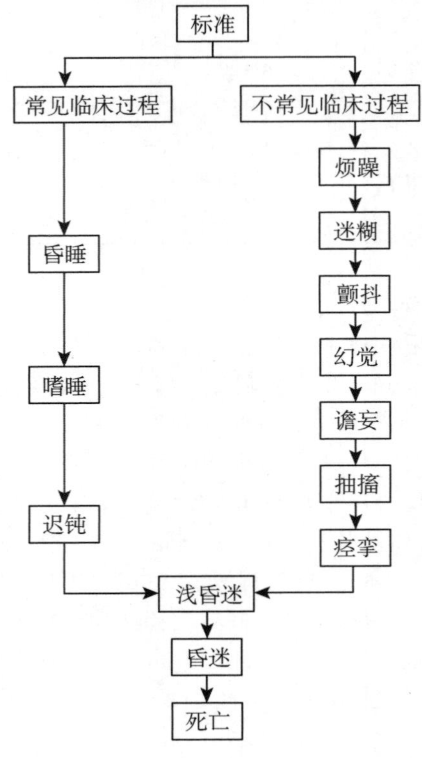

图 32-2 普通和非普通终末期患者死亡的临床过程

表 32-9 终末期患者的变化及管理

患者的变化情况	潜在的并发症	家属可能的反应及担心	建议及干预措施
极度疲乏	压疮伴压疮的发展可能会导致感染,恶臭,疼痛及关节疼痛	患者怠惰并放弃自己	消除家属及看护者的焦虑情绪,并告知极度疲乏不会对干预做出反应,而且不应该被抵抗。必要时采用通风透气的垫子
厌食	无	患者正在放弃自己,将经受饿及因饥饿导致死亡	告知家属,患者不能进食是因为即将死亡;拒食在生命的终末阶段并不能导致死亡。强制性喂食,无论是口服、肠外营养,还是肠内营养,都是不能减轻症状或者延长生命
脱水	黏膜干燥(如下示)	患者正经受口渴及因脱水导致的死亡	告知患者家属,脱水在生命的终末阶段不会让患者痛苦,因为患者已经失去意识。静脉补液加重肺水肿及外周的水肿,使得呼吸症状更加严重,并且同时拖延死亡的时间
吞咽困难	吞咽困难,则需要其他用药方法		不要强迫嘴巴进食。停止不必要的药物,如抗生素、利尿药,抗抑郁药物和通便剂。如果吞咽药丸很困难,改变药物(如镇痛药、镇吐药、镇静药及一些精神类药物)的给药方式,如口服溶液剂、舌下含服、直肠给药

续表

患者的变化情况	潜在的并发症	家属可能的反应及担心	建议及干预措施
死前的喉咛		患者正处于窒息和呼吸困难状态	使得家属和看护者消除焦虑情绪，造成这种反应的主要原因是患者喉部有分泌物但无法咳出。给予东莨菪碱(0.2～0.4mg 皮下注射每 4 小时 1 次或者 1～3 片 每日 3 次)，减少分泌物。重新安放患者以帮助排除分泌物。不要抽吸，抽吸会引起患者及其家属的不适感，而且通常也是无效的
呼吸暂停、潮式呼吸、呼吸困难		患者正经历窒息的痛苦	安抚患者家属，无意识的患者不会经历窒息或者缺氧。呼吸暂停常是发病前的变化。阿片类和镇静药可以用于呼吸困难。氧气不能减轻患者呼吸苦难的症状反而有可能延长死亡过程
大小便失禁	皮肤坏死直至死亡。传染性的病原体可能是一种潜在的传染源传给看护者	患者很脏，散发恶臭，身体上遭到排斥	提醒家人和看护者采取普通的防范措施。频繁地更换床上用品和寝具。使用尿布、小便池，如果大小便量大的话可以插管
烦乱或者谵妄	日夜颠倒，伤害自己及看护者	患者处于恐惧的痛苦中，并正在经历死亡的恐惧	让家人和看护者消除焦虑，煽动和谵妄并不意味着患者有身体上的痛苦。根据预后和治疗目标，评估谵妄的原因并调整用药。使用氟哌啶醇、氯丙嗪、地西泮和咪达唑仑控制症状
黏膜干燥	嘴唇干裂、嘴巴溃疡，念珠菌的感染也可导致疼痛、臭气	患者可能散发恶臭，身体上遭到排斥	使用小苏打漱口水漱口每 15～30 分钟 1 次。采用抗念珠菌经典药物。嘴唇和鼻腔黏膜涂抹凡士林每 60～90 分钟 1 次。使用眼部润滑剂每 4 小时 1 次或者人工泪液每 30 分钟 1 次

家人和亲戚朋友也会为停止治疗感到内疚，因为担心这是在“杀死”患者。这时他们可能会要求继续干预，如插胃管，尽管这可能是无效的。在这样的情况下，医生应该提醒家人和照顾者，有些事情是不可避免的，还要提醒他们不能忘记姑息治疗的目标。干预可能延长死亡过程同时可能会引起不适。医生也应该强调拒绝治疗既是合法的也是符合伦理道德的，同时强调家庭成员其不是患者的死因。这种安慰需要反复多次的讲给家属和照顾者。

据说听觉和触觉是最后消失的感觉。无论是否真假，应该鼓励家人和亲戚朋友和垂死的患者交流。鼓励他们直接与患者说话，即使他或她是无意识的，并握着患者的手或以其他的方式表示感情，这些都是很有效的方法来满足他们对患者“做些什么”的愿望。

如果计划患者死在家里，医生必须告知家人和照顾者如何确定患者已经死亡。最基本的迹象是心跳和呼吸停止；瞳孔固定，身体变得冰冷，肌肉松弛，可能会有尿失禁。提醒家人和照顾者，患者死后眼睛可能保持睁开状态，因为眼眶后脂肪垫可能会耗尽，眼眶下陷，这使得眼睑很难覆盖眼球。

医生应该建立一个联系人计划，当患者死亡时，患者家属或照顾者可以和其联系。若没有一个计划，那时他们可能会恐慌和拨打 911，引发紧急救援人员会前往并送往医院进行复苏一连串的意外事件发生。要告诉家庭和照顾者，联系临终关怀成员(如果患者参与了临终关怀)，包括医生和临终关怀治疗团队的值班成员。应该被告知法医不需要到场的，除非州法律规定对所有的死亡法医必须到场。除非怀疑严重违规，医疗卫生保健团队也不需要和法医接触。

患者死后，甚至是准备最充分的家庭，也可能经受打击和损失及情感失控。他们需要时间事件去消化，需要安慰。卫生保健提供者可能会发现，写一个悼亡答谢卡或悼亡答谢信给家属或照顾者是很有意义的。它的目的是和患者沟通，强调家属的美德和照顾患者的荣誉及表达对家庭所经历的困难的关心。有一些医生参加了葬礼，虽然这超越了任何医疗义务，但是医生的在场对悲痛的患者家属是一种支持，对医生来说也意味着一种结束。

对于存活下来的配偶来讲，丧偶是一个身体不佳甚至是死亡的预警器。它可以警告配偶的医生增加对其死亡的警惕性，从而他或她可以意识到哪些症状需要高度关注。

临终关怀服务：如何实施和在哪里实施

为姑息治疗患者提供最好的护理将取决于患者的意愿、护理人员的能力和专业服务包括贴身服务、机构资源和报销。临终关怀是一个主要的，但不是唯一的姑息治疗服务模型。在美国，多数（40.7%）的住宅区提供临终关怀服务。在2008年，超过20%的养老院提供临终关怀服务。在美国，医疗保险支付报销临终关怀服务，这部分包含在医院报销的A部分。必须有两个医生证明在疾病正常发展的条件下患者的预后≤6个月。预后通常和和疾病的本质有关，6个月是指患此病的患者都不想在6个月内死，但是50%的患者将会在6个月内死亡。

患者签署了临终关怀治疗登记书，说明他们放弃对绝症的疗效治疗，但对其他的并发症他们仍然可以接收医疗服务。患者也可以撤回同意书，晚些时候再签；临终关怀医疗则应更晚一点撤销，以保证传统的医疗。临终关怀的支付按照每日（或每人）计算的，而不是按照医疗费计算。支付的范围覆盖了医师的服务、注册护士执业护士定期的家访护理、家庭健康护理援助和家政服务、牧师服务、社工服务、心理咨询、医疗设备、供应品以及药物。

包含特殊治疗方案，同时每种方案应被认为是用于对症治疗。更多的临床护理，包括主要医生的医疗服务，被医疗保险B部分覆盖，即使已经从临终关怀医疗保险受益。2010年3月，健康改革法案签署成为法律-负担得起的医疗法-指导卫生与公众服务部部长收集临终关怀医疗保险报销数据，旨在改革临终关怀医疗保险在这个医疗事件中所占的比例。这项立法还要求评估临终关怀医生或护士的资格。最后立法并建立一个在医疗保险下的临终关怀的示范项目，这将测试和评估享受临终关怀服务的患者是否能够获得定期医疗补助的资格。

到2008年，享受临终关怀服务的平均时间长度约为70d，中位数为21d。如此短的时间给患者在家中建立高质量的临终护理带来了障碍，同样使得资金紧张，因为最初的评估就是资源紧密型的。医生应该尽早推荐启动临终关怀计划，使患者有更多的时间接受姑息治疗。

临终关怀是保证身患绝症的患者获得姑息治疗的主要方法。我们正在努力确保姑息治疗在各种环境和整个过程的连续性。姑息治疗变得越来越可行，由于咨询服务的帮助及医院很少作为姑息治疗单位，更多的是在日间护理中心和其他门诊机构和养老院进行。姑息治疗的咨询服务可以像其他咨询服用一样开出账单，由医疗保险B部分报销。许多人认为，不管绝症患者的预后如何，都应该为其提供姑息治疗。患者或其家人和医生，不应该为是选择疗效治疗还是姑息治疗做出决定。

前景

结局评价

临终期间的护理是无法用最常用可行的测量工具进行测量的，因为死亡在姑息治疗中并不是一个糟糕的结果。同样，接受临终关怀患者可能不会按照目前的生活质量测量的标准提出要求。症状控制、增进家庭关系和调节丧亲之痛，这些都难以测量并且都不是完善的和常用的结果测评方法中的重点。然而，临终关怀的结果和其他领域医疗服务一样重要。特定的临终关怀工具正在开发当中，包括评估工具，如简明临终关怀量表和NEST（临终需求筛查工具）及结果测量，如姑息治疗结局量表及预后（如姑息治疗预后指数）。临终关怀正在步入一个基于循证医学并且通过临床实践而不断地进步的时代。

（杨　谨　译）

第九部分　肿瘤性疾病

第 33 章

Chapter 33

皮 肤 癌

Walter J. Urba　Carl V. Washington　Hari Nadiminti

黑色素瘤

色素沉着病变在皮肤检查中最常见,我们面临的挑战在于辨识黑色素瘤,它是绝大多数皮肤癌患者死亡的主要原因,极少数黑色素瘤是良性的。皮肤的黑色素瘤在成人的各年龄段均可发生,甚至是在年轻人及各种肤色的人群中。它位于皮肤表面,显而易见,具有明显的临床特征,使得其易被发现,并被外科手术完整切除。图 33-1 所示是恶性及良性色素沉着病变的病例。

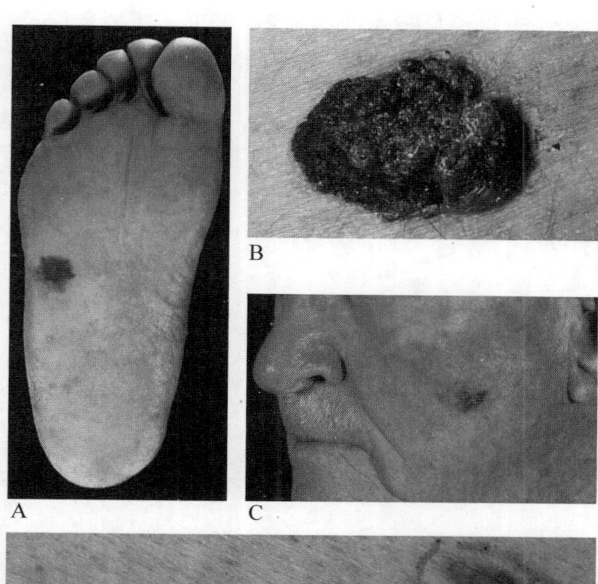

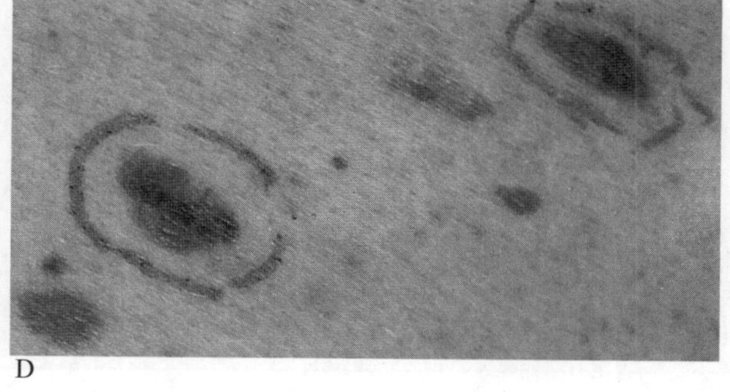

图 33-1　非典型及恶性色素沉着病变

最常见的黑色素瘤是表浅扩散型黑色素瘤(无照片)。A. 肢端雀斑型黑色素瘤在黑种人、亚洲人及西班牙人群中最常见,通常在手掌和足底处,已扩大的过度着色的斑点或斑块,呈现出横向色素扩散。B. 结节性黑色素瘤最常见的表现是生长迅速,常表现为溃烂的或黑色的结节。C. 雀斑型恶性黑色素瘤在阳光照射过的皮肤上表现为较大的色素斑或斑块,边缘不规则,色素沉着程度不一。D. 发育不良痣是不规则的色素沉着和痣性黑色素病变,可能与家族性黑色素瘤有关

流行病学

黑色素瘤是起源于黑色素细胞的一种侵袭性恶性肿瘤,产生黑色素的细胞源于神经脊,并迁移至皮肤、脑膜、黏膜、食管上段及眼睛。这些部位的黑色素细胞都具有恶性转化的可能。在美国,2010 年约有 69 000 人发生黑色素瘤,约有 9000 人因其死亡。在过去的几十年中,虽然总体发病率和死亡率增加了,但年轻患者的死亡率趋于平稳,而年龄在 65 岁以上患者的发病率和死亡率却在持续上升。黑色素瘤是白种人的主要恶性肿瘤(98%的病例),其发病率与居住纬度相关,这为阳光下暴露致癌提供有力的证据。男性易感比例略高于女性(1.3∶1),中位年龄在 50 岁左右。深色皮肤的人群(如印度和波多黎各)、黑种人、东亚人,亦可患黑色素瘤,尽管发病率比白种人低 10～20 倍。这些人群中,皮肤黑色素瘤确诊时分期较晚,且往往预后更差。此外,在非白种人群中,肢端(甲床、足底、手掌)和黏膜黑色素瘤有一个更高的发生率。

危险因素

黑色素瘤患病的最主要风险因素为存在多个良

性或非典型痣和黑色素瘤的家族或个人史（表33-1）。黑色素痣的出现，无论普通的或发育异常的，均是黑色素瘤发病风险增加的一个标志。痣被称为病变前体，因为他们可以转变成黑色素瘤；然而，实际的风险对于任何具体的痣发病是极低的。约1/4的黑色素瘤组织学与痣相关，但大多数是重新长的。表33-2列出了非典型痣的临床特征及其与良性痣的区别。临床上，非典型痣的数量可能有一个到数百个，通常在外观上有所不同。它们的边界常常是模糊不清，与良性痣相比，色素形态高度多变。据报道，临床上具有非典型性痣和具有明显的黑色素瘤家族史的人一生中患黑色素瘤的风险大于50%，需要皮肤科医生的密切跟踪。90%的黑色素瘤患者患病被认为是偶发的（即病人无黑色素瘤家族史），与5%～10%患病人群相比，40%的患者为临床非典型痣。

表33-1　增加黑色素瘤的风险的有关因素

因素
全身的痣（痣越多，风险越大）
家族史或个人史
发育不良的痣
浅色的头发、皮肤及眼睛
不耐日晒
长雀斑
暴露于紫外线照射、灼伤或易晒区
CDKN2A变异
MC1R变异

表33-2　色素沉着病必须和皮肤黑色素瘤及其前体病变区分清楚

病变	特征
蓝色痣	青铜或天蓝色、蓝灰色，随着时间的推移稳定。一半发生在手和足的背部，病变通常是单一的、小的、3mm至1cm。必须区别于结节性黑色素瘤
复合痣	圆形或椭圆形，分界清楚，边缘平整。可能是圆拱形或乳头状瘤样，颜色范围从肉色到深棕色，痣颜色相当均匀
血管瘤	圆顶形，红色、紫色或蓝色结节，压缩在一个玻璃显微镜下可能变白。必须和结节性黑色素瘤区分
交界痣	扁平几乎不凸起的棕色病变，边界清晰，可见色素点，特别是放大下看
雀斑	
少年时的固有斑	平坦、均匀介质或深棕色病变与清晰的边界
日光	日光性斑是慢性接触太阳照射部位的病变（脸和手），病变大小2mm至1cm。日光性痣在放大镜下可见有网状色素沉着
色素基底细胞癌	丘疹边界，或有中央溃疡。通常发生在年长的人，位于太阳暴露的地方。病人通常有深棕色的眼睛和暗棕色或黑色的头发
色素皮肤纤维瘤	病变一般看不见，变硬且两侧挤压会向下凹陷。通常在四肢，通常<6mm
溢性角化病	粗糙、边界清晰，触之像蜡，肉色到褐色到深棕色。角蛋白栓塞的存在有助于识别，特别是与黑色素瘤的黑色病变
指甲下的血肿	栗色（红褐色）着色。病变发展从指甲褶皱开始，可见弯曲的空白区
文身（医疗或创伤性）	在医学文身，病灶是很小的色素点，通常蓝色或绿色，形状相同（矩形）。外伤性文身是不规则的。色素沉着可能变为黑色

先天性黑色素痣，可分为小型（≤1.5cm）、中型（1.5～20cm）和巨大型（>20cm），可能是黑色素瘤的前兆。巨大型痣患病风险最高，也称为躯干下部痣，这是一种罕见的畸变，每30 000～100 000人中有一人会有这种情况，发展成为黑色素瘤的风险高达6%。目前，对于巨大型黑色素痣没有统一的诊疗指南，但由于其恶变的可能，早期行预防性切除需要谨慎。这通常需要进行阶段切除，并通过皮肤移植进行覆盖。手术不能切除所有高危痣细胞，这些痣细胞有些可能已侵及肌肉或中枢神经系统。小到中型先天性黑色素痣影响大约1%的人，这些人发生黑色素瘤的风险尚未可知，但是似乎相对较低。目前，对于小型到中型先天性黑色素细胞痣的管理仍然存在争议。

1. *个人史及家族史*　黑色素瘤最大的危险因素或许是个人黑色素瘤病史。一旦确诊，黑色素瘤患者需要终身的随访，因为他们发病风险是普通人群的10倍。一级亲属的发病风险高于没有黑色素瘤家族史的人，但是在所有的黑色素瘤患者中，仅有5%～10%有家族病史。有家族病史的黑色素瘤患者，往往首次诊断时比较年轻，病灶较薄，生存率更高，而且通常是多发的原发性黑色素瘤。

2. 遗传易感性 有20%～40%的遗传性黑色素瘤发生（所有黑色素瘤的0.2%～2%）是由于调控细胞周期的激酶抑制因子2A（CDKN2A）的生殖细胞突变。

实际上，70%的皮肤黑色素瘤有体突变或缺失，影响位于染色体9 p21的CDKN2A基因。从读码框开始，这个位点编码两种截然不同的肿瘤抑制基因的蛋白质：p16和ARF（$p14^{ARF}$）。p16蛋白抑制CDK4/6介导的磷酸化使得视网膜细胞瘤蛋白质失活，而ARF抑制MDM2泛素介导的p53的降解，通过两条重要的肿瘤抑制途径，RB和p53，控制细胞进入细胞周期，最终使得CDKN2A失活。一些研究已经显示，在伴有CDKN2A突变的黑色素瘤的家族中，胰腺癌的患病风险增加。

黑皮质素-1受体基因（MC1R）亦是黑色素瘤的易感因素。太阳辐射加速黑皮质素的产生[α-黑色素细胞-刺激激素（α-MSH）]，MC1R的配体是一种G-蛋白耦合受体，通过介导信号通路环cAMP，来调控色素产生的类型及数量。MC1R具有高度多态性，在其中80个变异导致部分信号损失，从而产生一种黑色素，这种黑色素不防止紫外线，导致产生红色头发。红头发的颜色（RHC）的表型与白皙的皮肤、红头发、雀斑密切相关，增加阳光敏感性及黑色素瘤的风险。

临床分类

传统上，四种主要的皮肤黑色素瘤类型已被大家熟知（表33-3）。在这三种类型（表浅播散型、雀斑型及肢端雀斑型黑色素瘤），这种病变在一段时间内是表浅生长的（所谓的横径），它的大小会增大，但浸润深度并未增加。黑色素瘤在此阶段可能通过手术切除而治愈。第四种类型——结节型黑色素瘤，没有一个可识别的横向生长阶段，通常表现为浸润性的损害，早期易出现转移。当肿瘤开始深入渗透皮肤时，处于所谓的垂直增长阶段。直径间增长的黑素瘤常不规则，边界凹凸不平，色素沉着的形态和颜色多样。70%患者的早期特点是伴有逐渐增大的色素沉着或颜色的变化。出血、溃疡、疼痛是晚期的标志，这对早期识别黑色素瘤是没有多大意义的。表浅播散型黑色素瘤在白色人种最常见。在男性，背部是黑色素瘤好发部位；在女性，从膝盖和小腿（从膝盖到足踝）是常见好发部位。结节性黑色素瘤常呈现黑褐色到深蓝色的结节。雀斑型黑色素瘤通常发生在长期晒伤，长期暴露在阳光下的部位（面部、颈部、手背）的年长者。肢端雀斑型黑色素瘤发生在手掌、足底、甲床和黏膜。虽然这种类型发生在白种人，它经常（连同结节型黑色素瘤）发生在黑种人和东亚人。第五种类型的黑色素瘤，促结缔组织增生的黑色素瘤，通常与纤维化反应、神经侵袭相关，局部复发的倾向更大。偶尔，临床上可见到无黑色素的黑色素瘤，这种情况下的诊断是通过新鲜的组织学活检或改变的皮肤结节或因为怀疑基底细胞癌来实现的。

表33-3 恶性黑色素瘤的分类

类型	分布	平均诊断年龄（岁）	存活时间（年）	颜色
雀斑型黑色素瘤	太阳暴露的地方，特别是脸的颧骨区和太阳穴区	70	5～20或更长[a]	在平坦的部分，棕色和黄褐色占主导地位，但白色灰色偶尔出现；结节型可见红棕色、蓝灰色、蓝黑色
表浅播散型黑色素瘤	任何（常见于女性上背，下肢）	40～50	1～7	棕色和蓝红色的混合（紫罗兰色）、蓝色、黑色、红棕色及常有的白粉色，至少可以看到一部分边界的病变和（或）边界凸起
结节性黑色素瘤	任何	40～50	不到5个月	红蓝色（紫色）或蓝黑色；或统一颜色或棕色和黑色混合
肢端雀斑黑色素瘤	手掌、足底、甲床、黏膜	60	1～10	在平面部分，深棕色为主；在凸出病变（斑块），黑褐色或蓝黑色为主

[a] 在这期间病变仅限于表皮

尽管黑色素瘤的临床亚型和组织病理学截然不同，这种分类并不具有独立的预后价值并且会逐步被淘汰。组织学亚型不是美国癌症联合委员会（AICC）分期的一部分，且通常在目前的病理学报道不被认同。未来的分类方法将基于每种黑色素瘤的特征（见后面的讨论）。分子分析将为区分良性的痣和黑色素瘤提供依据，同时也鉴别及区分了黑色素瘤的组织学亚型，提示了紫外线（UV）的曝光程度和确定肿瘤的突变状态，这将有助于阐明肿瘤发生的分子机制和识别靶向目标，为治疗的选择提供基础。

发病机制及分子学分类

流行病学和分子研究的大量证据表明，皮肤黑色素瘤通过多个途径发生。包括环境和基因因素。太阳的紫外线辐射导致皮肤的基因发生突变，损害了皮肤的免疫系统功能，刺激生长因子的产生，诱发形成能损伤DNA的活性氧物质，这种活性氧物质能影响角质细胞和黑色素细胞。同一个患者，与自身正常细胞相比，一个完整的黑色素瘤细胞胞体的基因突变显示，碱基突变超过33 000个，损伤有近300个编码蛋白质片段。这种显著的突变揭示了因紫外线照射引起的DNA损伤。前文所述的黑色素瘤也包含驱动程序的突变（即选择性克隆生长优势的突变与肿瘤形成有关）。这些驱动程序的突变，在DNA修复过程中体现，促进细胞增殖和抑制正常凋亡（见后面的讨论）。这类变异的黑色素细胞积累DNA损伤，并选择表达成为恶性的特点：侵袭、转移和血管生成。

对正常的黑色素细胞转换为恶性黑色素瘤的分子变化的理解，不仅可以帮助区分有相似预后的患者，同时有助于了解病因，帮助确定新的治疗选择。根据他们的位置和暴露太阳的程度，黑色素瘤的全基因组评估分为四组，并已确认在黑色素瘤的发展过程中，有不同的基因通路。四组分别为无慢性日光引起损害的皮肤黑色素瘤、慢性日光引起损伤的黑色素瘤、黏膜黑色素瘤和肢端黑色素瘤。值得注意的是，不同的DNA改变的模式标志着起源的多样化和肿瘤组织学亚型的独立。研究工作显示，整个基因的突变、增殖及癌基因的缺失表明，尽管基因的变化多样，但他们在关键生化途径包括增殖、衰老、凋亡是一致的。p16基因的突变导致细胞周期停滞及ARF突变，这一结果引起有缺陷的凋亡发生及遗传毒性基因损害。增生性旁路方式影响的是促分裂原活化蛋白（AMP）激酶和磷脂酰肌醇3激酶/AKT途径（图33-2）。

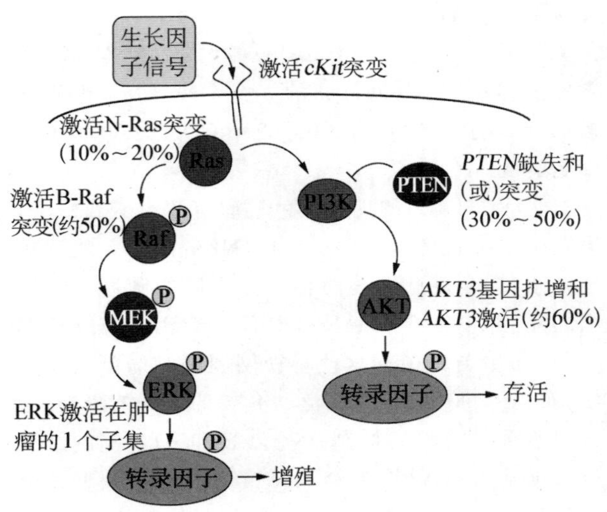

图33-2 黑色素瘤参与的主要途径

在突变的黑色素瘤，MAP激酶和AKT途径分别促进增殖和抑制细胞凋亡。ERK. 细胞外信号调节激酶；MEK. MAP激酶；PTEN. 磷酸酶和张力蛋白同源体

RAS家族和BRAF是AMP激酶通路的成员，这条通路是介导的基因转录参与细胞增殖和生存最常见通路，在黑色素瘤胞体内发生突变。约20%的黑色素瘤N-RAS会突变，且研究发现在大多数良性痣和40%～60%的黑色素瘤BRAF会突变。尽管自身的突变似乎足以导致黑色素瘤；但它们通常都伴随着其他突变（如CDKN2A）或磷脂酰肌醇3′激酶途径（如PTEN的缺失）。由于BRAF变异通常是一个点突变（T→A核苷酸的变化），由缬氨酸替换谷氨酸（V600E）。BRAF V600E的突变没有特定的紫外照射人群（嘧啶二聚体），但通常发生在那些间歇的阳光暴露下的黑色素瘤患者中，而长期晒伤皮肤的黑色素瘤患者中该突变缺失。

黑色素瘤也在AKT（主要是AKT3）和PTEN（磷酸酶和张力蛋白的同源体）有突变的。AKT被激活放大，PTEN可能被删除或沉默，导致PI3K/AKT被激活，从而通过对抗细胞凋亡途径来增强细胞生存能力。调节AKT活性的PTEN的缺失和AKT3的突变，通过失活的BAD、细胞凋亡的Bcl2-拮抗剂来延长生存；同时激活FOXO1的转录因子，导致合成生存基因。在黑色素瘤中，这两个信号通路影响着肿瘤发生、抗药性、迁移和细胞周期调节异常。靶向药物将抑制每个通路，但很有可能有效抗黑色素瘤方法需要同时抑制MAPK和

PI3K。

诊断

诊断早期黑色素瘤主要是在肿瘤侵袭和发生了危及生命的转移之前确诊。黑色素瘤的早期检测可以借助应用 $ABCDE_S$；不对称（良性病变通常是对称的），边界不规则（大多数痣都有明确的边界），颜色多变（良性病变通常有均匀的光亮或黑的色素），直径＞6mm（大小同铅笔擦）；进展（任何变化在大小、形状、颜色或形态或新症状，如出血、瘙痒）。鉴别诊断是区分黑色素瘤良性色素病变及其前兆。如果考虑黑色素瘤，活检是恰当的方法。一些良性的外观可能延误尝试去检测黑色素瘤。有以下几个方面可帮助区分非典型痣和良性痣。①大小：良性的痣直径通常＜6mm；非典型痣直径通常＞6mm。②形状：良性痣通常边界清楚、表面平坦或凸起；非典型痣通常具有不规则边界与边缘色素消退。③颜色：良性痣通常是棕色或统一棕褐色；非典型痣通常具有可变的混合色，如棕褐色、黑色和红色的色素，各不相同。④位置：良性的痣通常出现在人的腰部皮肤上面，很少涉及头皮、胸部或臀部；非典型痣通常出现在人的背面，但也可以出现在头皮，胸部或臀部。⑤数量：良性痣见于85％的成年人，10～40个分散在身体各个部位；非典型痣可以出现数百个。

每个病人都应该检查整个皮肤表面，包括头皮、黏膜及指甲。房间光线的充足是重要的因素，一个放大镜有助于评估色素变化。任何可疑病变活检，由专家评估，或通过记录续图和（或）摄影追踪随访。重点检查患者病变部位，与肉眼相比，通过使用皮肤镜可能在低倍数下观察放大的表皮可更精确的观察色素图像。怀疑黑色素瘤的患者，初步评估应包括全面的检查及关注局部淋巴结。如果黑色素瘤或临床筛查非典型痣（发育异常的痣）被发现，其家庭其他成员也应该做筛查。列入高危人群的患者应该每月自检。

活检

皮肤色素的任何变化如大小或形状或其他特征均暗示活检可能是恶性黑色素瘤。推荐的方法是切除活检，有助于病变的病理评估，一旦病变确定为黑色素瘤，还可精确测量出其厚度，如果病变是良性可指导治疗。对于较大病变或解剖学上无法将病变切除活检（如面部、手和足），通过一个最大结节或色素黑暗区域的病变活检是可以的；这应该包括垂直生长的肿瘤，如果存在的话。活检似乎不会出现促进黑色素瘤的播散。对可疑病变，应尽一切努力评估深度和外围边界，并免疫组织化学检测。刮除活检和灼烧应该避免。病理读片应该由色素病变方面有经验的病理学家读片，最基本的报告应该包括厚度、每平方毫米的病变、是否存在溃疡、外观和深度边缘情况。厚度是指主要侵犯皮肤的黑色素瘤，测量的从表皮颗粒层或溃疡部至肿瘤底部的值。区分良性黑素瘤痣在组织学上具有挑战性，荧光与多个探针原位杂交（FISH）对诊断有帮助。

影响预后因素

对一个新诊断的病人最重要的预后因素包括分期分级（表33-4）。转移风险的最佳预测是病变部位的厚度。克拉克水平，定义为黑色素瘤在皮肤基层到黑色素瘤的入侵，因没有预后的重要信息已不再使用。其他重要因素，通过分期分类包括溃疡的存在，结节的粘连、血清乳酸脱氢酶（LDH）水平和出现远处转移。这些重要的预后因素对生存的影响在图33-3中可看到，通过表格描述了生存情况（表33-4）。另一个决定因素是组织学方面，组织学结果较好的位置一般是前臂和腿（不含足），不利的位置包括头皮、手、足、黏膜。一般来说，女性Ⅰ期或Ⅱ期比男性有更好的生存率，可能与早期诊断有关；女性经常有黑色素瘤在小腿上，能更好地自我识别，有较好预后。年龄并不是直接影响因素，老年患者，尤其是年龄超过60岁，预后更差，这一发现部分解释了延迟诊断和部分解释在男性有更高的肢端黑色素瘤发生比例。然而，在年轻病人淋巴结存在更高的转移风险。

分期

黑色素瘤一旦确诊，通过肿瘤分期来评估预后和决策治疗是必要的。2009年修订的黑色素瘤分期和分类见表33-4。患者的临床分期是黑色素瘤部位的病理学评估及临床或放射评估转移性疾病之后确定的。病理分期还包括对局部淋巴区域或者部分淋巴结活检或完整的淋巴切除术的病理分析。所有的黑色素瘤患者都应该有一个完整病史和体格检查，注意一些可能意味着远处转移的症状如不适、体重减轻、头痛、视觉困难和疼痛。体格检查主要是黑色素瘤的部位，寻找顽固的病变或真皮或皮下结节，

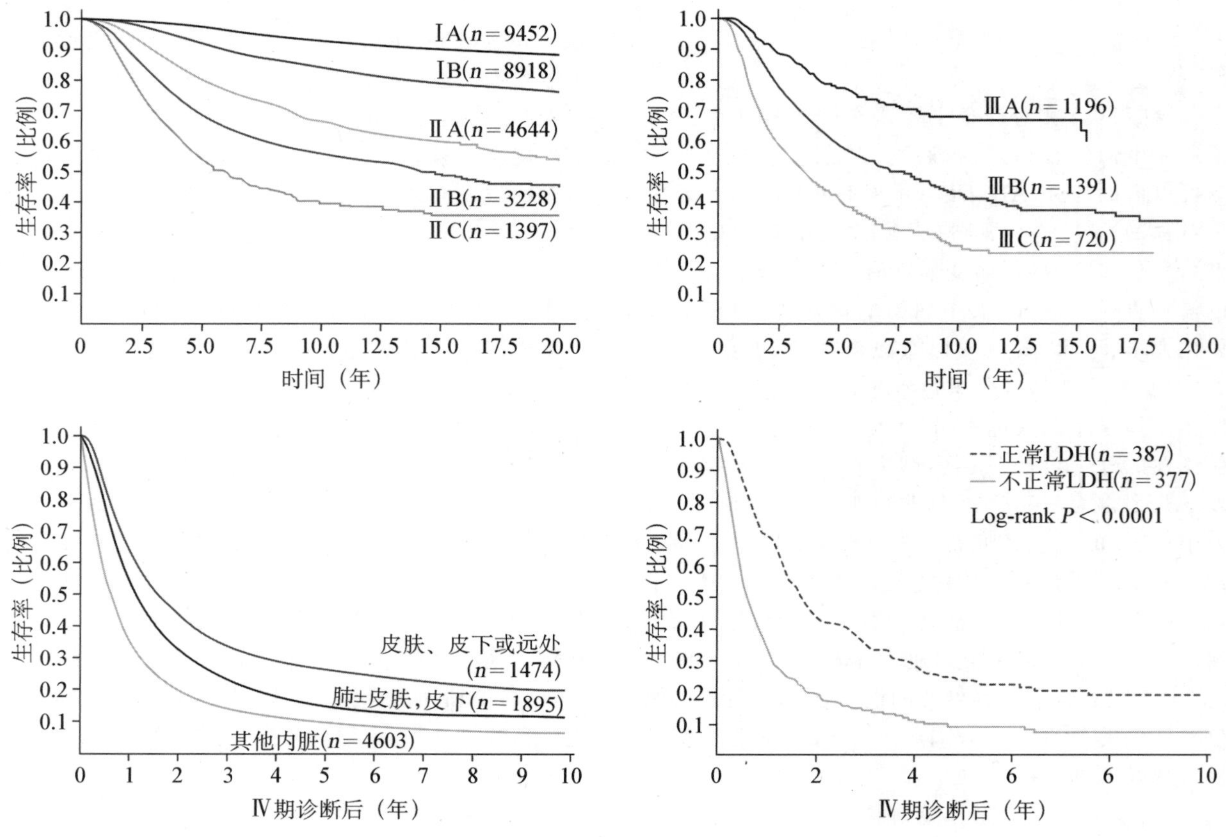

图 33-3　黑色素瘤的生存曲线图

A. Ⅰ和Ⅱ期；B. Ⅲ期；C. 转移到不同位置的Ⅳ期；D. 乳酸脱氢酶水平不同的Ⅳ期

表 33-4　黑色素瘤的分期标准

病理和 TNM 分期	厚度	溃疡	累及淋巴结数量	结节
0				
Tis	原位	无	0	无
ⅠA				
T1a	＜1	无；有丝分裂＜1/mm	0	无
ⅠB				
T1b	＜1	有；或有丝分裂＞1/mm	0	无
T2a	1.01～2	无	0	无
ⅡA				
T2b	1.01～2	有	0	无
T3a	2.01～4	无	0	无
ⅡB				
T3b	2.01～4	有	0	无
T4a	＞4	无	0	无
ⅡC				
T4b	＞4	有	0	无
ⅢA				
N1a	T1～4a	无	1	显微镜下
N2a	T1～4a	无	2 或 3	显微镜下

续表

病理和 TNM 分期	厚度	溃疡	累及淋巴结数量	结节
ⅢB				
N1a	任何	有	1	显微镜下
N2a	任何	有	2 或 3	显微镜下
N1b	任何	有或无	1	显微镜下
N2b	任何	有或无	2 或 3	显微镜下
N2c	任何	有或无	2 或 3	显微镜下
ⅢC				
N1b	任何	有或无	1	显微镜下
N2b	任何	有或无	2 或 3	显微镜下
N2c	任何	有或无	卫星灶或移性转移但无淋巴结转移	
N3	任何	有或无	4＋淋巴结转移，或簇样转移结节/移行转移，或卫星灶合并区域淋巴结转移	
Ⅳ				
M1a		远处转移		
M1b		皮肤和皮下		
M1c		肺和其他内脏 乳酸脱氢酶升高		

这可能意味着卫星结节或转移。体格检查也应该包括局部淋巴结、中枢神经系统、肝和肺。完整的全血细胞计数(CBC)、完整的代谢检测和 LDH 水平应该纳入检查范围。尽管这些对发现远处转移作用微小，但小细胞的贫血会增加肠道转移的可能性，特别是在小肠，原因不明的 LDH 升高需要更广泛的评估，包括 CT 扫描或者正电子发射断层扫描(PET)(或 CT 和 PET 扫描相结合)。如果转移性疾病的症状或体征被发现，应采取适当的影像诊断手段。在病变最初的表现，超过 80％的患者局限于皮肤和消极个人史和体格检查，在这种情况下影像学通常是不显示的。

治疗　黑色素瘤

局部黑色素瘤的临床管理规范(1、2 期)　对于新诊断出皮肤黑色素瘤患者，手术切除病变部位及周围正常的皮肤组织是非常有必要的，这可以切除所有的癌细胞，并减少局部复发的可能性。下面给出原发性黑色素瘤边界切除的参考范围：原位癌 0.5cm；入侵深度至 1mm，1cm；1.01～2mm，1～2cm；和＞2mm，2cm。对于病变部位为面部、手、足，应严格遵守这些标准，但更需考虑个体手术的局限性和尽可能使发病率最小。然而，在任何情况下，如果手术标本中存在皮下脂肪，病理学家都会对厚度进行充分测量、对手术切缘进行充分评估。可局部使用咪喹莫特，尤其是对于颜面等敏感部位的雀斑型黑色素瘤。

前哨淋巴结活检(SLNB)是分期重要工具，已经取代了选择性局部结节的切开，用来评价局部结节状态。SLNB 提供预后信息，并且帮助区分具有复发高危因素，需后续治疗的复发患者。通过围绕原发病灶注入一种蓝色的染料和放射性核素确定首站引流淋巴结。随后通过观察蓝染淋巴结的淋巴结流域和(或)高吸收放射性核素淋巴结来确认前哨淋巴结的位置。移除标识的淋巴结，进行仔细连续的组织病理学切片，行苏木精和伊红染色及免疫组织化学染色来鉴定黑色素细胞。

并不是每个患者都适合 SLNB。黑色素瘤≤1mm，并且＜1 个有丝分裂/mm^2，有一个良好的预后，通常不需要行 SLNB，除非他们有高风险发病因素，如年轻、病灶区溃烂及侵入深度较深。通常可采取广泛切除的作为最恰当的治疗。大多数的患者与临床淋巴结阴性，也应该行 SLNB。SLNB 结果是阴性的患者，可幸免行完全的淋巴结清扫及减少发病率。对于主要病变部位，他们可以简单遵循或考虑辅助治疗或临床试验作为合适的治疗方法。当前的治疗标准：对于 SLN 结果是阳性的患者，需行一个完整的淋巴切清扫；然而，正在进行的相关临床研究正在试图探索如果患者前哨淋巴结中出现小体积转移瘤，是否可以不需要进行手术就可以安全控制病情。显微镜下淋巴结阳性的患者，考虑采用干扰素(IFN)辅助治疗或者参加临床试验。

转移性黑色素瘤的治疗(3期)　局部转移可能发生在局部复发的边缘的瘢痕处；卫星转移，是独立于瘢痕，但在2～5cm的瘢痕处；远处转移，复发处与瘢痕距离＞5cm；或者，在通常情况下，如转移至下一个淋巴结区域。这些复发需采取手术来控制，如果可能的话，可以实现长期无病生存。伴有广泛的局部皮肤复发的患者，可选择单纯的肢体灌注或输注美法仑和高热疗法。已显示这种疗法完全缓解率高及患者症状显著减轻。

术后，局部转移的患者释放的病源可能是局部或者远处转移的高危因素。因此，一些病人应考虑采取辅助治疗。淋巴结清扫后辅助放疗可以减少局部复发的风险，且不影响整体的生存。肿瘤大的患者(3～4cm)或涉及多个淋巴结或显微镜检查有节外的蔓延时应考虑放射疗法。系统性辅助治疗主要是表示对Ⅲ期，但高风险、淋巴结阴性患者(＞4mm)，处于4期的患者也可能受益。IFN-α2b，仅仅被美国食品和药品监督管理局(FDA)批准的辅助治疗。2千万U/m^2，静脉注射，连续4周，每周5d，持续1年；之后1千万U/m^2，皮下注射，每周3次，连续11个月。大剂量IFN有显著的毒性，包括感冒样症状、性功能减退，很大一部分患者有抑郁症的发展倾向。大多数患者通过适当治疗，或通过剂量减少及治疗中断，毒性可以控制，1/3的患者需早期中止IFN。高剂量的IFN辅助治疗提高无病生存期，但它对总体存活率的影响尚不清楚。临床试验适合这类患者，他们中的许多人没有进行治疗或不适合IFN，或这类病人(或他或她的肿瘤学家)不相信IFN益处大于它的毒性。

治疗　转移性肿瘤

当患者有黑色素瘤的复发迹象或症状时，应考虑复发。检查通常包括头部的磁共振检查和全身PET/CT或胸部、腹部和骨盆CT扫描。远处转移(Ⅳ期)可能涉及任何器官，通常包括皮肤、淋巴结转移以及内脏、骨骼或脑转移。转移性黑色素瘤通常是无法治愈的，平均存活时间6～15个月，这取决于所侵犯的器官(图33-3C,D)。皮肤和皮下转移的预后比肺转移或其他内脏转移效果好。血清LDH升高并伴有远处转移的患者预后较差。

FDA批准的对黑色素瘤的唯一化疗药是达卡巴嗪(DTIC)。其他有效药物包括替莫唑胺(TMZ)、顺铂和卡铂、紫杉烷、紫杉醇和多烯紫杉醇或白蛋白紫杉醇和卡莫司汀(BCNU)，研究显示，这些药物疗效为12%～20%。虽然疗效有限，但单独使用DTIC仍然被认为是标准治疗药物，研究证明联合用药并没有提高患者的生存期。TMZ虽然不是FDA批准的治疗黑色素瘤药物，但参与DTIC代谢，因其易于口服，且具有良好的耐受性，并且能够穿透血-脑屏障，已被广泛应用。目前正在尝试更好的联合用药及发现新型有效药物。

5%的患者使用白介素-2(IL-2)可以获得长期无病生存(可能有关治疗)有关。治疗通常包括单独使用大剂量IL-2，也可联合采用IL-2、IFN-α和化疗(生物化疗)的方法。IL-2疗法通常适合良好的体能状态的患者和对于控制IL-2-相关毒性有丰富经验的医师。关于IL-2影响肿瘤消退的机制尚不清楚，但据推测，它诱发特异性的黑色素T细胞，从而导致肿瘤消退。基于这样的假设，罗森博格和他的同事在美国国家癌症研究所(NCI)，通过采取免疫治疗法，即对体外增殖的浸润性淋巴瘤的淋巴细胞采用高剂量的IL-2。一系列的研究采用T细胞治疗方法对没有进行骨髓抑制的化疗(有时包括全身放射治疗)患者进行治疗，存在IL-2-耐药的黑色素瘤患者肿瘤消退人数超过50%。大量研究试图对黑色素瘤采取疫苗接种，通过使用纯化肿瘤蛋白质、肽、DNA载体、树突细胞和未修改的或转基因肿瘤细胞作为引出特异性的黑素瘤T细胞的免疫原反应，但这些方法在临床上未取得明显效果。

一个新的有前途的方法是单克隆抗体CTLA-4阻滞剂。在动物模型中，当CTLA-4正在激活T细胞时，CTLA-4抗体阻止该信号产生的抑制，从而抑制T细胞的功效，并导致肿瘤的消退。在一项随机对照试验研究发现，与使用多肽类的疫苗相比，使用抗CTLA-4剂(伊匹单抗)，可以提高整体生存率。不良反应之免疫相关的不良反应，前面已述。对于出现皮疹、腹泻、结肠炎、垂体炎等不良反应的患者，这些不良反应都是可以控制的，似乎有更高的肿瘤消退比例。

靶向治疗对于转移性黑色素瘤患者来说是一个充满希望的治疗方法。最有前途的是那些激活BRAF和c-kit的基因突变，从而导致MAP激酶通路激活的药物。BRAF V600E是黑色素瘤是最常见的突变。已经被开发的PLX4032，是一种口服的高度选择性BRAF抑制剂，早期的临床试验研究发现，PLX4032的肿瘤消退率高达70%，到目前为止，大多数似乎可缓解部分肿瘤，但生存持续时间有限。在黑色素瘤中，也发现激活突变c-kit酪氨酸激酶受体，但主要是在黏膜、肢端雀斑及雀斑型黑色素瘤。只有5%的转移性黑色素瘤患者出现这种突变，c-kit突变患者的数量极其少。然而，如果存在，黑素瘤和胃肠道间质肿瘤一样，均激活c-kit突变，均可对伊马替尼产生反应。靶向治疗可能需要根据肿瘤分子类型来确定，对提供的治疗药物是否合适或是否适合临床试验中开发的新药物。一些处于四期的患者，通过手术切除转移病灶，会有很长无病生存期。转移性疾病患者包括小的病灶，无论是系统治疗之前或之后，通常是需要手术的。这些病人可能会有单独的肺或脑转移，但对于超过一个病灶的转移患者，手术显得越发重要。术后，没有病灶时才可以被考虑采取IFN治疗或纳入临床试验，因为远处转移的风险非常高。

目前对绝大多数难治性的患者采取姑息治疗，所以临床试验是一个合适的选择，甚至是以前未经治疗的患者。然而，由于大多数四期患者是无法治愈的，尤其是对身体状况差的患者，应该及时给予姑息治疗和临终关怀。

随访

对于所有的黑色素瘤患者建议每年至少行一次皮肤检查和监测。国家癌症综合协会(NCCN)推荐，处于IB-IV期的黑色素瘤患者，每3～6个月行1次全面的病史和体格检查持续2年，然后每3～12个月一次，持续3年，此后每年1次。尤其要注意的是，处于Ⅰ～Ⅲ期转移到淋巴结的患者有复发的仍需要治疗。医生会建议行CBC、LDH和X线胸片的相关检查，常规影像检查对转移疾病在此时是不推荐的，因为此时早期检测转移性对生存获益并不明显。

预防

预防原发性黑色素瘤的主要方法是避免来自太阳的辐射，包括穿防晒服，避免正午强烈的紫外线照射，常规应用广谱抗紫外线(紫外线a和紫外线b)的SPF≥15的防晒霜。二级预防包括教育和筛查。病人应该接受黑色素瘤特点(体征)的教育，并建议告知色素部位的生长和变化。来自美国癌症协会、美国皮肤病学会、国家癌症研究所和皮肤癌基金会的手册是可参考的。每6～8周自我检查可提高检测出变化的可能性。尽管美国预防服务工作组指出，皮肤癌症筛查证据不足，还不值得推荐，全身皮肤癌症筛查似乎简单，是一种可以降低皮肤癌的死亡率方法，尤其对临床非典型痣(发育异常的痣)和那些有黑色素瘤病史的患者。3个或3个以上原发性黑素瘤患者，和家庭中至少一个有侵入性黑色素瘤和两个或两个以上的黑素瘤，和(或)在第一或二级亲属家庭中有胰腺癌患者，基因检测是有益的。

无黑色素的皮肤癌

无黑色素皮肤癌(NMSC)在美国是最常见的癌症。基底细胞癌(BCCs)占NMSCs的70%～80%。鳞状细胞癌(SCCs)尽管只占NMSCs的20%，但因具有转移能力显得更加重要(图33-4)。NMSC占每年2400人死亡数的绝大部分，发病率在过去10年中显著上升。

病因学

BCC和SCC的病因是多方面的。长期暴露在阳光下的累积，主要是UV-B光谱，是最重要的因素。其他因素如男性、老年人、凯尔特人的后裔、白肤色、金色或红色的头发、蓝色或绿色的眼睛，容易晒伤及户外职业者皮肤癌的发病风险更高。这些肿瘤的发生率随纬度减少而增加。大多数肿瘤发生的部位为太阳暴露较多的头部和颈部。在美国更常见的肿瘤在身体左侧，而英国在身体右侧，可能与开车时不对称的暴露有关。随着地球的臭氧保护层进一步变薄，预计皮肤癌的发病率将进一步增加。在某些地理区域，暴露于含砷的井水或工业来源物质可能显著增加BCC和SCC的风险。在累及人群中，皮肤癌症可能伴有或没有其他慢性砷中毒(如含砷的角质层)的皮肤标志。少见的暴露因素是在焦油、烟尘或页岩过程中接触芳香环烃。吸烟增加嘴唇和口腔鳞状细胞癌的风险。人类乳头状瘤病毒和紫外线辐射也起到致癌的作用。

机体本身有皮肤癌发病的危险因素包括免疫抑制性疾病或药物。实体器官移植受者长期接受免疫抑制剂，NMSCs发病率显著上升。鳞癌最常见，发病率增加65倍，而BCC的发病率增加10倍。器官官移植前后，皮肤癌发生率与免疫抑制的程度和持续时间，以及阳光照射的程度有关。鳞癌在这类人中也表现出更易局部复发、转移和死亡率高的特点。

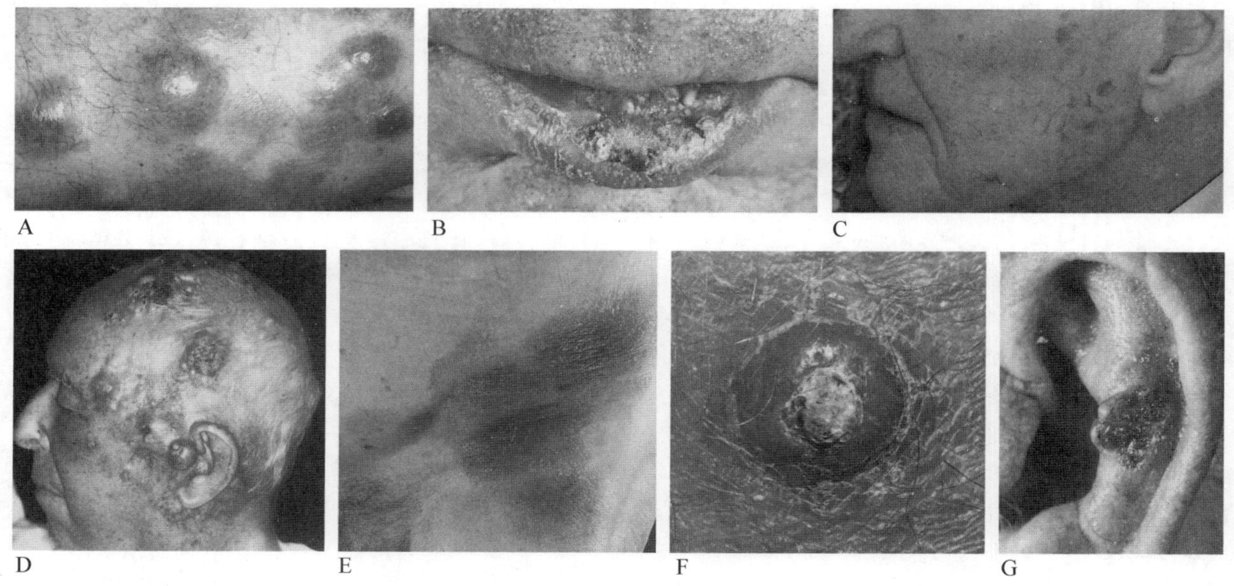

图 33-4　皮肤肿瘤

A. 非霍奇金淋巴瘤，侵犯到皮肤表现为典型的紫罗兰色，"梅子色"结节。B. 鳞状细胞癌，在这里看到的角化结痂，有侵蚀斑块在下唇。阳光暴露的皮肤，如头部、颈部、双手和胳膊是典型位置。C. 日光性角化病包括太阳暴露的皮肤过度角化斑疹丘和斑块，在中年到老年人发展，有潜在的恶变转化可能。D. 皮肤转移癌的特征表现为炎症，经常破溃的皮肤结节。E. 蕈样肉芽肿可见于皮肤 T 细胞淋巴瘤，这例患者可见斑块病变。F. 角化棘皮瘤表现为一种外生性结节中央角质坏死的低度鳞状细胞癌。G. 基底细胞癌表现为中央溃疡和珍珠似的毛细血管扩张的肿瘤边界

皮肤癌在艾滋病患者并不少见，肿瘤在此情况下可能会有攻击性。其他因素包括电离辐射、热灼伤的瘢痕和慢性溃疡。几种遗传条件与皮肤癌（如白化病、着色性干皮病、Rombo 综合征、Bazex-Dupre-Christol 综合征、基底细胞痣综合征）。Hedgehog 信号通路基因的突变，主要基因编码修补的同族体 1（PTCH1）和平滑同族体（SMO）都发生在 BCC 中。事实上，临床试验中口服 hedgehog 抑制剂在治疗不可以晚期或转移 BCC 有前景的。

临床表现

NMSCs 通常无症状，但疾病进展期出现经久不愈的溃疡、出血或疼痛。

1. *基底细胞癌*　BCC 是一种恶性肿瘤，源于表皮的基底细胞。侵袭性最小的 BCC 亚型，是表皮的 BCC，典型表现是躯干的红斑块慢慢扩大。这种 BCC 亚型可能会被良性的炎性皮肤病迷惑，特别是圆形的湿疹和牛皮癣。BCC 也可以表现为很小、缓慢增长似珍珠大小的结节，表面经常有小的扩张血管（结节 BCC）。在不同的结节性 BCC（色素 BCC）偶尔出现黑色素，在临床上可能会与黑色素瘤相混淆。硬皮病样（纤维化样）和小结节型 BBC，是最具有侵袭性亚型，表现为独立的、平的或轻微压低的，白色硬的或淡黄色的斑块。边界通常模糊，典型特征是潜在的亚临床广泛扩散。

2. *鳞状细胞癌*　原发的皮肤鳞状细胞癌是一种来自角质化上皮细胞的恶性肿瘤。鳞癌生长迅速、易转移，临床特征千变万化。通常，鳞状细胞癌以一个溃疡的结节红斑或皮肤表面或者唇边侵蚀溃烂，但也可能以疣状丘疹或斑块形式出现，扩张的毛细管并不常见。这种的肿瘤边界定义不清晰，固定底层结构可能出现。皮肤鳞状细胞癌可能出现在身体的任何部位，但通常出现在皮肤晒伤处。一个相关的肿瘤，角化棘皮瘤，通常表现为一个圆形的丘疹伴中央角化珠，迅速扩张，通常无需治疗自行消退。这种病变是很难与鳞状细胞癌区分。

日光性角化病和唇炎，两者都是鳞状细胞癌的癌前病变，在阳光暴露的地方以丘疹的形式出现。对于没有治疗的恶性病变消退的潜能为 0.25%～20%。Bowen 病、原位鳞状细胞癌，以一种剥脱、红色斑块形式出现。治疗癌前病变和原位癌降低了以后的侵袭性疾病的风险。

自然史

1. 基底细胞癌 BCC 的是逐渐扩大，局部浸润性的肿瘤。局部破坏的程度和复发的风险与肿瘤大小、持续时间、位置和肿瘤的组织学亚型相关。肿瘤位置在面部中央、耳朵或头皮，可能预示着有更高的风险。小结节、有色素的、囊性或浅表的 BCC 大多数有较好的治疗效果。大的损伤和小结节型和硬化的基底细胞癌亚型可能更具有侵袭性。据估计，BCC 的转移潜能为 0.002 8%～0.1%。无论是 BCC 或鳞状细胞癌的患者，发展成皮肤癌的风险增加，估计在 5 年内上升至 40%。

2. 鳞状细胞癌 鳞癌的发展取决于肿瘤和机体的特点。与那些受保护的皮肤相比，肿瘤出现在晒伤皮肤有较低转移潜能。皮肤鳞状细胞癌有 0.3%～5.2%转移率，最常转移至淋巴结。发生下唇和耳朵的肿瘤转移潜力分别为 13%和 11%。鳞状细胞癌的转移出现在瘢痕、慢性溃疡、生殖器或黏膜表面概率更高，总的复发转移率接近 30%。大的、低分化、伴有周围神经或淋巴结侵犯的深部的肿瘤更具有侵袭性。生长迅速和侵袭性强的多发肿瘤的治疗对于免疫抑制患者是个挑战。

治 疗 基底细胞癌和鳞状细胞癌

基底细胞癌 最常用的治疗方式包括电干燥法和刮除术(ED&C)，切除、冷冻手术、放射治疗、激光治疗、莫氏手术(MMS)、局部氟尿嘧啶、光动力治疗和局部免疫调制剂。治疗方式的选择取决于肿瘤特点、患者年龄、医疗状况，病人的偏好和其他因素。刮除术仍然是皮肤科医生最常用的方法。低风险的肿瘤选择该方法(如一个侵袭性低的亚型的小原发肿瘤，位置较好)。提供组织学的检查切除，通常会选择更具有侵袭性的肿瘤或者那些高风险区，或者在许多情况下，由于审美的因素。使用液氮冷冻手术用于某些低风险的肿瘤，但需要采用专用设备使之有效。放射治疗，虽然不作为常规的主要治疗方法，但为许多 BCC 患者的治愈提供了很好的机会。对于不能考虑手术的患者和手术后有高风险的患者作为一种辅助治疗是很有用的。年轻的患者可能不适合放射治疗，因为长期的放疗会有致癌和皮炎的风险。尽管激光技术迅速发展，但治疗浸润性或复发病灶的长期疗效是未知的。相比之下，MMS，一种专业的手术切除方式，治愈率高达 98%，能够较好的控制组织和保留未受侵犯的组织。在高风险的复发位置，或肿瘤较大且边界不清的位置，需要最大限度保留组织的部位(如眼皮)，这种是首选方式。局部免疫调节剂(如咪喹莫特)可治疗浅表的和更小的结节型 BBC。病灶区采用化疗(5-氟尿嘧啶和干扰素)、光动力治疗(采用选择性激活的可见光光敏的药物)已经成功地应用在许多肿瘤患者。一个局部核酸内切酶(T4N5 脂质体乳液)已被证明可修复 DNA 损伤，并可能减少 NMSC 在着色性干皮病的发生率。

鳞状细胞癌 治疗皮肤鳞状细胞癌应基于肿瘤的生物学行为的影响因素的风险分析。这些因素包括大小、位置和程度，肿瘤的组织学分化以及年龄和病人的身体状况。手术切除、放射治疗是治疗 MMS 标准方法。冷冻手术和 ED&C 已经成功的用于癌前病变的和小原位肿瘤。伴有淋巴结转移的治疗，采用放疗，或两者兼而有之。13-顺式-视黄酸(1mg/kg，口服，每天 1 次)加上 IFN-α(300 万 U 皮下注射或肌内注射，每日 1 次)对大多数病人可能会产生部分作用。全身化疗药的联合，包括顺铂可能对患者是姑息治疗方式。口服 hedgehog 通路抑制剂维莫德吉对侵袭性疾病是有意义的。

预防

绝大多数的皮肤癌与长期的紫外线辐射相关，病人和医生的教育可以大大降低发病率。预防的重点应当放在生命开始的早期。患者必须明白，尽管多年以后才会发展为癌症，但 uv-b 破坏早期就已经开始了。定期使用防晒霜和防护服应得到鼓励。避免阳光日晒和正午的太阳(早上 10 时到下午 2 时)暴露。原位癌和癌前病变的损伤应早期治疗。早期发现的小肿瘤，可以使用更简单的治疗方法达到更高的治愈率，并降低患病率。对于皮肤癌病史的患者，应该非常重视长期随访监测复发，转移和新发的皮肤癌。对于器官移植的患者使用化学预防药物类似维生素合成物以及免疫抑制在控制多个肿瘤的病灶是有用的。

其他的无黑色素的皮肤恶性肿瘤

皮肤附件的肿瘤和纤维肉瘤、间质组织、脂肪组织和血管组织的肿瘤组成 NMSCs 剩下的 1%～2%的(表 33-1)。默克尔细胞癌是一种神经干细胞的肿瘤(角蛋白-20-阳性)，具有高度侵袭性的恶性肿瘤，3

年死亡率高达约为33%。最近的研究发现，小的致瘤的默克尔细胞多瘤病毒存在于80%肿瘤中，预后很大程度上取决于疾病的程度。局部的生存率为90%，淋巴结受累的生存率为52%，伴有远处转移的3年生存率为10%。自1986年到2001年发病率增长了2倍，据当前估计在美国每年出现1200例。典型表现是无症状迅速扩大红色的/粉色肿瘤常发生于白色皮肤的老年病人，治疗方法是手术切除伴有或不伴淋巴结组织活检，常常辅助放疗。

乳房的Paget病是一种罕见的分泌性的恶性肿瘤，起源于上皮干细胞，具有Paget细胞的组织学特点。这些肿瘤表现在肛门或生殖器。一般较少，也可见老年人的腋窝皮肤出现潮湿红斑。治疗这类肿瘤可能是一个挑战，因为远远超出临床治疗范围；MMS手术切除治愈率最高。同样，MMS在其他罕见的皮肤肿瘤伴有广泛的亚临床扩展，如可以作为恶性结缔组织细胞癌是一种治疗的选择。

卡波西肉瘤(KS)是一种血管起源的人类疱疹病毒8所诱导的软组织肉瘤。在艾滋病流行之前KS的发病率非常罕见，高活性抗反转录病毒疗法的应用，使艾滋病相关的卡波西肉瘤病减少了10倍。

（杨 锦 译）

第 34 章

Chapter 34

头颈部癌

Everett E. Vokes

头颈部癌起源于头颈部黏膜表面，多为鳞状细胞癌。头颈部癌的起源部位包括鼻窦、口腔、鼻咽、口咽、下咽和喉部。涎腺癌的病因、病理、临床表现和治疗方式与一般头颈部癌不同。甲状腺癌详见第48章。

发病和流行病学

2010年，美国头颈部癌新发病例数为36 540例，约占所有成人恶性肿瘤的3%，死亡病例数为7880例。头颈部癌的全球年发病例数超过5000万。在北美和欧洲，最常见的是口腔癌、口咽癌和喉癌，鼻咽癌常见于地中海沿岸和远东地区。

病因学和遗传学

在美国，头颈部癌的最常见风险因素是酗酒和吸烟。烟草是口腔癌的致癌剂，其他可能的病因包括大麻和职业暴露，如从事镍提炼、纺织纤维和木材加工等相关工种。

饮食因素也可致癌。膳食均衡非常重要，头颈部癌高发于少食水果和蔬菜的人群。一些维生素包括胡萝卜素，可能会提供保护作用。补充维生素A酸类并未证实对于头颈部癌（或肺癌）的预防作用，还可能会增加吸烟者的患癌风险。

一些头颈部癌与病毒感染相关。Epstein-Barr病毒（EBV）的感染与鼻咽癌发病相关，鼻咽癌好发于地中海沿岸和远东地区，当地应用EBV抗体滴定来筛选高危人群。鼻咽癌还与长期食用咸鱼相关。

在西方国家，人乳头瘤病毒（HPV）的感染可诱发约50%的口咽癌，包括扁桃体和舌底部肿瘤。与宫颈癌一样，HPV16和18是最常见的病毒亚型。口咽癌的发病率在西方国家逐渐增加。流行病学研究表明，HPV相关口咽癌常发生于年轻人群，与性行为和经口性行为相关。

对于涎腺肿瘤，尚未发现特异性病因或环境致癌物。

组织病理学、致癌机制和分子生物学

头颈部鳞状细胞癌分为高分化、中分化和低分化3种亚型，低分化肿瘤较高分化肿瘤的预后差。对于发病率较低的鳞状细胞鼻咽癌，要注意区分未角化癌和未分化癌（淋巴上皮样癌），后者可见浸润性淋巴细胞，常与EBV感染相关。

涎腺癌起源于主要涎腺（腮腺、下颌腺、舌下腺）或小涎腺（位于上呼吸道及消化道的黏膜下层）。腮腺肿瘤大多数是良性的，但下颌腺和舌下腺肿瘤及大多数小涎腺肿瘤常为恶性，主要包括黏膜上皮癌、腺样囊性癌和腺癌。

如果咽部的黏膜层经常受酒精或烟草等相关致癌原的刺激，癌前病变或恶性病变的发生率会明显增加。黏膜红斑病（红色斑点）或黏膜白斑病（白色斑点）可能是组织病理增生、异常增生、原位癌或癌。然而，大多数头颈部癌患者并没有癌前病变病史。临床上，还可见到同一患者同一时间或不同时间发生多种头颈部肿瘤的病例。事实上，随着时间发展，早期头颈部癌患者更常见的死因是第二原发肿瘤，而并非死于初始原发肿瘤的复发。

第二原发的头颈部肿瘤常常并非由治疗引起，而是由引发首个上呼吸消化道黏膜癌变的同一致癌物诱发的。第二原发肿瘤常发生于头颈部、肺或食管。罕见情况下，患者在接受放疗后会出现放疗诱发的肉瘤。

头颈部癌的分子癌变过程包含多个事件，如癌基因的活化和抑癌基因（常为p53）的失活。表皮生长因子受体(EGFR)是一个常见且重要的预后分子。

病理上切缘阴性(完全切除)的肿瘤切缘处残留的肿瘤细胞常具有持续的 p53 突变。因此,如在一些"正常"的手术切缘处检测到肿瘤特异性的 p53 突变,表明存在残余病灶。这种亚微观切缘有浸润的患者的预后要差于切缘真实阴性的患者。

临床表现和鉴别诊断

大多数头颈部癌患者发病在 50 岁以后,HPV 相关肿瘤的高发年龄是 40 岁,EBV 相关鼻咽癌可发生于任何年龄,包括青少年。临床表现因分期不同和肿瘤部位不同而异。具有非特异体征和症状的患者应行全面检查,尤其是症状持续超过 2～4 周者。

鼻咽癌早期没有明显症状,偶尔会因咽鼓管堵塞出现单侧耳炎、单侧或双侧鼻塞或鼻出血。进展期鼻咽癌常因为侵犯颅底引发脑神经病变。

口腔癌的主要表现是难以愈合的溃疡、义齿牙舒适度的改变和疼痛。舌底肿瘤和口腔癌可以使舌的运动能力减弱,引起语音改变。口咽癌和下咽癌早期也很少有症状,但可表现为喉咙痛和(或)耳痛。

声嘶可能是喉癌的早期症状,持续性声音嘶哑需要到专科进行喉镜或影像学检查。如果头颈部伤口应用抗生素后症状不能缓解,就需要行进一步检查以避免延误早期诊断。

进展期头颈部癌可引起严重的头痛、耳痛、气道堵塞、头部神经病变、牙关紧闭、吞咽疼痛、吞咽困难、舌运动能力降低、瘘管、皮肤侵犯、单侧或双侧颈部淋巴结肿大。一些患者仅表现为颈部淋巴结肿大,但内镜或活检并未能发现原发病灶,这种称为不明原发灶癌(图 34-1)。如果肿大淋巴结位于上颈部,病理为鳞状细胞癌,原发灶可能来自头颈部黏膜表面。锁骨上淋巴结转移癌的原发灶可能来自胸部或腹部。

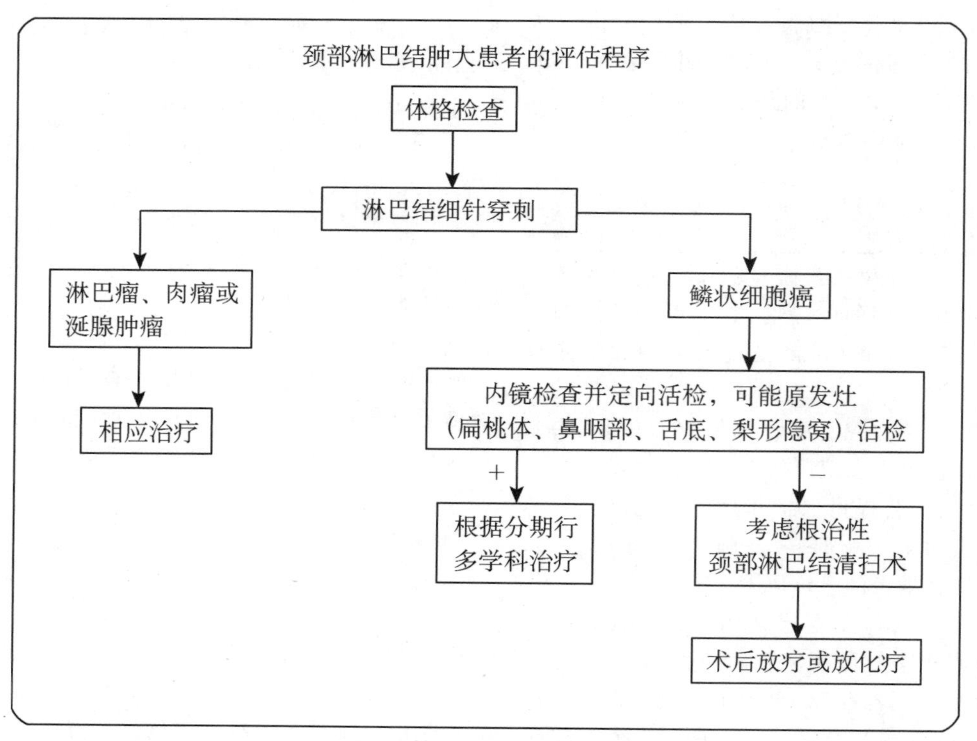

图 34-1　颈部淋巴结肿大患者的评估和诊断程序(无原发黏膜病变)

体格检查应包括所有黏膜表面的视诊及口腔、舌和颈部的触诊。除了观察肿瘤外，还要观察黏膜白斑（白色黏膜斑点）或红斑（红色黏膜斑点），这些癌前病变可能代表着增生、异常增生或原位癌，因此需要活检，进一步的检查需要由专业医生操作。头颈部 CT 有助于确定肿瘤范围，有淋巴结转移的患者还应行胸部影像学和骨扫描来确定是否有远处转移。PET 扫描可发现和确定远处转移。麻醉下的内镜检查（喉镜、食管镜、气管镜）可以明确分期，内镜下可进行多点活检来明确诊断、确定原发病灶或明确可能的癌前病变或第二原发肿瘤。

头颈部肿瘤的分期采用美国癌症分期联合委员会（American Joint Committee on Cancer）制定的 TNM 分期（肿瘤、淋巴结、转移）（表 34-1 和表 34-2）。不到 10％的患者初诊时即有远处转移，更常见的是初诊时已有淋巴结转移和肺、骨、肝的微小转移，其中颈部淋巴结转移尤为常见。随着现代影像技术的发展，临床可检测到的远处转移的患者数量还会有所增加。

表 34-1　头颈部癌的肿瘤、淋巴结、转移（TNM）分期

原发肿瘤部位（示例）			
T 分级	口咽	下咽	
T1	0～2cm	0～2cm	
T2	2.1～4cm	>1 个部位，2.1～4cm	
T3	>4cm	>4cm 或侵犯半个喉部	
T4a	侵犯喉部、舌部肌肉、翼内肌、硬腭、下颌骨	侵犯甲状腺、环状软骨、舌骨、食管或纵隔软组织	
T4b	侵犯侧面翼状肌、翼状板、后鼻咽或骨质或包绕颈动脉	侵犯椎前筋膜、包绕颈动脉或侵犯纵隔组织	
区域淋巴结（N）			
NX	区域淋巴结不能评估		
N0	无区域淋巴结转移		
N1	单侧淋巴结转移，最大直径≤3cm		
N2	单发同侧淋巴结>3.1cm 但≤6cm，或多发同侧淋巴结肿大，或对侧淋巴结≤6cm。双侧淋巴结转移，最大径≤6cm，超出锁骨上区域		
N3	淋巴结转移最大径>6cm		
分期			
0 期	Tis	N0	M0
Ⅰ期	T1	N0	M0
Ⅱ期	T2	N0	M0
Ⅲ期	T3	N0	M0
	T1～T3	N1	M0
ⅣA 期	T4a	N0	M0
	T4a	N1	M0
	T1～T4a	N2	M0
ⅣB 期	T4b	任何 N	M0
	任何 T	N3	M0
ⅣC 期	任何 T	任何 N	M1

表 34-2　鼻咽癌的 TNM 分期

原发肿瘤(T)			
Tis	原位癌		
T1	肿瘤局限于鼻咽		
T2	肿瘤侵犯咽部软组织		
T3	肿瘤侵犯颅底骨质或鼻窦		
T4	肿瘤颅内侵犯，侵犯头部神经、扁桃体窝、下咽部、眼眶或咀嚼肌		
区域淋巴结(N)			
	鼻咽癌的淋巴结分布和播散途径比较特异，尤其是未分化亚型，不同于头颈部癌，因此使用不同的 N 分期系统		
N0	无区域淋巴结转移		
N1	单侧淋巴结转移，最大径≤6cm，高出锁骨上窝		
N2	双侧淋巴结转移，最大径≤6cm，高出锁骨上窝		
N3	淋巴结转移，>6cm，和(或)位于锁骨上窝		
N3a	直径>6cm		
N3b	侵犯锁骨上窝		
鼻咽癌分期			
0 期	Tis	N0	M0
Ⅰ期	T1	N0	M0
Ⅱ期	T1	N1	M0
	T2	N0～N1	M0
Ⅲ期	T1	N2	M0
	T2	N2	M0
	T3	N0～N2	M0
Ⅳa 期	T4	N0～N2	M0
Ⅳb 期	任何 T	N3	M0
Ⅳc 期	任何 T	任何 N	M1

对于未发现原发灶的淋巴结转移患者，可行淋巴结切除术来明确诊断。如果结果是鳞状细胞癌，应该行广视野内镜检查，对所有可疑病灶和常见的原发部位(鼻咽、扁桃体、舌底和梨状隐窝)进行定向活检。

治疗　头颈部癌

临床上，头颈部癌患者的治疗分为 3 种情况：局限性疾病、局限和区域进展性疾病、复发转移性疾病。吸烟和饮酒引发的疾病不仅影响治疗结局，并决定患者的长期复发风险。

局限性疾病　临床上，约 1/3 的患者属于局限性疾病，包括肿瘤为 T1 或 T2(Ⅰ或Ⅱ期)大小、无淋巴结转移或远处转移，这类患者的主要治疗手段是手术或放疗。手术和放疗的方式依据肿瘤位置和不同医院的经验而定。放疗因能保留发音功能，可作为喉癌的优选治疗手段。口腔小肿瘤优选手术治疗，可避免放疗远期不良反应，如口腔干燥和牙齿损害。局限性头颈部癌患者 5 年总生存率为 60%～90%，大多数患者疾病复发发生于确诊后 2 年内，常为局部复发。

局部或区域进展性疾病　局部或区域进展性头颈部癌的原发肿瘤较大，可有淋巴结转移，临床上这类患者超过 50%。这类患者的治疗不能仅靠手术或放疗，应联合化疗才可达到最佳治疗效果。化疗可以为诱导化疗[手术和(或)放疗前给予化疗]或同步放化疗。同步放化疗证据充足，临床最常应用。对于中期患者(Ⅲ期和Ⅳ期早期)，可在术后接受同步放化疗。同步放化疗也可作为不可切除肿瘤的初始治疗手段，可以更好地保留器官功能。

诱导化疗　这一治疗策略是让患者在术前和放疗前接受化疗，化疗采用标准三药方案：多西他赛＋顺铂＋氟尿嘧啶(5-FU)。3 个周期后大多数患者肿瘤可缩小，超过50%的患者可达到临床“完全缓解”。与单纯手术放疗相比，这种“序贯”进行的多学科治疗手段可最大限度地保留器官，尤其适用于喉癌和下咽癌患者，其治愈率也高于单用放疗。

同步放化疗 同步放化疗是指同时而不是序贯应用放化疗。头颈部肿瘤最常见区域复发(复发灶位于原发病灶和引流淋巴结区域)。同步治疗应用化疗增敏放疗，可增强杀伤肿瘤细胞的作用。当然，同步放化疗的毒性也会增加，尤其是黏膜炎，3或4级发生率为70%～80%。一些随机研究的荟萃分析显示同步放化疗5年生存率仅可提高8%。但随着更具活性化疗药和调强放疗的广泛应用，患者5年生存率可提高至34%～50%。另外，对于进展期喉癌患者，同步放化疗较单用放疗不仅降低了喉头切除术的比率，而且提高了生存。放疗联合顺铂还可提高进展期鼻咽癌患者的生存。基于顺铂的同步放化疗、可以明显改善HPV相关肿瘤患者的预后。

一项包含461例不可切除头颈部肿瘤患者的研究显示，同步放化疗可取得很好疗效。因此，对于可切除的中期疾病，同步放化疗开始作为一个术后常用治疗手段。术后同步放化疗较单用放疗可明显增加疗效，尤其适用于高危患者，如淋巴结外播散、多个淋巴结转移或手术后阳性切缘者。

靶向EGFR的单克隆抗体(西妥昔单抗)与放疗同用可提高生存。阻断EGFR可增强放疗敏感性，不良反应低于传统化疗药，痤疮样皮疹是最常见不良反应。西妥昔单抗联合标准化疗的疗效尚在研究中。

复发或转移性疾病 10%的患者首诊即有转移，50%以上局部进展期患者会复发，复发常发生于头颈部区域之外。复发转移患者大多不可治愈，需要接受姑息治疗。一些患者需要局部/区域放疗来镇痛，更多患者需要接受化疗。化疗有效率仅为30%～50%，有效持续时间仅3个月，中位生存时间是6～8个月。但是，化疗可缓解症状，有效药物包括甲氨蝶呤、5-FU、顺铂、紫杉醇和多西他赛。顺铂联合5-FU、卡铂联合5-FU、顺铂或卡铂联合紫杉醇或多西他赛是最常用的方案。

靶向EGFR的治疗包括单抗(如西妥昔单抗)和针对EGFR信号通路的酪氨酸激酶抑制剂(TKIs，如厄洛替尼或吉非替尼)，单药有效率约为10%。TKI的主要不良反应是痤疮样皮疹和腹泻。西妥昔单抗联合标准化疗(顺铂或卡铂联合5-FU)可明显提高中位生存。

并发症 头颈部癌治疗的并发症常与手术范围及放疗对正常组织的损伤相关。目前，手术范围越来越精细或者完全由化疗和放疗替代手术。放疗的急性不良反应包括黏膜炎和吞咽困难，远期不良反应包括口腔干燥、味觉丧失、舌头运动能力减弱、第二原发肿瘤、吞咽困难和颈部纤维化。化疗的不良反应因方案而异，常见不良反应包括骨髓抑制、黏膜炎、恶心和呕吐及肾毒性(顺铂相关)。

治疗相关黏膜不良反应可导致营养失调和脱水。许多中心在治疗前会行口腔检查，一些中心会行鼻饲以确保水和营养物质的摄入。约50%的患者会出现甲状腺功能减退，因此，应定期监测甲状腺功能。

涎腺肿瘤

良性涎腺肿瘤可行手术切除，恶性涎腺肿瘤须行手术及放疗。肿瘤可区域复发，腺样囊性癌可沿着神经道复发。远处转移可以发生在确诊后10～20年，治疗常为姑息治疗，化疗药物常为多柔比星和(或)顺铂。应优先使用有疗效的新型化疗药。

(薛 妍 译)

第35章

Chapter 35

肺部肿瘤

Leora Horn　William Pao　David H. Johnson

肺癌是现代社会最常见的恶性肿瘤疾病，其在1900年以前比较少见，有文献报道的病例不超过400例。但是，从20世纪中叶起，肺癌逐渐成为北美和欧洲第一大恶性肿瘤，男性肺癌死亡人数是前列腺癌的3倍，女性肺癌死亡人数是乳腺癌的2倍。目前，肺癌已成为全球发病率和死亡率最高的恶性肿瘤。吸烟被认为是肺癌最主要的病因，这在20世纪中叶就被证实，并于1964年由美国外科总院报道。该报道后，北美和部分欧洲国家烟草消费开始下降，肺癌发病率也随之下降。目前在美国男性肺癌发病率下降已十分明显，直至最近女性肺癌发病率也开始显著下降。但是，在其他国家特别是发展中国家，肺癌的发病率却还在上升。尽管吸烟仍然是全球肺癌最主要的发病原因，但是仍有超过60%的新发肺癌患者为不吸烟者（一生吸烟＜100支）或为既往吸烟者（一生吸烟≥100支，但戒烟≥1年，许多人甚至戒烟十几年以上）。此外，1/5的女性患者和1/12的男性患者从未吸烟。鉴于这个问题的重要性，需要我们进一步研究肺癌的发病原因和治疗策略。

流行病学

无论性别，肺癌仍是美国死亡率最高的恶性肿瘤。2010年美国约220 000人新诊断为肺癌。男性肺癌发病高峰在20世纪80年代末，女性发病较为平稳。在40岁前发病较少，此后逐渐升高直至80岁后下降。在发展中国家，男性肺癌发病率为8%，女性约为6%。不同种族的肺癌发病率差异较大，发病率最高的为非裔美国人，主要为男性，且年龄多小于50岁。非裔美国人肺癌死亡率较白种人女性高25%。西班牙裔、当地土著及亚裔的发病率为白种人的40%～50%。

风险因素

80%～90%的肺癌与吸烟相关，尽管还有其他原因，但相关性均未超过吸烟。吸烟者患肺癌的风险是从不吸烟者的10倍以上。研究显示，每15支烟就会导致1种基因突变。已戒烟者患肺癌风险低于继续吸烟者。既往吸烟者患肺癌风险是从不吸烟者的9倍，而继续吸烟者患肺癌风险则是从不吸烟者20倍。戒烟时间越长，患病风险下降越多。吸烟使各类型肺癌风险均增高。环境性吸烟（environmental tobacco smoke，ETS）又称二手烟，亦是确定的肺癌病因。ETS患肺癌风险低于主动吸烟者，与吸烟者结婚多年的不吸烟者其肺癌风险增加20%～30%。

尽管吸烟是肺癌最主要的病因，已明确还有很多其他风险因素，包括职业接触石棉、砷、双醚、六价铬、芥子气、镍（在镍的某个提炼环节）及多环芳烃。职业暴露既往史为我们了解肺癌的发生机制提供了新的思路。如在职业接触石棉的人群中，肺癌风险最高的是患有石棉肺的人群，说明了肺部非恶性纤维化疾病所致瘢痕和炎症可以触发石棉所致肺癌的发生。还有其他一些职业暴露与肺癌发生相关，但是目前尚不清楚病因。

儿童时期摄入蔬菜、水果少的人群患肺癌风险增加。研究发现某些特殊营养元素，如类视黄醇和类胡萝卜素可能对肺癌有预防作用。但是目前的随机临床研究还没有充分的证据。离子辐射是明确的肺癌致癌因素之一，日本广岛和长崎原子弹爆炸幸存者肺癌发病率升高，铀矿工人受到氡辐射的人群肺癌发病率也升高。家庭长期暴露于小剂量氡辐射中，其患肺癌风险等同于ETS，甚至高于ETS。此外，既往慢性肺病如慢性支气管炎、肺气肿、结核均会导致肺癌风险增加。

吸烟

鉴于吸烟和肺癌之间关系，医生在不遗余力地推动禁烟运动。医生还必须帮助吸烟患者戒烟。即使中年以后戒烟，也能够降低个体患肺癌的风险。在中年以前戒烟，可以降低90%的与烟草相关的肺癌发生概率。仅仅“减少吸烟”并不能带来更多的健康获益。更为重要的是，即使在已经确诊的肺癌患者中，不吸烟患者的预后优于吸烟患者，且治疗不良反应更低，生活质量更高。吸烟能够改变许多化疗药物的代谢活性，增加不良反应、降低疗效。因此，即使确诊为肺癌后，也要敦促患者戒烟。同时，医生必须了解戒烟治疗的基本步骤。

戒烟者首先要有戒烟的意愿，而且必须努力完成戒烟目标。仅自我克制很难达到效果，通过联合药物治疗和心理咨询能够明显加快戒烟步伐。美国FDA已批准用抗抑郁药物（如安非他酮 bupropion）及尼古丁替代品（瓦伦尼克林 varenicline，$\alpha_4\beta_2$ 尼古丁受体的部分拮抗剂）作为尼古丁依赖型吸烟者一线治疗。然而，这两种药均被报道增加了服药者的自杀趋向，应谨慎使用。一项随机临床研究结果显示，瓦伦尼克林较安非他酮或安慰剂戒烟效果更好。在初始诱导治疗后继续使用瓦伦尼克林有利于继续保持戒烟状态。二线戒烟用药推荐采用可乐定（clonidine）和去甲替林（nortriptyline）。

肺癌的遗传易感性

环境致癌因素如吸烟可诱导或促进支气管上皮细胞的恶性转化。致癌基因的恶性转化受到影响癌基因代谢的基因多态性调控。细胞色素 P450 家族基因多态性如 CYP1A1 或染色体脆性与肺癌的发生相关。这些遗传变异在人群中出现频率很高，但是所致肺癌的概率却很低。可是由于其出现频率较高，所以对肺癌的总体影响还是很大。此外，环境因素可以通过调控重要的信号通路影响某些基因，从而促使肺癌某些表型的产生。

肺癌患者一级亲属患肺癌或其他肿瘤的风险是普通人的 2～3 倍，且绝大部分与吸烟无关。这些数据说明，某些基因和（或）遗传变异导致肺癌易感性增加。但是，目前只有极少数基因被鉴定出与肺癌遗传易感性相关。视网膜母细胞瘤（RB）和 p53 突变（Li-Fraumeni 综合征）者易发生肺癌。通过全基因组测序，现在已鉴定出 3 种肺癌基因位点，分别为 5p15（TERT-CLPTM1L），15q25（CHRNA5-CHRNA-3 烟碱乙酰胆碱受体亚单位）和 6p21（BAT3-MSH5）。EGFR T790M 突变与不吸烟者肺癌易感性相关。但是目前尚无检测体系筛选或预防肺癌。

病理

肺癌指的是起源于呼吸道上皮（气管、细支气管和肺泡）的恶性肿瘤。间皮瘤、淋巴瘤和间叶组织肿瘤（如肉瘤）通常不在我们说的肺癌范畴。根据世界卫生组织（WHO）的定义，上皮性肺癌包括小细胞癌（small cell lung cancer，SCLC）、非小细胞肺癌（non-small cell lung cancer，NSCLC）。NSCLC 包括腺癌、鳞癌和大细胞癌（图 35-1）。这 4 种病理类型约占上皮性肺癌的 90%以上，其他的还包括未分化肿瘤、类癌、支气管腺瘤（包括腺样囊性癌和表皮黏液癌）和一些罕见病理类型。肿瘤可以是单一病理类型也可是混合型。

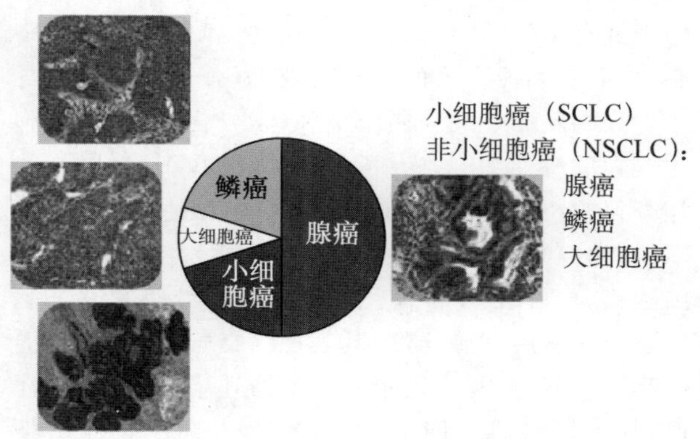

图 35-1 肺癌的组织学分类

在吸烟和既往吸烟的患者中这 4 种病理类型肺癌均能发现。重度吸烟患者多为鳞癌和小细胞癌。鳞癌是 NSCLC 最常见的病理类型，然而在过去 40 年中随着烟草消费的稳步下降和烟草工业的变化（包括使用不同类型的过滤嘴），腺癌已取代鳞癌成为北美地区最常见的肺癌组织学类型。SCLC 的发病率也在逐年下降。从不吸烟的患者中，各种病理类型均存在，但腺癌占绝对优势。在女性、年轻的患者中（<60 岁），腺癌是最主要的病理类型。

SCLC 是分化极差的神经内分泌肿瘤，其发病与吸烟密切相关。SCLC 的细胞胞质少，核小、深染，可见到细颗粒状均匀分布的染色质，呈典型的“椒盐状”外观。肿瘤常具有神经内分泌特点如（玫瑰结、小梁、细胞巢周围的细胞呈栅栏状排列），常伴有大量细胞坏死。SCLC 较 NSCLC 更常产生特异性神经肽如促肾上腺皮质激素（ACTH）、抗利尿激素（AVP）、心钠素（ANF）及胃泌素（GRP）。这些激素往往伴随着特异性的伴癌综合征(详见第52章)。

肺鳞癌的形态学特点与非肺鳞癌(如头颈部鳞癌)一致,需要临床特点来鉴别。肺鳞癌多为中心型,主要与吸烟相关。组织学上常见肿瘤细胞侵袭性癌巢,细胞间缺乏细胞间桥,常表达角蛋白。

肺腺癌常为周围型肺癌,多有吸烟史。但是,腺癌是不吸烟患者最常见的肺癌类型。组织学上,腺癌一般具有腺体样或乳头状结构,细支气管肺泡结构,胞内黏蛋白,如果分化较差会呈实性结构。肺腺癌的其他特殊类型包括印戒细胞、透明细胞、黏液细胞和胎儿型腺癌等。细支气管肺泡癌(BAC)是腺癌的一种亚型,肿瘤细胞沿肺泡呈贴壁样生长,无间质、脉管和胸膜浸润。影像学上可以是单一肿块,也可以是弥漫多发小结节,或者弥漫浸润,CT扫描可见磨玻璃样密度影。单纯BAC很少见,大部分是腺癌中混有BAC特点。黏液形式的BAC一般为多中心的,而非黏液形式的BAC一般为孤立性的。

大细胞癌一般为周围型肺癌,分化较差,其细胞为较大的恶性细胞,光镜下观察无鳞状细胞结构、腺样分化或小细胞癌特点。大细胞癌细胞较大,形状不一,常伴有坏死。细胞学标本表现为合胞体样的细胞簇,也可表现为单个肿瘤。其他类型的大细胞癌还包括基底细胞样癌,其表现为支气管内病变,类似高级别神经内分泌肿瘤;此外还有淋巴上皮样癌,其与其他器官同名肿瘤类似,与EB病毒感染相关。

出于治疗选择和预后评估的目的,组织学上一般分为SCLC和NSCLC两大类,两者具有完全不同的生物学特点和治疗策略。SCLC诊断时多已播散,即使是局限期SCLC,其也很难手术根治。相反,30%的NSCLC可通过手术治愈。SCLC对传统化疗敏感。SCLC和NSCLC都有原发性耐药。随着对肿瘤生物学特性的进一步了解,肺癌衍生了更多的分类包括基于突变基因和分子分类等(图35-2)。对它们的鉴定和识别有助于未来的分子靶向治疗。

免疫组化

肺癌的诊断常需要形态学和细胞学特点结合临床表现和影像学资料。神经内分泌肿瘤需要免疫组化鉴定,常用的分子标志物为NSE、CD56、Syn、CgA和Leu7(表35-1)。免疫组化还能够鉴别原发肺腺癌还是转移性腺癌。除甲状腺癌和肺腺癌外,TTF-1很少表达于其他部位的原发腺癌或转移腺癌。在超过70%的肺腺癌中,TTF-1表达阳性。因此,在

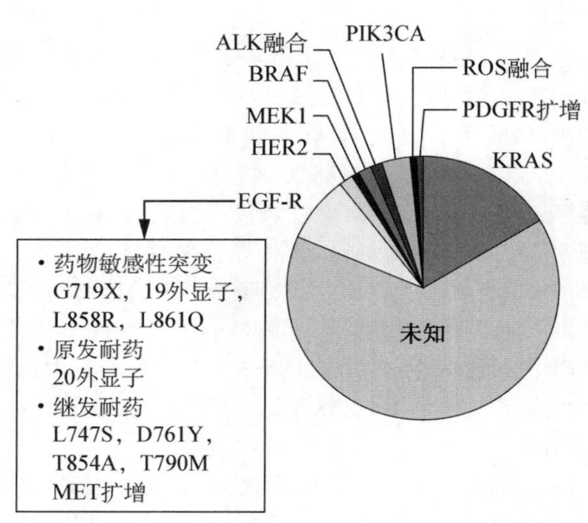

图 35-2 肺腺癌的分子亚型

排除甲状腺癌的可能性后,TTF-1可作为原发性肺腺癌的一个可靠指标。但是TTF-1阴性也不能排出原发肺腺癌。TTF-1也可在肺和肺外起源的神经内分泌肿瘤中表达阳性。CK7和CK20相结合可用于鉴别诊断,非鳞癌、SCLC和间皮瘤表现为CK7阳性、CK20阴性,而鳞癌CK7和CK20均为阴性。间皮瘤在超微结构上易诊断,但是在组织学上需要与腺癌相鉴别,其CK5/6,calretinin和WT-1表达阳性。

表 35-1 肺癌常见免疫组化表型

组织学类型	免疫组化阳性标志物
鳞癌	AE1/AE3、CK5/6 极少表达CK7
腺癌	AE1/AE3、CK7、甲状腺转录因子 极少表达神经内分泌标记如CD56,神经元特异烯醇化酶(NSE)
大细胞癌	AE1/AE3 极少表达甲状腺转录因子 极少表达神经内分泌标记如CD56,神经元特异烯醇化酶
大细胞神经内分泌癌	AE1/AE3、甲状腺转录因子、CD56、CgA、Syn
小细胞癌	AE1/AE3、甲状腺转录因子、CD56、CgA、Syn

分子病理机制

癌症是一种基因组发生巨大变化的一种疾病。Hanahan 和 Weinberg 提出，癌症具有十大基本特征：自给自足生长信号；抗生长信号的不敏感；抵抗细胞死亡；潜力无限的复制能力；持续的血管生成；组织浸润和转移；免疫逃逸；促进肿瘤炎症；细胞能量异常；基因组不稳定和突变。不同肿瘤之间这些基本特征的获得顺序各不相同，有很大的差异。尽管致癌原因很多，但总的来说，肿瘤的发生是癌基因获得性功能突变和抑癌基因功能缺失突变累积的结果。对肺癌进一步的研究发现，不同的组织病理学肿瘤其致癌原因及致癌事件发生顺序各不相同。

肺癌细胞的确切起源尚不清楚。是否单一起源导致肺癌的组织学类型目前尚不明。但是，至少就肺腺癌而言，Ⅱ型上皮细胞(肺泡上皮细胞)可以发展为肿瘤。就 SCLC 而言，神经内分泌起源的细胞被认为是其前体。

总的来说，有一种理论认为肿瘤中存在肿瘤干细胞，其导致肿瘤的完整恶性表型。而绝大部分肿瘤细胞是这种肿瘤干细胞的“后代”，尽管与干细胞关系密切，但是绝大部分细胞并不能复制这种能力。干细胞的概念也许能够解释为什么我们的标准治疗无法根治肺癌，即使达到了完全缓解也不行。因为现有治疗不能够清除肿瘤干细胞，其对化疗不敏感。目前还不能精确鉴定出哪些是肺癌的肿瘤干细胞。

肺癌细胞有多种染色体异常，包括突变、扩增、插入、缺失和转位等。最早发现的癌基因是 *MYC* 家族转录因子成员(*MYC*、*MYCN* 和 *MYCL*)。*MYC* 可通过基因扩增或转录的异常调控，在 *SCLC* 和 *NSCLC* 中发生活化，而 *MYCN* 和 *MYCL* 异常主要出现在 *SCLC* 中。目前为止尚无特异性抑制 *MYC* 的药物。

到目前为止，在肺癌的所有组织学类型中，腺癌是研究最多的，包括致复发基因的获得或丢失，体细胞突变等。尽管已发现多种异常，其中最重要的是我们称之为“驱动基因突变”的一大类。驱动基因突变指的是编码信号通路的蛋白突变，其突变导致肿瘤细胞的异常增殖、驱动和维持肿瘤细胞的表型(表 35-2)。更重要的是，驱动突变如可精确靶向，可以作为我们攻克肿瘤的利器。如 *EGFR* 突变，*EGFR* 为 *ERBB*(HER)家族成员，HER 家族包括 *EGF-R*(*ERBB1*)、*Her2/neu*(*ERBB2*)、*HER3*(*ERBB3*)和 *HER4*(*ERBB4*)。这些基因编码的细胞表面受体包括三个部分：胞外的配体结合结构域，跨膜区和胞内酪氨酸激酶(TK)结构域。配体与受体的结合导致受体二聚化和 TK 的自身磷酸化，进一步触发了下游激酶的细胞内事件，从而促进细胞增殖、血管生成、转移、抑制凋亡等。肺腺癌发生 EGFR 突变时，其对小分子 EGFR-TKI 会产生高度敏感性。其他肺腺癌的驱动基因还包括参与 EGFR 下游的信号分子如 TK HER2；GTPase，KRAS；丝苏氨酸激酶，BRAF；脂质激酶，PIK3CA。2007 年，另一种重要的肺癌亚型被发现，即特定的易位融合酪氨酸激酶如 ALK 和 ROS 重排。目前，至少 *EGFR*、*KRAS* 和 *EML4-ALK* 突变相互之间存在排他性，说明一种驱动基因的获得即可充分促进肿瘤生成。迄今为止，与其他类型肺癌相比较，靶向驱动基因的药物主要集中在肺腺癌。

肺癌中大量的抑癌基因出于失活状态(表 35-2)，如 *TP53*、*RB1*、*RASSF1A*、*CDKN2A/B*、*LKB1*(*STK11*)和 *FHIT*。约 90% 的 SCLC 有 *TP53* 基因和 *RB1* 基因突变。3 号染色体上的一些抑癌基因与几乎所有肺癌的发生密切相关。在肺癌病理生理发生过程中，这个位置的等位基因缺失很早就出现，甚至在组织学正常的吸烟损伤的肺上皮细胞中已经出现。

表 35-2　不同组织学类型肺癌的驱动基因

组织学	癌基因	抑癌基因
腺癌	*EGF-R*、*KRAS*、*ALK*	*TP53* *CDKN2A/B*(*P16*，*P14*) *LKB1*(*STK11*)
鳞癌	*EGF-R*、*PIK3CA*、*IGF-1R*	*TP53*、*TP63*
小细胞癌	*MYC*、*BCL-2*	*TP53*、*RB1*、*FHIT*
大细胞神经内分泌癌		

ALK. 间变性淋巴瘤激酶；*EGF-R*. 表皮生长因子受体；*IGF-1R*. 胰岛素样生长因子受体 1；*RB1*. 视网膜母细胞瘤基因 1

早期发现和筛查

肺癌的预后与初诊时的临床分期密切相关。因此，对隐匿肿瘤的早期发现将提高生存率。广义的早期发现包括筛查、监测、诊断和早期治疗。筛查指的是对无症状人群进行系统查体。由于大部分肺癌患者诊断时已至晚期，这就提出一个问题，能否通过筛查在早期发现肺部肿瘤，因为早期理论上是可以根治的。一个成功的筛查项目需要几个客观条件，人群发病率较高、有效的治疗途径可以降低死亡率、检查手段必须可行、廉价、高特异性和高敏感性。在启动任何筛查程序时，必须评价领先时间偏倚(leading time bias)(如更早发现肿瘤，对生存无影响)和病程时间偏倚(length time bias)(如筛查时发现惰性肿瘤，但实际其对生存无影响，而侵袭性肿瘤易在早期出现症状却不易被早期发现)及过度诊断偏倚(overdiagnosis bias)(如诊断出生长极其缓慢的肿瘤，其很少导致患者死亡)对筛查的影响(详见第 27 章)。

从 20 世纪 60 年代至 80 年代，随机对照临床研究证实，胸部 X 线片伴或不伴痰脱落细胞学检查对于筛查高危患者(50 岁以上或有吸烟史)肺癌无帮助。尽管这些研究从设计到统计学分析及过时的成像方法均遭到质疑，但是研究结果依然导致现在临床不推荐采用这些方法筛查肺癌。前列腺、肺、结直肠和卵巢癌(PLCO)筛查试验纳入了超过 150 000 例患者，随机分成筛查组和常规组。筛查组每年进行 1 次后胸部 X 线片筛查，连续进行 4 年。常规组不进行筛查。筛查组 5991 例患者(8.9%)被怀疑为肺癌，尤其在吸烟和既往吸烟者中最高。206 例进行了活检，其中 126 例(61%)确诊为肺癌。在活检阳性的病例中，52%为Ⅰ期、12%为Ⅱ期、22%为Ⅲ期。还需要长期的随访以评估对死亡率的影响。

低剂量薄层螺旋 CT 的出现成为肺癌筛查新的工具。用胸部螺旋 CT 筛查可以检查肺实质，因此可以避免造影剂的使用和检查时医生的在场。这种检查通常较快，一般为低剂量射线。但是，用该检查方法来筛查还需要进一步研究。国际早期肺癌行动计划(I-ECLAP)采用基线低剂量 CT 筛查了 31 567 例无症状肺癌高危人群(年龄≥60 岁，有至少 10 年吸烟史)，27 456 例参与者每年筛查 1 次。535 例患者发现可疑病变区，需要进一步活检。共确诊 484 例肺癌，其中 405 例在基线检查时发现，74 例在后续筛查中确诊，5 例在随访时因症状出现而发现。在这确诊的 484 例肺癌患者中，412 例(85%)为Ⅰ期，无论是否治疗预期总的 10 年生存率 88%，302 例在确诊后 1 个月行手术切除，这部分患者 10 年生存率预计 92%。另一个随机临床研究对 1276 例患者采用低剂量 CT 筛查，1196 例采用常规胸部 X 线片筛查，此后每年随访。在第 3 年随访的时候，这项研究发现低剂量 CT 组有更多发现Ⅰ期肺癌的趋势，而对于诊断晚期肺癌两组间无显著差异。还需要更多的数据来证明是否筛查能够降低肺癌的死亡率。

对于倡导 CT 筛查的人而言，面临的最大问题是较高的假阳性率，对于高危人群的初次筛查，假阳性率为 10%～20%，但有些地区甚至高达 50%。阳性预测率为 2.8%～11.6%。假阳性率会对患者造成较大的影响，包括不必要的进一步检查带来的费用和放射线曝露风险及精神上的压力。通过每年的 CT 随访，患者的假阳性和阳性预测率有所改善，但是仍有较大的提升空间。基于现有的数据，<0.5mm 的结节被认为不具危险性，直径在 5～10mm 的(25%～40%为非钙化结节)具有不确定性。对于这部分患者的处理包括定期 CT 扫描以观察结节是否增大，细针穿刺活检或手术切除(图 35-3)。

两项其他的筛查研究正在进行，一项为北美的中心大样本随机临床试验(NLST)，其为一项前瞻性临床研究，在 5 万例吸烟或既往吸烟的人中比较了低剂量 CT 和胸部 X 线正位片的筛查效果；另一项欧洲筛查研究比较了低剂量 CT 和常规方法对重度吸烟者的肺癌筛查。直至这些数据和以上提到的临床研究的数据证实可行，CT 扫描才能被推荐用于普通人群的肺癌筛查。如果患者意愿筛查，医生需要和患者讨论筛查可能带来的益处和害处。因为尽管可能通过筛查发现肺癌，但是患者也处于更多的放射线曝露之下及可能产生假阳性结果。假阳性结果的产生会导致多次 CT 随访筛查甚至需要侵袭性的检查，会增加检查费用并带来焦虑等。目前没有非吸烟者肺癌筛查的数据。

临床表现

超过 50%的肺癌患者初诊时已至晚期。绝大部分患者具有典型的肺癌症状、体征和实验室检查结果异常，这些临床表现跟原发肿瘤的大小、生长状态、毗邻组织侵犯或阻塞情况、远处转移部位的生长情况及伴癌综合征密切相关(表 35-3 和表 35-4)。原来典型的肺癌患者多是吸烟者，且发病年龄在 70 岁左右。COPD 年龄 40 岁或 40 岁以上，伴或不伴

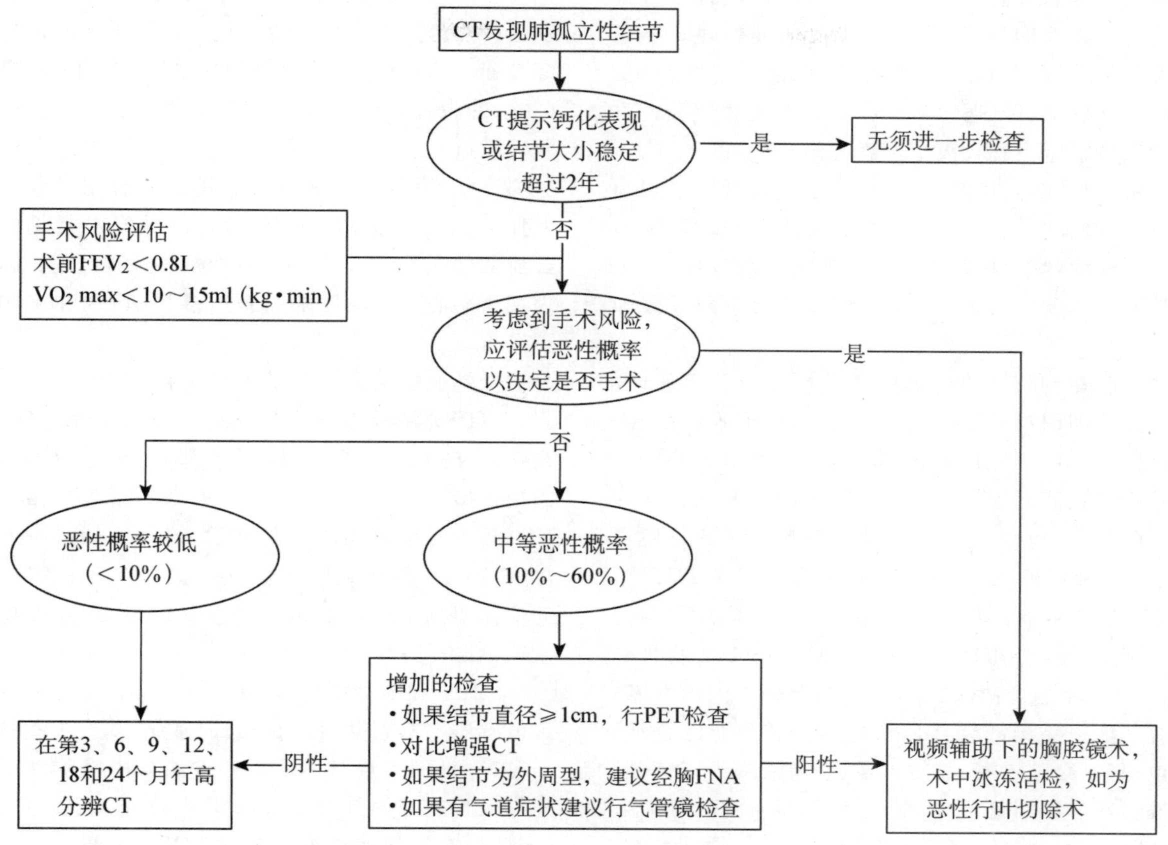

图 35-3　孤立性肺结节的处理流程

表 35-3　肺癌的常见临床表现和体征

症状和体征	发生率(%)
咳嗽	8～75
体重减轻	0～68
呼吸困难	3～60
胸痛	20～49
咯血	6～35
骨痛	6～25
杵状指	0～20
发热	0～20
虚弱	0～10
上腔静脉阻塞	0～4
吞咽困难	0～2
气喘和喘鸣	0～2

表 35-4　转移性肺癌常见临床表现

病史采集症状	一般情况：体重减轻＞4.536kg(10 IB)
	骨骼肌肉：局部疼痛
	神经系统：头痛、晕厥、癫痫、手足无力、近期精神异常
体格检查阳性体征	淋巴结肿大(＞1cm)
	声嘶、上腔静脉综合征
	骨变形
	肝大
	局部神经系统症状，视盘水肿
	软组织肿胀
常规实验室检查	血细胞比容：男性＜40%，女性＜35%
	碱性磷酸酶、谷氨酰转肽酶、天冬胺酸转胺酸和钙离子水平升高

有咯血的慢性咳嗽患者，即使胸部X线正常，也推荐行全面的肺癌筛查。持续肺炎但又无系统症状，且对抗生素无效的患者，应进一步评估其病因。不吸烟者发生肺癌也很常见，特别是在女性、东亚裔中。不吸烟肺癌患者发病年龄较吸烟患者更为年轻。不吸烟患者临床表现较吸烟患者为轻。

中心型肺癌或肿瘤沿支气管壁生长者常表现为咳嗽、咯血、喘鸣、呼吸困难或阻塞性肺炎。周围型肺癌主要症状是肿瘤侵犯胸膜或胸壁所致疼痛、限制性通气功能障碍所致呼吸困难、肿瘤空洞所致肺脓肿等。

肿瘤在胸腔里的局部播散可导致气管阻塞、食管压迫吞咽困难、喉麻痹、声嘶、膈神经麻痹、Horner综合征（单侧缩瞳、眼睑下垂、无汗及眼球内陷）等。恶性胸腔积液可导致疼痛和呼吸困难。Pancoast综合征（如肺上沟瘤）是由于肺尖部肿瘤压迫或侵犯了C8、$T_{1\sim2}$神经根、交感神经节或星状神经节，而产生一系列特殊症状和体征。典型症状为肩痛放射至同侧胳膊尺神经分布区，影像学上常有第1、2肋骨破坏。Horner综合征和Pancoast综合征常同时并发。还有其他一些局部转移症状包括上腔静脉综合征；心包积液、心脏压塞、心律失常、心力衰竭下降；胸腔积液合并淋巴回流障碍；肺内淋巴管炎伴低氧血症和呼吸困难。此外，肺癌可以沿支气管传播，肿瘤在肺泡表面生长影响肺泡气体交换，导致呼吸困难、低氧血症、痰液产生甚至呼吸衰竭。其他系统症状还包括食欲缺乏、体重减轻、虚弱、发热和夜间盗汗等。从症状甚至转移方式上很难鉴别SCLC和NSCLC。

尸检报告显示＞50%的肺鳞癌有肺外转移，80%的肺腺癌和大细胞癌及95%的SCLC有肺外转移。约1/3的患者有远处转移相关症状。肺癌可以在任何器官转移，其转移部位决定了相关症状。脑转移患者表现为头痛、恶心和呕吐或神经功能缺损。骨转移患者表现为疼痛、病理性骨折或脊髓压迫症状。硬膜外转移也可出现脊髓压迫症状。骨髓侵犯的患者可表现为血细胞减少或骨髓病性贫血。肝转移患者可表现为肝大、右上腹疼痛、厌食和体重减轻，偶有肝功能异常或胆道梗阻。肺癌肾上腺转移很常见，但较少发生疼痛或肾上腺功能不全，除非转移瘤较大。

肺癌患者常出现伴癌综合征，特别是SCLC，常为其特征性临床表现或复发症状。除此之外，伴癌综合征可表现为转移性症状，如不进一步检查可能会错过根治性治疗机会，而仅仅给予不恰当的姑息治疗。有效的抗肿瘤治疗可以缓解多数伴癌综合征。一些伴癌综合征的确切病理生理比较明确，特别是肿瘤分泌激素导致的症状。但是很多时候伴癌综合征的病理生理并不清楚，如厌食、体重减轻（30%的患者有体重减轻）、发热和免疫抑制。体重减轻超过10%的患者预后较差。12%的患者有内分泌症状，甲状旁腺素（PTH）的异常分泌导致高钙血症。PTH相关肽段可导致恶性肿瘤最常见的可致命的代谢综合征，主要在鳞癌患者中出现。临床表现为恶心、呕吐、腹痛、便秘、多尿、口渴和精神意识异常。

低钠血症是由抗利尿激素分泌（SIADH）或心钠素（ANP）分泌异常增多所致。大部分患者SIADH在化疗开始1～4周溶解。在这期间，血钠可通过限制液体摄入维持在128meq/L。当限制液体摄入不足以控制时可以加用地美环素。特别注意的是，由ANP分泌异常所致低钠血症更为严重。如果3～4d的液体限制不能让低钠血症症状改善，应立即检测血浆ANP水平。

SCLC和肺类癌患者ACTH的异常分泌常常导致电解质平衡紊乱，特别是低钾血症，其次为垂体瘤Cushing征的表现。标准治疗方法如甲吡酮和酮康唑很大程度是无效的，因其皮质醇水平太高。Cushing征最有效的治疗方法是对SCLC本身的有效治疗。一些症状较重的患者可考虑采用双侧肾上腺切除术。

骨骼结缔组织综合征包括杵状指（30%，主要在NSCLC）和肥大性骨关节病（1%～10%，主要是腺癌）。患者可能有骨膜炎，导致受累骨骼疼痛、压痛和肿胀，骨骼扫描有阳性表现。一些患者可表现为神经肌病综合征，尽管只有1%的患者，但很严重，包括SCLC的重症肌无力综合征和视网膜失明，而外周神经病变、亚急性小脑退化、皮质退化和多发性肌炎在各类型肺癌中均可发现。很多是由自身免疫性反应所致，如Eaton-Lambert综合征抗电压门控钙离子通道抗体的产生。患者表现为近端肌无力，常发生在下肢，偶有自主神经功能障碍，罕见脑神经症状、延髓或呼吸肌受侵。常有深部肌腱反射受抑。与重症肌无力患者相反，肌力可通过锻炼恢复。化疗有效的患者神经系统异常能够得到缓解。因此，化疗是治疗的首选。副肿瘤性脑脊髓炎和感觉神经异常，小脑变性，边缘性脑炎和脑干脑炎常出现在SCLC，与一系列抗神经元抗体的产生如抗HU、抗CRMP5和ANNA-3密切相关。副肿瘤性小脑变性可能与抗HU、抗 Yo 或 P/Q 钙离子通道自身抗体密切相关。1%～8%的患者会出现血凝、血栓或其他血液系统异常，包括游走性静脉血栓性静脉炎(Trousseau 综合征)，非细菌性血栓性静脉炎伴肾动脉栓塞，贫血、粒细胞增多和骨髓病性贫血。肿瘤伴有血栓形成通常预后较差。皮肤表现为皮肌炎和黑棘皮症(1%)，肾脏表现为肾病综合征和肾小球肾炎(≤1%)。

肺癌诊断

组织学诊断是肺癌诊断的唯一"金标准"。肿瘤组织的获取方式主要通过微创技术，包括气管镜或支气管镜活检、细针穿刺或影像学引导下的经皮穿刺活检，超声气管镜(EBUS)引导下活检。淋巴结取样可采用经食管超声内镜引导下的活检、EBUS 或盲穿。临床明显肿大的淋巴结可通过细针穿刺活检获得。怀疑已经转移的患者，可通过经皮穿刺活检转移的软组织、溶骨性区域、骨髓、胸膜或肝，有胸腔积液的患者可行病理细胞学检查。怀疑恶性胸腔积液的患者，首次胸腔穿刺术胸腔积液病理细胞学如果是阴性结果，建议重复检查。绝大部分胸腔积液为恶性胸腔积液，特别是渗出性的或血性的，一些胸腔积液合并肺炎。

任何活检诊断的获得需要多个因素包括肿瘤的位置、肿瘤大小、类型，诊断过程技术方面还包括气管镜活检水平和病理水平。一般来说，中心型肺癌如鳞癌、SCLC 或支气管内肿瘤如类癌均易通过气管镜检查诊断，而周围型肺癌如腺癌和大细胞癌多需要通过经胸 FNA 获得。

支气管镜活检包括支气管刷、支气管灌洗液、经支气管 FNA。其中经支气管 FNA 敏感性最高，仅次于气管镜活检。气管镜的方法其敏感性可达到 80%，结合组织学活检，敏感性升至 85%～90%。经胸 FNA 标本敏感性 70%～95%。大的标本和周围型肿瘤阳性率最高。一般来说，FNA 标本，无论是通过气管镜、经胸穿刺或超声内镜引导的，均优于其他来源的标本。主要是因为标本中肿瘤细胞的百分比更多，混杂因素如炎性细胞核反应性非瘤细胞更少。

为了行更精确的组织学分类、突变检测或科研目的，理想的是穿刺活检时获取更多的组织标本。痰脱落细胞学检查廉价、无创，但与其他标本相比阳性率较低，主要原因是痰脱落细胞难以保存及标本质量难以保证。肿瘤较大或中心型肿瘤如鳞癌和 SCLC 痰脱落细胞学检查阳性率最高。痰脱落细胞学检查特异性接近 100%，但敏感性低于 70%。一般来说推荐行三次痰脱落细胞学检查才能诊断。

肺癌的分期

肺癌的分期包括两部分：一是肿瘤的位置和可能转移的部位(解剖分期)；二是评估患者接受抗肿瘤治疗的体力(生理分期)。所有肺癌患者必须有一个完整的现病史和体格检查，还需要评估有没有其他医疗问题，评估体力评分(PS 评分)和体重减轻的情况。最重要的分界线是评估患者能否手术，不能手术的患者将从化疗、放疗或放化疗联合治疗中生存获益。关于患者能否手术的分期系统主要适用于 NSCLC。

肺癌的解剖分期

肺癌的精确分期对于治疗至关重要，对于可手术患者制订适合的手术方案，对于晚期患者避免不必要的手术(图 35-4)。所有 NSCLC 患者应在初诊时进行详细的影像学检查包括 CT、正电子发射断层扫描(positron emission tomography，PET)或 PET-CT。PET 扫描可以通过检测组织对 18-氟脱氧葡萄糖(18F-FDG)的摄取来判断哪些部位发生转移。快速分裂的肿瘤细胞优先摄入 18F-FDG，显现出放射性浓集点。目前 PET 主要用于判断肺癌的分期及有无转移，其可检测直径在 15mm 以上的淋巴结受侵情况。研究证实，其与 PET 和 CT 相比，PET-CT 能够提高 NSCLC 分期的准确性。PET-CT 在鉴定肿大的纵隔淋巴结和有无胸外转移方面具有优越性。PET 上 SUV 值大于 2.5 者应高度怀疑恶性可能。糖尿病患者可能会出现假阴性结果，此外肿瘤＜8mm、生长缓慢的肿瘤及同时伴发的炎性病变如结核均可导致假阴性结果。假阳性结果可出现在感染和肉芽肿性疾病中。因此，PET 不能单独用来诊断肺癌、纵隔侵犯或远处转移。最终诊断需要组织学活检。对于诊断脑转移，MRI 是最有效的方法。MRI 还适用于其他一些特殊情况，如肺上沟肿瘤，排出有无臂丛神经侵犯，但是总体而言 MRI 在 NSCLC 的分期中不起重要作用。

对于 NSCLC 患者而言，以下几种情况是根治性手术的主要禁忌证：胸外转移、上腔静脉综合征、声带受侵、膈神经麻痹、恶性胸腔积液、心脏压塞、距隆突 2cm 内(结合放化疗有治愈可能)、转移至对侧肺、转移至锁骨上淋巴结、对侧纵隔淋巴结转移(结合放化疗有治愈可能)、主肺动脉受侵。如果腹部扫

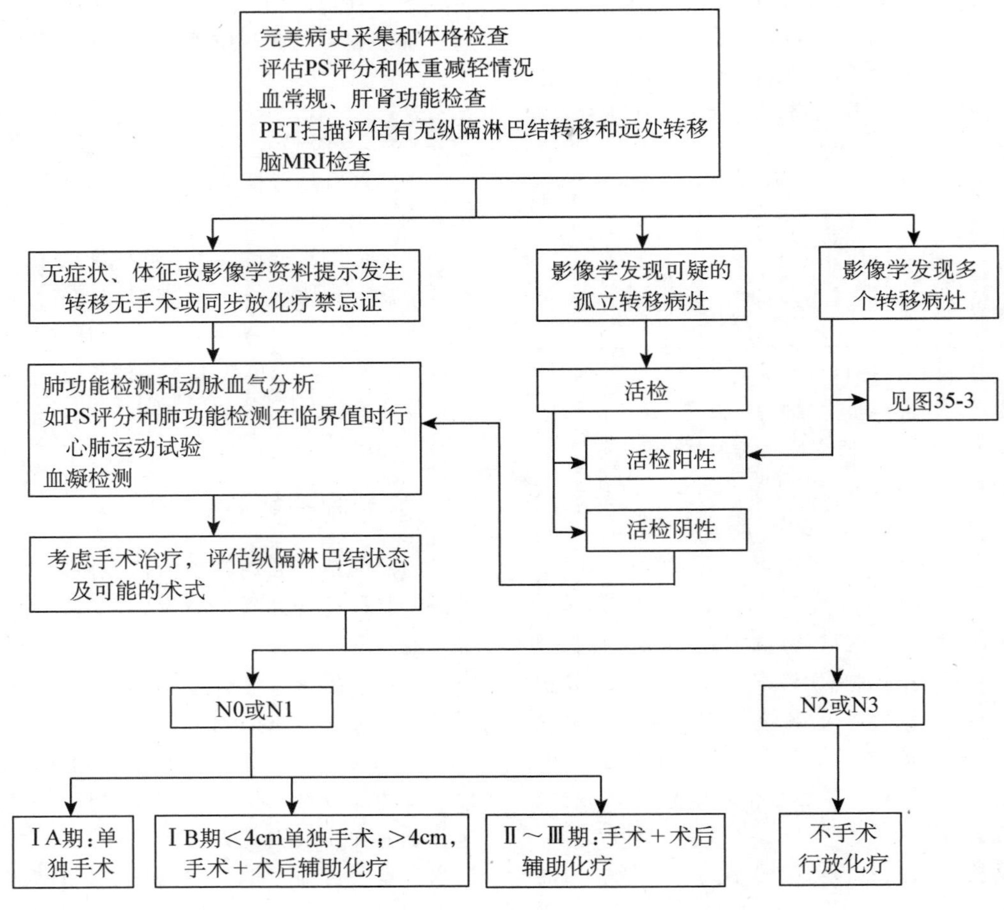

图 35-4 NSCLC 处理流程

描怀疑有转移，需要行组织学确诊，以免患者失去根治性手术机会。

对于判断是否发生转移，需要细致的病史采集和体格检查。如果症状、体征和体格检查发现提示存在恶性转移，则应进一步进行影像学检查。如临床检查评估为阴性，则影像学检查就无须进行。对于已知的Ⅲ期患者如何评估，目前还存在争议。因为这部分患者可能存在隐匿性的转移，目前的指南推荐更为密切的影像学评估包括头颅 CT 或 MRI。如果能够排除远处转移，则下一步应评估局部淋巴结有无侵犯，可采用影像学检查和(或)微创检查如纵隔镜、纵隔活检、胸腔镜、胸腔切开活检术等。1/4～1/2 的患者初诊时已有纵隔淋巴结转移。推荐对于 CT 或 PET 扫描发现有肿大淋巴结、瘤体较大或肿瘤位于肺内 1/3 的所有患者进行淋巴结取样活检。纵隔淋巴结受侵犯的程度非常重要，其决定了下一步治疗策略，是新辅助化疗序贯手术切除，还是仅仅单纯同步放化疗。NSCLC 淋巴结分期，见图 35-5。

PET-CT 在 SCLC 患者分期中的应用数据较少(图 35-6)。目前的分期系统推荐胸部 CT、腹部 CT(肺癌肝转移和肾上腺转移多见)、头颅 MRI(10％的患者为无症状脑转移患者)和骨扫描。骨髓穿刺和活检一般较少进行，因其骨髓转移概率较小。确定有无远处转移，同侧和对侧肺淋巴结有无转移或纵隔有无转移，均可采用 NSCLC 一样的方式。

如果患者存在脊髓压迫症状或体征(疼痛、虚弱、麻痹、尿潴留)时，需要给予脊椎 CT 扫描或 MRI 及脑脊液检查。如果影像学上提示明显的转移，应请神经外科会诊看能否行姑息性手术切除和(或)姑息性放疗，以解除脊髓压迫。如果肺癌患者在任何时间出现软脑膜炎症状，应立即行头颅 MRI 及脊髓穿刺术，查找脑脊液中有无恶性细胞。如果脑脊液检查为阴性，应重复进行。目前尚无标准的软脑膜疾病治疗方法。

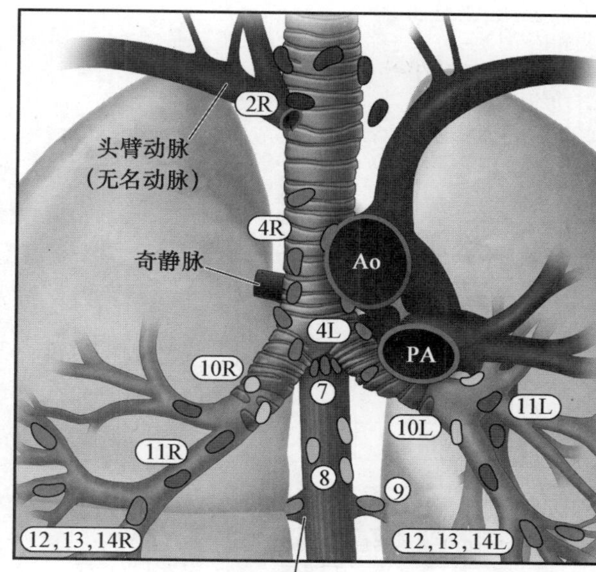

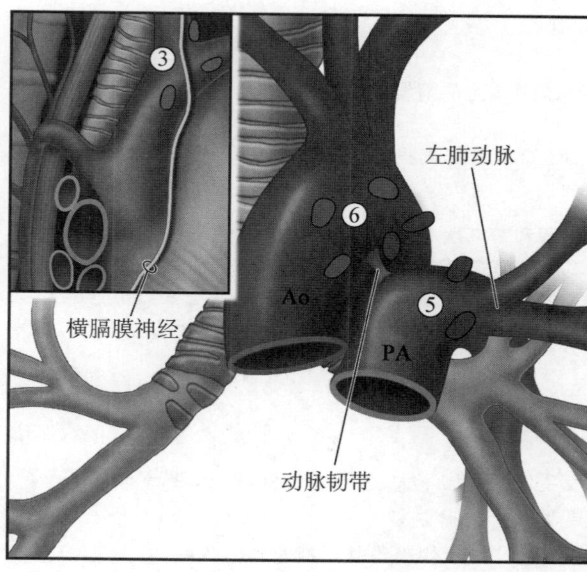

上纵隔淋巴结

- 1.最上纵隔
- 2.上气管旁
- 3.血管前和气管后
- 4.下气管旁
  (包括奇静脉淋巴结)
  N2＝同侧纵隔淋巴结
  N3＝对侧纵隔淋巴结或锁骨上淋巴结

主动脉旁淋巴结

- 5.主动脉下（主-肺动脉窗）
- 6.主动脉旁（升主动脉或横膈膜）

下纵隔淋巴结

- 7.隆突下
- 8.食管旁（隆突以下）
- 9.肺韧带

N1淋巴结

- 10.肺门
- 11.肺间叶
- 12.肺叶
- 13.肺段
- 14.肺段以下

图 35-5　NSCLC 淋巴结分期

NSCLC 分期系统

目前 NSCLC 普遍采用 TNM 分期系统，TNM 分期系统为预后提供了有效的信息。T 指的是肿瘤的大小，N 指的是区域淋巴结侵犯，M 指的是有无远处转移(表 35-5)。肺癌第 6 版 TNM 分期系统是根据单一机构的相对小样本患者数据库制定的。1999 年，国际肺癌研究协会确定了肺癌分期计划，收集了超过 19 个国家约 68 000 例患者的临床数据，建立了新的肺癌 TNM 分期系统(第 7 版)，于 2010 年开始使用。在表 35-5 和表 35-6 中可以看出，第 6 版和第 7 版主要区别是 T 分期。T1 分为两部分，肿瘤≤2cm 的患者预后好于肿瘤＞2cm 但≤3cm 者。T2 也分为两部分，肿瘤＞3cm 但≤5cm 及＞5cm 但≤7cm。T3 是肿瘤＞7cm。T4 包括同侧肺叶出现癌结节或肿瘤引起恶性胸腔积液。N 分期没有改变。M 也分成两部分，恶性胸腔积液或心包积液，胸膜结节或对侧肺结节均归于 M1a，而 M1b 为远处转移(如骨、肝、肾上腺或脑转移)。根据这个分期原则，约 1/3 的患者为局限期，其可通过手术或放疗根治；1/3 的患者为局限期或局部晚期，可能或不能被治愈；约 1/3 的患者就诊时已转移。

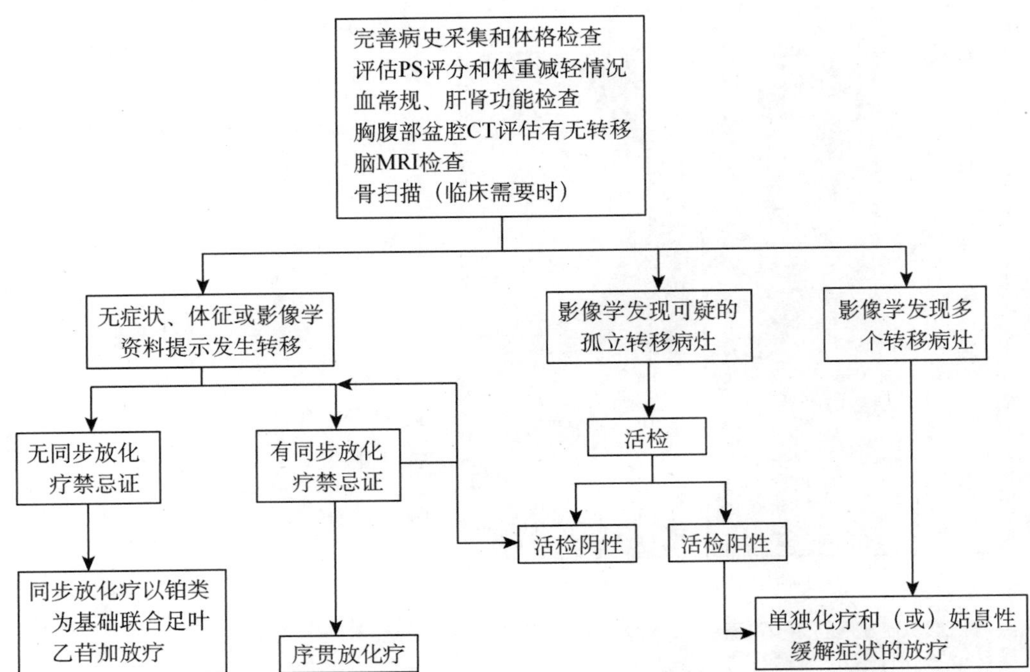

图 35-6 SCLC 的处理流程

表 35-5 NSCLC 第 6 版和第 7 版 TNM 分期比较

T	第 6 版	第 7 版
T1	肿瘤的最大直径≤3cm，侵及叶支气管近端	肿瘤最大直径≤3cm，被肺或脏层胸膜包绕，未侵及叶支气管近端
T1a		肿瘤最大径 ≤2cm
T1b		肿瘤最大径＞2cm 但≤3cm
T2	肿瘤最大径＞3cm，或具有以下任一特征：累及主支气管，但距隆突≥2cm；累及脏层胸膜；扩展到肺门的肺不张或阻塞性肺炎，但不累及全肺	肿瘤最大径＞3cm 但≤7cm，或具有以下任一特征：侵犯主支气管，距离隆突≥2cm；侵犯脏层胸膜；肺不张或阻塞性肺炎波及肺门区域，但未累及一侧全肺
T2a		肿瘤最大径＞3cm 但≤5cm
T2b		肿瘤最大径＞5cm 但≤7cm
T3	不论肿瘤大小，有较局限的肺外侵犯，如胸壁（包括肺上沟瘤），横膈，膈神经，纵隔胸膜，壁层心包；或肿瘤在主支气管内，距隆突＜2cm，但未侵及隆突者；或伴全肺的肺不张或阻塞性肺炎	肿瘤最大径＞7cm，或直接侵及胸壁（含肺上沟瘤）、膈肌、膈神经、纵隔胸膜、壁层心包或肿瘤位于主支气管内距隆突＜2cm，但未侵及隆突或肺不张或阻塞性肺炎波及一侧全肺或另一个肿瘤病灶位于同一肺叶
T4	不论肿瘤大小，有较广泛的肺外侵犯，包括纵隔、心脏、大血管、气管、喉返神经、食管、椎体、隆突或病变位于隆突；或恶性胸腔积液或恶性心包积液；或与原发肿瘤同一肺叶的单个或多个卫星结节	任何大小的肿瘤侵犯下列结构：纵隔、心脏、大血管、气管、喉返神经、食管、椎体、隆突或另外的肿瘤病灶位于原发肿瘤同侧的不同肺叶

续表

N	第 6 版	第 7 版
N0	无区域淋巴结转移	无区域淋巴结转移
N1	同侧支气管周围和(或)肺门及肺内淋巴结转移	同侧支气管周围和(或)肺门及肺内淋巴结转移,包括直接侵犯
N2	同侧纵隔和(或)隆突下淋巴结转移	同侧纵隔和(或)隆突下淋巴结转移
N3	对侧纵隔、对侧肺门、同侧或对侧斜角肌或锁骨上淋巴结转移	对侧纵隔、对侧肺门、同侧或对侧斜角肌或锁骨上淋巴结转移
M	**第 6 版**	**第 7 版**
M0	无远处转移	无远处转移
M1	有远处转移,包括与原发肿瘤不同肺叶(同侧或对侧)的单个或多个卫星结节	远处转移
M1a		对侧肺叶内的转移病灶伴有胸膜结节或出现恶性胸膜或心包积液
M1b		肺外远处转移

SCLC 分期系统

SCLC 临床上主要分为两期,局限期和广泛期。局限期指肿瘤局限于一侧胸腔,且肿瘤局限于一个可接受的放射野所能包括的范围；超出上述范围为广泛期小细胞肺癌。因此,对侧锁骨上淋巴结转移、喉神经侵犯和上腔静脉综合征均归于局限期。广泛期影像学和体格检查有明显的转移。心脏压塞、恶性胸腔积液和双肺实质侵犯均为广泛期,因为这些被侵犯的器官不能在一个放射野内治疗或单一放疗疗效欠佳。60%～70%的患者为广泛期。

生理分期

肺癌患者常常伴有吸烟相关的共病,包括心血管疾病和 COPD。为了提高术前患者的生理状态,应对可纠正的问题进行积极处理如贫血、水电解质紊乱、感染、心律失常等,还应进行合适的胸部物理治疗,鼓励患者戒烟。术前并不总是一定能够预测到底是行肺叶切除还是全肺切除术,保守的方法是给予能够耐受全肺切除的患者限制性手术切除。第 1 秒用力呼气量(FEV1)＞2.0L 或 FEV1%＞80%可以耐受全肺切除术,FEV1＞1.5L 足以耐受肺叶切除术。对于可以手术切除但肺功能出于临界状态的患者,需要进行心肺功能运动试验,其作为生理评估的一部分。VO_{2max}＜15ml/(kg·min)的患者为术后高风险人群。如果患者在肺功能检测结果中被判定为无法耐受肺叶或全肺切除术,可以考虑给予更为限制性的手术如楔形切除或解剖肺段切除,当然这样的术后局部复发率高,总的生存时间更短。所有患者应被评估其心血管风险,评估可参考美国心脏病学院和美国心脏病协会指南。在过去 3 个月内曾出现心肌梗死是胸科手术的禁忌,因为 20%的患者会死于心肌再梗死。在过去 6 个月内曾出现心肌梗死是胸科手术的相对禁忌证。其他主要的禁忌证还包括:控制不良的心律失常,FEV1＜1L,CO_2 潴留(静息 $PaCO_2$＞45mmHg),DLCO＜40%及严重的肺动脉高压。

表 35-6　第 6 版和第 7 版 TNM 分期 5 年生存率

分期	第 6 版 TNM	第 7 版 TNM	5 年生存率(%)[a]
ⅠA	T1N0M0	T1a-T1bN0M0	73
ⅠB	T2N0M0	T2aN0M0	58
ⅡA	T1N1M0	T1a-T2aN1M0 T2bN0M0	46

续表

分期	第 6 版 TNM	第 7 版 TNM	5 年生存率(%)[a]
ⅡB	T2N1M0 T3N0M0	T2bN0M0 T3N0M0	36
ⅢA	T3N1M0 T1-3N2M0	T1a-T3N2M0 T3N1M0 T4N0-1M0	24
ⅢB	任何 TN3M0 T4 任何 NM0	T4N2M0 T1a-T4N3M0	9
Ⅳ	任何 T 任何 N M1	任何 T 任何 N M1a 或 M1b	13

[a] 5 年生存率来自第 7 版分期

治疗 非小细胞肺癌

非小细胞肺癌的总体治疗策略见图 35-4。

隐匿型或 0 分期肿瘤的治疗 痰脱落细胞学检查发现有严重异型细胞的患者其发生肺癌的风险远超过没有异型细胞者。在一些特殊情况下，即痰脱落细胞学或支气管镜灌洗液发现恶性细胞，但影像学上正常（T_X 分期），这时候必须找到病灶。超过 90%的肿瘤可通过细致的纤维支气管镜检查找到病灶。与不治疗相比，支气管镜定位后给予手术切除能够提高生存。推荐对这些患者进行密切随访，因为这些患者是发生二元肺癌的高风险人群（每年 5%的患者）。

孤立性肺结节或磨玻璃样密度影 孤立性肺结节（SPN）被定义为正常肺组织包绕的局限性圆形或卵圆形高密度影，直径为 1～6cm。SPN 的处理基于对该结节良恶性的评估，一般根据患者的吸烟史、年龄和影像学特点（表 35-7）。常用胸部 X 线正位片和 CT 扫描，如果病变部位超过 7～8mm，也可用 PET 扫描。如果得不到明确诊断，Mayo 临床中心认为临床特点（如年龄、吸烟状态、既往肿瘤诊断）和 3 个影像学特点（结节直径、毛刺状和上叶位置）是 SPN 恶性的独立预测因素。目前，SPN 为良性有两个影像学标准诊断：超过 2 年且生长缓慢和钙化性状。单独钙化性状不一定能排除恶性，分层状、爆米花状钙化或环状弧形钙化是良性钙化的特征，偏心性、无定形钙化或砂粒状钙化常为恶性结节钙化。相反，较大的结节、非钙化病灶、胸痛、肺不张、肺炎、病变增大或 PET 扫描为阳性，均高度怀疑恶性病变，需要进一步明确组织学诊断。评估流程见图 35-3。

随着高分辨 CT 的发展，影像学上能观察到肺部磨玻璃样病变（Ground-Glass Opacities，GGO），增加了对小病变区的检出。大部分 GGO 经活检为 BAC。一些 GGO 为半透明，被认为是部分 GGO。这些通常生长缓慢，组织学具有不典型腺瘤样增生，被认为是腺癌的癌前病变。相反，实性 GGO 生长迅速，组织学通常为典型腺癌。

表 35-7 孤立性肺结节癌症风险评估

参数	风险		
	低	中	高
直径(cm)	<1.5	1.5～2.2	≥2.3
年龄(岁)	<45	45～60	>60
吸烟状态	从不吸烟	<20 支/日	>20 支/日
戒烟状态	戒烟>7 年	戒烟<7 年	未戒烟
结节边缘特点	光滑	齿状	放射状或毛刺状

Ⅰ～Ⅱ期 NSCLC 的手术治疗 对于Ⅰ期和Ⅱ期的 NSCLC 患者而言，只要身体耐受，应在有资质的医院接受手术治疗。回顾性研究发现，由心胸外科做手术的患者死亡率低于普外科医生(5.6% vs 7.6%；$P=0.001$)。手术切除的范围应根据术中探查发现以决定。一项临床研究发现，IA 期 MSCLC 患者采用肺叶切除术优于楔形切除术，其能够降低局部复发率，并有延长 OS 的趋势。SEER 的一项回顾性研究也证实肺叶切除术优于楔形切除术。局限性切除、楔形切除和肺段切除术(主要由视频辅助下的胸腔镜完成)主要适用于存在共病的患者，包括肺功能储备较差的患者或边缘较小病变者。全肺切除术适用于中心型患者，且患者有较好的肺功能储备。Ⅰ期 NSCLC 的 5 年生存率为 60%～80%，Ⅱ期为 40%～50%。

精确的病理分期需要足够的肺段、肺门、纵隔淋巴结取样。纵隔淋巴结切除能够提供更多的样本以确定 N 分期。在右侧，纵隔淋巴结应切除 2R、4R、7R、8R 和 9R。左边纵隔淋巴结应切除 5L、6L、7L、8L 和 9L(图 35-5)。肺门淋巴结应代表性切除并送检，如能特异性切除并取样 10 组淋巴结更为获益。在左边，第 2 组和第 4 组淋巴结通常会被主动脉遮挡。尽管对于淋巴结清扫和淋巴结取样哪一种更为获益目前还存在争议。最近汇总的三项临床研究显示，在Ⅰ～ⅢA 期 NSCLC 患者中，行纵隔淋巴结清扫者其 4 年生存率高于纵隔淋巴结取样者。而且，完整的纵隔淋巴结切除患者对于肺癌肺切除并不增加并发症。因此指南推荐采用完整的纵隔淋巴结切除术。

Ⅰ和Ⅱ期 NSCLC 的放疗 Ⅰ期和Ⅱ期 NSCLC 不推荐根治术后采用辅助性放疗。但是，不意愿手术或身体不能耐受手术的Ⅰ期和Ⅱ期 NSCLC 应考虑根治性放疗。一项系统综述报道了Ⅰ期和Ⅱ期 NSCLC 采用根治性放疗，5 年生存率为 13%～39%。立体定向放射治疗和冷冻消融是目前较新的治疗方法，适用于不意愿手术或身体不能耐受手术的孤立性肺结节患者，但是其对肿瘤大小有要求：≤5cm 者做立体定向放射治疗，≤3cm 者做冷冻消融。

Ⅰ和Ⅱ期 NSCLC 的化疗 多个临床研究评估了辅助化疗在ⅠA～ⅢA 期 NSCLC 根治术后的作用，存在争议性结果(表 35-8)。LACE 研究 Mata 分析结果显示，Ⅰ～ⅢA 期 NSCLC 根治术后行辅助化疗，与单纯手术组相比，能够提高 5.4% 的 5 年生存率。顺铂＋长春瑞滨方案略优于其他含铂类两药联合方案。研究还显示，ⅠA 期患者术后辅助化疗弊大于利，而ⅠB 期则存在争议。PS 评分差(ECOG PS:2)的患者不能从化疗中获益。这项研究结果导致只推荐Ⅱ期或Ⅲ期 NSCLC 患者行术后辅助化疗。化疗应在术后 6～8 周进行，一般行 4 个周期。所有患者应采用以铂类为基础的方案。对于不能耐受顺铂的患者可以考虑采用卡铂，以减少肾毒性、神经毒性和耳毒性。

表 35-8 非小细胞肺癌辅助化疗临床研究

临床研究	分期	治疗	n	5 年生存率%	P
IALT	Ⅰ～Ⅲ	顺铂为基础	932	44.5	＜0.03
		对照	835	40.4	
BR10	IB～Ⅱ	顺铂＋长春瑞滨	242	69	0.03
		对照	240	54	
ANITA	ⅠB～ⅢA	顺铂＋长春瑞滨	407	60	0.017
		对照	433	58	
ALPI	Ⅰ～Ⅲ	MVP	548	50	0.49
		对照	540	45	
BLT	Ⅰ～Ⅲ	顺铂为基础的	192	60	0.90
		对照	189	58	
CALGB	ⅠB	卡铂＋紫杉醇	173	59	0.1
			171	57	

ALPI. 意大利肺癌辅助化疗计划；ANITA. 诺维本辅助化疗国际研究协会；BLT. 大肺癌研究；CALGB. 癌和肺癌 B 组；IALT. 国际肺癌辅助化疗研究；MVP. 丝裂霉素、长春地辛和顺铂

ⅠB期NSCLC患者的处理现在存在争议。回顾性Ⅲ期临床研究亚组分析结果显示，ⅠB期患者辅助化疗不获益。只有一项研究认为，ⅠB期NSCLC辅助化疗能够提高OS，但是获益人群是肿瘤≥4cm者。在这种情况下应充分考虑患者的基本情况，是否给予化疗后进行利弊分析。

4项临床研究评估了Ⅰ～Ⅲ期NSCLC新辅助化疗的价值，其中3项结果报道了有PFS和OS获益趋势。但是目前没有数据支持新辅助化疗在NSCLC中应用。

NSCLC术后患者均有肿瘤再度复发的风险或发生第二原发肺肿瘤的风险。因此，应给予这些患者严密的影像学监测。最好的监测模式和频率目前尚无定论。鉴于大部分患者主要在治疗后2年内复发，因此指南推荐在术后头2年内每6个月行胸部CT对比，此后1年1次。

Ⅲ期NSCLC的治疗　关于Ⅲ期NSCLC患者的临床研究较多，包括诊断技术的变化、分期变化、疾病的异质性等。在以前的研究中，患者分布从非巨块型ⅢA期（术中发现N1、N2淋巴结受侵，纵隔淋巴结阴性）到巨块型N2（淋巴结＞2cm，多发同侧纵隔淋巴结转移），到明确无法手术的淋巴结转移患者。

因肺门淋巴结侵犯（T3N1），ⅢA期患者术后应行序贯辅助化疗。N2患者是否手术治疗目前存在争议。一项随机Ⅲ期临床研究证实病理分期为N2的NSCLC，其术后采用同步放化疗（顺铂＋足叶乙苷，45Gy），与不手术仅同步放化疗（61Gy）相比，能提高PFS，但不能提高OS。治疗相关的死亡率高于手术组（8% vs 2%），大部分死亡病例是全肺切除术患者。亚组分析发现，与单纯放化疗相比，肺叶切除术而非全肺切除术能够提高生存。

尽管术前进行了很仔细的临床分期，约1/4的患者术中病理发现或术后病理发现N2淋巴结转移。对于术中发现有隐匿的单站纵隔淋巴结转移，且切除原发肿瘤和淋巴结清扫在技术上是可行的患者而言，大部分胸外科医生将继续进行计划好的肺切除术和纵隔淋巴结清扫术。如果认为完全切除不可行，或多站淋巴结转移，或淋巴结肿大明显，或囊外淋巴结转移，胸外科医生则会中止计划的手术。这部分患者将考虑采用同步放化疗治疗。不全切除很难导致长期生存，目前收集的结果显示ⅢA期（N2）NSCLC单纯手术治疗5年生存率仅为14%～30%。生存率最高的Ⅲ期患者是微小N2转移及完全切除者。

化疗联合放疗是N3或巨块型ⅢA期患者的主要治疗途径。一般来说，组织学确定的转移淋巴结短径＞2cm，有结外侵犯或多站淋巴结转移的患者，其与多发小淋巴结转移的患者一起被认为是瘤负荷大、无法手术根除者。随机Ⅲ期临床研究首次证明，与单纯放疗相比，化疗序贯放疗将提高中位生存期和长期生存。后面的研究证实了同步放化疗与序贯治疗相比，能够提高生存，但是治疗相关不良反应也更多，如疲乏、食管炎和中性粒细胞减少症。因此，同步放化疗被推荐用于能够耐受的患者。

肺上沟瘤（潘科斯特瘤）　肺上沟瘤是指起源于肺尖部并侵及毗邻结构，其可产生Pancoast综合征、Horner综合征，肩部和上肢疼痛，手部肌肉萎缩无力等临床表现。肺上沟瘤一般为Ⅱ或Ⅲ期。对于N0或N1的肺上沟瘤患者，推荐采用新辅助化疗或同步放化疗，总体中位生存期可达33个月，5年生存率达44%，而对于R0切除的患者总生存时间可达94个月，5年生存率达54%。Pancoast瘤患者诊断时已有转移，推荐采用加化疗或不加化疗，来缓解症状。

转移性NSCLC的治疗

1. 转移或复发NSCLC一线化疗：首个明确晚期NSCLC能从化疗中获益的研究是发表在1995年的一项Meta分析，该研究报道与最佳支持治疗相比，患者能够从以铂类为基础的化疗中生存获益（HR 0.73，$P<0.000\ 1$）。此后开展了多项临床研究比较不同的顺铂联合方案对晚期NSCLC的疗效，结果显示疗效相当，总体有效率为20%～30%，中位生存时间为8～10个月（表35-9）。

所有的研究其纳入的患者均具有好的体力评分，ECOG PS 0～1分，对化疗耐受良好。接下来争论的是患者到底接受以铂类为基础的联合化疗几个周期。几项大型Ⅲ期临床研究证实超过4～6个周期的以铂类为基础的双药化疗不能让患者更多获益。实际上，更多周期的化疗还会增加毒性反应，损害生活质量。因此对于晚期NSCLC患者，不推荐以铂类为基础的化疗超过4～6个周期。

肿瘤的组织学类型也是NSCLC治疗中需要考虑的一个重要因素。一项Ⅲ期临床研究显示，非鳞癌NSCLC患者采用培美曲塞联合顺铂化疗，与顺铂联合吉西他滨相比，能够提高生存。这种生存差异主要与不同组织学类型肿瘤胸苷酸合成酶（培美曲塞的一个靶点）的表达水平密切相关。贝伐珠单抗

(抗血管内皮生长因子单克隆抗体)与化疗联合,能够提高晚期 NSCLC 患者的治疗有效率、无进展生存时间及总生存时间。但是,贝伐珠单抗不推荐用于肺鳞癌患者,因其有严重的出血风险。

表 35-9 转移性非小细胞肺癌一线化疗临床研究

临床研究	方案	n	RR(%)	中位生存时间(月)
ECOG1594	顺铂+紫杉醇	288	21	7.8
	顺铂+吉西他滨	288	22	8.1
	顺铂+多西他赛	289	17	7.4
	卡铂+紫杉醇	290	17	8.1
TAX-326	顺铂+多西他赛	406	32	11.3
	顺铂+长春瑞滨	394	25	10.1
	卡铂+多西他赛	404	24	9.4
EORTC	顺铂+紫杉醇	159	32	8.1
	顺铂+吉西他滨	160	37	8.9
	紫杉醇+吉西他滨	161	28	6.7
ILCP	顺铂+吉西他滨	205	30	9.8
	卡铂+紫杉醇	204	32	9.9
	顺铂+长春瑞滨	203	30	9.5
SWOG	顺铂+长春瑞滨	202	28	8.0
	卡铂+紫杉醇	206	25	8.0
FACS	顺铂+伊立替康	145	31	13.9
	卡铂+紫杉醇	145	32	12.3
	顺铂+吉西他滨	146	30	14.0
	顺铂+长春瑞滨	145	33	11.4
Scagliotti	顺铂+吉西他滨	863	28	10.3
	顺铂+培美曲塞	862	31	10.3
IPASS[a]	卡铂+紫杉醇	608	32	17.3
	吉非替尼	609	43	18.6

[a] 入组患者:18 岁以上,组织学或细胞学证实为ⅢB-Ⅳ期的 NSCLC 患者,组织学类型为腺癌(包括支气管肺泡癌),不吸烟(一生吸烟少于 100 支)或既往轻度吸烟(戒烟超过 15 年,且每年不超过 10 包),既往未行化疗、生物治疗或免疫治疗

ECOG. 东部肿瘤协作组;EORTC. 欧洲癌症治疗研究组织;FACS. 结直肠术后随访;ILCP. 意大利肺癌计划;IPASS. 易瑞沙泛亚洲研究;RR. 相对风险;SWOG. 西南肿瘤组

2. 二线及以上化疗:一线治疗后病情进展且体力评分好、有进一步治疗意愿的患者可进入二线治疗。目前美国 FDA 批准了 3 种二线治疗药物,分别为多西他赛、培美曲塞和厄洛替尼。这 3 种药物总的有效率相当,为 5%~10%,中位生存时间为 6~8 个月。但是这些药物也有明显的毒性反应,甚至影响其二线治疗应用。多西他赛的血液学毒性如粒细胞减少性发热高于培美曲塞和厄洛替尼,而厄洛替尼的非血液学毒性如皮疹和腹泻更为明显。这些药物的生存获益主要在 PS 评分好的患者中。

3. 抗血管生成药物:贝伐珠单抗是美国首个批准的用于治疗 NSCLC 的抗血管生成药物。贝伐珠单抗作用于 VEGF,阻断肿瘤所需新生血管的生成。两项化疗加或不加贝伐珠单抗的Ⅲ期临床研究存在争议性结果。第一项研究是在北美开展的,其对比了卡铂联合紫杉醇加或不加贝伐珠单抗对复发转移的非鳞癌患者的疗效,研究结果显示化疗加贝伐珠单抗组无论在 RR、PFS 和 OS 上均优于单纯化疗组。化疗加贝伐珠单抗组毒性反应更多。第二项研究在欧洲开展,其比较了顺铂联合吉西他滨加或不

加贝伐珠单抗对复发转移的非鳞癌患者的疗效，研究结果显示与单纯化疗组相比，化疗加贝伐珠单抗组 PFS 明显获益，但 OS 无显著差异。因此，卡铂＋紫杉醇＋贝伐珠单抗仅在美国被批准用于晚期非鳞 NSCLC 的一线治疗，而在欧洲未获批准。

4. 表皮生长因子受体抑制剂：厄洛替尼和吉非替尼是口服的小分子人表皮生长因子受体酪氨酸激酶抑制剂，为第一代 EGF-R 抑制剂，目前被批准用于治疗 NSCLC。一项比较厄洛替尼和安慰剂治疗既往治疗过的晚期 NSCLC 的Ⅲ期临床研究显示，与安慰剂相比厄洛替尼能够提高总生存率。鉴于吉非替尼Ⅱ期临床研究，经治 NSCLC 取得良好疗效，FDA 给予吉非替尼上市前批准。然而，随机Ⅲ期临床研究发现与安慰剂相比，吉非替尼在 OS 上无显著差异。这个结果直接导致美国 FDA 更改吉非替尼的说明书，注明只提供给那些之前证明临床有效的患者。但是，吉非替尼在欧洲和亚洲获得了治疗 NSCLC 的许可。临床特点与 EGFR-TKI 疗效存在密切关系，优势人群包括女性、不吸烟、腺癌及亚裔。EGFR 突变情况及 EGFR 拷贝数也与 EGFR-TKI 疗效密切相关。

两项亚洲开展的Ⅲ期随机临床研究比较了吉非替尼和以铂类为基础的联合化疗对晚期 NSCLC 的疗效。第一项研究比较了吉非替尼和卡铂/紫杉醇一线治疗初治不吸烟或轻度吸烟的晚期 NSCLC 的疗效。吉非替尼组显著提高了 RR 和 12 个月 PFS。分层分析发现，EGFR 敏感突变的患者吉非替尼治疗更为获益，而 EGFR 未突变患者则从化疗中更为获益。吉非替尼治疗组患者生活质量更高。第二项临床研究入组患者为 EGFR 突变的晚期 NSCLC，研究结果显示吉非替尼与顺铂/多西他赛相比，能够明显提高 PFS 和 DCR。这些相关研究结果提示对于 EGFR 突变的晚期 NSCLC 患者，标准化疗和 EGFR-TKI(吉非替尼、厄洛替尼)均可作为一线治疗方案。

西妥昔单抗(cetuximab)是静脉注射用的抗 EGF-R 嵌合抗体。一项随机Ⅲ期临床研究评估了顺铂/长春瑞滨加或不加西妥昔单抗对晚期 NSCLC 的疗效，入组患者免疫组化需 EGFR(＋)。研究结果显示，两组在 PFS 上无显著差异，但联合西妥昔单抗组在 RR 和 OS 上有显著提高。在预先设定的亚组分析发现亚裔患者加或不加西妥昔单抗，OS 无显著差异，而白种人加用西妥昔单抗，OS 显著提高，且与组织学类型无明显关联。与结直肠癌患者不同，西妥昔单抗的疗效与 KRAS 突变状态无关。有痤疮样皮疹的患者 OS 比无皮疹的患者 OS 更高。另一项Ⅲ期临床研究发现，卡铂/紫杉醇或多西他赛加或不加西妥昔单抗，不能提高晚期 NSCLC 的 OS。

5. 维持治疗：在治疗过程中未出现进展的 NSCLC 患者(获得完全缓解 CR、部分缓解 PR 或稳定 SD)是否进行维持化疗一直是一个有争议的话题。两项临床试验研究了一线以铂类为基础的化疗未进展患者继续采用单药多西他赛或单药培美曲塞维持治疗的价值。将患者随机分成单药维持治疗组和观察对照组，研究结果显示维持治疗能够提高 PFS 和 OS。在这两项研究中，观察组患者仅观察不接受任何治疗，直至病情进展；多西他赛组 37%的患者既往未接受多西他赛治疗过，培美曲塞组 81%的患者既往未接受培美曲塞治疗过。在多西他赛维持治疗的研究中，进展后采用多西他赛治疗的患者其生存等同于治疗组患者，这说明多西他赛是 NSCLC 有效化疗药物。但是这个结果在培美曲塞治疗研究中未能观察到。目前仅美国 FDA 批准培美曲塞用于以铂类为基础治疗的晚期 NSCLC 的维持治疗。但是，维持治疗也是有毒性的，必须充分考虑患者的耐受性。

两项随机对照临床研究报道，与安慰剂相比，厄洛替尼维持治疗能够提高晚期 NSCLC 患者的 PFS。

治疗　小细胞肺癌

局限期 SCLC 的治疗

手术　SCLC 是一种高度侵袭的恶性肿瘤，倍增时间快，生长快，疾病早期即可出现远处扩散，对一线化疗和放疗高度敏感。SCLC 并不常规推荐行手术治疗，因为即使是局限期患者也有隐匿的微转移。SCLC 术后患者应接受辅助化疗。两项回顾性研究显示，如果按照 TNM 分期，Ⅰ～Ⅱ期 SCLC 患者术后行辅助化疗能够获得高治愈率。

化疗　化疗能够明显延长 SCLC 患者的生存。铂类(顺铂或卡铂)联合足叶乙苷化疗 4～6 个周期是目前的主要化疗方案，该方案用了 30 余年未变。环磷酰胺、多柔比星和长春新碱亦是可选择的方案之一，适用于不能耐受以铂类为基础的化疗方案者。尽管一线化疗有效率高达 80%，但局限期 SCLC 中位生存期为 12～20 个月，广泛期中位生存期仅为 7～11 个月。绝大部分患者都会复发，对化疗产生耐药。仅有 6%～12%的局限期患者和 2%的广泛期SCLC生存超过5年。首次治疗3个月内复发的患者预后极差，被认为是铂类耐药患者。首次治疗3个月以上复发的患者被认为是治疗敏感患者，预后相对较好。治疗敏感患者复发后还能从二线治疗中获益。拓扑替康是FDA唯一批准的SCLC二线化疗药物。

放疗 局限期SCLC主要采用顺铂+足叶乙苷联合化疗加放疗。一项回顾性临床研究显示，SCLC采用每日分割疗法可提高局部控制率，总剂量可从30Gy提高至50Gy。与序贯放化疗相比，同步放化疗疗效更高，但放射性食管炎和血液学毒性更为明显。推荐早期加入放疗。每日2次的(超分割)放疗能够提高局限期SCLC患者的生存，但是3级以上放射性食管炎和肺毒性发生率更高。在同步给予顺铂为基础的化疗时，可给予每日放射治疗法，总剂量至少70Gy。高剂量每日放疗等同于甚至优于45Gy每日2次放疗法。同步放化疗适应患者应严格选择，需要好的体力评分和肺储备功能。

预防性全颅脑放疗 无论是局限期还是广泛期SCLC，只要是从初始治疗中获益的患者均应接受全颅脑预防性放疗(prophylactic cranial irradiation，PCI)。一项Meta研究分析了7个临床研究，共987例局限期SCLC患者在初治化疗中达到完全缓解，这些患者接受了PCI治疗，总生存提高了5.4%。对于在一线化疗中获益的广泛期SCLC患者，PCI能够降低颅内转移发生率，延长无进展生存时间和总的生存时间。PCI的远期毒副反应包括认知功能障碍，且很难与化疗毒副反应及正常老龄化相区分。

肺癌的个体化治疗 在过去40年，肺癌临床研究已证实手术、系统化疗和放疗能够延长患者生存和(或)改善患者生活质量。但是，传统治疗方法特别是仅依据患者组织学类型来治疗，已经到达了疗效的平台期。有希望提高患者生存的治疗途径就是依据患者不同分子亚型的个体化治疗，这依赖于我们对肿瘤分子基础的深入理解，即尽管很多肿瘤组织学类型相似，但是个体和个体之间存在巨大差异。在合适的时间给予合适的患者合适的治疗才能最大限度改善患者的生存。

以EGFR敏感突变患者为例，EGFR敏感突变主要存在于以下4种优势人群：腺癌，女性，不吸烟及亚裔患者(30%～70% vs 8%)。EGFR主要突变点是19外显子缺失突变和21外显子点突变(L858R)，其导致受体组成性活化，其特异性TKI吉非替尼和厄洛替尼治疗NSCLC的高有效率(60%～90%)与这两项突变密切相关。但是几乎所有治疗有效患者在治疗一段时间后均会发生获得性耐药。其中50%的耐药患者，其耐药原因为20外显子(T790M)突变，其阻断了药物与受体的结合。约20%的EGFR突变患者的获得性耐药为编码不同TK，MET的基因扩增。因此，临床上开展了多个临床研究，如采用第二代EGFR抑制剂来克服T790M介导的耐药，治疗获得性耐药患者，或采用MET抑制剂靶向治疗MET依赖的肿瘤细胞。

肺腺癌另一个重要的亚群就是EML4-ALK融合蛋白阳性的患者。由2号染色体转位形成的棘皮动物微管相关蛋白样4(EML4)编码蛋白N-末端部分融合至间变淋巴瘤激酶(ALK)的细胞内酪氨酸激酶结构域，重排为EML4-ALK融合基因，导致异常酪氨酸激酶表达。ALK阳性群体中，克唑替尼(crizotinib)对EML4-ALK突变型晚期NSCLC患者的疾病控制率可达90%，接受克唑替尼治疗可使患者获得明显的生存获益。EML4-ALK融合基因只出现在3%～7%的NSCLC中。ALK阳性肺癌患者一般较为年轻，轻度吸烟史，男性多见，组织学类型为有印戒细胞特点的腺癌。

此外，研究者们还在探索预测化疗疗效的分子标志物。如常用的核苷酸切除修复交叉互补基因1(DNA repair gene excision repair cross-complementation group 1，ERCC1)，其与铂类药物化疗敏感性密切相关，ERCC1高表达预示着较差的铂类药物敏感性。而不治疗的肺癌患者如果ERCC1低表达，则预示着预后较差。

核糖核苷还原酶调节因子1(Ribonucleotide reductase M1，RRM1)编码核糖核苷酸还原酶调节亚单位，是DNA合成的限速酶。核糖核苷酸还原酶参与核糖核苷酸还原成脱氧核糖核酸的过程。吉西他滨为NSCLC常用化疗药物，脱氧胞嘧啶核苷的类似物，为核苷酸还原酶抑制剂，使细胞内合成DNA所需的dCTP产生减少，抑制DNA合成。RRM1的表达水平与局部晚期NSCLC采用吉西他滨加卡铂化疗2个周期的疗效呈密切负相关。此外，RRM1低表达提示有更长的中位生存期。胸苷酸合成酶(thymidylate synthase，TS)催化下dUMP甲基化转化为dTMP，是DNA合成不可逆转的限速酶。

TS酶是培美曲塞的一个作用点，培美曲塞被FDA批准用于治疗非鳞癌。TS酶的表达是包括肺癌在内的多种肿瘤的预后和预测因子。TS酶的过表达与培美曲塞耐药相关。与腺癌相比，TS酶mR-

NA和蛋白表达水平在鳞癌和小细胞肺癌中更高。一项随机Ⅲ期临床研究报道,顺铂联合吉西他滨在鳞癌中更为获益,而顺铂联合培美曲塞在腺癌和大细胞癌中更为获益。分子标志物将帮助我们制订治疗计划中发挥越来越重要的作用。

肺良性肿瘤

良性肿瘤约占肺部肿瘤的5%,其中50%是错构瘤,90%的错构瘤位于肺。另外50%肺良性肿瘤为支气管腺瘤。

错构瘤

肺错构瘤通常表现为周围型肿块,其中混有正常肺组织成分如平滑肌和胶原。男性多于女性,发病高峰在60岁左右。通常是肺部查体时影像学发现孤立性肺结节。影像学上爆米花样钙化为肺错构瘤的典型改变,对肺错构瘤的定性诊断具有重要意义。但是,如果没有这些特征发现,必须行手术切除以排除恶性,特别是吸烟患者。

支气管腺瘤

发生在生长缓慢的支气管内区域的常见肿瘤包括类癌(≥80%;详见第49章),腺样囊性肿瘤(又称圆柱瘤,占10%～15%)或黏液表皮肿瘤(2%～3%)。平均发病年龄为45岁(15～60岁)。患者通常有慢性咳嗽、间断咯血、反复发作的因肺不张或肺炎肺脓肿所致气道阻塞病史。支气管镜可见病变,血管丰富且气管镜活检后易出血。绝大部分可以通过手术切除(局部切除)根治,但是也有部分会复发或恶变并发生远处转移。局限性病灶术后5年生存率为95%。如果支气管腺瘤发生播散,病程将向恶性转化,如转成SCLC或类癌等。治疗主要由病程发展所决定。

(陈　衍　译)

第 36 章

Chapter 36

胸 腺 瘤

Dan L. Longo

胸腺来源于第 3～4 咽囊，位于前纵隔。它由来自咽囊的上皮细胞和基质细胞及来自中胚层的淋巴前体细胞组成。骨髓前体细胞分化成 T 细胞，并迁移至此完成分化。胸腺由皮质和髓质组成功能区。胸腺皮质由 85%的淋巴细胞组成，髓质由 15%的淋巴细胞组成。原始骨髓祖细胞进入胸腺功能区通过边缘区逐渐变成成熟的髓质。胸腺细胞表型与外周血和 T 淋巴细胞不易区分。

胸腺会发生很多问题，但胸腺异常非常罕见。如果胸腺没有发育成熟，T 细胞严重缺乏会导致严重的免疫缺陷性疾病（如迪格奥尔格综合征）。如果胸腺淋巴细胞发生肿瘤就发展成淋巴瘤。大多数发生在胸腺的淋巴系统肿瘤由前 T 细胞发展而来，这种肿瘤是前体 T 细胞淋巴母细胞性淋巴瘤（详见第 15 章）。胸腺中存在很少的 B 细胞，当它们发生肿瘤时称为纵隔（胸腺）B 细胞淋巴瘤（详见第 15 章）。霍奇金淋巴瘤，尤其是结节性硬化性淋巴瘤，常常涉及前纵隔。MALT 淋巴瘤被报道参与胸腺 Sjögren 综合征或其他免疫系统异常综合征，其淋巴细胞表面常表达 IgA，替代了 IgM。Castleman 病涉及胸腺。胸腺中偶尔可能发生生殖细胞肿瘤和胸腺类癌。如果胸腺上皮发生肿瘤，则发展成胸腺瘤。

临床表现和鉴别诊断

胸腺瘤在成年人的前纵隔肿瘤中比较常见，约占 40%。前纵隔的其他肿瘤有淋巴瘤、生殖细胞肿瘤和胸骨下的甲状腺肿瘤。类癌肿瘤、脂肪瘤和胸腺囊肿也可被查到。青少年和年轻人在其他肿瘤化疗后的前几个月可能出现胸腺反射性增生。肉芽肿性炎性疾病（肺结核、结节病）可使胸腺增大。胸腺瘤在 50～60 岁人群比较常见，儿童少见，男女分布均匀。

40%～50%的患者无明显症状，大部分在常规行 X 线胸片检查时发现。当出现症状时常表现为咳嗽、胸痛、呼吸困难、发热、气喘、疲劳、体重下降、盗汗或厌食。有时胸腺瘤可阻塞上腔静脉。40%的胸腺瘤患者常伴有与胸腺有关的自身免疫性疾病。约 30%的患者伴有重症肌无力，5%～8%的伴有纯红细胞再生障碍性贫血，5%的伴有低丙种球蛋白血症。伴有低丙种球蛋白血症的胸腺瘤的症状也称 Good 综合征。重症肌无力患者中有 10%～15%的有胸腺瘤。胸腺瘤中很少合并多肌炎、系统性红斑狼疮、甲状腺炎、干燥综合征、溃疡性结肠炎、恶性贫血、艾迪生病、硬皮病和垂体功能衰退症。在一项研究中，70%的胸腺瘤患者发现同时患有其他系统性疾病。

诊断和分期

一旦发现纵隔占位就需要行外科手术明确。纵隔镜检查或局部胸廓切开术可确诊。细针穿刺在区别淋巴瘤和胸腺瘤方面差，但在区别生殖细胞肿瘤和转移瘤方面较可靠。胸腺瘤和淋巴瘤需要获得足够的组织进行诊断和预后。

一旦确诊为胸腺瘤，随后可行手术进行分期。然而在某些情况下胸部 CT 可以评估局部侵袭程度。MRI 检查可以确定纵隔肿瘤的分期，但 MRI 联合 CT 检查对于前纵隔肿瘤的意义具体不清。生长抑素受体与由铟标记的生长抑素类似物可能有一定价值。如果没有有效的无创检查，应行侵入性检查切除整个肿瘤。如果有侵袭，术前新辅助化疗可能是必要的（见本章中的治疗）。

90%的胸腺瘤位于前纵隔，但有些可能位于其他纵隔甚至颈部，这些都基于胸腺增大所致。

胸腺瘤的分级系统是由 Masaoka 及其同事制定的（表 36-1）。这个系统是根据胸腺瘤的侵袭程度分级的。不同分期患者的5年生存率如下：Ⅰ期，96%；Ⅱ期86%；Ⅲ期69%；Ⅳ期50%。法国的胸腺肿瘤研究小组(GETT)提出基于手术切除程度的修正Masaoka分级系统，因为手术切除范围被认为是一个预后指标。在这个系统中，Ⅰ期肿瘤根据外科医师怀疑是否与周围结构有无粘连分为A和B；Ⅲ期肿瘤根据是否只行局部切除或活检分为A和B。两个系统一致性较高。

表 36-1 胸腺瘤 Masaoka 分级系统

分期	诊断标准		
Ⅰ	肿瘤包膜完整，显微镜下未见包膜受侵		
Ⅱ			
ⅡA	显微镜下未见包膜受侵		
ⅡB	术中肉眼见肿瘤侵及周围脂肪组织或附着胸膜、心包		
Ⅲ			
ⅢA	术中见肿瘤侵及周围器官、心包或胸膜但未侵及大血管		
ⅢB	术中见肿瘤侵及周围器官，包括大血管		
Ⅳ			
ⅣA	有胸膜或心包种植转移		
ⅣB	有淋巴或血供远处转移		
	不同分期(%)	5年生存率(%)	10年生存率(%)
Ⅰ	36	95～100	86～100
Ⅱ	26	70～100	50～100
Ⅲ	22	68～89	47～60
Ⅳ	10	47～69	0～11

病理学和病因学

胸腺瘤是上皮性肿瘤，有恶性潜能。把它们直接分为良恶性是没有意义的；关键在于是它们是否有侵袭性。约65%的胸腺瘤是静止和没有侵袭性的，约35%是有侵袭性。在肿瘤中淋巴细胞的比例是变化的，但遗传学研究表明，这些淋巴细胞是良性多克隆的淋巴细胞。肿瘤的上皮成分主要由皮质来源的圆形或椭圆形细胞和髓质来源的纺锤形细胞两种类型组成(表36-2)。细胞学特征不是生物学行为的可靠的预测因子。约90%的A、AB和B1性肿瘤是局部的。一小部分病人的组织学特征是恶性。胸腺癌有侵袭性，预后不良。

胸腺瘤的基因变化尚不明确。有些研究数据表明EB病毒可能与胸腺瘤有关。一些肿瘤过表达p21ras基因产物。然而分子发病机制仍不明确。胸腺瘤的易感性位点在鼠7号染色体上，但被称为Tsr1的基因位点和人类胸腺瘤的关系还不清楚。

表 36-2 WHO 胸腺肿瘤组织学分类

类型	病理描述	
A	髓质型胸腺瘤	
AB	混合型胸腺瘤	
B1	皮质型胸腺瘤为主	
B2	皮质型胸腺瘤	
B3	分化良好型胸腺癌	
C	胸腺癌	
类型	分布(%)	预后(10年无病生存%)
A	8	100
AB	26	90～100
B1	15	78～84
B2	28	83
B3	15	36
C	8	0～35

治疗 胸腺瘤

胸腺瘤的治疗根据不同的分期而决定。没有侵及包膜和Ⅰ期患者完整切除可以治愈96%的患者。Ⅱ期患者行完整切除术后还需要行30～60Gy的放疗。然而放疗的意义还没有明确。Masaoka分期和切除的完整性是长期生存的主要预测因子。对于Ⅲ期和Ⅳ期患者，新辅助化疗后行手术，联合或不联合放疗，化疗联合其他治疗可获得很好的生存。最有效的化疗方案通常包括铂类（顺铂或卡铂）和蒽环类。增加环磷酰胺、长春新碱和泼尼松似乎可以提高反应率。有些研究报道说可达50%～93%的有效率，但这些研究仅涉及不到40例。还没有找到最有效的治疗方案。如果新辅助化疗后未完整切除残余病灶，放疗（50～60Gy）可能有助于减少术后复发率。

联合治疗效果优于手术后单纯放疗，可使近50%的患者5年生存率提高。

一部分胸腺瘤患者表达c-kit，c-kit突变的患者对伊马替尼有很好的反应性。许多胸腺瘤患者表达表皮生长因子受体，但其激酶受体抑制剂拮抗作用尚无系统的评估。奥曲肽联合泼尼松可使1/3的患者产生反应。

胸腺瘤切除术后的并发症

重症肌无力患者胸腺瘤发生率高（80%），但胸腺瘤患者中只有10%～15%的患者伴有重症肌无力。人们认为胸腺在打破自我耐受性和产生T细胞中发挥作用，乙酰胆碱受体被认为是外来抗原。患有胸腺瘤和重症肌无力的患者比胸腺异常在胸腺切除术后重症肌无力症状很少能缓解，重症肌无力患者在有无胸腺瘤症状没有明显不同。胸腺切除术至少可使65%的重症肌无力患者症状得到改善。大量数据表明，伴有重症肌无力的胸腺瘤患者行胸腺切除术后长期生存比没有重症肌无力的患者长。

30%～50%的纯红再生障碍性贫血患者患有胸腺瘤。胸腺切除术可治疗30%的纯红再生障碍性贫血患者。约10%的低丙种球蛋白血症患者患有胸腺瘤，但胸腺切除术很少能治疗低丙种球蛋白血症。

（白引苗 陈 衍 译）

第 37 章

Chapter 37

乳 腺 癌

Marc E. Lippman

乳腺癌是起源于乳腺导管或者小叶上皮细胞的恶性肿瘤。2010 年,美国新增乳腺癌患者 180 000 例、死亡的乳腺癌患者 40 000 例。另外,新增男性乳腺癌患者 2000 例。乳腺癌是女性最常见的恶性肿瘤,约占所有女性恶性肿瘤的 1/3。随着治疗手段的不断改进和早期筛查的不断完善,美国乳腺癌的死亡率逐渐下降。本章主要针对的是乳腺上皮癌,不涉及少见的乳腺恶性肿瘤如肉瘤和淋巴瘤。乳腺癌是一种单克隆疾病,单个突变后转化的细胞最终具有完全的恶性潜能。因此,乳腺癌可作为非浸润性疾病,或浸润性但非转移的疾病长期存在。

遗传学

不到 10%的乳腺癌具有体细胞突变,有些基因与家族性乳腺癌相关。如 Li-Fraumeni 综合征有遗传性 p53 抑癌基因突变,乳腺癌、骨肉瘤等恶性肿瘤的发病率升高。遗传性乳腺癌病例还报道有 PTEN 基因的突变。

抑癌基因 *BRCA-1* 位于染色体 *17q21*,*BRCA-1* 基因编码一个锌指蛋白,具有转录因子的功能。*BRCA-1* 还参与基因的修复过程,具有遗传性 *BRCA-1* 等位基因突变的女性终身患乳腺癌的风险为 60%～80%、患卵巢癌的风险为 33%。这种风险在 1940 年以后出生的女性更为明显,可能有激素因素的促进作用。男性如果有 *BRCA-1* 等位基因突变,其患前列腺癌和乳腺癌的风险增加。另一个抑癌基因是 *BRCA-2*,位于染色体 *13q12* 上,其突变无论在男性还是女性均会导致乳腺癌风险增加。

目前,可以很方便地检测出 *BRCA-1* 和 *BRCA-2* 的突变,具有这些突变的患者可以进行乳腺癌风险咨询。具有明确乳腺癌家族史的人群推荐进行遗传筛查,尤其是具有犹太血统的人群,这类人群具有较高的特异性 *BRCA-1* 突变(185 位点的腺嘌呤被鸟嘌呤代替)。

上述基因尽管与遗传性乳腺癌密切相关,但在散发性乳腺癌中也发挥着非常重要的作用。p53 的获得性突变可见于约 40%的乳腺癌患者,PTEN 的获得性突变见于约 10%的患者。*BRCA-1* 的获得性突变在散发性乳腺癌中未见报道,但在一些乳腺癌中报道有 *BRCA-1* mRNA 的低表达(可能与基因甲基化相关)和 *BRCA-1* 蛋白的异常表达。*BRCA-1* 和 *BRCA-2* 的杂合性缺失表明肿瘤抑癌基因可以在散发性乳腺癌病例中失活。最后,关键性癌基因的过表达也在约 1/4 的乳腺癌中发挥着关键作用。比如人表皮生长因子受体 2 基因,称为 *erbB2*(*HER2/neu*)基因,该基因的扩增见于约 25%的乳腺癌患者。HER2 蛋白的过表达与乳腺表皮的恶性转化相关,因此,无论在辅助治疗还是转移情况下的治疗,都需进行针对 *HER2* 的靶向治疗。

流行病学

乳腺癌是一种激素依赖性疾病。卵巢无功能、不进行激素替代治疗的女性很少发生乳腺癌,男女患乳腺癌的比例为 150∶1。乳腺癌的发病与年龄密切相关,随着年龄的增长发病率呈直线上升,但在绝经初期有一个轻微下降趋势。女性一生对乳腺癌发病率有重要影响的 3 个阶段分别是:初潮年龄、首次全程妊娠的年龄、绝经年龄。初潮年龄为 16 岁的女性患乳腺癌的风险仅为初潮年龄为 12 岁女性的 50%～60%,这种低危风险可以持续终身。同样,如果在中位绝经年龄 52 岁之前 10 年绝经的女性,无论是自然绝经还是手术诱导绝经,患乳腺癌的终身风险可降低 35%。18 岁首次全程妊娠的女性较未生育女性的乳腺癌风险低 30%～40%。因此,整个月经的持续时间，尤其是首次全程妊娠之前的月经持续时间，是决定整体乳腺癌风险的主要因素。这3个因素(初潮年龄、首次全程妊娠年龄、绝经年龄)在决定乳腺癌的因素中占70%～80%的决定性作用。一项荟萃分析表明母乳喂养的持续时间可以降低乳腺癌的风险，其降低风险的效应等同于首次全程妊娠的年龄。

发病率的国际变量研究为激素致癌理论提供了一些重要证据。一名北美80岁的女性患浸润性乳腺癌的风险约为1/9，而亚洲女性的乳腺癌风险只有北美或西欧女性的1/5～1/10。实质上，亚洲女性的雌激素和孕激素水平更低。这种较低的激素水平是遗传理论无法解释的，一个在西方国家长期生活的亚洲女性的激素水平和患癌风险等同于西方国家女性。这些亚洲移民女性，尤其是她们的女儿，事实上在身高和体重方面与在亚洲生活的亚洲女性差别较大。而身高和体重是初潮年龄的决定性因素，并且会明显影响血浆雌激素的水平。

饮食在乳腺癌病因学方面的作用有些矛盾。尽管目前有些研究表明热量和脂肪的摄取与乳腺癌相关，但饮食中脂肪的确切致癌作用尚未证实。过多的热量摄入可以多种方式增加乳腺癌的风险，包括过早月经初潮、绝经年龄推迟、绝经后雌激素水平增加也预示着脂肪组织芳香化酶活性较高。中度饮酒也可增加乳腺癌风险，目前作用机制不明。酗酒妇女补充叶酸可以降低乳腺癌风险，但对戒酒者无保护作用。对饮酒可采取一种节制态度，因为饮酒可能会减轻压力、对心脏还具有保护作用，因此可以适当饮用。有研究表明，长期低剂量阿司匹林可以降低乳腺癌的复发。

由于上百万美国妇女常规口服避孕药物或在绝经后进行激素替代治疗(HRT)，因此，了解外源性雌激素在乳腺癌的作用就尤为重要。一些荟萃分析表明口服避孕药可以轻度增加乳腺癌风险。但是，口服避孕药对卵巢上皮癌和子宫内膜癌具有一定保护作用。HRT可以明显增加乳腺癌风险。来自Women's Health Initiative(WHI)研究的数据表明联用雌激素和孕激素可以增加乳腺癌的风险和心血管方面不良反应，但可以降低骨折风险和结直肠癌的发病。总体平衡下来，HRT的危害还是大于获益，6～7年HRT可成倍增加乳腺癌的风险。另一项与WHI平行的研究纳入了>12 000名女性，证明单用共轭雌激素(常用于子宫切除术女性的雌激素替代治疗)并未明显增加乳腺癌的发病率。一项对于非随机HRT研究的荟萃分析表明，大多数既往认为源于HRT治疗带来的获益，可能与接受HRT治疗患者的社会经济地位较高有关，她们有更多的机会接触健康专家。WHI的研究并未涉及HRT治疗的可能获益。HRT是一个需快速评估的领域，至少从乳腺癌和心血管疾病方面考虑，长期HRT会带来不良结果。对于既往患乳腺癌的女性，HRT会增加复发率。接受HRT女性数目的快速下降也与乳腺癌发生率的降低呈一致趋势。

除了上述因素，放疗也是年轻女性患乳腺癌的一个风险因素。女性30岁以前接受过多次胸部透视(200～300cGy)或因淋巴瘤接受过放疗(>3600cGy)，乳腺癌的发病风险明显提高。30岁以后接受放疗的乳腺癌发生风险很低。

男性和女性乳房包块评估

由于乳腺癌发病率高，致死率也较高，乳房查体就成了临床体检的一个必需部分。令人遗憾的是，内科医生很少对男性进行乳房查体，而大多数女性又常常将乳房查体误归于妇科医生。由于乳腺癌的早期检出可以明显改善预后，因此，每位医生都有责任尽早发现乳房异常并给予相应的检查。另外，应培训女性进行乳腺自查(breast self-examination, BSE)。尽管男性乳腺癌很少见，对于单侧乳房的异常，也应遵循与女性同样的评估方式。当然，男子女性型乳房也常单侧开始，并且常常无症状。

乳腺癌通常是通过钼靶或触摸后发现包块，再通过活检确诊的。下面的程序有助于早期确诊乳腺癌、减少不必要的活检(图37-1)。

可触及的乳房包块

女性应该每月检查乳房1次。来自中国的一项有设计缺陷的研究表明，乳腺自查尽管不能改善生存，但由于安全无创仍鼓励进行。至少，乳腺自查可以增加小肿块的检出率，使得手术范围可能降低。临床医生进行乳房查体时应在良好光线下进行，这样更有可能观察到皮肤回缩和其他改变。查体时还要注意乳头、乳晕改变，以及是否伴有乳头溢液。还要注意触摸区域淋巴结，并对触摸到的肿块测量大小。单靠查体并不能排除恶性可能。下列特征表明肿块可能为恶性：质硬、不规则、粘连固定或无痛。如果肿块持续存在，即使钼靶结果为阴性也不能排除恶性可能，还需进行活检。

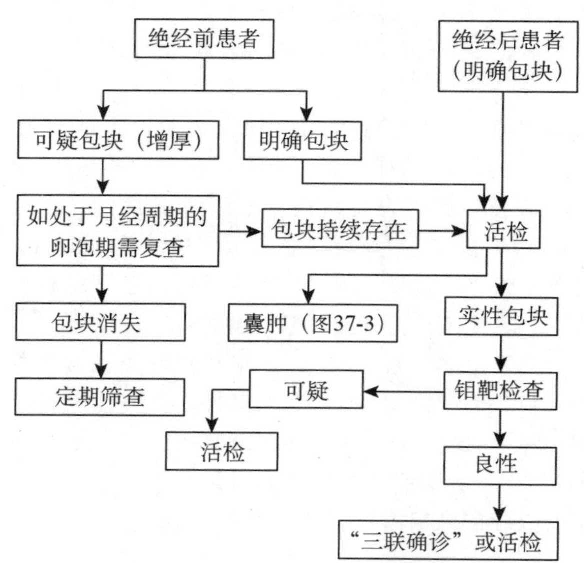

图 37-1　可触及乳房包块的诊疗途径

对绝经前女性体检查出的包块，无论是否可疑，都应在 2～4 周内重新检查。月经周期第 5～7 天是乳腺的最佳检查时间。对于持续存在的乳房包块应行细针穿刺活检或者手术切除。如果抽出非血性液体，那可能是囊肿，诊断和治疗可同时完成。实性包块如果持续存在或周期性出现或者是血性囊液需行钼靶或者活检，对某些患者，可以应用三联确诊技术（触诊、钼靶和针吸术）代替活检（图 37-1，图 37-2 和图 37-3）。B 超可以取代细针抽吸活检（fine-needle aspiration，FNA）来区别囊、实性肿块。B 超不一定能够发现所有实性肿块，因此，如果触诊能触到，而 B 超发现不了，肿块也有可能是实性的。

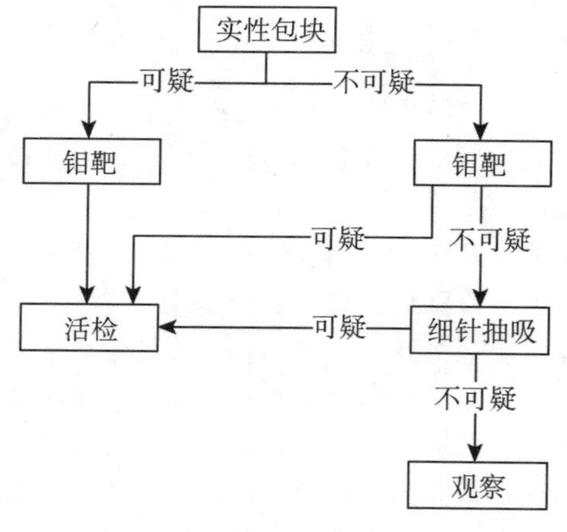

图 37-2　三联诊断技术

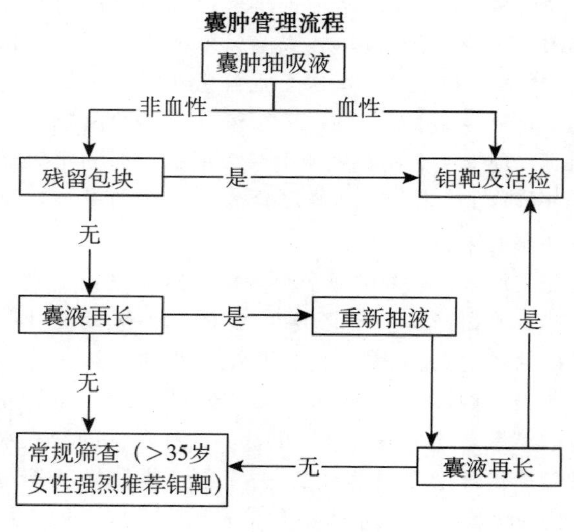

图 37-3　乳腺囊肿的管理

临床上按照这些诊疗程序操作时要注意几点：①风险分析并不是决策治疗的必要步骤，无论是否存在风险因素，都不能完全除外活检。②细针穿刺应在有经验的中心开展，确保能够获得正确标本并进行分析。尽管三联诊断技术均为阴性后确诊癌症的概率很低，但不代表是零。患者和医生都要关注到那 1% 的假阴性可能。③磁共振（MRI）、B 超、放射性核素显像不能替代活检。

异常的钼靶

临床工作中，不能将诊断性钼靶与筛查性钼靶混为一谈，诊断性钼靶常在查体异常后进行，目的是在活检之前评估其余乳腺部分是否正常，诊断性钼靶也是除外即时活检的三联诊断的一部分。

筛查性钼靶发现的微小异常应该通过增强或放大的影像重新评估。钼靶上的异常表现包括聚集的微小钙化、密度增高影（尤其是针孔状密度增高影）、新发或者扩大的乳腺结构扭曲。对于隐匿性病灶，B 超有助于识别囊肿或指导活检。如果没有可触及包块，钼靶检查也证明是良性的，应建议患者按其相应年龄进行常规随访。临床上不能过于执拗地认为，如果存在乳腺包块，阴性钼靶结果一定不能排除肿瘤。

如果临床触诊阴性、但钼靶轻度可疑，应在 3～6 个月后重新进行钼靶检查，对于不确定或可疑的病灶应进行立体定位活检。Morrow 及其同事建议给需要活检但包块倾向良性的患者，比如不需要后续手术的患者进行立体定向活检。当病变倾向于恶性时，应采用针定位技术的开放活检。其他研究者则认为从经济学角度出发，对于隐匿性病灶也应广泛采用立体定向空芯针活检，因为确诊后更有利于早期制订治疗计划。但是，对于恶性病灶，立体定向活检确诊并不能完全替代手术确诊步骤，尤其是当需要考虑保乳手术时。比如，当立体定向空芯针活检(或局部切除)证实肿瘤为恶性时，仍需要再次切除确保切缘阴性。合理的步骤见图 37-4。

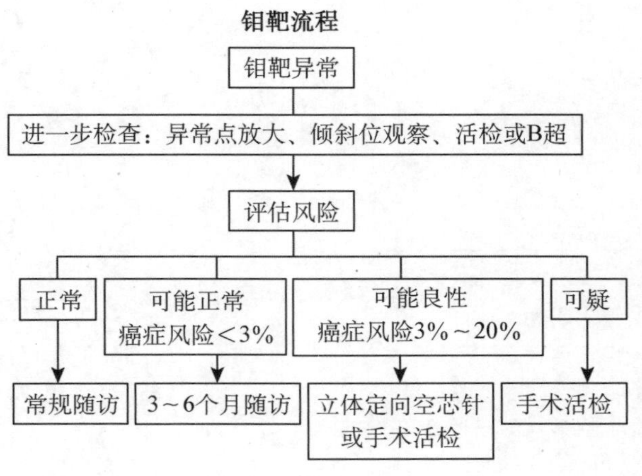

图 37-4 乳腺钼靶异常管理流程

妊娠/哺乳妇女乳腺包块

妊娠期间，乳腺的生长受到雌激素、孕激素、催乳素、胎盘催乳素等多种激素影响。孕激素可通过阻断催乳素的作用抑制乳汁分泌。产后，孕激素水平下降，催乳素不受抑制，水平明显上升。妊娠期/哺乳期乳房包块不应简单归咎于激素水平变化引起的，其处理原则同非妊娠期/哺乳期乳房包块。妊娠期乳腺癌的发生率为 1∶(3000～4000)，其分期也与绝经前非妊娠乳腺癌患者相同。但是，由于发生在妊娠期的乳房包块未引起足够重视和(或)由于内源性激素的刺激作用，妊娠期乳腺癌更常见进展期疾病。因此，对于妊娠期/哺乳期持续存在的乳房包块，不能简单归咎于生理改变引起的良性肿块，应立即进行诊断评估。

良性乳腺包块

一般来说，每 5～10 次乳腺活检仅有 1 次才确定为乳腺癌。尽管活检准确率在不同国家或不同临床条件下不同，大多数乳腺良性包块还是归于乳腺“纤维囊性”疾病，这种疾病描述的是小的液性囊肿和乳腺上皮细胞和纤维组织样增生。然而，纤维囊肿病是一个组织学诊断非临床诊断名词，经活检证实是纤维囊肿病的女性较未活检女性的乳腺癌风险明显增加。导管和小叶细胞增生的女性(约 30% 患者)，尤其是小部分(3%)不典型增生女性，与未接受过活检的女性相比，乳腺癌风险增加了 4 倍。如果这些女性的一级亲属还患有乳腺癌，其患乳腺癌的风险会增加 9 倍。因此，需要对这些女性进行严密监测。相反，对于没有不典型增生的女性，如果活检结果还是良性，发生乳腺癌的风险很低，常规随访即可。

筛查

在成人上皮肿瘤中，乳腺癌的独特性就在于可以通过筛查(每年钼靶检查)提高生存。荟萃分析的结果表明，50 岁以后，每年的钼靶筛查可将因乳腺癌的死亡风险降低 25%～30%，40～50 岁的钼靶筛查也是有益结果。但是，由于年轻女性患乳腺癌的比例太低，钼靶检查常会有假阳性结果。尽管对钼靶筛查的优劣仍存在诸多争议，大多数据还是支持钼靶筛查的获益。尽管一些年代较久的随机研究的新分析偶尔表明筛查没有作用，但是这些临床研究的确存在设计缺陷，无法在回顾性分析中得到纠正，因此大多数专家，包括美国临床肿瘤学会(ASCO)和美国抗癌协会(ACS)的专家组成员，还是认为钼靶筛查具有实质性益处。另外，在过去 10 年间，乳腺癌死亡率的下降决不能单单归功于治疗手段的改进。因此，对 40 岁以后的女性，可以谨慎地建议每年或每两年 1 次的钼靶筛查。尽管目前没有随机研究表明乳腺自我检查(BSE)可以改善生存，但 BSE 的主要好处在于可以辨别出适于进行保守局部治疗的肿瘤。好的乳房摄影技术，包括数字化乳房 X 线照相术，可以程序化进行影像放大、高技能地进行钼靶诊断，再结合新的影像学手段(MRI、磁共振波谱分析、正电子成像术等)，可以更早期、更可靠地确诊乳腺癌。目前乳腺癌的筛查手段除了钼靶未推荐其他，ACS 推荐的乳腺 MRI 筛查对象包括：携带 BRCA-1 或 BRCA-2 突变的年轻女性或其一级亲属，10～30 岁接受过胸部放射治疗，一生患乳腺癌风险超过 20%，或 Li-Fraumeni 综合征、Cowden 综合征或 Bannayan-Riley-Ruvalcaba 综合征，对这些人群 MRI 具有高度敏感性，弥补了其特异性的不足。

分期

对于乳腺癌患者，正确分期非常重要，它不仅有助于精确判断预后，还可根据 TNM(原发肿瘤、区域淋巴结、转移)决定治疗手段(表 37-1)。在过去 20 年间,对分期的定义也变了几次。目前的分期定义比较复杂,与以前的分期系统相比,现在不同分期预后明显不同。

表 37-1 乳腺癌分期

原发肿瘤(T)			
T0	无原发肿瘤证据		
TIS	原位癌		
T1	肿瘤≤2cm		
T1a	0.1cm<肿瘤≤0.5cm		
T1b	0.5cm<肿瘤≤1cm		
T1c	1cm<肿瘤≤2cm		
T2	2cm<肿瘤≤5cm		
T3	肿瘤>5cm		
T4	肿瘤侵犯胸壁、炎性病变、微卫星病变、溃疡		
区域淋巴结(N)			
PN0(i−)	组织学检查无区域淋巴结转移,免疫组化阴性		
PN0(i+)	组织学检查无区域淋巴结转移,免疫组化阳性,转移灶最大直径≤0.2mm		
PN0(mol−)	组织学检查无区域淋巴结转移,分子生物学检测阴性(RT-PCR)		
PN0(mol+)	组织学检查无区域淋巴结转移,分子生物学检测阳性(RT-PCR)		
PN1	1~3 枚腋窝淋巴结转移,或		
PN1mi	微转移(>0.2mm,不超过 2mm)		
PN1a	1~3 枚腋窝淋巴结转移		
PN1b	经前哨淋巴结活检发现内乳淋巴结镜下转移,但无临床征象[a]		
PN1c	PN1a+ PN1b(如果有超过 3 枚腋窝淋巴结转移,内乳淋巴结要定义为 pN3b 以反映增加的肿瘤负荷)		
pN2	4~9 枚腋窝淋巴结转移或有同侧内乳淋巴结转移临床征象但不伴有腋窝淋巴结转移		
pN3	≥10 枚腋窝淋巴结转移,或锁骨下淋巴结转移,或有同侧内乳淋巴结转移临床征象并伴 1~3 个腋窝淋巴结转移,或>3 个腋窝淋巴结转移兼有无临床征象的内乳淋巴结镜下转移,或同侧隆突下淋巴结转移		
远处转移(M)			
M0	无远处转移		
M1	有远处转移(包括转移到同侧锁骨上淋巴结)		
分期			
Stage 0	TIS	N0	M0
Stage Ⅰ	T1	N0	M0
Stage ⅡA	T0	N1	M0
	T1	N1	M0
	T2	N0	M0
Stage ⅡB	T2	N1	M0
	T3	N0	M0
Stage ⅢA	T0	N2	M0
	T1	N2	M0
	T2	N2	M0
	T3	N1,N2	M0

续表

Stage ⅢB	T4	N0、N1、N2	M0
Stage ⅢC	任何 T	N3	M0
Stage Ⅳ	任何 T	任何 N	M1

治疗 乳腺癌

乳腺癌生物学方面的最大进展就是根据基因表达的不同将乳腺癌至少分为 5 种亚型。①Luminal A:管腔型肿瘤常表达细胞角蛋白 8 和 18,雌激素受体(ER)表达水平高,低组织学分级、内分泌治疗有效、预后较好。化疗效果相对较差。②Luminal B:肿瘤细胞来源于管腔上皮,但基因表达情况不同于 luminal A 型,预后也差于 luminal A 型。③正常乳腺样:肿瘤的基因表达类似非恶性的"正常"乳腺上皮。预后类似于 luminal B 亚型。④HER2 扩增型:肿瘤有染色体 17q 位点上 HER2 基因的扩增,还常伴有 HER2 临近基因的扩增或过表达。既往这型预后很差,但随着曲妥珠单抗的应用,这型乳腺癌的预后明显改善。⑤基底型:ER、孕激素受体(PR)、HER2 均为阴性,也称为三阴性乳腺癌,常表达基底、肌上皮细胞标志分子。常具有高组织学分级,常表达细胞角蛋白(CK)5/6 和 CK17,还表达波形蛋白、p63、CD10、α-平滑肌肌动蛋白和表皮生长因子受体(EGF-R)。携带 BRCA 突变的患者常属于这一亚型。这型乳腺癌有时也具有干细胞样特征。

原发性乳腺癌 保乳手术(乳房肿瘤切除术±全乳放疗)总生存上与根治术或改良根治术(±放疗)相当(或稍优)。保乳术后的全乳放疗可以明显降低乳腺癌的局部复发风险,10 年的生存率也与传统手术方式相当。乳房切除术后区域淋巴结的放疗也可改善生存,并降低局部和区域复发风险。因此对于高危复发的患者(如 T2、阳性切缘、阳性淋巴结)强烈推荐术后放疗。目前,约 1/3 的美国乳腺癌患者都选择了保乳手术。当然,保乳术也有不适宜的患者,比如肿瘤>5cm(如果乳房小可能肿瘤<5cm 也不适宜保乳)、乳头乳晕复合体的肿瘤、肿瘤涉及多个导管和乳房多个象限、既往有胶原血管病的患者、无保乳意愿或不愿接受放疗的患者。然而,上述患者的数量并不超过接受乳房切除术患者总数的 1/3,还是有部分适宜保乳的患者接受了乳房切除术。

有几个临床因素可以预测乳腺癌的复发风险,如腋窝淋巴结是否转移、是否伴有淋巴脉管侵犯,但这些并不是进行保乳手术的禁忌证。当上述患者被排除,保乳手术获得阴性切缘时,保乳手术的乳房乳腺癌复发率大体上<10%。乳房复发患者的生存率要差于非乳房复发患者,因此,乳房复发是影响长期生存的不良预后因素。但乳房复发并非是导致远处转移的原因,接受保乳术的患者生存率并不差于接受乳房切除术的患者。在决定局部治疗方式之前,大多数患者应咨询一下放疗科医生。治疗前,对于患者的评估应包括多学科团队,包括外科、放疗科、内科医生和护理人员,这点绝对是能使患者获益的。

辅助治疗 乳腺癌局部治疗后的全身治疗可有效提高生存。接受了适宜的全身治疗后,50%以上的患者会免于死于转移性乳腺癌。随着更为有效方案的出现和更长时间的随访,全身治疗的意义越来越重要。

预后因素 最重要的预后因素是肿瘤分期。肿瘤大小和淋巴结状态可提供精确的信息来判断肿瘤复发。病理分期相关的 5 年生存率见表 37-2。对大多数乳腺癌患者来说,基于肿瘤大小和淋巴结状态可决定是否需要辅助治疗。如果没有淋巴结转移,肿瘤内微血管(毛细血管或淋巴管)浸润也等同于淋巴结转移。最大的争议来自中等预后的患者。对于肿瘤<1cm、淋巴结阴性的患者,大多数不需要辅助化疗。HER2 阳性肿瘤可能例外。无论在循环血液还是骨髓中检出乳腺癌细胞都预示着复发率增加,目前这一领域最大的进展就是进行肿瘤的基因表达分析。全球目前已经开发了多种基因芯片来预测乳腺癌患者的无病生存和总生存,其预测精确度明显高于任何一个上述预后因素,比如 21 基因分析的 Oncotype DX。还有一些基于临床因素的标准评估工具如 Adjuvant! Online(www.adjuvantonline.com)也对临床评估预后非常有帮助。当然,目前还是推荐在临床决策困难时再使用这些工具。雌激素和孕激素受体的表达也具有重要预后价值,缺乏激素受体表达的肿瘤较表达激素受体的肿瘤更易复发。

表 37-2　分期相关的乳腺癌 5 年生存率

分期	5 年生存率(%)
0	99
Ⅰ	92
ⅡA	82
ⅡB	65
ⅢA	47
ⅢB	44
Ⅳ	14

几项与肿瘤增殖率相关的指标也与早期复发相关，其中应用流式细胞仪分析 S 期状况最为精确。应用细胞周期相关抗原 PCNA(Ki-67)间接分析 S 期也具有价值。S 期细胞含量高的肿瘤复发风险也高，化疗所带来的生存获益更大。染色体倍增 DNA 含量的评估只具有中等价值，非二倍体肿瘤会有更差的预后。

肿瘤的组织学分级也是一个预后因素。较差组织学分级较良好组织学分级肿瘤的复发风险高。半定量检测措施如 Elston 评分可提高组织学分级检测的准确性。

分子生物学改变也是有用的预后因素。具有 erbB2(HER2/neu)过表达或 p53 基因突变的肿瘤预后更差。erbB2 的过表达可通过免疫组化或荧光原位杂交(FISH)检测。erbB2 过表达的肿瘤倾向于应用含高剂量蒽环的方案，推荐应用抗 HER2/neu 抗体[曲妥珠单抗(赫赛汀)]和 HER2/neu 激酶抑制剂。

为了能持续生长，肿瘤还必须不断产生新生血管(详见第 25 章)。肿瘤内新生血管越多，尤其是位于所谓的热点区域，预示着预后更差。这提示抗血管生成治疗[贝伐单抗(安维汀)]的重要性。但是贝伐单抗在转移性乳腺癌的疗效有限，目前更为关注的是其在辅助治疗的疗效。

其他与预后相关的变量还包括侵袭相关的蛋白，如Ⅳ型胶原酶、组织蛋白酶 D、纤溶酶原激活剂、纤溶酶原激活剂受体和转移抑制基因 nm23。当然，这些目前还不能作为与治疗相关的预后变量，阐述这些变量的临床意义还需要大规模临床研究来证实。

辅助治疗方案　辅助治疗就是给那些已经接受局部治疗但具有复发风险的患者全身治疗。某些情况下如何选择合适的化疗或内分泌治疗方案还是具有很大争议。荟萃分析的结果有助于确定治疗范围，但难以帮助按亚群选择合适的治疗方案。治疗推荐总结见表 37-3。一般来说，绝经前患者的辅助治疗多推荐多药联合化疗，抗雌激素治疗可改善 ER 阳性患者的生存，应在化疗结束后给予。预防性去势治疗也可能带来额外的生存获益(主要在 ER 阳性患者)，但不应被广泛应用。

表 37-3　辅助治疗的建议方法

年龄组	淋巴结[a]	激素受体	肿瘤	推荐方法
绝经前	阳性	任何	任何	多药化疗＋他莫昔芬(ER＋)＋曲妥珠单抗(HER2＋)
绝经前	阴性	任何	＞2cm 或 1～2cm，有不良预后因素	多药化疗＋他莫昔芬(ER＋)＋曲妥珠单抗(HER2＋)
绝经后	阳性	阴性	任何	多药化疗＋曲妥珠单抗(HER2＋)
绝经后	阳性	阳性	任何	芳香化酶抑制剂和他莫昔芬±化疗＋曲妥珠单抗(HER2＋)
绝经后	阴性	阳性	＞2cm 或 1～2cm，有不良预后因素	芳香化酶抑制剂和他莫昔芬＋曲妥珠单抗(HER2＋)
绝经后	阴性	阴性	＞2cm 或 1～2cm，有不良预后因素	考虑多药化疗＋曲妥珠单抗(HER2＋)

[a] 由病理检查定义

绝经后患者的治疗同样存在困惑之处。尽管辅助化疗的优势明确，但份量没有在绝经前患者重要，尤其对于 ER 阳性的乳腺癌。首要应决定是否应用化疗或内分泌治疗。无论淋巴结是否转移，辅助内分泌治疗(芳香化酶抑制剂和他莫昔芬)均可改善生存。但对于多个淋巴结转移的患者，内分泌治疗对于生存的改善有限。基于这一原因，对于不具用药禁忌证和超过 1 个淋巴结转移的绝经后乳腺癌患者，临床上常规会给予化疗，内分泌治疗会在化疗后常规应用。对于预后较好的患者（基于 Oncotype DX 检测），可以单独应用内分泌治疗。几项大型临床研究均表明辅助内分泌治疗中芳香化酶抑制剂的疗效优于他莫昔芬，但最佳治疗方案仍未明确。比如，究竟是 5 年他莫昔芬后给予芳香化酶抑制剂还是相反，或者 2～3 年他莫昔芬后再转换为 AI 较单用他莫昔芬更好。3 种 AI 之间到底哪个更好没有明确定论，目前大型临床研究正在回答这些问题。还有联合应用双磷酸盐的情况，还不知道除了预防骨转移外，双磷酸盐是否能够延长生存？

大多数辅助化疗方案之间的比较没有明显差别，一些研究表明含"蒽环"的方案或"剂量密集"方案可能稍有优势。

还有一种治疗被称为新辅助化疗，就是在手术和放疗之前给予化疗。由于新辅助化疗后客观缓解率可超过 75%，许多患者疾病可被"降期"，可以接受保乳治疗。然而，新辅助治疗并未提高总生存率，即使是取得病理完全缓解的患者也未有显著的总生存改善。但是，新辅助治疗为评估新药提供了一个很好的平台。

其他辅助治疗的相关研究还包括如何基于药物代谢学和生物学特性应用紫杉类，包括紫杉醇和多西他赛。在这方面，高剂量的单药被分开应用，分成相对"剂量密集"的循环方案。对于腋窝淋巴结阳性的患者，4×AC 序贯 4×T 在总生存上优于 4×AC，尤其对于 ER 阴性肿瘤优势更明显。另外，同样剂量、缩短用药周期（每 2 周给药，同时给予细胞因子支持）会更为有效。对于 25% 的 HER2/neu 过表达乳腺癌，曲妥珠单抗联合紫杉醇化疗后继续应用 1 年可明显改善总生存。尽管还需要更长时间的随访，但目前已经是 HER2/neu 阳性乳腺癌的标准治疗。应用曲妥珠单抗后短期和长期的心脏毒性还是一个令人关注的问题，今后会进一步研究不含蒽环的联合方案。对于辅助治疗，大剂量化疗联合干细胞支持治疗并不优于标准剂量化疗，不应常规应用。

还有很多研究引起了关注，但还需更多研究进一步验证。比如抗血管生成药物贝伐单抗，另外，靶向 HER2 的酪氨酸激酶抑制剂拉帕替尼也具有一定前景。还有下面要描述的，新型的靶向 DNA 修复的药物——PARP 抑制剂，它可以作用于 BRCA-1 和 BRCA-2 突变的乳腺癌，作用机制同 BRCA-1 和 BRCA-2 基因，可以修复 DNA。

转移性乳腺癌的全身治疗　约 1/3 的乳腺癌会全身转移。尽管少部分患者在转移后，经过合理的全身治疗和局部治疗后可以获得长时间的缓解，但大部分患者最终会死于转移性疾病。转移性乳腺癌患者的中位生存时间少于 3 年。软组织、骨和内脏（肺、肝）转移约占初始转移部位的 1/3。但到死亡时，大多数患者会伴有骨转移。复发转移可发生在初始治疗后的任何时间，残酷的事实是至少 50% 乳腺癌复发在 5 年之后。

由于确诊转移会彻底改变患者的命运，因此确定诊断的活检就非常重要了。每一个肿瘤医生可能都见过肺结核、胆结石、结节病等其他非恶性疾病被误诊为乳腺癌转移，甚至还有第二原发肿瘤如多发性骨髓瘤被误诊为乳腺癌转移。这些都是灾难性的错误，因此最初怀疑转移时的诊断性活检就非常重要了。

转移性乳腺癌治疗的选择需要考虑局部治疗需求、患者的整体医疗条件、肿瘤的激素受体状态，然后再给予临床治疗决策。由于疾病很难治愈，全身治疗属于姑息性治疗，一定要平衡好有效率和毒性之间的关系。几项因素会影响全身治疗的选择，比如雌激素和孕激素受体的表达是内分泌治疗的指征。相反，患者无病间期短、快速进展的内脏转移、肺部弥漫性淋巴管转移或颅内转移都提示可能不适宜内分泌治疗。

大多数情况下，如果病情通过合理的局部治疗得到控制，可以不考虑全身治疗。放疗或手术有助于减轻肿瘤转移引起的症状，尤其是骨转移相关症状。大多数仅有骨转移或骨转移为主的转移具有惰性特点。在这种情况下，全身治疗疗效有限，而放疗可能会长期有效。其他全身治疗方式，如锶-89 和（或）双膦酸盐，会具有姑息疗效但不具有客观缓解的疗效。当然，全部骨转移的患者还是应该接受双膦酸盐治疗。由于治疗目标是尽可能保证患者生活质量，治疗中应尽量避免危险并发症，包括中轴骨的病理性骨折和脊髓压迫。应重视乳腺癌患者新发的背痛，这种情况下等待神经系统的症状就是一个致命的错误。内分泌器官的转移可引起严重功能失调，包括肾上腺功能不全和垂体功能减退。对于胆道系统梗阻或其他器官功能减退，有时局部治疗会比全身治疗更具效果。

内分泌治疗　正常乳腺组织是激素依赖性的，无论是原发还是转移的乳腺癌都保留了这一特性。确定乳腺癌是否属于激素依赖性的最佳方法是检测肿瘤组织中雌激素和孕激素受体的表达水平。ER阳性、PR阴性肿瘤的内分泌治疗有效率约30%，ER和PR双阳性的肿瘤有效率可达70%。如果ER、PR均为阴性，那内分泌治疗(is)有效率<5%。受体表达水平还可决定内分泌治疗和化疗的使用顺序。由于内分泌治疗具有低毒性优点，另外有些肿瘤即使激素受体阴性也会对内分泌治疗有效，因此对于转移性乳腺癌应尽可能尝试内分泌治疗。内分泌治疗手段见表37-4。内分泌治疗的选择要考虑毒性和可选择性。对大多数患者来说，初始治疗应该是芳香化酶抑制剂，而不是他莫昔芬。对于绝经后ER阳性、HER2/neu阳性乳腺癌，AI的疗效优于他莫昔芬。对绝经前患者，黄体激素释放激素类似物可以抑制卵巢分泌雌激素。其他内分泌治疗方法，包括应用孕激素、雌激素和雄激素，也可用于初始内分泌治疗失败的患者，目前这些治疗的具体作用机制尚未完全明确。一线内分泌治疗有效的患者至少有50%的机会二线治疗有效，2～3种内分泌治疗有效的患者也并不少见。

但是，内分泌治疗药物联合应用并不比单药有效，化疗联合内分泌治疗也并不会增加疗效。转移性乳腺癌患者的中位生存时间大概是2年，大多数患者，尤其是老年患者和激素依赖性肿瘤患者，内分泌治疗的有效性可维持3～5年或更长时间。

表37-4　乳腺癌的内分泌治疗

治疗	评论
去势治疗	适用于绝经前女性
手术	
LHRH激动剂	
抗雌激素治疗	
他莫昔芬	绝经前绝经后都可用
“纯”抗雌激素药物	适用于他莫昔芬或AI耐药患者
肾上腺切除术	二线治疗很少应用
芳香化酶抑制剂(AI)	低毒，目前是转移性疾病的首要选择
高剂量孕激素	常作为AIs、他莫昔芬和氟维司群后的4线治疗
垂体切除术	很少应用
添加雄激素或雌激素	可作为4线治疗，潜在毒性

化疗　与其他上皮性恶性肿瘤不同，多种化疗药都对乳腺癌有效，包括蒽环类、烷化剂、紫杉类和抗代谢药。上述药物联合治疗可以稍提高治疗有效率，但不能延长治疗缓解时间或生存时间。选择多药联合方案取决于是否应用辅助化疗以及什么样的化疗方案。辅助化疗应用过环磷酰胺、甲氨蝶呤和氟尿嘧啶(CMF方案)的患者转移情况下可以应用该方案，但大多数肿瘤医生还是喜欢用既往没有用过的药物。一旦联合化疗后患者疾病进展，可以应用单药序贯治疗。因为大多数化疗药物的毒性，所以单药化疗可以降低毒性，避免应用无作用的药物。目前没有方法可以确定对于某位患者哪种药物会更为有效。

大多数肿瘤医生会在初始治疗方案失败后选择蒽环或紫杉类药物。但是，临床用药应个体化选择。一项随机临床研究表明多西他赛可能优于紫杉醇。另一种纳米紫杉醇(白蛋白紫杉醇)也有效。

对于erbB2过表达的转移性乳腺癌，抗erbB2的人源化单克隆抗体(曲妥珠单抗[赫赛汀])联合紫杉醇可以提高治疗有效率和生存率。对于转移性乳腺癌患者，曲妥珠单抗的生存延长是有限的。同样，在紫杉醇基础上加上贝伐单抗(安维汀)可提高有效率和有效持续时间。吉西他滨、长春碱类、卡培他滨、长春瑞滨、口服依托泊苷和埃坡霉素都对乳腺癌有效。

高剂量化疗联合自体骨髓移植　高剂量单药化疗联合自体骨髓移植治疗乳腺癌有效，即使对既往过度治疗的患者也有效。但是疗效很难持久，也不能改善大多数转移性乳腺癌患者的临床结局。

Ⅲ期乳腺癌　10%～25%的乳腺癌患者确诊时即为Ⅲ期，也就是局部晚期乳腺癌。大部分这期患者肿瘤可以手术切除，但其他患者，尤其是肿瘤侵犯胸壁、炎性乳腺癌、腋窝淋巴结融合转移，初始治疗不适宜手术。尽管没有随机研究证实新辅助化疗的疗效，但新辅助化疗还是在临床上被广泛应用。含蒽环的多药化疗方案可在超过 90% 的局部晚期乳腺癌取得部分缓解或更佳的疗效，早期给予可使疾病“降期”，使患者能够接受姑息性手术和(或)放疗。对这些患者的治疗，需要外科、放疗科、化疗科医生共同参与。通过合理治疗，30%～50% 的患者可取得长期无病生存。

乳腺癌预防 患乳腺癌女性每年发生对侧乳腺癌的风险约为 0.5%，辅助他莫昔芬可降低对侧乳腺癌的风险。他莫昔芬的类雌激素样作用对身体一些器官有益，比如保持骨密度、降低胆固醇。但他莫昔芬对于子宫的雌激素样作用可增加子宫内膜癌风险(5 年他莫昔芬治疗后增加 0.75% 发病率)。他莫昔芬还增加白内障发生的可能性。乳腺癌预防研究(BCPT)表明，对于乳腺癌发病风险超过 1.66% 的高危人群，5 年他莫昔芬可将乳腺癌的发病风险降低超过 49%。雷诺昔芬也有相似的预防作用，但对骨和心脏有不同效应。一项前瞻性随机预防研究 STAR(the study of tamoxifen and raloxifene trial)比较了他莫昔芬和雷诺昔芬预防乳腺癌的效果，发现两药的预防效果相近，雷诺昔芬有较少的血栓栓塞和子宫内膜癌事件。但在降低非浸润性乳腺癌方面，雷诺昔芬没有他莫昔芬有效，所以两者之间并无优劣之分。另一个新型选择性雌激素受体调节剂拉索昔芬，除了降低乳腺癌和骨折风险外，还可降低心血管事件，这个药物正在接受进一步的研究。要注意对于已经确诊乳腺癌的患者，能够成功预防对侧乳腺癌的药物可用于乳腺癌预防，因为对侧乳腺癌大多为第二原发肿瘤而非复发肿瘤。在这方面，AI 较他莫昔芬更有效，但目前 AI 尚未批准用于预防原发性乳腺癌。雷诺昔芬的安全性很好，可降低 50% 的患乳腺癌风险，还可预防骨质疏松性骨折，但目前这个药仍然很少被处方。

非浸润性乳腺癌 乳腺癌起源于乳腺上皮细胞，细胞内发生一系列的分子改变，最终发生恶性转变。随着钼靶应用的普及，非浸润性乳腺癌的确诊率明显增高，主要是导管原位癌(DCIS)和小叶原位癌(乳腺小叶发生的恶性肿瘤)。对于这两种疾病的管理目前还存在争议。

导管原位癌 发生在乳腺导管内上皮细胞的恶性增殖被称为 DCIS，有时很难与不典型增生区别开来。未治疗的 DCIS 中至少有 1/3 在 5 年内发展成为浸润性乳腺癌。很多年来，乳房切除术是标准治疗方式。但是，保乳和放疗可取得和乳房切除术同样的生存。一项随机研究表明，对于 DCIS，广泛切除加放疗较单纯切缘阴性的广泛切除的局部复发率更低，但两者生存没有差别。目前尚无研究比较上述手段与乳房全切术之间的差别。对 DCIS，手术/放疗基础上加用他莫昔芬可进一步提高局部控制率，AI 在这方面尚无数据。

几项预后因素可用于辨别乳房肿瘤切除术或乳房肿瘤切除术加放疗后高危局部复发的患者，包括广泛疾病、年龄<40 岁、细胞学特征如坏死、核分级差和 erbB2 过表达。一些研究表明广泛切除并确保病理阴性切缘与较低的局部复发相关。手术联合放疗的复发率(常发生于同一象限)常≤10%，其中一半，也就是 5% 最终会发展成为浸润性乳腺癌，DCIS 的预期死亡率约为 1%。所以目前对于怀疑 DCIS、拟行保乳术的患者，在完善手术后还要谨慎进行病理学评估，然后给予放疗和他莫昔芬治疗。对于局限性 DCIS，可以不进行腋窝淋巴结清扫。争议主要来自于出现任何程度的浸润后怎么办？因为即使原发灶为微浸润时，还有 10%～15% 的腋窝淋巴结会转移，因此对于怀疑浸润的患者，应清扫 1～2 级腋窝淋巴结或行前哨淋巴结活检术。后期的治疗按淋巴结转移情况相应安排。

小叶肿瘤 在乳腺小叶内出现恶性细胞增殖被称为小叶恶性肿瘤。约 30% 的小叶肿瘤切除后，在 15～20 年后会发展为乳腺癌(常为浸润性导管癌)。同侧和对侧乳腺癌都有可能发生。因此，小叶癌类似于一种癌前病变，预示进一步发生乳腺癌的风险增加，因此完善的局部控制就非常必需了。大多数患者需要接受 5 年 SERM 治疗，每年进行钼靶复查，每年两次体格检查。肿瘤分子生物学分析可以帮助明确哪些患者可能会进展因而需要进一步治疗，哪些患者仅需要随访。

男性乳腺癌 乳腺癌的男女比例约为 1∶150，2006 年美国有 1720 例男性乳腺癌。常见表现是单侧乳房包块，常常延误诊断。由于男性乳房的软组织较少，肿瘤更易发展为局部进展性疾病。当男性和女性乳腺癌患者具有相似的年龄和分期时，整体预后也比较接近。尽管男子女性型乳房最初也可为单侧或不对称型，但对 40 岁以上男性单侧乳房肿块一定要重视，要仔细检查除外乳腺癌可能，必要时还要进行活检。另一方面，男子双侧对称性乳房发育很少是乳腺癌，大多是源于内分泌疾病或者药物作用。尽管这样，我们还是要注意，具有女性型乳房的男性的乳腺癌风险还是较高，对这类人群，发现乳房包块要考虑到乳腺癌可能。男性乳腺癌的最佳管理方式是乳房切除术加腋窝淋巴结清扫(改良根治术)。局部进展或腋窝淋巴结阳性的患者应该接受放疗。约90%的男性乳腺癌表达ER，转移性患者有60%内分泌治疗有效。目前尚无随机研究评估男性乳腺癌辅助治疗的疗效。

既往两项研究表明，男性乳腺癌的辅助治疗疗效很好，如果无药物禁忌，辅助治疗原则同女性乳腺癌患者。复发部位和治疗原则也同女性乳腺癌。

乳腺癌患者随访　尽管目前有精细昂贵的影像学仪器和一系列的血清肿瘤标志物检测方法用于早期监测复发，但生存并未受到影响。监测建议见表37-5。尽管患者及其家属经常会要求检查，但常规不应推荐CT等检查。

表 37-5　乳腺癌随访指南

检测项目	频率
推荐	
病史、症状、体格检查	每3～6个月×3年；每6～12月×2年；然后每年1次
乳房自我检查	每月1次
乳腺钼靶	每年1次
盆腔检查	每年1次
复发征象患者教育	持续进行
患者关怀	持续进行
不推荐	

来源：Recommended Breast Cancer Surveillance Guidelines, ASCO Education Book, Fall, 1997.

(薛　妍　译)

第 38 章

Chapter 38

胃肠道癌

Robert J. Mayer

在美国，胃肠道癌的发病率和死亡率均居第2位。

食管癌

发病及病因学

食管癌的发病率较低，但死亡率高。2010 年美国食管癌发病人数 16 640 例、死亡人数 14 500 例。全球食管癌的发病率有很大差别，高发地区从里海南海岸，向西到中国北部、向东到伊朗、中亚、阿富汗、西伯利亚和蒙古。家族史是重要发病因素，但目前尚未确定发病相关基因。还有一些分散的高发地区，如芬兰、冰岛、库拉索岛、南非和法国西北部。在北美和西欧，黑种人发病率高于白种人、男性发病率高于女性。食管癌好发于 50 岁以上、社会经济地位较低人群。

食管癌病因较多(表 38-1)。在美国，食管癌可为鳞状细胞癌或腺癌。鳞状细胞食管癌常与酗酒及吸烟相关。吸烟量和酗酒量可增加发病风险，两者还可协同作用。威士忌较葡萄酒和啤酒更易诱发食管癌。鳞状细胞食管癌还与饮食相关，长期食用烟熏食物、真菌污染的蔬菜可增加风险。另外，一些引起黏膜损伤的物理因素，如长期饮用热茶、碱水及放射性损伤和慢性贲门失弛缓症均可增加发病风险。由舌炎和铁缺乏(Plummer-Vinson 或 Paterson-Kelly 综合征)造成的食管蹼、先天性角化过度、掌跖角化症都会诱发食管癌，主要原因是饮食缺乏钼、锌、硒和维生素 A。双磷酸盐可增加 Barrett 食管人群的患病风险。头颈部癌患者患食管鳞状细胞癌的风险也会明显增加。

表 38-1　食管癌相关病因

酗酒
吸烟
摄取致癌物
硝酸盐(转化为亚硝酸盐)
熏制食品
泡菜内的真菌毒素
物理因素造成的黏膜损伤
热茶
碱液
放射性损伤
慢性贲门失弛缓症
宿主因素
舌炎和铁缺失诱发的食管蹼(如 Plummer-Vinson 或 Paterson-Kelly 综合征)
先天性角化过度或掌跖角化症
饮食缺乏钼、硒、锌和维生素 A?
口炎性腹泻?
腺癌相关的慢性胃反流(如 Barrett 食管)

过去 30 年间，美国黑种人和白种人鳞状细胞食管癌的发病率有所降低，而腺癌的发病率明显上升，尤其在白种男性(男性∶女性＝6∶1)，原因尚未明确。发生于食管末端的腺癌常与慢性胃食管反流和胃上皮化生(Barrett 食管)相关，这些更常见于肥胖人群。腺癌常起源于末端食管内发育不良的柱状上皮细胞，在肿瘤可被检测到之前，即可在柱状上皮内检测到异倍体和 *p53* 突变。腺癌占食管癌的 70% 以上，临床行为类似胃腺癌。

临床表现

10%的食管癌位于上 1/3 食管(颈部食管)，35%位于中 1/3，55%位于下 1/3。影像和内镜无法区分鳞状细胞癌和腺癌。大多数患者的最初表现就是短时间内出现进行性吞咽困难和体重减轻。最初是吞咽固体食物困难，随后发展为吞咽半固体和液体食物困难。随着症状的恶化，疾病常变为不可治愈，因为只有当＞60％食管受侵时，才会出现吞咽困难症状。吞咽困难也与吞咽疼痛相关，疼痛常放射到胸部或后背，还可出现食管反流或呕吐及吸入性肺炎。食管癌常转移到邻近和锁骨上淋巴结、肝、肺、胸膜和骨。随着病情进展会出现气管食管瘘，患者会非常痛苦。与其他鳞状细胞癌一样，可出现不伴骨转移的高钙血症，这是因为肿瘤细胞分泌甲状旁腺相关肽而引发（详见第52章）。

诊断

尽管对于Barrett食管的内镜和细胞学筛查，可有效检测高级别异型增生，但未证实能够改善患癌个体的预后。常规对比增强型X线摄像可有效发现引发症状的食管病变，与良性食管平滑肌瘤不同，癌症可保持正常黏膜模式，但会引起食管狭窄。食管癌的表现是黏膜皱缩、溃疡样改变，肿瘤可浸润黏膜，引起的征象类似贲门失弛缓症。小的可切除肿瘤即使在技术精良的食管X线照片上也难以发现。因此，应对所有食管可疑病变患者行食管镜检查，以查找内镜下可看到的食管异常病变，并获得组织学标本以明确诊断。由于食管鳞状细胞癌高危患者（吸烟、饮酒者）还有较高的肺癌和头颈部癌发病风险，还应考虑喉镜、气管和细支气管镜检查。对胃基底部的彻底检查也是非常必要的（通过可屈式消化内镜）。由于活检钳不能深入穿透黏膜至癌变处，因此食管癌的内镜活检会有1/3的患者不能获得恶性证据，多点活检可能会增加阳性活检的比例。肿瘤涂片细胞学检查可弥补标准活检的不足，应常规进行。肿瘤如果侵犯到纵隔和主动脉旁淋巴结应行胸部、腹部CT和超声内镜检查。PET扫描也是术前有效的评估手段，可提供精确的纵隔淋巴结转移信息。大多数患者在初诊时疾病就可能处于进展期。

治疗　食管癌

食管癌患者预后较差，确诊后5年生存率小于5％，因此治疗目标在于控制症状。仅有45％的患者可切除所有可见肿瘤（完全切除），切缘还常残余肿瘤细胞。这种食管切除术术后的死亡率约为5％，主要死亡原因是吻合口瘘、膈下脓肿和呼吸并发症。约20％的完全切除患者可生存5年。初次放疗（5500～6000cGy）治疗鳞状细胞癌的有效率与根治性手术接近，同时避免了围术期死亡率，但对梗阻症状的缓解往往不太满意。化疗治疗食管癌存在难以评估“疗效”和患者个体情况较差难以耐受的问题。即使这样，化疗单药可获得15％～25％的肿瘤缩小率，铂类联合化疗的肿瘤缩小率达到30％～60％。放化疗联合作为初始治疗，无论单用或序贯应用，可提高手术切除率。化疗与放疗同时应用可获得更好的生存预后。小样本的随机研究表明术前放化疗可提高生存，一些研究还表明如果肿瘤在放化疗后明显缩小，手术就没有额外的获益了。

对于不可治愈的、手术无法切除的食管癌，吞咽困难、营养状况差和气管食管瘘就成为主要问题。解决方法包括反复食管镜下扩张术，施行胃造口术和空肠造口术解决营养输入问题，内镜下置入扩张金属网。内镜下对引发梗阻的肿瘤行电灼术是非常有前景的一项技术。

胃肿瘤

胃腺癌

发病率和流行病学

在过去75年，胃癌的发病率和死亡率在全球范围内明显降低，原因尚不明。美国男性胃癌死亡率从28/100 000降到5.8/100 000，女性胃癌死亡率从27/100 000降到2.8/100 000。2010年，美国新发胃癌21 000例，死亡10 570例。尽管胃癌发病率在全球降低，但日本、中国和爱尔兰的发病率仍然很高。

胃癌的发病风险在低社会经济阶层的人群较高。从高发国家到低发国家的移民仍保持对胃癌的易感性，但下一代的风险会有所降低，基本接近本土的下一代。这些现象表明生活环境与胃癌相关，其影响可能从生活环境的早期就开始了，饮食相关致癌物是最相关的致病因素。

病理

约85％的胃癌是腺癌，15％是淋巴瘤、胃肠道间质瘤（GISTs）和平滑肌肉瘤。胃腺癌进一步分为两类：第一型是弥散型，这型细胞不聚集在一起，所以单个细胞即可渗透并增厚胃壁，而不形成明显包块；第二型是肠型，肿瘤细胞紧密黏合在一起，形成腺样管状结构。弥散型癌多见于年轻患者，病变可发展至整个胃部（包括贲门），导致胃壁不能正常膨胀（就是所谓的胃蜂窝织炎或皮革胃），这类胃癌预后很差。弥散型癌细胞间黏附不完整，主要与E钙黏素的缺失表达相关。肠型胃癌常表现为溃疡状，易发生于胃窦和胃小弯处，这型胃癌具有较长的癌变前期，常与幽门螺杆菌感染相关。弥散型胃癌的发生率在大多数人群间比较接近，但肠型胃癌常见于高危发病区，很少发生于胃癌发病率较低的地区。因此，这两种胃癌亚型可能具有完全不同的病因学。在美国，约 30% 的胃癌发生于胃远端、20% 发生于胃中段、37% 发生于上端 1/3 处，其余部位占 13%。

病因学

长期进食含高浓度硝酸盐的烟熏、腌制食物是胃癌发病的高危因素。硝酸盐可被细菌转化为致癌性亚硝酸盐（表 38-2），细菌也可来自外源摄取的部分腐败食物，这是低社会经济阶层常见的发病原因。幽门螺杆菌可通过引发慢性胃炎、抑制胃酸分泌、促进细菌生长诱发胃癌。在胃癌高发区，幽门螺杆菌的致癌作用尚在研究中。胃酸缺乏的原因很多，比如为了治疗良性胃溃疡，行手术切除产酸细胞密集的胃窦部，另外胃酸缺乏病、慢性胃炎，甚至老年恶性贫血都会造成胃酸缺乏。对萎缩性胃炎的定期胃镜检查可发现正常胃黏膜被肠型细胞取代，这种肠化生改变可导致细胞不典型增生和最终癌变。美国胃癌发病率降低主要归功于远端溃疡和肠上皮化生的降低。冰箱的普及应用使得食物能被很好储存，从而减少了饮食摄入外源性细菌的可能性。幽门螺杆菌也不再与弥散型胃近端癌相关。

表 38-2　亚硝酸盐转化细菌是胃癌的病因[a]

外源性亚硝酸盐转化细菌：
细菌污染的食物（常见于低社会经济阶层，该人群胃癌发病率较高，可通过改善食物储存方法和使用冰箱降低发病风险）
幽门螺杆菌感染？
促进亚硝酸盐转化细菌在胃中生长的内源因素：
胃酸度降低
既往胃手术（胃窦切除术）（15～20 年潜伏期）
萎缩性胃炎和（或）恶性贫血
长期应用组胺 H_2 受体拮抗剂？

[a]假设：食物中的硝酸盐被细菌转化为致癌性亚硝酸盐

其他几种因素也与胃癌相关，比如胃溃疡和腺瘤样息肉，偶尔会相关，但因果关系尚未明确。一种假设可以解释这种相关性，那就是有时临床可能会混淆良性胃溃疡和小的溃疡型癌。胃皱褶的过度肥大（如 Ménétrier 病）会形成息肉样病变，常易发生恶性转化，但是这种肥厚并不代表一定会出现息肉样病变。A 型血人群胃癌的发病率要高于 O 型血，这可能与分泌不同黏液相关，导致黏膜对致癌物的防御功能也有所差异。E-钙黏蛋白基因（CDH1）的体系突变表现为常染色体显性遗传，其可编码一种细胞黏附蛋白，与年轻无症状携带者弥散型胃癌高发相关。十二指肠溃疡与胃癌发病无相关性。

在胃癌发病的癌变阶梯状模型中，K-ras 突变是肠型胃癌的早期事件，C-met 过度表达发生于 20% 的患者，常发生于进展期阶段。约 50% 的肠型胃癌具有肿瘤抑癌基因 *TP53*、*TP73*、*APC*（腺瘤性结肠息肉病基因）突变、*TFF*（*trefoid* 因子家族）、*DCC*（结肠癌缺失基因）和 *FHIT*（脆性组氨酸三联体基因）。*Cyclin E* 过表达与发育异常相关，后续改变（尤其是甲基化）使得发生浸润性疾病的风险明显增加。β-连环素常见于浸润性边缘的肿瘤细胞核内。

临床表现

胃癌在比较表浅和手术可治愈阶段常无症状。随着肿瘤进展，患者常述上腹部疼痛不适感，可为含糊的餐后饱胀感或剧烈的固定部位疼痛。患者还常表现为缺乏食欲、恶心，后期常表现为体重减轻。幽门部癌患者会出现明显恶心、呕吐；贲门癌的弥散病变会导致吞咽困难和饱腹感。胃癌早期体征不明显，如果腹部可触及明显包块常预示着病程较长且有区域扩散。

胃癌可经由胃壁直接蔓延至胃周组织，偶尔还会侵犯邻近器官如胰腺、结肠或肝。肿瘤还可通过淋巴转移或种植方式转移到腹膜，腹腔内转移和锁骨上淋巴结转移也较为常见，还会种植到卵巢形成转移结节（库肯勃瘤）、脐周区域（Sister Mary Joseph 结节）或子宫直肠陷窝（直肠或阴道指诊可触及结节状板样肿块），还会形成恶性腹水。胃癌血行转移最易转移的器官是肝。

男性缺铁性贫血和男性、女性粪隐血就要寻找胃肠道可能病灶。对于萎缩性胃炎和恶性贫血患者仔细查找就更为重要。胃腺癌少见的临床表现还包括移动性血栓静脉炎、微血管病性溶血性贫血、弥漫性脂溢性角化病（Leser-Trélat 征象）和黑棘皮病。

诊断

双重对比造影检查是上腹部不适患者最简单的诊断方法。双重对比剂有助于检出细小黏膜病变。在行放射性检查时需要将胃膨胀起来，因为有时胃膨胀能力减低可能是弥散型浸润性癌的唯一表现。尽管通过双重对比造影可早期发现大部分胃溃疡，但区别良恶性溃疡仍然较为困难。溃疡本身不能决定是否存在癌的可能。

对于放射影像上提示为典型良性的溃疡,一些内科医生认为胃镜检查并不一定非要进行,如果彻底治愈可在6周内行放射学复查,如正常可在数月后随访。但是,我们推荐对于所有胃溃疡患者行胃镜活检和刷片细胞学检查以排除恶性可能。恶性胃溃疡早期局限于黏膜和黏膜下层时治愈率＞80%。由于在临床或影像学上很难区分胃癌和胃淋巴瘤,因此需行内镜下活检,而且活检要一定深度才能发现黏膜下的淋巴瘤。胃癌的分期见表38-3。

表38-3 胃癌分期

分期	TNM	特征	美国癌症协会数据	
			病例数(%)	5年生存率(%)
0	TisN0M0	淋巴结阴性,肿瘤局限于黏膜	1	90
ⅠA	T1N0M0	淋巴结阴性,肿瘤侵犯黏膜固有层或黏膜下层	7	59
ⅠB	T2N0M0	淋巴结阴性,肿瘤侵犯固有肌层	10	44
	T1N1M0			
Ⅱ	T1N2M0	淋巴结阳性,肿瘤侵犯超出肌层但在胃壁内	17	29
	T2N1M0			
	T3N0M0	或淋巴结阴性,肿瘤侵犯出胃壁		
ⅢA	T2N2M0	淋巴结阳性,肿瘤侵犯固有肌层或穿透胃壁	21	15
	T3N1-2M0			
ⅢB	T4N0-1M0	淋巴结阴性,肿瘤与周围组织粘连	14	9
ⅢC	T4N2-3M0	＞3个淋巴结阳性,肿瘤侵犯浆膜		
	T3N3M0	或≥7个淋巴结阳性,肿瘤穿透胃壁但未侵犯浆膜或邻近组织		
Ⅳ	T4N2M0	淋巴结阳性,与周围组织粘连	30	3
	T1-4N0-2M1	或远处转移		

TNM. 肿瘤、淋巴结、转移

治疗 胃腺癌

切除肿瘤及其周围淋巴结可提供唯一的治愈可能,但是,仅有不到1/3的患者可以手术。远端癌患者可选择部分胃切除术,而胃体癌患者可能需要胃全部或大部切除术。广泛淋巴结清扫可增加术后并发症风险,但提高了生存率。完全切除术后患者预后与肿瘤侵犯深度、是否伴区域淋巴结转移、血管侵犯和异常DNA形式(如非整倍体)相关。对于25%～30%可接受完全切除术的患者来说,胃远端癌的5年生存率约为20%,近端癌则＜10%,术后8年仍有复发风险。当无腹水或肝脏、腹膜广泛转移时,即使是手术不可治愈的患者也应考虑切除原发灶。切除肿瘤是姑息治疗的重要手段,也可以增加后续治疗的有效率。

胃癌对放疗不是很敏感,完全控制原发肿瘤所需的外照射剂量超过了胃周围组织(如肠黏膜和脊髓)的耐受量。因此,放疗的主要作用就是姑息止痛,根治术后的放疗也不能延长生存。对于手术不可切除、肿瘤局限于上腹部的患者,3500～4000cGy的放疗剂量不会比未行放疗者存活时间更长。但是,如果放疗同时应用5-氟尿嘧啶(5-FU)和亚叶酸钙可稍微提高生存(3年生存率为50% vs 单独放疗41%)。临床实践中,5-FU可作为放疗增敏剂应用。

进展期胃癌联合化疗的部分缓解率在30%～50%,有效患者可从化疗获益。联合药物常为顺铂联合表柔比星或多西他赛,或联合5-FU或伊立替康。尽管化疗有效率较高,但很难达到完全缓解,而且有效持续时间较短,对总生存影响也尚未明确。术后辅助化疗仅能很小程度地改善生存,但手术前后的化疗(围术期治疗)和术后化疗联合放疗可降低复发率、延长生存。

原发性胃淋巴瘤

原发性胃淋巴瘤比较少见,在胃恶性肿瘤中＜

15%，约占所有淋巴瘤的 2%。但胃是淋巴瘤最常见的结外部位，胃淋巴瘤发病率在过去 30 年显著增长。临床上很难区分胃淋巴瘤和胃腺癌，两者发病高发年龄都是 60 岁，常见表现都是上腹部疼痛、早饱感、疲乏，放射线表现都是溃疡伴黏膜增厚和不规则改变。胃淋巴瘤偶尔可通过胃黏膜细胞涂片确诊，但更多是通过胃镜活检或剖腹手术确诊。个别病例胃镜未能确诊可能是由于活检过浅，未能检到深部的淋巴浸润组织。胃淋巴瘤肉眼外观与胃腺癌相似，可以是胃巨大溃疡，也可以是波及胃黏膜的弥漫性病变，病变还可延伸到十二指肠。显微镜下，大多数胃淋巴瘤是 B 细胞起源的非霍奇金淋巴瘤，胃霍奇金淋巴瘤很少见。病理上看，类型比较广泛，可以是分化良好、局限于胃黏膜表面的[黏膜相关淋巴瘤(MALT)]，也可以是高组织学分级的大细胞淋巴瘤。与胃腺癌一样，幽门螺杆菌感染与常见淋巴瘤和 MALT 淋巴结往往具有相关性。胃淋巴瘤初始可播散到区域淋巴结(常到咽淋巴环)，然后转移到其他部位。胃淋巴瘤的分期同其他淋巴瘤(详见第 15 章)。

治疗　原发胃淋巴瘤

原发胃淋巴瘤的治疗效果远好于胃腺癌，但一定要确保诊断准确。抗幽门螺杆菌治疗对 75%的胃 MALT 淋巴瘤有效，可在手术前开始。也可考虑放疗或化疗。抗幽门螺杆菌治疗无效常见于特殊染色体异常的患者，如 t(11;18)。有效患者应定期胃镜监测，以确定恶性病变已清除还是仅仅被抑制了。尽管抗菌治疗疗效持久，对于局限性高组织级别的淋巴瘤，常采用手术和术后辅助化疗，5 年生存率可达 40%～60%。胃淋巴瘤是否需要手术仍存在质疑，尤其是对于术前影像学检查证实有淋巴结转移的患者，对这些患者化疗[CHOP(环磷酰胺、多柔比星、长春新碱和泼尼松)]联合西妥昔单抗非常有效。因为复发大多为远处转移，因此放疗的作用尚未明确。

胃(非淋巴瘤)肉瘤

胃平滑肌肉瘤和 GISTs 占所有胃肿瘤的 1%～3%，肿瘤常侵犯胃底前后壁，形成溃疡和出血。即使组织学良性的肿瘤也可能呈现恶性表现。肉瘤很少侵犯邻近脏器，也很少转移到局部淋巴结，但可经血行转移到肝脏和肺脏。主要治疗手段是手术，联合化疗适用于转移患者。所有的肉瘤都应行 c-kit 受体突变检测。GISTs 对常规化疗不敏感，靶向药甲磺酸伊马替尼(格列卫)是一种选择性 c-kit 酪氨酸激酶抑制剂，剂量为 400～800mg/d，客观缓解率可达到 50%，并可延长生存。伊马替尼耐药的 GIST 可继续从舒尼替尼(索坦，另一种 c-kit 酪氨酸激酶抑制剂)治疗中获益。

结、直肠癌

发病率

在美国，结直肠癌的死亡率仅次于肺癌，排在第二位。2010 年，美国新发结直肠癌 142 570 例，死亡病例 51 370 例。美国结直肠癌发病率在过去 20 年明显降低，得益于早期筛查的改进；同样，随着治疗手段的改进，结直肠癌死亡率也降低了约 25%。

息肉和分子发病机制

大部分结直肠癌，无论病因如何，都来自腺瘤性息肉。息肉是肉眼可见的突出于黏膜的肿瘤，病理上常分为非肿瘤性错构瘤(幼稚性息肉)、肥大性黏膜增生(增生性息肉)或腺瘤性息肉。尽管腺瘤是明确的癌前病变，但仅有很小一部分会发生癌变。约 30%的中年人和 50%的老年人可发生结肠腺瘤样息肉，但仅有不到 1%的息肉可发生恶变。大多数息肉不引起症状，临床也检测不出。不到 5%的息肉患者会出现粪隐血。

腺瘤性息肉会出现一系列分子改变、发育异常病变和微灶状肿瘤细胞(原位癌)，这反映了从正常结肠黏膜到危及生命的浸润性癌的一系列癌变过程。这一癌变过程包括 K-ras 原癌基因突变、DNA 低甲基化、基因活化、肿瘤抑癌基因等位缺失[腺瘤性结肠息肉病(APC)基因，位于 5 号染色体长臂上，5q21]、染色体 18q 肿瘤抑癌基因[结直肠癌删除基因(DCC)]的等位缺失及染色体 17p 的等位缺失，与 p53 肿瘤抑癌基因的突变相关(图 24-2)。因此，结肠黏膜增殖模式的改变，从腺瘤到癌变这一过程，可能包含了癌基因的突变激活和抑癌基因的失活。目前尚不明确是否这些基因异常总是按序发生的，但基于这一发病模式，癌症应该是发生于突变的腺瘤。

临床上，腺瘤性息肉是否会癌变取决于息肉的外观、组织学特性和大小。息肉可以是有蒂的(有茎的)，也可以是无蒂的(基底平坦)。癌变常发生于无蒂息肉。组织学上，腺瘤性息肉可以是管状的、绒毛状的(如乳头状突起)或管状绒毛状兼备的。绒毛状腺瘤大多无蒂,恶变可能性较管状腺瘤高3倍。息肉癌变的可能性还与大小相关,＜1.5cm癌变的可能性＜2%(可以忽略不计),1.5～2.5cm癌变可能性中度(2%～10%),＞2.5cm癌变可能性达到10%。

由于1/3的人群会发生大肠息肉,所以肠镜和影像学检查应延伸至大肠全段。结肠镜应定期进行,因为即使过去检查无恶性,还有30%～50%会再次发生息肉,并具有较高癌变风险。腺瘤性息肉需要至少5年生长才能被临床检出,因此每3年应行一次结肠镜检查。

病因学和风险因素

结直肠癌的风险因素,见表38-4。

表38-4　结直肠癌风险因素

饮食:动物脂肪
遗传性综合征(常染色体显性遗传)
结肠息肉病
非息肉性综合征(Lynch综合征)
炎性肠病
牛链球菌菌血症
输尿管乙状结肠吻合术
吸烟?

饮食

大肠癌的病因大部分都与环境因素相关。大肠癌常发生于社会经济基础较高的城市生活人群。结直肠癌死亡率与人均热量、肉类蛋白、膳食脂肪和油脂消耗直接相关,还与血清胆固醇水平和冠状动脉疾病相关。地区之间发病率的不同与遗传无关,因为移民大肠癌的发病率与移民的国家近似。另外,像摩门教徒和安息日会教徒,因为生活和饮食习惯的不同,结直肠癌发病率明显低于其周围人群。日本由于饮食习惯的"西方化",其结直肠癌的发病率也有所增加。目前关于饮食与结直肠癌的关系至少有3种假说,但没有一个完全具有说服力。

1. *动物油脂*　一个假说就是红肉和加工肉中的动物油脂可以增加肠道中的厌氧菌数量,将正常胆汁转化为致癌物。这种假说的支持证据在于几项研究表明结直肠癌患者大便中厌氧菌的数量明显增加。高动物油脂饮食(非植物脂肪)与血清高胆固醇血症相关,继而增加了结直肠腺瘤和腺癌风险。

2. *胰岛素抵抗*　高热量的西方膳食、缺乏锻炼使得肥胖人群明显增加。肥胖人群血中胰岛素水平升高,Ⅰ型胰岛素样生长因子水平也增高(IGF-Ⅰ),会造成胰岛素抵抗。IGF-Ⅰ也会刺激肠道黏膜增殖。

3. *纤维素*　与大众观点相反,随机研究和病例对照研究并未证实富含纤维的膳食或水果、蔬菜可以预防结直肠腺瘤或结直肠癌。然而,流行病学证据表明膳食是结直肠癌发病的主要病因,尤其是富含动物油脂和高热量饮食。

遗传因素和遗传性综合征

超过25%的结直肠癌患者都有家族史,表明遗传因素的重要性。遗传性大肠癌分为两类:不常见的息肉综合征和常见的非息肉综合征(表38-5)。

表38-5　遗传性(常染色体显性遗传)胃肠道息肉综合征

综合征	息肉分布	组织学类型	恶性可能	相关病变
家族性腺瘤性息肉	大肠	腺瘤	一般	无
Gardner综合征	大肠和小肠	腺瘤	一般	骨瘤、纤维瘤、脂肪瘤、表皮样囊肿、壶腹癌、视网膜色素细胞先天肥大
Turcot综合征	大肠	腺瘤	一般	脑肿瘤
非息肉性综合征(Lynch综合征)	大肠(常为近端)	腺瘤	一般	子宫内膜和卵巢肿瘤
Peutz-Jeghers综合征	小肠、大肠、胃	错构瘤	少见	黏膜皮肤色素沉着、卵巢肿瘤、乳腺、胰腺、子宫内膜病变
Juvenile息肉病	大肠、小肠、胃	错构瘤,很少进展为腺瘤	少见	多种先天性畸形

结肠息肉病

结肠息肉病(家族性结肠息肉病)是一种罕见疾病,主要表现是大肠内可发生上千个腺瘤性息肉。这是一种常染色体显性遗传疾病,偶见患者无家族史,因自发突变致病。结肠息肉病常有 5 号染色体长臂基因缺失[包括 APC 基因(腺瘤性结肠息肉病基因)],可以是体细胞突变和生殖细胞突变所致。这种遗传物质的缺失(如等位基因缺失)可引发肿瘤抑癌基因蛋白产物缺失,使得不能抑制细胞恶性生长。有一种结肠息肉病被称为 Gardner 综合征,除了结肠息肉外,还常表现为软组织和骨肿瘤、视网膜色素上皮细胞先天肥厚、肠系膜硬纤维瘤和壶腹周围癌。Turcot 综合征的主要表现是中枢神经系统恶性肿瘤伴结肠息肉病。这些综合征的结肠息肉很少在青春期前表现出来,常在 25 岁以后发生。如果未行手术切除结肠息肉,40 岁以前基本都会发生结直肠癌。结肠息肉可使结肠黏膜受损、异常增生、DNA 修复机制减弱。因此,一旦检测出多发结肠息肉,应行结肠切除术。非甾体类消炎药(NSAIDs)如苏灵大和环氧酶 2 抑制剂塞来昔布可以减少息肉数量、缩小息肉,但是作用是暂时的,目前尚无证据表明 NSAIDs 可以降低癌症风险。结肠切除术仍是主要的防治手段。父母患有结肠息肉病,儿女有 50% 的概率患病,常在青春期前发病,每年应行乙状结肠镜检查直至 35 岁。因为息肉常均匀分布在盲肠到肛门区域,因此乙状结肠直肠镜筛查就足够了,更具创伤性和价格昂贵的检查手段如结肠镜或钡灌肠一般不需要。粪隐血试验不能充分筛查,有可能漏诊。替代的筛查方法还包括外周血单核细胞 DNA 检测,判定是否具有 APC 基因突变。这种生殖细胞突变检测可以在息肉发生前确诊。

遗传性非息肉性结肠癌

遗传性非息肉性结肠癌(HNPCC),也称为 Lynch 综合征,是另一种常染色体显性遗传疾病。特征性表现是家族中有 3 位或更多结肠癌患者,其中一位是另两位的一级亲属,确诊年龄常在 50 岁以前,至少两代人会发生结直肠癌。与结肠息肉病不同,HNPCC 常发生于近端大肠,发病中位年龄在 5 岁之前,比一般人群要早 10~15 年。尽管组织学类型常为低分化,HNPCC 的预后好于同年龄散发的大肠癌。具有 HNPCC 家族史的患者常有多种原发肿瘤,女性尤其容易并发结直肠癌和卵巢癌或子宫内膜癌。对具有家族史的患者,应在 25 岁开始,每 2 年行一次结肠镜检查,对女性应定期行盆腔超声和子宫内膜活检。HNPCC 与几种基因的生殖细胞突变相关,尤其是 2 号染色体上的 hMSH2 基因和 3 号染色体上的 hMLH1 基因。这些基因的突变可导致 DNA 错误修配、DNA 不稳定,继而引发细胞异常生长和肿瘤发生。临床上,对于 50 岁以前的结直肠癌患者或具有结直肠癌或子宫内膜癌家族史患者,可行肿瘤细胞 DNA 分子分析或对石蜡包埋组织行“微卫星不稳定染色”(序列改变反映存在错配修复)来识别 HNPCC 患者。

炎性肠病

长期患炎性肠病(IBD)的患者大肠癌风险增加。溃疡性结肠炎较肉芽肿性结肠炎更易癌变,但因为临床上这两种疾病较难区分,所以这种推论尚未完全确定。IBD 患者在病程的最初 10 年,发生结直肠癌的风险较低,10 年后每年风险会以 0.5%~1% 的比率增加。25 年后 8%~30% 的患者会发生癌。患有全结肠炎的年轻患者的风险会更高。

IBD 的筛查效果并不令人满意,像血性腹泻、腹部绞痛、肠梗阻既可能是肿瘤的表现,也可能是原发病加重的表现。如果患者 IBD 病史超过 15 年,症状不断恶化,手术切除病变结肠可以明显降低患癌风险,还可清除有潜在胃肠病变的组织。对于慢性 IBD 患者,结肠镜下黏膜活检和刷片的监测价值尚未确定。由于缺乏统一的病理标准定义结构异常,也缺乏定期肠镜监测可降低癌症风险的数据,目前对 IBD 患者使用价格昂贵的肠镜监测仍存在争议。

其他风险因素

1. 链球菌菌血症　目前尚未明确因链球菌感染导致心内膜炎或菌血症的个体是否具有高危结直肠癌风险,尤其是上消化道癌风险。建议定期行影像和内镜筛查。

2. 吸烟　吸烟与结直肠腺瘤相关,尤其是吸烟史超过 35 年的人群风险更高。这种风险相关性尚未有合适的生物学解释。

初级预防

几种口服药可作为结肠癌潜在化学预防药,最有效的就是阿司匹林和其他 NSAIDs 药物,可通过抑制前列腺素合成抑制肿瘤细胞生长。规律应用阿司匹林可以降低患结肠腺瘤和结肠癌的风险,还可降低结肠癌死亡风险。阿司匹林逆转结肠癌变的作用随着使用时间和剂量的累积而增加。在病例对照研究中，口服叶酸和钙剂可降低腺瘤性息肉和结直肠癌风险。维生素D的化学预防作用尚在研究中。在结肠腺瘤术后，具有抗氧化作用的维生素如维生素C、维生素E和β胡萝卜素无降低新发腺瘤的作用。雌激素替代治疗可能是通过刺激胆汁合成或减少IGF-Ⅰ生成，来降低女性患结直肠癌的风险。绝经后女性结直肠癌死亡率的下降可能与广泛应用雌激素替代治疗相关。

筛查

结直肠癌的筛查是对无症状人群早期检测出局限浅表的癌症，从而增加手术治愈率。这种筛查对于有一级亲属家族史的人群非常重要，这类人群结直肠癌的风险增加1.75倍，如果一级亲属在60岁以前患癌，相应风险会更高。因为60%的早期病变位于乙状结肠和直肠，因此可将乙状结肠直肠镜作为初筛工具。但是，过去几十年直肠癌的发病率在逐渐降低，而近端结肠如降结肠癌的发病风险却明显增加。因此，乙状结肠直肠镜的效价比就受到质疑。可曲的光纤乙状结肠镜使操作者可看到至多60cm结肠内情况，增强了肿瘤检测的能力。但即使应用了这种技术，仍有约50%的大肠未被筛查。

目前结直肠癌的早期筛查应用最多的仍然是电子直肠镜和粪隐血试验。直肠指检应该是部分40岁以上成人的常规筛查手段，还可用于筛查前列腺癌和作为女性盆腔检查的一种手段，也是直肠肿物的一种廉价检查手段。粪隐血试验用于检测隐性大便出血，但是作为筛查手段还具有局限之处，约50%的结直肠癌患者粪隐血试验是阴性，这与肿瘤间歇性出血相关。当随机检测无症状人群时，粪隐血阳性率为2%～4%。粪隐血阳性病例结直肠癌的发生率不到10%，而良性息肉所占比例超过了20%～30%。因此，对于大多数无症状人群，粪隐血试验不能明确筛查结直肠癌。当然，粪隐血阳性者应进一步检查，包括乙状结肠镜检查、钡灌肠。前瞻性对照研究表明，每年定期结直肠镜筛查可以降低死亡率，但是，这种获益在随访13年后才能逐渐观察到，而且结肠镜随访花费昂贵，大多数可能还是假阳性结果。因此，结肠镜的筛查更像是提供了一种肿瘤预防机会，通过检查切除可能恶变的腺瘤性息肉，最终降低20%的癌症发生率。

对于无症状患者，大肠癌的筛查效果仍差强人意，目前仍缺乏适合普通大众的筛查手段。美国癌症协会建议对于无症状、无风险因素人群，50岁以后每年行粪隐血试验，每5年行可曲性乙状结肠镜检查。美国癌症协会也赞同每10年应用“全结肠检查”（如结肠镜或双重对比钡灌肠）替代粪隐血试验和可曲性乙状结肠镜检查。结肠镜的筛查效果优于双重对比钡灌肠，检测乳头状腺瘤、混合型腺瘤和癌的敏感性也较高，优于粪隐血试验和可曲性乙状结肠镜检查。目前还不明确50岁以后每10年筛查结肠镜具有明确效价比，或者可以完全代替精细的影像学手段（虚拟结肠镜）。筛查还需要更精确的手段，也许要利用肿瘤的分子改变特征，如大便DNA检测多种突变等正在研究中。

临床表现

主要症状

症状随肿瘤位置不同而异。由于通过回盲部进入右侧结肠的大便相对呈液状，因此发生于盲肠或升结肠的肿瘤可能会很大，但不会引起任何梗阻症状或明显的排便习惯改变。右侧结肠肿瘤常为溃疡状，引起慢性、隐性失血，但大便外观不会改变。升结肠肿瘤患者的常见症状为乏力、心悸甚至心绞痛，检查发现血红蛋白减少，表现为缺铁性小细胞贫血。由于肿瘤常为间歇出血，粪隐血试验可能为阴性。因此，对于成人不明原因的铁缺乏性贫血（可能要除外绝经前、多产女性）应行全面内镜或全消化道放射影像检查（图38-1）。

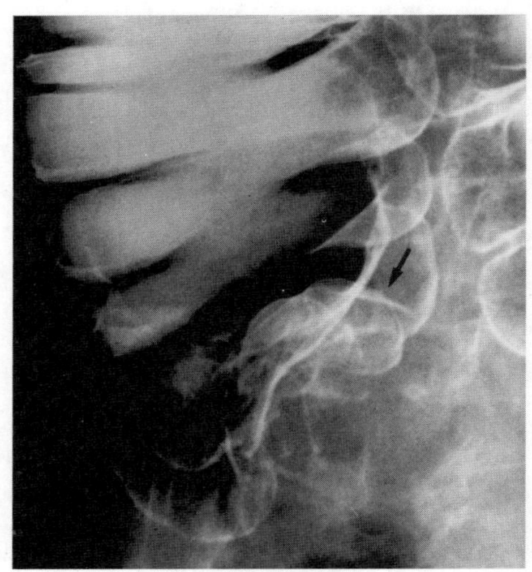

图38-1　对1例铁缺乏和粪隐血试验阳性的患者行气钡灌肠双重对比造影，提示盲肠肿瘤（术后证实为Ⅱ期腺癌）

由于大便经过横结肠或降结肠时逐渐成形，发生于此段的肿瘤会阻碍大便通过，引起腹痛，偶尔会有肠梗阻甚至肠穿孔发生。腹部放射学检查常见典型的“环形缩窄病变”（“苹果核”或“餐巾环”样）（图 38-2）。

乙状结肠直肠癌的常见表现为便血、里急后重和大便缩窄状改变，也常见贫血。上述症状常易与痔疮混淆。直肠出血和大便习惯改变需行电子直肠镜和直肠乙状结肠镜检查。

分期、预后因素和转移方式

结直肠癌的预后与肿瘤侵犯肠壁的深度、区域淋巴结是否转移及是否存在远处转移相关。这些变量是 Dukes 分期和 TNM 分期的主要参考因素。其中 T 代表肿瘤侵犯深度、N 代表淋巴结侵犯、M 代表远处转移（图 38-3）。病灶表浅未侵犯区域淋巴结或未穿透黏膜下层（T1）或肌层（T2）是Ⅰ期（T1-2N0M0）、肿瘤穿透肌层但未侵犯淋巴结是Ⅱ期（T3N0M0）、区域淋巴结有侵犯是Ⅲ期（TXN1M0）、转移到肝、肺、骨是Ⅳ期（TXNXM1）。除非有确定转移，一般在手术或术后标本病理诊断前很难精确分期。目前尚未明确通过特殊免疫化学分子技术确定的淋巴结转移和常规光镜确定的淋巴结转移是否预后价值一样。

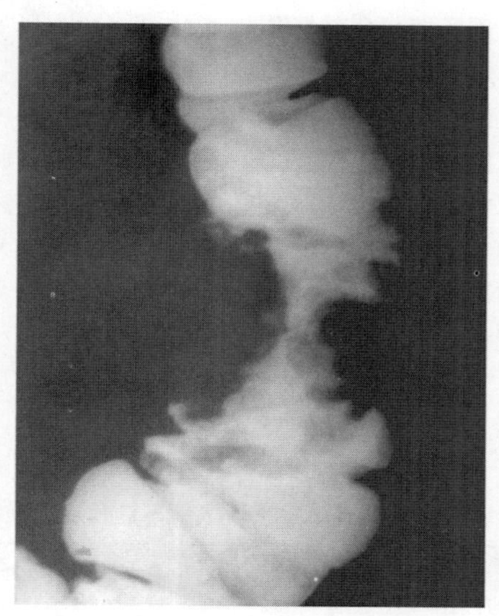

图 38-2　降结肠的环形、缩窄型腺癌

放射学表现称为“苹果核”样改变，常提示恶性

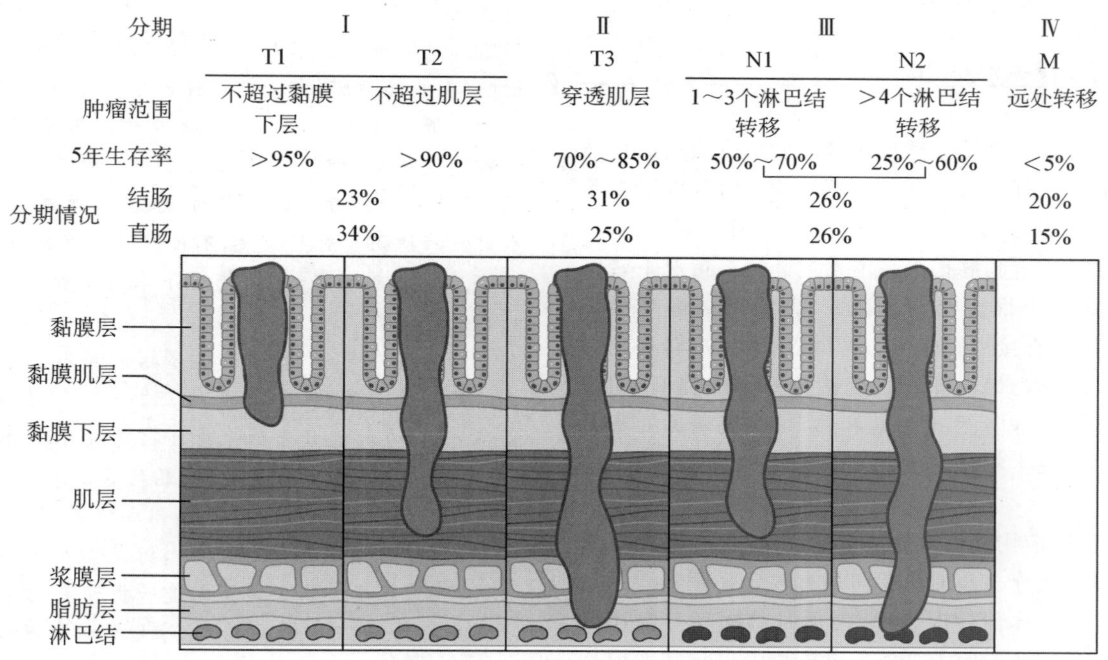

图 38-3　结直肠癌的分期和预后

大多数大肠癌的术后复发在 4 年内，使得 5 年生存成为一个相当可靠的治愈指标。结直肠癌的 5 年生存率与分期有相关性（图 38-3）。当然，目前术中和病理分期越来越精细，病理的细节表明预后并不仅仅与是否有区域淋巴结转移相关，还应精确判断受检淋巴结数目和淋巴结转移数目（1～3 个 vs

≥4 个）。目前认为，要想精确判断肿瘤分期，至少应检测 12 个以上淋巴结。其他预后差的指标包括肿瘤穿透肠壁侵犯结肠周围脂肪、低分化、肠穿孔或肿瘤与邻近器官粘连（增加了邻近复发风险）以及肿瘤脉管侵犯（表 38-6）。无论临床分期如何，术前血浆癌胚抗原（CEA）水平升高提示可能会有肿瘤复发。非整倍体和特殊染色体的缺失，如染色体 18q（包含 DCC 基因）缺失预示转移高风险，尤其对于Ⅱ期（T3N0M0）患者。相反的，肿瘤组织微卫星不稳定性提示预后更好。与大多数其他肿瘤相反，当调整了淋巴结侵犯数目和组织学分级后，结直肠癌的预后不受原发肿瘤大小的影响。

表 38-6 结直肠癌根治术后不良预后因素

肿瘤侵犯区域淋巴结
区域淋巴结侵犯数目
肿瘤穿透肠壁
组织学低分化
肠穿孔
肿瘤黏附至邻近器官
脉管侵犯
术前癌胚抗原升高（<5ng/ml）
非整倍体
特殊染色体缺失（如染色体 18q）

大肠癌可直接播散到区域淋巴结或通过血行播散到肝脏。肝是最容易发生转移的内脏，占结直肠癌初发转移的 1/3，患者死亡时发生肝转移率为 2/3。通常，结直肠癌很少在不发生肝转移情况下转移到肺、锁骨上淋巴结、骨或脑。直肠末端癌是个例外，肿瘤可直接沿脊柱旁血管淋巴管播散，转移到肺和锁骨上淋巴结。随着系统治疗水平的提高，随着 CEA 和 CT 早期发现远处转移，结直肠癌远处转移后的中位总生存从过去的 6～9 个月提高到 24～30 个月。

目前，应用基因表达图谱辨别高危复发患者或能从辅助化疗获益的患者尚未有改变临床实践的结果。除了机体预后因素外，确诊时的病理分期还是最佳的长期预后因素。伴有淋巴血管侵犯和术前高 CEA 的患者具有不良预后。

治疗 结、直肠癌

当肿瘤局限于大肠时，根治性切除是最佳治疗方式。术前应行全面检查发现远处转移，包括体格检查、胸部放射学检查、肝功能、血浆 CEA 水平。可能情况下，还应对整个大肠行结肠镜检查以发现同时发生的肿瘤或息肉。如果伴有肿瘤相关症状如胃肠道出血或梗阻，即使具有转移也可以考虑手术解除症状，但手术很少采用根治性方式。剖腹手术时，应检查整个腹腔、肝脏、盆腔和膈肌，还应仔细触诊大肠全段。完全切除后，患者应被严密随访 5 年，每半年行体格检查，每年行血生化检查。如果术前未行全面的结肠镜检查，应在术后进行。一些指南推荐每 3 个月监测 CEA 水平发现早期复发。大肠镜和造影检查可 3 年进行 1 次，因为对于结直肠癌治愈的患者有 3%～5% 的风险发生其他部位大肠癌可能，有＞15% 的风险发生腺瘤性息肉。由于手术边缘较宽裕很少有癌残留，吻合口复发很少见。腹部 CT 用于筛查早期、无症状的肿瘤复发意义不确定，一些专家建议术后 3 年每年做 1 次。

直肠癌患者推荐盆腔放疗，对于Ⅱ期或Ⅲ期根治术后患者，可降低 20%～25% 的局部复发风险，尤其是当肿瘤穿透浆膜层时。局部复发率高主要是由于骨盆独立的解剖结构限制了手术的范围，还因为直肠邻近的骨盆侧壁富含淋巴结网络，使得恶性细胞可早期进入手术无法达到的区域。直肠癌快速切除（全直肠系膜切除术）较钝性分离可将局部复发风险降低约 10%。放疗，无论术前或术后，可降低盆腔复发风险，但很难延长生存。术后放疗联合 5-FU 为基础的化疗可降低局部复发率，改善总生存。术前放疗适用于肿瘤较大，不可切除的直肠癌患者，放疗后肿瘤可明显缩小，使得手术可以切除。放疗对结肠癌无效。

结直肠癌患者的全身治疗越来越有效。5-FU 是治疗的基石药物，有效率在 15%～20%。对于肝转移患者，直接经肝动脉化疗可能更为有效，但动脉给药比较昂贵，而且毒性大，不能延长生存。亚叶酸可促进 5-FU 与其靶酶胸苷酸合成酶的结合，同时给予可以提高 5-FU 的有效率，但是对生存的改善仍然有限，最佳给药方案仍需进一步确定。5-FU 可以静脉给药，也可以口服给药（卡培他滨），两者疗效相似。

伊立替康（CPT-11）是拓扑异构酶 1 抑制剂，对于 5-FU 治疗进展的患者，相比最佳支持治疗可以延长生存。而且，伊立替康联合 5-FU 和亚叶酸（LV）可以提高有效率、延长生存。FOLFIRI 方案用药如下：伊立替康，180 mg/m^2，90min 输注，第 1 天；

亚叶酸 400mg/m^2,2h 输注,随后 5-FU 泵入,400mg/m^2,随后 46h 持续输注 2.4～3g/m^{2}每 2 周 1 次。伊立替康主要不良反应是腹泻。奥沙利铂是一种顺铂类似物,与 5-FU 和 LV 联用可以提高有效率,可作为转移性结直肠癌的首选方案。FOLFOX 方案如下:2h 输注 LV(每天 400mg/m^2),随后 5-FU 泵入(每天 400mg/m^2),随后 22h 输注(1200mg/m^2),奥沙利铂 85mg/m^2 2h 输注,第 1 天,每 2 周 1 次。奥沙利铂常见剂量依赖性神经毒性,治疗停止后毒性可逐渐恢复。FOLFIRI 和 FOLFOX 有效率相当,对转移性疾病,两种方案的中位生存是 2 年。

单克隆抗体治疗结直肠癌也有效。西妥昔单抗(爱必妥)和帕尼单抗(维克替比)的靶点是表皮生长因子受体(EGF-R),EGF-R 是一个跨膜糖蛋白,参与调节肿瘤细胞生长和增殖的信号通路。西妥昔单抗和帕尼单抗单用仅对一小部分既往治疗过的患者有效,西妥昔单抗与化疗药物如伊立替康联用可产生协同作用,即使对于既往伊立替康耐药的患者仍然有效,这表明西妥昔单抗可逆转化疗药物耐药。但是对于 *K-ras* 突变的结肠癌,抗 EGFR 单抗是无效的。西妥昔单抗和帕尼单抗可引起痤疮样皮疹、皮疹的发生和严重程度可能与抗肿瘤疗效相关。EGF-R 酪氨酸激酶抑制剂如厄洛替尼(特罗凯)对结直肠癌无效。

贝伐单抗(安维汀)是针对血管内皮生长因子(VEGF)的单抗,具有抗血管生成作用。贝伐单抗与含伊立替康的方案或 FOLFOX 方案联合,较单用化疗可改善预后,但后续研究缺乏进一步的证据。贝伐单抗的不良反应包括高血压、蛋白尿和血栓栓塞性事件。

对于孤立肝转移病灶的患者可以考虑部分肝脏切除,对于选择性患者来说,5 年生存率可达到 25%～30%。

对于Ⅲ期患者,术后半年 5-FU 和 LV 治疗可将复发率降低 40%、生存率提高 30%,加用奥沙利铂(如 FOLFOX)可进一步降低复发风险。但是,令人失望的是,在 FOLFOX 基础上加上伊立替康和加上贝伐单抗或西妥昔单抗一样,并未改善预后。Ⅱ期肿瘤并不都能从辅助化疗获益,可能获益的大多为高危复发患者(如肿瘤穿孔、Ty 病变和淋巴血管侵犯)。对于Ⅱ期和Ⅲ期直肠癌,术前或术后多学科治疗(5-FU 加放疗)可降低复发风险、增加治愈概率。5-FU 可作为放疗增敏剂与放疗联用。辅助化疗仅用于 50% 65 岁以上患者,将 65 岁作为辅助化疗获益的界限并不恰当,因为 65 岁以上患者和年轻患者对化疗的耐受性相当。

小肠肿瘤

小肠肿瘤占胃肠肿瘤的总数不到 3%。由于发病率很低,常延误正确诊断。腹部症状常缺乏典型表现,常规上下肠道造影常无异常表现。出现下列情形要考虑小肠肿瘤可能:①反复发作、不明原因的腹部痉挛痛;②间歇性肠梗阻,尤其是既往无炎性肠病和腹部手术史;③成人出现肠套叠;④慢性肠道出血但常规造影未见异常。小肠钡造影是可选择的检查手段,通过胃管将钡剂注入十二指肠可以提高诊断正确率。

良性肿瘤

良性小肠肿瘤的组织学类型很难单靠临床表现和影像学检查确定。良性肿瘤的症状不特异,最常见的症状为疼痛、梗阻和出血。良性肿瘤的好发年龄为 50～60 岁,常见于小肠末端。最常见的良性肿瘤为腺瘤、平滑肌瘤、脂肪瘤和血管瘤。

腺瘤

腺瘤包括胰岛细胞腺瘤、Brunner 腺体腺瘤和息肉状腺瘤。胰岛细胞腺瘤偶尔会发生于胰腺外,其相关综合征详见第 49 章。Brunner 腺体腺瘤不是真正意义上的肿瘤,而是黏膜下层十二指肠腺体的肥大或增生,表现为十二指肠黏膜小结节,可分泌碱性黏液。大多数腺瘤是在影像学检查时偶然发现的,患者常没有任何特异性不适症状。

息肉性腺瘤

约 25%的良性小肠肿瘤是息肉性腺瘤(表 38-5),息肉可以是单发的,很少情况下表现为乳头状绒毛状腺瘤。在结肠,如果腺瘤呈无柄或乳头状,有时会有并发癌的可能。偶然情况下,Gardner 综合征会伴有小肠恶性腺瘤,常发生于十二指肠。在 Peutz-Jeghers 综合征,多发的腺瘤常弥漫分布于整个小肠,偶尔还分布于胃和结直肠。青年人的腺瘤常为错构瘤,有低度恶变潜能。如果是家族性常染色体显性遗传,患者还常伴有黏膜皮肤色素沉着和卵巢、乳腺、胰腺和子宫内膜癌。

平滑肌瘤

平滑肌瘤起源于肠道平滑肌组织,常位于肠壁内,被上层黏膜覆盖。黏膜溃疡可引起不同程度的出血。常见症状是腹部绞痛或间歇性疼痛。

脂肪瘤

脂肪瘤最常见于回肠末端和回盲瓣，常具有特征性影像学表现，常位于肠壁内，常无症状，偶尔会有出血。

血管瘤

血管瘤虽然不是真正的肿瘤，但是因为常引起肠道出血，所以不容忽视。血管瘤可表现为毛细血管扩张或血管瘤形式。多发性肠道血管瘤可以是局限于胃肠道的非遗传性疾病，也可以是遗传性 Osler-Rendu-Weber 综合征。血管瘤也可以是孤立的，常发生于空肠。血管造影术是诊断血管瘤的最佳手段，尤其在出血时。

恶性肿瘤

小肠恶性肿瘤很少见，可发生于长期局限性肠炎、口炎性腹泻和个别 AIDS 患者。小肠恶性肿瘤常见临床症状为发热、体重减轻、食欲缺乏、出血和腹部包块。除了壶腹部癌（大多起源于胆管或胰腺）之外，最常见的小肠恶性肿瘤是腺癌、淋巴瘤、类癌瘤和平滑肌肉瘤。

腺癌

最常见的小肠原发癌是腺癌，约占小肠恶性肿瘤的 50%，常见部位是十二指肠末端和空肠起始端，这些部位的癌易发生溃疡，引起出血和梗阻。如果患者患有长期局限性肠炎，影像学上，常与慢性十二指肠溃疡或 Crohn 病混淆。确诊最好是在内镜直视下活检。手术切除是治疗选择。

淋巴瘤

小肠淋巴瘤可以是原发或继发的。临床上，原发性肠道淋巴瘤需要组织学确诊，还需确定无肿大淋巴结或肝脾大。胸部 X 线或胸部 CT 可未发现淋巴瘤，外周血涂片或骨髓活检也未见淋巴瘤。症状主要是小肠相关性的，伴有解剖学上可辨别的病变。继发小肠淋巴瘤主要是腹膜后或肠系膜淋巴瘤直接侵犯导致（详见第 15 章）。

原发性小肠淋巴瘤约占小肠所有恶性肿瘤的 20%，常为非霍奇金淋巴瘤，是弥漫性大细胞或 T 细胞来源。原发部位可为回肠、空肠和十二指肠，发病频率依次降低，与正常淋巴细胞的解剖学分布范围相一致。下列人群发生小肠淋巴瘤的风险增高：既往肠吸收不良病史（如口炎性腹泻）、局限性肠炎或因先天性免疫缺陷综合征、器官移植、自身免疫性疾病如 AIDS 导致免疫功能下降的患者。

局限性或结节状肠道包块可导致肠腔狭窄，引起脐周疼痛（饭后加重）、体重减轻、呕吐和偶发性肠梗阻。当对比增强影像提示小肠黏膜皱褶、黏膜结节、不规则溃疡处或造影剂停留处黏膜的增厚、浸润，要考虑小肠淋巴瘤的可能。确诊可通过手术探查切除病变组织或经口肠镜下黏膜活检，由于病变可侵犯固有层，常需要全层手术活检。

切除肿瘤常是首选的治疗方法。尽管完全切除后常给予术后放疗，大多数专家还是建议给予 3 个周期短程化疗。淋巴瘤在确诊时常发生腹腔播散，而且肿瘤常为多中心性的，这就使得完整切除几乎不可能。局限性淋巴瘤的治愈率约为 75%，而无法切除患者的治愈率仅为 25%。对于不可切除的肿瘤，化疗可能会诱发肠穿孔。

有一种特殊类型的小肠淋巴瘤称为免疫增生性小肠疾病（IPSID）、Mediterranean 淋巴瘤或 α 轻链疾病，病灶弥散性分布于整个肠道，首次是由 Jews 和 Arabs 提出的，属于 B 细胞来源肿瘤。典型临床表现是慢性腹泻和脂肪泻，伴有呕吐、腹痛，有时也可见杵状指。大多数 IPSID 的特有特征是血中或肠道有异常 IgA（含有截短的 α 轻链或无轻链）分泌，这种异常的 α 轻链是由浸润小肠的浆细胞产生的。IPSID 患者的临床病程常急剧恶化，常死于进展性营养失调或消耗，或死于进展性淋巴瘤。口服抗生素如四环素在疾病早期有效，表明其感染病因学的可能性。联合化疗常在病程晚期应用，结果多变。抗生素联合化疗疗效会更好些。

类癌瘤

类癌瘤起源于利贝昆隐窝的嗜银细胞，可发生于十二指肠末端到升结肠之间，在胚胎学上属于中肠的范围。超过 50% 的小肠类癌发生于回肠末端，大多数又发生在回盲瓣区域。大部分小肠类癌无症状，具有低度恶性潜能，但也可以发生浸润和转移，导致发生类癌综合征（详见第 49 章）。

平滑肌肉瘤

平滑肌肉瘤直径常＞5cm，腹部查体可触摸到肿块，常见症状包括出血、梗阻和肠穿孔。对这类肿瘤应行突变的 c-kit 受体检测（定义为胃肠道间质细胞瘤，GIST）。转移情况下，常应用甲磺酸伊马替尼（格列卫），对于伊马替尼耐药的患者，可以应用舒尼替尼（索坦）。

肛门癌

肛门癌占所有大肠恶性肿瘤的 1%～2%。大多数病变起源于肛管，肛管在解剖上指从肛门直肠环到齿状线和肛门外缘中间的部分。邻近齿状线的癌（如直肠腺状黏膜向肛门区鳞状上皮转换区域的癌）可以为基底细胞样、立方形的或泄殖腔肿瘤，约1/3的肛管癌具有这种组织学类型。远离齿状线的恶性肿瘤常为鳞癌，常形成溃疡，约占所有肛管癌的55%。当调整了肿瘤大小和淋巴结转移外，肛管基底细胞癌和鳞状细胞癌的预后基本一样。

肛管癌的发生与人乳头瘤病毒感染相关，该病毒还与宫颈癌的发病相关。人乳头瘤病毒可以通过性传播，感染可导致肛管疣状物（尖锐湿疣），可进一步发展为肛管上皮恶性肿瘤或鳞状细胞癌。肛管癌的风险在男性同性恋者中也明显增加，可能与肛交这种性行为相关。AIDS 患者由于免疫抑制可能会发生更为严重的人乳头瘤病毒感染，肛管癌风险也会增加。肛管癌更常见于中年人，女性较男性发病率高。确诊时，患者常见症状包括出血、疼痛、肛周包块和肛周瘙痒。

根治性手术（腹部-会阴切除伴淋巴结清扫和结肠造口术）曾是肛管癌的主要治疗手段，如果没有淋巴结转移，5 年生存率为 55%～70%，如果有淋巴结转移，则<20%。其他治疗方法包括外照射放疗联合化疗，可使超过 80%的初始病灶<3cm 的肿瘤消失，而且肿瘤复发率低于 10%，这意味着约 70%的肛管癌患者可通过非手术方法治愈。当然，对于少部分放化疗后仍有残余病灶的患者仍可以考虑手术切除。

（薛　妍　译）

第 39 章

Chapter 39

肝胆管肿瘤

Brian I. Carr

肝细胞癌

发生率

肝细胞癌（hepatic celluler cancer，HCC）是最常见的恶性肿瘤之一，每年全球发病率约为 100 万例，男女比例约为 4∶1（无肝硬化 1∶1，高发国家 9∶1），死亡率与发病率相当。在美国，每年新增病例 22 000 例、死亡病例 18 000 例。低发病国家如美国每年男性肝癌死亡率为 1.9/100 000；在中发病国家如澳大利亚和南非，死亡率为 5.1～20；在高发病国家如亚洲（中国和韩国），死亡率高达（23.1～150）/100 000（表 39-1）。

表 39-1　年龄调整后的肝细胞癌发病率

国家	每 100 000 人年化发病率	
	男性	女性
阿根廷	6.0	2.5
巴西（雷希夫）	9.2	8.3
巴西（圣保罗）	3.8	2.6
莫桑比克	112.9	30.8
南非（开普）：黑种人	26.3	8.4
南非（开普）：白种人	1.2	0.6
塞内加尔	25.6	9.0
尼日利亚	15.4	3.2
冈比亚	33.1	12.6
缅甸	25.5	8.8
日本	7.2	2.2
韩国	13.8	3.2
中国（上海）	34.4	11.6
印度（孟买）	4.9	2.5
印度（马德拉斯）	2.1	0.7
英国	1.6	0.8
法国	6.9	1.2
意大利（瓦雷泽）	7.1	2.7
挪威	1.8	1.1
西班牙（纳瓦拉）	7.9	4.7

美国 HCC 的年发病率约为 3/100 000，不同性别、种族、地域之间发病率差别很大，这一数字还会快速增加。仅美国目前就有约 4 百万慢性丙型肝炎病毒（HCV）携带者，每年约 10%（400 000）可能会发展成为肝硬化，约 5%（20 000）会发展成为 HCC。再加上另外两个发病因素—乙型肝炎病毒（HBV）感染和慢性酒精消耗，每年的新发 HCC 病例会达到 60 000 例。未来 HCC 生存的提高依赖于 HBV（HCV）疫苗接种及早期筛查。

目前方向

根据美国 HCV 调查结果，HCC 在许多州都在增加，日益增加的肥胖相关的肝病[非酒精性脂肪性肝炎（NASH）]也是 HCC 增加的一个原因。

流行病学

对 HCC 有两种通用的流行病学研究方式—基于全国的发病率研究（表 39-1）和基于移民的发病率研究。HCC 的高发地区是中国和撒哈拉以南非洲，发病主要原因是高 HBV 感染率和食物中霉菌污染（黄曲霉素 B_1）。黄曲霉素主要污染储藏的谷物、饮用水和土壤。环境因素与 HCC 的发病密切相关，比如，居住于日本的日本人 HCC 的发病率要远远高于居住于夏威夷的日本人，后者 HCC 的发病率又高于居住于加利福尼亚的日本人。

发病因素

化学致癌物

诱发 HCC 的化学致癌物主要包括两种，一种是在实验动物（特别是啮齿类动物）研究中证实的致癌物，这些致癌物也存在于人类生活环境中（表 39-2）。另一种是临床发现的致癌物，比如最常见的化学致癌物黄曲霉素 B1，属于曲霉属真菌。这种霉菌的黄曲霉毒素产物常见于潮热环境下储藏的谷物中，以及未冷藏的花生和大米中。在非洲和中国部分地区，黄曲霉素污染的食物是 HCC 发病的主要原因。在中国高发地区，甚至家畜如鸭子也患有 HCC。潜在的致癌物还存在于一些植物、真菌和细菌中，如含有吡咯里西啶生物碱、鞣酸和黄樟素的灌木植物。农药和杀虫剂的污染物也是潜在致癌物，可以诱发啮齿类动物发生 HCC。

表 39-2　HCC 的风险因素

常见	不常见
任何原因的肝硬化	原发性胆汁性肝硬化
慢性 HBV 或 HCV 感染	血色沉着病
长期酗酒	α_1 抗胰蛋白酶缺乏
非酒精性脂肪性肝炎(NASH)/非酒精性脂肪肝(NAFL)	糖原贮积病
	瓜氨酸血症
黄曲霉素 B_1 或其他霉菌毒素	迟发性皮肤卟啉病
	遗传性酪氨酸血症
	Wilson 病

肝炎

无论病例对照研究还是队列研究都表明，慢性乙型肝炎病毒携带率与增加的 HCC 发生率相关。在中国台湾省，男性乙型肝炎表面抗原阳性者，患 HCC 的风险较阴性者高 98 倍。阿拉斯加人 HCC 的发病也与 HBV 高感染率相关。HBV 相关的 HCC 涉及病毒复制引起的肝破坏，不一定与肝硬化相关。过去 30 年，日本 HCC 发病率增加与 HCV 感染相关。由世界卫生组织资助的一项大规模干预研究正在亚洲开展，主要是给新生儿接种 HBV 疫苗。非洲黑种人的 HCC 并不伴有严重的肝硬化，但是肿瘤常是低分化，而且侵袭性很强。在南非班图，尽管 HBV 携带率接近，但沿海和内陆的莫桑比克人 HCC 的发病率差 9 倍，差异的主要原因是食物中黄曲霉素 B_1 和其他致癌性霉菌毒素的暴露量不同。常规来说，输血相关 HCV 约在 30 年后引发 HCC。HCV 相关的 HCC 患者更易出现肝硬化，而 HBV 相关的 HCC，仅有 50% 患者会伴有肝硬化，剩下的仅伴有慢性活动型肝炎。

其他发病因素

75%～85%的 HCC 伴有肝硬化，南非大多是典型的巨结节型肝硬化，而在欧洲和美国，大多为小结节型肝硬化(酒精相关)。目前尚不明确是否肝硬化本身也是 HCC 的诱发因素或者造成肝硬化的原因才是真正的致癌因素。然而，<20%的美国 HCC 患者并无肝硬化。有几项因素与肝硬化肝癌相关(表 39-2)，包括肝炎、酒精、自身免疫性慢性活动型肝炎、病因不明肝硬化和 NASH。原发性胆汁性肝硬化与一些代谢性疾病具有一定程度相关性，包括血色沉着病、Wilson 疾病、α_1 抗胰蛋白酶缺乏病、酪氨酸血症、迟发型皮肤卟啉症、1 型和 3 型糖原贮积病、瓜氨酸血症和乳清酸尿症。20%不具肝硬化的 HCC 的病因尚未明确，其自然病程界限并不清楚。

目前研究方向

许多患者具有多种病因，各种病因之间的相互作用，如肝炎或酒精与吸烟或黄曲霉素之间的关系正在研究中。

临床表现

症状

HCC 的常见症状包括腹痛、消瘦、虚弱、腹部饱胀感、黄疸、恶心(表 39-3)。临床症状在高发区和低发区不同。在高发区，尤其是南非黑种人中，最常见的症状是腹痛；相反，中国和日本患者仅有 40%～50%会有腹痛表现。腹部膨胀常是腹水的表现，腹水与慢性肝病和肿瘤快速生长相关。偶然情况下，肿瘤中心坏死、急性出血至腹膜腔会导致死亡。在具有积极监测方案的国家，当出现早期症状时，HCC 常可被早期发现。黄疸常由肝病导致的肝内胆管梗阻所致。门静脉高压导致的食管静脉曲张可引发吐血。3%～12%的患者会有骨痛表现，尸检表明骨转移发生率<20%。但即使发生骨转移，至少有 25% 的患者可能无症状。

体征

肝大是最常见的体征，占所有患者的 50%～90%。6%～25%的患者会有腹部杂音，30%～60%的患者会伴有腹水。腹水应进行细胞学送检。脾大主要源自门静脉高压，消瘦和肌肉萎缩也很常见，尤其是快速生长或体积巨大的肿瘤。10%～50%的患者有不明原因发热。常见体征还有与慢性肝病相关的黄疸、腹壁静脉曲张、手掌红斑、男子女性型乳房、睾丸萎缩和外周水肿。肿瘤侵犯肝静脉可引起 Budd-Chiari 综合征、腹水和肝大。

表 39-3　肝细胞癌临床表现（$n=547$）

症状	患者数目(%)
无症状	129(24)
腹痛	219(40)
其他(贫血和其他表现)	64(12)
常规体检发现,LFTs 升高	129(24)
体重减轻	112(20)
食欲缺乏	59(11)
虚弱/乏力	83(15)
黄疸	30(5)
常规 CT 筛查发现肝硬化	92(17)
肝硬化表现(踝部水肿、腹胀、腹围增加、皮肤瘙痒、胃肠道出血)	98(18)
腹泻	7(1)
肿瘤破裂	1
患者特征	
中位年龄(岁)	56± 13
男:女比例	3:1
种族	
白种人	72%
中东	10%
亚洲	13%
美国黑种人	5%
肝硬化	81%
无肝硬化	19%
肿瘤特征	
肝肿瘤数目	
1	20%
2	25%
3 或以上	65%
门静脉受侵	75%
单叶肿瘤	25%
双叶肿瘤	75%

副肿瘤综合征

HCC 相关的副肿瘤综合征主要表现是生化指标异常,不伴有明显的临床征象。如低血糖(也被称为终末期肝衰竭)、红细胞增多、高钙血症、高胆固醇血症、血纤维蛋白原异常、类癌综合征、甲状腺球蛋白升高,还有第二性特征改变(男子女性型乳房、睾丸萎缩、性早熟)和迟发性皮肤卟啉病。低血糖常发生于快速生长的 HCC,是终末期疾病的一种表现。严重低血糖也会发生,目前尚不明确病因。红细胞增多见于 3%～12%的患者,高胆固醇血症见于 10%～40%的患者。还有相当一部分患者会出现血小板和白细胞减少,主要原因还是门静脉高压而非肿瘤侵犯骨髓。

分期

HCC 有多种临床分期方法,最常应用的就是美国癌症联合会(AJCC)制定的肿瘤、淋巴结、转移(TNM)分期。另外,基于 Okuda 分期的肝癌意大利分期(CLIP)将肝硬化也考虑进去,也在临床广泛应用(表 39-4)。其他分期系统还需要进一步达成共识。巴塞罗那分期(BCLC)和日本、中国香港的大多数分期系统都结合了基于肝损伤和肿瘤侵犯的预后因素,还有其他分期如中国香港中文大学预后指数(CUPI)、日本整合评分(JIS)和 SLiDe 分期(S 代表分期,Li 代表肝损伤,De 代表脱-γ-羟基凝血酶原)。预后最好的是Ⅰ期、直径<2cm、无血管浸润的孤立肿瘤。不良预后因素包括腹水、黄疸、血管浸润和甲胎蛋白(AFPs)升高。血管浸润尤其会对预后产生重要影响,包括显微镜下的微小浸润和 CT 下看到的浸润。因为多数大肿瘤都具有微小血管浸润,因此需手术切除后才能进行全面分期。Ⅲ期肿瘤包括淋巴结阳性和淋巴结阴性肿瘤。Ⅲ期淋巴结阳性患者预后很差,很少有患者生存期能超过 1 年。Ⅳ期患者的预后更差,即使切除或移植后,基本没有生存能超过 1 年的。Okuda 等创建的分期系统基于临床,加入了肝病的影响(表 39-4)。Okuda Ⅲ期患者的预后很差,大多不能切除,而且肝功能较差,不能接受化疗。

新方向

分期需要得到共识,将来会被蛋白质组学替代。

表 39-4　肝细胞癌的 CLIP 和 Okuda 分期系统

CLIP 分期

变量	分值		
	0	1	2
1. 肿瘤数目	1个	多个	—
肿瘤占肝的比例(%)	<50	<50	>50
2. Child-Pugh 得分	A	B	C
3. α 甲胎蛋白水平(ng/ml)	<400	>400	—
4. 门静脉血栓(CT)	否	是	—

CLIP 分期(意大利肝癌分期)(得分=分值之和):CLIP 0,0 分;CLIP 1,1 分;CLIP 2,2 分;CLIP 3,3 分

Okuda 分期

肿瘤程度[a]		腹水		清蛋白(g/L)		胆红素(mg/dl)	
≥50%	<50	+	−	≤3	>3	≥3	<3
(+)	(−)	(+)	(−)	(+)	(−)	(+)	(−)

Okuda 分期:1 期,所有(−);2 期,1 或 2(+);3 期,3 或 4(+)

[a] 程度:肿瘤占肝的比例

走近患者　肝细胞癌

病史和体格检查　病史对于确定发病原因非常重要,尤其是肝炎、黄疸、输血和用药史。要了解 HCC 或肝炎的家族史,可能致癌物的职业暴露史、避孕药物使用史。体格检查包括评估皮肤红斑、黄疸、腹水、外周水肿、蜘蛛痣、手掌红斑和体重减轻情况;另外,还要评估肝大小、腹水量、肝结节和柔软度、脾大以及评估体力状况和社会心理状况。

血清学检测　AFP 是 HCC 的血清肿瘤标志物,在美国 HCC 患者 AFP 升高仅占 50%。应用小扁豆凝集素活性分数检测法(AFP-L3)检测 AFP 更为特异。另一种检测方法是脱-γ-羧基凝血酶原(DCP)检测法,DCP 是维生素 K 缺乏诱导蛋白(PIVKA-2)。AFP 约在 80% 的 HCC 中升高,其升高也见于维生素 K 缺乏和应用香豆素后的患者。AFP 升高提示门静脉受侵可能。AFP-L3 和 DCP 都是美国食品和药品管理局(FDA)批准应用的检测方法。其他检测方法如 glypican-3 也在不断发展,但是没有取得敏感性和特异性方面的优势。当出现新发肝肿块或肝功能不全表现,应全面检测癌胚抗原(CEA)、维生素 B_{12}、AFP、铁蛋白、PIVKA-2、抗线粒体抗体,还应检测肝功能、血凝,包括凝血酶原时间(PT)、部分凝血活酶时间(PTT)、白蛋白、转氨酶、γ-谷氨酰转肽酶和碱性磷酸酶。血小板和白细胞减少可能提示门脉高压和脾功能亢进。此外,应检测甲肝、乙肝、丙肝等血清学检查,如果 HBV 或 HCV 阳性,应评估 HBV DNA 或 HCV RNA 定量。

■ **新进展**　新的标志物正在研究中,尤其是基于组织和血清学的基因芯片。

放射学　超声是筛查肝癌的极佳手段。超声下有两个典型的血管异常:肿瘤内丰富血流(新生血管或异常肿瘤供血动脉生成)和肿瘤侵犯门静脉引发的癌栓。腹部和盆腔的螺旋三维增强 CT 可以精确评判肿瘤大小、范围及是否有门静脉癌栓,还能检测是否具有血管损伤。门静脉侵犯的主要表现就是血管梗阻和扩张。胸部 CT 可用于排除转移,应用新型增强剂的磁共振(MRI)可以提供更为详尽的信息。乙碘油(碘油)是一种乳胶,通过肝动脉注射(5~15ml),1 周后 CT 显示可沉积于肝肿瘤处。对于小肿瘤,活检之前注射乙碘油非常有帮助,因为组织学上看到碘油印记,则表明活检穿到了怀疑的肿瘤。一项前瞻性研究比较了三维 CT、钆增强 MRI、超声和氟脱氧葡萄糖正电子发射断层摄影术对 HCC 的诊断价值,CT、MRI 和超声具有相似结果,PET 并无优势作用。

■ **新进展**　肿瘤血管的改变预示着可以应用分子靶向治疗,也是新的影像技术如增强超声(CEUS)和动态 MRI 的基础。

病理诊断　HCC 的组织标本常来自超声引导下肝包块或可疑病灶的穿刺活检。肝肿瘤穿刺的风险明显高于其他肿瘤,这是因为:①肿瘤富含血管;②患者经常伴有血小板和肝相关凝血因子减少。当

出现腹水时，肝出血风险进一步增高。尽管细针穿刺也能提供足够的肿瘤确诊所需组织，但更提倡粗针穿刺，因为还需进一步组织学检查区分 HCC 和腺癌。腹腔镜检查也可用于活检，对于怀疑有门静脉侵犯的患者，可在腹腔镜下行门静脉活检，如果结果是阳性，则不宜进行肝移植。

■ **新进展**　免疫组化已经成为主流。预后的判断要基于生长因子信号通路蛋白的表达和基因分型。另外，分子表达有助于判断肝硬化的“场地效应”，也就是何种肝硬化易导致复发和新发的 HCC。

筛查高危人群

筛查能够挽救生命。对 HCC 高危人群进行的前瞻性研究表明，超声较 AFP 升高更为敏感。意大利一项针对肝硬化患者的研究表明，HCC 的年发生率为 3%，积极筛查并未增加可治愈 HCC 的检出率。接种肝炎疫苗的预防效果要好于筛查。尽管缺少正规指南，还是建议对于高危人群(HBV 携带者、HCV 肝硬化、有 HCC 家族史者)每半年检查 1 次 AFP 和 CT(或超声)。

新进展

尽管筛查有一定意义，但尚缺乏令人信服的成本-效益分析。但是，HBC 携带者高发区的研究表明，筛查还是有助于早期确诊 HCC。γ-谷氨酰转肽酶有助于检测小肿瘤。

治疗　HCC

大多数 HCC 患者具有两种肝脏疾病：肝硬化和 HCC，每周都可导致死亡。肝硬化常成为手术切除、消融治疗和化疗的障碍。因此，HCC 患者的评估和治疗计划必须要考虑到非恶性肝脏疾病的严重程度。HCC 的临床治疗选择也比较复杂(图 39-1 和表 39-5 和表 39-6)。HCC 的自然病程非常多变，无论是否治疗，进展期患者(血管浸润、有临床症状、肝外播散)的中位生存期<4 个月。由于治疗的不良反应和潜在肝脏疾病都会对生存造成影响，因此不能单以生存评估疗效。由肝病、介入放疗、外科、移植、肿瘤内科专家组成的多学科团队对 HCC 患者的综合管理至关重要。

Ⅰ期和Ⅱ期 HCC

早期肿瘤可通过手术、局部消融[热消融或高频消融(RFA)]、局部注射等多种手段取得满意治疗效果(表 39-6)。由于大多数 HCC 患者伴有肝硬化，因此后续还会有多个原发肝肿瘤出现。许多患者还可能会因为严重的原发肝脏疾病导致不能耐受肝切除术，但一些患者可能适宜进行肝移植手术(OLTX)。活体肝移植技术已经很成熟了，但是主要存在的问题是缺乏供移植的器官。治疗早期 HCC 的一个重要原则就是在治疗肿瘤和肝硬化的基础上尽可能保留肝。

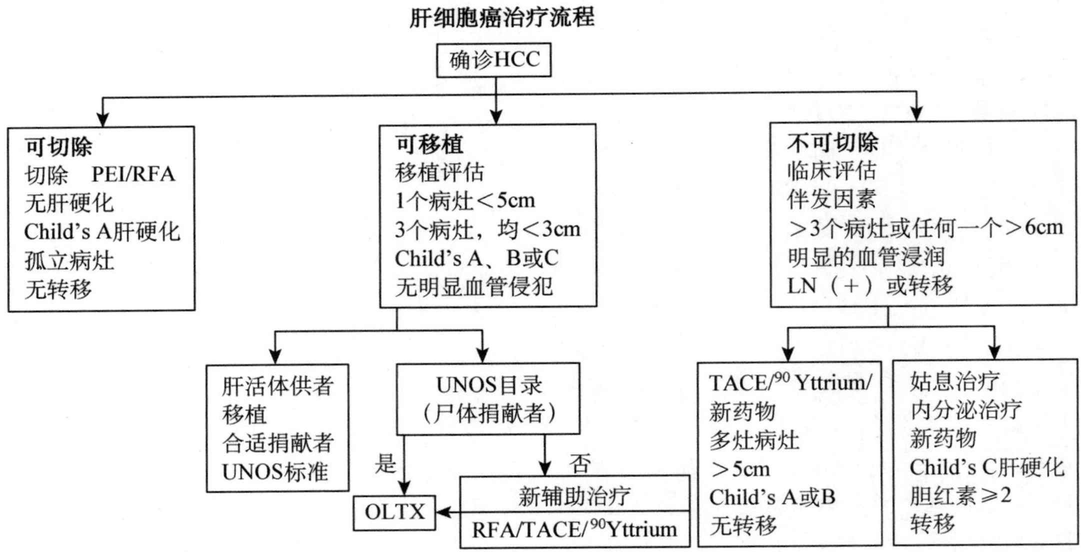

图 39-1　肝细胞癌(HCC)治疗流程

临床评估包括肿瘤程度和肝硬化对肝功能的影响。患者分为可切除、不可切除、可移植 3 类。LN. 淋巴结；OLTX. 原位肝移植；PEI. 经皮肝肿瘤酒精注射；RFA. 射频消融；TACE. 动脉化疗栓塞；UNOS. 美国器官共享网络；Child's A/B/C. Child-Pugh 肝功能分级

手术切除 由于潜在的肝病影响和存在肝衰竭可能，肝大部切除术的风险较高(5%～10%的死亡率)，所以应选择合适病例进行。术前门静脉阻塞可使有肿瘤的肝叶萎缩、无肿瘤的肝叶代偿性增生，使得手术能更安全地进行。术中超声有利于制定手术路径，超声扫描可定位手术切除中会伤及的主要血管。对肝硬化患者，肝大部切除可能会诱发肝衰竭。Child-Pugh肝功能分级是预测肝脏手术预后和耐受性的可靠指标，只有Child A患者可考虑接受手术切除。Child B和C的Ⅰ期和Ⅱ期HCC患者应考虑OLTX，有腹水和近期静脉曲张出血的患者也可考虑OLTX。尽管开腹切除肿瘤非常可靠，但也可在腹腔镜下应用RFA或PEI治疗肿瘤。不同治疗手段之间并无确切比较结果，临床上常基于医生技能选择治疗方式。

局部消融治疗 RFA是用热来消融肿瘤。探针的最大辐射范围可达7cm区域，适用于3～4cm大小的肿瘤。热能可以杀灭坏死区域内的肿瘤细胞。如果肿瘤靠近肝胆管，消融可能会损伤胆管或造成胆道梗阻，这个部位的肿瘤会限制这一技术的应用。RFA可在CT或超声引导下经皮肤操作，或在腹腔镜下经超声引导操作。

局部注射治疗 很多药物可用于局部瘤体内注射，最常应用的就是乙醇(PEI)。硬化肝脏内部相对较软的HCC使得可以注入大量无水乙醇而不向外弥散或渗漏。PEI可直接杀灭癌细胞，但不具选择性作用，也会杀灭附近正常细胞。RFA一次治疗即可获得疗效，PEI通常需要多次注射(平均3次)，要求肿瘤大小也不得超过3cm。

■ **目前进展** 手术切除和RFA具有相似疗效。

肝移植(OLTX) 对于伴有肝硬化的Ⅰ期和Ⅱ期肝癌，可以选择OLTX，生存接近于无癌病例。OLTX适用于孤立病灶≤5cm或≤3个病灶且每个病灶≤3cm的HCC(米兰标准)，无瘤生存非常满意(5年生存≥70%)。对于进展期HCC，由于肿瘤复发率过高，不适宜OLTX。由于供肝缺乏，对于HCC患者不宜优先选择OLTX，患者可能会因为等供肝时间太长，造成肿瘤进展。因此，可以在OLTX之前先选其他治疗，包括RFA、PEI和经肝动脉栓塞化疗(TACE)。这些移植前治疗使得患者有更长生存时间等待并获得肝移植机会。但是，这些治疗手段是否可转换为移植后生存的获益尚不明确。还有就是患者预后究竟是按接受这些治疗前算还是按移植前算。美国器官共享网络(UNOS)关于接受OLTX受体的评分体系对于HCC患者，也额外给予了加分。活体肝移植的成功开展也使得HCC患者能更早接受移植，尤其对于小肿瘤患者。

■ **目前进展** 对于HCC大肿瘤(孤立病灶<5cm或3个病灶，每个<3cm)不再局限于米兰标准，不同国家的UNOS也可进行OLTX并获得满意的长期生存。另外，OTLX之前的TACE可使HCC降低分期，也被越来越多接受。

辅助治疗 HCC切除或接受OLTX后的辅助治疗尚未明确。辅助和新辅助治疗都做过研究，但未发现无病生存和总生存优势。一项关于TACE和新辅助^{131}I-乙碘油的研究表明可延长手术后生存。

■ **目前进展** 一项索拉非尼术后辅助治疗的大型临床研究正在进行中(见后面讨论)。

Ⅲ和Ⅳ期HCC 侵犯主要血管的Ⅲ期HCC很难手术切除。对于无肝硬化患者，肝大部切除术可能施行，但预后很差。Child's A肝硬化也可进行肝叶切除，但相关死亡率很高、长期生存也很差，仅有很少一部分患者可获得长期生存。因为肿瘤为进展性的，即使成功切除也常常很快复发，所以不适宜进行移植，除非肿瘤在新辅助治疗后降期。原发肿瘤缩小手术范围可相应缩小，手术延迟可能避免肝外播散和无用的OLTX。Ⅳ期患者预后很差，不推荐手术。

全身化疗 尽管进行了多项临床研究，也验证了很多化疗方案，但无论化疗药单用还是联合的有效率不超过25%，对总生存没有延长。

区域化疗 尽管全身化疗前景惨淡，但很多药物经肝动脉治疗局限于肝的HCC还是有效的(表39-5)。两项随机研究表明TACE治疗特定患者有生存获益，一项应用的是多柔比星，另一项用的是顺铂。其他药物如丝裂霉素C、新制癌霉素区域给药也有效。目前无数据验证HCC持续肝动脉给药的疗效，有关顺铂的初步研究显示了较好疗效。由于很少有分层研究是基于TNM分期的疗效和生存，所以很难明确肿瘤预后和长期生存之间的关系。大多数关于区域肝动脉化疗的研究也应用了栓塞剂，如乙醇、明胶海绵粒子(明胶海绵)、淀粉(Spherex)或微球。有两个产品囊括了不同大小的微球，分别是Embospheres(Biospheres)和Contour SE，应用的微粒大小为40～120μm、100～300μm、300～500μm和500～1000μm。目前尚未明确TACE应用微粒的最佳直径。目前研究一致表明，肝动脉给药联合栓塞的疗效优于全身化疗。化疗加栓塞可增加毒性，包括发热(常见但持续时间短)、腹部疼痛和厌食

（>60%患者可见所有上述表现）。另外，>20%的患者有腹水增加或转氨酶暂时升高。胆囊动脉痉挛和胆囊炎不常见。尽管毒性增加了，也同时取得了高缓解率。可降解的淀粉微球可缓解栓塞引发的肝脏毒性，有效率为50%～60%。两项随机研究表明，TACE较安慰剂有生存优势（表39-6）。另外，目前也缺乏适用于HCC的CT评判标准。比如，CT上显示血管缺乏，但肿瘤大小未改变预示着肿瘤生存能力下降，TACE治疗有效。有关TACE生存获益研究的主要缺陷在于大多数HCC死于肝硬化而非肿瘤，而改善生活质量才应是区域治疗的合理目标。

新治疗　两项临床研究表明口服索拉非尼（多吉美）较安慰剂可带来生存获益，鉴于这一结果，索拉非尼获得了FDA批准。但是，这两项研究中肿瘤缩小不明显，而且亚洲人群治疗组的生存获益低于西方人群的安慰剂组（表39-7）。另外，一项新药的Ⅱ期研究也取得了生存获益，应用的是贝伐单抗联合厄洛替尼。外照射和适形放疗也开始用于治疗HCC，但放射性肝炎是影响放射剂量的一个主要问题。一项Ⅱ期研究评估了附着于玻璃微球或树脂微球的纯β发射体^{90} Yttrium治疗HCC的疗效，结果取得了较好的生存效益，而且毒性较低，进一步的随机试验还在进行中。高剂量维生素K具有抑制HCC的作用，已在临床研究中进行疗效评估。凝血素羧化酶（一种维生素K依赖的酶）的缺乏会造成

表39-5　肝细胞癌的治疗策略

手术
- 切除
- 肝移植

局部消融治疗
- 冷冻手术
- 射频消融
- 经皮乙醇注射

局部治疗：经导管肝动脉治疗
- 经动脉化疗
- 经动脉栓塞
- 经动脉化疗栓塞
- 经动脉药物洗脱珠治疗
- 经动脉放疗
- ^{90}钇微球体治疗
- ^{131}I-乙碘油治疗

适形外照射放疗
- 全身系统治疗
- 分子靶向治疗（索拉非尼等）
- 化疗
- 免疫治疗
- 内分泌治疗＋生长抑制

对症支持治疗

表39-6　TACE治疗HCC的相关研究

作者	年度	药物1	药物2	生存效果
Kawaii	1992	多柔比星＋embo	Embo	无
Chang	1994	顺铂＋embo	Embo	无
Hatanaka	1995	顺铂、多柔比星＋embo	同前＋碘油	无
Uchino	1993	顺铂、多柔比星＋口服FU	同前＋他莫昔芬	无
Lin	1988	Embo	Embo＋静脉注射FU	无
Yoshikawa	1994	表柔比星＋碘油	表柔比星	无
Pelletier	1990	多柔比星＋明胶海绵	无	无
Trinchet	1995	顺铂＋明胶海绵	无	无
Bruix	1998	线圈和明胶海绵	无	无
Pelletier	1998	顺铂＋碘油	无	无
Trinchet	1995	顺铂＋明胶海绵	无	无
Lo	2002	顺铂＋碘油	无	是
Llovet	2002	多柔比星＋碘油	无	是

HCC 不成熟凝血素(DCP 或 PIVKA-2)水平增加。日本的两项随机研究表明，维生素 K 可以降低 HCC 复发率。

目前进展　治疗 HCC 的新手段(表 39-8)包括生物制剂，如 Raf 激酶和血管内皮生长因子(VEGF)抑制剂，[90]Yttrium 由于不具化疗毒性而具有前景，维生素 K_2 可能能够预防手术后复发。OLTX 过去的瓶颈在于肝源有限，现在随着活体供肝的增加，大肝癌适应证的扩展，也逐渐增加了应用。对于 HCC 患者，还是鼓励参加临床研究(www.clinicaltrials.gov)。

表 39-7　肝细胞癌靶向治疗临床研究

Ⅲ期研究	靶点	生存期(月)
索拉非尼 vs 安慰剂	Raf，VEGFR，PDGFR	10.7 vs 7.9
索拉非尼 vs 安慰剂(亚洲)	Raf，WGFR，PDGFR	6.5 vs 4.2
Ⅱ期研究		
索拉非尼		9
索拉非尼(亚洲)		5
舒尼替尼		9.8，8(2 项研究)
贝伐单抗	VEGF	12.4
贝伐单抗＋厄洛替尼	VEGF＋EGFR	15.6
贝伐单抗＋卡培他滨		8
厄洛替尼	EGFR	13，10.7(2 项研究)
Linifanib	VEGFR，PDGF	9.7
布立尼布	VEGFR，FGFR	10

EGFR. 表皮生长因子受体；FGFR. 成纤维细胞生长因子受体；PDGF. 血小板源性生长因子；PDGFR. 血小板源性生长因子受体；Raf. 加速纤维肉瘤；VEGF. 血管内皮生长因子；VEGFR. 血管内皮生长因子受体

表 39-8　HCC 的治疗新药

EGF 受体拮抗药：厄洛替尼、吉非替尼、拉帕替尼、西妥昔单抗、布立尼布
多激酶拮抗药：索拉非尼、舒尼替尼
VEGF 拮抗药：贝伐单抗
VEGFR 拮抗药：ABT-869(linifanib)
mTOR 拮抗药：西罗莫司、替西罗莫司、依维莫司
蛋白酶体抑制药：硼替佐米
维生素 K
[131]碘-乙碘油(碘油)
[131]碘-铁蛋白
[90]Yttrium 微球(TheraSphere，SIR-spheres)
[166]Holmium，[188]Rhenium
三维适形放疗
质子刀高剂量放疗
伽马刀，射波刀
新靶点：细胞周期蛋白依赖激酶(Cdk)和凋亡蛋白酶抑制剂

EGF. 表皮生长因子；VEGF. 血管内皮生长因子；VEGFR. 血管内皮生长因子受体

总结(表 39-5)

1. 常见临床表现

(1)患者有肝炎病史、黄疸或肝硬化，超声或 CT 扫描异常，AFP 或 DCP(PIVKA-2)升高。

(2)常规检查发现异常肝功能。

(3)肝硬化肝移植放射学检查异常。

(4)症状还包括恶病质、腹痛或发热。

2. 病史和体格检查

(1)黄疸、乏力、皮肤瘙痒(划痕)、震颤及定位障碍。

(2)肝大、脾大、腹水、外周水肿、肝衰竭的皮肤征象。

3. 临床评估

(1)血液检查：全血计数(脾肿大情况下)、肝功能、血氨水平、电解质、AFP 和 DCP(PIVKA-2)、Ca^{2+} 和 Mg^{2+}；乙肝、丙肝、丁肝血清学检查(如果结果为阳性，要进行 HBV DNA 或 HCV RNA 检查)，神经降压素(尤其对于纤维板层样肝癌)。

(2)肝的三维动态螺旋 CT(如不确定，给予 MRI 检查)；胸部 CT；上、下消化道内镜(静脉曲张、出血、溃疡患者)；脑部扫描(仅当有症状时)。

(3)空芯针活检：肿瘤和肝分开活检。

4. 治疗(表 39-5 和表 39-6)

(1)HCC<2cm：RFA，PEI 或切除。

(2)HCC>2cm，无血管浸润：肝切除、RFA 或 OLTX。

(3)肝叶内多发肿瘤或肿瘤伴有血管浸润：TACE 或索拉非尼。

(4)两叶肿瘤、无血管浸润：TACE，肿瘤缓解后可行 OLTX。

(5)肝外 HCC 或胆红素升高：索拉非尼或贝伐单抗联合厄洛替尼(联合用药研究尚在进行中)。

其他原发肝肿瘤

纤维板层肝细胞癌

纤维板层肝细胞癌(FLHCC)很少见，生物学行为与成人型 HCC 完全不同。目前病因不明，发病年龄轻，常为青少年，女性居多。患者典型表现是血中神经降压素水平升高，AFP 阴性、肝功能正常、无肝硬化。影像学表现同 HCC，但很少见门静脉侵犯。因为肝病灶常为多个，所以不可切除，很容易发生转移，转移易发生于肺和区域淋巴结，但生存明显好于 HCC。可切除肿瘤的 5 年生存率>50%。常见临床表现是肝大、不明原因体重减轻、发热或常规检查发现肝功指标升高。大多数肝巨大肿瘤生长缓慢，手术切除是最佳治疗手段，即使对于转移患者，化疗的敏感程度也高于 HCC。尽管也有报道 OLTX 治疗 FLHCC，但患者常死于肿瘤复发，复发时间较 HCC 接受 OLTX 者晚 2～5 年。有研究表明吉西他滨联合顺铂的 TACE 疗效较好。

上皮样血管内皮瘤

上皮样血管内皮瘤在成人肿瘤中很少见，常为多病灶，即使在转移情况下也有较长生存期，转移常见部位是肺，常不伴肝硬化。过去认为这种肿瘤常为交界恶性，常表达Ⅷ因子，这证实了其上皮来源。OLTX 可以延长生存。

胆管癌

胆管细胞癌(CCC)指来源于胆管的产黏液细胞癌(不同于 HCC)。根据肿瘤发生部位进一步划分为肝内胆管癌、肝门胆管癌(中心型，占<65% CCCs)和肝外胆管癌(或远端型，占<30% CCCs)。除了原发性胆汁性肝硬化外，胆管癌很少伴有肝硬化。发生于胆管分叉处的结节状肿瘤被称为 Klatskin 瘤，常见表现是胆囊积液、胆管扩张。中心和外周胆管癌的治疗有很大不同。目前，胆管癌的发病率不断上升。一些因素可能与胆管癌的发病相关，包括原发性肝硬化性胆管炎[10%～20%的原发性硬化性胆管炎(PSC)患者]、自身免疫性疾病、亚洲肝吸虫病(尤其是后睾吸虫属和华支睾吸虫)。胆管癌可能的发病因素还包括慢性胆管炎症和损伤、慢性肝脏疾病、胆总管结石、胆总管囊肿(10%)和 Caroli's 病(一种罕见的胆管扩张性疾病)。胆管癌最典型的临床表现包括无痛性黄疸，常伴皮肤瘙痒和体重减轻。胆管癌的确诊可通过经皮肝穿刺活检，更常通过内镜逆行胰胆管造影术在直视下取中心组织活检。病理学上肿瘤组织细胞角蛋白 7、8、19 常染色阳性，细胞角蛋白 20 染色阴性。但是，单靠组织学常不能完全区分胆管癌和结肠或胰腺胆囊转移。血清学标志物也常为非特异性的，但胆管癌常有 CEA、CA19-9 和 CA125 升高，这些指标可用于监测治疗反应。最常用的影像学检查是超声，可直观观察扩大的胆管，进一步的检查还包括 MRI、磁共振胰胆管造影术(MRCP)和螺旋 CT。具有创伤性的胰胆管造影术(ERCP)可以显示胆道系统、进行活检或通过放置内支架进行胆道减压。如果不能放置内支架，则需要经皮穿刺胆道引流术，将胆汁引流到外置的引流袋中。肝中央区的胆管癌常侵犯肝门和区域淋巴结。

治疗　胆管癌

肝门部的胆管癌可切除率<30%，常需切除胆管和周围淋巴结，常规生存期约 24 个月。复发主要位于手术局部区域，肺、肝转移<30%。周边的胆管癌常侵犯主胆管，常需切除肝外胆管和胰十二指肠。肝门部胆管癌和肝周胆管癌的生存类似。由于 CCC 具有很高的局部复发率和阳性手术切缘率，许多患者都会接受术后辅助放疗，放疗对生存的获益尚未明确。胆管内近距离放疗具有一定前景。一项研究表明，光动力治疗可提高生存率，该治疗是静脉注入卟菲尔钠，然后接受红色激光光敏治疗。肝移植(OLTX)常用于治疗不可切除的胆管癌，5 年生存率<20%，因此不再作为首要推荐。目前，新辅助放疗增敏化疗可以提高 OLTX 的生存率，UNOS 推荐 OLTX 治疗肝门部胆管癌、肿瘤直径<3cm 无肝内外转移。对于不可切除的胆管癌，多种化疗方案都

进行了有效率和生存的评估，但大多数有效率不高，但吉西他滨无论全身应用还是肝动脉注射都取得了一定疗效。吉西他滨联合顺铂较吉西他滨单药可获得生存获益，目前是不可切除胆管癌的标准治疗方案。

胆囊癌

胆囊癌（GB Ca）的预后比胆管癌还要差，平均生存时间＜6 个月。女性胆囊癌的发病率高于 HCC 或胆管癌，女性和男性发病率为 4∶1。大多数患者既往有胆结石病史，但胆结石患者仅有很少一部分（＜0.2％）会发展为胆囊癌。胆囊癌的临床表现与胆管癌类似，常在胆结石或胆囊炎手术时意外发现。典型临床表现类似慢性胆囊炎，表现为慢性右上腹疼痛和消瘦。有价值但非特异的肿瘤标志物包括 CEA 和 CA19-9。CT 扫描和 MRCP 的典型表现是胆囊包块。手术是胆囊癌 的主要治疗手段，Ⅰ期或Ⅱ期患者可分别行简化或根治性胆囊切除术。Ⅰ期患者的 5 年生存率接近 100％、Ⅱ期患者的 5 年生存率在 60％～90％。大多数进展期胆囊癌不能切除，患者生存期很短。对于局部淋巴结转移患者可应用辅助放疗，但未证实能提高生存。化疗对进展期或转移性胆囊癌的疗效很差。

壶腹部癌

壶腹部癌常发生在胆总管末端 2cm 以内区域，90％都是腺癌，50％伴有区域淋巴结转移，肝是最常见的转移部位。最常见的临床表现是黄疸、皮肤瘙痒、体重减轻和上腹部疼痛。超声可用来评估血管侵犯、胆管扩张和肝转移，进一步的检查包括 CT 或 MRI，必要时还可行 MRCP。最有效的治疗手段是手术切除，常采用保留幽门的胰十二指肠切除术，根治性切除较局部切除可获得更高的生存率。手术切除时有淋巴结转移患者的 5 年生存率＜25％，无淋巴结转移患者的 5 年生存率＜50％。与 CCC 不同，约 80％的壶腹部癌患者确诊时可进行手术切除，辅助放化疗不能延长生存。对于转移患者，化疗的疗效尚未确定。

肝转移癌

结肠癌、胰腺癌和乳腺癌易于发生肝转移，其他肿瘤也可发生肝转移，比如眼睛的恶性黑色素瘤。肝转移常预示着预后较差，结肠癌和乳腺癌肝转移可行持续肝动脉灌注化疗，但是目前奥沙利铂的应用可有效治疗结直肠癌，降低了肝动脉灌注化疗的使用率。一项大型随机临床研究对比了全身治疗对比肝动脉灌注治疗肝转移癌，接受灌注治疗的患者无生存获益，可能是由于肿瘤在肝外播散所致。[90] 钇树脂珠在美国获批治疗结直肠癌肝转移，已在多中心进行单药或联合化疗评估。化疗栓塞、PEI 或 RFA 等治疗可缓解症状。

肝良性肿瘤

肝最常见的良性肿瘤有 3 种，分别是血管瘤、腺瘤和局灶性结节性增生（FNH），而且总是见于女性。FNH 常为良性，一般不需治疗。肝血管瘤是最常见的肝良性肿瘤，一般不需治疗，除非血管瘤增大引起不适。腺瘤与应用避孕药相关，可引起疼痛、出血或破裂等临床急症。腺瘤很少恶变，有 30％的出血风险，因此影像学评判非常重要。一旦发现肝腺瘤，常建议患者停服性激素，偶然情况下腺瘤会回缩。腺瘤常常比较大，直径可为 8～15cm。由于腺瘤具有低度恶性潜能和出血可能，常可考虑手术治疗。腺瘤与 HCC 可通过螺旋 CT 鉴别，HCC 的典型表现是动脉期快速灌注、静脉期延迟灌注。尽管在 CT 上，腺瘤和 HCCs 都具有高度血管化，而且也常常伴发出血（40％的腺瘤）。但是腺瘤的边界光滑、清楚，增强后会在门静脉期延迟显影，而 HCC 不会增强。FNH 表现为特征性的中心瘢痕，动脉期少血供、延迟期 CT 表现为高血供。MRI 可更为敏感发现 FNH 的中心瘢痕。

（薛　妍　译）

第40章

Chapter 40

胰腺癌

Irene Chong　David Cunningham

胰腺癌系美国第四大恶性肿瘤，预后极差。胰腺内分泌肿瘤将在第49章中阐述。本章主要介绍胰腺浸润性导管腺癌，该类型占胰腺癌的80%～90%，主要发生于胰头。初诊时，85%～90%的胰腺癌为晚期或不可手术，因此胰腺癌总体5年生存率仅为5%。早期患者即使接受了完全根治性手术，其5年生存率也仅为20%。

流行病学

胰腺癌约占美国每年新诊断恶性肿瘤的3%，无论男女，高发年龄均为60～79岁。2010年美国新诊断胰腺癌约43 140例，死亡36 800例。在过去30年里，胰腺癌5年生存率未得到明显提高。

风险因素

吸烟占所有胰腺癌发病原因的20%～25%，是该病最重要的外因。其他风险因素还包括慢性胰腺炎、糖尿病，其他因素尚未明确，主要原因是来自流行病学的研究结果不一致。很难评估这些因素与胰腺癌发生的因果关系。酒精不是胰腺癌发病因素，除非大量酗酒导致慢性胰腺炎的发生。

遗传

目前已确定多个胰腺癌相关分子标志物。最常见的基因突变包括KRAS突变，其12号密码子是发生突变的最主要位置，其在胰腺癌中的突变率为60%～75%。肿瘤抑制基因*p16*、*p53*及*SMAD4*通常失活。*p16*基因定位于染色体9p21，在95%以上的肿瘤中缺失。*p53*基因在50%～70%的肿瘤中突变或缺失。*SMAD4*基因在55%的胰腺癌中缺失。此外，*SMAD4*基因的失活与手术切除的胰腺癌较差的预后相关。IGF-1R和黏附斑激酶(focal adhesion kinase，FAK)相互作用促进细胞增殖和存活，两者可被协同抑制，从而抑制胰腺癌细胞增殖。c-Src的过表达和(或)异常活化会导致细胞黏附、促进迁移、侵袭和细胞增殖。Survivin在超过80%的胰腺肿瘤中过表达，其导致凋亡抵抗。基因测序已鉴定出PALB2为胰腺癌易感基因。

超过16%的胰腺癌被认为是遗传性的。表现为3种独立的临床疾病：①家族性多器官肿瘤综合征；②遗传驱动的慢性疾病；③携带未明确基因异常的家族性胰腺癌，其为遗传性胰腺癌最大组成部分。家族性多器官肿瘤综合征包括Peutz-Jeghers综合征，家族性非典型多痣黑色素瘤，BRCA1和BRCA2种系突变相关的家族性乳腺-卵巢癌，遗传性非息肉性结肠癌，家族性腺瘤性息肉病及Li-Fraumeni综合征。Peutz-Jeghers综合征，其与*STK11*基因突变相关，该基因突变的患者其一生中患胰腺癌的风险约为普通人群的132倍。遗传驱动的胰腺癌慢性病因还包括遗传性胰腺炎、囊泡性纤维症和共济失调毛细血管扩张。一级亲属患胰腺癌的绝对数与胰腺癌患病风险密切相关。一级亲属有2位患胰腺癌，除非有其他原因，那么该胰腺癌患者一般被认为是遗传性胰腺癌。

筛查和早期诊断

CA19-9和CEA因其敏感性不够，并不常规推荐用于胰腺癌的筛查，CT也不足以筛查胰腺早期瘤样变。超声内镜(EUS)是一种有前景的筛查工具，目前临床前研究正在致力于找寻检测早期胰腺癌的分子标志物。基于专家观点的指南一致认为，如有10倍以上患胰腺癌风险的人群可从胰腺癌筛查中获益。这些胰腺癌高风险人群包括：一级亲属中有

3 个患胰腺癌者，家族性不典型性多发痣黑色素瘤综合征（FAMMM）患者，Peutz-Jeghers 综合征患者或遗传性胰腺炎患者。

临床特点

临床表现

胰头部肿瘤常出现梗阻性黄疸，常常伴有腹部不适、皮肤瘙痒、嗜睡和体重减轻。其他常见的临床表现包括上腹部疼痛、背痛、继发糖尿病及急性胰腺炎。胃十二指肠梗阻会导致恶心、呕吐，这也是常见并发症。

体征

患者可表现为黄疸和恶病质，身上常见挠痕。在可手术患者中，25％胆囊肿大（称为 Courvoisier 征）。疾病进展所致的体征还包括肝大、腹水、左侧锁骨上淋巴结肿大（又称魏尔啸结，Virchow's node），以及脐周淋巴结肿大（Sister Mary Joseph's nodes）。

诊断

影像学诊断

患者如果出现上述胰腺癌临床症状，应行影像学检查以明确包块是否存在，以及包块性状是炎性还是恶性。另外，影像学检查还能够明确肿瘤的分期，是局限期还是广泛期。这些不仅为能否手术切除提供依据，而且提供预后信息。增强 CT 是常用的影像学检查方法（图 40-1），其可较为清晰的显示肿瘤与周围脏器、血管及淋巴结的关系，以确定能否手术切除。此外 CT 还可清楚显示有无肠道侵犯、肝脏和肺转移。磁共振（MRI）与 CT 相比，在评估能否手术上并无额外优势，但是部分病如无法确定的肝脏小病灶等可从 MRI 检查中获益。另外，MRI 还可用于寻找 CT 上无明显肿块却胆管扩张的病因。内镜逆行胰胆管造影（endoscopic retrograde cholangiopancreatography，ERCP）常用于小的胰腺病变，明确胰胆管结构或有无梗阻，便于支架置入（图 40-2）。磁共振胰胆管造影（magnetic resonance cholangiopancreatography，MRCP）是一种新的诊断技术，MRCP 有以下优点：①为非侵袭性的、无创性的技术；②能精确描绘胰胆管梗阻的位置和程度。超声内镜（EUS）对小胰腺癌（＜3cm）的诊断具有高度敏感性，EUS 也是术前分期的有效工具，可评估周围血管和淋巴结受侵犯情况。正电子发射计算机断层显像（FDG-PET）可被用于术前或根治性放化疗前基线检查，其在判断有无远处转移上优于其他传统检查。

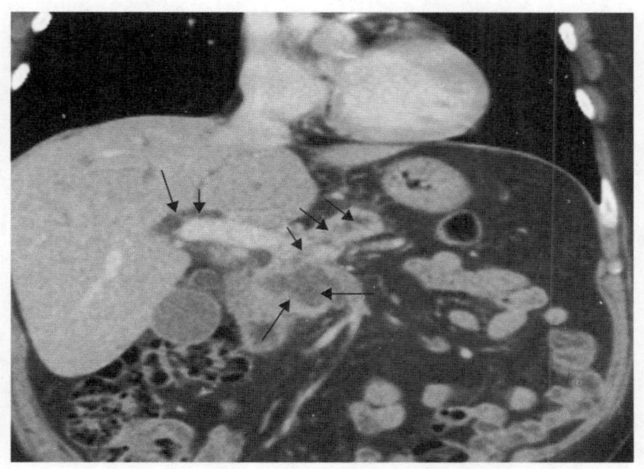

图 40-1 冠状 CT 扫描显示胰腺癌和肝内胆管及胰导管扩张（箭头所示）

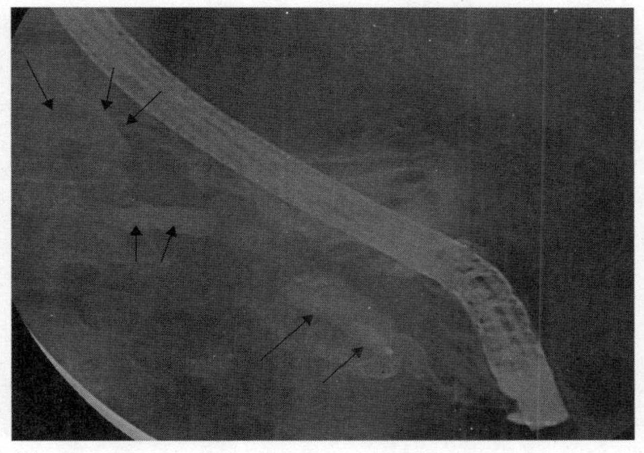

图 40-2 内镜逆行胰胆管造影（ERCP）显示扩张的胰导管（箭头所示）

组织学和细胞学诊断

有影像学表现的可手术的胰腺癌患者术前并非必须获得病理学证据。不过 EUS 引导下的细针穿刺活检可用于诊断有疑问或者需要行新辅助治疗的患者。其精确率高达 90％，与经皮穿刺活检相比，其能够降低腹腔内播散风险。经皮穿刺活检胰腺原发病灶或肝脏转移灶仅用于无法手术或转移的患者。ERCP可行管内刷片检查，也是获得病理的一种有效方式，但是从胰液中获得的病理阳性率较低，仅为25%～30%。

血清标志物

70%～80%的胰腺癌患者术前CA19-9升高，但CA19-9并不常规推荐用于早诊或筛查，因其敏感性和特异性不足以精确诊断。术前CA19-9水平的升高与肿瘤的分期密切相关。术后CA19-9的水平具有预后价值，其还是根治术后患者无症状复发的一个指示剂，此外还用于晚期胰腺癌患者化疗疗效评估的分子标志物。大量的研究表明，治疗前高水平CA19-9是独立的不良预后因素。

分期

胰腺癌AJCC TNM分期涉及了肿瘤的大小、位置、淋巴结受侵犯情况及有无远处转移(图40-3)。此外，从临床处理的角度，胰腺癌还可分为可切除、局部晚期(无法根治手术但无远处器官转移)及远处转移。

治疗 胰腺癌

可切除胰腺癌 约10%的胰腺癌患者为局部非转移性，适合手术切除。其中约30%的患者为R1切除。R0切除并接受辅助治疗的患者预后相对较好，中位生存时间20～23个月，5年生存率约20%。其他预后较好的因素有肿瘤<3cm，分化良好，淋巴结阴性。

患者应选择在专门的胰腺疾病中心手术，以降低术后并发症和死亡率。胰头部或钩部肿瘤的标准手术模式是保留幽门的胰十二指肠切除术(又称改良Whipple术)。胰体和胰尾手术模式是末端胰腺切除术，常规包括脾切除。

术后辅助治疗无论是化疗还是同步放化疗均能够提高患者生存时间。欧洲临床实践基于三个大型临床研究(表40-1)，建议术后辅助化疗一般采用6个周期的5-氟尿嘧啶(5-FU)联合亚叶酸或采用单药吉西他滨。欧洲胰腺癌研究组织(ESPAC)一项研究结果(ESPAC-1)提示，与单纯手术相比，术后采用5-FU/FA方案辅助化疗者其中位生存时间从14.7个月提高至20.1个月，但该研究显示患者不能从术后CRT中生存获益。CONKO 001研究发现，完全性根治术后患者采用吉西他滨辅助化疗与单纯手术患者相比，能够推迟疾病复发。ESPAC-3研究旨在评估术后辅助化疗方案5FU/FA和吉西他滨哪种更为获益，研究结果显示两组间无显著差异。

但是就安全性而言，吉西他滨的口腔炎和腹泻的发生率低于5-FU/FA。美国RTOG97-04研究推荐术后采用单药吉西他滨序贯以5-FU为基础的同步放化疗，该方法对胰头巨块型肿瘤及R1切除的患者具有生存获益。

不可手术的局部晚期胰腺癌 约30%的胰腺癌患者初诊时为局部晚期无法手术但又未发生远处转移。单药吉西他滨治疗中位生存期为9个月，从吉西他滨治疗中获益的患者或疾病稳定3～6个月的患者，可后续放疗中获益。

表40-1 新辅助化疗在可切除胰腺癌中的Ⅲ期临床研究

研究	对照组	患者数	PFS/DFS(月)	MS(月)
ESPAC 1 Neoptolemos 等 2004	化疗	550	PFS 15.3 vs 9.4 (P = 0.02)	20.1 vs 14.7(HR 0.71,95%CI 0.55～0.92,P=0.009)
CONKO 001 Oettle 等. 2007	吉西他滨 vs 观察	368	中位 DFS 13.4 vs 6.9 (P <0.001)	22.1 vs 20.2 (P=0.06)
ESPAC 3 Neoptolemos 等. 2010	5-FU/LV vs 吉西他滨	1088		23 vs 23.6 (HR 0.94,95% CI 0.81～1.08,P=0.39)

CI. 可信区间；CONKO. charite ONKOlogie；DFS. 无疾病生存；ESPAC. 欧洲胰腺癌研究组织；5-FU. 氟尿嘧啶；HR. 风险比；LV. 亚叶酸；PFS. 无进展生存

转移性胰腺癌 约60%的胰腺癌患者诊断时已转移。PS评分差的患者不能从化疗中获益。吉西他滨是标准化疗方案，中位生存时间6个月，1年生存率20%。应充分评估吉西他滨的毒性反应与治疗带来的可能获益。

吉西他滨联合其他药物化疗被证实不能够提高

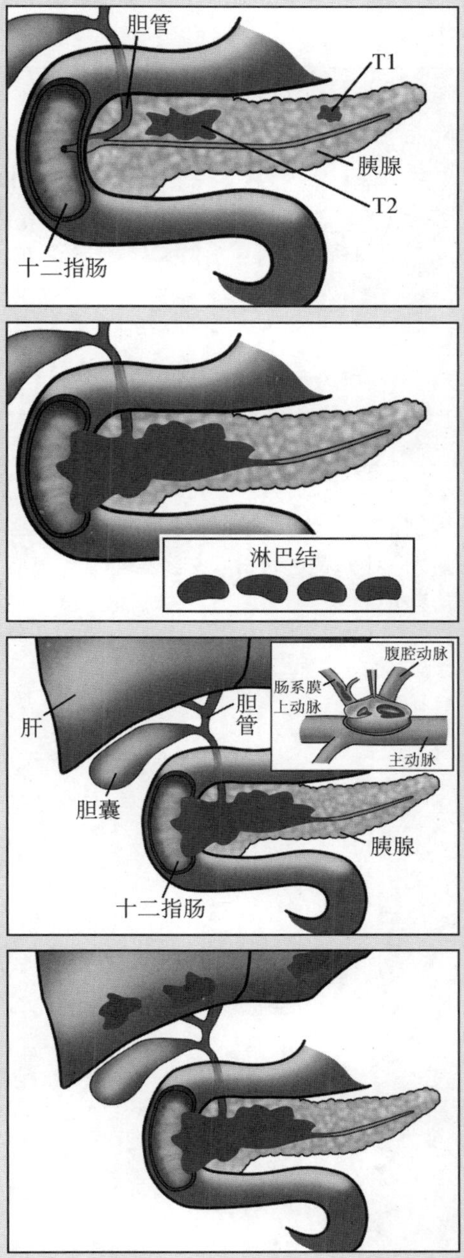

AJCC分期	TNM分期	肿瘤侵犯程度	5年生存率	分期比例(14%未知)
Ⅰ	T1/N0	局限于胰腺≤2cm	20%	7%
	T2/N0	局限于胰腺>2cm		
Ⅱ	T3或N1	超出胰腺或区域淋巴结转移	8%	26%
Ⅲ	T4或任何N	侵犯腹腔动脉或肠系膜上动脉		
Ⅳ	M1	远处转移	2%	53%

图 40-3　胰腺癌分期及生存时间

生存。但吉西他滨联合表皮生长因子受体酪氨酸激酶抑制剂厄洛替尼能够提高生存率，两者联合与单用吉西他滨相比其 1 年生存率从 17%提高至 23%(P=0.023)(表 40-2)。卡培他滨为一种口服氟尿嘧啶药物。一项Ⅲ期临床研究显示，与单药吉西他滨相比，卡培他滨联合吉西他滨(GEM-CAP)能够提高有效率和无进展生存时间(PFS)，但总生存无获益。但也有 Meta 分析研究认为，GEM-CAP 方案有生存获益。

另一项研究显示，PS 评分好的转移性胰腺癌患者采用 FOLFIRINOX 方案（5-FU/FA，伊立替康，奥沙利铂）与单用吉西他滨相比，能够提高总生存，但毒性反应增加。白蛋白结合型紫杉醇（Abraxane）结合吉西他滨亦能够提高疗效。

表 40-2　化疗在晚期胰腺癌中的部分Ⅲ期临床研究

研究	对照组	患者数	PFS(月)	MS(月)
Moore M 等，2007	吉西他滨 vs 吉西他滨＋厄洛替尼	569	3.55 vs 3.75（HR 0.77，95% CI 0.64～0.92，*P*＝0.004）	5.91 vs 6.24（HR 0.82，95%CI 0.69～0.99，*P*＝0.038）
GEM-CAP Cunningham，等 2009	吉西他滨 vs 吉西他滨＋卡培他滨（GEM-CAP）	533	3.8 vs 5.3（HR 0.78，95% CI 0.66～0.93，*P*＝0.004）	6.2 vs 7.1（HR 0.86，95%CI 0.72～1.02，*P*＝0.08）
GEM-CAP Meta 分析 Cunningham，等，2009	吉西他滨 vs GEM-CAP	935		OS 结果显示 GEM-CAP 生存获益（HR 0.86 95% CI 0.75～0.98，*P*＝0.02）

CI. 可信区间；HR. 风险比；PFS. 无进展生存

展望

胰腺癌的早期诊断和治疗的发展依赖于对该病分子机制的进一步研究。未来希望能够找到新的治疗药物，并对患者进行分类，明确哪一类患者能够从靶向治疗中获益。

（陈　衍　译）

第 41 章

Chapter 41

膀胱癌和肾细胞癌

Howard I. Scher　Robert J. Motzer

膀胱癌

移行上皮细胞分布于泌尿系统的的肾盂、输尿管、膀胱和尿道近膀胱段 2/3 等处。癌变可发生在任何一处:90%的恶性肿瘤发生于膀胱,8%在肾盂,剩下的 2%出现在输尿管或尿道中。膀胱癌在男性的肿瘤发病率中处于第 4 位,在女性中处于第 13 位;2010 年美国有 70 530 新发病例和 14 680 死亡病例。发病死亡比约为 5∶1,这说明此病较其他癌症预后更好。男女发病率之比为 3∶1,白种人和黑种人发病比为 2∶1,平均发病年龄 65 岁。一旦确诊,尿路上皮肿瘤表现出变时现象——易复发且位置易变。因此只要存在尿路上皮的地方,都应该持续进行监测。

流行病学

泌尿上皮肿瘤患者中,男性 50%的发病与吸烟有关,女性则为 40%。相对于不吸烟人群,即使戒烟,在随后的 10 年其发病率仍高出不吸烟人群 2～4 倍。苯胺染料、非那西汀、萘氮芥及辐射也和此病有关。长时间应用环磷酰胺也有致病风险,应用维生素 A 能够降低这种风险。感染埃及血吸虫(发展中国家常见寄生虫)者,膀胱鳞状上皮癌和移行上皮细胞癌发病率增加。

病理学

临床亚型可以分为 3 类:75%为表浅性,20%侵袭至肌层,5%发生转移。膀胱肿瘤根据肿瘤的生长方式和侵袭深度来进行分期。Ta 为外生性生长;原位癌(CIS)表面生长,有侵袭倾向。经过修正的 TNM 分期见图 41-1。约 50%的侵袭性肿瘤早期仅仅表现为浅表性损害。Ⅰ级(高分化癌症)恶性程度低,Ⅲ级恶性程度高。

在美国约 95%的尿路上皮肿瘤来源于移行上皮细胞。单纯角质化鳞状上皮细胞癌占 3%,腺癌占 2%,小细胞癌<1%。腺癌主要出现于膀胱脐尿管和尿道周围组织,也有一些属于印戎细胞癌,淋巴瘤和黑色素瘤罕见。移行上皮细胞癌中,低分化的乳头状癌最为常见。这些肿瘤易碎,容易出血,复发率高,但也很少发生致命性侵袭转移。相反,原位癌(CIS)为高级别肿瘤,常被看作侵袭度高的恶性肿瘤的前体。

发病机制

疾病的多中心性和高复发率说明尿道上皮某些区域具有癌症的易感因素。分子遗传学研究表明,浅表性和侵袭性肿瘤在形成过程中有着不同的分子生物学机制,这些疾病的瘤变性在进展为恶性肿瘤前就已经决定。低级别乳头状瘤无侵袭或转移倾向,其受体酪氨酸激酶 Ras 信号传导通路组成性活化及有较高的成纤维细胞生长因子受体 3(FGFR3)的突变率。相反,CIS 和侵袭性肿瘤的 TP53 和 RB 基因突变率高。在所有临床分期中,包括 Tis、T1 和 T2 或更大侵犯阶段,发生 p53、p21 和(或)RB 突变的肿瘤更易复发、转移,最终导致死亡。

临床表现、诊断及分期

80%～90%的患者会出现血尿症状,其肿瘤多为外生型。膀胱是发生肉眼血尿最常见的器官(40%),但是良性膀胱炎是最常见的病因,约占 22%,高于膀胱肿瘤引起的肉眼血尿(15%)。镜下血尿最常见于前列腺(25%),只有 2%的膀胱癌表现为镜下血尿。一旦检测到血尿,为了确诊病因需行尿细胞学检查、CT 或静脉肾盂造影及膀胱镜检查。对无症状血尿患者进行筛查可提高肿瘤的诊断率,尽早发现肿瘤,但是这种措施对远期生存率似乎影响不大。除血尿外,刺激性症状也是最常见的临

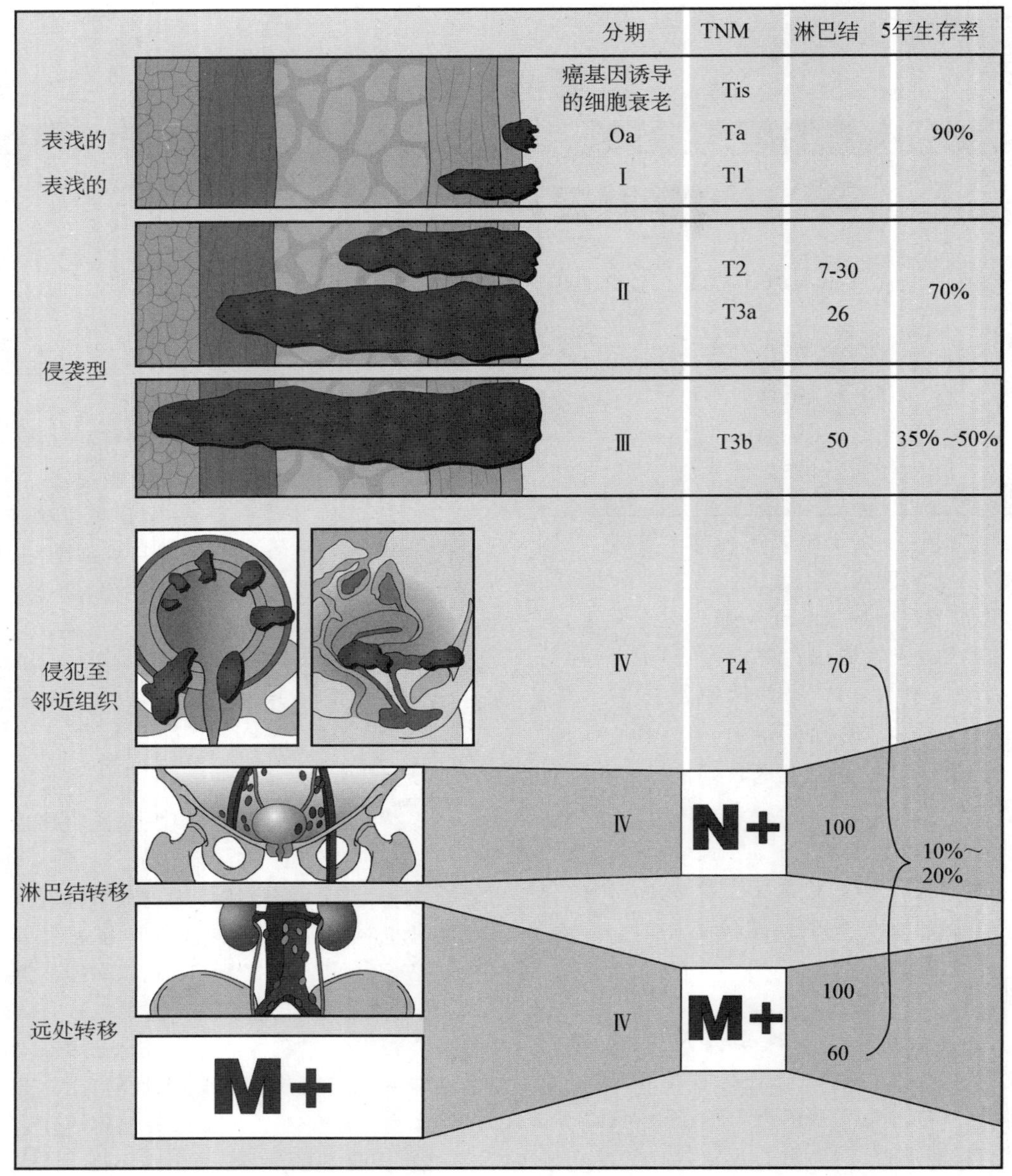

图 41-1 膀胱癌 TNM 分期

床症状，刺激部位一般是肿瘤的原发部位。输尿管损伤常引起肋下腹痛。通常情况下转移引起的症状很少作为第一临床表现。

在麻醉状态下行内镜检查来明确可触及的肿块是否存在。将柔软的内镜插入膀胱中观察膀胱。肉眼要观察的包括位置、大小、数量及生长方式。整个检查过程可以录制保存。所有观察到的肿瘤都必须切除，肿瘤下肌层也需要送检以明确侵袭深度。看似正常的区域也需要随机行活检以明确病情。需要对肿瘤进行标记以明确是否完全切除。如果细胞学检查为阳性，但是膀胱中未发现病变，此时应行选择性管道插入或上尿道可视化检查。超声、CT、MRI 可帮助我们确定病变是否侵袭到膀胱周围脂肪(T3)及周围淋巴结有无转移。对于远端转移病灶可行胸腹部 CT、MRI 或骨骼放射性核素检查。

治疗 膀胱癌

治疗方案根据肿瘤侵袭部位(肌肉或邻近淋巴结)确定。T 分期越高，远处转移的可能性越大。

浅表性疾病 浅表性肿瘤常需经内镜完全切除，术后可行膀胱内治疗。是否行膀胱内治疗需要根据肿瘤组织学分型、损伤数量、侵袭深度、原位癌状况及既往史。复发率超过 50%，其中 5%～20% 的肿瘤恶性程度增高。通常情况下，独立的乳头状肿瘤可单独经尿道手术治疗。原位癌及复发的病变除经尿道手术外还需要行膀胱内治疗。

膀胱疗法通常在两种情况下使用：作为阻止疾病复发的辅助性治疗或者只通过内镜治疗无法彻底清除病变时。适应证：肿瘤侵袭膀胱面积达 40% 以上、多发性原位癌、T1 病变。标准的膀胱疗法为卡介苗每 6 周灌注一次持续 1 年以上。其他相关药物有丝裂霉素 C、干扰素、吉西他滨。该疗法不良反应有尿痛、小便困难、尿频、药物依赖性、骨髓抑制或接触性皮炎。膀胱内使用卡介苗很少情况下会引起肉芽肿感染相关的系统性疾病，此时需要给予抗结核菌素治疗。

镜下切除术后，患者应在术后第 1 年每隔 3 个月复查 1 次。肿瘤可在泌尿道上皮任何部位复发，如肾盂、输尿管或尿道。通常来说膀胱内肿瘤的成功治疗往往意味着膀胱外复发的概率增高（如尿道口、尿道）。膀胱内顽固性病变或新发肿瘤常需要第 2 个疗程的卡介苗治疗，或在膀胱内注入戊柔比星或吉西他滨进行化疗。在一些病例中，推荐行膀胱切除术。肾盂或输尿管内的肿瘤可在行逆行造影过程中切除或者在肾盂内灌注药物。位于前列腺尿道的肿瘤如果无法完全切除也可行膀胱切除术。

侵袭性疾病　侵袭至肌层的肿瘤其治疗方法分为控制原发病灶，以及依据病理学发现如有微转移行系统化疗。根治性膀胱切除术是最为标准的方法，但是在一些病例中也有使用姑息性膀胱切除术的。这种手术方法包括完全内镜切除术、部分膀胱切除术及放疗。在一些国家，放疗常用作治疗此种疾病的常规方法。在美国，它只适用于不能耐受膀胱切除术、患有不适合手术的基础疾病及选择性部分膀胱切除术的患者。

膀胱切除术的适应证有侵袭至肌层但不适合分段切除的、低分化不适合非手术治疗的、与原位癌相关的高级别癌及膀胱刺激综合征严重影响生活质量的患者。

行根治性膀胱切除术前需要进行术前评估和管理。包括对膀胱切除、骨盆淋巴结清扫及成形术的评估。病变显著的淋巴结需要行冷冻切片。如果确定有远处 转移病灶，可以不用评估。对于男性而言，根治性膀胱切除术范围包括前列腺、精囊及近端尿道。通常情况下会引起阳萎症状。对于女性，范围包括膀胱、尿道、子宫、输卵管、卵巢、前阴道壁及周围韧带。

以前，常通过经腹壁尿道成形术来控制尿流。但是现在大多数选用可控膀胱术或原位新膀胱术。70% 的男性选择新膀胱术。使用可控膀胱术的患者，晚间可控性为 65%～85%，日间可控性为 85%～90%。可控膀胱术需要间断导尿，而原位膀胱术更加接近正常生理。新膀胱术的禁忌证包括肾功能不全、不能插尿管、外生长型肿瘤或尿道原位癌。膀胱内多发性原位癌为相对禁忌证。溃疡性结肠炎或克罗恩病的肠段不适用于手术。

当病变只是侵袭膀胱底时可采用膀胱部分切除术，手术切除范围距离病变位置至少 2cm，且其他部位无原位癌病变，此方法可以保存膀胱的部分功能。这部分病例占 5%～10%。尿道癌或肾盂癌常采用的手术方式为肾输尿管切除术。

术后复发率取决于病变的分期、有无淋巴或血管侵犯、有无淋巴结转移。疾病复发时间平均为术后 1 年（范围 0.04～11 年）。长期存活率取决于病理分期和组织学分型（表 41-1）。术中切除的淋巴结数目同样可以作为预后的评价标志，无论这些淋巴结是否受到侵犯。

化疗可以延长侵袭性癌症患者的存活时间，但是化疗的同时也需要手术或放疗。因此，对于大部分患者而言，单纯化疗不足以清除膀胱病变。目前的临床研究正在评估对内镜下肿瘤切除术患者行放化疗，以期保留膀胱功能。

表 41-1　膀胱癌术后存活率

病理分期	5 年存活率(%)	10 年存活率(%)
T2，N0	89	87
T3a，N0	78	76
T3b，N0	62	61
T4，N0	50	45
任何 T，N1	35	34

转移性疾病　转移性肿瘤的主要治疗目标是通过单纯化疗或化疗联合其他疗法后，对残余病灶进行手术切除，来达到完全缓解，该方法在生殖细胞肿瘤的治疗中常规使用。在使用化疗方案前应对患者进行预后评估，如卡式评分 KPSC＜80%、内脏（肝、肺）或淋巴结是否转移。根据预后评分判断患者能否通过化疗达到完全缓解，基于此制定治疗目标，是治愈还是姑息性治疗。对于那些 0、1、2 个危险因素的患者，完全缓解率分别为 38%、25%和 5%。平均

存活时间为33、13.4和9.3个月。免疫缺乏或具有基础内脏疾病或骨转移的患者远期存活率低。对于这些风险因素较差的患者联合治疗引起的治疗相关性死亡率为3%～4%。

化疗 多种药物对该病有效，其中顺铂、紫杉醇及吉西他滨最为有效。标准的治疗的方案中会包括2～4种药物。客观缓解率(ORR)超过50%的药物组合如M-VAC方案甲氨蝶呤＋长春碱＋多柔比星＋顺铂，PT方案顺铂＋紫杉醇，GC方案吉西他滨＋顺铂，GTC方案吉西他滨＋紫杉醇＋顺铂。M-VAC方案最为标准，但是可引起中性粒细胞减少症、发热、黏膜炎、固缩肾、听力障碍及周围神经病变。目前，吉西他滨＋顺铂方案更为常见，此方案引起中性粒细胞减少症、发热和黏膜炎的概率较M-VAC方案降低，但更易引起贫血和血小板减少症。吉西他滨＋紫杉醇＋顺铂方案并不比吉西他滨＋顺铂方案疗效好。

通过有很多研究评估辅助化疗和新辅助化疗的疗效。在一项随机对照试验中，膀胱切除术前接受3个周期M-VAC方案治疗的患者，平均生存年限6.2年、5年生存率57%，效果明显好于单纯膀胱切除患者(平均生存期限3.8年、5年生存率42%)。同样的结果也出现于顺铂＋甲氨蝶呤＋长春新碱(CMV方案)新辅助化疗后接受部分膀胱切除术或放疗治疗的对照试验中。化疗等辅助疗法是否使用取决于术后是否存在风险(复发因素)。辅助化疗的适应证包括癌结节、肿瘤外侵、血液转移。另外一项研究发现顺铂＋甲氨蝶呤＋长春新碱CMV方案可以推迟复发时间，但是对生存率的影响并不明确。还有一些针对紫杉烷和吉西他滨等的研究。

膀胱癌的治疗总结见表41-2。

表41-2 膀胱癌的治疗

侵犯程度	治疗方法
浅表性	内镜切除，通常结合膀胱内治疗
侵袭性疾病	膀胱切除±系统化疗(术前或术后)
转移性疾病	根治性或姑息性化疗(依据预后因素)±手术

肾盂和输尿管癌

每年约有2500例新发肾盂或输尿管癌患者；几乎所有的病例都属于移行细胞癌，它们不管是生物学表现还是外观都和膀胱癌类似。此癌症同样和长期接触非那西丁有关，也和Backan肾病有关，为一种慢性同质性肾病，主要发生于保加利亚、希腊、波黑和罗马尼亚国家。

该病最常见的症状为无痛性血尿，常在静脉肾盂造影中发现。扩散方式和膀胱癌类似。恶性程度低的病灶常局限于肾盂和输尿管中，肾输尿管切除术的5年生存率为80%～90%。侵袭性高的或分化程度低的肿瘤更容易复发和转移。对于转移灶的治疗方法同膀胱癌的化疗方案，临床结局也与转移性膀胱移行细胞癌类似。

肾细胞癌

肾细胞癌占肾脏恶性肿瘤的90%～95%。特点为对细胞毒药物、生物反应调节剂(如IL-2)抵抗，对血管生成抑制因子敏感，以及转移性肾癌临床表现差别很大，包括罕见的自行性退缩。

流行病学

肾细胞癌的发病率逐年增加，美国约每年有58 000例新发病例，13 000死亡病例。男女患病比例为2∶1。发病高峰为50～70岁，但该病可在任何年龄段出现。环境因素可能是发病因素之一，吸烟与该病发病率密切相关。该病同样与晚期肾病或结节性硬化症相关的获得性囊性肾病有关。尽管有家族性遗传病例报道，但该病大多数为散发病例，也和希-林综合征相关(VHL)。VHL是一种常染色体显性遗传病，致病基因位于3号染色体，约35%的患者会发展为肾细胞癌。其他相关肿瘤包括视网膜瘤、脊髓和小脑的血管网状细胞瘤、嗜铬细胞瘤、神经内分泌相关的肿瘤和囊肿、附睾囊肿和阔韧带囊肿。根据是否有嗜铬细胞瘤分为1型和2型。

病理学和遗传学

肾细胞癌为一种异质性较大的恶性肿瘤，包括遗传、组织学和临床表现差异很大(表41-3)。其根据形态和组织学类型进行分类，分为肾透明细胞癌60%、肾乳头状细胞癌5%～15%、嫌色细胞性肾细胞癌5%～10%及Bellini集合管癌1%。乳头状肾细胞癌具有双侧性和多病灶性。嫌色癌表现为惰性临床过程，嗜酸性粒细胞腺瘤被认为是一种良性肿瘤。相反，Bellini集合管癌罕见，但是恶性程度高。肾透明细胞癌在转移性肿瘤患者中约占80%以上。

透明细胞癌起源于近端肾小管上皮细胞，常表现为染色体 3p 缺失。也可见 3p21-26 缺失（VHL 所在）。VHL 编码一组肿瘤抑制蛋白，能够调节血管内皮生长因子（VEGF）的转录、血小板来源生长因子（PDGF）及大量乏氧诱导蛋白。VHL 失活导致 VEGF 和 PDGF 受体激动剂的过表达，促进肿瘤血管生成和肿瘤生长。能够抑制促血管生长因子的药物具有抗肿瘤作用。

表 41-3　肾细胞癌分类

肿瘤类型	生长方式	细胞来源	细胞遗传学
透明细胞癌	腺泡样或肉瘤样	近端小管	3p-
乳头状细胞癌	乳头状或肉瘤样	近端小管	+7，+17，-Y
嫌色细胞癌	实性，管状或肉瘤样	皮质集合管	亚二倍体
大嗜酸粒细胞癌	癌巢样	皮质集合管	不确定
集合管癌	乳头状或肉瘤样	髓质集合管	不确定

临床表现

常见临床表现如血尿、腹痛、肋腹部或腹部包块。此典型的三联症出现概率为 10%～20%。其他症状包括发热、体重降低、贫血及精索静脉曲张。该病常在 X 线片检查时偶然发现。CT、超声、MRI 等有助于早期发现。肿瘤的早期发现使得肾细胞癌 5 年生存率提高，肾保留手术（部分切除术）增多。一系列副瘤综合征也提示恶性肿瘤可能，如红细胞增多、高钙血症、非转移性肝功能障碍及获得性异常纤维蛋白原血症。红细胞增多只见于约 3%的患者中。贫血症状相对而言更为常见。

对怀疑肾细胞癌的患者应行腹部和盆腔 CT、胸部 X 线、尿检及尿细胞学检查。如果 X 线胸片检查怀疑为转移性癌，应行胸部 CT 检查。MRI 在判断癌栓导致的下腔静脉阻塞中十分有效。临床中，肾中任何固态团状影都应该首先考虑肿瘤。如果未发现转移，应行手术切除，即使肾静脉受累。针对肾团块影的诊断还有囊肿、肿瘤（腺瘤、血管肌脂瘤、嗜酸粒细胞腺瘤）、炎症病变（肾盂肾炎或脓肿）及其他原发或转移性肿瘤。其他恶性的可能侵犯肾脏的疾病有肾盂移行细胞癌、肉瘤、淋巴瘤及肾母细胞瘤。这些疾病通常不会表现出团块状特征。

分期和预后

AJCC 分期系统（图 41-2）：Ⅰ期局限于肾脏，最大直径<7cm，Ⅱ期局限于肾脏，肿瘤直径>7cm，Ⅲ期肿瘤侵犯肾被膜但未及 Gerota 筋膜（Ⅲa）或包含单一肾门淋巴结（N1），Ⅳ期肿瘤侵犯邻近器官（包括肾上腺）或多组淋巴结或远处转移。各分期 5 年生存率分别为Ⅰ期>90%，Ⅱ期 85%，Ⅲ期 60%，Ⅳ期 10%。

治疗　肾细胞癌

局限性瘤　Ⅰ期和Ⅱ期及部分Ⅲ期患者标准治疗方法为根治性肾切除术。手术范围包括全部 Gerota 筋膜及其附件，如肾脏、同侧肾上腺及相邻肾门淋巴结。选择性淋巴结清除术尚存争议。侵犯肾静脉或下腔静脉者也可行手术切除。手术后，50%患者远期生存率提高。

通过开腹或腔镜保留肾单位的手术适用于单肾患者，手术需要根据肿瘤大小和位置确定。此手术同样适用于双肾肿瘤伴一侧肾全切。选择性肾切除术适用于肿瘤小、对侧肾正常的患者。术后辅助治疗并不能提高生存率，即使是那些预后较差患者效果也不明显。

分期高的肿瘤　对于转移性肿瘤患者手术的作用有限。但是，那些长期生存又局部复发的患者再次手术后也可提高远期生存率。初治时肿瘤发生转移的患者肾切除术的适应证为了缓解疼痛或止血。同样，在系统治疗前行减痛性肾切除术也可提高Ⅳ期患者的生存率。

转移性肾细胞癌对化疗不敏感。细胞因子 IL-2 或 α-IFN 对 10%～20%的患者有效。个别案例中，IL-2 可永久性完全缓解疾病。但是，细胞因子疗法对大多数人而言疗效不太满意。

两个大型随机对照临床研究确立了抗血管生成药物在该病治疗过程中的作用。这两个研究分别采用了两种口服抗血管生成药物索拉菲尼和舒尼替尼，它们通过 VEGF 和 PDGF 受体阻断受体酪氨酸激酶信号通路。两项研究均显示，这些药物在细胞因子治疗进展后作为二线治疗药物的有效性，因而

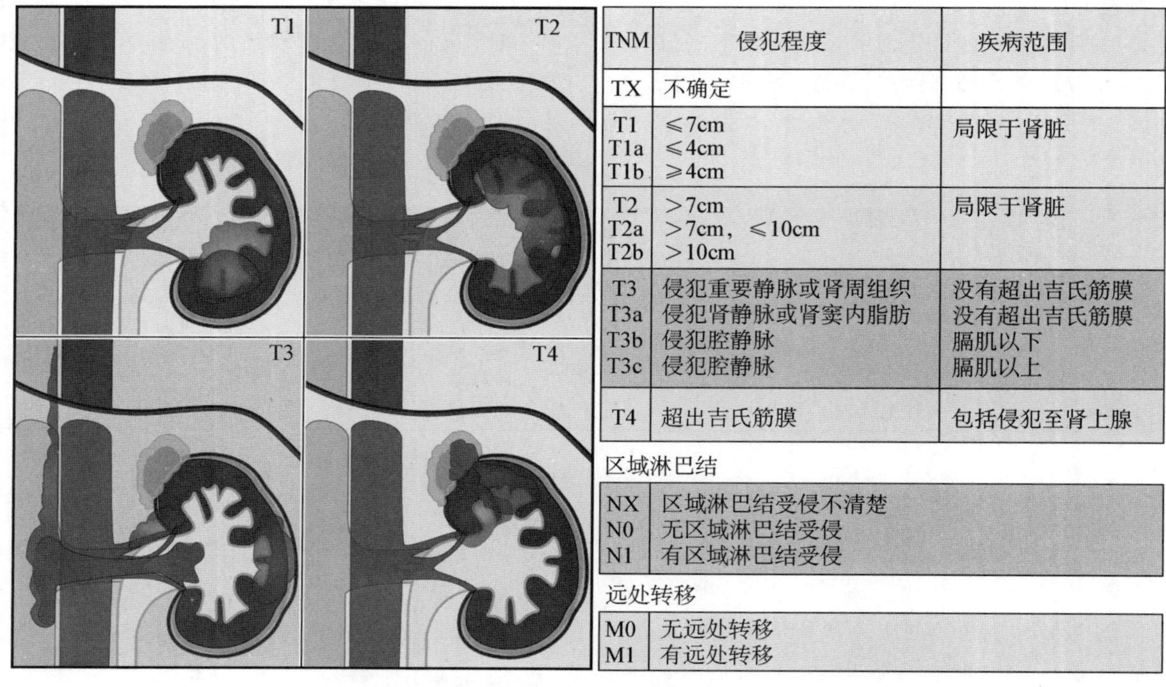

TNM	侵犯程度	疾病范围
TX	不确定	
T1 T1a T1b	≤7cm ≤4cm ≥4cm	局限于肾脏
T2 T2a T2b	>7cm >7cm，≤10cm >10cm	局限于肾脏
T3 T3a T3b T3c	侵犯重要静脉或肾周组织 侵犯肾静脉或肾窦内脂肪 侵犯腔静脉 侵犯腔静脉	没有超出吉氏筋膜 没有超出吉氏筋膜 膈肌以下 膈肌以上
T4	超出吉氏筋膜	包括侵犯至肾上腺

区域淋巴结

NX	区域淋巴结受侵不清楚
N0	无区域淋巴结受侵
N1	有区域淋巴结受侵

远处转移

M0	无远处转移
M1	有远处转移

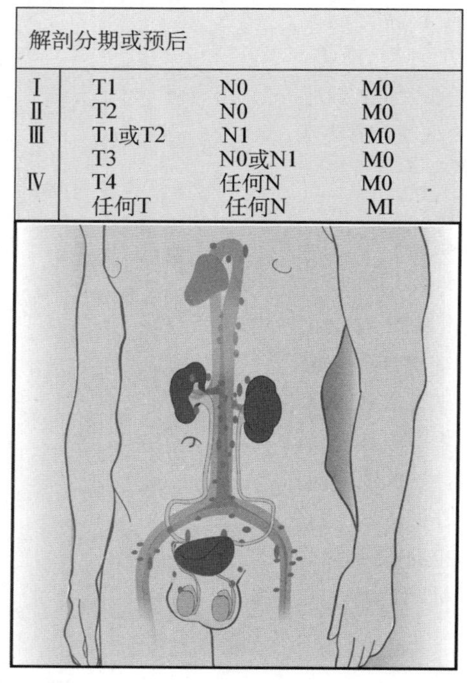

解剖分期或预后

Ⅰ	T1	N0	M0
Ⅱ	T2	N0	M0
Ⅲ	T1或T2	N1	M0
	T3	N0或N1	M0
Ⅳ	T4	任何N	M0
	任何T	任何N	MI

图 41-2 肾细胞癌分期

获得批准可应用于进展期肾细胞癌。一个比较舒尼替尼和α-IFN疗效的Ⅲ期临床随机研究发现，在药物安全使用范围内舒尼替尼的效果更好。该研究改变了α-IFN作为肾细胞癌一线治疗药物的看法，相比而言舒尼替尼更为合适。舒尼替尼使用方法：每6周使用4周的舒尼替尼50mg/d口服，主要不良反应为腹泻。索拉菲尼400mg每12小时1次口服，不良反应有腹泻、皮疹、疲乏、手足综合征。mTOR阻滞剂坦西莫司和依维莫司，对那些未经任何治疗且预后不良的患者及对舒尼替尼和索拉菲尼不敏感的患者有效。

转移性肾细胞癌的预后很难预测。在一项分析检验中，如果存在早期未行肾脏切除术、KPS 评分小于 80、低血色素、高钙血症、异常乳酸脱氢酶的患者预后不佳。具有 0，1 或 2，3 或更多危险因素的患者，平均生存期限分别为 24、12 和 5 个月。该病临床进程复杂多变，在系统治疗前最好详细记录每一个步骤。

（李新涛　陈　衍　译）

第 42 章

Chapter 42

前列腺良、恶性疾病

Howard I. Scher

前列腺良、恶性病变随着年龄的增长而增加。80 岁以上老年人尸检报告显示 90%存在前列腺增生性改变，70%以上为恶性病变。此病在诸多老年性疾病的发病率和死亡率中占据着重要位置，针对该病危险程度而制定的诊断和治疗方案显得十分重要（表 42-1）。可以将该病分为不同的阶段，对于疾病不同阶段的治疗方案，可以根据疾病目前症状、可能发生的危险、致死性因素来制定。对于良性增生性改变、尿频、感染及其他障碍，在治疗时需要衡量治疗或手术带来的诸多不良反应和并发症。对于前列腺恶性病变，同样需要平衡发病风险、症状、疾病相关死亡和治疗及本身就存在的共病所致相关死亡。

解剖学和病理学

前列腺位于骨盆中，周围分布有直肠、膀胱、前列腺和背静脉丛及负责勃起功能的神经血管束和尿道括约肌。前列腺由纤维肌性基质包裹的小叶分支管状腺泡构成。每个腺泡单位都由上皮间隔和间质间隔构成。上皮间隔由上皮细胞、基底细胞和神经内分泌细胞构成，间质间隔由成纤维细胞和平滑肌细胞构成。上皮细胞可分泌前列腺特异性抗原（PSA）和前列腺酸性磷酸酶（PAP）。前列腺上皮细胞和间质细胞中都含有雄激素受体，受到雄激素的调节。在腺体内双氢睾酮经 5a 还原酶可转化为睾酮。青春期及 55 岁后尿道周围过渡区腺体体积增大，此增长常为细胞良性增生。大多数癌性病变出现在周围区，此部位发生癌性病变时常可通过直肠指检（DRE）触摸到。

前列腺癌

2010 年美国新增 217 730 例前列腺癌，死亡 32 050 例。过去 5 年中因前列腺癌导致的死亡病例呈逐年降低趋势，造成这种状况的主要原因是以 PSA 为基础的筛查手段的普及。但是，这种状况对生存是否获益尚不得知。矛盾的是，尽管 1/6 的男性最终都会诊断出此病，并且该病也一直主要是男性癌症死亡因素之一，但是仅 1/30 的男性前列腺癌患者会死于该病。

流行病学

流行病学发现如果一级亲属中有一位罹患前列腺癌，此人发病率提高 2 倍，如果一级亲属中多人罹患此病，其发病率增高 4 倍。研究发现，40%的前列腺癌早发患者和 5%～10%的全部前列腺癌患者与遗传有关。前列腺癌的发病率与种族和年龄相关，相对于白种人，非裔美国人更容易发生前列腺上皮细胞瘤，而该病变往往是前列腺癌的前身，这可能与这些人体内男性荷尔蒙较高有关，同时也可能与变异的 AR、细胞色素 P450 c17 及类固醇 5a 转换酶Ⅱ相关基因有关。

全世界尸检前列腺癌的发生率相当，但临床发病率却相差较大。环境因素可能起到重要作用。高脂饮食加 α 亚油酸或红肉中的多环芳香族碳氢化合物被认为是发病高危因素。同样的，亚洲女性乳腺癌发病与此相关，当亚洲男性到西方生活后，其前列腺癌发病率升高。保护性因素包括异菌酮的摄取（其抑制 5α 还原酶），其存在于多种豆制品的、十字花科蔬菜中的异硫氰酯萝卜硫素、维生素 A（如西红柿中的番茄红素）及胆固醇合成酶抑制剂（如他汀类药物）中。前列腺癌的发生是一个多步骤过程。早期为 GSTP1 基因启动子的超甲基化，其导致抑癌基因功能丧失。许多前列腺癌发生于前列腺增生性萎缩区域，说明炎症在发病过程中的作用。

基于临床分期的诊断和治疗

前列腺癌的发生发展经历了癌前期、局部侵袭性病变和转移多个阶段，这几个阶段所经历的时间有时会长达数十年。在治疗疾病前需要考虑到疾病相关的各种临床危险因素（图 42-1）。不同临床阶段的定义常根据癌性病变是否确诊、对于确诊的患者是否可以在影像或血液学检查中发现异常来判断。通过这种方法可以准确地断定患者所处的阶段，然后根据不同疾病阶段的死亡率等因素制定相应的治疗方法。可以明确的是疾病的发展阶段越高所需要的治疗方法便越多。

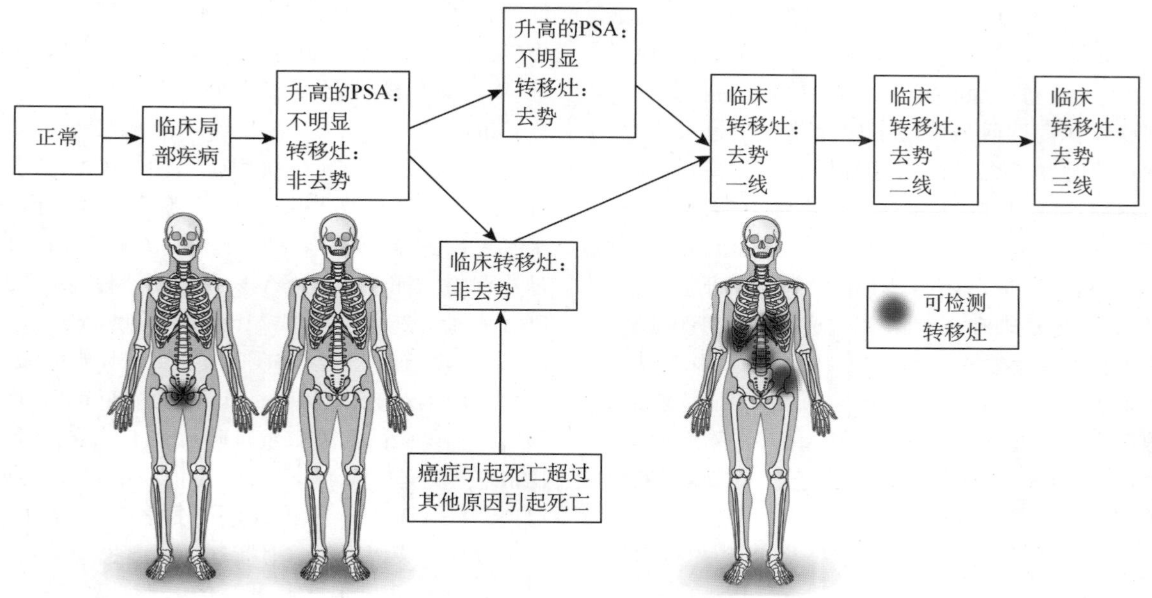

图 42-1　前列腺癌临床阶段

PSA. 前列腺特异抗原

对于没有确诊为癌性患者，下一步的监测方法需要根据患者的预期生命及癌变的可能性来制定。对于明确诊断为前列腺癌的患者，根据其所处的阶段可以判断出患者可能出现的临床症状及死亡的可能性。因此，一个癌性病变局限的患者在实施手术后只要PSA检查为阴性，其所处阶段仍然为病变局限期。常常根据患者所处疾病阶段的时间长短来判断某项干扰措施的有效性。因为很多罹患前列腺癌的男性患者并不会都发展为转移癌或因该病死亡，针对此种情况通常采取两种措施——治愈或癌症控制（控制临床症状直到患者死于其他原因）。如果患者尚未经历癌症所带来的痛苦或者目前情况需要特殊干预，此时可从患者的立场出发进行适当治疗。即使是那些癌症复发的患者也没必要立即干预。确诊该病后，是否采取措施干预应根据治疗所带来的风险获益比进行评估。

非癌性诊断

预防

来自于几个大样本随机双盲研究结果显示，5a还原酶抑制剂5ARIs在预防前列腺癌中有优势。前列腺癌预防试验（PCPT）中，大于 55 岁的男性服用5a还原酶抑制剂非那雄胺和安慰剂，结果服用非那雄胺组期间患病率 18.4%，相对于安慰剂组的24.4%降低了 25%[95%可信区间(9%～31%)]。在度他雄胺预防前列腺癌的临床研究（REDUCE）中，度他雄胺组的 4 年期间患病率也降低 23%。度他雄胺可以抑制 1 型和 2 型 5ARI。在硒和维生素E癌症预防研究（SELECT）中，入组人群为≥50 岁的非裔美国人和≥55 岁的其他人种，发现对于那些服用硒或维生素 E 的试验组期间患病率与安慰剂组没有明显区别。同样在医师健康研究（PHS2）中也指出维生素 E、维生素 C 和元素硒预防效果不明显。

体格检查

前列腺癌的诊断需要依据不同临床症状、异常直肠指检、升高的 PSA。泌尿系统病史需要围绕排尿困难程度、节制力、排泄力或射精方式的改变来进行。

直肠指检时主要关注前列腺的大小、质地、腺体或腺体以外的异常情况。许多病变出现在腺体周边，此种情况可以通过直肠指检发现。癌性病变往往触诊坚硬、有结节、形状不规则，但是结节也可出现在良性的前列腺肥大或结石中。总之，20%～25%的男性直肠指检发现异常时都为前列腺癌。

前列腺特异抗原

PSA（KLK3）是一种激肽释放酶相关的丝氨酸蛋白酶可以引起生殖凝血块溶解。可由良、恶性上皮细胞生成（前列腺特异性而非前列腺癌特异性），前列腺炎和良性前列腺增生时血浆水平也可升高。直肠指检时并不会使前列腺特异抗原升高，但前列腺活组织检查却可使其血浆水平升高10倍长达8～10周。血浆中PSA呈非活性状态，常与蛋白酶抑制剂α1抗胰凝乳蛋白酶SERPIN A3结合，同时也可少量以游离形式存在。游离PSA半衰期为12～18h，很快在肾小球中过滤掉。结合PSA由于分子量大很难被肾脏清除掉，半衰期为1～2周。摘除前列腺后正常情况下6周后血浆中将监测不出前列腺特异抗原。PSA免疫组织化学染色法可帮助诊断前列腺癌。

1994年FDA批准PSA用于早期筛查前列腺癌，此方法在早期癌变诊断中起到重要作用，诊断率为70%～80%。血浆中PSA水平与前列腺癌风险和预后密切相关。60岁老年患者PSA水平往往与前列腺癌死亡率相关。90%前列腺癌死亡病例血浆PSA水平＞2ng/ml，尽管只有很少一部分PSA＞2ng/ml的患者发展为致死性前列腺癌。尽管大型随机临床研究报道PSA的筛查降低了死亡率，但PSA检测的普遍推广仍存争议。美国癌症学会（ACS）建议临床医生可针对＞50岁预期生存期＞10年的人群进行PSA检测和DRE；此建议也包括76岁以下人群。对于非裔美国人及有着前列腺癌家族史的患者，建议从45岁开始进行检查。美国泌尿外科协会的建议与此相似，但是这些检测方法所带来的益处与危害的界限尚未确定。美国医师学会建议临床医生应该明确描述筛检方法所带来的益处和危害，并行个体化治疗。美国NCCN指出临床医生和参与者必须详细讨论筛检的必要性。NCCN同样建议应对参与检查的男性建立PSA和DRE基准线，并用此标准预测将来罹患前列腺癌的可能性。PSA水平常常出现波动，因此在进一步检查前应该对孤立异常检测值进行再确认。

用来诊断前列腺癌的PSA标准经常变化。常用PSA参考标准为CPSA＞4mg/ml，但是大多数PSA大于该数值的男性行活组织检查时并没有发现异常，而且经常遇到PSA水平低于该参考值的患者最后在前列腺中检测出癌细胞。当前目标应该提高检测的敏感性，筛查出可能罹患前列腺癌的年轻人，并且降低没必要的多次相关检查。以前，活组织检查的标准为PSA水平＞4ng/ml，直到后来该标准逐渐降为3或2.6，因为临床发现很多年龄＜60岁的患者当PSA水平达到4时，其4年生存率明显降低，而且一旦诊断为该病，约1/3的患者已发生癌细胞扩散。

大部分PSA与α_1-抗糜蛋白酶（ACT）结合；只有一少部分处于游离状态，前列腺癌患者游离PSA水平更低。当PSA水平处于4～10时我们可以通过检测游离和结合PSA来帮助诊断。如果游离PSA水平＞25%患病率＜10%，当游离PSA＜10%时患病率高达56%。PSA密度（PSAD）被用来矫正前列腺增生对PSA水平的影响。PSAD可通过经直肠超声测量到的前列腺重量除血浆PSA水平得到。比值＜0.1支持前列腺增生，比值＞0.15支持前列腺癌。PSA动力学指PSA水平变化率，常常用前列腺生成速度或浓度加倍时间计算。此检查适用于看似PSA水平正常但实际升高的人群。当PSA水平＞4时，1年内升高率＞0.75支持前列腺癌，1年中升高率＞0.5常建议行活组织检查。举个例子，1年内PSA水平从2.5升高到3.2时，即需要进一步检查。

建立在PSA上的检测手段极大地改变了前列腺癌的检出率。目前，95%～99%的新发前列腺癌为局限性病变，40%患者触诊阳性，其中70%局限在前列腺内。PSA筛检仍存争议，原因在于此措施容易对那些低度恶性患者带来过度检查，甚至带来不必要的治疗措施让患者遭受更大痛苦。对此美国PLCO（前列腺癌、肺癌、结肠癌和卵巢癌）癌症筛查实验发现，从随访11年的76 693随机患者中，并没有发现PSA筛检和直肠指捡能够明显降低该病死亡率。PLCO研究同样发现：①大多数参与他们实验的人群在之前已经接受过PSA检测；②进行过该检查的对照组人群，第1年内感染率为40%，第6年达到52%；③活检并发症很低。试验结果必然受多种因素影响。试验亚组分析指出对于那些无合并症的患者，接受筛查的人群死亡率降低。一项随访9年、涉及182 000人的欧洲前列腺癌随机筛查试验（ERSPC）发现，进行过PSA筛查但未接受过直肠指检的患者前列腺癌死亡率相对降低20%。瑞士一项随访 14 年的研究发现，在没有过度医疗的情况下，PSA 筛查试验可降低前列腺癌死亡率 50%以上。是否监测基础 PSA 水平应示个人情况而定。

根据直肠指检和 PSA 诊断原则见图 42-2。通常情况下，当直肠指检或 PSA 异常时建议行组织活检。约 25%的 PSA 水平>4 及直肠指检异常的男性有前列腺癌，PSA 水平处于 2.5～4，且直肠指检未见异常的人群癌症患病率为 17%。

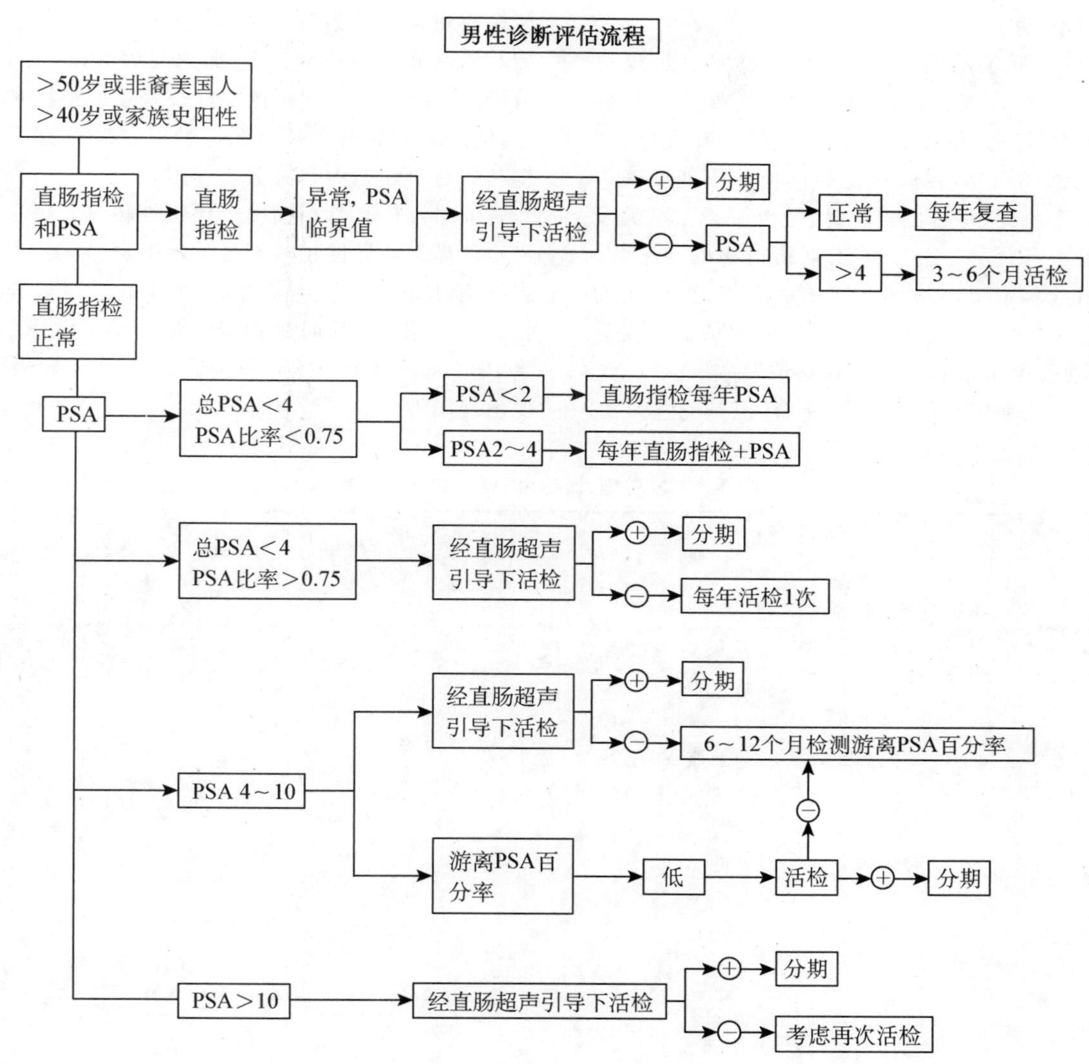

图 42-2　根据直肠指检和前列腺特异性抗原评估男性前列腺癌的原则

前列腺活检

前列腺癌诊断"金标准"为直肠超声引导下的针刺活检。超声或 MRI 监测范围应包括整个腺体，活检时至少取 6 份样本——3 份左边的及 3 份右边的。有时建议行额外的 12 点或 14 点穿刺，除了以上提到的 6 点穿刺外再额外加上侧面周边区域及小结节区域或影像学可疑区域。患有前列腺炎的患者在穿刺前需要行抗生素治疗。对于那些 PSA 水平异常但是穿刺活检阴性的人群建议重复穿刺活检。每一个穿刺点都用来检测癌性病变，穿刺点阳性与否取决于肿瘤的大小及穿刺点包含的肿瘤部分。

病理学

管内非恶性上皮细胞增殖常称为前列腺上皮内瘤病(PIN)。PIN 属于癌前病变，但是并不是说所有的 PIN 都会进化为侵袭性癌。经研究发现，95%为腺癌，剩下的为鳞状细胞癌或移行细胞癌，极少数为癌肉瘤。前列腺转移性癌非常罕见，但是在一些情况下，结肠癌或膀胱移行细胞癌可造成直接侵犯。

当诊断为前列腺癌时，常用格里森分级系统对癌变侵袭性做评估，根据腺体组织学病变得分从1～5，1分为分化良好，5分为未分化，总得分2～10。癌细胞分化程度常代表着其生物学行为。神经症状和囊外转移存在与否也需要记录下来。

前列腺癌分期

TNM分期包括的类别：直肠指检明显且仅有PSA异常（T1c），直肠指检明显但只局限于前列腺（T2），以及那些扩散至前列腺之外（T3和T4）（表42-1和图42-3）。单纯依靠直肠指检并不能准确判断疾病病变范围、是否侵犯腺囊、是否侵袭至精囊及淋巴结是否有转移。为了矫正直肠指检的缺陷，分期系统引入了影像学检查。遗憾的是，目前为止尚没有任何一项监测可以准确的分期或评估器官受累范围、精囊受累情况和淋巴结转移情况。

TRUS最常用来评估原发肿瘤，但是它主要在诊断方面起作用，而不是用于临床分期。TRUS准确率也不是百分百。在检测前列腺外病变方面CT敏感度和特异性略欠缺，且CT在淋巴结显影方面不如MRI。通常而言，通过直肠内线圈，MRI能够更准确地显示前列腺癌及评估病变侵犯程度。T1加权前列腺周围脂肪、静脉丛、精囊周围组织、淋巴结及骨髓显示高信号。T_2加权能够显示前列腺和精囊内在结构。尽管影像学检查缺乏敏感度和特异性，但是大多数癌变显示低信号影。MRI在手术安排和放射治疗方面起着重要作用。

放射性核素骨扫描用于评估骨转移。该项检查灵敏度高但特异性相对不足。骨折愈合、关节炎、佩吉特病（Paget's）及很多情况可以引起核素异常吸收。PSA水平＜8时骨扫描一般不会出现真阳性，当PSA水平＜10时，除非为高级别肿瘤，否则也很少出现阳性。

表42-1　原发肿瘤、区域淋巴结、转移灶分期

前列腺癌TNM分期系统[a]	
Tx	原发肿瘤无法评估
T0	无原发肿瘤
局限性疾病	
T1	临床不明显的肿瘤
T1a	切除组织发现肿瘤的概率≤5%
T1b	切除组织发现肿瘤的概率＞5%
T1c	穿刺活检发现肿瘤（由于PSA水平升高）
T2	肿瘤局限于前列腺[b]
T2a	肿瘤侵犯不超过半叶
T2b	肿瘤侵犯超过半叶但不超过两叶
T2c	肿瘤侵犯超过两叶
局部扩散	
T3	肿瘤穿透前列腺囊[c]
T3a	肿瘤向囊外蔓延（一侧或两侧）
T3b	肿瘤侵及精囊
T4	肿瘤侵及除了精囊以外的邻近组织，如外括约肌、直肠、膀胱、肛提肌和（或）盆壁
转移性疾病	
N1	有区域淋巴结转移
M1	有远处转移

[a] AJCC癌症分期手册，第7版，纽约，2010；[b] 临床不明显但通过穿刺活检发现肿瘤侵及一叶或两叶被定义为T1c；[c] 肿瘤侵及前列腺尖或前列腺囊（未超出）被定义为T2，而不是T3

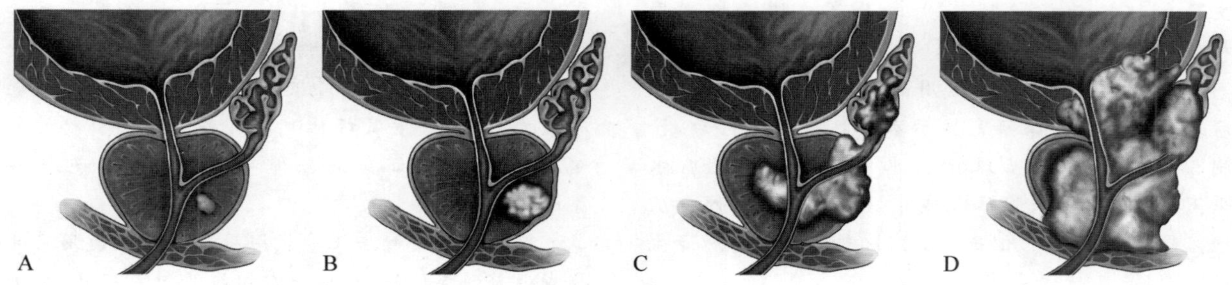

图 42-3 前列腺癌 T 分期

A. 临床不明显的肿瘤；B. 肿瘤局限于前列腺；C. 肿瘤穿透前列腺囊甚至侵及精囊；D. 肿瘤侵及邻近组织。80%前列腺癌患者为局限性疾病(T1 和 T2)，5 年存活率为 100%。另外 12%患者为区域性疾病(T3 和无转移的 T4)，5 年存活率也可达到 100%。仅 4%患者为转移性疾病(有转移的 T4)，5 年存活率为 30%(另外 3%的患者分期不清楚)

治疗 前列腺癌

临床局限性病灶 局限性前列腺癌指经过分期评估后未发生转移的病变。诊断为局限性前列腺癌患者，治疗方面主要为前列腺切除术、放疗或密切监测。治疗方案需要考虑多个因素：症状、如不治疗可能对患者生活质量及生存的影响、进行针对病变的单纯治疗还是联合局部和全身疗法。大多数肿瘤临床表现都很严重，因此大多数人需要接受治疗。

并没有任何文献提供明确证据证明哪一种治疗方案更好。造成这种现象的原因为缺乏前瞻性临床研究、参照偏倚、治疗团队经验及在治疗目的和肿瘤控制定义等多方面的不一致。通常将症状缓解与否作为评价标准，因为不管病变恶化还是好转都不是短时间能够发现的。根治性手术后，由于 PSA 半衰期只有 3，术后 4 周内血液中将监测不到 PSA。如果在此时间段中仍然可以检测到 PSA，说明病人体内仍有病变。相反，放疗后血液中仍然可以检测出由非恶性细胞产生的 PSA。实际上并不好定义癌症控制范围，因为只要不采取治疗措施 PSA 浓度通常情况下会持续升高。其他一些指标包括进展(局部或全身)、肿瘤特异性的总生存时间。然而这些指标需要长时间评估。

病变分期越高，局部治疗效果越差，复发的可能性也越大。实际临床工作中，常根据肿瘤 T 分期评估预后。但是实际上即使 T3 期肿瘤有时也可治愈，反而一些 T1 期肿瘤复发的可能性大。尤其是 T1c 期肿瘤，并不能单纯依靠分期来预测该病预后情况或选择治疗方案，其他因素也必须考虑在内。

为了更好的评估危险度和选择治疗方案，很多团队融合 T 分期系统、格里逊评分及基础 PSA 值创立了一些诊断模型或列线图。一些采用 cut off 值，如 PSA＜10ng/ml 或 PSA≥10ng/ml，Gleason≤6.7 分或≥8 分。目前为止报道的列线图已有上百个，它们被用来评估癌症可能出现的临床症状、病变范围或治疗效果。但是很多地方仍存争议——治疗成功或失败的高危因素到底是什么？该模型给出的建议到底合适不合适？例如，它可能会建议一个不可能痊愈的年轻患者选择根治术治疗。列线图紧密结合临床参数、生物学因素及治疗时间，保证整个治疗过程呈动态过程。

治疗引起的不良反应与治疗方法和治疗团队的经验有关。如前列腺根治术后，尿失禁发生率为 2%～47%，性功能障碍为 25%～89%。造成这种现象的原因有一部分在于对不良反应的确切定义及患者或医生是否报道了该事件。评估时间也很重要。术后性无能常立即出现，但是也可能随着时间逐渐恢复。但是行放疗的患者，性无能可能早期没有出现，但是随着时间进展出现相应症状。目前最为关注的不良反应为节制能力、性功能和肠道功能。

前列腺根治术 前列腺癌根治术的目标是完全清除癌变部位，并且保持应有的生理功能。此手术常规适用于预计生存期限＞10 年的患者，手术入路有多种——经耻骨后、经会阴、经腹腔镜。通过评估和手术病理发现及 PSA 值可以预测患者预后。微创手术好处是住院时间短、恢复速度快，但大小便失禁和勃起功能障碍发生率升高。肿瘤控制率相当。

新辅助激素疗法也被用来尝试改善高危患者预后。几项大型临床研究显示术前抗激激治疗后，检测3个月或8个月血球PSA水平，发现血浆PSA水平下降96%，前列腺体积减少34%，边缘阳性率从41%降低到17%。但是，此方法并没有提高患者生存率，因此不建议采用。

影响小便失禁的因素包括年龄和尿道长度等。手术外科技术及外科医生的经验等同样可以作为影响因素。某研究中心发现，6%的患者有紧张性尿失禁，2%的相对严重些，0.3%的患者症状比较严重。1年后，92%的患者问题得到解决。相反，另一项研究发现，在术后3、12、24个月后，58%、35%和42%的患者存在失禁问题，24%、11%和15%的患者存在严重失禁现象。

勃起功能的恢复与年龄、手术前的勃起能力及手术中对神经血管束的损伤有关。通常情况下，如果两侧的神经血管束未受到损伤的话，会在4～6个月内恢复。一旦一侧受损，则勃起能力常常减半。如果控制癌症需要切除神经血管束，曾尝试过的腓神经移植并不奏效。然而，通过一些药物作用如西地那非、尿道内应用前列地尔、海绵体内注射血管舒张药，一些患者恢复了满意的性功能。

放疗 放疗常用的方式有3种：外照射和腺体内放射治疗或者两者的综合。

外线束辐射疗法 此方法常采用强度调制的放射疗法IMRT，保证前列腺放射剂量最大的同时也确保周围正常组织暴露程度最低。目前推荐安全剂量为80Gy，达到上述要求的同时减少不良反应。放疗后的前列腺癌控制疗效标准：PAS水平下降到＜0.5或1，并且不再升高，治疗后2年内活检阴性。目前定义生化复发（Phoenix标准）为PSA较最低值升高≥12ng/ml且没有再下降。放射剂量常推荐75.6～79或80Gy。

在一项研究中，接受75.6Gy或81.0Gy的患者90% PSA最低降至＜1.0ng/ml，而接受70.2Gy和64.8Gy的患者仅有76%和56% PSA降至1.0ng/ml以下。2.5年后活检阳性率接受81Gy的为4%，接受75.6Gy和70.2Gy的为27%和36%。

相对于外科手术，放疗的肠道问题更加显著。造成这种现象的原因与治疗时受到的辐射剂量有关。一系列试验中，3级直肠或尿道毒性可见于2.1%的接受75.6Gy的患者中，同时需要尿道扩张术的3级尿道狭窄占1%。有少量数据显示接受＞70Gy的患者，出现3级和4级毒性的概率分别为6.9%和3.5%。勃起功能障碍和治疗前的勃起能力、辐射剂量及评估时间有关。放疗引起的勃起障碍主要与血液供应障碍有关，而不是神经原因。

新辅助激素疗法正尝试用于放疗前。使用目的是减小前列腺体积、降低正常组织放射暴露量、增加局部控制率、降低系统治疗失败率。短期激素治疗能够降低毒性并提高局控率，但是长期治疗（2～3年）的话就需要延长PSA控制时间并且降低转移风险。此疗法对生存率的影响目前尚不明了。是否治疗盆腔淋巴结需要根据相关评估来决定。

近距离放射疗法 此法主要通过将放射粒子置入前列腺中行治疗。此方法主要依据放射线能量在人体组织内逐渐衰减原理进行。目的是将强化照射集中在前列腺中，同时降低周围组织的辐射率。通过CT、超声及数字化技术实现。近距离放射疗法的优点是并发症少，并且对于局限性病变失败率低。

研究发现，治疗前PSA水平处于0～4、4～10及＞10的患者，治疗后5年无PSA复发，生存率分别为98%、90%及89%。针对201例患者的研究发现，经此法治疗后活组织检查80%为阴性，17%不确定，3%为阳性。然而，很多医生认有好的或中等预后因素的患者置入法最好保留。

尽管会存在短时间的尿频尿急症状，但总体来说近距离放射疗法耐受性好。只有2%～4%的患者出现过失禁症状。对于那些做过经尿道前列腺切除术的患者，不良反应出现概率更高。约2%的患者会患直肠炎。

密切监测 在美国，前列腺癌是影响男性健康最为常见的癌性杀手，这些人常常在发病很早时便被诊断出来并且多数病变处于早期。密切监测是指观察等待、延迟治疗主要措施为固定时间间隔进行直肠指检、PSA检测及反复的前列腺活检，直到达到治疗标准为止。密切监测这一概念来源于几项大型临床研究。发现具有分化良化肿瘤的老年前列腺癌患者，其延迟观察并未造成临床明显的进展，且与尸检前列腺癌的发病率、疾病特异性死亡率均无明显差异。因此，可以减少过度治疗。

但是在主动监测方面也存在不少争议，在瑞典的一项研究中指出，随访6.2年后，接受前列腺根治术的患者与接受密切监测的患者死亡率为4.6% vs

8.9%，癌症转移率危害比为 0.63。对癌变侵袭性的评估有助于判断哪些人能够从密切监测中获益。在一项针对前列腺切除术的研究中，指出 10%～15%的患者接受这样的治疗没有意义。给出密切监测标准为格里森评分≤6 的 T1c 期以下的患者，癌变范围<50%，PSAD<0.15。

需要注意的是，活组织病理学检查的局限性、疾病的多灶性及治疗时错失良机的可能性。列线图等也可用来评估患者，随着更多评估工具的加入，相信越来越多的患者会被准确筛查出来。

PSA 升高　这种状况可以描述为经手术或放疗后单纯出现的 PSA 增高现象。对于这类病人，首先要明确的是 PSA 升高到底是因为原发病还是因为其他系统疾病或者两者都是。理论上，如果是原发病变导致的，可以经局部治疗而治愈。如经过手术的患者可以采用外照射，如经过放疗的患者可以采用手术切除法。

手术后是否行放疗主要由手术标本病理决定。也有人建议行前列腺放射标记的抗前列腺特异性膜抗原(PSMA)扫描。前列腺癌特异性抗体出现提示局部复发；抗体出现于盆腔外说明放疗失败。也有学者建议在行放疗前也需要对尿道膀胱交接处行组织活检。放疗适应证为术后边缘区病理阳性、低格里森评分、术后较长时间出现 PSA 升高、PSA 增速慢及低 PSA 水平。放疗禁忌证：术后 PSA 持续升高(此时说明有远处转移)。

对于放疗后 PSA 持续升高的患者，如果首次治疗疗效好、活检证实有残留病灶或在影像学上看不到转移灶，此时可行补救性前列腺切除术。实际上，几乎所有的病人在行补救性前列腺根治术后都出现问题，约 45%的患者会出现完全性的尿失禁或压力性尿失禁。出血、膀胱颈挛缩或尿道损伤并不常见。有时手术或放疗后 PSA 升高意味着病变处于亚临床状态或转移灶对化疗敏感。此种情况下，治疗方案主要依据为引起该现象的到底是否为转移性病灶。有很多患者在转移病灶出现前并没有接受任何系统性治疗，出现转移灶的时间约为 8 年，63%的患者 5 年内发现不了转移灶。

与转移有关的因素包括原发肿瘤的格里森评分、复发时间及 PSA 倍增时间。对于格里森评分≥8 的患者，3、5、7 年内发生转移的可能性分别为 37%、51%、71%。如果复发时间<2 年，PSA 倍增时间>10 个月和<10 个月的患者，转移病灶出现概率在上述时间内分别为 23%、32%、53%和 47%、69%、79%。PSA 倍增时间有时也可作为评估预后的因素。PSA 倍增时间<3 个月的患者死亡率极高。如果 PSA 倍增时间<12 个月建议立即治疗。根据 PSA 评估转移概率、症状或死亡率非常困难，主要原因为大多数人在发生转移前都或多或少接受过其他治疗。

转移性疾病：非去势　影像学表现转移灶明显，高睾酮血症。这样的患者或者是新发病例或者在局部治疗后出现复发。转移性肿瘤的临床表现包括转移性骨痛，许多患者具有广泛转移，但无临床症状。罕见的表现有骨髓抑制、凝血病或脊髓压迫症。

标准的治疗方法为通过药物或手术来清除或降低雄激素，也可以应用腺苷类抗雄激素药物。男性约 90%的睾酮在睾丸中生成；在肾上腺生成的<10%。睾丸切除术是最有效的方法但往往也最让患者不能接受(图 42-4)。

睾酮抵抗因子　可以用来降低睾酮的药物有 GnRH 激动剂/拮抗剂、类固醇 17α 羟化酶、环磷酰胺 17 抑制剂、雌激素及孕激素类。雌激素类如 DES 由于血管并发症(如水钠潴留、静脉炎、血栓、卒中)很少应用。GnRH 类最初能够促使黄体激素和促卵泡激素升高，紧接着垂体受体下调，实现药物去势作用。其已被证明，与 DES 相比，不良反应减少，安全性更高(特别是可减少心脏毒性)且疗效相当。初始治疗时睾酮水平升高可能与疾病临床波动有关。具有明显阻碍症状、癌症相关性疼痛及脊髓抑制的患者不宜应用。GnRH 抑制剂如地加瑞克能够抑制睾酮达 48h，且不会出现首发波动现象。

导致睾酮降低的因子与雄激素缺失综合征相关，症状包括面红、虚弱、疲乏、阳萎、肌无力贫血、人格变化、抑郁等。胰岛素抵抗、脂肪重新分布、肥胖增加了患糖尿病和心脏病的风险。对于性减退，类固醇激素使用者或酒精成瘾者，应评估其骨折风险，因其会造成骨质疏松。因此在应用以上药物时需要进行评估，并可适当补充钙剂和维生素 D、双磷酸盐或地诺单抗。

抗雄激素类　非类固醇抗雄激素类药物如氟他胺、比卡鲁胺及尼鲁米特能够阻断腺体与 AR 的结合。最初被批准用于阻断 GnRH 拮抗药导致的一过性血睾酮水平升高，单独给药时会引起睾酮水平升高或不变。不良反应较降睾酮类药物少得多。最主要不良反应为男性乳腺发育，可通过他莫昔芬进行抑制。

很多研究报道单独使用抗雄激素类药物疗效不好。

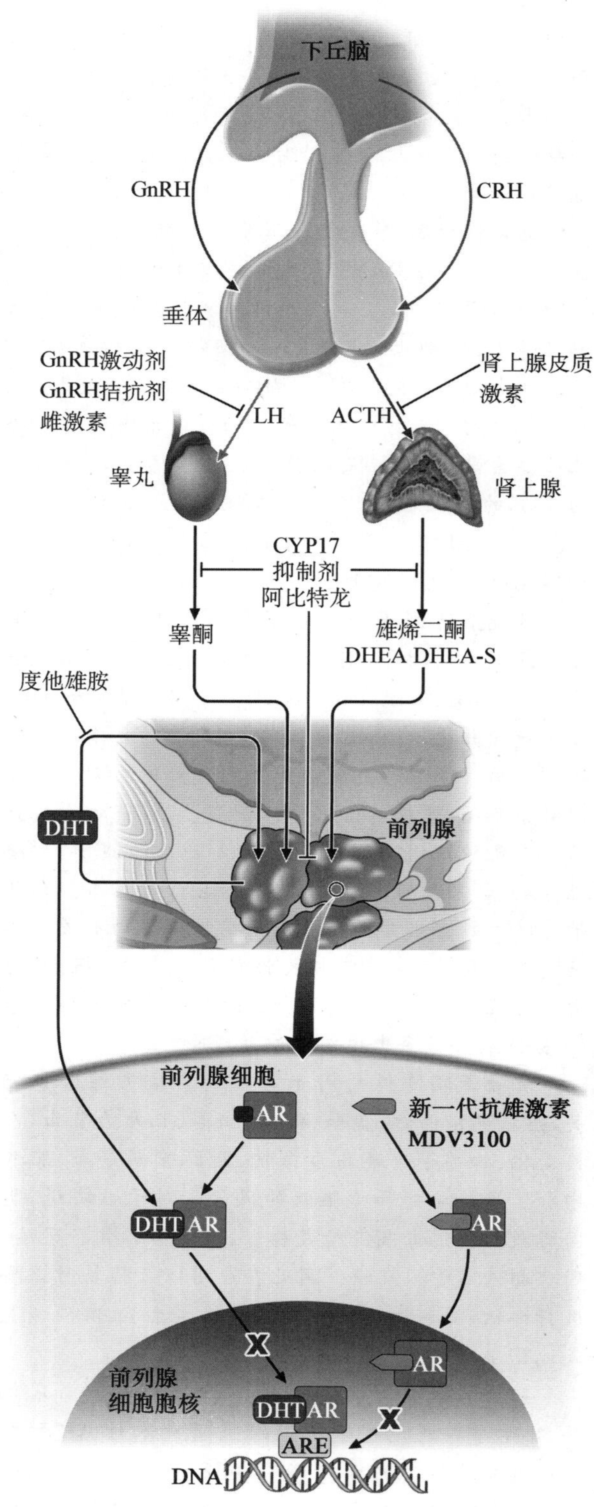

图 42-4 不同激素治疗的作用部位

比卡鲁胺即使采用 150mg(3 倍推荐剂量),其与手术相比,在 PFS 和 OS 上均较差。有些人可能宁愿选择死亡也要坚持高质量的生活。

联合应用雄激素阻滞剂,外加 GNRH 类似物或睾丸切除术或三重雄激素阻断治疗(包括 5ARI),都没有证据显示比清除雄激素单一疗法更好。临床上,那些接受 GnRH 治疗的患者可以在治疗的第 1 个 2～4 周给予抗雄激素药物以抵抗雄激素的波动。

间歇雄激素剥夺疗法:IADT 另外一个降低清除雄激素不良反应的方法为间断应用抗雄激素类药物。通过此法可以阻断细胞对雄激素耐受。该理论为先允许内源性睾酮升高,在抗激素治疗下存活的细胞会产生正常的分化通路。随后再用抗雄性激素治疗,保持细胞对抗雄性激素治疗的敏感性。临床应用:雄激素清除治疗需要持续 2～6 个月。一旦停止治疗,内源性睾酮水平增高,与激素有关的治疗症状将得到改善。PSA 水平往往也会升高,当达到某一水平时需要再次接受治疗。患者往往需要多个治疗周期。我们并不清楚此种治疗方法是否会改变雄激素清除周期。这种方法是安全的,但是还需要大量的数据来评估是否适用于 PSA 水平低的患者。

清除雄激素结果 在治疗前列腺癌时多种雄激素清除方案都很相似,临床过程可以预测:先是初始反应,然后是稳定期,此时癌细胞处于静止状态并且不进行增殖,接下来 PSA 水平升高并且在影像学上可以看到再次生长的肿瘤征象。雄激素清除疗法并不能治愈疾病。根据病变反应不同,60%～70%的患者 PSA 水平恢复到正常,50%可预测的疾病好转;25%的患者骨扫描得到改善,但是更多变化不大。患者生存期限和初始治疗时病变的侵袭范围成反比,6 个月内 PSA 水平在治疗情况下降低可以作为预后因素。大型临床研究证实,PSA 最低值有预后作用。

到底激素类在术后或放疗后 PSA 再次升高时是否应用?还是等到转移灶出现或临床症状出现后再用?实际上更多的临床研究不支持早期雄激素清除治疗。那些支持早期治疗的研究要么被指出存在试验对照组问题、要么就是试验可信区间有问题或者试验组治疗时间太过漫长,也有的是因为试验对象选择问题及生存率影响因素判定问题。这些质疑都是合理的,但是,早期激素介入疗法对前列腺癌的影响和乳腺癌有些类似,而这种治疗方法在乳腺癌治疗中是一种常规治疗。

转移性肿瘤:CASTRATE 去势治疗无效的前

列腺癌(CRPC)可以持续表达 AR 受体并且依赖生长受体信号增殖。CRPC 临床征象复杂。有时仅仅表现为 PSA 升高但无临床症状或影像学表现,有时 PSA 升高的同时出现骨转移征象,也有一些出现软组织病变或内脏转移。关于此病特殊点为:尽管首次激素治疗无效,但并不是因为肿瘤细胞存在激素抵抗,实际上大多数癌细胞在第 2 次和第 3 次激素治疗时仍然敏感。持续升高的 PSA 常常可以作为 AP 受体轴活动的指标。

CRPC 患者很难根据临床表现来评估治疗效果,因为很多传统的评估方法并不适用。如骨 ECT 检查并不能准确评估骨转移病灶治疗前有必要制定详细治疗方案,治疗的目标不应该只考虑生存率,同时也应该考虑到临床症状的缓解、肿瘤转移或新症状的控制。

针对骨转移造成的疼痛治疗很有必要。最佳缓解方案应该考虑到症状和转移是局限性的还是扩散性的,病变是否侵袭到骨髓、马尾或颅骨。对于神经系统表现应早期尽快评估,因为这样的病变处理不及时很可能造成永久性功能障碍。点状痛和区域性神经痛适合行外照射治疗。因病变常为散发性的,所以当一个部位因放疗缓解后,可能其他未放射部位也会出现症状。

应密切监测去势状态。那些单独接受雄激素抑制剂治疗的患者,如果血清睾酮水平升高,此时应给予睾丸切除术或 GnRH 类药物治疗,并且密切观察临床反应。接受雄激素抑制剂和 GNRH 类药物治疗的患者治疗过程中可行雄激素抑制剂间断治疗,约 20%的患者对此治疗方法有反应。氟他胺的停药反应可能会持续数周,尼鲁米特和比卡鲁胺的停药反应甚至会持续 8～12 周,这主要和它们的半衰期长有关。600～1200mg/d 的酮康唑合并氢化可的松同样有效,但是该方法尚未经过临床Ⅲ期试验。

阿比特龙醋酸盐作为一种 CYP17 抑制剂可以阻断肾上腺、睾丸和肿瘤细胞的雄激素合成功能。MDV3100 作为下一代抗雄激素药物。对于过度表达雄激素受体的前列腺癌有效果。Ⅲ期临床试验发现,阿比特龙醋酸盐合并泼尼松比安慰剂组更有效,能够延长患者 4 个月生存率。这些药物同样可以用于化疗患者,并且效果明显。

米托蒽醌是第 1 个用于控制去势治疗后发生转移病变的细胞毒制剂,但未有证据其对生存获益。2004 年多西他赛被规定为治疗此种状况的一线细胞毒类药物。这是基于临床研究发现,多西他赛 3 周方案优于每周方案。另一项临床研究比较了多西他赛与米托蒽醌,发现其优于米托蒽醌。在此治疗方案中加入雌莫司汀并不能提高生存率,并且会使药物毒性作用加剧。多西他赛及其他微管类药物可以使 50%的患者 PSA 生成减少,25%的患者得到缓解,并且在一定程度上提高预后并且降低癌症相关痛苦程度。达沙替尼是一种口服的酪氨酸激酶抑制剂,可以用于阻断 SCR 激酶类(与 AR 受体激活有关),同时降低骨转换。目前正研究将此药物与多西他赛合用。FDA 批准的用于治疗前列腺癌的两种药物分别是卡巴他塞和 Sipuleucel-t。

骨转移是前列腺癌主要转移部位,在给予放射性核素^{89}Sr 和^{153}Sm-EDTMP 后疼痛得到缓解,但是对 PSA 或生存率没有影响。与单纯接受外线束放疗的患者相比,少数接受核素治疗的患者在新的区域出现疼痛症状或需要额外的放疗。一些试验发现,相对于单纯接受多柔比星治疗的患者,那些接受多柔比星合并^{89}Sr 诱导化疗的患者,骨相关事件更少,并且生存率提高。目前正在进行进一步研究。

另外一个针对骨转移的治疗方案:双磷酸盐能够抑制破骨细胞,同时可以保护因雄激素清除导致的骨破坏及抑制骨相关事件。在 CRPC 患者的标准治疗方案中加入双磷酸盐,相对于安慰剂组可以更少的出现骨相关事件。所谓的骨相关事件包括微小骨折、新发疼痛及额外的放疗。

良性病变

症状

良性前列腺增生可以造成尿分段、排尿困难、排空障碍及尿液外漏等症状。这些症状的严重程度可以通过指南进行评估(表 42-2)。症状严重程度并不和前列腺大小相符。抗尿流可以造成膀胱顺应性降低,进而导致夜尿、尿急,最终导致尿潴留。尿潴留发作可以由感染、安定类药物、抗组胺药及酒精引起。前列腺炎通过会有结节和疼痛症状。通常情况,症状一直保持稳定,不会出现阻塞症状。

表 42-2　美国泌尿科医学会前列腺症状指标

问题	美国泌尿科医学会前列腺症状评分(每项选 1 个答案)					
	没有	5 次中少于 1 次	少于半数	大约半数	多于半数	经常
在过去 1 个月内,是否经常有尿不尽感	0	1	2	3	4	5
在过去 1 个月内,两次排尿时间是否经常<2h	0	1	2	3	4	5
在过去 1 个月内,是否经常有间断性排尿	0	1	2	3	4	5
在过去 1 个月内,是否经常有憋尿困难	0	1	2	3	4	5
在过去 1 个月内,是否经常有尿线变细现象	0	1	2	3	4	5
在过去 1 个月内,是否经常需要用力或使劲才能开始排尿	0	1	2	3	4	5
在过去 1 个月内,从入睡到早起需要起来排尿几次	没有	1 次	2 次	3 次	4 次	5 次
7 项总分(AUA 症状得分):						

诊断和治疗

对于无症状患者通常无须治疗,但是对那些排尿困难、肉眼血尿、反复发作感染及膀胱结石患者需要行手术治疗。有症状的患者,通过测量尿流能够更好地指导治疗。压力流速试验可以用于早期膀胱功能紊乱。膀胱镜检查常用于血尿患者及行手术前对流出道的检查。对于血尿、结石或曾有泌尿道问题的患者建议行上尿路检查。

良性前列腺增生(BPH)的常用治疗药物有 5a 还原酶抑制剂和 a 肾上腺素能拮抗剂。非那雄胺(10mg/d 口服)及其他 5a 还原酶抑制剂可以通过阻断睾酮转化为二氢睾酮,减小前列腺体积,提高尿流量,改善临床症状。值得注意的是,在 REDUCE 临床研究中,BPH 的缓解包括急性尿潴留和 BPH 相关手术等。另外,这些药物可以降低 PSA 基线水平 50%,因此在通过 PSA 指导活组织检查时需要考虑到此点。α-肾上腺素能拮抗剂如特拉唑嗪(睡前 1～10mg 口服),可以舒缓膀胱颈平滑肌,增加尿流速。没有数据显示此类药物可以影响疾病的进展。

外科手术治疗包括 TURP;经尿道切开术;经耻骨后、耻骨上或会阴部行前列腺切除术。也可用 TULIP(经尿道超声引导下激光前列腺切除术)、放置支架和热疗等。

(李新涛　陈　衍　译)

第43章

Chapter 43

睾丸癌

Robert J. Motzer George J. Bosl

睾丸原发性精原细胞肿瘤(SGCT)源自原始生殖细胞恶性转化，占所有睾丸肿瘤的95%。睾丸原发性精原细胞肿瘤还可发生于性腺外部位，如纵隔、腹膜后，但较为少见；极个别情况下，还可发生于松果体。睾丸癌的典型特征是发病年龄轻、肿瘤细胞具有全能分化特性，95%的新确诊病例都可治愈。治疗睾丸原发性精原细胞肿瘤，丰富的临床经验可以改善预后。

发病率和流行病学

2010年，美国新增8480例睾丸癌，350例患者死亡。睾丸癌好发于20～40岁男性，50岁男性发现睾丸肿物应首先考虑淋巴瘤。睾丸癌在白种美国人的发病率是黑种美国人的4～5倍，斯堪的纳维亚地区和新西兰的发病率还要高于美国。

病因学和遗传学

隐睾症发生睾丸癌的风险会增加7倍，腹部隐睾较腹股沟隐睾更易发生睾丸癌。因此，对于隐睾症可在青春期前行睾丸固定术，可以降低睾丸癌的风险、改善睾丸功能，不能置入阴囊的腹部隐睾应予切除。约2%的一侧睾丸原发性精原细胞肿瘤患者另一侧睾丸也会发生癌变。睾丸女性化综合征可增加患睾丸癌风险，Klinefelter综合征与纵隔睾丸癌相关。

染色体12短臂上的等臂染色体[i(12p)]与睾丸癌的发病密切相关。12p的异常拷贝基本可见于所有睾丸原发性精原细胞肿瘤，表现为i(12p)基因异常扩增或12p上增加的异常染色体带状标志，目前尚未明确参与12p染色体异常的基因。

临床表现

睾丸恶性肿瘤的典型表现是无痛性睾丸包块，患者常感到睾丸肿胀不适，类似于附睾炎或睾丸炎的表现。这种情况下，可以考虑应用抗生素，如果症状持续存在，应考虑睾丸B超检查。

如果超声检出了睾丸包块，应行根治性经腹股沟睾丸切除术。由于睾丸起源自生殖腺嵴，其血供和淋巴回流源于腹腔，沿睾丸进入阴囊。通过腹股沟途径行手术可以避免破坏解剖屏障，但也增加了一些额外的播散渠道。

睾丸癌常见因腹膜后转移导致的背痛，应注意与骨骼肌肉疼痛区分，少见因肺转移引起的呼吸困难，血清绒毛膜促性腺激素(hCG)升高的患者常伴男子女性型乳房。延误诊断会造成疾病进展和生存预后转差。

睾丸癌的评估项目包括血清甲胎蛋白水平(AFP)、hCG和乳酸脱氢酶(LDH)。睾丸切除术后，应进行胸部放射线和腹部、盆腔CT检查。如果胸部放射线发现肺部结节或纵隔、肺门病变，则需要行进一步CT检查。Ⅰ期疾病局限于睾丸、附睾和精索，Ⅱ期疾病局限于腹膜后(区域)淋巴结，Ⅲ期疾病侵犯出腹膜后腔，包括隔上区域或内脏。分期可基于“临床”，由体检、肿标和影像定义；或基于“病理”，由手术及病理定义。

睾丸的区域引流淋巴结位于腹膜后腔，其血流供应来自大血管(右睾丸)和肾血管(左睾丸)。因此，右睾丸肿瘤最常侵犯肾血管下的下腔静脉淋巴结，左睾丸肿瘤首先侵犯左肾血管下的动脉(主动脉)旁淋巴结。进一步侵犯的就是下级淋巴结、对侧淋巴结，少见情况下还可侵犯超过肾门的淋巴结。淋巴侵犯可从头部淋巴结到足部淋巴结，包括侵犯纵隔后和锁骨上淋巴结。治疗手段取决于肿瘤的组织学类型(精原细胞瘤 vs 非精原细胞瘤)和临床分期(图43-1)。

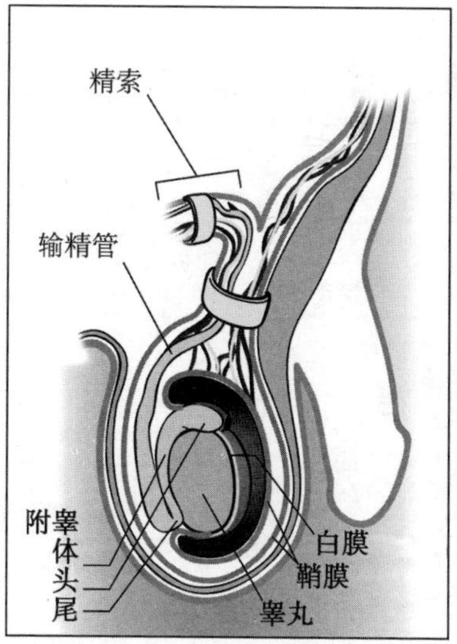

精索
输精管
附睾
体
头
尾
白膜
鞘膜
睾丸

分期	疾病范围
pT1	肿瘤局限于睾丸和附睾，无血管/淋巴管侵犯；肿瘤可以侵及白膜，但未累及鞘膜
pT2	肿瘤局限于睾丸和附睾，伴有血管/淋巴浸润，或肿瘤穿透白膜侵及鞘膜
pT3	肿瘤侵犯精索，伴有或不伴有血管/淋巴浸润
pT4	肿瘤侵犯阴囊，伴有或不伴有血管/淋巴浸润

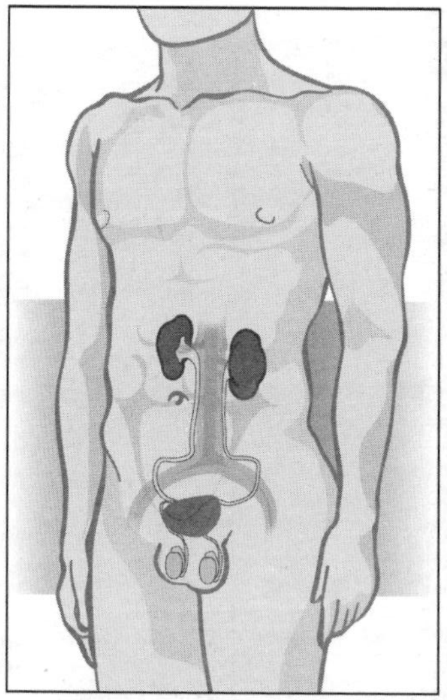

分期	疾病范围	治疗选择	
		精原细胞瘤	非精原细胞瘤
ⅠA	肿瘤局限于睾丸，无血管/淋巴管侵犯（T1）	观察 化疗或放疗	PRLND或观察
ⅠB	肿瘤局限于睾丸和附睾，伴有血管/淋巴管浸润（T2），或穿透白膜（T2）/侵及精索（T3）或阴囊（T4）	观察 化疗或放疗	PRLND或化疗
ⅡA	腹膜后淋巴结＜2cm	放疗	PRLND±辅助化疗或化疗随后PRLND
ⅡB	腹膜后淋巴结2～5cm	放疗或化疗	化疗，随后常PRLND
ⅡC	腹膜后淋巴结＞5cm	化疗	化疗，随后常PRLND
远处转移			
Ⅲ	常见部位包括远处（腹腔以外）淋巴结、肺、肝、骨、脑	化疗	化疗，随后常手术（活检或切除）

图43-1 生殖细胞肿瘤的分期和治疗

病理学

睾丸肿瘤分为精原细胞和非精原细胞(NSGT)两种亚型。非精原细胞型睾丸肿瘤常发生于30岁之前,可表现为胚胎或成熟细胞分化状态,分为4种组织学类型:胚胎癌、畸胎瘤、绒毛膜癌和内胚窦(卵黄囊)癌。绒毛膜癌包括细胞滋养层和合胞体滋养层,表现为恶性滋养层分化特性,伴hCG分泌明显增多。内胚窦癌也称为卵黄囊癌,AFP水平明显升高。纯的胚胎性癌可分泌AFP、hCG,或两者均有,这是肿瘤分化的生化表现。畸胎瘤是由起源于两种胚层(外胚层、中胚层或内胚层)以上的体细胞组成。这4种组织学类型可单一出现或联合出现。非精原细胞型睾丸肿瘤初期即可转移到腹膜后淋巴结和肺。1/3的患者肿瘤局限于睾丸(Ⅰ期)、1/3的肿瘤伴腹膜后转移(Ⅱ期)、1/3有更广泛的膈上淋巴结或内脏转移(Ⅲ期)。

精原细胞瘤约占所有睾丸肿瘤的50%,中位发病年龄40岁,病程通常更为惰性。大多数患者(70%)分期为Ⅰ期,约20%为Ⅱ期,10%为Ⅲ期,肺或其他内脏转移很少见。当肿瘤同时具有精原细胞和非精原细胞特性时,就按更具侵袭性的非精原细胞瘤来治疗。

肿瘤标志物

对睾丸肿瘤需严密监测血清肿瘤标志物AFP和hCG,可帮助诊断、评估预后、监测治疗反应和早期复发。约70%的播散性非精原细胞型睾丸肿瘤血清AFP和(或)hCG水平升高,hCG水平升高可见于非精原和精原细胞瘤,而AFP水平升高仅见于非精原细胞瘤。如果精原细胞瘤患者AFP的水平升高,那表明存在隐性的非精原细胞瘤成分,应按非精原细胞型睾丸肿瘤治疗。LDH没有AFP或hCG特异,其水平升高见于50%~60%的转移性非精原细胞瘤患者,超过80%的进展期精原细胞瘤患者LDH水平也会升高。

AFP、hCG和LDH水平在接受睾丸切除术前后均应检测。AFP和hCG的衰减很快,hCG的半衰期是24~36h,AFP为5~7d。在治疗期间和治疗后,应持续监测AFP和hCG。AFP和hCG的再次升高或在半衰期后水平未降低常预测着肿瘤持续存在或复发。

治疗 睾丸癌

Ⅰ期非精原细胞瘤 对Ⅰ期患者来说,如果影像学和体格检查未发现肿瘤,血清AFP和hCG水平正常或在半衰期后降至正常,患者可接受保留神经的腹膜后淋巴结切除术(RPLND)或者不接受手术,定期监测。Ⅱ期GCT腹膜后淋巴结的受侵率为20%~50%,可根据病理学表现选择监测或RPLND。如果原发肿瘤无淋巴管或血管浸润,仅局限于睾丸(T1),两种方式都可选择。如果肿瘤有淋巴管或血管浸润,并且肿瘤侵犯了睾丸被膜、精索或阴囊(T2~T4),就不能采取监测方法了。但整体Ⅰ期患者的治愈率超过95%。

RPLND是切除睾丸区域淋巴结(腹膜后淋巴结)的标准术式,手术可切除原发灶引流的淋巴结和原发部位区域淋巴结。标准(改良)RPLND要清除所有淋巴负荷组织直到大血管分叉点,包括同侧髂血管旁淋巴结。这种手术的长期不良反应是逆行射精和不育。而保留神经的RPLND,通过辨别并剖开个体神经纤维,避免损伤负责射精的神经。通过这种手术方式,可使90%以上的患者保留射精功能。病理分期Ⅰ期的患者可以观察,仅有不到10%的复发患者需要其他治疗。如果行RPLND发现腹膜后淋巴结转移,要根据腹膜后淋巴结的侵犯范围决定是否接受辅助化疗(见后面讨论)。

定期监测也是Ⅰ期、无血管淋巴浸润(T1)患者的治疗选择。20%~30%的患者病理分期为Ⅱ期,在这种情况下接受RPLND可能并不获益。定期监测和RPLND可获得相似的长期生存率。患者的顺从性决定监测是否成功,患者需定期接受胸部X线片、体格检查、腹部CT和血清肿瘤标志物检查。复发的中位时间约为7个月,超过2年以上复发的很少见。睾丸切除术后,70%~80%的未复发患者不需特别的治疗干预,治疗只适用于复发患者。当原发肿瘤介于T2~T4(肿瘤侵犯超出睾丸和附睾,或有淋巴血管浸润),推荐行保留神经的RPLND。约50%的未接受RPLND的患者会复发。

Ⅱ期非精原细胞瘤 对于局限性、腹膜后淋巴结转移(淋巴结最大径≤3cm)、AFP和hCG水平正常患者,通常首选改良双侧RPLND。如果AFP和(或)hCG水平升高,提示除腹膜后还有转移病灶,这种情况下就需要化疗了。RPLND后局部复发率很低,根据疾病侵犯范围,手术治疗可选择监测或2个周期的辅助化疗。监测推荐用于可切除的“小体积”转移患者(肿瘤淋巴结直径≤2cm,且淋巴结转移数目<6 个),因为这些患者的复发概率不超过 1/3。对于那些复发的患者,推荐风险指导下的化疗(见后面讨论)。由于“大体积”转移(>6 个淋巴结或任何转移淋巴结最大直径>2cm 或结外肿瘤侵犯)患者的复发率≥50%,应接受 2 个周期的术后辅助化疗,治愈率≥98%。可采用含足叶乙苷[100mg/(m^2·d),d1～5]联合顺铂[20mg/(m^2·d) 第 1～5 天]±博来霉素(30U/d,第 2、9、16 天)的方案,每 3 周 1 次,这个方案的有效率高、耐受性也较好。

Ⅰ期和Ⅱ期精原细胞瘤 经腹股沟睾丸切除术加腹膜后放疗或监测可治愈约 100%的Ⅰ期精原细胞瘤。过去,放疗是主要治疗,但放疗可能会引发第二恶性肿瘤,而且放疗也不比监测更具生存优势,这使得很多患者更乐于接受长期随访。研究表明,约 15%的患者会复发,睾丸网受侵和肿瘤>4cm 的患者复发率很高,复发患者常接受化疗。长期随访非常必要,因为约 30%的复发发生于 2 年后,5%发生于 5 年后。单药卡铂也被研究作为放疗的替代,两者预后相似,但缺乏长期安全性数据,腹膜后仍是最常见的复发部位。

肿瘤如果侵犯腹膜后(ⅡA 期和大多ⅡB 期)要接受腹膜后放疗,约 90%的腹膜后肿块<5cm 的患者可获得长期无复发生存。由于至少 1/3 的大肿瘤患者会复发,推荐所有ⅡC 期和ⅡB 期(大肿瘤或多灶疾病)患者接受化疗。

进展期睾丸癌的化疗 无论哪种组织学类型,ⅡC 期和Ⅲ期睾丸癌均需接受化疗。常用化疗方案为:顺铂 100mg/m^2 联合足叶乙苷 500 mg/m^2,可治愈 70%～80%的患者,加或不加博来霉素取决于风险分级(见后面讨论)。单纯化疗可使 60%的患者获得完全缓解(所有临床体格检查和影像学检查提示肿瘤全部消失,血清 AFP 和 hCG 正常并维持≥1 个月),另外 10%～20%患者的通过手术切除残余病灶可获得无病生存。顺铂剂量降低可造成生存率下降。

4 个周期博来霉素、足叶乙苷和顺铂(BEP 方案)的毒性较大,大多数患者尽管应用了镇吐药,还是会出现恶心、呕吐和脱发,骨髓抑制也很常见,博来霉素引发的肺毒性发生率约为 5%。治疗相关的严重不良反应包括败血症引发的发热或博来霉素引发的肺毒性,死亡率为 1%～3%。一般不推荐骨髓抑制即给予剂量减量。长期毒性包括肾毒性(肾小球滤过率降低和顽固性镁丢失)、耳毒性和外周神经毒性。当博来霉素每周应用时,5%～10%的患者会出现雷诺综合征。其他少见的反应还包括小血管损伤,如短暂缺血和心肌梗死。

风险指导的化疗 由于不是所有患者能够治愈,而且治疗可引起严重的不良反应,可根据临床特征将患者分为“预后好”和“预后不良”两组。对于预后好的患者,治疗目的是以最小的毒性获得最大疗效;而对于预后不良的患者,治疗目的是以可耐受的毒性获得更有效的治疗。

国际生殖细胞肿瘤专家组制定了风险标准,将患者分为 3 组(高风险、中风险、低风险)(表 43-1)。风险标准掺入了修订的 GCT TNM 分期系统(原发肿瘤、区域淋巴结、转移),TNM 分期目前是建立在解剖学(疾病部位和范围)和生物学(肿瘤标志物和组织学状态)基础上的。精原细胞瘤分为好和中预后,评判标准是是否存在非肺内脏转移,精原细胞瘤不存在坏预后亚组。标志物的水平在定义精原细胞瘤的风险方面没什么作用。非精原细胞瘤有好、中、坏 3 种预后,分类标准是原发灶部位、是否存在非肺内脏转移和肿瘤标志物的水平。

约 90%的患者是预后好的睾丸肿瘤,4 个周期的足叶乙苷联合顺铂(EP)或 3 个周期的 BEP 可产生持久的完全缓解,急性和慢性不良反应也较低。博来霉素的应用限于 9 周内,肺毒性的发生就很罕见了。骨髓抑制和中性粒细胞减少性发热也较少发生,治疗相关死亡率很罕见。4 周期 BEP 后约 75%的中风险患者和 45%的低风险患者可获得持久的完全缓解,目前尚无方案疗效超越 BEP,但还需要更有效的治疗。

化疗后手术 化疗后切除残余病灶也是推荐的治疗。如果初始组织学是非精原细胞瘤、肿瘤标志物水平正常,应该切除所有的残留病灶。一般来说,腹膜后有残留病灶须行改良的双侧 RPLND。对于纵隔、肺和颈部淋巴结残留病灶则很少行开胸术和颈部淋巴结清扫术。手术后生殖相关肿瘤(精原细胞瘤、胚胎性癌、卵巢内胚窦瘤或绒毛膜癌)约占 15%、成熟畸胎瘤占 40%、坏死组织占 45%。残余纵隔肿瘤最常见畸胎瘤或生殖相关肿瘤,如果残留的是坏死组织或者成熟畸胎瘤,就不需要进一步的化疗了。如果生殖肿瘤没有完全切除,还需要 2 个周期以上的化疗。

表 43-1 进展期精原细胞瘤的 IGCCCG 风险评估

风险	非精原细胞瘤	精原细胞瘤
良预后	性腺或腹膜后原发 无肺外内脏转移 AFP<1000ng/ml Beta-hCG<5000ml LDH<1.5 倍上限或正常(ULN)	任何原发部位 无肺外内脏转移 任何水平 LDH 和 hCG
中预后	性腺或腹膜后原发 无肺外内脏转移 AFP 1000～10 000ng/ml Beta-hCG 5000～50 000mU/ml LDH (1.5～10)×ULN	任何原发部位 存在肺外内脏转移 任何水平 LDH 和 hCG
差预后	纵隔原发 存在肺外内脏转移 AFP ≥10 000ng/ml Beta-hCG >50 000mU/ml LDH>10×ULN	无患者定义为差预后

AFP. α 甲胎蛋白；hCG. 人绒毛膜促性腺素；IGCCCG. 国际精原细胞共识分类专家组；LDH. 乳酸脱氢酶

如果初始组织学是纯精原细胞瘤，化疗后很少会残留成熟畸胎瘤，最常见的残留物是坏死组织。对于腹膜后残留病灶，由于化疗后广泛纤维化，很难行完全的 RPLND。如果 CT 影像上没有异常，推荐观察。PET 上的阳性发现提示可能存在残留精原细胞瘤，需要手术切除或活检。

解救化疗 对于进展期睾丸癌，一线化疗后20%～30%不能获得持续完全缓解。二线化疗采用长春碱、异环磷酰胺和顺铂（VeIP 方案）将会治愈约25%的患者。用紫杉类替代长春碱有效率会更高。如果患者是睾丸原发肿瘤，一线含顺铂化疗后获得了完全缓解，即使复发也更易获得长期完全缓解。相反，如果患者初始是原发纵隔的非精原细胞瘤，既往治疗也没有获得完全缓解，那标准剂量的解救治疗就很难获益。对这种患者的治疗包括剂量强度治疗、试验性治疗和手术切除。

化疗包括剂量密集型、高剂量卡铂（≥1500mg/m^2）联合足叶乙苷（≥1200mg/m^2），加或不加环磷酰胺，并用外周血干细胞支持，在含异环磷酰胺的解救化疗进展后，仍可有 25%～40%的患者获得完全缓解。约 50%获得完全缓解的患者疗效可持久。高剂量化疗是这类患者的标准治疗，可推荐用于所有复发或难治性患者。紫杉对既往治疗过的患者也有效，在高剂量联合化疗中应用也有效。

性腺外生殖细胞肿瘤和不明组织起源的中线癌

性腺外生殖细胞肿瘤的预后和治疗取决于肿瘤起源部位和组织学类型。所有诊断为性腺外生殖细胞肿瘤的患者应行睾丸超声检查。几乎所有腹膜后和纵隔精原细胞瘤患者接受 BEP 或 EP 化疗后可获得持久的完全缓解。原发腹膜后非精原细胞型肿瘤患者的临床特征与原发睾丸起源的类似，仔细评估后约会在 2/3 的患者中发现原发睾丸精原细胞肿瘤的证据。相比之下，原发纵隔非精原细胞型睾丸肿瘤的预后较差，仅 1/3 的患者可通过标准治疗治愈（4 个周期 BEP），因此可以考虑参加临床研究以获得尽可能高的疗效。另外，纵隔非精原细胞瘤常伴有血液学异常，包括急性髓性白血病、骨髓增生异常综合征和与化疗无关的血小板增多症。血液学异常可导致治疗难治性。任何原发部位的非精原细胞瘤可能转化为其他恶性组织学类型，如胚胎性横纹肌肉瘤或腺癌，这一过程被称为恶性转化。在转化细胞中可看到 i(12p)，表明睾丸肿瘤的克隆起源。

有报道描述还有不明组织起源的低分化肿瘤，分布于中线，不分泌 AFP 或 hCG。很少一部分患者（10%～20%）可通过标准含铂化疗方案治愈。约25%（铂类敏感）的这类肿瘤表达 i(12p)，表明其还是起源于原始生殖细胞。这类肿瘤应用铂类联合化疗会有效，并能获得长期生存。这些肿瘤大多为异源性，甚至可以表现为神经上皮肿瘤和淋巴瘤。

生育力

不育是睾丸肿瘤治疗后的主要严重不良后果。不育也可能先前就有或已经受损。对于睾丸肿瘤，在确诊时至少有5%的患者会伴有无精症或少精症。RPLND还可造成射精失调，含铂化疗方案会损伤生殖细胞。保留神经的手术通过保留腹膜后交感神经来降低逆行射精的发生率。尽管一些患者在化疗后精子功能可能恢复，但由于生育受损的风险太高，还是建议患者化疗前进行精液分析并进行精子低温贮藏。

（薛　妍　译）

第 44 章

Chapter 44

妇科恶性肿瘤

Michael V. Seiden

卵巢癌

发病率和病理学

卵巢癌在美国和其他国家组织进行有效的宫颈癌筛查后成为妇科最致命的恶性肿瘤。2010 年，美国 21 880 例患者中有 13 850 例患者被报道死于卵巢癌。卵巢是一个复杂的不断变化的器官。在 11～50 岁时开始卵泡的成熟、排卵及周期性类固醇激素的产生。这些在卵巢内复杂的与生物功能相联系的细胞，都有癌变的潜能。到目前为止最常见和最致命的卵巢肿瘤发生在卵巢上皮，其可在卵巢表面或表层下，称为皮质囊肿。健康的卵巢上皮最为一个简单的上皮细胞，但随着肿瘤的转换，经过化生变成 Müllerian 上皮。Müllerian 上皮有多种亚型，在不同的患者变成不同的肿瘤类型。上皮性肿瘤是最常见的卵巢肿瘤，分为良性(50%)、恶性(33%)或者交界性(16%)。年龄是肿瘤的影响因素之一，年轻女性更多的是良性肿瘤。最常见的卵巢恶性肿瘤是卵巢浆液性肿瘤(50%)；黏液性肿瘤(25%)，子宫内膜样(15%)、透明细胞型(5%)和移行细胞型或 Brenner 瘤(1%)在卵巢上皮肿瘤中比例较小。相反，性索间质肿瘤来源于产生类固醇类激素的细胞，根据激素的类型和数量，具有不同的亚型和临床表现。来源于生殖细胞的肿瘤与男性睾丸肿瘤在生物学和临床表现上有很大的相似性(详见第 43 章)。

卵巢的肿瘤也可能来源于乳腺、结肠、胃和胰腺的转移。胃癌转移到卵巢发生的恶性肿瘤成为库肯勃瘤。

卵巢上皮癌

流行病学

女性一生患卵巢的风险约为 1/72(1.6%)，主要是卵巢上皮性肿瘤。卵巢上皮性肿瘤在女性的各个年龄阶段从 20 多岁到 90 多岁都可发生，但在 60 岁时达到高峰。已知的可增加卵巢癌发病概率的危险因素包括流行病学、环境和遗传等因素，如未产妇、应用于会阴部的滑石产品、肥胖和使用激素替代疗法。预防措施包括口服避孕药的使用、经产妇和母乳喂养。这些因素被认为通过抑制排卵、可能减少卵巢炎症、修复卵巢皮质相关与排卵，可能抑制促性腺激素有关。其他的保护因素如输卵管结扎，被认为保护卵巢上皮(或者远端输卵管)的致癌物质从阴道迁徙到卵巢表面上皮(见后面讨论)。

遗传危险因素

各种遗传因素极大增加了女性患卵巢癌的风险。约 10%的女性卵巢癌患者体内有 2 种 DNA 修复基因突变：BRCA1(染色体 17q12-21)或者 BRCA2(染色体 13q12-13)。个体等位基因的遗传突变发生乳腺癌和卵巢癌的概率很大。大部分女性有家族史，多有多个乳腺癌或者卵巢癌患者，即使为男性家族成员也可通过隔代遗传这些基因。这些女性最常见的恶性肿瘤是乳腺癌，携带 BRCA1 突变的 40～50 岁女性，其一生患卵巢癌的风险为 30%～50%。卵巢癌 BRCA2 突变较低，突变者 20%～40%的发生恶性肿瘤，发病年龄通常在 50～60 岁。BRCA2 突变的女性也可增加患胰腺癌的风险。对于这些人群，现有的筛查手段包括肿瘤标志物 CA125、超声，对于早期筛查和治愈是不够的。对于这些基因突变的女性建议在完成生育后，最好在 35～40 岁之前行预防性卵巢和输卵管切除术。早期预防性卵巢切除术也可使女性乳腺癌的患病风险降低约 50%。

卵巢癌是患Ⅱ型林奇综合征妇女常伴发的恶性肿瘤之一(还有结直肠癌和子宫内膜癌)，Ⅱ型林奇综合征由 DNA 错配修复基因突变所致(MSH2、MLH1、MLH6、PMS1、PMS2)。卵巢癌可能出现在

50 岁以下的林奇综合征患者。

临床表现

卵巢肿瘤通常无痛，除非发生扭转。相应症状通常由肿瘤压迫或转移局部器官所致。在盆腔的卵巢肿瘤通常可引起盆腔不适、腹胀，也可能改变女性的泌尿系或肠道结构。不幸的是，这些症状通常被患者或者她的医疗团队忽视。有些相当高级别的肿瘤在早期就发生转移。与其他上皮性恶性肿瘤不同，这些肿瘤可以脱落种植于整个腹腔进而引起腹腔内肿瘤的相关症状。最常见的症状包括数月逐渐加重的胃灼烧、恶心、早饱、消化不良、便秘和腹痛。由于腹水的积聚导致快速增长的腹围，通常提醒患者和她的医生可能并发胃肠道症状与严重的病理变化。影像学检查通常可显示腹部复杂的结构和腹水。实验室检查可见 CA125 明显升高，通常与黏蛋白(Muc-16)联系在一起，但在卵巢癌中不具有特异性。血行转移和淋巴结转移通常没有典型的表现。卵巢癌分为 4 期。Ⅰ期肿瘤局限于卵巢，Ⅱ期肿瘤局限于盆腔，Ⅲ期肿瘤局限于腹腔(表 44-1)。前 3 期通常可细分，最常见的是肿瘤种植于腹腔内ⅢC 期。约 70%的患者处于ⅢC 期。Ⅳ期包括远处转移(肝、肺、脾)或者腹壁或胸膜转移。约 30%的非ⅢC 期患者均匀分布于其他阶段。

表 44-1　妇科恶性肿瘤的分期和生存

分期	卵巢癌	5 年生存率(%)	子宫内膜癌	5 年生存率(%)	宫颈癌	5 年生存率(%)
0	—		—		原位癌	100
Ⅰ	局限于卵巢	90～95	局限于宫体	89	局限于宫颈	85
Ⅱ	局限于盆腔	70～80	包括子宫和宫颈	73	浸润超过子宫，但未达盆壁	65
Ⅲ	腹腔内转移	20～50	子宫以外，但没有达到真骨盆	52	扩展到盆壁或侵犯阴道下 1/3 或压迫致肾盂积水	35
Ⅳ	远处转移	1～5	延伸到真骨盆或涉及膀胱或直肠	17	超出真骨盆，或侵犯膀胱或直肠黏膜	7

筛查

卵巢癌在美国是女性排列第 5 位的恶性肿瘤。在早期是可以治愈的，但在晚期很少能治愈，所以筛查是非常关键的。卵巢通过影像学检查非常容易识别，特别是经阴道超声检查。早期肿瘤通常产生一些通过血液可以检测到的如 CA125 和 HE-4 蛋白。然而，中年女性卵巢癌的发病率比较低。在 50～60 岁接近 1∶2000 的患者没有症状或者未被发现。因此有效的筛查技术必须敏感，但更重要和具体的是减少假阳性率。甚至一个特异性为 98%和敏感性为 50%的筛查试验其阳性预测值仅为 1%。卵巢癌筛查不推荐以外的临床试验。

治疗　卵巢癌

在女性的卵巢占位性病变中，根据肿瘤是良性或恶性，来确定主要诊断和治疗策略。如果是恶性肿瘤，肿瘤是否原发于卵巢或者是转移性病变。卵巢转移性病变可以来源于结肠、阑尾、胃(库肯勃瘤)和乳腺。通常，如果病理示原发性卵巢恶性肿瘤，行单侧输卵管卵巢切除术，包括子宫切除术，切除剩余输卵管和卵巢、网膜切除术、腹腔淋巴结活检。行这种广泛性的外科手术，是因为约 30%的肿瘤在肉眼可见时已发生腹腔和(或)周围淋巴结转移。

如果有足够的证据，可以尝试最大限度行肿瘤细胞减灭术包括涉及部分肠切除、脾切除术和某些情况下更广泛的上腹部手术。肉眼所见转移性卵巢癌与有病变残留的卵巢癌其预后不良。切除后无肉眼可见病灶残存患者的中位生存期为 39 个月，有残存病灶患者的中位生存期为 17 个月。一旦肿瘤行手术切除后，患者要接受包括铂类，通常与紫杉烷联合的治疗。对于这种治疗是采取静脉注射或者通过导管直接进入腹腔的方法还有一些争议。3 个随机研究表明腹腔内治疗可以改善生存率，但由于受技术手段和药物毒性的限制，这种方法还没有被广泛接受。另一种方法是将铂类联合紫杉烷类药物化疗几个周期(新辅助化疗)，随后进行手术可以更有效的减少肿瘤残存，化疗后手术治疗可使生存率提高。

经过减瘤手术和以铂类为基础化疗[通常卡铂

剂量为曲线下面积 AUC 7.5 加上紫杉醇 175mg/(m^2·3h)输注每周期],70%的女性有较高的肿瘤反应率,通过 CT、体格检查和 CA125 检查,40%～50%的女性可以完全缓解。不幸的是,只有 50%的患者可以通过治疗达到缓解。在完成治疗后达完全缓解的患者在 1～4 年有 50%的患者疾病复发。CA125 水平升高通常是复发的迹象。然而,对于长期生存的干预数据不清楚。复发病例通过有效的多种化疗药物并不能达到治愈。最终,这些患者发展成化疗耐药时,表现为顽固性腹水、肠蠕动减慢,以及由于肿瘤侵犯肠道形成梗阻或假性梗阻是常见的。缓解肠梗阻的局部手术、缓解压迫或疼痛的局部放疗,或者姑息化疗可能是有益的。吉西他滨、拓扑替康、多柔比星脂质体和贝伐单抗可能有 15%的反应率。约 20%的卵巢癌 HER-2 表达阳性,在这些患者中使用曲妥珠单抗可能有一定作用。

5 年生存率与疾病分期:Ⅰ期,90%～95%;Ⅱ期 70%～80%;Ⅲ期 20%～50%;Ⅳ期 1%～5%(表 44-1)。预后也受组织学分级影响:分化良好的肿瘤 5 年生存率 88%;中度分化肿瘤为 58%;低分化肿瘤为 27%。组织学类型对预后没有影响。低度恶性肿瘤患者通过手术、化疗和放疗没有明显提高生存率。

卵巢性索间质瘤

流行病学、表现和发病诱因

在美国每年约有 7%的卵巢癌为性索间质瘤,预计每年新增 1800 例病例。卵巢性索间质瘤通常出现在 50～60 岁女性,但也可发生在特殊人群,包括儿童。这些肿瘤来源于卵巢间质细胞,包括分泌类固醇的细胞和成纤维细胞。这些肿瘤像一些实体性肿瘤一样具有低度恶性的潜能和表现。有 3 个共同的临床表现:卵巢囊肿蒂扭转引起的剧烈腹痛、肿瘤内出血或破裂,产生激素所引起的相应症状。

最常见的分泌激素的肿瘤包括卵泡膜细胞瘤、颗粒细胞瘤、幼年型颗粒细胞瘤。这些产生雌激素的肿瘤通常表现为乳腺增生及儿童性早熟;绝经前女性,可表现为月经过多、月经过少或闭经;或者在老年女性表现绝经后出血。在有些女性,可能同时伴发与雌激素相关的恶性肿瘤如子宫内膜癌或乳腺癌。另外,子宫内膜癌可以作为展示和评价恶性肿瘤随后识别的卵巢肿瘤,被证明是一个神秘的颗粒细胞瘤。间质细胞肿瘤经常出现多毛症、女性男性化和由于睾酮、雄烯二酮或 17-酮类固醇升高引起的库欣综合征。激素惰性肿瘤包括纤维瘤,表现为与之相关的腹水、偶尔也有胸腔积液,被称为梅格综合征。还有一种称为间质瘤的肿瘤,与多种遗传疾病相关。这些肿瘤包括幼年型颗粒细胞瘤、伴有 Ollier's 疾病(多发性内生软骨瘤病)或者 Maffucci's 综合征的支持睾丸间质肿瘤、伴 Peutz-Jeghers 综合征的卵巢性索肿瘤、伴有 Gorlin 疾病的纤维瘤。

治疗　性索间质瘤

性索间质瘤治疗的主要措施是手术切除。大多数女性的肿瘤局限于卵巢。一小部分女性患者表现为转移性病变或肿瘤切除术后肿瘤复发,她们的生存期还是比较长,有的可超过 10 年。因为这些肿瘤生长缓慢,相对于化疗抵抗的患者,转移性病变通常以腹膜为基础(与卵巢上皮癌一样)。对于转移或复发性疾病行手术治疗延长生存期缺乏权威数据支持,但有数据表明在有些情况下切除复发病灶可生存几年甚至几十年。此外,很多以腹膜为基础的转移有出血倾向,有时可以发生严重并发症。化疗的效果有限,通常对于上皮性或生殖细胞肿瘤(GSTs)治疗患者倾向于接受化疗。这些肿瘤经常产生大量的米勒抑制物(MIS)、抑制素和支持睾丸肿瘤产生甲胎蛋白(AFP)。这些血清蛋白可作为女性肿瘤标志物来监测,升高提示肿瘤复发,降低提示肿瘤得到改善。

卵巢生殖细胞肿瘤

卵巢生殖细胞肿瘤与睾丸相对应,是生殖细胞肿瘤。这些干细胞可以分化成不同的组织学类型,因此生殖细胞肿瘤包括各种肿瘤类型,包括良性畸胎瘤和多种恶性肿瘤,如未成熟畸胎瘤、无性细胞瘤、卵黄囊恶性肿瘤和绒毛膜癌。良性畸胎瘤(或皮样囊肿)是最常见的卵巢生殖细胞肿瘤,常见于年轻女性。这些肿瘤包括来自 3 个胚层组织各种物质。在老年女性,这些肿瘤可以发生恶性,最常见的是鳞状细胞癌。恶性的生殖细胞肿瘤包括无性细胞瘤、卵黄囊瘤、未成熟畸胎瘤和绒毛膜癌。这些肿瘤还没有已知的基因异常。无性细胞瘤的 c-Kit 致癌基因突变(见胃肠间质肿瘤 GISTs),而睾丸恶性肿瘤生殖细胞肿瘤突变位于 12 号染色体。另外,卵巢无性细胞瘤与卵巢发育不全相关。无性细胞瘤基因型 XY 性腺的识别很重要。由于性腺母细胞瘤风险需要强调识别和移除对侧性腺。

表现

生殖细胞肿瘤可以发生于任何年龄，但更倾向于十几到二十几岁女性。通常这些肿瘤为巨大的卵巢肿瘤，表现为下腹部或盆腔的包块。与性索间质瘤相似，也可发生因扭转或出血导致的急腹症。当肿瘤发生在年轻女性时，这些肿瘤产生高水平的人绒毛膜促性腺激素（hCG）会导致性早熟。与卵巢上皮癌不同，这些肿瘤有很高的淋巴结和血行转移倾向。睾丸肿瘤往往产生 AFP（卵黄囊瘤）或 hCG（绒毛膜癌及一些无性细胞瘤），可作为可靠的肿瘤标志物来监测。

治疗　生殖细胞肿瘤

间质瘤通常出现在育龄妇女，双侧均出现肿瘤不常见（除了无性细胞瘤，10%～15%），典型的治疗是单侧卵巢切除术或输卵管卵巢切除术。腹腔淋巴结和主动脉旁淋巴结转移可能影响治疗方案的选择。所以必须仔细检查这些淋巴结，如果增大，若可能应切除。女性的间质瘤通常行博来霉素、依托博苷和顺铂（BEP 方案）化疗。大多数女性即使进展期病变，治愈也是有可能的。没有行辅助治疗的Ⅰ期患者行密切随访是合理的，如果患者有足够的信心和卫生保健团队，应行强制性和仔细的随访。在肿瘤复发时行化疗时有可能有疗效的。

卵巢的无性细胞瘤对应于睾丸的精原细胞瘤。早期患者 5 年生存率可达 100%，Ⅲ期患者可达 61%。尽管肿瘤对放疗的敏感性高，但放疗可导致许多患者不孕。BEP 方案化疗有效性高并且不会导致不孕。BEP 方案治疗后行手术完整切除，2 年无病生存率可达 95%。这种化疗方案是无性细胞瘤的治疗首选。

输卵管癌

输卵管通过带有皱褶的伞端把从卵巢获取的卵泡输送到子宫。输卵管恶性肿瘤通常与卵巢恶性肿瘤的组织学类型相同，最常见的是浆液性上皮恶性肿瘤。之前的学习中，这些恶性肿瘤是罕见的，但仔细的组织学检查表明，许多卵巢恶性肿瘤可能出现在远端输卵管的伞端。有数据支持这些女性携带 BRCA1 或 BRCA2 体细胞突变的理论。这些女性通常表现为附件包块，与卵巢癌类似，这些肿瘤在早期就可以发生腹腔内播散，治疗上同卵巢癌类似，选择铂类和紫杉类（表 44-1）。

宫颈癌

全球现状

宫颈癌是世界女性第二大常见和致命的恶性肿瘤，主要病因是感染高致病性的人乳头状瘤病毒（HPV），而许多国家宫颈巴氏涂片检查尚未广泛开展。全球有近 500 000 例宫颈癌患者，预计每年约 240 000 人死亡。宫颈癌主要高发于中南美洲、加勒比海和非洲南部及东部。非洲患者的死亡率更高。在美国，12 200 例被诊断为宫颈癌的女性，4210 例死亡。在发达国家通过聚合酶链式反应（PCR）技术和其他分子生物学技术筛查 HPV。现在迫切需要门槛较低的技术来识别和治疗高危但可治愈的宫颈肿瘤患者。有效、经济、可接受的针对高危 HPV 疫苗一般接种结婚之前的男女。

HPV 感染和预防疫苗

HPV 是大多数女性浸润性宫颈癌的主要致病因子。这种双螺旋的 DNA 病毒感染宫颈上皮的交界区。现在已知 HPV 有 60 多种类型，约 20 种类型可以导致宫颈异型增生和癌变。HPV16、HPV18 是最常见的致病类型，美国 FDA 批准疫苗用于这两种病毒类型。大多数性欲强的成年人易感染 HPV。大多数女性对 HPV 没有特定的清除能力。HPV 的基因编码有 8kb，编码 7 个基因，最显著的是 E6、E7，他们分别与 RB 基因和 p53 基因联合在一起。高危型 HPV 的 E6、E7 编码基因分子可以有效地抑制监管正常细胞周期的功能蛋白，导致宫颈上皮细胞的部分转化。少数女性不能把 HPV 感染整合到宿主基因组。这些女性在可能短的时间内但通常是几年发展成高级别的异型增生。从异型增生到癌变可能超过十年的时间，并且需要其他感染和永生上皮的参与。

危险因素包括多个性伴侣、初次性生活早和性病史。吸烟是一个因素。大量吸烟是 HPV 感染异型增生的一个高危因素。HIV 感染，特别是 $CD4^+$ T 细胞计数减低，在短潜伏期感染和侵入性疾病时有很高的患高级别的异型增生的概率。

目前批准的疫苗包括后期重组的蛋白、HPV-16 和 18 的 L1、L2。在性生活开始之前女性接种疫苗可以显著降低 HPV-16 和 HPV-18 的感染和之后的异型增生。还有部分类型的 HPV，虽然接种疫苗的女性仍有感染 HPV 的风险，需要行标准的巴氏涂片筛查。尽管没有随机试验数据表明巴氏涂片的作用，在发达国家采用巴氏涂片技术大规模筛查显示可以显著降低宫颈癌的发病率和死亡率，提供了强有效的证据。通过 PCR 技术或其他分子技术检测 HPV，既增加了宫颈病变检测的敏感性，而且费用也不高。通过标识显示许多感染的女性患者不需要特殊的医学干预。

临床表现

大多数宫颈癌是与 HPV 相关的鳞状细胞癌。腺癌也与 HPV 有关，出现在宫颈管内，通常行宫颈巴氏涂片筛查不宜被识别，因此常会漏诊。还有各种罕见的肿瘤也被报道，包括非典型上皮肿瘤、类癌、小细胞癌、肉瘤和淋巴瘤。

宫颈涂片检查主要是检查没有症状的宫颈鳞状上皮内的异型增生。浸润性癌通常有症状或体征，包括性交后出血或月经间期出血或月经过多。异味或白带异常也经常被发现。出现骨盆或骶骨疼痛表明肿瘤扩展到盆腔神经丛或盆腔淋巴结，意味着晚期病变。同样，输尿管肾盂积水或深静脉血栓形成导致腰痛提示广泛的淋巴结转移或肿瘤直接扩展到盆腔侧壁。最常见的是体检发现宫颈肿瘤。

治疗　宫颈癌

扫描可以部分明确宫颈癌的临床分期，而且在制定治疗计划时有用。CT 检查可以检查盆腔内的肾盂积水情况，但不能准确评估其他盆腔结构。磁共振成像(MRI)检查可以更准确评估病变的侵犯程度及宫旁软组织浸润和中央骨盆支持子宫的主韧带。正电子发射断层扫描(PET)在评估骨盆和淋巴结(盆腔、主动脉旁和斜角肌)病变可能是最准确的。这个技术在预后评估比 CT、MRI 或淋巴管造影术可能准确，特别是在主动脉旁区域。

Ⅰ期宫颈癌病变局限于宫颈；Ⅱ期肿瘤延伸到上阴道或宫旁组织（图 44-1）；Ⅲ期肿瘤扩展到阴道下段或盆壁；而Ⅳ期肿瘤侵犯膀胱、直肠或超出真骨盆。分期早的Ⅰ期宫颈癌可以通过各种外科手术治疗。在年轻女性如果希望保留生育能力，广泛性子宫颈切除术切除宫颈，随后行阴道上端与子宫体相吻合。局限于宫颈的较大的肿瘤可以采取外科手术或放疗联合以铂类为基础的化疗有很高的治愈机会。侵犯到阴道或扩展到宫旁软组织或盆腔侧壁的巨大肿瘤可以行化疗和放疗的联合治疗。复发或转移性病变的治疗效果不尽如人意，归因于这些肿瘤对现有的化疗和生物制剂相对抵抗。

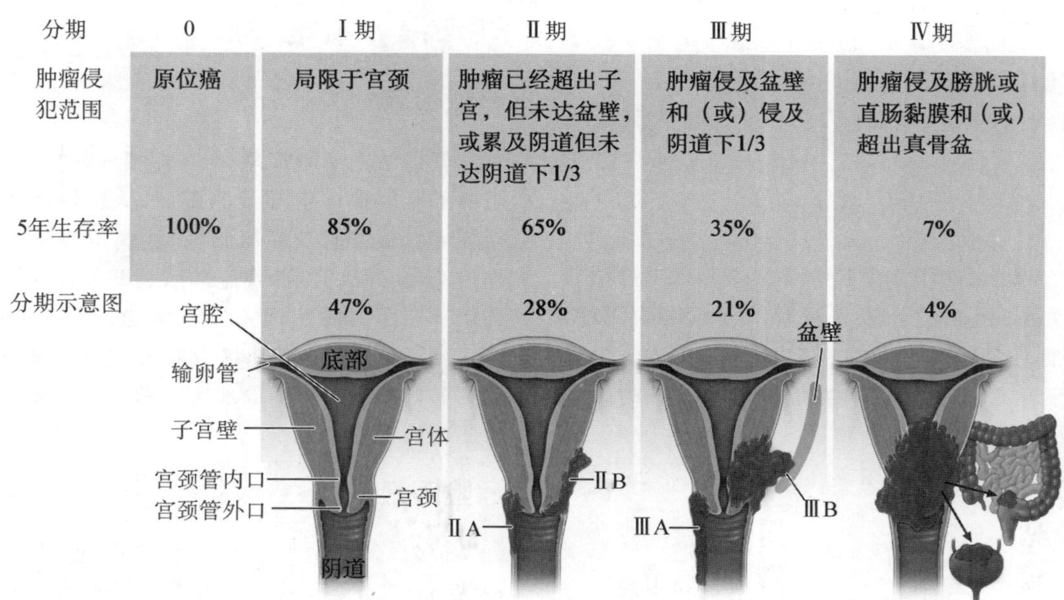

图 44-1　解剖显示宫颈癌的分期定义位置、肿瘤程度、5 年生存率

宫体癌

流行病学

宫体癌可以有不同的类型。大多数肿瘤起源于子宫内膜腺体，为子宫内膜腺癌。平滑肌瘤也很常见，大多数是良性肿瘤（子宫平滑肌瘤），一小部分为肉瘤。在美国子宫内膜癌是妇科最常见的恶性肿瘤。在2010年，美国有43 470例女性被诊断为子宫内膜癌，7950例女性死于该病。肿瘤的发展是多阶段的，雌激素在子宫内膜腺癌细胞的增殖过程中起着重要作用。过度暴露于雌激素这个危险因素，随后就发展成子宫内膜癌。相比之下黄体酮可保护和促使腺体成熟。因此，女性雌激素表达高或暴露于雌激素，特别是没有孕酮拮抗，都是子宫内膜癌的高危因素。肥胖、用雌激素治疗的患者或产生雌激素的肿瘤（如卵巢颗粒细胞瘤）的女性，患子宫内膜癌的风险更高。此外，用三苯氧胺拮抗乳房的雌激素，但雌激素可影响子宫上皮细胞，可增加子宫内膜癌的风险。抑癌基因的缺失或错配可能是二次致癌事件。透明细胞和子宫乳头状浆液性肿瘤是子宫内膜癌的不常见的分子事件。

一系列的DNA错配修复基因的突变和林奇综合征，也称遗传性非息肉性大肠癌（HNPCC）可增加子宫内膜癌的风险。这些患者的生殖细胞系的MSH2、MLH1及极少数PMS1和PMS2发生突变。携带这些突变基因的患者通常有癌症家族史，并且患结肠癌的风险会增加，也可增加患卵巢癌和其他肿瘤的风险。患有HNPCC的女性每年有4%患子宫内膜癌的风险，比未患HNPCC的女性风险高200倍。

病理学

75%～80%的子宫内膜癌是腺癌。患者的预后取决于分期、组织学分级和浸润子宫肌层的深度。约10%的患者肿瘤有鳞状细胞分化。肿瘤分化良好称为腺癌，低分化称为腺鳞癌。不太常见的组织学类型包括黏液癌（5%）和乳头状浆液性肿瘤（＜10%），行为学上像卵巢癌。

临床表现

大多数子宫癌出现由脱落的子宫内膜引起的绝经后阴道出血。绝经前女性经常出现月经间期不典型的出血。这些症状通常提示女性应该注意个人卫生保健。大多数早期肿瘤通常局限于子宫体。通过子宫内膜活检进行诊断。上皮肿瘤可能蔓延到盆腔或主动脉旁淋巴结。随着病变进展之后可能出现肺转移，但在早期表现非常罕见。浆液性肿瘤往往有更多像卵巢癌的网膜转移，有时有腹水。有些子宫肉瘤表现为盆腔疼痛。肉瘤的淋巴结转移不常见，更可能表现为腹部病变和肺转移。

治疗 宫体癌

大多数子宫内膜癌病变局限于子宫（75%是Ⅰ期，表44-1），治疗通常需要行包括卵巢和输卵管在内的子宫切除术。淋巴结切除不能改善预后，但可以提供预后的信息。13%的患者出现包括淋巴结在内的Ⅲ期病变。肿瘤的分级和浸润深度是早期肿瘤的两个关键预后因素。低级别和（或）微小浸润肿瘤通常行手术治疗。高级别肿瘤或肿瘤浸润（IB期，13%）是盆腔复发或阴道口复发的高危因素，通常可行经阴道穹窿近距离放疗。

局部转移或系统转移性病变（3%的患者）可以使用黄体酮治疗低度恶性肿瘤。低分化肿瘤通常对激素抵抗，因此需要接受化疗。辅助化疗的作用正在进行研究。转移性病变的化疗是姑息性治疗。

宫体癌5年生存率分别为Ⅰ期89%，Ⅱ期73%，Ⅲ期52%，Ⅳ期17%（表44-1）。

妊娠滋养细胞肿瘤

全球现状

妊娠滋养细胞疾病是一系列与妊娠相关的，由滋养细胞异常增生导致的疾病，从良性葡萄胎到绒毛膜癌。最常见于葡萄胎妊娠，偶尔也见于正常妊娠后。最常见的滋养细胞肿瘤是部分性和完全性葡萄胎。在西方发达国家发病率约为1∶1500。全球发病率不一，东南亚地区葡萄胎妊娠发病率更高。葡萄胎妊娠发病率高的地区通常与低胡萝卜素和动物脂肪的饮食相关。

危险因素

持久的胎盘组织残留可致滋养细胞肿瘤。他们最常出现在子宫，但也可出现在其他部位如异位妊娠的输卵管。危险因素包括恶劣的饮食和环境因素及极端的生育年龄，女性妊娠未满16岁或超过50

岁发病率特别高。在老年女性中，葡萄胎妊娠的发病率可能高达 1/3，可能由于老化的卵子受精增加了风险。大多数滋养层的肿瘤与完全性葡萄胎有关，二倍体肿瘤的所有遗传物质由父亲提供(称为父母二体性)。认为是由一个单一的受精卵发生，随后发生 DNA 复制。滋养层的扩增在绒毛的间质发生。如果妊娠的第 12 周，间质内液体逐渐积累，可导致“水肿化”。完全性葡萄胎中胎儿没有发育。

不完全性葡萄胎出现在由两个精子组成的受精卵，因此在这些三倍体肿瘤中有 2/3 的遗传物质由父亲提供。水肿变化不很明显的。自然流产在胎儿发育的妊娠前 3 个月和妊娠中期比较常见。实验室检查包括 hCG 和 AFP 的升高。部分性葡萄胎之后发生持续性滋养层疾病约为 5%。完全性和部分性葡萄胎可以无侵袭性或有侵袭性。完全性葡萄胎发生子宫肌层浸润不超过 1/6，部分性葡萄胎发生子宫肌层浸润较少。

侵袭性滋养细胞疾病及临床表现

得益于家用早孕试剂盒对妊娠的早期监测，以及早期使用多普勒超声检查早期胚胎和宫腔内情况，这些年发达国家的妊娠葡萄胎临床表现在不断变化。目前这些国家滋养细胞疾病最主要的临床表现为早孕反应，包括恶心、闭经、乳房胀痛。大多数早期完全性和部分性葡萄胎的女性，通过清宫后可完全缓解，术后需监测 hCG 水平变化。这些女性不需要化疗。患者在滋养性病变排空后发生 hCG 持续性高水平或 hCG 持续性升高时需要治疗。大多数研究发现，15%～25%的女性在葡萄胎排空后需要治疗。

缺乏产前护理的女性，常有威胁生命的症状包括先兆子痫或者甚至子痫发生。甲状腺功能亢进也可看到。巨大的葡萄胎排空后可能发生危及生命的并发症包括子宫穿孔、大出血、高输出性心力衰竭和急性呼吸窘迫综合征。

hCG 升高或影像学证实转移或持续性局部病变者，通过分类算法可以评估患者处于低、中、高风险，进而需要行多少疗程的化疗。一般来说，非肺转移的其他广泛转移、高水平的 hCG、正常足月妊娠前期均被认为是高危因素，通常需要多种药物的化疗。

治疗　侵袭性滋养层疾病

虽然手术对于孤立的子宫病变(尤其是完成生育后)可以发挥重要作用或控制出血，对于葡萄胎排空后 hCG 持续升高的治疗通常是化疗。对于希望保留生育功能或转移性病变首选化疗作为治疗方法。通过检测 hCG 水平降低到检测水平以下提示化疗有效。甲氨蝶呤或放线菌素 D 单药治疗可使 90%的低风险患者治愈。高危患者(hCG 水平高、妊娠 4 个月或更大月份、脑或肝转移、甲氨蝶呤治疗失败)的治疗通常是多药联合化疗[如依托泊苷、甲氨蝶呤和放线菌素与环磷酰胺、长春新碱联合(EMA-CO)]，甚至用于更广泛转移性病变治疗。顺铂、博来霉素和依托泊苷或长春碱也是有效的治疗联合。高危患者的生存可超过 80%。并没有证据证明已治愈的女性再次妊娠增加胎儿和孕妇的并发症。

(白引苗　陈　衍　译)

第 45 章

Chapter 45

软组织肉瘤、骨肉瘤、骨转移癌

Shreyaskumar R. Patel　Robert S. Benjamin

肉瘤起源于骨和软组织等间叶组织，发生率低，在所有恶性肿瘤中所占比例不到1%。肉瘤常起源于中胚层，很少一部分起源于神经外胚层，与上皮起源的肿瘤在生物学行为上有很大区别。肉瘤可发生于各个年龄段，15 岁以下儿童占 15%，55 岁以后发生率约为 40%。肉瘤是儿童最常见的实体瘤，占儿童恶性肿瘤死亡原因的第 5 位。肉瘤主要分为两种，来源于骨的骨肉瘤和来源于软组织的软组织肉瘤。

软组织肉瘤

软组织包括肌肉、肌腱、脂肪、纤维组织、滑膜组织、血管和神经。约 60%的软组织肉瘤位于四肢，下肢发生率是上肢的 3 倍。30%位于躯干，其中腹膜后又占到躯干软组织肉瘤的 40%。剩余的 10%位于头颈部。

发病率

2010 年美国软组织肉瘤的新发病例为 11 000，调整年龄后年发生率约为 3/100 000，发病率在不同年龄阶段有所差别。整体人群中，软组织肉瘤占所有癌症的 0.7%，占儿童恶性肿瘤的 6.5%。

流行病学

软组织肉瘤很少由良性软组织肿瘤恶变形成，除外恶性周围神经鞘瘤(也称为神经纤维肉瘤、恶性许旺细胞瘤)，在多发性神经纤维瘤患者可由神经纤维瘤恶性转变而成。几种病因与软组织肉瘤的发病相关。

环境因素

外伤致病相对少见。但是肉瘤可以起源于既往手术、烧伤、骨折或异体移植的瘢痕组织。化学致癌物包括多环羟、石棉和二噁英。

医源性因素

既往接受过放疗的患者骨和软组织肉瘤的发生风险会增加，肿瘤常发生于放疗野，随着时间延长风险增加。

病毒

卡波肉瘤(KS)常见于 1 型 HIV 和经典卡波肉瘤患者，HIV 阴性患者的卡波肉瘤与人疱疹病毒(HHV)8 感染相关。其他肉瘤都与病毒感染无关。

免疫因素

先天或后天免疫缺陷，包括治疗相关的免疫抑制，都可以增加肉瘤的风险。

遗传相关疾病

Li-Fraumeni 综合征是一种家族性肿瘤相关综合征，主要特征是肿瘤抑癌基因 p53 的突变，导致软组织肉瘤和其他恶性肿瘤(如乳腺癌、骨肉瘤、脑瘤、白血病、肾上腺癌)的发生率增加(详见第 24 章)。多发性神经纤维瘤 1(NF-1，外周型，神经纤维瘤病)的特征表现是多发的神经纤维瘤和咖啡牛奶色素斑。神经纤维瘤偶尔会发生恶变，成为恶性外周神经鞘瘤。NF-1 基因位于 17 号染色体的着丝粒区域，编码神经纤维瘤蛋白。神经纤维瘤蛋白是一种抑癌蛋白，具有鸟嘌呤 5′-三磷酸(GTP)酶激活活性，可抑制 Ras 功能(详见第 46 章)。Rb-1 基因位于染色体 13q14，体系突变见于遗传性视网膜母细胞瘤，即使未发生视网膜母细胞瘤，还会发生骨肉瘤或软组织肉瘤。其他软组织肿瘤，包括硬纤维瘤、脂肪瘤、平滑肌瘤、成神经细胞瘤和副神经节瘤，也会有家族遗传倾向。

90%的滑膜肉瘤具有特征性染色体易位(X；18)(p11；q11)，使得 18 号染色体的核转录因子 SYT 和 X 上有两个断点，有第二个 X 断点(SSX2)易位患者的生存期要长于 SSX1 易位患者。

一些肉瘤会产生Ⅱ型胰岛素样生长因子(IGF),IGF 可发挥自分泌生长因子和促运动因子功能,促进肿瘤转移。IGF-Ⅱ可通过 IGF-Ⅰ受体刺激生长,但它对运动的调节因不同受体而异。如果肿瘤大量分泌 IGF-2,可发生低血糖(详见第 52 章)。

分类

依据向正常组织分化模式的不同,肉瘤可分为约 20 种。比如,横纹肌肉瘤具有骨骼肌纤维横纹特征,平滑肌肉瘤具有类似平滑肌的交错成束的梭形细胞,脂肪肉瘤具有脂肪细胞。当不能精确区分时,则命名为未分类肉瘤。所有的原发骨肉瘤可来自软组织(如骨外骨肉瘤)。恶性纤维组织细胞瘤(MFH)包含了许多既往被分为纤维肉瘤和其他肉瘤变异型的肉瘤,主要特征是细长型细胞(纤维细胞)和圆形细胞(组织细胞)混合在一起,排列成轮辐状,常有巨细胞和多形性区域。相当一部分患者的免疫组化特征是肌细胞分化,大多数现在已定义为低分化平滑肌肉瘤。另外,"未分化多形性肉瘤"和"黏液纤维肉瘤"替代了 MFH 和黏液状 MFH 的概念。

从治疗角度来看,大多数软组织肉瘤的治疗方法没有明显差别。但是,一些特殊性肿瘤也有不同特征,比如,脂肪肉瘤具有一系列特征,多形性脂肪肉瘤和去分化脂肪肉瘤的生物学行为类似于高级别肉瘤;相反,分化良好的脂肪肉瘤(不典型脂肪瘤样肿瘤)不具转移潜能;黏液状脂肪肉瘤很少发生转移,但是一旦转移,转移的部位也很特异,如腹膜后、纵隔和皮下组织。横纹肌肉瘤、尤文肉瘤和其他小细胞肉瘤更具侵袭性,对化疗的疗效也较其他软组织肉瘤要好。

胃肠道间质细胞瘤(GISTs)既往被分到胃肠道平滑肌肉瘤中,现在已经明确其与软组织肉瘤实质不同。GIST 起源于控制胃肠道蠕动的 Cajal 间质细胞,大多数恶性 GISTs 具有 c-kit 基因的激活突变,导致配体非依赖的磷酸化和 KIT 受体酪氨酸激酶活化,最终促进肿瘤发生。

诊断

最常见的临床表现是无症状肿块,当神经肌肉受压或牵引后可引起相应症状。临床上,对于所有新发、持续性生长的肿块应行活检,活检可以是空芯针或小块切除。除滑膜肉瘤和上皮样肉瘤外,软组织肉瘤的淋巴结转移率约为 5%。透明细胞肉瘤(软组织黑色素瘤)、血管肉瘤和横纹肌肉瘤的淋巴结转移率较高,约为 17%。肺也是肉瘤最常见的转移部位,GIST 除外,GIST 最常转移到肝。黏液状脂肪肉瘤易转移到脂肪组织,透明细胞肉瘤易转移到骨。除腺泡状软组织肉瘤外,肉瘤较少发生中枢神经系统转移。

放射学评估

四肢和头颈部肉瘤可用 X 线片和磁共振评价,胸部、腹部和腹膜后肉瘤可用 CT 评价,胸部 X 线和 CT 对于判断肺转移非常重要。根据症状、体征和组织学也可应用其他影像学手段。

分期和预后

组织学分级、与筋膜的关系、原发肿瘤大小是最重要的预后指标。美国癌症联合会(AJCC)分期系统见表 45-1。预后与分期相关。如果不存在转移一般可获得治愈,但也有一小部分转移患者可获得治愈。大多数Ⅳ期患者的生存期不超过 12 个月,一些患者疾病进展较慢,可以生存数年。

表 45-1 美国癌症联合会肉瘤分期系统

组织学分级(G)	肿瘤大小(T)	淋巴结状态(N)	远处转移(M)
分化良好(G1)	≤5cm(T1)	无转移(N0)	无(M0)
中度分化(G2)	>5cm(T2)	有转移(N1)	有(M1)
低度分化(G3)	侵犯筋膜表面(Ta)		
未分化(G4)	侵犯筋膜深部(Tb)		
疾病分期		**5 年生存率(%)**	
Stage Ⅰ		98.8	
A:G1,2;T1a,b;N0;M0			
B:G1,2;T2a;N0;M0			
Stage Ⅱ		81.8	

续表

疾病分期	5年生存率(%)
A:G1,2;T2b;N0;M0	
B:G3,4;T1;N0;M0	
C:G3,4;T2a;N0;M0	
Stage Ⅲ G3,4;T2b;N0;M0	51.7
Stage Ⅳ	<20
A:any G;any T;N1;M0	
B:any G;any T;any N;M1	

治疗 软组织肉瘤

AJCC Ⅰ期患者可以单用手术治疗,Ⅱ期患者要考虑加用辅助放疗,Ⅲ期患者可从辅助化疗获益,Ⅳ期患者以化疗为主,酌情考虑其他治疗手段。

手术 软组织肉瘤常沿着筋膜生长,周围软组织被压缩后可形成假包膜,给肉瘤一个密封的外观。这往往是一种假象,如果仅沿边缘切除,局部复发率会高达50%~90%。因此,对于病灶局限的软组织肉瘤,扩大切除并保证组织学切缘阴性是标准治疗方式。辅助放疗和(或)化疗可提高局部控制率,增加保肢概率,局部控制率(85%~90%)与根治性手术及截肢术相当。对于难以获得阴性切缘、存在放疗禁忌、神经脉管侵犯的患者,保肢是禁忌证。

放疗 保肢手术后,辅助体外放射治疗可以提高局部控制率。尽管术前放疗野和剂量都较小,但还是会增加伤口并发症风险。术后放疗野应囊括整个手术床,剂量也应足够大以对抗缺氧,但会带来较高的近期并发症。短距离放射治疗或组织间治疗可将放射源集中于瘤床部位,有效率与常规放疗相当(除外低级别肿瘤),而且费时较短、花费也更少。

辅助化疗 化疗是尤文肉瘤、原始神经外胚层肿瘤(PNETs)和横纹肌肉瘤的主要治疗方法。一项Meta分析纳入了14个随机研究,结果表明以多柔比星为基础的化疗明显提高了局部控制率和无病生存率,所有部位肉瘤的总生存提高了4%,肢体肉瘤的总生存提高了7%。另一项更新的Meta分析纳入了另外4项多柔比星联合异环磷酰胺的研究,化疗可获得6%的生存优势,有统计学差异。对高危型(高组织学分级、肿瘤≥5cm、局部复发)肢体软组织肉瘤,应用生长因子支持的多柔比星联合异环磷酰胺可将总生存提高19%。

进展期疾病 转移性软组织肉瘤大多不可治愈,但有超过20%的患者可获得完全缓解并长期生存。因此,化疗(<10%)和(或)手术(30%~40%)的目的是获得完全缓解。只要可能,手术切除转移灶都是必要的。一些患者可从反复的转移灶切除后获益。多柔比星和异环磷酰胺是两个最有效的化疗药物,其治疗肉瘤具有确定的剂量依赖疗效。吉西他滨单药或联合多西他赛是标准的二线治疗方案,尤其对平滑肌肉瘤有效。达卡巴嗪也有中度活性。紫杉醇对于血管肉瘤部分有效,长春新碱、依托泊苷和伊立替康对于横纹肌肉瘤和尤文肉瘤有效。伊马替尼靶向KIT和血小板源性生长因子(PDGF)酪氨酸激酶,是进展期/转移性GISTs和皮肤纤维肉瘤的标准用药。伊马替尼还用于GISTs的术后辅助治疗。

骨组织肉瘤

发病率和流行病学

骨组织肉瘤比软组织肉瘤少见,仅占所有新发恶性肿瘤的0.2%,2010年美国新发病例2600例。几种良性骨病变具有恶性转化潜能,比如内生软骨瘤和骨软骨瘤可转化为软骨肉瘤,骨纤维结构发育不良、骨梗死、骨佩吉特病可以转化成恶性纤维组织细胞瘤或骨肉瘤。

分类

良性肿瘤

常见的良性骨肿瘤包括内生软骨瘤、骨软骨瘤、成软骨细胞瘤、软骨来源的软骨黏液样纤维瘤、骨来源的骨样骨瘤和成骨细胞瘤、纤维组织来源的纤维瘤和促结缔组织增生的纤维瘤、血管源性的血管瘤及不明起源的骨巨细胞瘤。

恶性肿瘤

最常见的骨恶性肿瘤是浆细胞肿瘤(详见第17

章)。4 种最常见的非造血性骨肿瘤是骨肉瘤、软骨肉瘤、尤文肉瘤和恶性纤维组织细胞瘤。少见的恶性肿瘤包括脊索瘤(脊索起源)、恶性巨细胞肿瘤和釉质瘤(不明起源)及血管内皮瘤(血管起源)。

肌肉骨骼肿瘤学会分期系统

骨肿瘤的分期依据肌肉骨骼肿瘤学会的分期系统,这一分期系统是基于组织学分级和肿瘤区域而决定的。罗马数字反映了肿瘤级别:Ⅰ期是低组织学级别,Ⅱ期是高组织学分级,Ⅲ期有淋巴结或远处转移,包含任何组织学级别。字母表示肿瘤的区域,A 代表肿瘤局限(比如原发肿瘤局限于同一软组织内),B 代表肿瘤有侵犯(如侵犯至邻近软组织或侵犯骨骼)。以肿瘤、淋巴结、转移定义的(TNM)分期系统见表 45-2。

表 45-2 骨组织肉瘤的分期

原发肿瘤(T)	TX	原发肿瘤无法评估		
	T0	无原发肿瘤证据		
	T1	肿瘤最大径≤8cm		
	T2	肿瘤最大径>8cm		
	T3	原发骨骼区域不连续肿瘤		
区域淋巴结(N)	NX	区域淋巴结无法评估		
	N0	无区域淋巴结转移		
	N1	有区域淋巴结转移		
远处转移(M)	MX	远处转移无法评估		
	M0	无远处转移		
	M1	远处转移		
	M1a	肺转移		
	M1b	其他部位远处转移		
组织学分级(G)	GX	组织学分级不能评估		
	G1	高分化—低组织学分级		
	G2	中分化—低组织学分级		
	G3	低分化—高组织学分级		
	G4	未分化—高组织学分级(尤文肉瘤定义为 G4)		
Stage 分组				
Stage ⅠA	T1	N0	M0	G1,2 低分级
Stage ⅠB	T2	N0	M0	G1,2 低分级
Stage ⅡA	T1	N0	M0	G3,4 高分级
Stage ⅡB	T2	N0	M0	G3,4 高分级
Stage Ⅲ	T3	N0	M0	任何 G
Stage ⅣA	任何 T	N0	M1a	任何 G
Stage ⅣB	任何 T	N1	任何 M	任何 G
	任何 T	任何 N	M1b	任何 G

骨肉瘤

骨肉瘤约占所有骨肿瘤的 45%,是一种梭形细胞恶性肿瘤,可产生矿化骨或骨组织。约 60%的骨肉瘤发生于儿童和 20 岁以前的青年人,约 10%发生在 30 岁以前。50、60 岁发生的骨肉瘤多是放疗或既往良性肿瘤转化而来的,比如佩吉特病。男性骨肉瘤的发病率是女性的 1.5～2 倍。骨肉瘤好发于长骨的干骺端,最常见于股骨远端、胫骨近端和肱骨近端。骨肉瘤分类很复杂,75%的骨肉瘤都属于"经典"骨肉瘤,包括成骨细胞骨肉瘤、成软骨细胞骨肉瘤和成纤维细胞骨肉瘤。剩余的 25%属于"变异"骨肉瘤,主要特点如下。①临床特征:颌骨骨肉瘤、放疗后骨肉瘤或佩吉特骨肉瘤;②形态学特征:毛细血管扩张型骨肉瘤、小细胞骨肉瘤或上皮样骨肉瘤;③位置:骨膜外或骨膜骨肉瘤。骨肉瘤的确诊需要结合临床、影像和病理特征。典型临床表现是病变区域疼痛、肿胀,X 线片常显示虫蚀样破坏、细刺样骨膜反应(辐射征),还有骨膜断裂,在软组织包块边缘有新骨形成(科德曼三角)。CT可以很好地观察到原发肿瘤的骨破坏和钙化情况,MRI可以看到髓内和软组织是否有侵犯。胸部X线和CT可用于筛查是否具有肺转移,骨扫描或FDG-PET可筛查骨转移。因为骨肉瘤大多供血丰富,因此血管造影对诊断帮助不大,但对于评估新辅助化疗后的反应很有帮助。病理诊断可应用空芯针活检或切除活检的标本。大多数骨肉瘤都是高组织学分级,影响长期生存的重要预后因子是对化疗的反应。术前化疗随后给予保肢手术(超过80%的患者可应用),再给予术后化疗是标准治疗方式。有效的药物包括多柔比星、异环磷酰胺、高剂量甲氨蝶呤及甲酰四氢叶酸解救。上述药物可互相联合,有效率相当。四肢骨肉瘤的长期生存率为60%~80%。骨肉瘤对放疗不敏感,放疗在常规治疗中无作用。恶性纤维组织细胞瘤是骨肉瘤的一种,可按骨肉瘤原则治疗。

软骨肉瘤

软骨肉瘤占所有骨肉瘤的20%~25%,是成人和老年人的好发肿瘤,发病高峰年龄是40~60岁。软骨肉瘤好发于扁骨,尤其是肩胛骨和骨盆,但也可发生于长骨骨干部分。软骨肉瘤可以是新生的,也可以是内生软骨瘤恶性转化而成,更少见的是起源于骨软骨瘤的软骨帽部位。软骨肉瘤病程比较惰性,典型临床表现是疼痛和肿胀。影像学上,病灶常具有叶状外观,在软骨基质上有斑片状、点状或环形钙化。在影像学或组织学上,很难区分低级别软骨肉瘤和良性病变。临床病史和体格检查也会影响诊断结果。对于新发包块具有疼痛和炎性表现,而且包块进行性增大要考虑软骨肉瘤的可能。软骨肉瘤的组织学分类也很复杂,大多数还是属于"经典型"软骨肉瘤。与骨肉瘤一样,高级别软骨肉瘤常转移到肺。大多数软骨肉瘤都对化疗耐药,手术切除原发灶和复发病灶,包括肺转移灶,是主要治疗手段。但有两种组织学类型除外,具有高级别骨肉瘤或恶性纤维组织细胞瘤成分的去分化型软骨肉瘤,这两种组织学类型还是对化疗比较敏感。间质型软骨肉瘤,是一少见的变异体,包含小细胞成分,也对化疗有效,可按尤文肉瘤治疗。

尤因肉瘤

尤因肉瘤占所有骨肉瘤的10%~15%,好发于青少年,高发年龄是20岁。尤因肉瘤好发于长骨骨干区,也可发生于扁骨,X线片特征是软组织肿块伴"洋葱皮"样骨膜反应,CT或MRI也能清楚显像。肿块常包含单层、小圆形的蓝色细胞,易与淋巴瘤、胚胎性横纹肌肉瘤、小细胞癌混淆。p30/32是尤因肉瘤的细胞表面标志物,是mic-2基因的蛋白产物(mic-2基因位于X和Y染色体的伪体染色体区),尤因肉瘤的其他家族成员(称为PNETs),也表达p30/32。大多数PNETs起源于软组织,包括外周神经上皮瘤、Askin瘤(胸壁)和鼻腔神经胶质瘤。尤因肉瘤的另一个特征是胞质充满糖原,碘酸-希夫染色可检测到。尤因肉瘤(其他PNETs)典型的细胞遗传学异常是染色体11和22长臂的易位,t(11;22),可产生一个不明功能的嵌合基因产物。尤因肉瘤侵袭性很强,应作为全身性疾病看待,最常见的转移部位是肺、骨和骨髓。全身化疗是主要治疗方式,常在术前应用,有效药物包括多柔比星、环磷酰胺或异环磷酰胺、依托泊苷、长春新碱和放线菌素D。复发患者常用拓扑替康或伊立替康联合烷化剂,靶向IGF1受体的抗体也具有较好疗效。原发肿瘤的局部治疗包括手术切除,常采取保肢手术联合放疗。通过有效治疗,肘部和小腿以下病变的5年生存率可达到80%。尤因肉瘤初始就应作为一种可治愈的疾病,即使出现明显转移时,11岁以下儿童的治疗效果尤其好。

骨转移癌

前列腺癌、乳腺癌、肺癌、肾癌、膀胱癌、甲状腺癌、淋巴瘤和肉瘤都容易发生骨转移。在所有骨转移癌中,前列腺、乳腺和肺原发的占到80%。骨转移癌远较原发性骨肿瘤常见。肿瘤常播散到骨髓,但是原发性骨肿瘤也可直接侵犯骨髓。骨骼好发骨转移的顺序如下:脊椎、股骨近端、骨盆、肋骨、胸骨、肱骨近端和颅骨。骨转移可以无症状,也可以有疼痛、肿胀、神经根和脊髓压迫症状、病理性骨折和脊髓痨(替代骨髓),骨破坏时还可引发高钙血症。

疼痛是最常见的症状,常在数周内逐渐加重,常为局限性的,也常在夜间加重。如果患者背痛并伴有神经症状和体征,要紧急评估是否有脊髓压迫(详见第54章)。骨转移对癌症患者的生活质量有很大影响。

骨转移癌可促进骨质溶解或骨生成,或两者皆有。肿瘤可直接释放骨吸收因子(维生素D样类固醇、前列腺素或甲状旁腺素相关多肽)促进骨溶解,也可释放一些细胞因子(IL-1和肿瘤坏死因子)激活成骨细胞促进骨形成。一般来说,单纯的溶骨性病变 X 线片就能发现，但一般病灶要超过 1cm 才比较明显。溶骨性病变常伴发高钙血症和含羟脯氨酸的多肽分泌，这往往预示着基质破坏。当成骨细胞活性明显时，应用放射性核素(对新骨生成敏感)很容易检查出来，影像学上显示的是骨密度或硬化增加。成骨性病变常伴有血清碱性磷酸酶水平升高，如果病变广泛，常发生高钙血症。一些肿瘤是以溶骨性病变为主，如肾癌；其他一些肿瘤主要是成骨性病变，如前列腺癌。大多数骨转移癌兼有溶骨和成骨性病变，在不同阶段两者优劣互换。

对于老年人，尤其是女性，一定要注意区分脊柱转移癌和骨质疏松。骨质疏松的骨皮质完好，而骨转移癌的骨皮质常有破坏。

治疗　骨转移癌

骨转移癌的治疗取决于原发肿瘤的性质和症状。一些骨转移癌是可治愈的，如淋巴瘤、霍奇金病，另外一些则只能采取姑息性治疗目的。局部放疗可控制疼痛，激素反应性肿瘤对抑制激素治疗有效(前列腺癌的抗雄激素治疗和乳腺癌的抗雌激素治疗)。锶-89 和钐-153 都是亲骨核素，具有抗肿瘤作用，可以缓解症状。双磷酸盐如帕米膦酸可以缓解疼痛、抑制骨吸收，对于乳腺癌和多发性骨髓瘤的溶骨性转移，具有维持骨密度、降低骨折风险的作用，应用过程中应定期监测电解质和肌酐水平的变化。每月一次双磷酸盐治疗可以预防骨相关临床事件，降低乳腺癌骨转移发生率。当负重骨发生转移，又无法行放疗时，应考虑预防性内固定手术。骨转移癌患者的总生存取决于原发肿瘤的预后，终末期患者骨痛非常普遍，应给予足量的麻醉性镇痛药确保疼痛完全缓解。

(薛　妍　译)

第 46 章

Chapter 46

原发和转移性神经系统肿瘤

Lisa M. DeAngelis　Patrick Y. Wen

在美国，每年大约有 5200 人被诊断为原发性脑肿瘤，其中至少有 50% 为恶性肿瘤，并有较高的死亡率。神经胶质瘤占原发性脑肿瘤的 60%，其中 80% 为恶性肿瘤。脑膜瘤占 25%，前庭肿瘤占 10%，中枢神经系统淋巴瘤占 2%。每年有将近 15 000 人被诊断为脑转移癌，约为原发性脑肿瘤的 3 倍。3%～5% 的肿瘤患者出现软脑膜和脊髓硬膜外腔的转移，主要引起神经缺损症状。

走近患者　原发和转移性神经系统肿瘤

临床特点　脑肿瘤引起的临床症状、体征可大体分为两类：一般症状体征和局灶性神经系统症状，大部分病人两种症状均有（表 46-1）。一般或非特异性症状包括头痛、认知障碍、人格障碍和共济失调，是由脑肿瘤增大及周围水肿所致的颅内压升高或梗阻所致的脑脊液循环障碍引起的。肿瘤相关性头痛的特点是早上明显，白天加重，但这种典型的头痛只在少数病人中出现。当颅内压升高时，头痛还常伴有恶心、呕吐。头痛可表现为整个头颅的疼痛，亦可表现为局限于病灶同侧的偏头痛，少数还可表现为波动性头痛伴视野缺损。人格改变表现为情感淡漠、性格孤僻和抑郁。局灶性神经功能缺损的表现包括偏瘫、失语及视野缺损，而且常呈渐进性、亚急性的特点。视野缺损往往不被病人重视，因此只有当引起重大车祸时方能引起足够警惕。言语障碍多被误认为是患者的胡言乱语。有 25% 的转移性脑肿瘤及恶性脑胶质瘤表现为癫痫发作，在低级别脑胶质瘤中癫痫的发生率高达 90%。这种发作性的局灶性症状可以很好地被定位，其中大多数向临床二级症状进展。不论临床表现是否典型，脑肿瘤引发的全身性疼痛常由局灶性病发作开始。

神经影像学检查　平扫和增强脑 MRI 应作为颅内肿瘤的首选诊断方法，不能行 MRI 的患者（如幽闭空间综合征）可行脑 CT 检查。恶性颅内肿瘤（无论原发或转移）强化后典型的影像学表现是中央区的强化或坏死，周边伴有水肿带。低级别脑胶质瘤增强后一般不被强化，但在液体衰减反转恢复序列（FLAIR）MRI 上能被很好鉴别。脑膜瘤的 MRI 具有特征性表现：在硬脑膜基底上出现脑膜尾和受压表现，但不侵犯大脑。转移性硬脑膜瘤和硬脑膜淋巴瘤也具有类似的影像学表现。虽然原发性和转移性脑肿瘤各有独特的影像学特点，但仍有个别肿瘤仅靠影像学检查难以诊断，在这些病人中脑肿瘤的活检有助于明确诊断。然而，当高度怀疑为肿瘤时，可通过术中组织冰冻活检明确诊断。

术前功能性磁共振成像可定位大脑的感觉、运动和语言皮质区域，便于制订手术计划；PET 可显示 MRI 成像发现病灶的代谢活性；磁共振灌注成像和光谱可以提供血流或组织组成信息。这些影像学方法可区分放化疗后肿瘤的进展和坏死，也可用于鉴别高级别和低级别神经胶质瘤。

神经成像是诊断脑部肿瘤的唯一必要检查。尽管转移性脑肿瘤患者血清肿瘤标志物的升高可以反映是否存在脑转移[睾丸癌患者的人绒毛膜促性腺激素（βhCG）水平升高]，但实验室检查很少应用。其他检查如脑血管造影、脑电图（EEG）或腰椎穿刺对诊断也没有多大帮助。

表 46-1　脑肿瘤的常见症状和体征

	高级别胶质瘤(%)	低级别胶质瘤(%)	脑膜瘤(%)	脑转移瘤(%)
一般症状				
认知功能减退	50	10	30	60
偏瘫	40	10	36	60
头痛	50	40	37	50
定位症状				
癫痫	20	70+	17	18
失语	20	<5		18
视觉缺损	—	—	—	7

治疗　脑肿瘤

任何颅内恶性肿瘤的治疗都需要对症和对因治疗。针对原发病灶的对因治疗要基于特定的肿瘤类型而定，主要手段包括手术、放疗(RT)和化疗。对症治疗适用于任何类型的脑瘤。高级别恶性脑肿瘤常伴随肿瘤周围水肿，进而导致神经系统缺损和颅内压升高症状。糖皮质激素在输注数小时内，就可有效减少周围水肿和改善神经功能。地塞米松因为具有相对较低的盐皮质激素活性，成为首选应用的糖皮质激素，初始剂量通常是 12～16mg/d，分次口服或静脉注射(两者等效)。虽然糖皮质激素可迅速改善症状和体征，但长期使用会引起失眠、体重增加、糖尿病、类固醇肌病和人格改变等不良反应，临床不能滥用。

临床表现为癫痫发作的脑肿瘤患者需要行抗癫痫治疗，对于没有发作的患者不需要预防性抗癫痫治疗。不能应用诱导肝微粒酶系统的药物，可选左乙拉西坦、托吡酯、拉莫三嗪、丙戊酸和拉科酰胺。苯妥英和卡马西平是强有力的酶诱导药物，会干扰糖皮质激素和化疗药物的代谢，临床很少应用。20%～30%的高级别神经胶质瘤患者和脑转移患者会发生静脉血栓栓塞性疾病，应预防性地应用抗凝血药。对那些有深静脉血栓或肺栓塞的患者，给予标准治疗剂量抗凝药物是安全的，不会增加肿瘤出血风险。对于有抗凝治疗禁忌的患者，如近期行开颅手术的患者，可考虑静脉滤器置入。

原发性脑肿瘤

发病机制

大多数原发性脑肿瘤没有特定发病因素。已经明确的危险因素包括电离辐射(脑膜瘤、神经胶质瘤和神经鞘瘤)及免疫抑制(原发性中枢神经系统淋巴瘤)。未证实的因素包括电磁场辐射(手机)、头部外伤、食用含有 N-亚硝基化合物的食物及职业暴露。少数脑肿瘤患者有家族史，其中一些与遗传性综合征相关(表 46-2)。

表 46-2　伴有原发性脑肿瘤的遗传综合征

综合征	遗传性	基因/蛋白	相关肿瘤
Cowden 综合征	AD	*PTEN* 突变(ch10p23)	发育不良性小脑神经节细胞瘤、脑膜瘤、星形细胞瘤 乳腺癌、甲状腺癌、子宫内膜癌、毛根鞘瘤
家族性神经鞘瘤病	散在遗传	*INI1/SNF5* 突变(ch22q11)	神经鞘瘤病、神经胶质瘤
Gardner's 综合征	AD	*APC* 突变(ch5q21)	髓母细胞瘤、胶质母细胞瘤、颅咽管瘤家族性息肉病、多发骨、皮肤、软组织肿瘤
Gorlin 综合征(基底细胞痣综合征)	AD	修补 1 基因突变(ch9q22.3)	髓母细胞瘤 基底细胞癌
Li-Fraumeni 综合征	AD	*p53* 突变(ch17p13.1)	神经胶质瘤、成神经管细胞瘤 肉瘤、乳腺癌、白血病、其他

续表

综合征	遗传性	基因/蛋白	相关肿瘤
多发性内分泌瘤 1（Werner 综合征）	*AD*	*Menin* 突变（ch11q13）	垂体腺瘤、恶性神经鞘瘤 甲状旁腺和胰岛细胞瘤
1 型多发性神经纤维瘤（NF1）	*AD*	*NF1*/神经纤维瘤蛋白突变（*ch17q12-22*）	神经鞘瘤、星形细胞瘤、视神经胶质瘤、脑膜瘤 神经纤维瘤、神经纤维肉瘤、其他
2 型多发性神经纤维瘤（NF2）	*AD*	*NF2/Merlin* 突变（*ch22q12*）	双侧前庭神经鞘瘤、星形细胞瘤、多发性脑膜瘤、室管膜瘤
结节性硬化症（TSC）（Bourneville 病）	*AD*	*TSC1/TSC2* 突变（*ch9q34/16*）	室管膜下巨细胞星形细胞瘤、室管膜瘤、胶质瘤、星形胶质细胞瘤、错构瘤
Turcot 综合征	*AD* *AR*	*APC* 突变[a]（*ch5*） *hMLH1* 突变（*ch3p21*）	神经胶质瘤、成神经管细胞瘤 腺瘤性结肠息肉、腺癌
VonHippel-Lindau（VHL）综合征	*AD*	*VHL* 突变（*ch3p25*）	成血管细胞瘤 视网膜血管瘤，肾细胞癌，嗜铬细胞瘤，胰腺肿瘤和囊肿，中耳内淋巴囊性肿瘤

[a] 各种 DNA 错配修复基因突变可能导致类似的临床表型，也称做 Turcot 综合征，易发非息肉性结肠癌和脑瘤；*AD*. 常染色体显性遗传；APC. 腺瘤性结肠息肉病；*AR*. 常染色体隐性遗传；*CH*. 染色体；*PTEN*. 磷酸和张力蛋白同源基因；TSC. 结节性硬化症

与其他肿瘤一样，脑部肿瘤也是由多重基因多阶段突变所致，包括肿瘤抑癌基因的缺失[如 p53 和位于 10 号染色体上的磷酸酶和张力蛋白同源基因（PTEN）]、原癌基因的扩增和过表达[如表皮生长因子受体（EGF-R）和血小板源性生长因子受体（PDGFRs）]。这一系列基因突变的积累导致细胞生长失控和肿瘤形成。

目前几种脑肿瘤的分子病理学机制研究取得了重大进展，包括脑胶质瘤和成神经管细胞瘤。基于遗传学和生物学的差异，脑胶质瘤可分为两种主要亚型（图 46-1），最常见的为原发性脑胶质瘤，主要特点是 EGF-R 扩增或突变及 PTEN 的缺失或突变。另外是继发性脑胶质瘤，常见于年轻患者，由低级别肿瘤经过数年时间转变为恶性。继发性脑胶质瘤常有 p53 抑癌基因的失活，PDGFR 过表达，异柠檬酸脱氢酶 1 和 2 基因的突变。尽管上述两种亚型的胶质瘤存在遗传差异，且对分子治疗的反应不同，但在形态学上难以区分。成神经管细胞瘤的分子亚型也已被阐明，约有 25％的成神经管细胞瘤有声波刺猬信号通路的激活突变，应用该通路抑制剂治疗可能会有效。

成人神经系统的神经干细胞具有自我更新、增殖、分化成多种类型成熟细胞的潜能。越来越多的证据表明，神经干细胞或相关祖细胞可以转化为肿瘤干细胞，诱发脑胶质瘤和成神经管细胞瘤。与肿瘤细胞相比，肿瘤干细胞更易产生治疗抵抗，因此难以有效治疗。目前靶向肿瘤干细胞的治疗是研究热点。

恶性脑肿瘤

星形细胞瘤

星形细胞瘤起源于神经胶质细胞，根据组织学特点，世界卫生组织（WHO）将其分为 4 个等级：①Ⅰ级（纤维性星形细胞瘤，室管膜下巨细胞星形细胞瘤）；②Ⅱ级（弥漫性星形细胞瘤）；③Ⅲ级（间变型星形细胞瘤）；④Ⅳ级（胶质母细胞瘤）。Ⅰ级和Ⅱ级是低级别的星形细胞瘤，Ⅲ级和Ⅳ级是高级别的星形细胞瘤。

1. *低级别星形细胞瘤* 好发于儿童和年轻人。

（1）Ⅰ级星形细胞瘤：纤维性星形细胞瘤（WHOⅠ级）是儿童最常见的肿瘤，通常发生在小脑，也可发生在神经轴，如视神经和脑干。影像学上常表现为强化的囊性结节病变，如果可以完整切除，有治愈的可能性。巨细胞室管膜下星形细胞瘤好发于结节性硬化症患者的心室壁，通常不需要干预，可以手术或应用 mTOR 抑制剂治疗。

（2）Ⅱ级星形细胞瘤：肿瘤呈浸润性，好发于年轻人，临床表现为癫痫发作。磁共振特点是不被强化的长 T_2/FLAIR 信号（图 46-2）。因为肿瘤的侵袭

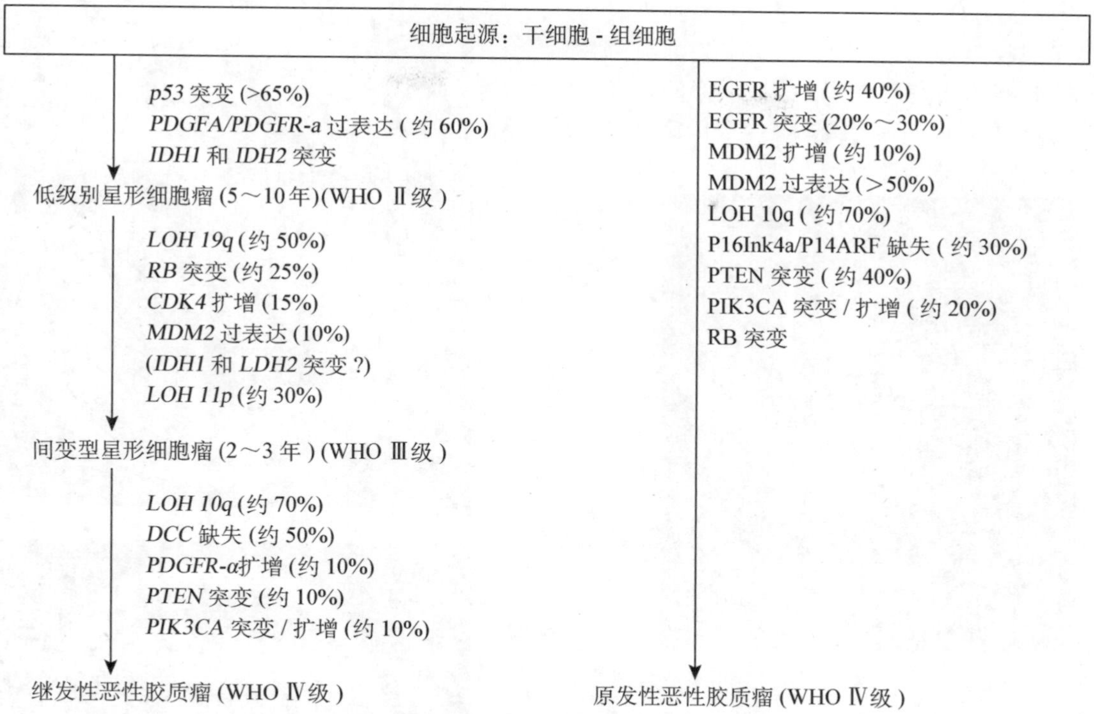

细胞起源：干细胞 - 组细胞

p53 突变 (>65%)
PDGFA/PDGFR-a 过表达 (约 60%)
IDH1 和 *IDH2* 突变

↓

低级别星形细胞瘤 (5～10 年)(WHO Ⅱ级)

LOH 19q (约 50%)
RB 突变 (约 25%)
CDK4 扩增 (15%)
MDM2 过表达 (10%)
(*IDH1* 和 *LDH2* 突变 ?)
LOH 11p (约 30%)

↓

间变型星形细胞瘤 (2～3 年) (WHO Ⅲ级)

LOH 10q (约 70%)
DCC 缺失 (约 50%)
*PDGFR-α*扩增 (约 10%)
PTEN 突变 (约 10%)
PIK3CA 突变 / 扩增 (约 10%)

↓

继发性恶性胶质瘤 (WHO Ⅳ级)

EGFR 扩增 (约 40%)
EGFR 突变 (20%～30%)
MDM2 扩增 (约 10%)
MDM2 过表达 (>50%)
LOH 10q (约 70%)
P16Ink4a/P14ARF 缺失 (约 30%)
PTEN 突变 (约 40%)
PIK3CA 突变 / 扩增 (约 20%)
RB 突变

↓

原发性恶性胶质瘤 (WHO Ⅳ级)

图 46-1　原发和继发性脑胶质瘤的遗传和染色体改变

DCC. 结肠癌缺失基因；EGFR. 表皮生长因子受体；IDH. 异柠檬酸脱氢酶；LOH. 杂合性缺失；MDM2. 鼠双微体 2；PDGF. 血小板源性生长因子；PDGFR. 血小板源性生长因子受体；PIK3CA. 磷脂酰肌醇 3-激酶催化亚单位；*PTEN*. 磷酸酶和张力蛋白同源基因；RB. 视网膜母细胞瘤；WHO. 世界卫生组织

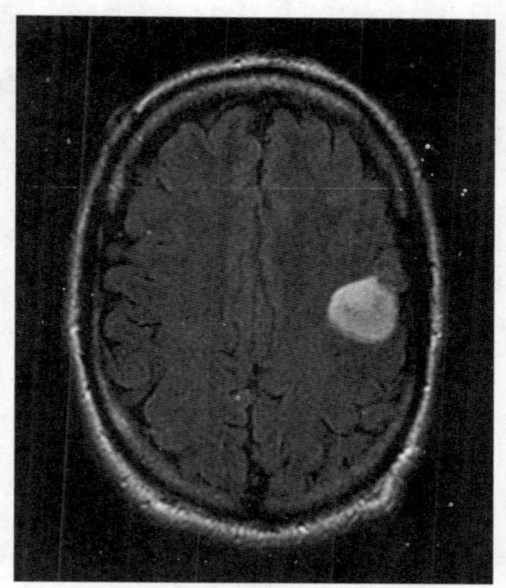

图 46-2　磁共振成像液体衰减反转恢复

序列显示左侧额叶低级别星形细胞瘤，肿瘤未被强化

特性，根治性切除的可能性很小，但是如果可行，病人应该接受根治性外科切除。放射治疗可以获益，但是术后辅助放疗和肿瘤进展后的延迟放疗相比，总生存并没有差异。越来越多的证据表明，化疗药物替莫唑胺（一种口服的烷化剂）可有效治疗一些患者。

2. 高级别星形细胞瘤

（1）Ⅲ级星形细胞瘤：占高级别星细胞瘤的 15%～20%，发病高发年龄为 40～50 岁。治疗方法同胶质母细胞瘤，包括根治性外科手术序贯术后替莫唑胺同步放疗或替莫唑胺辅助化疗，或术后辅助放疗和替莫唑胺治疗。

（2）Ⅳ级星形细胞瘤（恶性胶质瘤）：在高级别星形细胞瘤中大部分是恶性脑胶质瘤，也是最常见的原发性脑肿瘤。在美国，每年有超过 10 000 人诊断为恶性胶质瘤，高发年龄是 60～70 岁，临床表现为头痛、癫痫发作和局灶性神经功能缺损症状。肿瘤影像学特点是环形强化的包块，伴中央坏死和周围水肿；肿瘤呈高度侵袭性，周围会有强化的长 T_2/FLAIR 信号（图 46-3）。治疗包括根治性外科切除联合术后瘤区替莫唑胺同步放疗（6000cGy/200cGy/30f），之后再行 6～12 个月的替莫唑胺辅助化疗。这一治疗方案可使患者的中位生存期增加到 14.6 个月，而单独放疗只有 12 个月；2 年生存率较单独放疗的20%增加到27%。患者肿瘤如果表达O^6-甲基鸟嘌呤DNA甲基转移酶(MGMT),会对替莫唑胺相对耐药,与肿瘤低表达MGMT的患者相比预后较差。根治性肿瘤切除术后,将化疗药物卡氮芥植入瘤床可以改善生存。

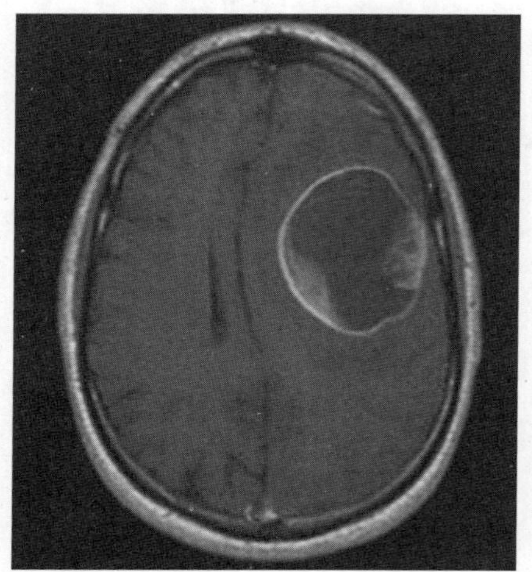

图46-3 钆增强磁共振T_1像显示左侧额叶囊性胶质瘤

尽管给予了最佳治疗,恶性胶质瘤复发率较高。对复发肿瘤可选的治疗包括再次手术、卡莫司汀植入瘤床和更换化疗方案,再次放疗的获益很小。人源化的血管内皮生长因子(VEGF)单克隆抗体贝伐单抗治疗复发的胶质母细胞瘤,可增加无进展生存、减轻瘤周水肿、减少糖皮质激素的使用(图46-4)。复发的胶质母细胞瘤患者治疗必须个体化,需综合考虑的因素包括前期的治疗、复发时间、体力状况和生活质量。可能情况下,复发肿瘤患者应该积极参加临床试验。新的治疗方法包括针对受体酪氨酸激酶及其信号传导通路的分子靶向药物、抗血管生成剂,(特别是针对VEGF受体的药物)、可有效透过血-脑屏障的化疗药物、基因治疗、免疫治疗及通过对流增强的输送装置将放射性标记药物和靶向毒素输注入肿瘤及周围脑组织。

高级别星形胶质细胞瘤的不良预后因素包括老龄、组织学特征,卡氏评分低、肿瘤未切除。对于那些MGMT启动子未甲基化的患者,因肿瘤细胞表达修复酶,会对替莫唑胺耐药,预后也较差。

3. *神经胶质瘤病* 少见情况下,肿瘤会表现为高侵袭性、影像学未强化,可累及多个脑叶。尽管这些肿瘤的组织学诊断不符合恶性胶质瘤,但具有类似的侵袭性生物学行为和不良预后,治疗包括放疗和替莫唑胺化疗。

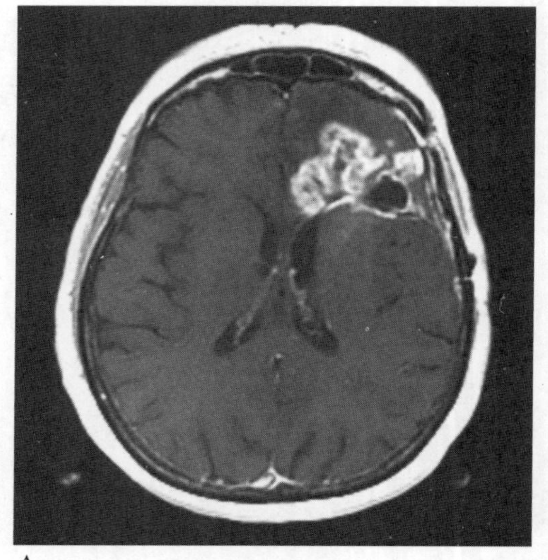

A

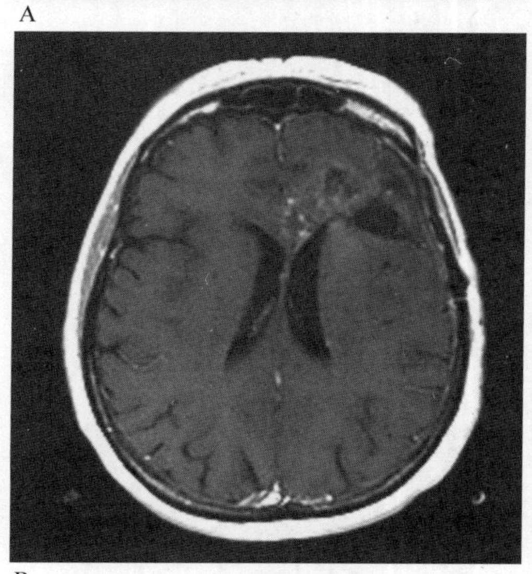

B

图46-4 复发脑胶质瘤的钆增强磁共振T_1显像

A. 贝伐单抗治疗前;B. 贝伐单抗治疗后,肿瘤强化和占位效应减弱

少突神经胶质瘤

少突神经胶质瘤占神经胶质瘤的15%~20%,世界卫生组织将其划分为分化良好的少突神经胶质瘤(Ⅱ级)或间变性少突神经胶质瘤(AOs)(Ⅲ级)。含有少突胶质成分的肿瘤具有独特的特征,表现为细胞核周清晰(“煎鸡蛋”样形态)和血管网状生长模式。部分肿瘤同时具有胶质细胞和星形细胞成分,这些复合性肿瘤或少突星形细胞瘤(OAs)被划分为分化良好的OA(Ⅱ级)或间变性少突星形细胞瘤(AOAs)(Ⅲ级)。

与单纯的星形细胞瘤相比,Ⅱ级少突神经胶质瘤和 OAs 对治疗较敏感且预后较好。在年轻人中这些肿瘤的表现类似于Ⅱ级星形细胞瘤，影像学特点表现为不被强化、伴有钙化的病灶。治疗应首选手术，必要时还需进行放疗和化疗。少突神经胶质瘤患者的中位生存时间超过 10 年。

间变性少突神经胶质瘤和 AOAs 的发病高峰年龄在 40～50 岁，与Ⅲ级星形细胞瘤相比对治疗更敏感。染色体 1p 和 19q 的共同缺失、1p 和 19q 的易位，可发生于 61%～68%的 AO 患者和 14%～20%的 AOA 患者。1p 和 19q 共缺失的肿瘤对丙卡巴肼、洛莫司汀(CCNU)、长春新碱(PCV)或替莫唑胺的化疗和放疗均非常敏感。AO 和 AOA 患者的中位生存时间在 3～6 年。

室管膜瘤

室管膜瘤来源于脑室表面的室管膜细胞，约占儿童肿瘤的 5%，好发于颅后窝的第四脑室壁。尽管成人也可患颅内室管膜瘤，但通常好发于脊髓，尤其是脊髓的马尾，具有黏液乳头型病理特点。室管膜瘤可完整切除，达到治愈。部分切除的室管膜瘤可能会复发，因此需要放疗。未分化的脑室管膜瘤较少见，侵袭性强，治疗方式同室管膜瘤。星状细胞增生性室管膜瘤是一种发生于脑室壁的生长缓慢的肿瘤，一般不需要治疗。

其他不常见的神经胶质瘤

神经节神经胶质瘤和多形性黄色瘤型星形细胞瘤易发生于年轻人，此类肿瘤的惰性生物学行为与Ⅱ级神经胶质瘤类似，临床治疗方法也与其相同。脑干神经胶质瘤好发于儿童和年轻人，尽管接受了放化疗，预后仍很差，中位生存期仅 1 年。胶质肉瘤同时包含了星形细胞和肉瘤样成分，临床治疗手段同恶性胶质瘤。

原发性中枢神经系统淋巴瘤

原发性中枢神经系统淋巴瘤(PCNSL)是一种罕见的非霍奇金淋巴瘤，在原发性脑肿瘤中所占比例不足 3%。发病原因尚不明确，但发病率逐渐增加，尤其好发于免疫功能正常的人群。

免疫功能正常患者的 PCNSL 主要为弥漫大 B 细胞淋巴瘤。PCNSL 也可发生于免疫功能不全的患者，比如 HIV 患者或接受器官移植后进行免疫抑制治疗的患者。免疫功能不全患者的 PCNSL 通常为免疫母细胞型，易于侵袭。这些患者的免疫功能常严重受损，CD4 计数常低于 50 个/ml。EBV 感染是 HIV 相关 PCNSL 的重要发病因素。

与 HIV 相关的 PCNSL(中位发病年龄 31 岁)患者相比，免疫功能正常的 PCNSL 患者发病年龄较大(平均 60 岁)。PCNSL 影像学表现为颅内肿块，常伴有神经精神症状和颅内压增高的症状或侧向运动体征和癫痫发作。

PCNSL 在增强 MRI 上表现为密度增强的肿块(图 46-5)。与免疫抑制的患者相比，免疫正常患者的病灶通常为单发，经常累及基底神经节区、胼胝体或脑室周围区域。尽管影像学表现具有典型特征，PCNSL 有时还是很难与高级别胶质瘤、感染或脱髓鞘改变相鉴别，立体定位活检是获得组织学诊断所必需的检查。因为糖皮质激素对淋巴瘤细胞具有溶解作用，可能导致误诊，因此在活检前应尽可能地不应用。此外，患者应当行 HIV 测试和全身 PET 或 CT、脊柱 MRI、脑脊液的分析和眼部裂隙灯检查来评估疾病程度，偶尔还需行骨髓活检和睾丸超声检查。

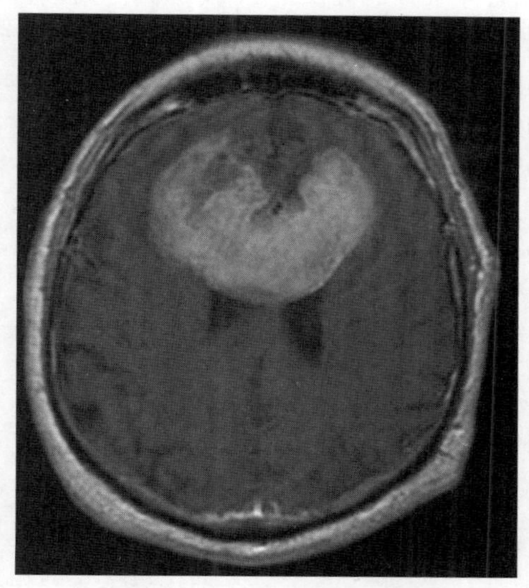

图 46-5　增强磁共振 T_1 成像显示双侧额叶原发性中枢神经系统淋巴瘤(位于脑室周围和弥漫性增强是淋巴瘤的特点)

治疗　原发性中枢神经系统淋巴瘤

与其他原发性脑肿瘤不同，PCNSL 对糖皮质激素、化疗和放疗相对较敏感。通过这些治疗可达到持久完全缓解和长期生存。高剂量甲氨蝶呤、干扰 DNA 合成的叶酸拮抗剂的有效率为 35%～80%，中位生存时间超过 50 个月。甲氨蝶呤与其他化疗药物阿糖胞苷及全脑放疗的联合，可将有效率提高至

70%～100%。然而，放射治疗存在迟发性神经毒性，尤其对于60岁以上的患者；因此，年龄较大的PCNSL患者一般不推荐放疗。新的证据表明，抗CD20单克隆抗体利妥昔单抗对PCNSL有效，尽管其通过血脑屏障的能力仍受质疑。对于一些患者，高剂量化疗联合自体干细胞移植为防止肿瘤复发提供了可能。

至少有50%的患者最终会复发。复发后，之前没有接受过放疗的患者可选择放疗，可再次使用甲氨蝶呤、美罗华、丙卡巴肼、拓扑替康，培美曲塞化疗。大剂量化疗联合自体干细胞移植也是一种治疗选择。

■ **免疫功能不全PCNSL的治疗**　免疫功能不全PCNSL的影像学表现往往为多环增强病灶，与脑转移性病变和弓形虫等感染性病变较难鉴别。诊断通常需进行脑脊液细胞学、EB病毒DNA检查和弓形虫血清学检测。大脑PET成像的高代谢病灶往往提示肿瘤而不是感染，如果需要，还需行脑活检。自从高效抗反转录病毒药物问世以来，HIV相关PCNSL的发病率逐渐下降。免疫功能不全PCNSL的治疗包括全脑放射治疗、高剂量甲氨蝶呤和高活性抗反转录病毒治疗。在器官移植患者中，降低免疫抑制可改善预后。

髓母细胞瘤

髓母细胞瘤是儿童最常见的恶性脑肿瘤，约占儿童所有原发性中枢神经系统肿瘤的20%，起源于颗粒细胞干细胞或脑室区具有多向分化潜能的干细胞。约5%的儿童具有遗传性基因突变，导致易患髓母细胞瘤。戈尔林综合征是其中最常见的遗传性疾病，是由声波刺猬信号通路的关键基因PTCH-1突变所致。Turcot综合征与结肠腺瘤性息肉病(APC)基因突变和家族性腺瘤性息肉病相关，患此综合征的患者会高发髓母细胞瘤。组织学上，髓母细胞瘤表现为高度细胞化，胞质深染色，核圆形，呈花环形结构(荷马-赖特花环)。临床表现为头痛、共济失调和脑干受侵的症状。MRI影像表现为位于颅后窝的增强密度肿瘤，有时会伴有脑积水，脑脊液的种植转移较为常见。治疗包括最大程度的手术切除全脑脊髓放疗和以顺铂、洛莫司汀、环磷酰胺、长春新碱为主的化疗。约70%的患者长期生存，但通常伴有显著的神经认知功能损害，治疗目标是提高生存率的同时尽量减少长期并发症。

松果体区肿瘤

很多肿瘤可发生于松果体区。临床典型表现为头痛、视觉症状和脑积水。患者可有Parinaud综合征，表现为向上凝视和视力调节受损。一些松果体瘤如松果体细胞瘤和良性畸胎瘤可以行手术切除。松果体生殖细胞瘤对放疗敏感，而松果体母细胞瘤和恶性生殖细胞肿瘤需要全脑全脊髓放疗和化疗。

外来的“良性”肿瘤

脑膜瘤

随着越来越多的人因各种原因接受了神经影像学检查，脑膜瘤的诊断率也越来越高。脑膜瘤是最常用的原发性脑肿瘤，约占所有脑肿瘤的32%。其发病率随着年龄增长而增加，更常见于女性和2型神经纤维瘤病的患者，还常发生于接受过颅骨放疗的患者。

脑膜瘤起源于硬脑膜，由新生的脑膜上皮(蛛网膜帽)细胞组成。脑膜瘤最常位于大脑凸面，尤其是邻近于矢状窦的区域，也可发生在颅底或沿着脊髓背部分布。世界卫生组织依据侵袭性高低将脑膜瘤分为3种病理学等级：Ⅰ级(良性脑膜瘤)、Ⅱ级(不典型脑膜瘤)、Ⅲ级(恶性脑膜瘤)。

大多脑膜瘤是在无关的神经影像检查中偶然发现的，临床可以表现为头痛、癫痫发作或局灶性神经功能缺损症状。肿瘤常具有特征性的影像学特点，包括肿瘤局部的钙化，来源于硬脑膜的增强肿瘤(图46-6)。偶尔肿瘤具有硬膜尾，增厚、强化的硬脑膜从肿瘤延伸而出像尾巴一样。脑膜瘤主要需与硬脑膜转移瘤相鉴别。

如果脑膜瘤较小且无症状，不需要进行干预，可以定期复查MRI观察病灶变化。较大且有症状的脑膜瘤应行手术切除，如果可以完全切除，可达到治愈目的。切除不全的肿瘤往往会复发，即使是Ⅰ级脑膜瘤，当然复发率较低。不能切除或只能部分切除的肿瘤可行外部放射治疗或立体定向放射外科(SRS)治疗，这些治疗同样适用于术后再次复发的患者。激素治疗和化疗的有效性目前尚未证实。血管外皮细胞瘤和孤立性纤维瘤与脑膜瘤类似，但发病率很低，治疗手段主要为手术和放疗，但有较高的复发倾向。

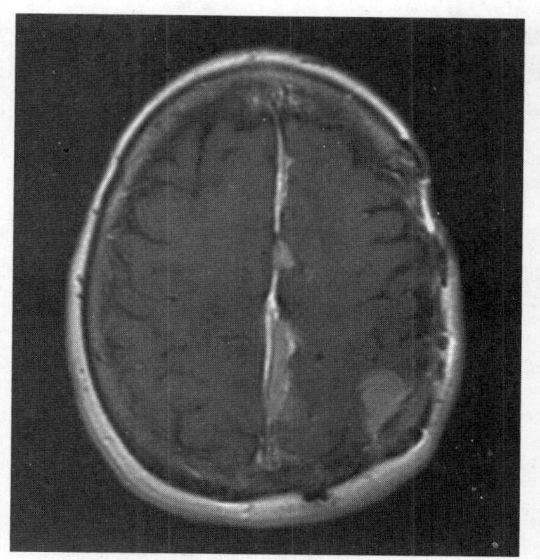

图 46-6　增强磁共振 T_1 成像显示沿大脑镰和左顶叶皮质分布的多发性脑膜瘤

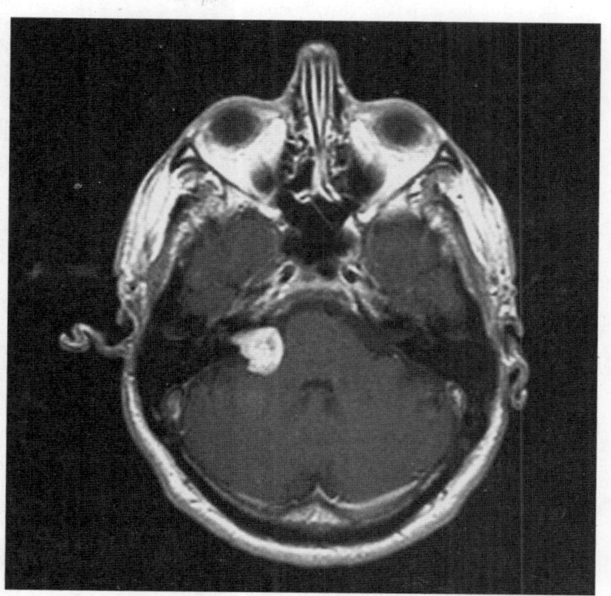

图 46-7　增强磁共振成像显示右侧前庭神经鞘瘤，可以看到肿瘤侵犯内耳道

神经鞘瘤

神经鞘瘤为起源于脑神经或脊神经根的神经鞘膜细胞（施万细胞）的良性肿瘤，最常见的神经鞘瘤是前庭神经瘤或听神经瘤，起源于第 8 对脑神经的前庭支，约占原发性脑肿瘤的 9%。2 型神经纤维瘤病患者具有较高的前庭神经鞘瘤发病率，且多为双侧。起源于其他脑神经的神经鞘瘤[如三叉神经（第 5 对脑神经）]发病率就很低。1 型神经纤维瘤病（NF1）常见脊神经根的神经鞘瘤。

前庭神经鞘瘤可在偶然的神经影像检查中发现，患者表现为进行性单侧听力丧失、头晕、耳鸣，因脑干和小脑受压产生的症状不常见。MRI 表现为密度增强的病灶，内耳道扩张，常延伸到小脑脑桥角（图 46-7），需与脑膜瘤鉴别。连续 MRI 可显示出非常小、无症状的病灶。较大的病灶应行手术切除或立体定向放射治疗。临床中，应根据肿瘤大小、症状和患者意愿选择合适的治疗。对于患有前庭小神经鞘瘤但有相对完整听力的患者，早期进行手术可增加保护听力的概率。

垂体瘤

垂体瘤约占原发性脑肿瘤的 9%，可分为功能性肿瘤和无功能性肿瘤。功能性肿瘤通常是微腺瘤（直径<1cm），可以分泌激素并引起特殊的内分泌相关症状（如生长激素过多所致的肢端肥大症、促肾上腺皮质激素（ACTH）分泌过多所致的库欣综合征、催乳素分泌过多导致的溢乳、闭经和不孕）。无功能性肿瘤通常是一些较大的腺瘤（>1cm），主要表现为肿瘤压迫相关症状，如头痛、视觉缺损（双颞侧偏盲）和垂体功能减退。催乳素分泌型肿瘤对多巴胺激动剂的治疗较敏感，如溴隐亭和卡麦角林。其他垂体瘤常需要行手术切除、放疗、放射外科手术或激素治疗。

颅咽管瘤

颅咽管瘤起源于拉特克囊（Rathke's pouch）的残余上皮细胞，肿瘤通常位于蝶鞍上方，影像学上常为部分钙化、实性或囊实性混合的肿瘤。颅咽管瘤发病率很低，发病年龄呈双峰分布，好发于儿童和 55～65 岁的成人。临床表现为头痛、视觉缺损，儿童常表现为生长障碍，成人表现为垂体功能减退。治疗主要是手术、放疗或两者联合。

其他良性肿瘤

1．胚胎发育不良性神经上皮肿瘤　是一种发生于幕上的良性肿瘤，好发于颞叶，大多发生于儿童和年轻人。患者常有较长的癫痫病史，若为难治性癫痫，可行手术切除达到治愈。

2．表皮样囊肿　表皮样囊肿是由复层鳞状上皮形成的囊性结构，囊内填充角蛋白，好发于小脑桥脑角、蝶鞍内和蝶鞍上区。临床表现为头痛、脑神经障碍、癫痫发作、脑积水等。影像学特点为类似于脑脊液的脑外病灶，但扩散受限。治疗方法为手术切除。

3. 皮样囊肿 与表皮样囊肿类似，皮样囊肿起源于神经管闭合期间残留的上皮细胞。皮样囊肿同时包含了表皮和真皮的结构，如毛囊、汗腺和皮脂腺。与表皮样囊肿不同，皮样囊肿常发生于中线位置如颅后窝，尤其是小脑蚓部、第四脑室和鞍上池。影像学上皮样囊肿类似于脂肪瘤，表现为 T_1 高信号和 T_2 可变信号。有症状的皮样囊肿可行手术治疗。

4. 胶质囊肿 胶质囊肿通常位于第 3 脑室前面，临床表现为头痛、脑积水，罕见情况下会发生猝死。手术切除可有效治疗，第 3 脑室切开可缓解脑积水梗阻，也是一种有效的治疗手段。

神经皮肤综合征（瘢痣病）

许多遗传疾病的特征是皮肤损伤和脑肿瘤的风险增加，大多数疾病是常染色体显性遗传，具有可变的外显率。

Ⅰ型神经纤维瘤病（von Recklinghausen 病）

Ⅰ型神经纤维瘤病（NF1）是一种常染色体显性遗传性疾病，每 2600～3000 人中就有 1 人发病。将近 50％的患者有家族史，其余患者具有新的突变。NF1 基因位于染色体 17q11.2，编码一种鸟苷三磷酸酶（GTP 酶）-激活蛋白（GAP）（神经纤维瘤蛋白），主要功能是调节 Ras 信号通路。NF1 基因的突变可诱发多种神经系统肿瘤，包括神经纤维瘤、丛状神经纤维瘤、视神经胶质瘤、星形细胞瘤和脑膜瘤。除了神经纤维瘤的表现，如皮肤多发的柔韧、活动度好的肿瘤，NF1 其他皮肤表现包括咖啡牛奶斑和腋窝斑点。NF1 也与虹膜错构瘤（称为 Lisch 结节）、嗜铬细胞瘤、胫骨感染性假关节、脊柱侧弯、癫痫和智力迟钝等疾病相关。

Ⅱ型神经纤维瘤病

Ⅱ型神经纤维瘤病（NF2）比 NF1 少见，发病率为 1/25 000～40 000，它是完全外显的常染色体显性遗传性疾病。与 NF1 类似，约 50％的患者出现新发突变。NF2 基因位于染色体 22q 上，编码细胞骨架蛋白“merlin”（膜突蛋白、埃兹蛋白、根蛋白），其功能如同肿瘤抑制基因。NF2 的特征是 90％以上患者有双侧前庭神经鞘瘤、多发性脑膜瘤、脊髓室管膜瘤和星形细胞瘤。因为要尽可能地保护听力，双侧前庭神经鞘瘤的治疗具有挑战性。NF2 也可伴发后囊下晶状体混浊和视网膜错构瘤。

结节性硬化症（BourneVille 病）

结节性硬化症是常染色体显性遗传性疾病，发病率为 1/5000～10 000。它是由 TSC1 或 TSC2 基因突变引起的，TSC1 基因位于 9 号染色体 q34，编码错构瘤蛋白；TSC2 基因位于 16 号染色体 p13.3，编码马铃薯球蛋白。错构瘤蛋白与马铃薯球蛋白形成一个复合体，通过抑制 mTOR 信号传导通路对细胞周期起负调节作用。结节性硬化症患者常表现为癫痫发作、智力低下、皮脂腺瘤（面部血管纤维瘤）、皮肤鲨革样改变、脱色斑、甲周纤维瘤、肾血管平滑肌脂肪瘤和心脏横纹肌瘤。在这些患者中，室管膜下结节、皮质结节和室管膜下巨细胞星形细胞瘤（SEGA）的发病率增加，患者经常需要抗癫痫药物治疗。SEGAs 往往不需要治疗，有时需要手术切除，有新的证据表明 mTOR 抑制剂可用于治疗 SEGAs。

脑转移性肿瘤

脑转移瘤起源于血行播散，通常与原发性肺癌和肺转移相关。脑转移瘤最常见的部位是在灰白质交界处，因为肿瘤细胞易在这些部位的血管“转折点”停留。脑转移的部位还与各区域的血流量相关，约 85％的脑转移瘤发生在大脑半球幕上，15％发生在颅后窝。脑转移最常见的原发肿瘤是肺癌和乳腺癌，尸检发现 80％的黑色素瘤也可转移到颅内（表 46-3）。其他肿瘤类型如卵巢癌和食管癌很少转移到大脑。前列腺癌和乳腺癌还可转移到硬脑膜，临床表现类似于脑膜瘤。软脑膜转移瘤常见于血液系统恶性肿瘤、乳腺癌和肺癌，脊髓压迫常见于前列腺癌和乳腺癌，这两类肿瘤具有较强的中轴骨转移倾向。

表 46-3　发生神经系统转移的常见原发肿瘤

	脑转移（%）	软脑膜转移（%）	硬膜外脊髓压迫（%）
肺	41	17	15
乳腺	19	58	22
恶性黑色素瘤	10	12	4
前列腺	1	1	10
胃肠道	7	—	5
肾	3	2	7
淋巴瘤	<1	10	10
肉瘤	7	1	9
其他	11	—	18

脑转移瘤的诊断

脑转移瘤在 MRI 上显像清楚，通常表现为边界清楚的病灶（图 46-8），病灶周围水肿表现多样，可以是“大病灶、小水肿”，也可以是“小病灶，大水肿”。增强后表现为环形或弥散强化。偶尔情况下脑转移瘤会出血，尽管黑色素瘤、甲状腺癌和肾癌脑转移有较高的出血倾向，但最常见的颅内转移瘤出血还是肺癌（因为占脑转移癌的绝大多数）。脑转移瘤的 X 线表现没有特异性，与感染性病变如脑脓肿、脱髓鞘病灶、结节病，放射治疗后的坏死或原发性脑肿瘤等影像表现类似。大多数脑转移瘤患者不需要进行诊断性活检，因为影像结合临床表现就可以诊断了。然而，约 10% 的患者全身肿瘤可与脑转移同时呈现，如果全身病变没有一个适宜的部位进行活检，那诊断性的脑病灶切除就是必需的。

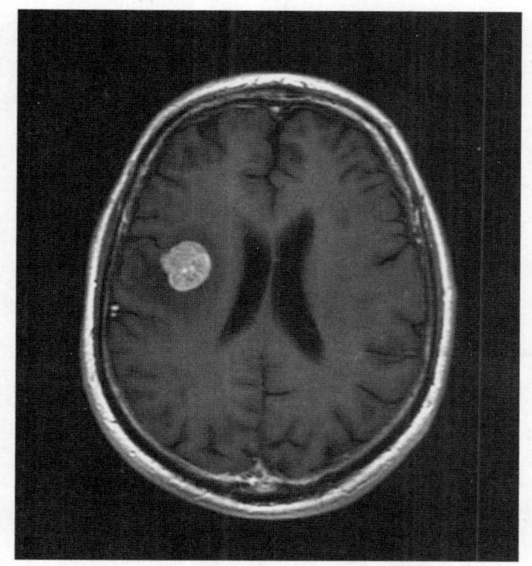

A

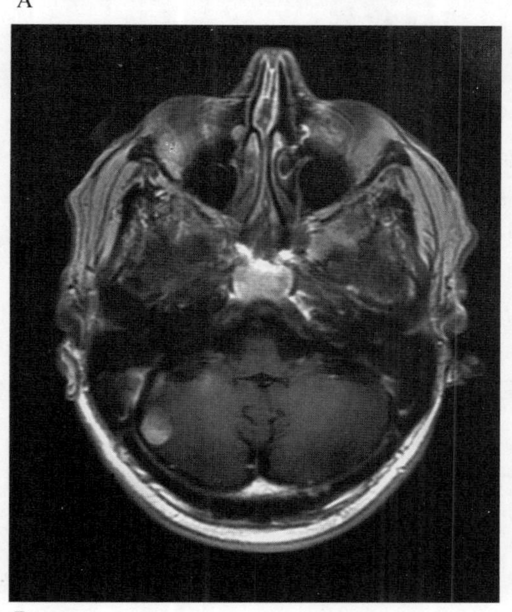

B

图 46-8　增强磁共振成像显示来源于非小细胞肺癌的多发性脑转移瘤，累及右额叶（A）和右小脑（B）半球。病灶呈弥漫增强，中央无坏死区

治疗　脑转移瘤

常规治疗　脑转移瘤的数目和位置决定了治疗方式，患者的总体状况和现有全身疾病的控制程度也是重要的决定因素。脑转移瘤中单发与多发性转移各占一半。

放疗　全脑放疗（WBRT）是脑转移瘤的标准治疗，通常总剂量为 3000cGy，分 10 次给予。全脑放疗可使病情快速缓解，约 80% 的患者通过糖皮质激素和放射治疗症状得到改善。然而全脑放疗并不能达到治愈，患者的中位生存期仍然只有 4～6 个月。近年，立体定向放射外科（SRS）通过多种技术如伽马刀、线性加速器、质子束和射波刀等，可进行高度聚焦剂量的放疗，而且通常仅需一次治疗。SRS 可以有效杀伤可见病灶，80%～90% 的患者可获得较好的局部病灶控制率。当然，也有部分患者通过 SRS 治疗使脑转移病灶获得治愈，而这在全脑放疗中较为罕见。SRS 仅限于 1～3 个转移病灶且病灶直径≤3cm 的患者。WBRT 和 SRS 的联合治疗可有效控制脑转移病灶，但不延长生存。

外科手术　随机对照研究表明，对于孤立性脑转移病灶，手术切除＋全脑放疗优于单用全脑放疗，尤其是当病灶压迫脑室系统时，手术切除一个或多个病灶可有效缓解症状。对那些高度放疗抵抗性的肿瘤如肾细胞癌，手术切除尤为重要。手术切除可快速改善症状并延长生存期。术后放疗可提高疾病控制率，但很难延长生存。

药物治疗 脑转移瘤很少应用化疗。对于那些化疗高度敏感的肿瘤出现的脑转移，比如生殖细胞肿瘤或小细胞肺癌，化疗可能会比较有效。越来越多的数据表明具有治疗靶点的脑转移瘤可行小分子靶向治疗，比如在有 EGFR 突变的肺癌脑转移患者中应用 EGFR 抑制剂可获得较好疗效。抗血管生成药贝伐单抗在治疗中枢神经系统转移瘤中也有一定效果。

软脑膜转移瘤

软脑膜转移也称为癌性脑膜炎、脑膜癌病，在一些特定肿瘤中，称为白血病或淋巴瘤性脑膜炎。在恶性血液病中，急性白血病最易转移至蛛网膜下腔，在淋巴瘤中，侵袭性扩散的淋巴瘤亦常转移到蛛网膜下腔。实体肿瘤如乳腺癌、肺癌和黑色素瘤最易发生脑膜转移，肿瘤细胞可通过动脉循环进入蛛网膜下腔，偶尔也可逆行进入静脉系统，沿着脊柱和颅骨发生转移。此外，软脑膜转移可能为脑转移的直接后续结果，近 40%的病人在小脑转移病灶切除后发生软脑膜转移。

临床特点

软脑膜转移瘤的典型临床特点是沿神经轴分布的多重症状和体征，可合并出现腰椎和颈椎的神经根病、脑神经病变、癫痫发作、意识模糊、脑积水和颅内压增高的相关症状。脑膜转移常与脑转移并存，很少出现局灶性神经功能缺损症状，如偏瘫、失语，除非有大脑的直接侵犯。对于乳腺癌、肺癌或黑色素瘤患者，如果出现新发的肢体疼痛，要考虑软脑膜转移的可能。

实验室和影像学诊断

软脑膜转移相对难以诊断，因为很难鉴别出蛛网膜下腔中的肿瘤细胞。MRI 上如果有明确的肿瘤结节附着到马尾或脊髓或脑神经增强及蛛网膜下腔增强（图 46-9），则可以明确诊断。75%的患者可通过影像学检查确诊，通常实体肿瘤的确诊率更高，脑脊液(CSF)查出肿瘤细胞可明确诊断，并认为是“金标准”。然而，单次腰椎穿刺的患者 CSF 细胞学检查阳性率仅为 50%，即使送检 3 次脑脊液样品，仍有 10%的漏诊率。CSF 细胞学检查在血液系统恶性肿瘤中更有意义。脑脊液异常同时还伴随蛋白质浓度和白细胞计数的升高，不到 25%的患者有脑脊液糖含量的减少，这种指标具有诊断意义。通过流式细胞仪来识别脑脊液中的肿瘤标志物或分子克隆增殖等也可以明确诊断。肿瘤标志物在实体肿瘤中应用较多，染色体或分子标志常用于恶性血液病患者。

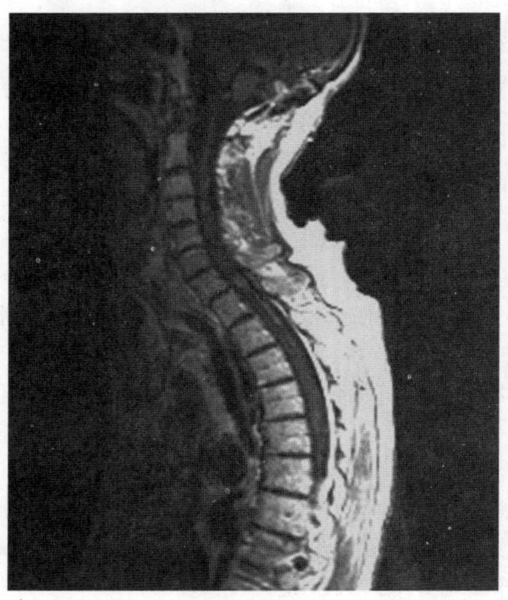

A

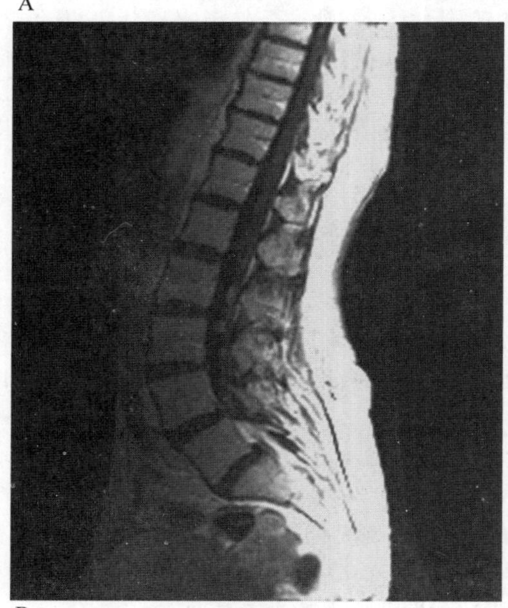

B

图 46-9 增强磁共振成像显示乳腺癌广泛性软脑膜转移，可见沿着脊髓背侧表面(A)和马尾(B)分布多发性结节

治 疗 软脑膜转移

因为没有治愈性的手段，软脑膜转移常是姑息性治疗。对于有症状的区域可给予放疗，如针对颅底的脑神经病变，放疗可缓解疼痛、改善神经功能。整个神经轴的放疗不仅有较大的骨髓和胃肠道毒性，而且有效率不高，应用可以穿透血-脑屏障的药物进行全身化疗可以提高治疗有效率。另外，鞘内化疗也有效，特别是治疗恶性血液病。通过脑室插管给药的有效率要高于腰椎穿刺给药，但很少有药物可以安全地进入蛛网膜下腔，并且药物的抗瘤谱有限，因而这种治疗的疗效较差。此外，若脑脊液流动不畅可影响药物的输送效率。手术对软脑膜转移的治疗作用有限，但通过脑室腹腔分流术可缓解颅内压的升高。

硬膜外转移

3%～5%的恶性肿瘤患者可发生硬膜外转移，可有压迫脊髓或马尾神经引起的相关症状。硬膜外转移最常见于那些易于发生骨转移的恶性肿瘤，如乳腺癌和前列腺癌。淋巴瘤可导致骨转移和压缩骨折，也可侵入椎间孔引起脊髓压迫，而无骨质破坏表现。硬膜外转移胸椎受累最常见，其次是腰椎，然后是颈椎。

临床特点

背痛是几乎所有硬膜外转移患者最常见的症状，疼痛可以在确诊神经病变之前的数周或数月出现。疼痛通常是在平卧时加剧，相比之下，关节炎的疼痛通常在休息时缓解。在确诊时，约 50%的患者因为感觉障碍出现双下肢无力，约 25%的患者存在括约肌功能障碍的相关症状。

诊断

影像学检查是诊断的基础，首选全脊柱的 MRI 检查（图 46-10），无须增强即可识别脊椎或硬膜外病变。任何肿瘤患者如果有严重的背部疼痛，都应进行 MRI 检查。平片、骨扫描甚至 CT 扫描都可显示骨转移，但只有 MRI 能明确地显示硬膜外肿瘤。对于不能进行 MRI 检查的患者，CT 造影检查亦可较好地显示硬膜外腔。硬膜外肿瘤的鉴别诊断包括硬膜外脓肿、急性或慢性血肿和罕见的髓外造血。

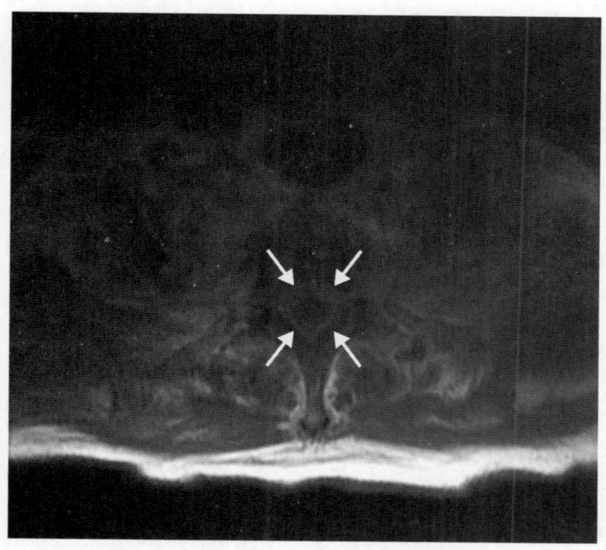

图 46-10 增强磁共振显像显示来源于食管癌的围绕胸段脊髓分布的硬膜外转移瘤

治 疗 硬膜外转移瘤

硬膜外转移瘤需要立即治疗。一项随机对照试验证实手术切除后序贯放疗与单独放疗相比疗效更好，但是患者必须能够耐受手术，通常手术需要完整切除肿瘤，常经椎管前手术并需要较大的手术范围。若不能进行手术，放疗是主要的治疗方法，可用于那些对放射线敏感的肿瘤如淋巴瘤，或那些无法接受手术的患者。化疗很少用于硬膜外转移的患者，除非是那些肿瘤较小、没有神经功能缺损且对化疗高度敏感的淋巴瘤或生殖细胞肿瘤。在严重的神经功能缺损症状出现之前进行手术的预后较好。与单纯放疗相比，手术切除后下肢轻瘫的恢复较好，但由于肿瘤的广泛转移，生存期往往较短。

治疗的神经毒性

放疗相关的不良反应

放射治疗可引起中枢神经系统的多种毒性反应，一般根据症状出现的早晚分为：急性反应（放疗后数天内出现）、早期迟发性反应（放疗后数月出现）、晚期迟发性反应（放疗后数年出现）。一般情况下，急性和早期迟发性毒性会缓解，不会出现不可逆性损伤，而晚期延迟性毒性通常是永久性的，有时可能会进展。

1. *急性毒性*　脑肿瘤的放疗过程中经常会出现急性脑损伤。放疗可短暂破坏血-脑屏障，引起脑水肿及颅内压增高。常见症状为头痛、嗜睡、恶心、呕吐，糖皮质激素可以预防和治疗上述症状。而在脊髓的放疗过程中很少发生急性放疗毒性。

2. *早期迟发性毒性*　早期迟发性毒性多出现在颅脑放疗结束后的数周至数月，可能原因是放疗造成的脱髓鞘病变，临床上可能无症状，也可能表现为既往神经缺损症状的恶化或再发。有时候在接受放疗病人的增强 MRI 或 CT 上可以看到类似于肿瘤的表现。对于恶性胶质瘤的病人，这种现象称为“伪进展”，虽然在 MRI 上表现为肿瘤复发，但实际上表现出的炎症及坏死现象是治疗有效的体现。这种“伪进展”常见于与化疗联用时，比如替莫唑胺与放疗联用时。“伪进展”大多可以自行消失，对于症状明显的，需要手术切除。嗜睡综合征是一种少见的放疗早期迟发性毒性反应，常见于儿童，主要表现为嗜睡。

发生在脊髓的早期迟发性毒性症状同 Lhermitte 综合征，主要表现为肢体的感觉异常，或者是患者弯曲颈部时沿脊柱分布的感觉异常。虽然症状较重，但大多数情况下可以自行消失，不会引起更严重的问题。

3. *晚期迟发性毒性*　晚期迟发性毒性危害最大，经常是不可逆的，而且会引起严重的神经功能缺损。放疗对大脑的迟发性毒性有几种形式，其中最常见的是放射性坏死和脑白质病。放射性坏死是坏死组织集聚在一起，在 MRI 和 CT 上表现为增强病灶，伴有不同程度的脑水肿。坏死病灶和“伪进展”类似，常在放疗后数月至数年出现，常伴有明显症状，临床多表现为癫痫和脑中线向坏死组织一侧的偏移。这些坏死组织多是放疗对血管的损伤所产生的纤维素样坏死及闭塞的血管组织。影像学上很像肿瘤，但不同于肿瘤的是，在 PET 上的代谢是降低的，在 MRI 灌注成像上也表现为灌注减低。如果糖皮质激素无效的话，必须通过手术切除确诊和缓解症状。少数报道称高压氧或抗凝治疗有一定效果，但是其作用仍待进一步确定。

相对于局部放疗，全脑放疗（WBRT）后更常见脑白质病。在 MRI 的 T_2 及 FLAIR 序列上，脑白质病表现为脑白质区域的弥漫增强信号，常为双侧或对称分布，这与放疗造成的脑萎缩和脑室扩大相关。临床上患者主要表现为认知障碍、步态不稳和尿失禁，而且症状会随着时间推移加重。症状类似于常压性脑积水，脑室腹腔分流术可以缓解部分症状，但不能完全康复。年龄是脑白质病的一个危险因素，但不是放射性坏死的危险因素。放射性坏死目前还有待进一步研究。

如果脑垂体或下丘脑在放疗野内，迟发性神经毒性还包括内分泌失调。治愈性的放疗多年后也可诱发第二原发肿瘤，常见 CNS 肿瘤和头颈部癌，确诊需要手术切除或活检。此外，放疗可以加速动脉粥样斑块的形成，引起颅内外血管的卒中事件。

周围神经系统相对比较耐受放射毒性，但是丛神经耐受性较差。臂丛神经较腰骶神经更易受到放射损害。周围神经的放射损害仍需与肿瘤进展相鉴别，通过 CT、MRI 或 PET 扫描确定是否有肿瘤浸润可以区分。临床上，肿瘤进展常伴随疼痛，而外周神经的放射毒性常无痛，常见受累肢体的淋巴水肿，也常见感觉减退和肢体无力。

化疗相关的不良反应

神经毒性是仅次于骨髓抑制的化疗药物剂量限制性的毒性反应（表 46-4）。很多化疗药物可以引起

表 46-4　癌症患者常用化疗药物所致的神经症状

急性脑病（谵妄）	**癫痫**
甲氨蝶呤（高剂量 IV，IT）	氨甲蝶呤
顺铂	依托泊苷（高剂量）
长春新碱	顺铂
天冬酰胺酶	长春新碱
丙卡巴肼	天冬酰胺酶
5-氟尿嘧啶（±左旋咪唑）	氮芥
阿糖胞苷（高剂量）	卡莫司汀
甲硝基脲（高剂量或动脉给药）	达卡巴嗪（动脉给药或高剂量）
异环磷酰胺	白消安（高剂量）
依托泊苷（高剂量）	**脊髓病（鞘内药物）**
贝伐单抗（PRES）	甲氨蝶呤
慢性脑病（痴呆）	阿糖胞苷
甲氨蝶呤	噻替哌
卡莫司汀	**周围神经病变**
阿糖胞苷	长春花生物碱
氟达拉滨	顺铂
视力下降	甲基苄肼
他莫昔芬	依托泊苷

续表

硝酸镓	替尼泊苷
顺铂	阿糖胞苷
氟达拉滨	紫杉烷类
小脑功能障碍/共济失调	苏拉明
5-氟尿嘧啶(±左旋咪唑)	硼替佐米
阿糖胞苷	
丙卡巴肼	

神经毒性，化疗药物的种类不同，神经毒性也不同。长春新碱常引起感觉异常，而不是感觉缺失，也常有运动神经和自主神经功能障碍(频发肠梗阻)，很少出现颅神经损伤。顺铂常引起大神经纤维感觉异常导致感觉性共济失调，但很少出现皮肤感觉丧失和虚弱。紫杉烷类主要引起感觉神经病变。硼替佐米和沙利度胺也可引起神经病变。

脑病和癫痫发作是化疗药物常见的毒性。异环磷酰胺可引起严重的脑病，停药或经过亚甲蓝解救后毒性可逆转。氟达拉滨可引起严重的全脑脑病，而且可能是永久性的。贝伐单抗和其他抗 VEGF 药物可引起可逆性脑病综合征。顺铂可引起听力下降，偶尔会出现前庭功能障碍。

(薛　妍　译)

第 47 章

Chapter 47

原发灶不明癌

Gauri R. Varadhachary　James L. Abbruzzese

原发灶不明癌(cancers of unlcnown primary site,CUPs)是指活检证实有恶性证据(通常为上皮来源恶性肿瘤),但广泛筛查后未发现原发灶的肿瘤。CUPs在全球范围内属于十大常见癌症之一,占所有癌症的3%～5%。对于无原发灶的淋巴瘤、转移性恶黑和转移性肉瘤,因为具有特异性分期和组织学特点可指导治疗,大多数学者认为不应归入CUPs范畴。

随着精准影像学、侵入性诊断技术和靶向治疗的不断进展,个体化治疗越来越重视生活质量和生存时间,但肿瘤表现为CUPs的原因仍未明确。一个假设就是原发肿瘤在播散转移后回缩或因为太小以至于不能被检测出来,另一种可能就是在肿瘤连续发展过程中,原发肿瘤被机体免疫系统遏制或清除,从而表现为CUPs。总之,CUPs有可能是原发灶转移播散的结果,也可能是原发灶幸存的部分。CUPs是否能代表单克隆的遗传和表观学特点目前尚未明确。

原发灶不明癌的生物学特性

目前尚未确定CUPs与已知原发灶之间具有独特的生物学特征。有报道认为染色体1和12的异常和其他一些复杂的细胞遗传学异常与CUPs相关。70%表现为转移性腺癌或未分化癌的CUPs具有染色体非整倍体。在CUPs样本也发现了多种基因的过表达,包括Ras、bcl-2(40%)、her-2(11%)和p53(26%～53%),但尚未确定其对治疗和生存的影响。也有研究对比了CUPs和原发灶明确的转移瘤的血管生成情况,但无一致性结论。

临床评估

对于CUPs患者,全面的病史回顾非常重要,尤其要注意既往手术史、外伤史和可能预示遗传性肿瘤的家族史。体格检查也要严格进行,包括针对男性的直肠指检和针对女性的乳房和妇科检查。因为患者的体力、营养状况、共患病和肿瘤相关并发症会影响治疗方案,所以这些方面的评估也非常重要。

血清肿瘤标志物和细胞遗传学检测

大多数肿瘤标志物,像CEA、CA125、CA19-9和CA15-3,即使在CUPs有所升高,也常是非特异性的,很难有助于判断原发肿瘤部位。男性患者表现为腺癌和成骨性转移应行前列腺特异性抗原(PSA)检测。对于表现为未分化或低分化癌的CUPs,尤其是中线肿瘤,如伴有β-人绒毛膜促性腺激素(β-hCG)和α甲胎蛋白(AFP)水平升高,常提示性腺外生殖细胞肿瘤(睾丸癌)可能。细胞遗传学研究在过去较为重视,但其结果较难解读。在免疫组化可行的情况下,细胞遗传学分析偶尔可帮助确定原发病灶。目前仅推荐在免疫组化不明确的未分化肿瘤及高度怀疑为淋巴瘤的CUPs进行细胞遗传学检测。

影像学研究

胸部X线摄影是CUPs最常用的检查,但结果常为阴性,尤其是肿瘤体积过小时。胸部、腹部、盆腔CT可用于查找原发病灶、评估病变范围、选择合适的活检部位。既往研究表明通过腹部和盆腔CT可发现20%～35%的原发肿瘤,但就目前定义来看这些患者不应被算入CUPs范畴。既往的研究还表明通过精细化的影像学检查,还可发现约20%的原发肿瘤,目前这种可能性仅<5%。

对于所有表现为转移性腺癌的女性应行乳腺钼靶检查,尤其是对仅有孤立腋窝淋巴结转移的患者。对于可能为原发乳腺癌的患者,如果钼靶和超声结果均为阴性,可以考虑乳腺磁共振(MRI)检查。乳腺MRI结果可能会影响外科手术方式,如阴性会使医生行乳房切除术时选择较小的术野。

对于鳞状细胞癌和颈部 CUPs(不明原发灶的颈部淋巴结转移)的常规检查应包括 CT、MRI,还有一些侵入性检查如喉镜、支气管镜和胃镜,并推荐行单侧或双侧扁桃体切除以获得病理结果。18F-脱氧葡萄糖(FDG)正电子发射断层扫描(FDG-PET)非常有用,可帮助指导活检、检测疾病范围、制订适宜治疗方案、设定放射野、辅助检测疾病。当明确原发灶后,包含原发灶和咽扁桃体的放射野越小,放疗带来的慢性口腔干燥等不良反应的发生风险就越小。几项研究评估了 PET 对颈部 CUPs 的价值,研究纳入患者不多,原发肿瘤的发现率为 21%~30%。

PET 对其他 CUP(除外颈部腺癌)的诊断价值尚存争议。但对于因孤立转移需要接受手术的患者,PET-CT 价值较大,因为检出原发灶意味着外科手术计划有可能改变。

一些创伤性的操作如胃镜、结肠镜和支气管镜应局限于有症状患者或是实验室、影像、病理学检查表明通过上述检查有可能发现原发肿瘤。

病理学诊断

对于 CUPs 患者,一定要对可获取的活检组织进行详细的病理学检查,检查方法常包括苏木精-伊红(HE)染色法和免疫组化染色,较少应用电子显微镜和细胞遗传学检查。

光学显微镜检查

通过细针抽吸活检和空芯针活检获取的组织应首先行 HE 染色和光学显微镜观察。在光镜下,60%~65%的 CUPs 都是腺癌,5%是鳞癌,其余的 30%~35%是低分化腺癌、低分化癌或低分化肿瘤,少部分是神经内分泌癌(2%)、混合型肿瘤(腺鳞癌或肉瘤样癌)或未分化肿瘤(表 47-1)。

表 47-1 原发灶不明癌的主要组织学类型

组织学	比例(%)
中-高分化腺癌	60
鳞癌	5
低分化腺癌、低分化癌	30
神经内分泌癌	2
未分化恶性肿瘤	3

免疫组化分析

免疫组化染色是应用过氧化物酶标记的针对肿瘤特异性抗原的抗体来明确肿瘤来源。目前,免疫组化标志物越来越多,但对 CUPs 来说,并不是多多益善。临床中,应结合免疫组化、患者临床表现、影像学检查以确定最佳治疗方案。因为免疫组化不具备完全特异性,所以临床医师应及时和病理学家沟通以避免误诊。PSA 和甲状腺组织标志物分别在前列腺癌和甲状腺癌中升高,是特异性较高的肿瘤标志物。但是,前列腺癌和甲状腺癌很少表现为 CUPs 的形式,所以这些检测的应用不多。图 47-1 列出了免疫组化诊断 CUPs 的简要原则。表 47-2 列出了能够明确肿瘤原发灶的附加试验。电镜分析既耗时又昂贵,很少应用。

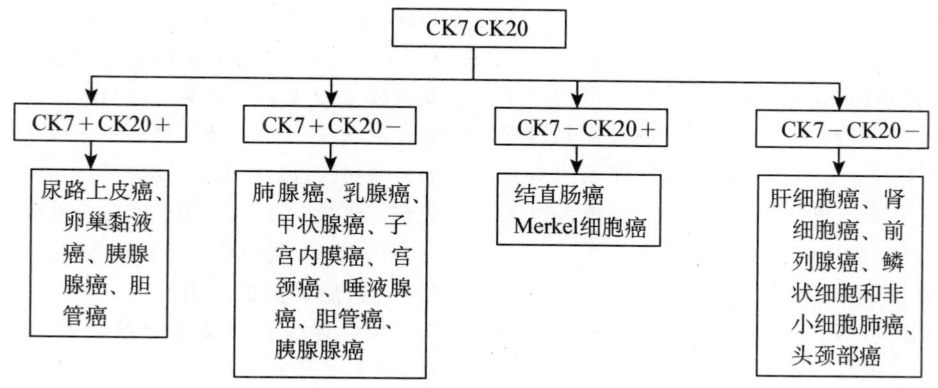

图 47-1 细胞角蛋白(CK7 和 CK20)在原发灶不明癌的应用

表 47-2 确诊 CUP 的其他免疫组化标记

组织标记	诊断
雌激素受体、孕激素受体	乳腺癌
BRST-1	乳腺癌
毛囊性病变纤维蛋白 15	乳腺癌
甲状腺转录因子 1	肺癌和甲状腺癌
甲状腺球蛋白	甲状腺癌
嗜铬粒蛋白、突触小体、CD56	神经内分泌癌
CDX-2	胃肠道癌
钙视网膜蛋白、间皮素	间皮瘤
白细胞普通抗原	淋巴瘤
HMB-45、酪氨酸酶、Melan-A	黑色素瘤
URO-3、成血小板物质	膀胱癌
甲胎蛋白	肝细胞癌、生殖细胞肿瘤
人绒毛膜促性腺素	生殖细胞肿瘤
前列腺特异性抗原	前列腺癌
WT-1、雌激素受体	Müllerian 或卵巢癌
RCC、CD-10	肾细胞癌

细胞角蛋白(CK)有超过 20 种中间丝,分子量均不同,在不同细胞和肿瘤中特异表达。针对特异性 CK 的单抗可以区分肿瘤来源,CUP 里最常用的 CK 是 CK7 和 CK20。CK7 在肺癌、卵巢癌、子宫内膜癌和乳腺癌中表达,在低位胃肠道肿瘤中不表达。而 CK20 常规在胃肠道上皮、尿道上皮和 Merkel 细胞表达。CK20+/CK7-多提示结肠来源肿瘤,75%~95%的结肠癌表达 CK20+/CK7-。CK20-/CK7+提示肺癌、乳腺癌、卵巢癌、子宫内膜癌和胰腺胆管癌,有时也会表现为 CK20+。核 CDX-2 转录因子,是肠道起源同源基因的产物,常用于辅助诊断胃肠道腺癌。

甲状腺转录因子 1(TTF-1)是一个 38kDa 的含同源结构域的核蛋白,在甲状腺、中脑和呼吸上皮形成过程中发挥着转录激活作用。在肺癌和甲状腺癌中 TTF-1 常为核染色阳性,约 68%的肺腺癌和 25%的肺鳞癌 TTF-1 染色阳性,可用于区分肺原发肿瘤和胸膜、纵隔、肺转移性腺癌。

区分胸膜间皮瘤和肺腺癌很难,Calretinin、Wilms'肿瘤基因 1(WT-1)和间皮素是间皮瘤有用的标志物。

毛囊性病变纤维蛋白 15,是一个 15kDa 的单体蛋白,是(乳房等多细胞腺体)顶浆分泌的一个标记物,可在 62%~72%的乳腺癌中检测出。UROIII 是一个高分子量的细胞角蛋白,和血栓调节素、CK20 都是尿路上皮癌的标志分子。

DNA 微阵列和反转录 PCR 在不明原发癌中的作用

原发灶不明情况下,制定 CUPs 的治疗策略就很有挑战性。目前依靠免疫组化和影像学仅能确诊 20%~30%的 CUPs。基因表达分析将给 CUPs 的诊断带来新的希望,最常用的方法是定量反转录 PCR(RT-PCR)和 DNA 微阵列。

通常,用已知肿瘤(转移部位更佳)的基因表达图谱制作预测原发灶的软件,来预测实验肿瘤和 CUPs 的可能起源。研究者可以利用正常分化组织的基因表达数据对照恶性组织的数据,来预测可能的组织起源。既往在已知原发肿瘤和其配对转移组织中已取得了很好的结果。但是,因 CUPs 的原发病灶不能确定,这种对比确定结果的方法仍存在争议,而且预测结果也要和临床及病理相符。目前正在进行前瞻性确认研究来评估分子研究在确定 CUPs 组织起源的价值和对治疗方式的影响。初期研究表明 DNA 微阵列可以应用甲醛溶液固定石蜡包埋的空芯针活检组织,定量 RT-PCR 可以应用空芯针抽吸的组织。目前,CUPs 相关的分子表达研究还是建立在患者临床表现和病程上的非直接证据,研究主要集中于评估分子工具的精确性、临床有效率及如何辅助免疫组化来指导治疗。

治 疗 原发灶不明癌

一般原则 CUPs 的进展较为缓慢,广泛性 CUPs 的中位生存时间为 6~10 个月。全身化疗是主要治疗手段,适当时可结合手术、放疗、甚至观察(图 47-2 和图 47-3)。预后因素包括体力状况、转移部位和数目、化疗反应性、血清乳酸脱氢酶(LDH)水平等。Culine 等用体力状况和血清 LDH 水平建立了一个预后模型,将患者分为不同预后的两组,后续还需前瞻性研究验证这一模型。临床上,几项 CUPs 的调查提示预后较好,而其他如广泛性 CUPs 则具有不良预后。

治疗:预后良好的 CUPs

女性伴孤立腋窝淋巴结转移性腺癌 基于病理,孤立腋窝淋巴结转移性腺癌常按Ⅱ期或Ⅲ期乳腺癌来治疗。如果钼靶或超声结果为阴性可行乳腺 MRI 检查。如果 MRI 为阳性,可以考虑同侧乳房放疗。化疗和(或)内分泌治疗取决于患者年龄(绝经前或绝经后)、淋巴结状态和激素受体状态(详见第 37 章)。当然,按乳腺癌治疗前,病理一定要符合乳腺癌的形态和免疫组化特征(HER-2、基因表达)。

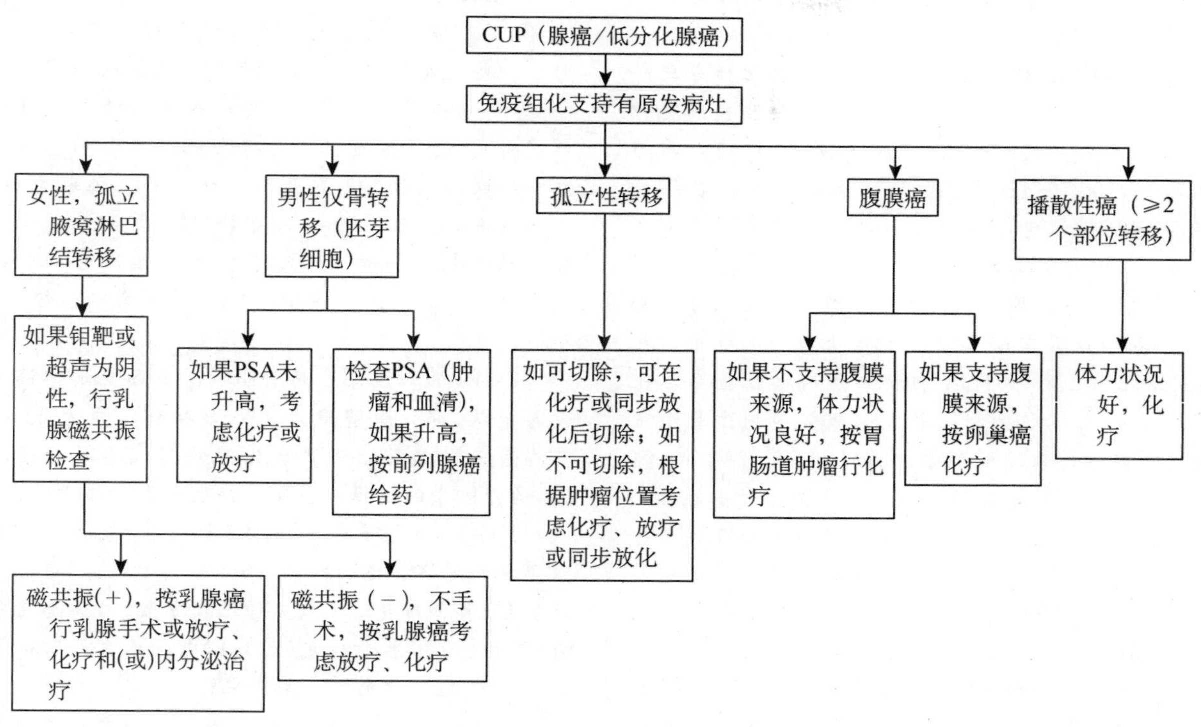

图 47-2 原发灶不明腺癌和低分化腺癌的治疗原则

PSA. 前列腺特异抗原

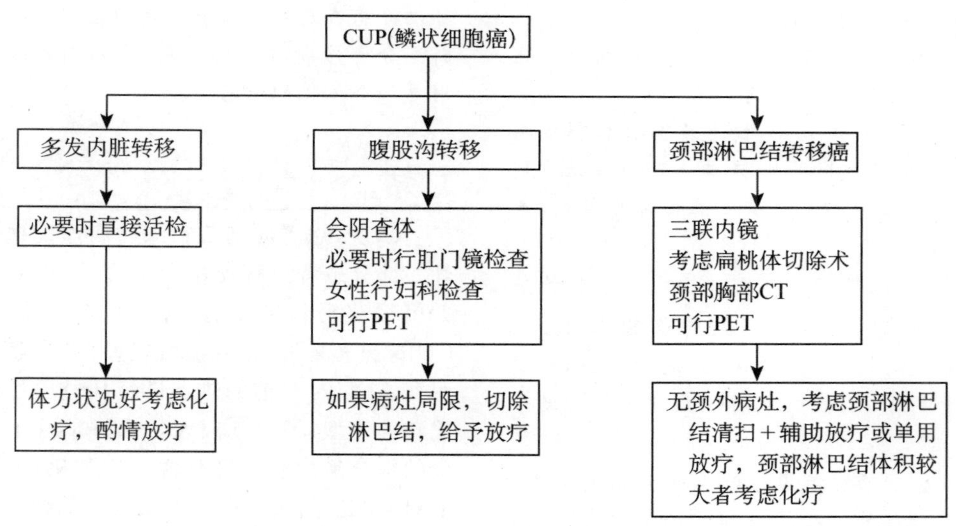

图 47-3 原发灶不明转移性鳞癌治疗原则

女性腹膜转移性腺癌 原发性腹膜乳头状浆液癌（PPSC）指腹膜 CUPs 伴卵巢癌特征性表现（卵巢癌特征性病理、CA125 升高），而阴式超声或剖腹探查未发现卵巢原发病灶。研究表明卵巢癌和 PPSC 都起源于苗勒管，有相似的基因表达特征。同卵巢癌的治疗一样，PPSC 也可行细胞减灭术，然后给予辅助紫杉联合铂类化疗。一项回顾性研究纳入了 258 名腹膜癌患者，均接受了细胞减灭术和化疗，22%的患者在化疗后获得完全缓解，中位生存时间平均 18 个月（11～24 个月）。当然，不是所有的女性腹膜癌都是 PPSC，病理检查有助于区分结肠来源（CDX-2＋、CK-20＋、CK7－）或胰腺来源。

中线淋巴结低分化癌　男性患者查出低分化或未分化中线淋巴结癌要考虑性腺外恶性生殖细胞肿瘤，该肿瘤对铂类为基础的联合化疗有效，有效率超过 50%，10%～15%的患者可长期生存。老年患者，尤其是吸烟者，发现纵隔淋巴结转移癌要更多考虑肺和头颈部肿瘤的可能。

神经内分泌癌　低组织学分级的神经内分泌癌进展缓慢，是否需治疗取决于症状和肿瘤范围。尿 5-羟基吲哚乙酸（5-HIAA）和血清嗜铬粒蛋白水平可能升高，可以作为标记物。临床常单用生长激素抑制素类似物来缓解激素相关症状（腹泻、脸红、恶心），对因转移引起局部疼痛或内分泌治疗不能控制激素相关症状的患者，推荐针对性局部治疗和全身治疗。高组织学分级的神经内分泌癌按小细胞肺癌来治，化疗效果好，20%～25%的患者可获得完全缓解，超过 10%的患者生存超过 5 年。

颈部转移性鳞状细胞癌　早期颈部淋巴结转移性鳞癌患者可行淋巴结清扫和放疗，患者可长期生存。尽管化疗的作用尚未明确，但对体积较大的 N2/N3 淋巴结转移，同步放化或诱导化疗常可获益。

孤立转移　孤立转移的患者预后较好。一些孤立转移的患者可以接受三联治疗（手术＋放疗＋化疗），可延长无病生存，部分患者还可治愈。

男性骨转移伴 PSA 升高：仅表现为骨转移较为少见，血清 PSA 升高或肿瘤 PSA 染色阳性提示前列腺癌，可以给予激素治疗。注意与其他原发肿瘤（主要是肺癌）区分。

广泛性 CUPs 的管理　具有肝、脑、肾上腺广泛转移的患者预后较差。除了原发性腹膜癌，CUPs 的广泛转移也比较常见，胃、阑尾、结肠、胰腺和胆管都是可能的原发灶，影像学、内镜和病理资料有助于诊断。

以铂类为基础的化疗是 CUPs 最常用的方案。Hainsworth 等开展的一项Ⅱ期研究纳入了 55 例患者，大部分既往未接受过化疗，接受紫杉、卡铂和口服足叶乙苷化疗，每 3 周一次，总有效率为 47%，中位总生存时间是 13.4 个月。Briasoulis 对 77 例 CUPs 患者给予紫杉醇联合卡铂化疗，治疗有效率相似，其中淋巴结或胸膜 CUPs 和腹膜种植转移 CUPs 的有效率较高，总生存时间为 13 个月和 15 个月。一些新药如吉西他滨、伊立替康和靶向药治疗 CUPs 的有效率会更高。Culine 等进行的一项Ⅱ期研究将 80 例患者随机分为吉西他滨联合顺铂或伊立替康联合顺铂，78 例患者可评价有效性和毒性，吉西他滨联合顺铂组 21 例有效（55%），伊立替康联合顺铂组 15 例有效（38%）。吉西他滨联合顺铂组的中位生存时间为 8 个月，伊立替康联合顺铂组为 6 个月。

CUPs 的二线化疗尚未明确。吉西他滨单药可改善症状，部分缓解率为 8%，疾病稳定率为 25%。二线和三线吉西他滨联合化疗的有效率稍有所提高，治疗方案的选择应取决于病理和患者体力状况。

Hainsworth 等在 51 例 CUPs 患者中观察了贝伐单抗和厄洛替尼的疗效，25%未接受化疗，有骨或肝转移，其余接受过 1 或 2 种化疗方案。4 例患者有效（8%）、30 例患者稳定（59%），中位总生存时间是 8.9 个月，42%的患者 1 年仍生存。

既往 CUP 患者的化疗常选择适用于多种原发癌的“广谱”方案，也就是“一种治疗方案适合所有”的办法。10 年来，随着已知肿瘤治疗有效率的不断增加，对于选择性的 CUPs 患者，一些新的治疗方案可以提高有效率。随着免疫组化检测的不断进步和新型分子诊断技术的开展，今后对 CUPs 患者会应用更加个体化的治疗方案。

总结

CUPs 患者应基于临床和病理证据先查找原发灶。部分患者预后较好，可接受更积极的综合治疗，并可望获得长期生存。然而，对于大多数进展期 CUPs 患者来说，预后仍然很差，早期就对化疗产生耐药。CUPs 目前的热点已经从经验性的化疗到明确转移亚型、了解基因表达和评估分子靶向药物疗效的综合治疗。在目前这个精细化诊治的时代，我们对 CUPs 的认识也不断深入。综合分析患者影像学、病理学、基因表达信息有助于为患者制订最佳治疗方案。

（薛　妍　译）

第十部分　内分泌肿瘤

第 48 章

Chapter 48

甲状腺癌

J. Larry Jameson　Anthony P. Weetman

走近患者　甲状腺结节

约5%的成人有可触及的甲状腺结节，但全球发病率存在很大差异。鉴于甲状腺结节较高的患病率，医生一般都接触过此类患者，临床评估的主要目的是采取一种经济的方式来确定患恶性甲状腺结节的小部分患者。

甲状腺结节好发于缺碘地区的女性和老年患者。可触及的结节直径大多＞1cm，但触诊结节的能力取决于肿瘤的位置（表面和深部）、病人颈部的解剖结构和检查者的经验。较敏感的检测方法如计算机断层扫描（CT）、甲状腺超声和病理活检，可发现超过20%的甲状腺结节。对这些偶然发现的甲状腺结节，如何对结节定性和随访还存在很大争议。大多数权威医生仍依靠体检检出甲状腺结节，而将超声作为一种监测结节大小和辅助活检的手段。

孤立性结节的评估方法见图48-1。尽管大多数甲状腺结节患者的甲状腺功能正常，但还应监测甲状腺功能以评估促甲状腺激素（TSH）水平，TSH的

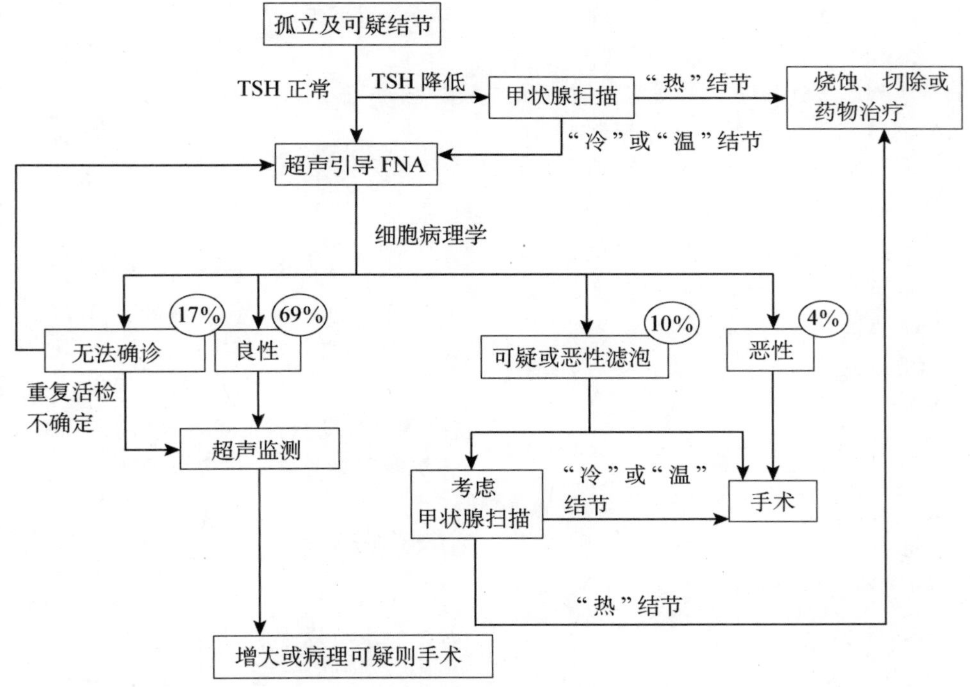

图 48-1　甲状腺结节患者的诊疗路径（详细信息请参阅本章内容和引用文献）。约1/3的结节为囊性或囊实性。FNA．细针穿刺活检；TSH．促甲状腺激素；US．超声波

水平可能受一个或多个具有自主功能的结节调控。如果TSH被抑制,可行放射性核素扫描来确定结节是否为“热”结节。热结节表现为核素吸收增强,热结节很少为恶性,也不需细针穿刺活检(FNA)。如果不是热结节,应首选超声引导下FNA活检,以明确结节性质。在活检熟练和病理评判专业的情况下,FNA有很好的敏感性和特异性,尤其适用于检测甲状腺乳头状癌(PTC),但仅靠细胞学活检很难区分甲状腺良、恶性滤泡性病变。

在几项大型研究中,FNA活检结果如下:70%为良性,10%为恶性或可疑恶性,20%为难以诊断或因组织不足无法诊断。恶性肿瘤需要手术;对于囊性新生物,如果细胞病理学或冰冻切片很难区分良恶性,也需要手术。良性病变患者的治疗方案多样。许多专家提倡抑制TSH水平,但也有专家认为监测结节大小即可,不需抑制TSH水平。无论哪种建议,都应定期监测甲状腺结节的大小变化,优选超声监测。如果结节增大,应重复FNA活检,并在2～5年进行第二次活检以确认结节是良性的。

良性肿瘤

表48-1列出了各种类型的良性甲状腺结节。这些病变很常见(占成人的5%～10%),尤其是应用敏感的检测方法如超声评估时。大滤泡性腺瘤和正常滤泡性腺瘤恶变风险非常低。微滤泡腺瘤、小梁腺瘤和Hürthle细胞变异恶性风险稍高,且组织学很难确定。约1/3的结节为甲状腺囊肿,囊肿可通过超声确诊,针吸术可抽吸出大量的粉色或淡黄囊液。大多数囊肿混合存在囊性和实性病变,需要在超声引导下抽取囊液并经离心器过滤囊液获取细胞学病理。囊肿常复发,即使经过反复抽吸后,如果囊肿增大或者细胞学存在可疑病变,就需要手术切除了。尽管应用硬化剂治疗囊肿比较有效,但常见疼痛和硬化剂渗漏的不良反应。

表48-1　甲状腺肿瘤的分类

良性	
滤泡上皮细胞腺瘤	
巨滤泡腺瘤(胶质型)	
正常滤泡腺瘤(单纯型)	
微滤泡腺瘤(胚胎型)	
小梁腺瘤(胚胎型)	
Hürthle细胞变异(嗜酸细胞型)	

续表

恶性	发病率(%)
滤泡上皮细胞起源	
良好分化癌	
乳头状癌	80～90
单纯性乳头状癌	
滤泡性乳头状癌	
弥漫硬化性变异	
Tall细胞、柱状细胞变异	
滤泡癌	5～10
微浸润性	
广泛浸润性	
Hürthle细胞癌(嗜酸细胞型)	
孤立癌	
未分化癌(间变性癌)	
C细胞起源(产降钙素)	
甲状腺髓样癌	<10
散发型	
家族遗传型	
MEN2型(多发内分泌瘤2型)	
其他恶性肿瘤	
淋巴瘤	1～2
肉瘤	
转移癌	
其他	

良性结节的处理方法与多发性小结节性甲状腺肿一样,应用左旋甲状腺素抑制TSH可使30%的结节缩小,并抑制其进一步增大。如果一个结节在6～12个月的抑制治疗后未增大,可以停止抑制治疗,因为长期获益的可能性很低;医源性亚临床甲状腺功能亢进的风险也应该重视。

甲状腺癌

甲状腺癌是内分泌系统最常见的恶性肿瘤,起源于滤泡上皮细胞,根据组织学特性可分为如下几类:分化型肿瘤,如PTC或滤泡型甲状腺癌(FTC),通常可以治愈,早期患者的预后非常好;相比之下,未分化甲状腺癌(ATC)常呈浸润性,治疗有效率低,预后也较差。

甲状腺癌的发病率[约9/(100 000·每年)]随

年龄增长而增加，50 岁以后发病率比较稳定（图 48-2）。年龄也是一个重要的预后因素，甲状腺癌在年轻人（<20 岁）或成年人（>45 岁）的预后较差。女性甲状腺癌的发病率是男性的 2 倍，但男性的预后较差。其他高危因素包括儿童期头颈部的放疗病史、大结节（≥4cm）、局部肿瘤粘连或侵犯淋巴结以及远处转移（表 48-2）。甲状腺癌有几项独有的特征：①甲状腺结节容易察觉，使得早期检测和 FNA 活检成为可能；②甲状腺可吸收碘，因此放射性碘可用于诊断（^{123}I）和治疗（^{131}I）分化型甲状腺癌；③血清标志物可检测残留或复发病灶，如对 PTC 和 FTC 检测甲状腺球蛋白（Tg）水平，对甲状腺髓样癌（MTC）检测降钙素水平。

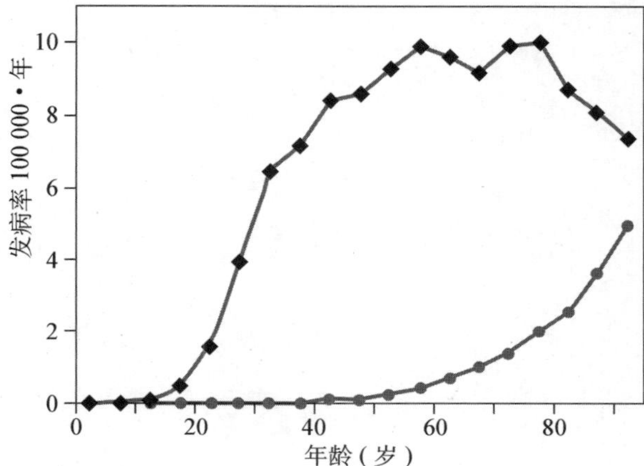

图 48-2　侵袭性甲状腺癌的年龄相关性发病率（—■—）和死亡率（—●—）［引自 LAG Ries et al(eds). SEER Cancer Statistics Review，1973-1996，Bethesda，National Cancer Institute，1999.］

表 48-2　甲状腺结节患者患甲状腺癌的危险因素

头颈部辐射史	甲状腺癌或 MEN2 家族史
年龄<20 或>45 岁	
双侧结节	声带麻痹或声音嘶哑
结节增大（>4cm）	结节与邻近组织固定
颈部新增或增大的包块	甲状腺外弥散病变
男性	可疑淋巴结摄碘率低（滤泡癌）

MEN. 多发内分泌肿瘤

分类

甲状腺肿瘤可起源于甲状腺内的多种细胞，包括甲状腺滤泡细胞、产降钙素的 C 细胞、淋巴细胞及基质或血管细胞，也可从其他部位的肿瘤转移而来（表 48-1）。甲状腺癌的分期最常应用美国癌症联合协会（AJCC）的 TNM（肿瘤、淋巴结，转移）分期系统（表 48-3）。其他分类和分期系统也被广泛应用，有些更加重视组织学特性或危险因素如年龄和性别。

表 48-3　甲状腺癌的分类

乳头状或滤泡状甲状腺癌		
	<45 岁	>45 岁
Ⅰ期	任何 T，任何 N，M0	T1，N0，M0
Ⅱ期	任何 T，任何 N，M1	T2 或 T3，N0，M0
Ⅲ期	—	T4，N0，M0
		任何 T，N1，M0
Ⅳ期	—	任何 T，任何 N，M1
甲状腺未分化癌		
Ⅳ期	所有病例均为Ⅳ期	
甲状腺髓样癌		
Ⅰ期	T1，N0，M0	
Ⅱ期	T2-T4，N0，M0	
Ⅲ期	任何 T，N1，M0	
Ⅳ期	任何 T，任何 N，M1	

T. 原发肿瘤的大小和范围（T1≤1cm，1cm<T2≤4cm，T3>4cm，T4 肿瘤浸润超出甲状腺包膜）；N. 无（N0）或存在区域淋巴结转移（N1）；M. 无（M0）或有远处转移（M1）

发病机制和遗传因素

辐射

甲状腺癌发病机制的早期研究关注外部辐射的作用，辐射可导致染色体断裂、基因重组和抑癌基因缺失。既往因痤疮或胸腺、扁桃体、腺样体疾病接受了头面部、颈部、纵隔外照射的人群患甲状腺良性和恶性结节的风险增加，患多中心肿瘤的风险也增加。辐射还使年轻患者患甲状腺癌的风险增加。核素辐射也可增加甲状腺癌的风险，儿童比成人的辐射易感性更高。值得注意的是，^{131}I 治疗的辐射很少增加甲状腺癌的风险。

促甲状腺激素和生长因子

许多分化型甲状腺癌表达 TSH 受体，因此，对 TSH 治疗有反应。这为应用（T4）左甲状腺素抑制 TSH 治疗甲状腺癌提供了依据。TSH 受体的残余表达也为 TSH-刺激的^{131}I 治疗提供了依据(见后面的讨论)。

癌基因和抑癌基因

甲状腺癌是单克隆起源,也就是说甲状腺癌起源于单一细胞突变,经过一系列的突变,细胞获得了生长优势并癌变。除了增殖能力的增加外,一些甲状腺癌还表现为细胞凋亡减少和侵袭性增加、血管生成和远处转移的特性。对甲状腺肿瘤进行了多基因突变分析,但仍未发现促进良性向恶性转变的"驱动"基因。另外,甲状腺肿瘤的某些突变具有相对特异性,其中一些与组织学分类相关(表 48-4)。

表 48-4　甲状腺肿瘤的遗传学突变

基因/蛋白质	基因类型	染色体位置	变变类型	肿瘤
TSH 受体	GPCR 受体	14q31	点突变	毒性腺瘤,分化型癌
$G_{S\alpha}$	G 蛋白	20q13.2	点突变	毒性腺瘤,分化型癌
RET/PTC	受体酪氨酸激酶	10q11.2	重排 PTC1:[inv(10)q11.2q21] PTC2:[(10;17)(q11.2;q23)] PTC3:ELE1/TK	PTC
RET	受体酪氨酸激酶	10q11.2	点突变	MEN2,甲状腺髓样癌
BRAF	MEK 激酶	7q24	点突变 重排	PTC,ATC
TRK	受体酪氨酸激酶	1q23-24	重排	多结节甲状腺肿 甲状腺乳头状癌
RAS	细胞传导 p21	Hras 11p15.5Kras12p12.1;Nras 1p13.2	点突变	分化型甲状腺癌,腺瘤
p53	抑癌基因 细胞周期调控、凋亡	17p13	点突变 缺失、插入	未分化癌
APC	抑癌基因 多发腺瘤性息肉病基因	5q21-q22	点突变	未分化癌 家族性结肠息肉病
p16(MTS1,CDKN2A)	抑癌基因 细胞周期调控 I	9p21	缺失	分化型甲状腺癌
p21/WAF	抑癌基因 细胞周期调控	6p21.2	过表达	未分化癌
MET	受体酪氨酸激酶	7q31	过表达	滤泡型甲状腺癌
c-MYC	受体酪氨酸激酶	8q24.12.-13	过表达	分化型甲状腺癌
PTEN	磷酸酶	10q23	点突变	PTC,见于 Cowden 综合征(多发乳腺错构瘤、胃肠息肉,甲状腺肿瘤)
CTNNB1	β-Catenin	3p22	点突变	未分化癌
杂合性缺失(LOH)	抑癌基因?	3p;11q13,其他位置	缺失	分化型甲状腺癌,未分化癌

续表

基因/蛋白质	基因类型	染色体位置	变变类型	肿瘤
PAX8-PPARγ 1	转录因子 核受体融合	t(2;3)(q13;p25)	易位	滤泡型腺瘤或癌

APC. 腺瘤性结肠息肉病；BRAF. v-raf 同源物 B1；CDKN2A. 细胞周期依赖激酶抑制剂 2A；c-MYC. 骨髓细胞瘤病毒原癌基因细胞同源物；ELE1/TK. RET 活化基因 ele1/酪氨酸激酶；GPCR. G 蛋白偶联受体 Gsα，G 蛋白激活的 α 亚单；MEK. 有丝分裂细胞外调节激酶；MEN 2. 多发性内分泌肿瘤 2；MET. met 原癌基因（肝细胞生长因子受体）；MTS. 多重抑癌基因；p21. p21 抑癌基因；p53. p53 抑癌基因；PAX8. 配对结构域转录因子；PPARγ1. 过氧化物酶增殖受体 γ1；PTC. 甲状腺乳头癌；PTEN. 磷酸酶及张力蛋白同源物；RAS. 鼠肉瘤原癌基因；RET. 转染重排原癌基因；TRK. 酪氨酸激氨受体；TSH. 促甲状腺素；WAF. 野生型 p53 激活片段

Source：Adapted with permission from P Kopp，JL Jameson，in JL Jameson（ed）：Principles of Molecular Medicine. Totowa，NJ，Humana Press，1998.

如前所述，TSH-R 和 GSα 亚单位的突变激活与发生甲状腺自主功能性结节相关。虽然这些突变诱导甲状腺细胞生长，但这种类型的结节几乎都是良性的。

大部分 PTC 中可有 RET-RAS-BRAF 信号通路的激活，尽管突变类型极具异质性。很多重组发生于 10 号染色体上的 RET 基因，重组使其酪氨酸激酶受体处于其他启动子的调控下，导致受体过表达。RET 基因的重组发生于 20%～40%的 PTC，辐射后导致肿瘤发生的频率增加。位于 1 号染色体上的 TRK1 酪氨酸激酶基因重组也与 PTC 发生相关。迄今为止，PTC 中 RET 或者 TRK1 基因的重组尚不能预测预后或治疗反应。BRAF 基因突变在 PTC 中也很常见，BRAF 突变可激活丝裂原激活的蛋白 MAP 激酶（MAPK）级联反应。RAS 突变也可激活 MAPK 级联反应，发生于 20%～30%的甲状腺肿瘤中，包括 PTC 和 FTC。值得注意的是，RET、BRAF 和 RAS 的突变不同时发生于同一肿瘤，表明 MAPK 级联反应的活化在肿瘤发展中至关重要，但并不受哪一步活化的影响。

RAS 基因的突变也可发生于 FTC。此外，甲状腺发育转录因子 PAX8 和核受体 PPARγ 的基因重排也是鉴别 FTC 的重要事件。FTC 也常见 3p 或 11q 的杂合性缺失和抑癌基因的缺失。

大多数在分化型甲状腺癌中出现的突变也可见于 ATC 患者。在 ATC 患者中，BRAF 的突变可超过 50%。编码 β-catenin 的 CTNNB1 基因的突变发生于约 2/3 的 ATC 患者中，但不发生于 PTC 和 FTC 患者。抑癌基因 p53 的突变也在 ATC 的发展中发挥着重要作用，p53 可监控细胞周期、修复 DNA、促进细胞凋亡，其缺失可导致基因组的不稳定性，也是治疗反应差的预测因子（详见第 25 章）（表 48-4）。

分子诊断在甲状腺癌临床管理中的作用正在研究中。原则上讲，确定突变类型有助于甲状腺癌的分类、预后判断或治疗选择。然而，迄今为止，尚无明确的证据表明突变类型可以改变临床决策。

与多发性内分泌肿瘤（MEN）2 型相关的 MTC 具有 RET 基因的遗传性突变。与在 PTC 中 RET 基因的重组不同，MEN2 中 RET 基因是点突变，可诱导酪氨酸激酶的组成性激活（详见第 50 章）。MTC 是由 C 细胞的高度增生引发，可能是“二次打击”导致了细胞恶性转化。散发性 MTC 包含体细胞突变，从而激活了 RET。

分化良好的甲状腺癌

乳头状瘤

PTC 是最常见的甲状腺癌，占分化良好的甲状腺恶性肿瘤的 70%～90%。尸检时，超过 25%的甲状腺腺体存在微小 PTC，病变通常非常小（几毫米），无明确临床意义。FNA 或手术后，PTC 的细胞病理学特征可帮助确定诊断，常见细胞病理学特征包括沙样瘤体，由于核仁很大造成核劈裂的“orphan-Annie”外观及具有乳头状结构。

PTC 往往呈多灶性，常存在局部浸润或穿透甲状腺包膜侵犯颈部邻近组织。PTC 常通过淋巴系统播散，但也可发生血行转移，尤其易转移至骨和肺。由于肿瘤生长相对缓慢，肺转移的负荷也是慢慢积累的，因此很少有明显症状。淋巴结转移的预后意义存在争议。甲状腺癌引起的淋巴结转移较为常见，可能增加了复发和死亡风险，尤其是对于老年

患者。PTC 的 TNM 分期见表 48-3。大多数乳头状癌为早期（>80%，Ⅰ或Ⅱ期），预后较好，生存曲线与预期生存率接近（图 48-3A）。Ⅳ期患者的死亡率明显增加（远处转移），但Ⅳ期患者仅占约 1%。关于 PTC 的治疗将在后面介绍。

滤泡状癌

FTC 的发病率在不同地区差别很大，在碘缺乏的地区更高发。因为区分甲状腺滤泡良、恶性肿瘤在很大程度上依赖于是否侵犯血管、神经或邻近组织，所以仅通过 FNA 很难诊断 FTC。FTC 更易通过血行播散，发生骨、肺和中枢神经系统转移。与 PTC 相比，FTC 的死亡率更高，因为大部分患者确诊时已为Ⅳ期（图 48-3 B）。不良预后因素包括远处转移、年龄>50 岁、原发肿瘤>4cm、Hürthle 细胞起源以及存在明显的血管侵犯。

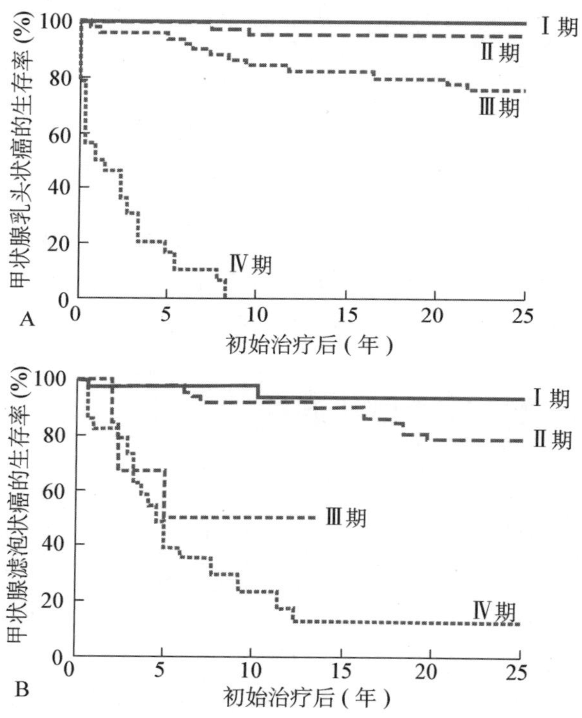

图 48-3　分化型甲状腺癌患者的生存率

A. 乳头状癌，共 1851 名患者。Ⅰ期，1107（60%）；Ⅱ期 408（22%）；Ⅲ期，312（17%）；Ⅳ期，24（1%）；$n=1185$。B. 滤泡状癌，共 153 名患者。Ⅰ期，42（27%）；Ⅱ期，82（54%）；Ⅲ期，6（4%）；Ⅳ期，23（15%）。［Adapted from PR Larsen et al：William's Textbook of Endocrinology，9th ed，JD Wilson et al（eds）：Philadelphia，Saunders，1998，pp 389-575，with permission.］

治疗　分化良好的甲状腺癌

手术　所有分化良好的甲状腺癌均应手术切除。除了切除原发病灶外，手术还可以进行精确的组织学诊断和分期，多中心病灶还常波及对侧甲状腺。手术时还可以评估淋巴结的播散情况，并切除转移的淋巴结。对于Ⅰ期患者可以采取叶切除术和甲状腺近全切除术，两者的生存率相似。尽管叶切除术后发生甲状旁腺功能减退和喉神经损伤的概率较低，但当存在残余甲状腺时，就不能监测 Tg 水平或行全身^{131}I 扫描。而且，如果最终分期或后续随访表明需要行放射碘扫描或治疗，还得再次手术切除残余的甲状腺组织。因此，甲状腺近全切除术更适用于几乎所有的患者，如果外科医生手术经验丰富，术后并发症的发生率也会较低。术后还可通过放射治疗清除残余的甲状腺癌组织或多灶性甲状腺癌，并通过长期监测 Tg 水平和放射碘扫描来评估残余病灶是否正常或是否有新发肿瘤。

TSH 的抑制治疗　由于大多数肿瘤仍然为 TSH 敏感型，左甲状腺素抑制 TSH 治疗甲状腺癌是一个里程碑性进展。尽管 TSH 抑制治疗获益明显，但尚无前瞻性研究确定 TSH 抑制的最佳水平。一个合理的目标是抑制 TSH 的同时尽可能降低甲状腺素的不良反应，如心房颤动、骨质疏松、焦虑和甲状腺功能亢进带来的其他不良反应。对低复发风险的患者，TSH 应该抑制到较低水平，但应在可检测范围内（0.1～0.5mU/L）。对高复发风险的患者或已明确有转移的，如果患者对于轻度甲状腺功能亢进没有较大的禁忌证，TSH 应完全抑制。在这种情况下，应监测 T4 值，以避免过度治疗。

放射性碘治疗　分化良好的甲状腺癌仍然需行放射性碘治疗，放射碘的吸收主要取决于碘化钠协同载体（NIS）的表达并且受到 TSH 刺激，需要 TSH 受体的表达。放射性碘保留时间受肿瘤分化功能如碘捕获和有机化作用的影响。甲状腺肿瘤切除术后，大量甲状腺组织通常依然存在，尤其是在甲状腺床及甲状旁腺周围。因此，^{131}I 消除残余正常甲状腺组织和治疗残余肿瘤细胞是必要的。

■ **适应证**　放射性碘治疗甲状腺癌的剂量仍存在争议。尽管甲状腺癌切除术后行放射性碘治疗对已知的残余 PTC 或 FTC 会明显降低复发率，但对患者的生存获益较小，尤其是对风险较低的患者。

低风险组包括大多数Ⅰ期 PTC 患者，原发性肿瘤＜1.5cm。对于较大的乳头状肿瘤，邻近淋巴结有转移、FIC 或有远处转移的患者，通常推荐甲状腺切除后进行放射性碘治疗。

■ ^{131}I 清除和治疗　如前所述，^{131}I 清除治疗是甲状腺切除术后的辅助治疗，当术后仅残余很少的正常甲状腺组织时，^{131}I 清除治疗非常有效。一个经典的治疗策略是让患者在术后几周使用碘塞罗宁（25μg，每天 2 次或 3 次），随后撤掉甲状腺激素。理想情况下，3～4 周 TSH 水平应该至 50mU/L 以上，TSH 升高的程度取决于术后残余的正常甲状腺组织量。重组人 TSH（rhTSH）也被用于促进^{131}I 术后消融时的吸收率，它至少和甲状腺激素撤退治疗等效，对因残余甲状腺组织阻止内源性的 TSH 升高尤其有效。

用于预治疗的^{131}I 的扫描剂量［通常是 111～185MBq（3～5mCi）］可以确定残余组织的数量，并规划清除残余组织所需要的剂量。然而，由于担忧预处理会给随后的放射性治疗带来“叠加效应”，目前的趋势是不给预处理，直接进行清除治疗，除非是对残余组织量有怀疑时才进行预治疗。在美国，门诊患者应用的最大的^{131}I 剂量是 1110 MBq 29.9（mCi），尽管更高剂量［1850～3700MBq（50～100 mCi）］会带来更好的清除效果。清除治疗期间，患者应该低碘饮食（＜50μg/d 尿碘）来增加放射性碘的吸收。对于已知有残余肿瘤的患者，^{131}I 清除剂量要足够大才能杀死残留的肿瘤细胞。高剂量放射性碘治疗后的全身扫描可以发现可能的转移病灶。

■ 全身扫描和甲状腺球蛋白测定　初次的全身扫描应该在行甲状腺切除后 6 个月进行。随着能够检测 rhTSH 及刺激的^{131}I 吸收率和 Tg 检测敏感性的改进，甲状腺癌的随访策略也在改进。图 48-4 总结了用 rhTSH 或者是甲状腺激素撤离来进行甲状腺扫描的推荐。甲状腺切除后，rhTSH 可用于刺激 Tg 的合成和^{131}I 吸收，不让患者有甲状腺激素撤离后相关的甲状腺功能减退症状，降低延长 TSH 刺激后肿瘤生长的风险。另外，对需要^{131}I 治疗的患者，甲状腺激素撤离这种传统方法可用来增加 TSH 的释放，以将 T4 转化为更容易被清除的 T3，从而使 TSH 增加地更快。因为 TSH 可刺激 Tg 合成，在使用 rhTSH 后或在甲状腺激素撤离后 TSH 水平上升时，应监测 Tg 水平。

对于手术后没有残余病灶、基础 Tg 水平＜

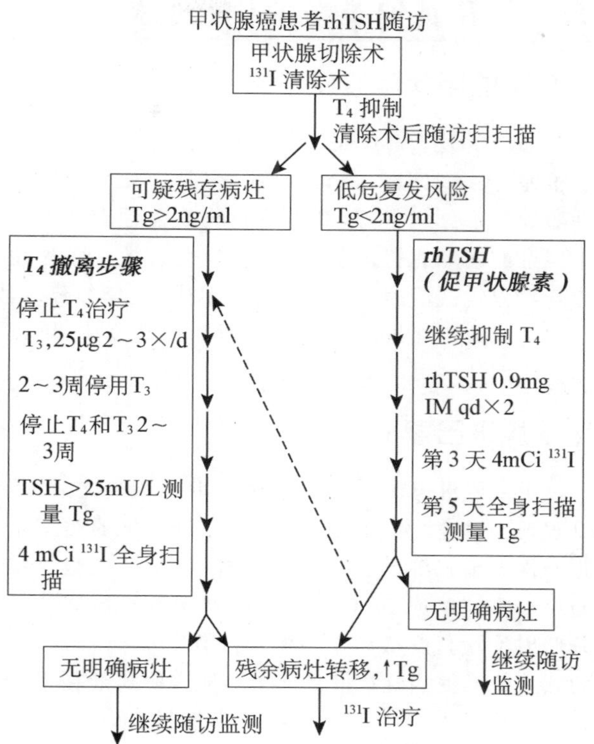

图 48-4　甲状腺癌患者 rhTSH 随访程序

rhTSH. 重组人促甲状腺激素；Tg. 甲状腺球蛋白；T_3. 碘塞罗宁；T_4. 甲状腺素；IM. 肌内注射；qd. 每日 1 次

1ng/ml 的低风险患者，越来越多的证据支持术后使用 1 年 rhTSH 来控制 Tg 水平，而不需要放射性碘扫描。如果患者 Tg 水平控制的较低（＜2ng/ml），更理想的情况是检测不到，可继续给予 TSH 抑制治疗，每 6～12 个月监控 Tg 水平，在这类患者必须证实缺乏 Tg 抗体。另一方面，全身扫描有残余病灶或 Tg 水平高的患者需要加入^{131}I 治疗。对于扫描阴性、Tg 阳性（Tg＞5～10ng/ml）的患者，大多数专家也建议放射性碘治疗，因为多数患者可从大剂量的碘治疗中获益。

除了放射性碘治疗外，体外照射放射治疗也用于治疗特定的转移病灶，尤其是当转移灶引起骨痛或造成神经损伤时（如椎体转移）。

■ 新的疗法　目前正在研究激酶抑制剂靶向治疗甲状腺癌，包括 Ras、BRAF、表皮生长因子受体、血管内皮生长因子受体和血管生成信号通路。小样本研究表明，motesaniv、索拉非尼和其他药物有一定效果，但仍需大样本研究来证实。

未分化和其他类型的甲状腺癌

未分化的甲状腺癌(ATC)

如前所述，ATC是一个低分化和浸润性癌，预后很差，大多数患者在确诊后6个月内死亡。因为肿瘤处于未分化状态，基本不吸收放射性碘。但如果残余的病灶有摄碘能力，碘治疗会有效。多种化疗药物曾尝试治疗ATC，包括表柔比星、紫杉醇，但是通常无效。如果肿瘤对外放射治疗有反应，可以尝试应用。

甲状腺淋巴瘤

甲状腺淋巴瘤常发生于桥本甲状腺炎之后，常见表现为迅速增大的甲状腺包块，最常见的类型是弥漫性大细胞淋巴瘤。活检取材下，淋巴细胞很难与小细胞肺癌或ATC区分。甲状腺淋巴瘤通常对外照射治疗高度敏感。手术不应作为初始治疗，因为它可能会使病灶扩散。如果分期表明病灶在甲状腺以外，治疗应遵循其他类型淋巴瘤的治疗指南(详见第15章)。

甲状腺髓样癌

MTC可以是散发的或家族遗传性的，约占甲状腺癌的5%。有3种家族遗传的形式：MEN2A、MEN2B和不具其他特征的家族性的MEN(详见第50章)。一般来说，MEN2B较MEN2A更具侵袭性，遗传性的MTC较散发性的MTC更具侵袭性。血清降钙素水平的升高提示可能存在残余病灶或复发可能。对于所有MTC患者都应测试RET基因是否突变，对于有突变的患者应对其家族成员进行检测。

MTC的治疗主要是外科手术。与来源于甲状腺滤泡细胞的肿瘤不同的是，MTC不吸收放射碘。外照射治疗和化疗可用于晚期患者，以减轻肿瘤相关症状(详见第50章)。

(薛　妍　译)

第 49 章

Chapter 49

胃肠胰腺神经内分泌肿瘤

Robert T. Jensen

胃肠道神经内分泌肿瘤的一般特点

胃肠道(gastrointestinal, GI)神经内分泌肿瘤(neuroendocrine tumors, NETs)是来源于胃肠道神经内分泌系统的肿瘤，该系统由产生氨基酸和肽段的细胞组成，不同起源部位具有不同的激素功能。组织学上分为两大类：类癌和胰腺神经内分泌肿瘤(PETs)，最近病理分类提议所有均应划为 GI NETs。按照肿瘤的起源归为胺前体摄取与脱羧细胞瘤(APUD 瘤)：嗜铬细胞瘤、黑色素瘤和甲状腺髓样癌，他们除了不同的病理类型、生物学和分子生物学特点外，还具有一些相同的细胞化特点及病理、生物和分子生物学特点(表 49-1)。最初认为 APUD 瘤与神经脊细胞具有相似的胚胎起源，但是现在知道这种分泌肽段的细胞并非神经外胚层起源。然而，APUD 瘤的概念是有意义的，因为它与其他神经内分泌肿瘤既有不同性，也有相似性(表 49-1)。在这一章中，胰腺神经内分泌肿瘤和类癌相似性将在一起介绍，不同性将分别介绍。

神经内分泌肿瘤的分类、病理和生物学特点

NETs 由均一形状和相同核的小圆细胞组成，有丝分裂少见。常规组织学可以被鉴定，但是现在需要进一步免疫组化染色确定。组织学上可以采用银染，其要么具有亲银性，要么具有嗜银性。嗜铬粒蛋白(A、B、C)、NSE 和 Syn 为神经内分泌肿瘤特异性分子标志物(表 49-1)。CgA 被广泛使用。

超微结构下，这些肿瘤具有高电子密度的神经分泌颗粒，常包含小的囊泡，其相当于神经元的突触囊泡。NETs 合成多种肽段，生长因子和生物活性胺，其可被异位分泌，导致特异性临床症状(表 49-2)。NET 特异性综合征的诊断不能仅依靠免疫组化结果，还需要特异性的临床表现(表 49-2)。此外，病理不能区分 NETs 良恶性，除非出现转移或侵犯。

表 49-1　胃肠道神经内分泌肿瘤(类癌、胰腺神经内分泌肿瘤)的一般特点

A. 神经内分泌肿瘤的特异性标志物(鉴别诊断用)
1. 铬粒素 CgA(A、B、C)是大的分泌颗粒中发现的一种酸性单体可溶性蛋白。铬粒素 A 最为常见
2. 神经元特异性烯醇化酶(NSE)是 γ-γ 酶烯醇酶的二聚体，神经内分泌分化的胞质标志物
3. 突触素(Syn)一种与突触结构和功能密切相关的膜蛋白，分子量为 38kD，在神经元和神经内分泌肿瘤的囊泡中表达
B. 病理相似点
1. 均为 APUD 瘤，摄取胺前体和脱羧细胞
2. 超微结构显示，他们为核致密的分泌囊泡(＞80nm)
3. 组织学上相似，较少的有丝分裂和一样的核
4. 常合成多种肽段和胺，可用免疫组化的方式检测，但是一般不分泌
5. 有或无临床症状，免疫组化不能区分类型
6. 组织学的划分提高了对生物学表现的预测。出现侵犯和转移时确定为恶性

续表

C. 生物学特性相似点 1. 一般生长缓慢，但也有侵袭型 2. 分泌有生物学活性的肽段和胺类，从而导致临床症状 3. 一般具有高密度生长抑素受体，其可作为定位和治疗用
D. 分子异常的相似点和不同点 1. 相似点 a. 少见的——常见癌基因的改变(*ras*、*jun*、*fos* 等) b. 少见的——常见抑癌基因的改变(p53，视网膜母细胞瘤) c. 10%～45%患者出现 MEN 1(11q13)和 p16INK4a(9p21)位点改变 d. 40%～87%的患者出现多种基因甲基化(ras 相关结构域家族 I，p14，p16，O6 甲基鸟嘌呤核苷甲基转移酶，视黄酸核受体 β) 2. 不同点 a. PETs——缺失：1p (21%)，3p (8%～47%)，3q (8%～41%)，11q (21%～62%)，6q (18%～68%)。获得：17q (10%～55%)，7q (16%～68%)，4q (33%) b. 类癌——缺失：18q (38%～67%)＞18p (33%～43%)＞9p，16q21(21%～23%)。获得：17q，19p (57%)，4q (33%)，14q (20%)

MEN1. 多发性神经内分泌肿瘤 1；PETs. 胰腺神经内分泌肿瘤

表 49-2　胃肠道神经内分泌肿瘤临床症状

	分泌肽段的生物学活性	发病率(每年每百万人新增病例)	肿瘤位置	恶性比率(%)	与 MEN1 相关性(%)	主要症状和体征
Ⅰ. 确定的特异性功能性症状						
A. 类癌						
类癌综合征	5-HT 速激肽 胃动素 前列腺素	0.5～2	中肠(75%～87%) 前肠(2%～33%) 后肠(1%～8%) 未知(2%～15%)	95～100	少见	腹泻(32%～84%) 潮红(63%～75%) 疼痛(10%～34%) 气喘(4%～18%) 心脏病(11%～41%)
B. 胰腺内分泌肿瘤						
ZES 综合征	胃泌素	0.5～1.5	十二指肠(70%) 胰腺(25%) 其他部位(5%)	60～90	20～25	疼痛(79%～100%) 腹泻(30%～75%) 食管症状(31%～56%)
胰岛素瘤	胰岛素	1～2	胰腺(＞99%)	＜10	4～5	低血糖症状(100%)
VIP 瘤	血管活性肠肽	0.05～0.2	胰腺(90%，成人) 其他(10%，神经、肾上腺、神经节周)	40～70	6	腹泻(90%～100%) 低钾血症(80%～100%) 脱水(83%)
胰高血糖素瘤	胰高血糖素	0.01～0.1	胰腺(100%)	50～80	1～20	皮疹(67%～90%) 糖耐受(38%～87%) 体重减轻(66%～96%)
生长抑素瘤	生长抑素	罕见	胰腺(55%) 十二指肠/空肠(44%)	＞70	45	糖尿病(63%～90%) 胆结石(65%～90%) 腹泻(35%～90%)

续表

	分泌肽段的生物学活性	发病率(每年每百万人新增病例)	肿瘤位置	恶性比率(%)	与 MEN1 相关性(%)	主要症状和体征
GRF 瘤	生长激素释放激素	未知	胰腺(30%) 肺(54%) 空肠(7%) 其他(13%)	>60	16	肢端肥大症(100%)
ACTH 瘤	ACTH	罕见	胰腺(4%～16%所有异位 cushing's)	>95	罕见	cushing 综合征(100%)
PET 导致的类癌综合征	5-HT 速激肽?	罕见	胰腺(<1%的所有类癌)	60～88	罕见	症状同类癌综合征
PET 导致的高钙血症	PTHrP 其他未知的	罕见	胰腺(高钙血症的罕见病因)	84	罕见	肝转移所致腹痛
Ⅱ. 可能的特异性功能综合征						
PET 分泌的降钙素	降钙素	罕见	胰腺(高降钙素血症的罕见病因)	>80%	16%	腹泻(50%)
PET 分泌的肾素	肾素	罕见	胰腺	未知	无	高血压
PET 分泌的黄体激素	黄体激素	罕见	胰腺	未知	无	停止排卵、女性男性化(女性);性欲减退(男性)
PET 分泌的促红素	促红素	罕见	胰腺	100	无	红细胞增多症
PET 分泌的 IF-Ⅱ	胰岛素样生长因子Ⅱ	罕见	胰腺	未知	无	低血糖症
Ⅲ. 非功能性综合征						
PP 瘤	无	1～2	胰腺(100%)	>60	18～44	体重减轻(30%～90%) 腹部包块(10%～30%) 疼痛(30%～95%)

ACTH. 促肾上腺皮质激素;GRF 瘤. 生长激素释放因子分泌胰腺内分泌肿瘤;IF-Ⅱ. 胰岛素样生长因子 2;MEN. 多发内分泌肿瘤;PET. 胰腺神经内分泌肿瘤;PP 瘤. 肿瘤分泌胰腺多肽;PTHrP. 甲状旁腺激素相关肽段;VIP 瘤. 肿瘤分泌血管活性肠肽;WDHA. 水样泻、低钾血症和脱水综合征

类癌的分类通常根据原发灶的解剖位置来划分(如前肠、中肠和后肠),因为相同部位的肿瘤往往临床表现、免疫组化和分泌产物一致(表 49-3)。前肠系统肿瘤分泌 5-HT 量较低,为嗜银而非亲银,偶尔分泌 ACTH 或 5-HTP,导致非典型类癌综合征(图 49-1),常为多激素性,可转移至骨。其分泌产物很少产生临床症状。中肠系统类癌为亲银阳性,其分泌高 5-HT,常在转移时导致典型类癌综合征(表 49-3 和图 49-1),分泌 5-HT 和速激肽(P 物质、神经肽 K、K 物质),很少分泌 5-HTP 或 ACTH,也很少转移至骨。后肠系统类癌(直肠、横膈肌和下结肠)为亲银阴性,常为嗜银性,很少分泌 5-HT 或导致类癌综合征(图 49-1 和表 49-3),很少分泌 5-HTP 或 ACTH,含多种肽段,可以转移至骨。

表 49-3　类癌位置、转移率和类癌综合征发病率

	部位（%）	转移发生率	类癌综合征发病率
前肠系统			
食管	<0.1	—	—
胃	4.6	10	9.5
十二指肠	2.0	—	3.4
胰腺	0.7	71.9	20
胆囊	0.3	17.8	5
气管、支气管和肺	27.9	5.7	13
中肠系统			
空肠	1.8	58.4	9
回肠	14.9		9
Meckel 憩室	0.5	—	13
阑尾	4.8	38.8	<1
结肠	8.6	51	5
肝	0.4	32	—
卵巢	1.0	232	50
睾丸	<0.1	—	50
后肠系统			
直肠	13.6	3.9	—

来源：部位数据来自于 PAN-SEER（1973～1999）转移数据来自 SEER（1992～1999），由 IM Modlin 等报道（cancer，2003，97：934.）。类癌综合征数据来自 1950～1971 的 4349 例患者数据，由 JD Godwin 报道（cancer 1975，36：560.）

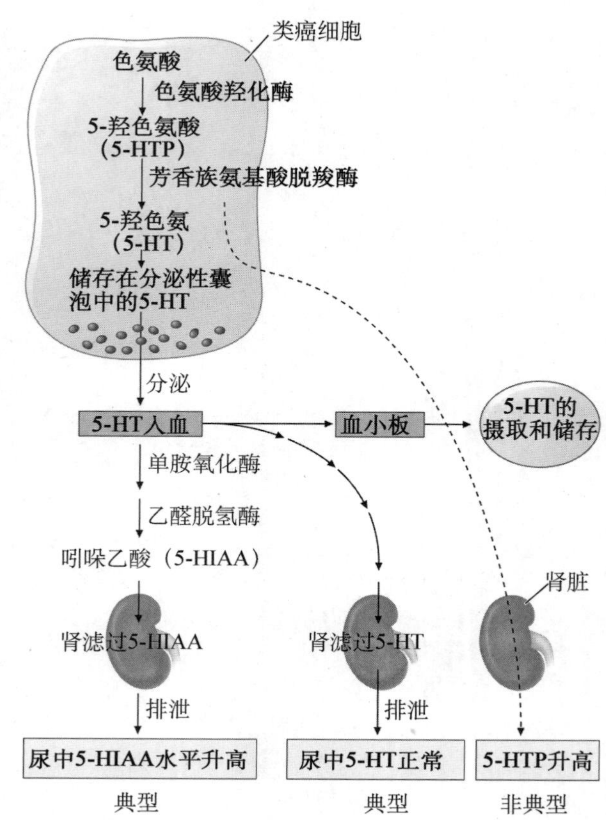

图 49-1　典型和不典型类癌症状患者体内 5-HT 的合成、分泌和代谢途径

胰腺内分泌肿瘤被分为 9 种确定的特异性功能综合征（表 49-2），5 种可能的特异性功能综合征（PETs 分泌降钙素、肾素、促黄体生成素、EPO 或胰岛素样生长因子Ⅱ）（表 49-2）和非功能性 PETs（胰腺多肽分泌肿瘤、PP 瘤）。其他由非胰腺肿瘤（常在腹腔内）引发的非功能性综合征较少，未包括在表 49-2 中，包括有胰高血糖素样肽段 2（GLP-2）的分泌，其可导致肠道绒毛肥大、GLP-1 的分泌，其可导致低血糖症和延迟运输、肠道和卵巢肿瘤分泌酪酪肽（PYY），其可导致肠动力改变和便秘。表 49-2 列举了不同激素释放导致的不同功能性综合征。相反，非功能性 PETs 不释放导致特异性临床表现的产物。"非功能性"在某种意义上是用词不当，因为这些肿瘤通常异位分泌很多肽段（胰腺多肽 PP、CgA、胃饥饿素、神经降压素、人绒膜促性腺激素 α 亚单位、NSE）。但是，这些肽段并不导致相关临床症状。非功能性 PETs 症状主要是肿瘤本身所致。

类癌可出现在几乎所有的消化道组织中（表 49-3）；但是 70% 在 3 个部位：支气管、空回肠或结直肠。在过去，类癌通常被报道在阑尾中发现（40%），但是现在认为肺/支气管、直肠和小肠是最好发部位。总的来说，胃肠道是这些肿瘤最好发的部位，约占 64%，呼吸道第二位占 28%。种族和性别能够影响类癌的发生率和分布位置。非裔美国人种类癌发生率高，直肠类癌最常见。女性小肠类癌和胰腺类癌发生率较低。

胰腺内分泌肿瘤这个称呼尽管广泛使用，并且沿用至今，但是严格意义上讲是不准确的，因为这些肿瘤要么全部出现在胰腺上（胰岛素瘤、糖素瘤、非功能性 PETs、导致高钙血症的 PETs），要么在胰腺和胰腺外均可出现（胃泌素瘤、VIP 瘤、生长抑素瘤、生长激素释放因子瘤）。PETs 也称胰岛细胞瘤，但是这个称呼是不建议用的，因为现在还不明确他们是否起源于胰岛，也可能起源于胰腺外部位。

很多新的分类系统被提议用于类癌和 PETs。WHO 分类提议分为 GI 神经内分泌肿瘤（包括类癌和 PETs），其又包括 3 类：分化良好的 NETs（1a），具有低度恶性的分化良好的 NETs（1b）；分化差的

NETs，主要是高级别小细胞 NETs。类癌等同于分化良好的 NETs(1a)。这种分类还依据肿瘤的定位和生物学特点进一步划分。此外，TNM 分期和分级系统也被建议用于 GI NETs 的分类。新的 WHO 分类和 TNM 分期分级有利于比较和评估 GI NETs 的临床、病理和预后，从而指导治疗(表 49-4)。

表 49-4　神经内分泌癌的预后因素

Ⅰ. 类癌和 PETs	Ⅱ. 类癌
有肝转移 ($P<0.001$)	有类癌综合征
肝转移的程度 ($P<0.001$)	实验室结果[尿 5-HIAA 水平 ($P<0.01$)，血浆神经肽 K ($P<0.05$)，血清 CgA ($P<0.01$)]
淋巴结转移 ($P<0.001$)	存在二元肿瘤
侵犯深度 ($P<0.001$)	男性 ($P<0.001$)
肿瘤生长快速	发现模式 (偶然发现>有症状)
血清碱性磷酸酶水平升高 ($P=0.003$)	分子发现 (TGF-α 表达[$P<0.05$]，16q LOH 或 chr 4p [$P<0.05$])
原发肿瘤位置 ($P<0.001$)	WHO、TNM 和分级划分
原发肿瘤大小($P<0.005$)	分子发现 (chr14，3p13[回肠类癌]缺失，Hoxc6 上调)
不同组织学特点	**Ⅲ. PETs**
肿瘤分化程度($P<0.001$)	Ha-ras 癌基因或 p53 过表达
增殖指数高 (高 Ki-67，PCNA 表达)	女性
高有丝分裂指数 ($P<0.001$)	无 MEN 1 综合征
存在坏死	存在非功能性肿瘤 (部分研究)
CK19 ($P<0.02$)	WHO、TNM 和分级划分
神经或脉管侵犯	实验室检查 (CgA 升高；胃泌素瘤-胃泌素水平升高)
血管密度(低微血管密度，淋巴管密度增高)	分子发现 [HER2/neu 表达升高($P=0.032$)，chr 1q，3p，3q 或 r 6q LOH ($P=0.0004$)，EGFR 过表达 ($P=0.034$)，chr 7q，17q，17p，20q；VHL 基因改变(缺失和甲基化)]
CD10 金属蛋白酶表达高	
流式细胞特点 (如异倍体)	
高VEGF 表达(仅在低级别或分化良好的 NET 中)	
WHO、TNM 和分级划分	
胰腺 NET 较其他 GI NET 预后差 ($P=0.0001$)	
老龄 ($P<0.01$)	

5-HIAA. 5-羟基吲哚乙酸；chr. 染色体；EGF. 表皮生长因子；Ki-67. 单克隆抗体识别增殖相关核抗原；LOH. 杂合性缺失；MEN. 多发内分泌肿瘤；NET. 神经内分泌肿瘤；PCNA. 增殖细胞核抗原；PETs. 胰腺内分泌肿瘤；TGF-α，转化生长因子 α；TNM. 肿瘤、淋巴结、转移；VEGF. 血管内皮生长因子；WHO. 世界卫生组织

类癌和 PETs 其自身发病率差异较大，与有无临床症状相关。临床有症状的类癌发病率为 7～13/(1000 000・年)，而活检发现的所有类癌发病率为 21～84/(1000 000・年)。美国 GI NETs 发病率为 25～50/(1000 000・年)，发病率低于 GI 腺癌。但是其发病率在过去 30 年升高了 6 倍。临床有症状的 PETs 发病率为 10/(1000 000・年)，包括胰岛素瘤和胃泌素瘤，非功能性 PETs 发病率为 0.5～2/(1000 000・年)(表 49-2)。0.5%～1.5%的病例有 PET；但是<1%的为功能性的。

类癌和 PETs 常为恶性(表 49-2 和表 49-3)。在 PETs 中，除了胰岛素瘤外(<10%为恶性)，50%～100%为恶性。在类癌中，不同部位恶性比例不一样。最常见的 3 个部位中，发生转移概率最高的依次是空回肠(58%)、肺/支气管(6%)、直肠(4%)(表 49-3)。表 49-4 总结了类癌和 PETs 重要的预后因子。PETs 患者(除胰岛素瘤外)一般预后较类癌为差。无论是类癌还是 PETs，单变量和多变量分析均显示肝转移是独立的最重要的预后因素。肝转移严重程度取决于原发肿瘤的大小。如在小肠类癌中，类癌综合征最重要的病因是发生了肝转移(表 49-2)，肿瘤直径<1cm 者 15%～25%出现转移，直径在 1～2cm 者 58%～80%出现转移，直径>2cm 者超过 75%出现转移。胃泌素瘤和其他 PETs 也是相似的数据，即原发肿瘤的大小是肝转移的独立预后因素。淋巴结转移、侵犯深度、生长速度、组织学特点(分化

程度、有丝分裂率、生长指数、血管密度、VEGF 和 CD10 基质金属蛋白酶表达)、坏死、角蛋白表达、血清碱性磷酸酶水平升高、老龄、分期或分级高及流式细胞结果显示异倍体存在均为转移的重要预后因素(表 49-4)。对于类癌患者,其他不良预后因素还有类癌综合征(特别是类癌心脏病),性别为男性、有症状肿瘤或肿瘤标志物升高(5-HIAA、神经肽 K、CgA)及其他多种分子特征出现。PETs 或胃泌素瘤的不良预后因素包括性别为女性、Ha-ra 癌基因或 p53 的过表达、MEN1 缺失、肿瘤标志物升高(如 CgA 和胃泌素)及其他多种分子特征的出现(表 49-4)。

很多遗传性疾病也与 NETs 发病率增高相关(表 49-5)。每一个都由一种可能的抑癌基因缺失相关。最重要的是 MEN1,其为一种常染色体显性遗传病,导致 11q13 染色体上 10 号外显子缺陷,其编码 610 个氨基酸的核蛋白 menin。95%~100%的 MEN1 患者会因为甲状旁腺增生产生甲状旁腺功能亢进,PETs 为 80%~100%,垂体腺瘤者为 54%~80%,肾上腺腺瘤 27%~36%,支气管类癌 8%,胸腺类癌 8%,胃类癌有 13%~30% 会发生同时伴有 Zollinger-Ellison 综合征(ZES),皮肤肿瘤(血管纤维瘤 88%,胶原瘤 72%),中枢神经系统肿瘤(脑膜瘤 <8%),平滑肌肿瘤(平滑肌瘤,平滑肌肉瘤 1%~7%)。MEN1 患者中,80%~100%会产生非功能性 PETs(大部分为镜下发现,0~13%较大或有症状),20%~80%的不同类型神经内分泌肿瘤出现功能性 PETs,如 54%的 ZES、18%的胰岛素瘤、3%的糖素瘤、3%的 VIP 瘤和<1%的 GRF 瘤或生长抑素瘤。MEN 1 在 20%~25%的 ZES,4% 的胰岛素瘤和<5%的其他 PETs 患者中出现。

表 49-5 神经内分泌肿瘤相关的遗传症状(类癌或胰腺神经内分泌肿瘤)

症状	基因突变的位置和基因产物	NET 比例
多发性神经内分泌瘤病 1(MEN1)	11q13(编码 610 氨基酸蛋白,menin)	80%~100%发生 PETs(镜下),20%~80%(临床):(非功能性>胃泌素瘤>胰岛瘤) 类癌:胃(13%~30%),支气管或胸腺(8%)
von Hippel-Lindau 病	3q25(编码 213 氨基酸蛋白)	12%~17%发生 PETs(一般为非功能性的)
von Recklinghausen 病	17q11.2(编码 2485 氨基酸蛋白,神经纤维瘤蛋白)	0~10%发生 PETs,主要为十二指肠生长抑素瘤(通常为非功能性的)。胰岛瘤和胃泌素瘤少见
结节状硬化症	9q34(TSCI)(编码 1164 氨基酸蛋白,错构瘤蛋白),16p13(TSC2)(编码 1807 氨基酸蛋白,马铃薯球蛋白)	很少发生 PETs(非功能性和功能性)[胰岛瘤和胃泌素瘤]

PETs. 胰腺神经内分泌肿瘤

有 3 种 NETs 相关的斑痣性错构瘤病,分别是 VHL、von Recklinghausen 病(Ⅰ型神经纤维瘤病 NF-1)和结节硬化病(Bourneville 病)(表 49-5)。VHL 是一种常染色体显性遗传病,其 3p25 染色体缺陷,编码 213 个氨基酸的蛋白,该蛋白作为一种转录调节剂与 elongin 家族成员蛋白相互作用。此外,小脑成血管细胞瘤、肾癌和嗜铬细胞瘤 10%~17% 发展为 PET。大部分为非功能性的。NF-1 患者(von Recklinghausen 病)17q11.2 染色体缺陷,其编码一个 2845 个氨基酸的蛋白神经纤维瘤蛋白(neurofibromin),其在正常细胞中作为 ras 信号级酶的抑制剂。约 10%这样的患者发生上消化道类癌,其主要在壶腹周围(54%)。许多被归为生长抑素瘤,因其免疫组化生长抑素染色阳性,但是他们很少分泌生长抑素,也很少产生临床生长抑素瘤综合征。NF-1 很少与胰岛素瘤及 ZES 相关。NF-1 占所有十二指肠生长抑素瘤的 48%,所有壶腹类癌的 23%。结节硬化病是编码 1164 个氨基酸的蛋白 hamartin(TSC1)或编码 1807 个氨基酸的蛋白 tuberin(TSC2)突变所致。TSC1 和 TSC2 与 PI3K/AKT/mTOR 通路相互作用。在这些患者中有一小部分同时包括非功能性和功能性 PETs(胰岛素瘤和胃泌素瘤)(表 49-5)。

与大部分常见非内分泌肿瘤如乳腺癌、结肠癌、肺癌或胃癌相反,无论是 PETs 还是类癌,常见癌基因(ras,myc,fos,src,jun)和常见抑癌基因(p53 和视网膜母细胞瘤易感基因)均无改变(表 49-1)。其主要改变的包括 MEN1 基因、p16/MTS1 肿瘤抑制基因和 DPC4/Smad4 基因、HER2 扩增及转录因子(Hoxc6 [GI 类癌])、生长因子以及受体表达的改变;导致其失活的基因甲基化;未知的肿瘤抑制基因的缺失以及其他未知基因的获得(表 49-1)。基因组杂交、等位基因研究和基因组单核苷酸多态性分析研究显示,PETs 和类癌存在染色体基因的丢失和获得,但两者不一样,具有评价预后的作用(表 49-4)。MEN1 基因突变是最重要的。MEN1 基因位于 11q13 上,其在 93%的散发 PETs 缺失,26%～75%的散发类癌缺失。31%～34%的散发性胃泌素瘤 MEN1 基因突变。PETs 和类癌上这些分子的改变与肿瘤的生长、大小和侵犯程度密切相关,具有评价预后的价值。

类癌和类癌综合征

最常见胃肠道类癌特点

阑尾类癌

每 200～300 个阑尾手术中会发现一个阑尾类癌,通常在阑尾尖端。早先的研究认为绝大部分(>90%)为直径<1cm 且无转移,而最近文献报道 2%～35%的阑尾类癌发生转移(表 49-3)。SEER 数据显示,在 1570 例阑尾类癌中,62%为局限性,27%有区域转移,8%发生远处转移。直径在 1～2cm 者约 50%发生淋巴结转移。阑尾类癌占总类癌的比例从 43.9%(1950～1969)降至 2.4%(1992～1999)。

小肠类癌

小肠类癌约占所有小肠肿瘤的 1/3。70%～80%在回肠,70%在回盲瓣 6cm 以内。40%的小肠类癌直径在 1cm 以内,32%直径为 1～2cm,29%>2cm。35%～70%的小肠类癌发生转移(表 49-3)。小肠类癌可产生显著的纤维化反应,从而导致肠梗阻。远处转移发生于肝的占 36%～60%,发生于骨 3%,发生于肺 4%。肿瘤大小是转移风险的重要因素。但是仍有一部分小的小肠类癌(<1 cm)发生转移,占 15%～25%,而直径在 1～2cm 的小肠类癌转移概率升至 58%～100%。类癌也常发生于十二指肠,31%发生转移。直径<1cm 的十二指肠类癌不发生转移,而>2cm 的十二指肠类癌 33%发生转移。小肠类癌是类癌综合征最主要病因(60%～87%),将在表 49-6 中讨论。

表 49-6 类癌综合征患者临床表现

	发病时	病程中
症状和体征		
腹泻	32%～73%	68%～84%
潮红	23%～65%	63%～74%
疼痛	10%	34%
气喘	4%～8%	3%～18%
糙皮病	2%	5%
无	12%	22%
类癌心脏病	11%	14%～41%
人口统计学		
男性	46%～59%	46%～61%
年龄		
中位	57 岁	52～54 岁
范围	25～79 岁	9～91 岁
肿瘤位置		
前肠系统	5%～9%	2%～33%
中肠系统	78%～87%	60%～87%
后肠系统	1%～5%	1%～8%
其他	2%～11%	2%～15%

直肠类癌

直肠类癌占直肠肿瘤的 1%～2%。约 2500 个直肠镜检中能发现 1 个直肠类癌。几乎所有直肠类癌发生在齿状线上 4～13cm。大部分较小,66%～80%直径<1cm,且几乎很少发生转移(5%)。肿瘤直径 1～2cm 转移率为 5%～30%;直径>2cm 的直肠类癌很少,但转移率>70%。

支气管类癌

支气管类癌占原发性肺肿瘤的 1%～2%。支气管类癌的发生率在过去 30 年里增加了 5 倍。现已提出很多支气管类癌的分类。在一些研究中,肺 NETs 划分为 4 类:典型类癌[又称支气管类癌,嗜银细胞瘤Ⅰ(KCC-Ⅰ)]、非典型类癌[又称分化良好的 NETs(KC-Ⅱ)]、中间小细胞 NETs 和小细胞 NETs(KC-Ⅲ)。另一种分类法把肺 NETs 分为 3 类。良性或低度恶性(典型类癌)、低级别恶性肿瘤(非典型类癌)和高级别恶性肿瘤(分化较差的大细胞和小细胞肿瘤)。WHO 分类包括 4 种:典型类癌、非典型类癌、大细胞 NETs 和小细胞 NETs。不同分类的肺 NETs 预后不一样,典型类癌预后良好,小细胞 NETs 预后较差。大细胞和小细胞 NETs 与烟草使用相关,而典型类癌和不典型类癌则与吸烟无关。

胃类癌

每1000个胃肿瘤患者中存在3个胃类癌。胃类癌分为3个亚型。均起源于胃的肠嗜铬细胞样细胞(ECL细胞),其为胃的6种神经内分泌细胞中的一种,位于胃黏膜下。两种与高胃泌素状态相关,其中一种为慢性萎缩性胃炎(Ⅰ型)(约占所有胃类癌的80%);另一种为ZES,其为MEN1综合征一部分(Ⅱ型)(约占所有胃类癌的6%)。这些肿瘤通常表现为一个良性病程,Ⅰ型(10%)很少发生转移;Ⅱ型有轻度侵袭性,10%～30%发生转移,通常瘤体较小,一般只侵袭黏膜下层。胃类癌第3种亚型(Ⅲ型)(散在的)不伴有高胃泌素血症(占所有胃类癌14%～25%),其具有侵袭性,54%～66%发生转移。通常为孤立性较大肿瘤,50%具有不典型组织学结构,是类癌综合征的病因之一。胃类癌在所有类癌中的比例逐渐上升[1.96%(1969～1971)、3.6%(1973～1991)、5.8%(1991～1999)]。

无类癌综合征的类癌

患者发病年龄范围为10～93岁,小肠类癌中位发病年龄63岁,直肠类癌中位发病年龄66岁。其临床表现多样化,与其发生部位和侵犯程度密切相关。阑尾类癌通常是在因阑尾炎行手术切除时发现。空回肠类癌表现为周期性腹痛(51%)、肠梗阻或肠套叠(31%)、腹腔肿瘤(17%)或胃肠道出血(11%)。因为症状不典型,通常在首发症状出现2年后才确诊,有时跨度甚至达20年。十二指肠、胃和直肠类癌最易在内镜下被发现。直肠类癌最常见症状是黑粪或出血(39%)、便秘(17%)和腹泻(12%)。支气管类癌常为X线胸片上发现占位,31%的患者无症状。胸腺类癌表现为前纵隔肿块,通常X线胸片和CT扫描可以发现。卵巢和睾丸类癌通常表现为查体时或超声检查时发现包块。肝转移性类癌通常表现为肝大,患者症状一般较轻,肝功能检查基本正常。

分泌产物导致有症状类癌

类癌免疫组化包括多种GI肽段:胃泌素、胰岛素、生长抑素、胃动素、神经降压素、速激肽(底物K、底物P和神经肽K)、胰高血糖素、胃泌素释放肽段、血管活性肽段(VIP)、PP、胃饥饿素、其他生物活性肽段(ACTH、降钙素、生长激素)、前列腺素和生物活性胺(5-羟色胺)。这些底物的释放导致临床症状。在类癌的多项临床研究中,43%发现血清PP水平的升高,14%发现胃动素升高,15%胃泌素升高,6%VIP升高。前肠系统类癌较中前肠系统类癌更易产生各种GI多肽。异位ACTH的产生导致Cushing综合征,通常易出现在前肠系统类癌包括呼吸道类癌,是异位ACTH综合征最常见的病因,约占64%。肢端肥大症常由上消化道类癌分泌生长因子所致,还有生长抑素瘤综合征,但是十二指肠类癌很少出现这些症状。类癌最常见的系统综合征是类癌综合征,将在下一段详细描述。

类癌综合征

临床表现

类癌综合征基本特点见表49-6。潮红和腹泻是最常见症状,初治时发生率达73%,病程中发生率高达89%。常为发作性,上半躯体皮肤呈鲜红色或青紫色改变,特别是头颈部。潮红发作时可伴有发热感、流泪、瘙痒、腹泻、面部及眼眶部水肿。可以在压力、情绪激动、体力活动、饮酒、进食酪胺含量高的食品、注射钙、儿茶酚胺类药物等时触发症状。发作程度及持续时间不等,多数持续2～5min,病久后可持续数小时。潮红症状通常出现在转移性中肠系统类癌中,但是也可在前肠系统类癌中出现。在支气管类癌中,潮红症状常持续数小时甚至数天,皮肤颜色略红,常伴随流涎、流泪、出汗、腹泻和低血压。胃类癌相关的潮红颜色略红,头颈部斑块状分布,可被某些食物触发,并伴随瘙痒。

32%～73%的患者初治时、68%～84%的患者在病程中会出现腹泻症状。腹泻通常伴随潮红症状(85%的患者)。腹泻通常为水样泻,60%的患者每日腹泻<1L。67%的患者表现为脂肪泻,46%的患者腹泻量超过15g/d(正常<7g)。腹痛症状通常与腹泻相伴随,也有单纯腹痛者,占10%～34%。

11%～20%的类癌综合征患者在初治时、17%～56%的在病程中(平均40%)会出现类癌心脏病。主要原因是心内膜纤维斑块(由平滑肌细胞、肌纤维细胞和弹性纤维组织)的形成,主要在右侧,特别是卵圆孔未闭患者。致密的纤维沉积最常出现在三尖瓣心室部位,较少出现在肺动脉瓣瓣叶。其可导致瓣膜狭窄,肺动脉狭窄是最主要的,而三尖瓣常固定开放,导致反流。总体而言,类癌性心脏病患者97%有三尖瓣关闭不全、59%有三尖瓣狭窄、50%有肺动脉关闭不全、25%有肺动脉狭窄和11%(0～25%)有左侧病变。高达80%的类癌心脏病患者发展为心力衰竭。在活检时发现 30%左侧病变，常影响主动脉瓣。

其他临床表现包括哮喘或哮喘样症状(8%～18%)和糙皮病(2%～25%)。还有其他一些由纤维组织升高所致的非心脏性疾病，包括腹膜后纤维病变所致尿路梗阻、阴茎 Peyronie 病、腹膜内纤维化和肠系膜动脉或静脉闭塞。

病理

对 8876 例类癌患者的研究发现，8%有类癌综合征。不同研究显示，发生率为 1.4%～18.4%。只有在血液中循环有肿瘤分泌足量浓度的产物时才会出现症状。

远处转移至肝的患者，91%出现症状。腹膜后淋巴结广泛转移的初治肠道类癌、胰腺类癌或肺类癌、卵巢类癌，很少在无肝转移的情况下发生类癌综合征。不是所有类癌都具有转移倾向及产生类癌综合征(表 49-3)。中肠类癌占类癌综合征的 60%～67%，前肠占 2%～33%，后肠占 1%～8%，原发灶位置不明的占 2%～15%。类癌的主要分泌产物 5-羟色胺(5-HT)主要导致类癌综合征的发生(图 49-1)，其主要由色氨酸合成。高达 50%的食物色氨酸被肿瘤细胞利用合成 5-HT，结果导致体内烟酸合成不足，因此一些患者(2.5%)发生糙皮病。5-HT 具有多种生物学作用，包括抑制肠道吸收、刺激肠道分泌和刺激纤维增生。多项研究证实，56%～88%的类癌与 5-HT 过量产生有关，但是 12%～26%无类癌综合征。一项研究显示，96%的中肠类癌患者血小板 5-HT 升高，43%的前肠类癌患者血小板 5-HT 升高，而后肠患者则为 0。在有类癌综合征的患者中，90%～100%过量产生 5-HT。5-HT 被认为是腹泻的主要原因，因其主要通过 5-HT3 和 5-HT4 影响肠道动力和肠分泌功能。5-HT 受体拮抗药(特别是 5-HT3 拮抗药)能够缓解大部分患者的腹泻症状。其他的研究显示，前泪腺素 E_2(PGE_2)和速激肽可能是一些患者腹泻的重要媒介。一项研究显示，血浆速激肽水平与潮红和腹泻症状相关。5-HT 并不参与潮红，因为 5-HT 受体拮抗药并不能缓解潮红。胃类癌患者的特征性红、斑块状瘙痒、皮疹可能与组胺的释放有关，因为 H1 和 H2 受体拮抗药能够阻断这些症状。大量的研究显示速激肽储存于类癌中，在潮红过程中释放。但是一些研究证明，奥曲肽能够缓解由五肽胃泌素诱导的潮红，而血浆 P 物质却没有明显增加，说明潮红由其他介质介导。已有研究报道了血浆速激肽水平而非 P 物质与潮红有关。组胺和 5-HT 均与气喘和纤维化反应相关，其可影响心脏，导致 Peyronie 病和腹腔内纤维化。类癌心脏病的原因目前尚不十分清楚，尽管越来越多的证据证明 5-HT 具有核心作用。治疗厌食的药物右芬氟拉明可导致瓣膜性心脏病，其在组织学上与类癌心脏病难以鉴别。另外，用于治疗帕金森病的含麦角碱的多巴胺受体激动药(培高利特，卡麦角林)能够导致瓣膜性心脏病，其与类癌综合征很相似。芬氟拉明代谢物与多巴胺受体激动药一样，对 5-HT 受体亚型 5-HT2B 受体具有高亲和力，其可导致成纤维细胞有丝分裂发生。5-HT 受体亚型 5-HT1B、1D、2A、2B 通常表达于心脏瓣膜间质细胞。5-HT2B 受体的高表达一般出现在心瓣膜和心脏成纤维细胞和心肌细胞。从培养的心瓣膜间质细胞研究中发现，促瓣膜病药物可通过活化 5-HT2B 受体诱导有丝分裂发生，刺激转化生长因子 β(TGF-β)的上调和胶原蛋白的生物合成。这些观察支持了这样一个结论，类癌中 5-HT 的过表达对于介导瓣膜改变至关重要，可能是通过活化心内膜 5-HT2B 受体实现。5-HT 过表达的程度和之前的化疗是类癌心脏病发展的重要预测因素。已有报道证实，类癌心脏病患者心钠素(ANP)过表达，但其病理生理作用不详。但是，血浆 ANP 高水平预示着预后较差。在很多纤维化条件下，血浆结缔组织生长因子水平升高，其一般出现在类癌心脏病患者中，与右心室功能障碍以及瓣膜反流的程度密切相关。

患者可以有典型类癌综合征，也有很少一部分患者有不典型类癌综合征。典型类癌综合征一般在中肠类癌中，色氨酸转为 5-HTP 是关键步骤(图 49-1)。但 5-HTP 形成，其可快速转为 5-HT，储存于肿瘤细胞的囊泡或血小板中。少量在血浆里转换为 5-HIAA，大量从尿中排出。这些患者有较大的 5-HT 池，血中和血小板中 5-HT 升高，尿中 5-HIAA 升高。一些类癌能够产生非典型类癌综合征，其被认为是缺乏多巴脱羧酶，因此 5-HTP 不能转化为 5-HT，5-HTP 分泌入血液中(图 49-1)。这些患者血浆 5-HT 水平正常，但尿中升高，因为一些 5-HTP 在肾中被转换为 5-HT。具有特征性的是，尿中 5-HTP 和 5-HT 均明显升高，但尿 5-HIAA 水平仅轻度升高。前肠类癌最易产生非典型类癌综合征。

类癌综合征最直接的危及生命的并发症是产生类癌危象。通常在有严重症状或尿 5-HIAA 水平明显升高(如>200mg/d)的患者中出现。类癌危象可以自发出现，也可以被应激、麻醉、化疗或活检触发。

患者会产生强烈的潮红、腹泻、腹痛、心脏异常包括心动过速、高血压或低血压。如果不及时治疗，可能会导致死亡。

类癌及类癌综合征的诊断

类癌综合征的诊断依赖于尿或血浆中5-HT或其尿中的代谢产物的检测。通常不检测5-HIAA。如果患者吃了富含5-HT的食品如香蕉、菠萝、核桃、胡桃、牛油果或山核桃，或服用某些特殊药品(含愈创甘油醚的止咳糖浆、对乙酰氨基酚、水杨酸盐类、羟色胺再摄取抑制剂或I-左旋多巴)时会出现假阳性结果。5-HIAA在尿中的正常范围是2～8mg/d。一项研究显示，具有类癌综合征的患者92%伴有5-HT的过度产生；另一项研究显示，5-HIAA检测诊断类癌综合征敏感性73%、特异性100%。

大部分医生只检测尿5-HIAA的分泌水平，但是血浆和血小板中5-HT水平的检测也能够为诊断提供更多信息。血小板5-HT水平较尿中5-HIAA的检测敏感性更高，但是很少普及应用。由于前肠系统类癌患者会产生一种不典型类癌综合征，如果怀疑存在这种综合征，尿中5-HIAA的水平轻度升高或者正常，因此，需要检测尿中其他色氨酸代谢产物如5-HTP和5-HT(图49-1)。

很多其他疾病也可出现潮红症状如系统性肥大细胞增多症、慢性粒细胞性白血病、绝经期、酒精或谷氨酸反应、氯磺丙脲钙、离子通道阻滞药和烟酸的不良反应。但是这些均不能使尿中5-HIAA升高。

一个看上去健康的个体常由类癌综合征、反复的腹部症状或发现肝大或肝转移而提示存在类癌的诊断。回肠类癌占临床检测到类癌的25%，当出现肠梗阻、腹痛、潮红或腹泻时应考虑有无类癌的可能。

56%～100%的类癌患者血清CgA水平升高，且水平与瘤负荷相关。血清CgA水平对类癌来说并不是特异的，因为在PETs和其他神经内分泌肿瘤中也升高。血浆NSE水平也被用于作为类癌的分子标志物，但是其敏感性低于CgA，仅在17%～47%的患者中升高。

治疗 类癌综合征和非转移性类癌

类癌综合征

类癌综合征的治疗包括避免某些导致潮红的情况、烟酰胺食物补充、利尿药治疗心力衰竭、口服支气管扩张药治疗气喘、抗腹泻药物治疗腹泻如洛哌丁胺和盐酸地芬诺酯。如果患者仍有症状，可以采用5-HT受体拮抗药或生长抑素类似物(表49-2)。

有14种5-HT受体亚类，大部分尚无拮抗药。5-HT1和5-HT2受体拮抗药羟丙基甲基麦角酰胺(methylsergide)、赛庚啶和酮舍林(Ketanserin)已被用于治疗腹泻，但不能改善潮红。羟丙基甲基麦角酰胺可以导致或者加重腹膜后纤维化，因此限制了其在在临床的应用。

酮色林可以改善30%～100%患者腹泻症状。5-HT3受体拮抗药(昂丹司琼、托烷司琼、阿洛司琼)能够控制高达100%患者的腹泻和恶心症状，有时候也能改善潮红症状。组胺H1和H2受体拮抗剂(如苯海拉明和西咪替丁或雷尼替丁)联合可以控制前肠类癌患者的潮红症状。生长抑素人工合成的类似物(奥曲肽、兰瑞肽)是目前最广泛应用控制类癌综合征的药物(图49-2)。这些药物可以有效缓解症状，减少尿中5-HIAA水平。奥曲肽-LAR(长效)和兰瑞肽-SR/控释注射剂(somatuline)分别可以控制74%和68%的类癌综合征症状，生物学反应分别为51%和39%。轻至中度类癌综合征患者初始用100μg奥曲肽皮下注射，每8小时1次，以后用长效剂型，每月1次(奥曲肽-LAR和兰瑞肽-SR)。40%的患者在治疗4个月后控制不佳，治疗剂量不得不提升，同时还需要补充短效生长抑素类似物。

类癌心脏病预示着生存期较短，平均生存时间3.8年，因此在所有类癌患者中应充分评估是否有类癌心脏病。经胸超声心动图在诊断类癌心脏病中具有重要作用，其能够判断心脏异常程度和类型。用利尿剂和生长抑素类似物治疗能够降低不良的血流动力学影响和继发的心力衰竭发生。目前尚不清楚这些药物长期治疗能否延缓类癌心脏病的进展。球囊瓣膜成形术用来治疗狭窄的心瓣膜或心脏瓣膜手术。

对于类癌危象的患者，生长抑素类似物不仅能够改善症状，而且阻止其在可能触发情况下病情的进一步发展，如手术、麻醉、化疗或应激情况。目前推荐麻醉前24～48h给予奥曲肽150～250μg皮下注射，每6～8小时1次，然后在麻醉过程中持续给予。

目前长效生长抑素类似物已广泛应用，包括奥曲肽(奥曲肽-LAR，10mg、20mg、30mg)和兰瑞肽(兰瑞肽-PR，兰瑞肽控释注射剂 60mg、90mg、120mg)，因其有利于长期治疗。奥曲肽-LAR(每月30mg)可以维持血浆浓度≥1ng/ml 25d，而短效剂型需要每天 3～6 次注射才能维持同样的血浆浓度。兰瑞肽控释注射剂(Somatuline)每 4～6 周给予 1 次。约 50%的患者有短期不良反应。注射部位疼痛和胃肠道不良反应(59%不适,15%恶心、腹泻)是最常见不良反应。这些不良反应通常持续时间短,不影响治疗。重要的长期不良反应包括胆结石、脂肪泻和糖耐量异常的恶化。胆结石或胆汁淤积总发生率约为 52%,7%具有明显症状需要手术治疗。

无论是单独或联合肝动脉栓塞治疗,对于控制类癌综合征具有良好疗效。α-干扰素单独使用 RR 率为 42%,与肝动脉栓塞联合,腹泻 1 年控制率 43%,潮红 1 年控制率 86%。

肝动脉栓塞单独或联合化疗(肝动脉栓塞化疗)可用于控制类癌综合征的症状。肝动脉栓塞单独应用可控制高达 76%的患者症状,肝动脉栓塞化疗(5-氟尿嘧啶、多柔比星、丝裂霉素)可控制高达 60%～75%的患者症状。肝动脉栓塞主要不良反应是恶心、呕吐、疼痛和发热。在两项研究中,5%～7%的患者死于肝动脉闭塞并发症。

还有一些药物被成功用于一部分患者来控制类癌综合征症状。对氨苯基丙氨酸能够抑制色氨酸羟化酶,从而抑制色氨酸转化为 5-HTP。但是其有严重不良反应,包括精神异常,这使其长期应用受到限制。α-甲基多巴能够抑制 5-HTP 转换为 5-HT,但是其作用仅为部分。

肽放射性受体疗法(利用放射性标记的生长抑素类似物进行放射疗法)、放射性标记的微球和其他治疗进展期转移性类癌的方法均可有效控制类癌综合征。

类癌(非转移性)

手术是唯一能根治的手段。因为对于大部分类癌而言,较大的肿瘤体积增加了转移的概率。<1cm 的阑尾类癌,简单的阑尾切除术可以治愈,这是对 103 例患者随访 35 年的结果。<1cm 的直肠类癌,局部切除可以治愈。对于<1cm 的小肠类癌,目前尚未达成统一意见。因为 15%～69%的这个大小的小肠类癌发生转移,因此有推荐进行扩大切除包括区域淋巴结清扫。对于>2cm 的直肠、阑尾或小肠类癌,需要行肿瘤完整切除,阑尾类癌需要行右半结肠切除术,直肠类癌需要行腹会阴手术或低位直肠前切除术,对于小肠类癌需要行整块切除加区域淋巴结清扫。对于直径在 1～2cm 的阑尾类癌,有人认为单纯阑尾切除术即可,也有人提议行右半结肠切除术。对于直径在 1～2cm 的直肠类癌,推荐广泛局部全层切除术。

对于Ⅰ或Ⅱ型胃类癌,其通常<1cm,推荐内镜下切除即可。对于>2cm 或局部侵犯的Ⅰ或Ⅱ型胃类癌,有人推荐全胃切除术,也有人推荐对于Ⅰ型行胃窦切除术以减少高胃泌素血症,一些研究认为这样可以使类癌消退。对于 1～2cm 的Ⅰ或Ⅱ型胃类癌,目前没有达成统一意见,有人推荐内镜下治疗,然后采用生长抑素治疗,密切随访,也有人推荐手术根治。对于>2cm 的Ⅲ型胃类癌,推荐采用根治切除加区域淋巴结清扫。大部分<1cm 的用内镜治疗即可。

孤立性或局限性肝转移可采用手术切除,这对于转移性患者是获益的。

胰腺神经内分泌肿瘤

功能性 PETs 常具有激素分泌过多的临床症状。只有在病程后期肿瘤本身才导致明显的症状,如腹痛。相反,非功能性 PETs 主要是肿瘤本身的症状。功能性 PETs 可以表现为严重的临床症状而原发病灶可以很小甚至无法找到,而非功能性 PETs 等到有临床表现时肿瘤已经很大并发生转移。功能性 PETs 从出现症状到确诊平均为 4～7 年。

治疗 胰腺神经内分泌肿瘤

PETs 的治疗需要评估两个方面。一是,针对激素过表达的状态如胃泌素瘤高胃酸分泌状态或胰岛素瘤低血糖症。异常的激素分泌常导致很多临床症状,甚至出现威胁生命的并发症。二是,除了胰岛素瘤以外的其他所有肿瘤,50%以上为恶性(表 49-2);因此治疗必须针对肿瘤本身。很多患者因诊断时已出现转移无法手术根治,因此很难顾及两方面。

胃泌素瘤(Zollinger-Ellison 综合征)

胃泌素瘤是一种分泌胃泌素的 NETs,其所致高胃泌素血症导致胃酸高分泌(ZES)。慢性高胃泌素血症导致明显的胃酸高分泌,壁细胞数量增加和胃 ECL 细胞增殖,胃黏膜增厚。胃酸分泌过多特征性表现为诱发消化道溃疡,常为严重难治性的,同时伴有腹泻。最常见临床症状有腹痛(70%～100%)、腹泻(37%～73%)和胃食管反流(GERD,30%～35%)、10%～20%仅有腹泻。大部分患者为典型的十二指肠溃疡,其他部位的消化道溃疡也存在,较为少见。因此该病诊断应当观察如下症状：消化道溃疡病(PUD)伴腹泻；少见位置的PUD或伴多发溃疡；难治性PUD；PUD伴显著胃褶皱；PUD伴MEN1；无幽门螺杆菌感染的PUD。幽门螺杆菌在超过90%的特发性PUD中存在，但在<50%的胃泌素瘤中存在。无法解释的慢性腹泻应考虑胃泌素瘤。

20%～25%的胃泌素瘤患者有MEN1，大部分患者有甲状旁腺功能亢进。这些患者的治疗与那些无MEN1的患者治疗不同，因此必须对有家族史的患者检测MEN1、检测血浆离子钙和催乳素水平及血浆激素水平(甲状旁腺激素、生长因子)。

大部分胃泌素瘤(50%～70%)在十二指肠，其次是胰腺(20%～40%)和其他腹腔脏器(肠系膜、淋巴结、胆管、肝、胃和卵巢)。肿瘤较少在腹腔外器官。MEN1胃泌素瘤通常在十二指肠(70%～90%)，接下来是胰腺(10%～30%)，多为多发的。60%～90%的胃泌素瘤为恶性的(表49-2)，一般转移至淋巴结和肝。12%～30%的肝转移患者可远处转移至骨。

诊断

胃泌素瘤的诊断需要空腹高胃泌素血症的证明，通常是高胃泌素血症伴基础胃酸BAO增加。超过98%的胃泌素瘤患者有空腹高胃泌素血症，40%～60%升高在10倍以内。因此当怀疑该病时，应首先进行餐后胃泌素水平测定。抑酸药物如质子泵抑制药PPI(奥美拉唑、埃索美拉唑、泮托拉唑、兰索拉唑、雷贝拉唑)能够抑制胃酸分泌导致的高胃泌素血症，因为他们的作用是长效的，因此在进行胃泌素测定时应停药1周以上。停用PPI应谨慎，最好在有经验的医院进行。PPI的广泛应用干扰了胃泌素瘤的诊断，因其在治疗特发性消化道疾病(无胃泌素瘤)时可以诱导高胃泌素血症造成假阳性结果，其也可导致假阴性结果，因为常规剂量治疗特发性消化道疾病时，PPI可控制大部分胃泌素瘤患者的症状因而造成假阴性结果。如果怀疑有胃泌素瘤且胃泌素水平升高，胃酸pH≤2.0时胃泌素水平的升高十分重要，因为生理性高胃泌素血症是仅次于胃酸缺乏(萎缩性胃炎、恶性贫血)，外高胃泌素血症最常见的病因。几乎所有胃泌素瘤患者在停用抗分泌药物后会出现饥饿时胃酸pH≤2.0的情况。如果饥饿时胃泌素>1000 pg/ml(升高10倍)，且胃酸pH≤2.0，40%～60%的患者为胃泌素瘤，在排除残窦综合征后胃泌素瘤的诊断可以确定。如果高胃泌素血症患者饥饿时胃泌素<1000pg/ml且胃酸pH≤2.0，存在其他情况如Hp感染、胃窦G细胞增生或功能亢进、胃幽门梗阻和少见的肾衰竭，这些需要与胃泌素瘤相鉴别。为了明确诊断，需要检测BAO和做促分泌素激发试验。胃泌素瘤患者，如果之前无导致胃酸减少的手术，BAO通常(90%)是升高的(如>15mEq/h)。促分泌素激发试验结果通常是阳性结果，标准为超过基线120pg/ml，其具有高灵敏性(94%)和高特异性(100%)。

治疗　胃泌素瘤

胃泌素瘤患者胃酸高分泌，口服抗胃酸分泌药物可以控制几乎所有病例的症状。PPI为治疗首选，其作用强大且为长效剂型。组胺H_2受体拮抗药也有很好疗效，但持续时间短(每4～8小时1次)，且需要的剂量较大。伴甲状旁腺功能亢进的MEN1患者，纠正甲状旁腺功能亢进能够提高其对抗胃酸药物的敏感性，降低基础胃酸分泌。长期PPI治疗(>15年)被证明是安全有效的，不会出现免疫耐受。尽管胃泌素瘤患者特别是那些MEN1者，更易产生胃类癌，没有数据证明长期使用PPIs能够增加这些患者的风险。胃泌素瘤患者长期使用PPI，其维生素B_{12}可能会缺乏，因此应定期检测维生素B_{12}水平。

随着临床上抑制胃酸分泌能力的提高，超过50%没有治愈的患者将死于肿瘤相关病因。目前，影像学定位肿瘤的侵犯程度十分重要。1/3的患者出现肝转移，其中<15%的患者肝转移为局限性，可以通过手术治疗。60%的无MEN1的所有患者或肝转移患者(占所有患者的40%)可以通过手术短期治愈，30%的患者可以通过手术长期治愈。有MEN1的患者，手术很难治愈，因为肿瘤是多发的，常有淋巴结转移。因此，无MEN1的胃泌素瘤患者或存在影响生存的医学情况时，应进行手术治疗。

胰岛素瘤

胰岛素瘤是胰腺内分泌肿瘤，其被认为起源于异位分泌胰岛素的β细胞，导致低血糖症。发病平均年龄为40～50岁。最常见的临床症状主要是低血糖对中枢神经系统的影响(神经血糖症状)，包括混乱、头痛、定向力缺失、视力困难、行为异常、非典型癫痫、昏迷等。此外，大多患者还有儿茶酚胺分泌过多的症状，这个是仅次于低血糖症的临床症状，包括出汗、震颤和心悸。这些经常与饥饿相关。胰岛素瘤通常较小(超过 90%＜2cm)，很少多发，只有5%～15%为恶性的，绝大部分只在出现在胰腺上，平均分布于胰头、胰体和胰尾。对于有低血糖症，特别是可被饥饿激发或者有 MEN1 家族史的患者，应怀疑有胰岛素瘤的存在。胰岛素由胰岛素原合成，其由一个 21 个氨基酸 α 链和一个 30 个氨基酸 β 链组成，中间由一个 33 个氨基酸的链接肽段(C 肽段)连接。胰岛素瘤中，除了评估血浆胰岛素水平，胰岛素原和 C 肽段水平也会升高。

诊断

胰岛素瘤的诊断需要低血糖症状和血浆胰岛素水平升高的依据。临床上还存在其他很多引发低血糖症的情况，如无意或私自使用胰岛素或口服降糖药物、严重的肝病、酗酒、营养不良和其他胰腺外疾病。此外，餐后低血糖症状可由多种原因所致，其可干扰胰岛素瘤的诊断。特别重要的是，减肥手术(胃旁路手术)所致低血糖症的出现增加。诊断胰岛素瘤最可靠的试验是空腹 72h，每 4～8 小时检测血糖、C 肽段、胰岛素原和胰岛素。在任何一个时间点，患者开始出现症状或者血糖持续低于 2.2mmol/L (40mg/dl)时，试验应终止，再次重复试验必须先给予葡萄糖。70%～80%的患者在 24h 里会出现低血糖症，98%的患者在 48h 内出现低血糖症。非肥胖患者，当血糖降至 2.2mmol/L (＜40mg/dl)时，血清胰岛素水平可以降至 43pmol/L(＜6μU/ml)以下，胰岛素/血糖比低于 0.3 (mg/dl)。除了血糖＜40mg/dl、胰岛素＞6μU/ml 外，诊断胰岛素瘤还需要 C 肽段和血清胰岛素原升高及胰岛素/血糖比＞0.3，以及血浆 β 羟基丁酸水平降低的依据。私自使用胰岛素或降糖药物可能会干扰胰岛素瘤的诊断。结合胰岛素原水平(外源性胰岛素/降糖药物使用者通常是正常的)、C 肽段水平(外源性胰岛素使用者是低的)、胰岛素抗体(外源性胰岛素使用者为阳性)和血清或血浆磺酰脲类水平的测定，可以明确诊断。

再引入特异性胰岛素检测后，胰岛素瘤的诊断变得复杂了，因为其与很多老的放免法(RIAs)一样，还与胰岛素原相互作用，因此降低了血浆胰岛素水平。这些特异性胰岛素检测使用的增加导致了胰岛素瘤患者数目的增加，其标准为 RIA 法检测，血浆胰岛素低于 6μU/ml 被认为是胰岛素瘤的特征。在这些患者中，有低血糖症状时评估胰岛素原和 C 肽段水平将对正确的诊断起到十分有用的帮助。空腹血糖低于＜45mg/dl 时胰岛素原水平的升高对诊断具有敏感性和特异性。

治疗　胰岛素瘤

仅 5%～15%的胰岛素瘤为恶性，因此经过正确的影像学评估，应进行手术治疗。在不同的研究中发现，75%～100%的患者可以通过手术治愈。术前可采用少食多餐和利用二氮嗪(150～800mg/d)控制低血糖症。二氮嗪是一种苯唑噻嗪类药物，其可通过抑制胰岛素分泌而具有升高血糖的作用。其不良反应是钠潴留和 GI 综合征如恶心。50%～60%的患者对二氮嗪有效。其他能有效控制低血糖的药物还包括维拉帕米和苯妥英。长效生长抑素类似物如奥曲肽和兰瑞肽对 40%的患者有效。但是奥曲肽的使用必须谨慎，因为其可抑制生长激素分泌，改变血浆糖原水平，因此，对于一些患者其可能加重其低血糖症。

对于 5%～15%的恶性胰岛素瘤患者，这些药物或生长抑素类似物应首选。对于一小部分恶性胰岛素瘤患者，mTOR 抑制药(依维莫司、西罗莫司)可以控制低血糖症状。如果这些药物无效，可以采用抗肿瘤治疗如肝动脉栓塞、肝动脉栓塞化疗、化疗和肽段受体放疗。

胰岛素瘤绝大多数(＞90%)为良性，且主要定位于胰腺内，可以采用腹腔镜手术切除，降低死亡率，这需要术前精确的影像学定位。

胰高血糖素瘤

胰高血糖素瘤是胰腺的一种神经内分泌肿瘤，其分泌过量的胰高血糖素，导致由皮炎、糖耐量异常或糖尿病及体重减轻组成的一组症状。胰高血糖素瘤主要发病年龄 45～70 岁。肿瘤特征性临床表现为皮炎(迁徙坏死性皮疹)(67%～90%)伴随糖耐量异常(40%～90%)、体重减轻(66%～96%)、贫血(33%～85%)、腹泻(15%～29%)和血栓栓塞(11%～24%)。特征性皮疹通常在糜烂和色素沉着部位发生环形红斑，特别是腹股沟和臀部。随后开始凸起，大疱形成，当大疱破裂后发生溃烂。病变区域可以干燥和消退。接受胰高血糖素治疗患者类似皮疹的发展说明，皮疹是胰高血糖素症的直接效应。

特征性的实验室表现是胰高血糖素症，其在 26%～100%的患者中存在。

胰高血糖素瘤诊断时瘤体通常较大（5～10cm）。50%～80%在胰尾。50%～82%诊断时有转移，通常转移至肝。胰高血糖素瘤很少发生在胰腺外，通常是单个。

诊断

血浆胰高血糖素水平的升高可以明确诊断。特征性表现为 90%的患者血浆胰高血糖素水平超过 1000pg/ml（正常＜150pg/ml）；7%的患者为 500～1000pg/ml，3%的患者＜500pg/ml。在过去 10 年中，发现诊断时胰高血糖素水平有降低趋势。血浆胰高血糖素水平＞1000pg/ml 可以被诊断为胰高血糖素瘤。其他导致血浆胰高血糖素水平升高的疾病包括肾功能不全、急性胰腺炎、肾上腺功能亢进、肝功能不全、应激和家族性高胰高血糖素瘤、长时间空腹及达那唑治疗后。除了肝硬化，这些疾病血浆胰高血糖素增加不会超过＞500pg/ml。

坏死松解性游走性红斑不是胰高血糖素瘤的特征性病理表现，其出现在骨髓增殖异常、乙型肝炎病毒感染、营养不良、断肠综合征、炎性肠病和吸收不良症中。

治疗　胰高血糖素瘤

50%～80%的患者初诊时已有肝转移，因此无法行根治性手术。对于进展期疾病或其他抗肿瘤治疗而言，手术减瘤是获益的。长效生长抑素类似物如奥曲肽和兰瑞肽能够治疗 75%的皮疹，改善体重减轻、疼痛和腹泻症状，但一般不能改善糖耐量。

生长抑素瘤综合征

NETs 所致生长抑素瘤综合征，其分泌过量生长抑素，导致一系列综合征包括糖尿病、胆囊病变、腹泻和脂肪泻。有生长抑素样免疫反应（生长抑素瘤）的肿瘤分泌生长抑素，其中 11%～45%产生临床症状，55%～90%不产生临床症状。一项综述分析了 173 例生长抑素瘤，仅 11%有生长抑素瘤综合征。平均年龄 51 岁。生长抑素瘤主要发生在胰腺和小肠，其症状发生频率和生长抑素瘤综合征症状各不相同。生长抑素瘤综合征常见症状胰腺高于小肠：糖尿病（95% vs 21%）、胆囊疾病（94% vs 43%）、腹泻（92% vs 38%）、脂肪泻（83% vs 12%）、胃酸过少（86% vs 12%）、体重减轻（90% vs 69%）。生长抑素瘤综合征出现在 30%～90%的胰腺和 0～5%的小肠生长抑素瘤中。十二指肠 NETs 中，43%有生长抑素。但是生长抑素瘤综合征发生较为少见（＜2%）。生长抑素瘤在 56%～74%的胰腺病变中出现，主要定位于胰头。肿瘤通常是孤立的（90%），体积较大（平均 4.5cm）。肝转移多见，69%～84%的患者有肝转移。有 MEN1 的患者少有生长抑素瘤，仅 0.65%。

生长抑素是一种十四肽，广泛分布于中枢神经系统和胃肠道系统，其功能是作为一种神经递质或具有旁分泌和自分泌功能。其是生理功能的强大抑制剂，包括几乎所有激素的释放、酸分泌、肠道和胰腺分泌和肠道吸收。大部分临床表现与这些抑制功能直接相关。

诊断

大部分生长抑素瘤是偶然发现的，要么是在胆囊切除术时发现，或者是在行内镜检查时发现。十二指肠肿瘤发现砂粒体时应特别引起怀疑。十二指肠生长抑素瘤发病增加，伴随 von Recklinghausen 病。大部分肿瘤（＞98%）并不导致生长抑素瘤综合征。生长抑素瘤综合征的诊断需要得到血浆生长抑素水平升高这样的证据。

治疗　生长抑素瘤

70%～92%的胰腺和 30%～69%的小肠生长抑素瘤发病时已发生转移。手术适用于没有其他广泛转移的肝转移患者。有生长抑素瘤综合征的患者被批准用奥曲肽治疗。

血管活性肠肽瘤

血管活性肠肽瘤（VIP 瘤）是分泌过量血管活性肠肽的 NETs，其导致包括大量腹泻、低血钾和脱水在内的综合征。这种综合征又称 Verner-Morrison 综合征、胰腺霍乱病和 WDHA 综合征（水样泻、低血钾症和胃酸缺乏）。平均发病年龄为 49 岁。但是儿童也可发生，常由星形胶质细胞瘤和星形胶质母细胞瘤导致。

主要临床表现为大量腹泻（100%），严重腹泻导致的低血钾（80%～100%）、脱水（83%）、胃酸分泌过少（54%～76%）和潮红（20%）。腹泻本质上是一种分泌，甚至在空腹时也不停止，大部分＞1L/d，

70%>3 L/d。一些研究显示，初诊时有接近 50%的患者腹泻症状是间断的。大部分患者不伴有脂肪泻(16%)，粪便体积的增加是因为钾钠分泌的增加，导致渗透压改变。患者常有高血糖(25%～50%)和高钙血症(25%～50%)。

VIP 是一种 28 氨基酸肽段，其是一种重要的神经递质，在中枢神经系统和胃肠道普遍存在。已经知道其功能包括刺激小肠氯离子分泌，同时作用于平滑肌收缩功能、抑制胃酸分泌、舒血管作用。

在成人，80%～90%的 VIP 瘤在胰腺，其余在 VIP 分泌的嗜铬细胞瘤、肠类癌和星形胶质细胞瘤。肿瘤通常是孤立的，50%～75%在胰尾部，37%～68%诊断时有肝转移。在<10 岁的儿童患者中，常见病因是星形胶质细胞瘤或星形胶质母细胞瘤，其中 10%为恶性的。

诊断

VIP 瘤的诊断需要证明其血浆 VIP 水平升高，且存在大量腹泻。每天粪便体积<700ml 可被排除为 VIP 瘤。当患者空腹状态时，很多能诱发严重腹泻的疾病可以被排除。其他能够产生大量分泌性腹泻的疾病包括胃泌素瘤、慢性泻药滥用、类癌综合征、系统性肥大细胞增多症、少见的甲状腺髓样癌、糖尿病性腹泻、口炎性腹泻和 AIDS。在这些病因中，只有 VIP 瘤能够引发血浆 VIP 明显升高。私自使用慢性泻药或利尿药所致症状在临床上与 VIP 瘤难以鉴定。因此，对于一个无法解释慢性腹泻的患者，应检查其有无服用泻药，他们可能是泻药滥用者。

治疗　血管活性肠肽瘤

对 VIP 瘤患者最重要的初始治疗是纠正脱水、低钾血症和水电解质紊乱。这些患者每天需要 5L 液体和>350mEq 的钾。由于 37%～68%的成人 VIP 瘤初诊时已有肝转移，因此相当数量的患者无法手术根治。对于这部分患者，长效生长抑素类似物如奥曲肽和兰瑞肽是治疗选择。奥曲肽/兰瑞肽能够控制 75%～100%的患者腹泻症状。对于疗效不佳的患者，可以采用糖皮质激素联合奥曲肽/兰瑞肽。其他一些报道的对于部分患者有效的药物还包括泼尼松(60～100mg/d)、可乐定、吲哚美辛、吩噻嗪类、洛派丁胺、利达脒、锂、普萘洛尔和甲氧氯普胺等。治疗进展期 VIP 瘤可以采用栓塞治疗、肝动脉栓塞化疗、化疗、放疗、射频消蚀和肽受体放射治疗等。

非功能性胰腺神经内分泌肿瘤

非功能性 PETs(NF-PETs)是一种起源于胰腺、不分泌激素或产物不导致特异性临床症状的神经内分泌肿瘤。主要症状是肿瘤本身所致。NF-PETs 分泌 CgA(90%～100%)、嗜铬粒蛋白 B(90%～100%)、PP(58%)、α-HCG(40%)和 β-HCG(20%)。由于主要症状是肿瘤本身所致，NF-PETs 患者通常发现较晚，发现时肿瘤体积较大(72%>5 cm)并出现肝转移(64%～92%)。除了伴有 MEN1 的患者，NF-PETs 通常为孤立性的，主要位于胰头。即使这些肿瘤并不导致功能性症状，免疫组化研究显示它们合成大量肽段，因此在免疫组化上无法与功能性 PETs 相区分。80%～100%的 MEN1 有镜下 NF-PETs，但是只有很少一部分(0～13%)变大或有症状。在 VHL，12%～17% 发展为 NF-PETs，4%直径≥3 cm。

最常见的症状是腹痛(30%～80%)、黄疸(20%～35%)、体重减轻、疲乏或出血。10%～30%的患者是偶然发现的。从有症状到确诊平均为 5 年。

诊断

NF-PETs 的诊断主要依据组织学，因其既无临床症状也无升高的血浆激素。诊断主要难点在于与胰腺非神经内分泌肿瘤区分。即使大部分患者 CgA 水平升高，但这是非特异性的，其在功能性 PETs、类癌和其他神经内分泌异常疾病中亦升高。22%～71%的患者血浆 PP 升高。对于胰腺肿块伴 PP 水平升高的患者应考虑 NF-PETs 的诊断，因为胰腺癌血浆 PP 正常。但是单纯血浆 PP 升高并不能确诊 NF-PETs，因为其在很多疾病中也升高，如慢性肾衰竭、老龄、炎性疾病和糖尿病。生长抑素受体扫描阳性的胰腺肿瘤患者，应考虑 PET 或 NF-PET，而不是非神经内分泌肿瘤。

治疗　非功能性胰腺神经内分泌肿瘤

NF-PET 的 5 年生存率为 30%～63%，中位生存时间 6 年。只有很少一部分患者有机会手术根治，因为 62%～92%的患者诊断时已经发生转移。治疗主要是针对肿瘤本身。对于 MEN1 或 VHL 的 NF-PETs 患者，治疗还存在争议。目前对于直径在 2～3cm 的肿瘤推荐手术切除，但是对于小 NF-PETs 目前还没有达成共识，大部分推荐密切监测。

生长激素释放因子瘤

生长激素释放因子瘤（GRF 瘤）是一种分泌过多生长激素释放因子（GRF）并导致肢端肥大症的神经内分泌肿瘤。GRF 是一种 44 个氨基酸的多肽，25%～44%的 PET 有 GRF 免疫反应。47%～54%是肺肿瘤，29%～30%的是 PETs，8%～10%的小肠类癌为 GRF 瘤，12%在其他部位。中位发病年龄 38 岁，症状主要是肢端肥大症和肿瘤本身。GRF 瘤所致肢端肥大症与经典肢端肥大症难以区分。胰腺肿瘤通常较大（＞6cm），39%的有肝转移。对于有如下症状的患者应考虑 GRF 瘤：肢端肥大症伴腹部肿瘤；MEN1 伴肢端肥大症；无垂体瘤的肢端肥大症；高泌乳素血症。GRF 瘤是肢端肥大症的少见病因，在 MEN1 患者中比例＜1%。诊断依赖血浆 GRF 和生长因子的测定。大部分 GRF 瘤血浆 GRF 水平＞300pg/ml（正常男性＜5pg/ml，女性＜10pg/ml）。GRF 瘤患者血浆胰岛素样生长因子Ⅰ（IGF-Ⅰ）水平升高，与经典肢端肥大症相似。如未广泛转移，可考虑手术治疗。长效生长抑素类似物奥曲肽和兰瑞肽是治疗选择，75%～100%患者有效。

其他罕见胰腺神经内分泌肿瘤综合征

由 PET 产生的 Cushing 综合征（ACTH 瘤）占所有异位 Cushing 综合征病例的 4%～16%。Cushing 综合征出现在 5%的散在胃泌素瘤，几乎均存在肝转移，是独立的预后因素。PETs 相关的伴癌高钙血症，是由于释放甲状旁腺激素相关肽段（PTHrP），一种 PTH 样物质或未知因子所致。肿瘤通常比较大，存在肝转移。大部分（88%）是因为释放 PTHrP。PETs 偶尔会导致类癌综合征。PETs 分泌降钙素被认为是一种特殊的临床症状。一半患者有腹泻，肿瘤切除后症状消失。因此被认为是一种分泌性症状，25%～42%的具有高钙血症的甲状腺髓样癌患者发生腹泻。在表 49-2 中将其归类为特殊症状，因其病例较少。其他少见的还有肾素产生型 PET，其表现为高血压；PETs 分泌促黄体生成素，导致男性化或性欲减退；PET 分泌 EPO 导致红细胞增多症；PETs 分泌 IGF-Ⅱ导致低血糖（图 49-2）。胃饥饿素（Ghrelin）是一种 28 个氨基酸的肽段，其具有多种代谢功能。即使在大部分 PETs 中能通过免疫组化检测出来，胃饥饿素没有相关的特异性临床症状。

肿瘤的位置

原发肿瘤的位置和疾病的侵犯程度对于处理所有类癌和 PETs 都是至关重要的。如果未知确切定位，就无法决定患者是做根治性手术还是减瘤手术，或是否需要抗肿瘤治疗，以及无法判定预后。目前有多种确定 NETs 定位的方法，包括传统的影像学检查方法（CT、MRI、经腹超声、选择性动脉造影）、生长抑素受体闪烁成像（SRS）和 PET 扫描。对于 PETs 患者，EUS 和功能性定位法较为常用。支气管类癌患者常通过 X 线胸片和 CT 得以发现。直肠、十二指肠、结肠和胃类癌常通过 GI 内镜得以发现。

PETs 和类癌，常在原发灶和转移灶过表达亲和力生长抑素受体。在五种生长抑素受体中（sst1-5），放射性标记的奥曲肽可高亲和性与 sst2 和 sst5 结合，与 sst3 亲和力较低，与 sst1 和 sst4 亲和力极低。90%～100%的类癌和 PETs 具有 sst2。通过使用放射性标记的奥曲肽和 SRS 技术与这些受体的结合被用来定位 NETs，同时还可用奥曲肽和兰瑞肽治疗激素过多所致症状。因其高敏感性和全身定位的能力，SRS 可作为初始影像学检查，不仅查找原发灶还可筛查转移灶。除了胰岛素瘤，SRS 可以定位 73%～89%的类癌和 56%～100%的 PETs。胰岛素瘤通常较小，sst 受体密度低，导致 SRS 对胰岛素瘤的定位阳性率仅为 12%～50%。图 49-3 显示了 SRS 在 1 例类癌患者诊断中的高敏感性。在 CT 上只显示了 1 个肝转移病灶，而在 SRS 上显示出 3 处转移病灶。偶尔 SRS 也会有假阳性结果出现（12%），因为很多正常组织也有高密度 sst 受体，包括肉芽肿（粉瘤、结核等）、甲状腺疾病（甲状腺炎、桥本甲状腺炎）和活化的淋巴结（淋巴瘤、伤口感染）。

对于胰腺 PETs，EUS 检查高度具有高度敏感性，可以定位 77%～100%的胰岛素瘤，其几乎只存在胰腺中。超声内镜对于胰腺外肿瘤敏感性较差，其现在越来越多的用于 MEN1 患者，较少用于 VHL 来检测其他方法检测不到的小 PETs，或需要连续评估 PET 大小的患者，或手术延缓且肿瘤增殖迅速的患者。EUS 联合细胞病理学常被用来区分 NT-PET 和胰腺癌，或其他非神经内分泌肿瘤。

胰岛素瘤过表达 GLP-1 受体，一种放射性标记的 GLP-1 类似物能够检测隐匿性的胰岛素瘤，这种瘤一般其他影像学检查难以发现。通过检测激素浓度梯度的功能性定位法很少用于胃泌素瘤，但常用

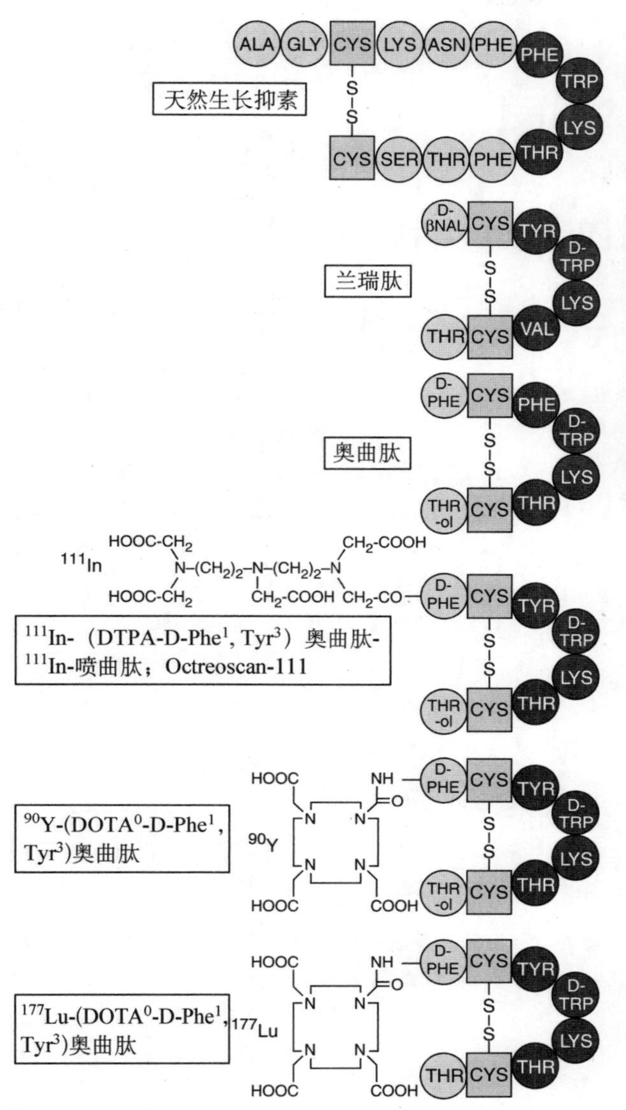

图 49-2　用于诊断和治疗目的的生长抑素和合成的类似物结构

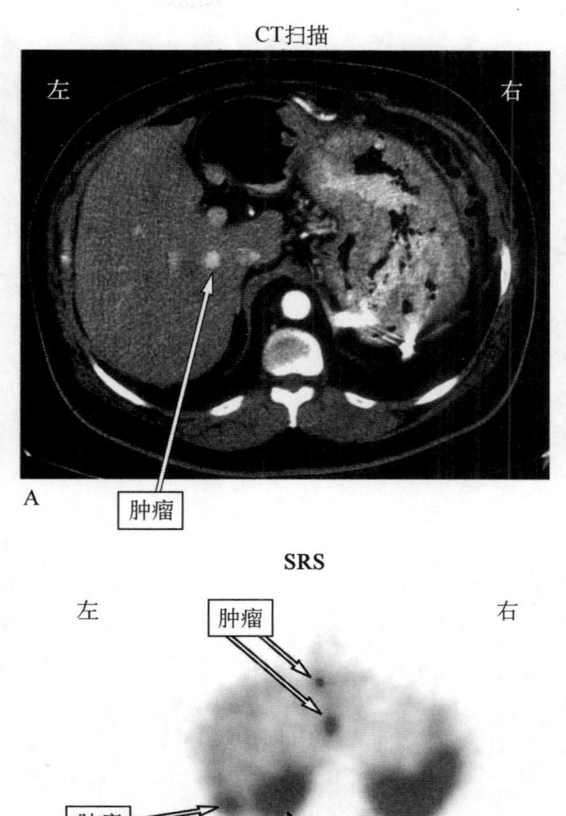

图 49-3　CT(A)和 SRS(B)对肝转移性类癌的定位比较

于胰岛素瘤患者，因其他影像学检查通常都是阴性的。动脉内钙离子的检测可用来区分高钙血症的病因，是否为胰岛素瘤还是胰岛细胞增殖症。胰岛细胞增殖症所致高钙血症越来越重要，因为治疗肥胖的胃分流术越来越多，其主要并发症就是胰岛细胞增殖症。如果 SRS 确定存在肝转移，正确的方法是用 CT 或 MRI 评估大小和转移灶的确切定位，因为 SRS 不能提供肿瘤大小的信息。对于胰岛素瘤患者采用动脉内注射钙然后检测激素浓度梯度；对于胃泌素瘤注射促胰液素，然后检测胃泌素浓度梯度，均为敏感性方法，阳性率达 80%～100%。但是这种方法仅能提供区域定位，因此仅用于其他影像学方法检测不出的时候。

两种新的影像学方法(PET 和 CT 加 SRS)能够提高诊断敏感性。采用^{18}F-氟脱氧葡萄糖标记的 DOPA 给予类癌患者 PET 检查，或用 11C-5-HTP 或^{68}镓-标记生长抑素类似物用于 PETs 或类癌患者，其敏感性优于传统的影像学检查方法或 SRS，其用途将越来越广泛。目前在美国，PET 尚未批准用于 GI NETs 的检查。

治疗　转移性类癌

生存期最重要的预后影响因素是有无肝转移(图 49-4)。一项研究显示无肝转移的前肠类癌患者，5 年生存率为 95%，而有远处转移的患者仅为 20%。胃泌素瘤 5 年生存率，无肝转移的为 98%，一个肝叶局限性转移的为 78%，弥漫转移的为 16%。在一项 156 例患者的大型研究中(67 例为 PETs，其余为类癌)，总的 5 年生存率为 77%，无肝转移者为

96%，肝转移者73%，远处转移者为50%。因此，转移性类癌的治疗是个挑战。很多治疗类癌的有效方法，包括细胞减瘤术（手术或射频消融RFA）、化疗、生长抑素类似物、α-干扰素、肝栓塞或肝动脉栓塞化疗、放疗、肝移植等。

特异性抗肿瘤治疗　只有9%～22%的局限性肝转移患者能够接受细胞减瘤术治疗。尽管没有随机临床研究证明其能够延长生存，但是大量的研究提示其可延长生存时间。因此如果可能，应推荐细胞减瘤术。RFA可被用于转移数量较少（<5个）、直径较小（<3.5cm）的GI NET肝转移者。RR率超过80%，死亡率较低，尤其适用于内科治疗无效的功能性PETs患者。

化疗对于转移性类癌患者一般疗效不满意，RR率为0～40%，常用2～3种化疗药物联合治疗。化疗对于PETs疗效较好，30%～70%的患者肿瘤缩退。目前常用链佐星联合多柔比星。在分化较差的PETs推荐采用顺铂联合足叶乙苷，或他们的衍生物治疗，RR率达40%～70%，但是有效持续时间较短。还有一些新的联合化疗方案对一部分患者有一定疗效，包括单药替莫唑胺（TMZ），特别在PETs，其常有O6-甲基鸟嘌呤DNA甲基转移酶缺陷，故能够提高TMZ药物敏感性（34%的RR率），TMZ联合卡培他滨（RR率59%～71%）。

长效生长抑素类似物如奥曲肽、兰瑞肽和α-干扰素很少缩小肿瘤体积（0～17%），但是，他们具有让肿瘤生长停滞的作用，能够使26%～95%的NETs患者肿瘤生长停止。一项随机双盲的临床研究证实，对于转移性中肠系统类癌患者，采用奥曲肽-LAR可明显延长TTP时间（14.3个月 vs 6个月，$P=0.000\ 072$）。这种提高可见于局限性肝转移患者。但是这种获益能否延长总生存，目前尚未得到证明。生长抑素类似物能够诱导类癌细胞凋亡；α-干扰素能够减少Bcl-2蛋白表达，起到抗增殖作用。

肝栓塞或肝动脉栓塞化疗（采用达卡巴嗪、顺铂、多柔比星、5-FU或链佐星）已被报道能够缩小肿瘤体积，控制症状。这些方法一般直接作用于肝，在生长抑素类似物、干扰素（类癌）或化疗药物（PETs）治疗失败后采用。肝动脉栓塞与奥曲肽或干扰素联合，与单用奥曲肽或单用栓塞治疗相比，能够明显抑制进展期中肠类癌肿瘤的生长（$P=0.008$）。

研究观察到，放射性标记的生长抑素类似物可被肿瘤内化。目前临床上有3种放射性核素在使

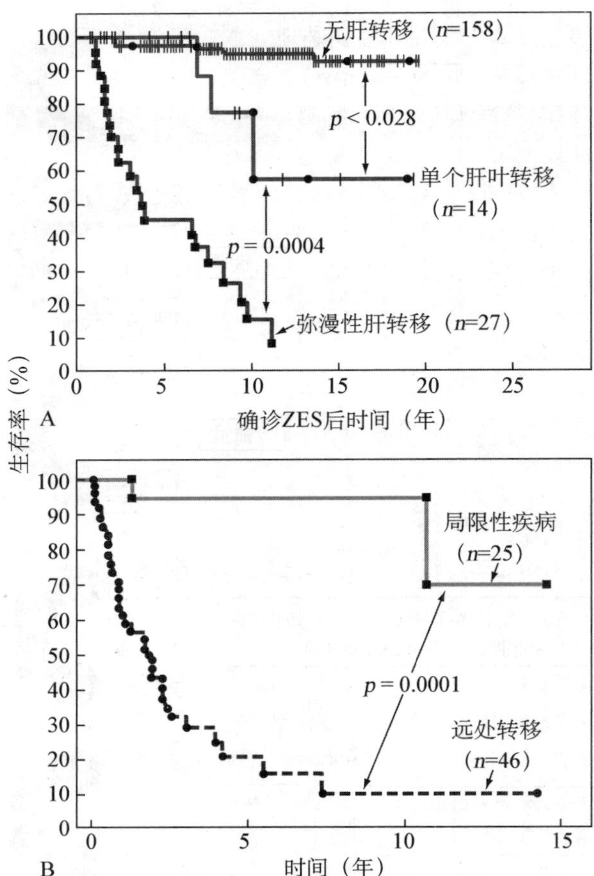

图49-4　肝转移及其转移程度对胃泌素瘤患者生存的影响（A）或类癌（B）ZES

A. 数据来源于199例胃泌素瘤患者 F Yu，et al. J Clin Oncol，1999，17：615；B. 数据来源于71例前肠系统类癌. EW McDermott，et al. Br J Surg，1994，81：1007.

用。高剂量^{111}In-DTPA-d-Phe1奥曲肽，其发射γ射线，内部转换和Auger电子；放射性元素钇-90（Yt-90）发射高能量β粒子，其通过DOTA螯合剂与奥曲肽或octreotate偶联；^{177}Lu偶联类似物，其可双向发射。^{111}In、^{90}Yt和^{177}Lu标记的复合物对于转移性NTEs，可致肿瘤稳定，分别为41%～81%、44%～88%和23%～40%；能够减少肿瘤大小，分别为8%～30%、6%～37%和38%。^{177}Lu标记的类似物治疗504例恶性NETs，其在30%的患者中使得肿瘤体积缩小>50%（其中2%完全缓解），51%的患者病情SD。其对于OS的影响目前尚不清楚。这些结果说明这些疗法具有很好的前景，特别对于广泛转移的患者。目前正在评估无法手术治疗的NET肝转移患者采用^{90}Yt珠或微小树脂球进行选择性内照

射治疗的疗效。这种治疗在治疗前需要充分评估血管分流的情况，一般用于无肝外转移、且有足够肝功储备的患者。

^{90}Yt 微球通过经皮动脉导管注射运送至肝。在四项转移性 NETs 的研究中，其 RR 率（部分缓解＋完全缓解）为 50%～61%，肿瘤稳定 22%～41%，OS 为 25～70 个月。在一项大型研究中（148 例患者），无放射诱导的肝衰竭发生，最常见的不良反应为疲乏（6.5%）。

肝移植已经禁用于治疗肝多发转移的患者。但是对于转移性 NETs，其仍可以考虑。一项综述分析了 103 例恶性 NETs 患者（48 PETs、43 类癌），2 年和 5 年生存率分别是 60%和 47%，但是无复发生存较低（<24%）。对于年轻的转移性 NET 患者，如果转移灶仅局限于肝，可以考虑采用肝移植。

目前产生了一些有希望的新疗法治疗进展期 GI NETs，包括生长因子抑制剂或他们的受体抑制药（如 TKI、单克隆抗体）、mTOR 信号抑制药（依维莫司、替西罗莫司）、血管生成抑制药和 VEGF 或 VEGFR-TKI。这些药物特别是舒尼替尼（TKI）、各种 mTOR 抑制药和贝伐珠单抗（抗 VEGF 单克隆抗体），显示出较好的疗效。

（陈　衍　译）

第 50 章

Chapter 50

多发性内分泌肿瘤

Camilo Jimenez Vasquez　Robert F. Gagel

影响多个内分泌器官的肿瘤性疾病

多发性内分泌肿瘤(multiple endocrine neoplasia,MEN)综合征是指一个家庭中有数位成员发生两种或两种以上的内分泌器官肿瘤。一些特定基因的功能失常会诱发内分泌肿瘤,引起激素过度分泌的相关症状(表 50-1)。尽管对于这类疾病可以检测基因突变,但有效的临床管理还需要了解内分泌肿瘤及其个体化的临床表现。

表 50-1　多发性内分泌肿瘤综合征相关疾病

MEN1	MEN2	混合综合征
甲状旁腺增生或腺瘤	MEN 2A	Won Hippel-Lindau 综合征
胰岛细胞增生、腺瘤或癌	MTC	嗜铬细胞瘤
垂体增生或腺瘤	嗜铬细胞瘤	胰岛细胞瘤
其他,不常见表现	甲状旁腺增生或腺瘤	肾细胞癌
前肠类癌、嗜铬细胞瘤、腹部皮下肿瘤或脂肪瘤	MEN 2A 合并皮肤苔藓样淀粉样变性	中枢神经系统血管网状细胞瘤
		视网膜血管瘤
	MEN 2A 合并先天性巨结肠	伴有 MEN 1 或 MEN 2 的神经纤维瘤病
	家族性 MTC	黏液瘤综合征
	MEN 2B	心脏、皮肤和乳房黏液瘤
	MTC	点状皮肤色素沉着
	嗜铬细胞瘤	睾丸、肾上腺肿瘤、分泌 GH 的垂体肿瘤
	黏膜和胃肠神经瘤	外周神经鞘瘤
	马方综合征	分泌生长激素的催乳素的家族性垂体肿瘤

GH. 生长激素;MTC. 甲状腺髓样癌

多发性内分泌肿瘤 1 型

多发性内分泌肿瘤 1 型(MEN1)也称为 Werner 综合征,是一种常染色体显性遗传疾病。MEN1 的特征表现是甲状旁腺瘤、肠-胰腺肿瘤、垂体前叶腺瘤和其他具有可变外显率的神经内分泌肿瘤(表 50-1)。尽管 MEN1 发病率很低,但仍是最常见的 MEN 综合征,一般人群的患病率为 2～20/100 000。MEN1 是由位于 11 号染色体长臂(11q13)的抑癌基因 MEN1 失活突变引起的。MEN1 基因编码一种叫作 Menin 的核蛋白。Menin 和 JunD 相互作用,抑制 JunD 依赖的转录激活。Menin 调节细胞增殖的原理尚不十分清楚,但 JunD 基因和细胞增殖的抑制密切相关。MEN1 突变父母有 50%的概率将此突变基因遗传给子女。肿瘤的可变外显率使得诊断更困难,治疗也更具挑战。

临床表现

原发性甲状旁腺功能亢进症是 MEN1 最常见的临床表现,发生率为 95%～100%。高钙血症可发生在青少年时期，但大多数患者发病年龄为 40 岁（图 50-1）。甲状旁腺功能亢进是大多数 MEN1 患者最早的临床表现，也反映了 MEN1 的主要临床特征：多中心性。肿瘤的变化会不可避免地波及多个甲状旁腺，使手术治愈非常困难。甲状旁腺功能亢进的筛查包括血清清蛋白调整后的钙水平或血清离子钙水平，诊断的主要依据是血清钙和全部甲状旁腺激素水平的升高。MEN1 相关的甲状旁腺功能亢进的临床表现和散发的甲状旁腺功能亢进没有明显区别，包括含钙肾结石、肾衰竭、肾钙质沉着症、骨异常病变（骨质疏松、纤维囊性骨炎）及胃肠道和肌肉骨骼不适。因为早期发病、复发率高和甲状旁腺参与导致的临床表现多样性，所以甲状旁腺功能亢进的治疗非常具有挑战性。鉴别 MEN1 相关的甲状旁腺功能亢进和其他家族性原发性甲状旁腺功能亢进通常要综合考虑家族病史、切除的甲状旁腺组织的病理特点和是否有 MEN1 的突变，有时还需要长期观察来确定是否为 MEN1 的其他表现。尽管单个或多个甲状旁腺腺瘤均有报道可引发 MEN1 相关的甲状旁腺功能亢进，但甲状旁腺增生仍是最常见的病因。年轻患者常见单个或多个甲状旁腺增生，腺瘤更常见于老年或病程较长的患者。

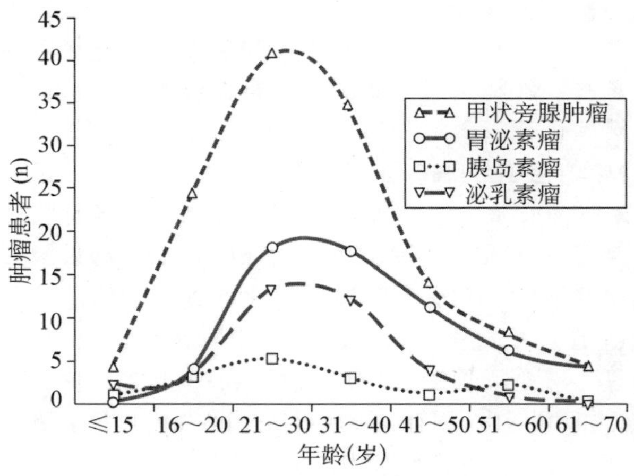

图 50-1　MEN1 内分泌肿瘤的发病年龄

数据来自 136 例 MEN1 患者，回顾分析了单个内分泌器官功能亢进的发生率，发病年龄为首发症状出现的年龄，或无症状肿瘤发生的年龄，或首次筛查检出异常的年龄，16～20 岁甲状旁腺功能亢进症的诊断率大幅上升。（图片源于 S Marx et al：Ann Intern Med 129：484，1998.）

肠胰内分泌瘤　是 MEN1 第二常见的临床表现；发生率约为 50%，常与甲状旁腺功能亢进同时发生（图 50-1），30% 是恶性的。大部分肿瘤可分泌肽激素，引起特殊的临床症状，但是这些症状发生隐匿，而且进展缓慢，使得大多数患者诊断困难，而且诊断常会延误。一些肠胰内分泌肿瘤不分泌激素，这些“沉默”的肿瘤常在影像学检查时被发现。肠-胰内分泌肿瘤最常见的转移部位是肝，发生于约 1/3 的患者。

胃泌素瘤　是最常见的 MEN1 型肠胰内分泌肿瘤，可导致卓-艾综合征（ZES）。ZES 由胃泌素过度分泌引发，50% 以上十二指肠肠壁小类癌的 MEN1 患者伴有 ZES，少部分胰腺胰岛细胞肿瘤的患者也会伴有 ZES。胃泌素瘤常为多发，定位较为困难。过量的胃酸可诱发食管炎、十二指肠及近端空肠溃疡和腹泻，非手术治疗如应用抗酸药通常很难治愈这类溃疡。胃泌素瘤的诊断依据包括胃酸分泌增加、血清胃泌素水平升高［一般＞115pmol/L（200pg/ml）］及血清胃泌素对分泌素或钙的应激反应。其他引起血清胃泌素水平升高的原因包括胃酸缺乏、H_2 受体拮抗剂或质子泵抑制剂治疗后、胃窦潴留、小肠切除、胃输出端梗阻和高钙血症，这些病变均应排除（图 50-1）。高分辨率的早期计算机断层扫描（CT）、腹部增强磁共振成像（MRI）、奥曲肽扫描和超声内镜可用于术前鉴别原发性和转移性胃泌素瘤；对于小肿瘤，术中超声是最敏感的检测方法。大约 1/4 的 ZES 病例发生于 MEN1 患者中。

胰岛素瘤　是第二常见的 MEN1 型肠胰内分泌肿瘤。与胃泌素瘤不同，多数胰岛素瘤起源于胰床，是 MEN1 中最常见的胰腺肿瘤。约有 1/3 的胰岛细胞肿瘤 MEN1 患者有低血糖表现（图 50-1）。胰岛素瘤可为良性或恶性（25%），典型表现是低血糖同时伴发血清胰岛素和 C-肽水平一过性升高，所以常需进行 12～72h 的快速低血糖诱发试验。较大的胰岛素瘤可通过 CT 或 MRI 扫描发现，小肿瘤则难以通过常规影像检查发现，需借助于超声内镜或对供应胰腺的动脉行选择性钙剂注射，然后肝静脉采血检测胰岛素，来判断肿瘤所在的解剖区域。术中超声常用于定位这类肿瘤。因为奥曲肽扫描对小肿瘤的检出率很低，目前已较少应用。

胰高血糖素瘤　偶见于 MEN1 患者，临床症状为高血糖、皮疹（坏死松解游走性红斑）、厌食、舌炎、贫血、抑郁、腹泻和静脉血栓。约 50% 患者血浆胰高血糖素水平升高，会出现以上述临床表现为代表的胰高血糖素瘤综合征。一些胰高血糖素瘤综合征的患者血浆生长激素的水平也会升高。胰高血糖素瘤的症状是过量的胰高血糖素和生长激素与患者营养状态之间复杂作用的结果。

Verner-Morrison 或水样腹泻综合征的症状包括水样腹泻、低血钾、胃酸过少和代谢性酸中毒。腹泻可能非常严重，常见于 MEN1 胰岛细胞瘤患者，因而用“胰腺霍乱”这个词表示。然而，当与 MEN1 无关时，这种腹泻可能与类癌或其他肿瘤相关。Verner-Morrison 综合征是由于血管活性肠肽（VIP）分泌过多导致，尽管血浆 VIP 的水平也可能不高。VIP 可以激活破骨细胞、刺激骨吸收，还会引起甲状旁腺功能亢进，从而使血钙水平升高。应考虑与慢性腹泻相鉴别的其他疾病包括传染性或寄生虫病、炎症性肠病、口炎性腹泻和其他内分泌疾病如 ZES、良性肿瘤和甲状腺髓样癌。

胰腺肿瘤不同于其他 MEN1 型肿瘤，约 1/3 具有恶性肿瘤的特性，包括发生肝转移。胰腺肿瘤也常反映 MEN1 的另一个特点，即 MEN1 的一种病变产生的激素可对另一种病变发挥作用，如胰岛细胞瘤分泌的促肾上腺皮质激素释放激素（CRH）或生长激素释放激素（GHRH）可导致肾上腺素分泌过量发生库欣综合征（ACTH）或脑垂体分泌生长激素（GH）过量发生肢端肥大症，激素的二次作用增加了诊断和治疗的复杂程度。胰岛细胞瘤的诊断依据包括特征性临床症状、激素水平测定或放射影像学表现。一种方法是通过年度筛查基线和食物刺激后的胰多肽水平来早期评估个体患胰岛细胞瘤风险，并早期发现肿瘤。因为早期确诊的胰岛细胞瘤可通过手术获得治愈，为这种筛查手段奠定了基础。其他筛查手段包括每 2～3 年检测血清胃泌素和胰多肽水平，即使胰腺肿瘤不是在早期发现，也可以通过用药控制或手术切除。高分辨的早期 CT 扫描或超声内镜可以在术前发现肿瘤，术中超声可灵敏地检测出小肿瘤。尽管正电子发射断层显像（FDG-PET）可以检测出约 50％的胰岛细胞瘤，但大部分检测到的肿瘤都较大，完全可以通过 CT 及超声检查发现，而 FDG-PET 对小肿瘤缺乏敏感性，因此对于早期诊断帮助不大。

垂体瘤在 MEN1 中占 20％～30％，常为多中心性。垂体瘤可具有侵袭性行为，局部侵袭性使得手术难以切除。催乳素瘤是最常见的垂体瘤（图 50-1），诊断依据是血清催乳素＞200μg/L，伴或不伴 MRI 上垂体包块。如果血清泌乳素＜200μg/L，可能是由于分泌催乳素的肿瘤或其他肿瘤压迫垂体柄引发。肢端肥大症由生长激素分泌过度所诱发，是 MEN1 垂体瘤中第二常见的综合征，很少由胰岛细胞瘤分泌 GHRH 诱发（参见前面的讨论）。垂体瘤应与遗传性的生长激素瘤或催乳素瘤（见本章后面“其他遗传性内分泌肿瘤综合征”）相鉴别。库欣综合征可由产 ACTH 的垂体肿瘤或由 MEN1 其他病变异位产生 ACTH 或 CRH 引发，如胰岛细胞瘤、类癌和肾上腺腺瘤。诊断垂体库欣综合征常需行大剂量地塞米松抑制试验或静脉注射 CRH 后检测 ACTH 水平。鉴别原发垂体肿瘤和异位分泌 CRH 的肿瘤非常困难，因为在两种疾病中 ACTH 均来源于垂体；而证明 CRH 是由胰岛细胞瘤或类癌产生才是诊断异位 CRH 分泌肿瘤的唯一方法。

肾上腺皮质肿瘤一半以上具有基因突变，但功能性突变很少，皮质腺瘤很少恶变。MEN1 很少合并嗜铬细胞瘤，由于非常罕见，只有在出现相关症状时才筛查这类肿瘤。

MEN1 中的类癌属于前肠型，起源于胸腺、肺、胃或十二指肠，可能会发生远处转移或局部浸润。这些肿瘤通常分泌 5-羟色胺、降钙素或 CRH，典型类癌综合征包括面部潮红、腹泻，支气管痉挛很罕见（详见第 49 章）。纵隔类癌（上纵隔肿块）更常见于男性，支气管类癌更常见于女性。类癌常是 MEN1 型的晚期表现，一些研究对纵隔类癌强调行常规胸部 CT 检查，因为这类肿瘤具有较高的恶变率和侵袭性。

MEN1 少见的临床表现

MEN1 也可出现皮下或内脏的脂肪瘤和皮肤的平滑肌瘤，但很少发生恶变。如果仔细检查，大多数 MEN1 患者还会有皮肤血管纤维瘤或胶原瘤。

遗传学因素

MEN1 基因在家族性综合征患者中突变率超过 90％（图 50-2）。MEN1 高危个人应行基因检测，美国和欧洲已经开始了商业化的基因检测。对于家族中亲属进行基因检测，主要价值是早期发现基因突变携带者。对那些携带突变基因的亲属，应尽早并常规筛查 MEN1。对于那些基因检测阴性的亲属，可以不必行进一步 MEN1 筛查。相当一部分散发的甲状旁腺肿瘤、胰岛细胞肿瘤、类癌患者也具有 MEN1 基因的缺失或突变。特定的种系突变和临床表型之间并没有关联。目前推测，这些突变发生于单个体细胞，后续会发生恶性转化。

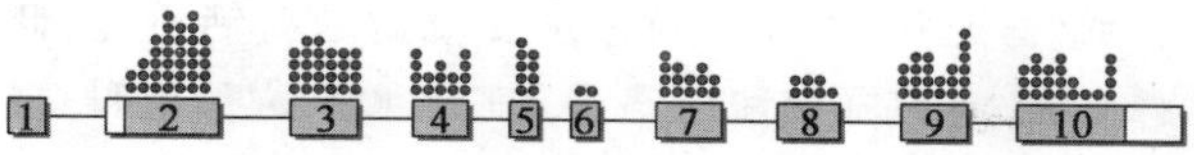

1 2 3 4 5 6 7 8 9 10

图 50-2　MEN1 基因和突变分布示意图

阴影区代表编码序列；圆圈代表每一个外显子突变和失活的比率；突变数据来自人类基因突变数据库，更多信息可查询 www.uwcm.ac.uk/uwcm/mg/gmd0.html.（源自 M Krawczak，DN Cooper：Trends Genet 13：1321，1998.）

治疗　MEN1

几乎每个具有 MEN1 基因突变的患者都会出现至少一种综合征的临床表现。大多数患者会有甲状旁腺功能亢进，80％的患者会发展为胰岛细胞瘤，一半以上患者会发展为垂体瘤。对于绝大部分的肿瘤，初始手术并不能治愈，患者一生常需要多次外科手术，而且手术至少要涉及两个或更多的内分泌腺体。因此，对于 MEN1，要有非常明确的临床治疗目标，而不是每次发现肿瘤就建议患者进行手术。下面是关于治疗的讨论。

甲状旁腺功能亢进　患者血清钙水平＞3.0mmol/L(12mg/dl)，出现肾结石或肾功能障碍、神经性肌肉症状或骨病变（包括骨量减少）和年龄＜50 岁，需要进行甲状旁腺的检查。对于不符合上述症状的个体是否行甲状旁腺检查，还存在很大争议。对于无症状甲状旁腺功能亢进的 MEN1 患者，可以临床随访观察。

当 MEN1 患者需行甲状旁腺手术时，有两种手术方法。首先，初次手术时分离并切除所有甲状旁腺组织，然后将甲状旁腺组织植入非惯用的前臂。因为胸腺具有发展成为恶性类癌的潜能，还应进行胸腺切除术。如果后期需要的话，可再次将移植的甲状旁腺从前臂切除，切除后甲状旁腺激素（PTH）水平不应超过 50％的基值。

另一种方法是从颈部切除 3～3.5 个甲状旁腺（留下约 50mg 的甲状旁腺组织），标记残余组织的位置，以便于再次手术时可以更容易找到残余组织。如果使用这种方法，术中应监测血清中 PTH 的含量，术后总 PTH 应≤50％的基值。

使用高分辨率 CT 扫描（1mm）和 3 个阶段的增强成像大大提高了异位甲状旁腺组织的检出率。MEN1 甲状旁腺疾病时异位甲状旁腺的出现频率增高，高分辨率的增强 CT 可用于手术失败后再次手术时甲状旁腺组织的定位；在初次手术之前，也可以应用高分辨率增强 CT 来定位。

胰岛细胞瘤（非 MEN1 相关的胰岛细胞瘤见第 49 章讨论）　两个特性使胰岛细胞瘤的诊治变得复杂。第一，肿瘤是多中心性的，1/3 是恶性的，可导致 10％～20％的患者死亡。第二，为预防肿瘤恶变切除整个胰腺会诱发糖尿病。糖尿病会有严重的长期并发症，包括神经病变、视网膜病变和肾病。这两个特性使得很难制定明确的指南，但有一些总的治疗原则可以指导临床实践：①胰岛细胞瘤可分泌胰岛素、胰高糖素、VIP、GHRH 或 CRH，因为在治疗肿瘤分泌的激素作用方面，药物通常是无效的，所以对有分泌功能的肿瘤应该切除。②分泌胃泌素并导致 ZES 的胰岛细胞瘤常为多中心性。近年研究表明，MEN1 高发 ZES 常由十二指肠壁类癌引发，切除肠壁类癌可提高治愈率。H_2 受体拮抗剂（西咪替丁、雷尼替丁）或质子泵抑制剂（奥美拉唑、兰索拉唑和埃索美拉唑等）可作为手术的替代选择。当然，专家还是更倾向手术来控制多灶肿瘤引起的溃疡或肝转移。③家族性的恶性胰岛细胞瘤有死亡风险，即使在年轻患者也可考虑行全胰腺切除术来预防恶变及死亡。需要注意的是，手术并不能阻止神经内分泌肿瘤在胰腺及十二指肠区域外部位的进展。

转移性胰岛细胞癌的治疗并不令人满意。激素分泌异常有时可以被控制。如可以用 H_2 受体拮抗剂或质子泵抑制剂治疗 ZES，生长抑素类似物奥曲肽和兰瑞肽可有效治疗类癌、胰高血糖素瘤和水样腹泻综合征。如果药物治疗异位 ACTH 综合征无效，可能需要行双侧肾上腺切除术。胰岛细胞癌常转移至肝脏，但肿瘤生长缓慢，肝动脉栓塞、射频消融术或化疗（5-氟尿嘧啶、链佐星、氯脲霉素、多柔比星或达卡巴嗪）可以减轻肿瘤压迫症状、控制激素分泌过多引起的症状、延长生存；然而，这些治疗方法不能根治肿瘤。有证据表明，哺乳动物西罗莫司靶蛋白抑制剂依维莫司可使肿瘤缩小，13 例胰岛细胞癌患者中有 2 例、12 例类癌患者中有 2 例肿瘤体积缩小超过 30％，超过 60％的患者病情稳定。

垂体瘤　应用多巴胺受体激动药（溴隐亭、卡麦角林或喹高利特）治疗泌乳素瘤可将血清泌乳素水平降至正常并抑制肿瘤进一步生长。手术切除泌乳素瘤很少能达到治愈效果，但可以解除肿瘤压迫引起的相关症状。经蝶骨切除术适合于分泌 ACTH、GH 和垂体糖蛋白激素 α 亚单位的肿瘤。奥曲肽可抑制 1/3 的分泌生长激素的肿瘤生长，超过 75％的患者应用奥曲肽后，生长激素和胰岛素样生长因子

1 的水平可明显降低。培维索孟是 GH 的拮抗剂，可有效降低肢端肥大症患者血中胰岛素样生长因子水平。放射治疗可用于体积较大、复发的肿瘤。

随着 MEN1 治疗水平的不断进步，尤其是可以早期确诊胰岛细胞瘤和垂体瘤，患者的预后也不断改善。因此，一些在病程后期出现的症状如类癌综合征，可以越来越多地在临床见到。

多发性内分泌肿瘤 2 型

临床表现

甲状腺髓样癌（MTC）和嗜铬细胞瘤与两种主要综合征（MEN2A 和 MEN2B）相关（表 50-1）。MEN2A 包括 MTC、甲状旁腺功能亢进和嗜铬细胞瘤。MEN2A 的 3 个亚型是家族性甲状腺髓样癌（FMTC）、MEN2A 合并皮肤苔藓样淀粉样变、MEN2A 合并巨结肠疾病。MEN2B 包括 MTC、嗜铬细胞瘤、黏膜神经瘤、肠道神经瘤病和马方综合征。

1．多发性内分泌肿瘤 2A 型　MTC 是 MEN2A 最常见的临床表现，常在儿童期发病，初始表现是甲状腺分泌降钙素的细胞（C 细胞）的增生。MTC 通常发生于甲状腺叶上 1/3 与下 2/3 的交界处，这个区域富含 C 细胞，当肿瘤>1cm 时，常会发生局部或远处转移。

约 50%的 MEN2A 患者会发生嗜铬细胞瘤，表现为心悸、焦躁、头痛，有时会出汗（详见第 51 章）。50%的嗜铬细胞瘤发生于双侧肾上腺，单侧肾上腺切除后的患者，超过 50%会在 10 年内发生对侧肾上腺嗜铬细胞瘤。MEN2A 的另一个特性是相对于去甲肾上腺素，肾上腺素的分泌量不成比例增加。一些特征可用于区分 MEN2A 型嗜铬细胞瘤与散发的嗜铬细胞瘤及 Von Hippel-Lindau（VHL）综合征、遗传性嗜铬细胞瘤或神经纤维瘤病。MEN2A 型嗜铬细胞瘤常见肿瘤侵袭包膜，但很少发生转移；另外，几乎所有的 MEN2A 型嗜铬细胞瘤都发生于肾上腺，这点可以与常发病于肾上腺外的遗传性嗜铬细胞瘤综合征相区分。

15%～20%的 MEN2A 患者会发生甲状旁腺功能亢进，发病高峰年龄是 30～40 岁。甲状旁腺功能亢进的表现与原发性甲状旁腺功能亢进的表现没有区别（详见第 51 章），确诊主要依据是高钙血症、低磷血症、高钙尿症和血浆中 PTH 水平的明显升高。多个腺体的甲状旁腺增生是最常见的组织学表现，尽管长期存在的腺瘤样改变也会加重增生。

MEN2A 最常见的亚型是家族性甲状腺髓样癌（FMTC），是一种常染色体显性遗传综合征，MTC 是其唯一的表现（表 50-1）。FMTC 的临床诊断依据是家族中多代患 MTC，但没有并患嗜铬细胞瘤。因为 MEN2A 中嗜铬细胞瘤的外显率是 50%，所以在小样本家族中 MEN2A 可以伪装成 FMTC，在确诊家族性 FMTC 之前要充分考虑 MEN2A 的可能诊断，否则误诊会导致患病家族成员因嗜铬细胞瘤引发的发病率和死亡率明显增加。后面会进一步讨论如何区分 MEN2A 和 FMTC。

2．多发性内分泌肿瘤 2B 型　MTC、嗜铬细胞瘤、黏膜神经瘤和马方综合征是 MEN2B 的主要临床表现。MEN2B 型与 MEN2A 型 MTC 相比，发病更早、侵袭性更强。已经有报道，转移性疾病可发生于 1 岁之前，死亡高峰年龄为 20～30 岁。然而，即使已经发生了转移，患者的预后也并不总是很差，比如家族中多代人都患病的预后尚好。

MEN2B 患者有一半以上会发生嗜铬细胞瘤，与 MEN2A 型嗜铬细胞瘤没有区别。高钙血症罕见，也没有证据确凿的发生甲状旁腺功能亢进的病例。

黏膜神经瘤和马方综合征是 MEN2B 最独有的特征，常在儿童时期发病。神经瘤常发生于舌尖、下眼睑和全胃肠道，是真正的神经瘤而不是神经纤维瘤。儿童最常见的临床表现是胃肠道症状，包括间歇性绞痛、假性梗阻和腹泻。

遗传学因素

大多数 MEN2 患者都具有 RET 原癌基因的突变（图 50-3）。RET 编码一种酪氨酸激酶受体，可与共受体 GFRα 结合形成复合体，复合体常被胶质细胞来源的神经营养因子（GDNF）或转化生长因子 β 家族的肽类如 artemin、persephin 和 neurturin 激活。有证据表明，在 C 细胞中 persephin 可激活 RET/GFRα-4 受体复合物，促进 C 细胞迁移到甲状腺；而在胃肠道神经元系统发育中，GDNF 可激活 RET/GFRα-1 复合体。RET 突变可诱导受体组成性激活，是一种常染色体显性遗传疾病。

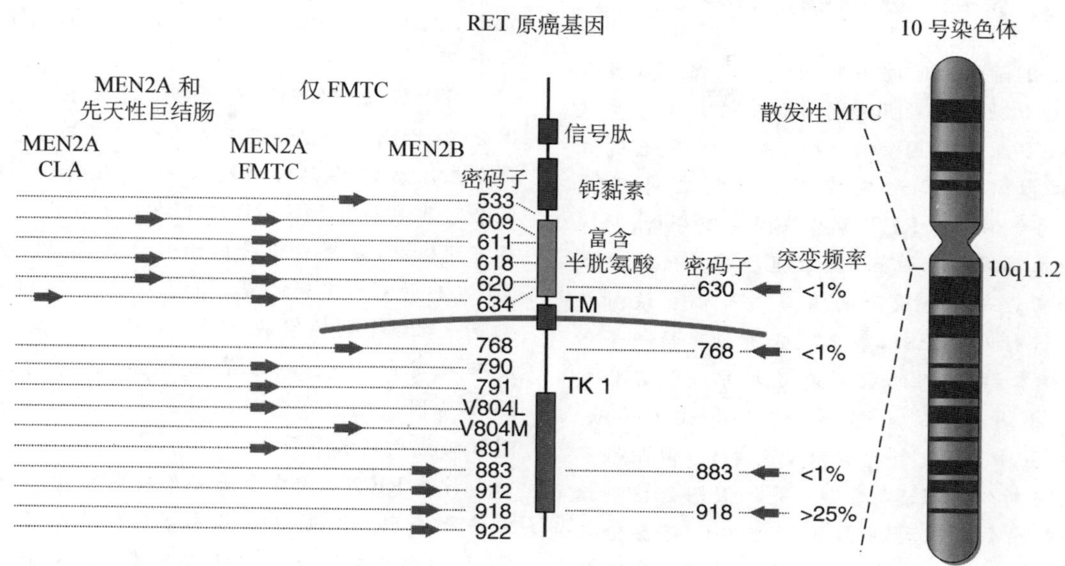

图 50-3　RET 原癌基因在多发性内分泌肿瘤 2 型(MEN2)和散发性甲状腺髓样癌(MTC)中的突变

RET 原癌基因位于染色体 10q(10q11.2)的近端，已确定 RET 酪氨酸激酶受体有 2 个结构域可发生激活突变，第一种突变发生于受体细胞外富含半胱氨酸的区域，每种体系突变会将 609、611、618、620 或 634 区域的半胱氨酸变为另一种氨基酸。第二种突变发生于细胞内酪氨酸激酶(TK)结构域。密码子 634 的突变约占所有种系突变的 80%，密码子 630、768、883 和 918 属于体细胞突变，突变常发生于单个甲状腺滤泡旁细胞或 C 细胞，导致散发性 MTC。密码子 918 是最常见的体细胞突变。CLA. 皮肤苔藓样淀粉样变性；FMTC. 家族性甲状腺髓样癌；TK. 酪氨酸激酶；TM. 跨膜结构域

RET 酪氨酸激酶受体有两个区域最常发生突变。第 1 个是富含胱氨酸的细胞外结构域，6 个半胱氨酸(密码子 609、611、618、620、630 和 634)其中之一的编码序列发生点突变，引起氨基酸的替换，从而诱导受体二聚体化及不依赖于配体活化。634 密码子突变发生于 80% 的 MEN2A 家族患者，并与 MEN2A 的经典临床表现相关(图 50-3 和图 50-2)。对于 50% 的 MEN2A 患者来说，此位点的突变是由一个精氨酸代替了胱氨酸。所有报道的家族性 MEN2A 和皮肤淀粉样变的患者均有 634 密码子的突变。密码子 609、611、618 或 620 的突变发生于 10%～15% 的 MEN2A 家族性患者中，通常与 FMTC 密切相关(图 50-3)。密码子 609、618 和 620 的突变也发生于 MEN2A 的突变体中，如巨结肠疾病(图 50-3)。MEN2 第 2 个常见的 RET 酪氨酸激酶突变位点是密码子 918，位于底物识别区域(图 50-3)。该位点的激活突变见于 95% 的 MEN2B 患者，占所有 MEN2 患者 RET 原癌基因突变的 5%。密码子 883 和 922 的突变也见于少数 MEN2B 患者。

不常见的突变(<5%)包括密码子 533(外显子 8)、666、768、777、790、791、804、891 和 912。仅与 FMTC 相关的突变见于密码子 533、768 和 912。随着对疾病认识的深入，过去认为只与 FMTC 相关的突变(666、791、V804L、V804M 和 891)，现在发现也存在于 MEN2A 嗜铬细胞瘤中。目前认为只有密码子 533、768 或 912 的家族性突变才始终与 FMTC 相关，如果伴有其他 RET 位点突变，也可能发生嗜铬细胞瘤。因种系突变至少发生于 6% 的散发 MTC 患者，建议所有 MTC 患者应接受突变筛查。对散发 MTC 患者的积极筛查，结合经典 MEN2A 的新发突变频率低，导致对突变频率认识的转变。同样，与在其他种类散发的恶性肿瘤中一样，致癌基因的种系突变比例远高于既往的认识。对于 RET 新突变位点的认识，会让未来有更多的突变被发现和认识。

RET 原癌基因的体细胞突变(只在肿瘤中发现，并未传播到生殖细胞系)也见于散发的 MTC，25%～60% 的散发肿瘤有密码子 918 的突变，散发突变也可见于密码子 630、768 和 804(图 50-3)。

治疗　多发性内分泌肿瘤2型(MEN2)

MEN2的筛查　通过早期切除甲状腺可以预防因患MTC的死亡。应用基于DNA的分子诊断技术识别RET原癌基因突变,并使得突变筛选过程简化。初步评估家族突变时,首先应对已患MEN2A的个体进行RET原癌基因突变分析,明确特异的种系基因突变位点,便于随后对其他家庭成员进行分析。每个有风险的家庭成员都应该对特定的突变进行两次检测,第2次分析应更换一个新的DNA样本,更理想的状况是送到另一个实验室检测,以排除样品差错或技术错误(www.genetests.orgfor有更新的实验室列表)。假阳性和假阴性的分析均有报道,尤其要关注假阴性检测结果,因为降钙素检测现在已很少作为诊断备份研究,如果存在基因检测结果的错误,一个儿童可能会在20～30岁患转移性MTC。对于一个已知家族突变的个体来说,如果两次检测结果均为正常,可以不需要行进一步筛查。

目前普遍认为,具有密码子883、918和922突变的儿童易发生MEN2B,应该在出生后几个月或明确诊断后尽早行全甲状腺切除术和中央区淋巴结清扫(Ⅵ级淋巴结)。如果局部复发,推荐行更广泛的淋巴结清扫(2～5级淋巴结)。具有密码子611、618、620、630、634和891突变的儿童,因为有报道6岁常发生甲状腺肿瘤,应在6岁之前行甲状腺切除术。最后,还有家族性密码子609、768、790、791、804和912突变的表型,相关的MTC侵袭性较低。临床治疗这类突变的儿童面临着两难选择。有的家族从未有过因其中一个突变发生MTC导致死亡的病例,而在其他家族,却会有早期就发生癌转移的病例。例如,有报道密码子609和804突变的儿童在6岁之前就出现癌转移,密码子912突变的儿童,在14岁之前出现转移。对于具有这类突变的家族,有2种治疗推荐:①在某个年龄段(6～10岁)行全甲状腺切除术伴或不伴中央淋巴结清扫;②每年或每半年行降钙素诱发试验,当发现结果异常,可行全甲状腺切除术伴或不伴中央淋巴结清扫。胃泌素试验要测量基线血清降钙素水平,还要测量注入5μg/kg胃泌素后2min、5min、10min和15min后血清降钙素的值。注射胃泌素之前要告知患者可能会出现胸闷、恶心、发热和四肢刺痛等不适,而且症状会持续2min。如果胃泌素不能用,可换成另一种短效钙剂注入,测量基线血清降钙素水平,然后静脉注入150mg钙盐(注射时间超过10min),开始注射后5min、10min、15min、30min分别检测血清降钙素水平。

对于疑似MEN2B的患者应进行RET原癌基因分析,检测密码子883、918和922是否突变,尤其是新生儿患者,虽然诊断疑似,但临床表型没有发育完全。其他具有MEN2B风险的家庭成员也应该进行突变检测,因为黏膜神经瘤可能会漏诊。大多数MEN2B的基因突变都是源自父本等位基因的新发突变。在极个别的家族,已证明MTC种系遗传,但没有确定的RET原癌基因突变(测序包括整个RET基因),对于有患病风险的家庭成员应每年检测胃泌素或钙水平。

种系RET基因突变者每年应筛查嗜铬细胞瘤,主要是检测血浆或24h尿儿茶酚胺和肾上腺素水平,目的是在出现明显症状或可能导致猝死之前及早确诊嗜铬细胞瘤。尽管家族性的FMTC和特殊的RET突变人群并不发生嗜铬细胞瘤(图50-3),但临床经验并不足以让这些人群免除嗜铬细胞瘤的筛查。对于筛查结果异常或有嗜铬细胞瘤相关症状的人群,还应行MRI或CT检查(详见第51章)。妊娠期间也应该进行筛查,因为未检查出的嗜铬细胞瘤可诱发产妇分娩期间死亡。

对于甲状旁腺功能亢进患者,可以每2～3年检测血清钙和甲状旁腺激素水平,如果甲状旁腺功能亢进属于家族遗传性的,应每年进行检测。

甲状腺髓样癌　遗传性MTC是一种多中心性疾病。携带突变基因的儿童应行全甲状腺切除术与中央淋巴结清扫。不完整的甲状腺切除术后残余C细胞有后期恶性转化的可能。早期治疗的目的是治愈,不能实现这个目标的治疗决策是不可取的。MTC的长期随访研究显示预后较好,90%的儿童手术后15～20年没有疾病复发。相比之下,有15%～25%可触及的甲状腺结节患者会在15～20年内死于这种疾病。

成人MTC＞1cm,常出现区域淋巴结转移(＞75%)。全甲状腺切除术及中央淋巴结清扫和其他部位的选择性切除提供了治愈的可能。对于广泛颈部转移的患者,体外放疗能阻止肿瘤局部复发、减轻肿瘤负荷,但不能达到治愈目的。多柔比星、长春新碱、环磷酰胺和达卡巴嗪的联合化疗可以缓解病情。临床试验应用小分子药物(酪氨酸激酶抑制剂)与RET、血管内皮受体和表皮生长因子受体的ATP结合元件相互作用,抑制磷酸化反应,已经在遗传性和散发性的 MTC 中显示出一定疗效。凡德他尼 1 期临床试验表明，45%的患者肿瘤体积缩小≥30%，无进展生存时间至少延长至 11 个月。XL184、舒尼替尼、替吡法尼和索拉非尼的Ⅱ期研究显示出类似的疗效，E7080 和帕唑帕尼的Ⅱ期研究正在进行。未来几年内，越来越多的这类化合物将被批准用于治疗转移性的 MTC。

嗜铬细胞瘤　治疗嗜铬细胞瘤的长期目标是预防死亡和心血管并发症。肾上腺影像技术的进步使得手术中对侧正常肾上腺的活检不再那么重要，快速发展的腹腔镜和腹膜后手术技术使得早期嗜铬细胞瘤的手术变得简单。存在争议的主要问题还是在初次手术时，只切除病侧肾上腺还是切除双侧肾上腺，决定因素包括：恶性肿瘤的可能性（<15 例病例报道）、健侧肾上腺在 8～10 年发展成为嗜铬细胞瘤的概率、双侧肾上腺切除后功能不全造成的风险（至少两例 MEN2 患者死于肾上腺功能不全）。大多数临床医师建议只切除病变肾上腺，如果双侧肾上腺均需切除，必须行糖皮质激素和盐皮质激素替代治疗。另一方法是选择保留皮质的肾上腺切除术，即切除肾上腺嗜铬细胞瘤和肾上腺髓质，保留肾上腺皮质。这种手术成功地使大多数患者不需进行类固醇激素的替代治疗，尽管有小部分嗜铬细胞瘤会复发。

甲状旁腺功能亢进　甲状旁腺功能亢进可以用以下两种方法中的一种来治疗。常规治疗是切除 3.5 个腺体，保留剩下的一半腺体。而家族性的甲状旁腺功能亢进是常染色体显性遗传疾病（与 RET 密码子 634 的突变相关），易于复发，应切除全部甲状旁腺组织，再移植部分甲状旁腺组织到非惯用的前臂。这种方法在前面讨论 MEN1 相关的甲状旁腺功能亢进中介绍过。

其他遗传性内分泌肿瘤综合征

一些内分泌肿瘤存在许多混合症状，不同于 MEN1 和 MEN2（表 50-1）。

VHL 综合征的原因包括中枢神经系统肿瘤、肾细胞癌、嗜铬细胞瘤和胰岛细胞肿瘤，是由 VHL 肿瘤抑癌基因突变引起。VHL 基因的种系突变会诱发肿瘤，当脑、肾、胰岛或肾上腺髓样细胞中正常的 VHL 等位基因再发生缺失或体细胞突变时，便会引起 VHL 综合征。在家族性嗜铬细胞瘤中，VHL 的错义突变超过 40%，因此对于家族性嗜铬细胞瘤患者应常规筛查 VHL 突变。在 VHL 患者中很少发生甲状旁腺功能亢进，这一点可用于鉴别 VHL 综合征与 MEN1（重叠的特性包括胰岛细胞瘤，少见的嗜铬细胞瘤）或 MEN2（重叠的特性是嗜铬细胞瘤）。

1 型神经纤维瘤病的分子缺陷使神经纤维瘤蛋白失活，这是一种细胞膜相关蛋白，可激活 GTPase。神经纤维瘤蛋白的失活可降低 GTPase 水平，导致 p21 Ras 及其下游酪氨酸激酶通路的持续活化。内分泌肿瘤还包括一些少见的遗传性肿瘤综合征，如 Cowden 病、黏液瘤综合征、家族性生长激素瘤和催乳素瘤及家族性类癌综合征。黏液瘤综合征包括心脏、皮肤和乳房黏液瘤，周围神经鞘瘤，斑点状皮肤色素沉着，睾丸、肾上腺和分泌生长激素的垂体肿瘤。连锁分析已经确定了两个位点：家族性遗传患者中染色体 2p 突变占一半，17q 突变占另一半，17q 基因是蛋白激酶 A 的调节亚单位（IA 型）。没有其他 MEN1 临床表现的家族性生长激素瘤或泌乳素瘤是由芳基碳氢受体作用蛋白质（AIP）的种系突变引起的，是一种常染色体显性遗传病。到目前为止，并未发现其他类型的内分泌肿瘤与 AIP 的突变相关。

（薛　妍　译）

第 51 章

Chapter 51

嗜铬细胞瘤和肾上腺皮质癌

Hartmut P. H. Neumann　Wiebke Arlt　Dan L. Longo

嗜铬细胞瘤

嗜铬细胞瘤和副神经节瘤是分泌儿茶酚胺的肿瘤，起源于交感或副交感神经系统。肿瘤可能是散发的，也可能像2型多发性内分泌肿瘤(MEN2)或其他嗜铬细胞瘤综合征一样具有遗传性。嗜铬细胞瘤是引发高血压的一个可能原因，切除嗜铬细胞瘤可以有效防止致命性的高血压危象。嗜铬细胞瘤的临床表现多变，可以是肾上腺偶然发现的肿瘤，也可以是高血压危象伴发心脑血管并发症。

流行病学

嗜铬细胞瘤的发生率为2～8/100万人每年，约0.1%的高血压患者患有嗜铬细胞瘤，尸检发现的患病率为0.2%。肿瘤可能发生于童年或直至晚年的各年龄段，中位发病年龄约为40岁。嗜铬细胞瘤的"10规则"是指约10%是双侧发病，10%位于肾上腺外，10%是恶性的。然而，这些比例在遗传性综合征中会更高。

病因和发病机制

肾上腺嗜铬细胞瘤和副神经节瘤是血供丰富的肿瘤，起源于交感(如肾上腺髓质)或副交感神经(如颈动脉体、迷走神经球)嗜铬体细胞(图51-1)。嗜铬细胞瘤这一名称来源于儿茶酚胺氧化后的黑色染色。虽然有多种术语来描述这些肿瘤，大多数临床医师还是使用

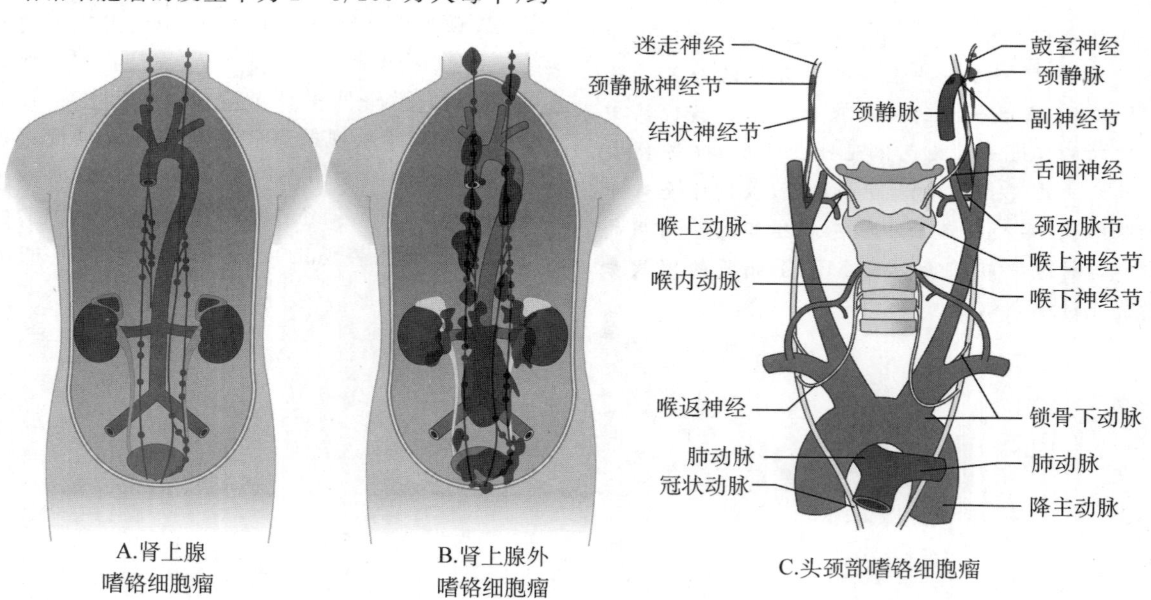

图 51-1　嗜铬细胞瘤和副神经节瘤好发的副神经节部位(红色)

图A和B引自WM Manger，RW Gifford：Clinical and Experimental Pheochromocytoma. Cambridge：Blackwell Science，1996；图C引自GG Glenner，PM Grimley：Tumors of the Extraadrenal Praganglion System [Including Chemoreceptors]，Atlas of Tumor Pathology，2nd Series，Fascicle 9. Washington，DC：AFIP，1974.

术语"嗜铬细胞瘤"描述有症状的、分泌儿茶酚胺的肿瘤，包括肾上腺外腹膜后、盆腔和胸腔的肿瘤。"副神经节瘤"这个词用来描述位于头颈部的产儿茶酚胺的肿瘤，这些肿瘤很少分泌或不分泌儿茶酚胺。

散发的肾上腺嗜铬细胞瘤和副神经节瘤的病因尚不清楚。然而，约25%的患者有家族史，具有种系基因突变，包括*RET*、*VHL*、*NF1*、*SDHB*、*SDHC*、*SDHD*和*SDHAF2*基因。目前已证实*VHL*、*NF1*和*SDH*等位基因的失活与发病相关。*RET*突变可激活受体酪氨酸激酶。SDH是一种酶，参与Krebs循环和线粒体呼吸链。VHL蛋白是E3泛素连接酶的组成部分。*VHL*突变后，蛋白质降解减弱，参与细胞周期、葡萄糖代谢和氧传感的蛋白表达上调。

临床表现

嗜铬细胞瘤的临床表现非常多变，被称为"伪装者"（表51-1）。在临床表现中，发作性心悸、头痛、大汗是典型的三联征。三联征再并发高血压，可以考虑诊断嗜铬细胞瘤。然而，嗜铬细胞瘤也可以多年无症状，一些肿瘤可以长到很大时患者才出现症状。

表51-1　嗜铬细胞瘤的临床表现

头痛	体重减轻
出汗	降压药疗效差
心悸和心动过速	多尿和烦渴
持续或阵发性高血压	便秘
焦虑和惊恐	直立性低血压
面色苍白	扩张型心肌病
恶心	红细胞增多症
腹痛	血糖升高
虚弱	高钙血症

高血压是嗜铬细胞瘤的主要症状，高血压常为阵发性的，但持续性的高血压也很常见。儿茶酚胺危象可以引发心力衰竭、肺水肿、心律失常和颅内出血。激素释放的间隔可长可短，患者表现为焦虑、面色苍白，并伴发心动过速与心悸。这些发作性的症状一般不会超过1h，手术、体位改变和运动、妊娠、排尿（特别是患膀胱嗜铬细胞瘤时）及各种药物（如三环类抗抑郁药、阿片类药物及甲氧氯普胺）都可以诱发。

诊断

诊断标准一方面是生化检测提示儿茶酚胺水平升高，另一方面是影像学发现肿瘤。两者同等重要，传统上常先检测儿茶酚胺的水平。

生化检测

肾上腺嗜铬细胞瘤和副神经节瘤合成和存储儿茶酚胺，包括去甲肾上腺素、肾上腺素和多巴胺。血和尿中儿茶酚胺及其甲基化代谢物甲氧基肾上腺素的水平升高，是诊断的标准。由于肿瘤释放的激素水平有波动，导致儿茶酚胺的测量值变化相当大。因此，在症状发作时或发作后检测儿茶酚胺水平是有一定价值的。然而，大多数肿瘤可持续释放O-甲基化代谢物，可以通过检测肾上腺素来确定其水平。

儿茶酚胺、甲氧基肾上腺素可以通过不同的方法检测（如高效液相色谱法、酶联免疫吸附分析、液相色谱/质谱分析）。当临床怀疑为嗜铬细胞瘤时，无论采用何种检测方法，当检测到的儿茶酚胺值增高到正常上限的3倍以上时，基本上可以诊断为嗜铬细胞瘤。然而，不同生化检测方法的敏感性和特异性也有很大不同，因此确定不同化合物的检测临界值在评估患者时也是非常重要的（表51-2）。最常应用的检测方法是测尿中的香草基杏仁酸（VMA）、甲氧基肾上腺素（总体或分级）和儿茶酚胺。其中，

表51-2　诊断嗜铬细胞瘤和副神经节瘤的生化和影像学方法

诊断方法	敏感性	特异性
24h尿检测		
香草苦杏仁酸	2+	4+
儿茶酚胺	3+	3+
游离肾上腺素	4+	2+
总肾上腺素	3+	4+
血浆检测		
儿茶酚胺	3+	2+
游离肾上腺素	4+	3+
CT	4+	3+
MRI	4+	3+
MIBG显像	3+	4+
生长抑素受体显像*	2+	2+
多巴（多巴胺）PET	3+	4+

*尤其适用于头颈部副神经节瘤。CT. 计算机断层扫描；MIBG. 间碘苯甲胍；PET. 正电子发射断层扫描

甲氧基肾上腺素和儿茶酚胺是最敏感的，即使压力增加如静脉穿刺时，也很少出现假阳性结果。尽管新检测技术可进一步降低假阳性的发生率，但是生理应激反应和能增加儿茶酚胺分泌的药物还是可以混淆检测结果。由于肿瘤比较少见，临界值水平的升高常为假阳性结果。这种情况下，一定要排除饮食或药物对结果的影响，如左旋多巴、拟交感神经药、利尿药、三环类抗抑郁药、α和β受体阻滞药，这些药物可能会导致假阳性结果，应重复测试或进行可乐定抑制试验（口服 300μg 可乐定 3h 后测量血浆甲氧基肾上腺素水平）。其他药物测试如酚妥拉明和胰高糖素诱发试验，灵敏度相对较低，并不推荐。

影像诊断

多种影像学方法已用于发现肾上腺嗜铬细胞瘤和副神经节瘤（表 51-2）。计算机断层扫描（CT）和磁共振成像（MRI）灵敏度相似，可以优选增强 CT。MRI 增强的 T_2 加权像最适于检测肾上腺嗜铬细胞瘤，在检测肾上腺外的嗜铬细胞瘤和副神经节瘤方面也稍优于 CT。约 5% 的肾上腺偶发肿瘤是通过 CT 或 MRI 检出的，通过内分泌相关检测后证明是肾上腺嗜铬细胞瘤。

通过使用放射性示踪剂也可以检出肿瘤，如^{131}I 或^{123}I-MIBG（间碘苯甲胍）、人工合成的生长激素类似物-111 或^{18}F-dopa（或多巴胺）正电子发射断层扫描（PET），这些放射性示踪剂可被副神经节瘤选择性吸收，核素成像更适于检出遗传性综合征患者的肿瘤。

鉴别诊断

当嗜铬细胞瘤的诊断可能成立时，需要考虑和其他疾病相鉴别，包括高血压、焦虑、使用可卡因和安非他明、肥大细胞增多症或类癌综合征（通常不伴高血压）、颅内病变、可乐定撤药、自发性癫痫、人为危象（通常与拟交感神经胺有关）。当发现无症状的肾上腺肿块时，除嗜铬细胞瘤以外需考虑的疾病包括无功能肾上腺腺瘤、醛固酮瘤和肾上腺皮质腺瘤（库欣综合征）。

治疗　嗜铬细胞瘤

治疗的最终目标是完整切除肿瘤。为了手术的安全，术前准备是必不可少的。α肾上腺素能阻滞药（酚苄明）开始应给予相对较低的剂量（如 5～10mg 口服，每天 3 次），耐受后每隔几天逐渐加量。因为需控制摄入量，因此盐摄入和水化是必要的，以避免直立性低血压。α受体阻断药一般需要用 7d，最终剂量常为 20～30mg 酚苄明，每天 3 次。在等待足够的α受体阻断时，可以口服哌唑嗪或静脉注射酚妥拉明来控制发作。手术前，血压应该始终低于 160/90mmHg，伴有中度直立性低血压。β受体阻滞药（如普萘洛尔 10mg，每天 3～4 次）可以在α受体阻断药后开始使用，若出现持续心动过速可以加量。其他降压药，如钙通道阻滞药或血管紧张素转化酶抑制药，可以在酚苄明应用后血压控制不理想时使用。

手术应该在有经验的麻醉医师和外科医师团队中开展。在手术过程中血压可能会不稳定，特别是在插管开始或操作接触到肿瘤时。硝普钠用于术中高血压危机，低血压通常增加补液量。尽管开腹手术是传统术式，但内镜手术，无论是经腹腔或腹膜后，可以减少手术并发症，术后恢复更快并可获得最佳美容效果。创伤小的内镜手术已成为更好的选择，它可以保留正常的肾上腺皮质，特别适用于因遗传性疾病而患双侧肾上腺嗜铬细胞瘤的患者。肾上腺外的腹部及大多数胸部嗜铬细胞瘤也可以经内镜技术切除。术后，应记录血中儿茶酚胺含量正常的时间。双侧肾上腺均切除后，应该进行促肾上腺皮质激素测试排除肾上腺皮质激素缺乏。

恶性嗜铬细胞瘤

5%～10%的肾上腺嗜铬细胞瘤和副神经节瘤是恶性的。目前对恶性嗜铬细胞瘤的诊断尚存在争议，典型的组织学标准如细胞异型性、有丝分裂、侵袭血管或邻近组织并不能可靠地预测这些肿瘤具有转移的能力。因此，“恶性嗜铬细胞瘤”这一术语仅限于发生远处转移的肿瘤，转移常通过血行播散出现在肺、骨、肝。遗传性综合征常见全身多病灶肿瘤，主要是由 *RET*、*VHL*、*SDHD* 或 *SDHB* 基因体系突变导致。遗传性综合征也可发生远处转移，尤其是携带 *SDHB* 突变的患者。

治疗恶性嗜铬细胞瘤和副神经节瘤具有挑战性，治疗包括解除肿瘤压迫、α受体阻滞药控制症状、化疗与核医学及放射治疗。Averbuch 化疗方案包括达卡巴嗪（600mg/m^2，第 1、2 天）、环磷酰胺（750mg/m^2，第 1 天）和长春新碱（1.4mg/m^2，第 1 天），每 21 天重复，共 3～6 个周期，应用这个方案，约 50%的病人可以达到缓解（疾病稳定至缩小），其他化疗方案仍在试验阶段。另一种是^{131}I-MIBG 治疗，使用 200mci 剂量，每月 1 次，共 3～6 个周期。转移性嗜铬细胞瘤或副神经节瘤的预后存在多样性，5 年生存率为 30%～60%。

妊娠期嗜铬细胞瘤

肾上腺嗜铬细胞瘤偶尔会发生在妊娠期，最好是在妊娠 4～6 个月期间行内镜切除，手术后患者可进行正常分娩。对于有遗传史的女性，应定期筛查嗜铬细胞瘤，给生育年龄的女性提供一个识别和切除无症状肿瘤的机会。

嗜铬细胞瘤相关的综合征

25%～33%的嗜铬细胞瘤或副神经节瘤患者具有遗传性综合征，平均患病年龄低于 15 岁，与散发性肿瘤患者相比更年轻。

1 型神经纤维瘤病（NF1）是第一个被描述的嗜铬细胞瘤相关综合征（详见第 46 章）。NF1 是一个肿瘤抑制基因，主要功能是调节 Ras 信号级联通路。神经纤维瘤病的典型特征包括多发的神经纤维瘤、咖啡斑和牛奶斑、腋窝皮肤斑点和虹膜的 Lisch 结节（图 51-2）。在这些患者中只有 1% 发生嗜铬细胞瘤，主要见于肾上腺，恶性嗜铬细胞瘤并不少见。

最常见的嗜铬细胞瘤相关综合征是常染色体显性遗传病多发性内分泌肿瘤 2A 和 2B 型（MEN2A 和 MEN2B）（详见第 50 章），两种类型的 MEN2 均由编码酪氨酸激酶的 RET 突变（转染过程中重排）引起。RET 基因突变的位置与 MEN2 疾病的严重程度和类型相关（详见第 50 章）。MEN2A 的临床表现是甲状腺髓样癌（MTC）、嗜铬细胞瘤和甲状旁腺功能亢进；MEN2B 也表现为 MTC 和嗜铬细胞瘤，还有多个黏膜神经瘤、马方综合征和其他发育相关疾病，但通常不伴有甲状旁腺功能亢进。几乎所有的 MEN2 患者都会有 MTC，但嗜铬细胞瘤的发生率只有 50%，几乎所有的嗜铬细胞瘤都为良性，都发生于肾上腺，常为双侧（图 51-3）。嗜铬细胞瘤可以在出现 MTC 之前就具有症状。具有 RET 多个基因突变的患者可行预防性甲状腺切除术，手术之前应排除患者合并嗜铬细胞瘤。

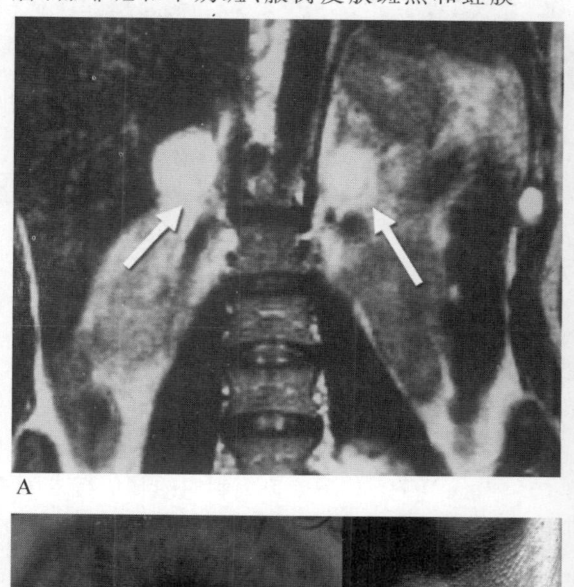
A

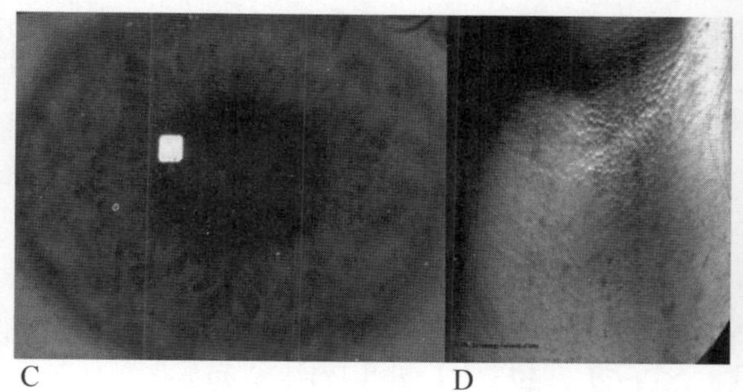
C　D

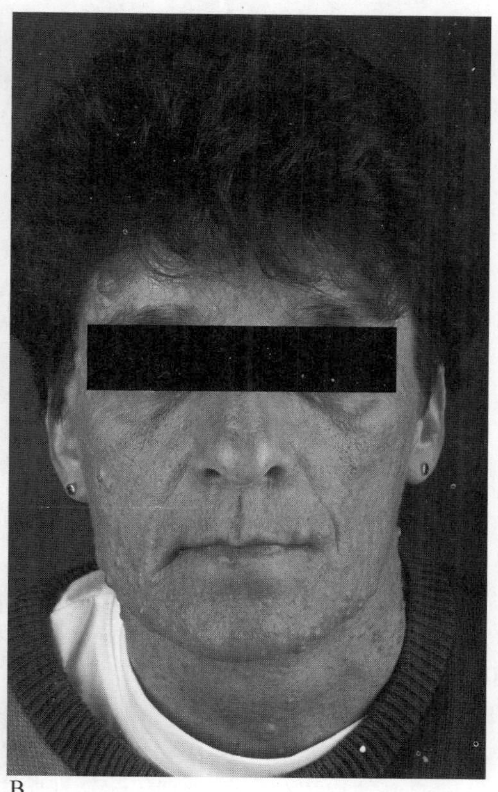
B

图 51-2　神经纤维瘤病

A. 磁共振显示双侧肾上腺嗜铬细胞瘤；B. 皮肤神经纤维瘤；C. 虹膜的 Lisch 结节；D. 腋窝皮肤斑点。（图 A 选自 HPH Neumam et al：keio J Med 54：15，2005：with permission.）

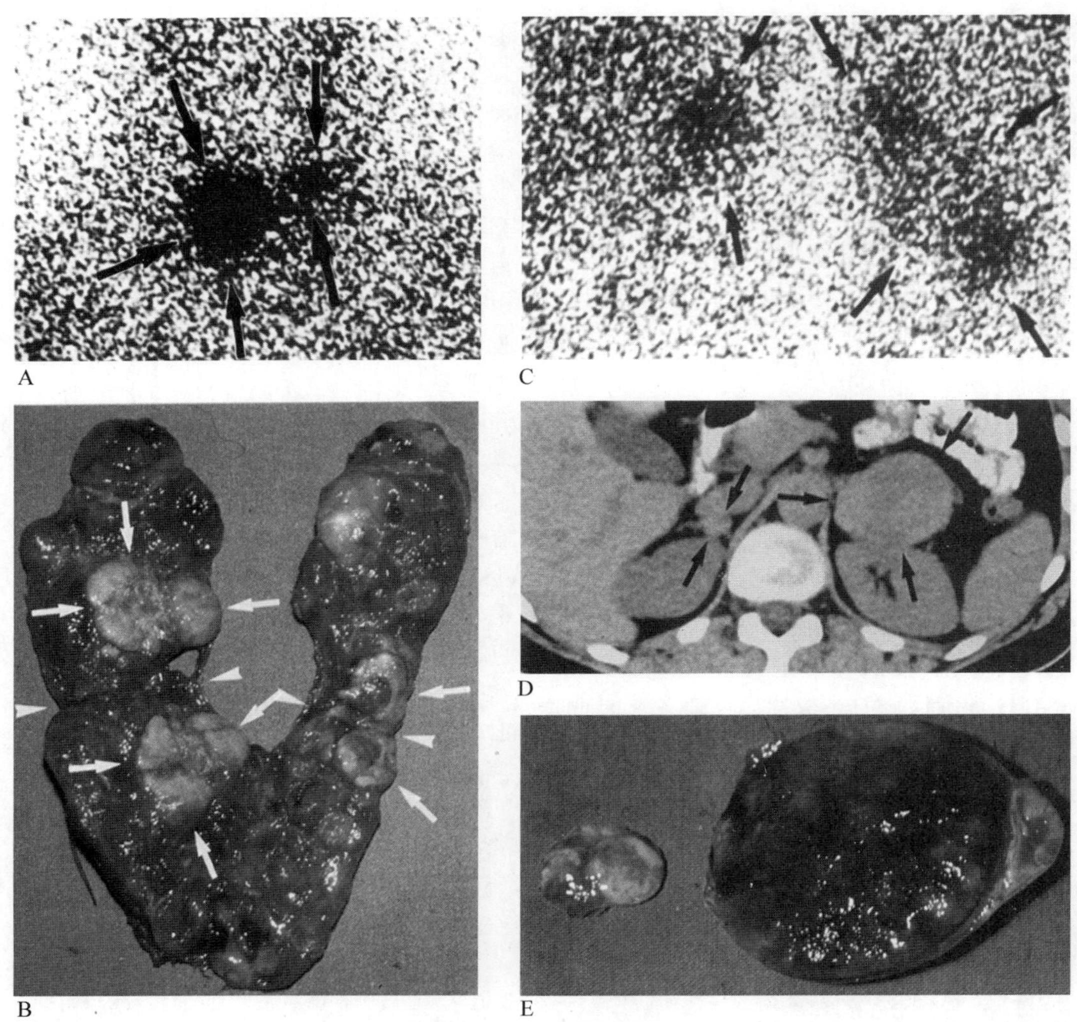

图 51-3　多发性内分泌肿瘤 2 型

间碘苯甲胍(MIBG)显像提示甲状腺多发性髓样癌(A)及相应手术标本(B)。箭头所指为肿瘤,簇形符号所指为切除标本的组织桥。MIBG 显像提示双侧肾上腺嗜铬细胞瘤(C);CT 图像(D);手术标本(E)。(图片源自 HPH Neumann et al:Keio J Med 54:15,2005;经允许)

VHL 综合征(Von Hippel-Lindausyndrome)是一种常染色体显性遗传疾病,常见视网膜和小脑的血管网状细胞瘤,也可发生在脑干和脊髓(图 51-4)。VHL 综合征还可发生肾透明细胞癌、胰岛细胞肿瘤、内耳的内淋巴窦瘤(ELSTs)、附睾和阔韧带囊腺瘤及胰腺或肾的多发囊肿。

VHL 基因编码 E3 泛素连接酶,调节缺氧诱导因子- 1(HIF-1)的表达。VHL 基因丢失可增加促进血管生成的血管内皮生长因子(VEGF)的表达,诱导血管生成。尽管 VHL 基因可受多种类型的基因突变影响而失活,但嗜铬细胞瘤患者主要表现为错义突变。20%～30%的 VHL 综合征患者患有嗜铬细胞瘤,但具有家族遗传史的患者患病率可高达90%。VHL 相关嗜铬细胞瘤的临床特点为视网膜、中枢神经系统、肾和胰腺肿瘤,在某一阶段仍然可以有效治疗。

副神经节瘤综合征(PGL)已经被家族遗传分析归为头颈部副神经节瘤。易感基因编码琥珀酸脱氢酶(SDH)的亚基为克雷布斯环和线粒体电子传递链的一个组成部分。SDH 是由 4 个亚基组成(A-D)。突变的 *SDHB*(*PGL4*)、*SDHC*(*PGL3*)、*SDHD*(*PGL1*)和*SDHAF2*(*PGL2*)可诱发副神经节瘤综合征。*SDHA* 突变不引起副神经节瘤肿瘤,而是引起一种脑病(Leigh 病)。SDHB、SDHC、SDHAF2 种系突变所致疾病是常染色体显性遗传。相反,在 *SDHD* 家族,只有患病者的子孙有可能患病,前提是他们遗传了突变基因。在一个小数量的家族性嗜铬细胞瘤患者中，没有确认突变的基因类型。*PGL1* 最为常见，其次是*PGL4*、*PGL2* 和*PGL3* 比较罕见。肾上腺、肾上腺外腹部和胸部的嗜铬细胞瘤，多由*PGL1* 和*PGL4* 突变而成，*PGL3* 突变很罕见，未见*PGL2* 突变（图 51-5）。约 1/3 的 PGL4 患者可发生转移。

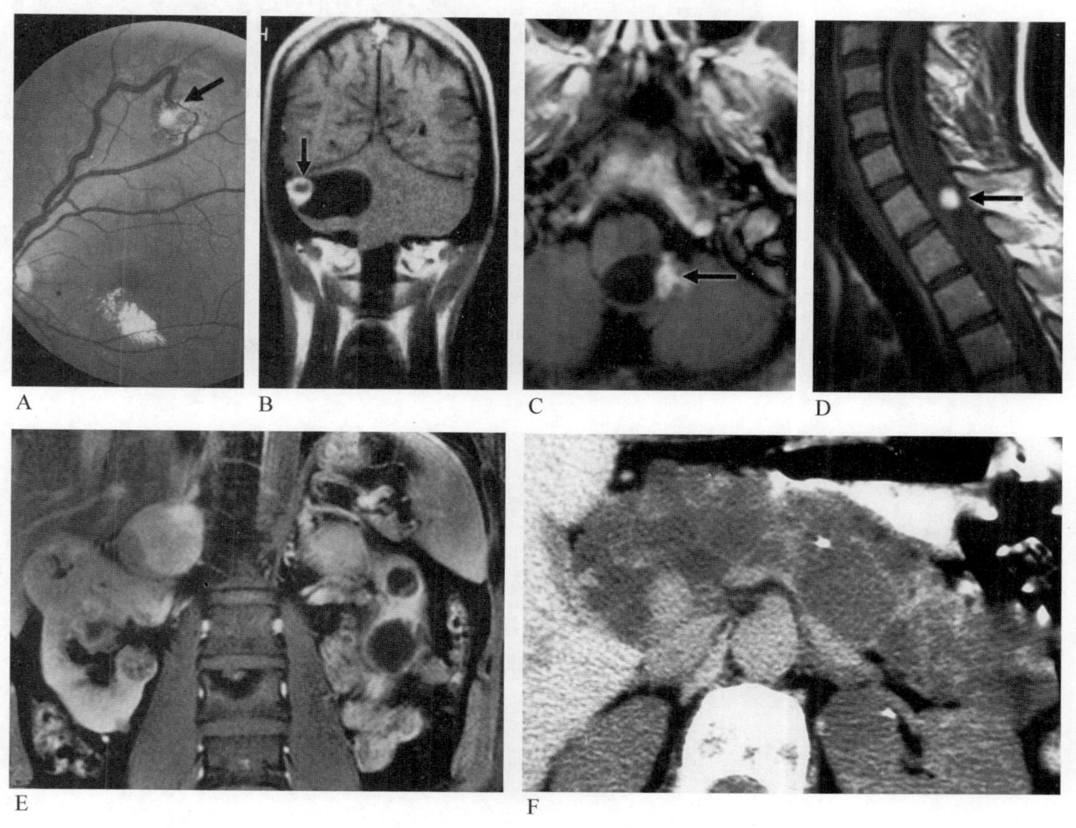

图 51-4　Von Hippel-Lindau 病

视网膜血管瘤（A）、脑干 MRI（B）和脊髓 MRI（C 和 D）提示小脑血管母细胞瘤，双侧肾上腺嗜铬细胞瘤、双肾透明细胞癌（E），多发胰腺囊肿（F）。（图 A 和 D 源自 HPH Neumann et al：Adv Nephrol Necker Hosp 27：361，1997. Copyright Elsevier. Part B from SH Morgan，J-P Grunfeld [eds]：Inherited Disorders of the Kidney. Oxford，UK：Oxford University Press，1998. Part F from HPH Neumann et al：Contrib Nephrol 136：193，2001. Copyright S. Karger AG，Basel. ）

家族性嗜铬细胞瘤（FP）已被归因于遗传性，肾上腺肿瘤患者存在*TMEM127* 基因体系突变。

嗜铬细胞瘤和副神经节瘤患者基因筛查指南

除家族病史外，遗传综合征的一般特征包括青年、多病灶肿瘤、肾上腺外肿瘤和恶性肿瘤（图 51-5）。在表现为嗜铬细胞瘤或副神经节瘤的患者中，由于家族性综合征有相对较高的患病率，这对鉴定种系基因突变是非常有用的，即使该患者没有已知的家族病史。首先寻找遗传综合征的临床特征和深入了解多基因家族史。这些症状显示出遗传方式为常染色体显性遗传，并有可变的外显率，但对于一个母亲为旁神经节肿瘤的患者，其基因并不倾向于*PLG1*（SDHD 突变载体）。对于皮肤的纤维瘤、牛奶咖啡斑和腋窝雀斑应考虑神经纤维瘤病。散发的嗜铬细胞瘤患者没有种系*NF1* 突变的报道。因此，对缺乏其他临床特征的神经纤维瘤病患者不必行*NF1* 基因检测。个人或家族的甲状腺髓样癌病史或血清降血钙素明显升高应重点考虑*MEN2*，同时应该检测 *RET* 突变。视力损害病史或小脑、肾、脑干、脊髓的肿瘤，表明有 *VHL* 突变的可能性。头颈部副神经节瘤的个人或家族，应考虑*PGL1* 或*PGL4*。

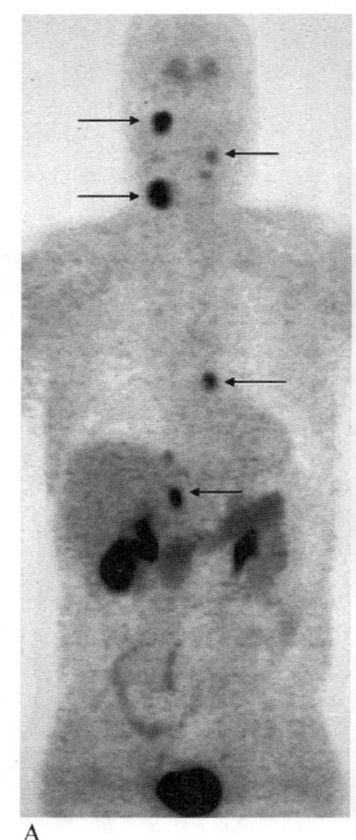
A

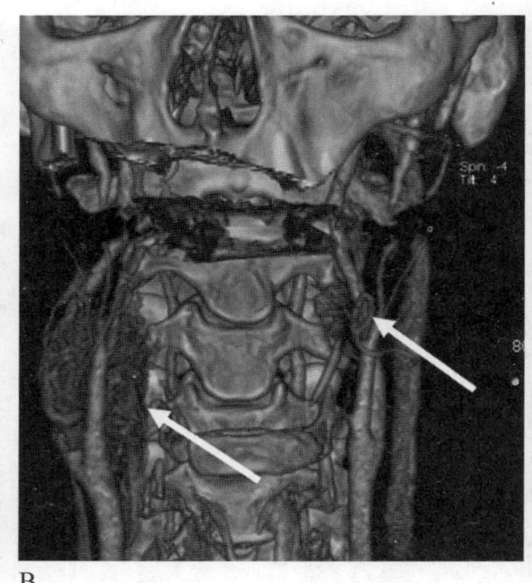
B

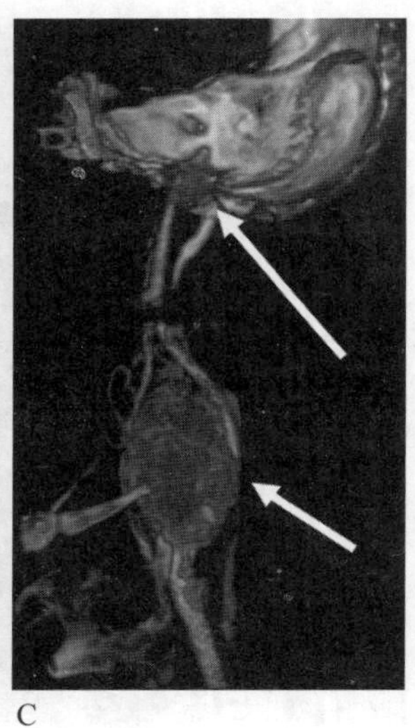
C

图 51-5 副神经节瘤(PGL)综合征

PGL1，一位患者接受了左侧颈动脉体肿瘤部分切除，有*SDHD W5X* 突变。A. ^{18}F-dopa PET 显示右侧颈动脉球、右侧颈动脉体、左侧颈动脉体和右侧肾上腺局部摄取浓聚，注意放射性药物会在肾、肝、胆囊、肾盂和膀胱出现生理性浓聚。B 和 C. 增强 CT 三维重建。箭头所示为旁节肿瘤

一个单发的肾上腺嗜铬细胞瘤患者，即使没有明确的病史，仍有可能有 *VHL*、*RET*、*SDHB* 或 *SDHD* 基因突变。2/3 的肾上腺外肿瘤与上述这些基因突变引发的综合征有关。具有 *RET*、*SDHD*、*VHL* 和 *SDHB* 突变时，多灶性肿瘤发生频率下降。约 30％的头颈部副神经节瘤与 *SDH* 亚基(特别是 *SDHD*)的种系突变相关，而 *VHL* 和 *RET* 的突变罕见。

一旦被诊断，基因检测的获益可以扩展至患者亲属。为此，有必要确定种系突变的先证者。在遗传咨询后，对相关亲属进行责任基因的 DNA 序列分析，确定是否有突变。对于携带种系突变的个体，其家属可借助于生化检测来筛查旁神经节肿瘤。

肾上腺皮质癌

肾上腺皮质癌(adrenal cortical carcinoma，ACC)是一种罕见的恶性肿瘤，年发病率为 1～2/百万人口。ACC 通常被认为是一种高度恶性的肿瘤，但它的生物特征和临床表现有着广泛的个体差异。25％的散发 ACC 中有肿瘤抑癌基因 *TP53* 的体系突变，*TP53* 的突变可以引发 Li-Fraumeni 综合征，表现为多发的实体器官癌症，包括 ACC。在 25％的儿科 ACC 病例中发现了 *TP53* 的突变，*TP53* 的 *R337H* 突变几乎存在于巴西所有的儿科 ACC 患者。ACC 的其他基因改变包括 Wnt /β-catenin 通路和胰岛素样生长因子 2(IGF2)家族，90％的 ACC 具有 *IGF2* 的过表达。

瘤体大、可疑恶性的肾上腺肿瘤患者应该由多学科专家团队共同诊疗，包括内分泌专业医师、肿瘤专业医师、外科医师、放射科医师和病理医师。对疑似 ACC 的患者不建议行细针抽取活检(FNA)：首先，无论是通过细胞学还是组织病理学，细针抽取活检并不能区分原发性肾上腺肿瘤的良恶性(图 51-7)；其次，细针抽取活检破坏了肿瘤囊壁，甚至可能导致癌细胞沿着针道转移。即使能够获得整个肿瘤标本，病理学诊断良性和恶性同样存在挑战。最常用的病理分级是维斯分数，考虑因素包括高核分级、有丝分裂率(＞5 个/高倍视野)、非典型有丝分裂、＜25％透明细胞、弥散结构、有坏死细胞、血管浸润、侵袭血窦

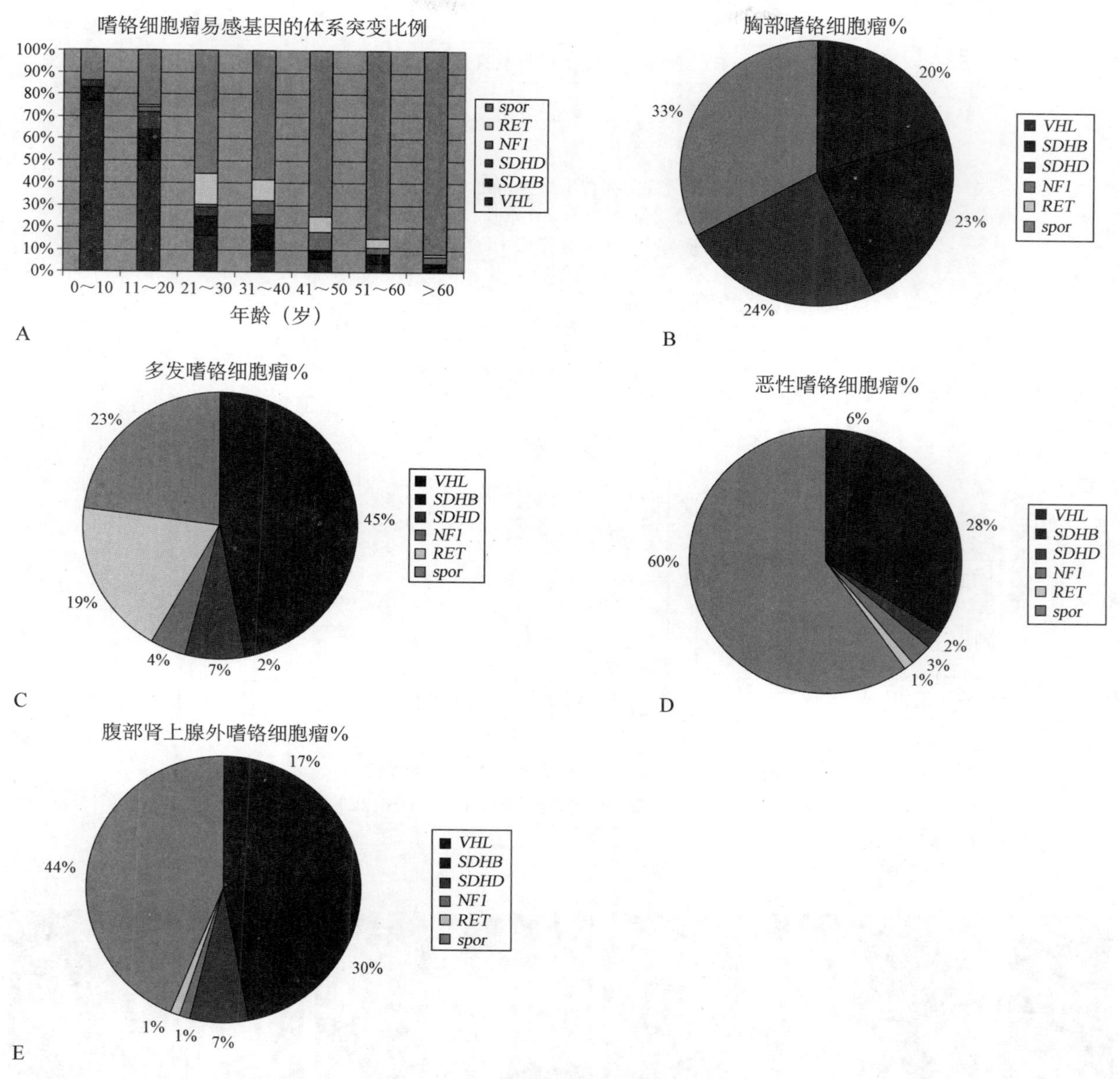

图 51-6　*RET*、*VHL*、*NF1*、*SDHB* 和 *SDHD* 基因的突变比例

（A）校正年龄，柱状图代表不同年龄组散发或遗传性嗜铬细胞瘤比例，遗传性嗜铬细胞瘤更常见于年轻患者，多发嗜铬细胞瘤（B）、肾上腺外嗜铬细胞瘤（C）、胸部嗜铬细胞瘤（D）和恶性嗜铬细胞瘤（E）中不同基因的突变比例

结构和肿瘤囊壁。存在以上 3 个或 3 个以上特点为 ACC。

尽管生化检测发现 60%～70%的 ACCs 过度分泌激素，但由于肾上腺皮质癌细胞产生的激素相对低效，因而大多数患者没有明显临床症状。最常见糖皮质激素和肾上腺雄激素前体过度分泌，多种肾上腺皮质类固醇激素水平升高常提示肿瘤是恶性的。

肿瘤分期（表 51-3）对预后有重要影响，需要进行胸部和腹部 CT 明确脏器和淋巴结是否有侵犯和转移，静脉注射显影可灵敏诊断肝转移。如果肿瘤较大且侵犯周围组织，标准轴向 CT 成像很难确定是否肾上腺来源，CT 重建或 MRI 通过多个层面和不同序列成像，可以提供更多有用信息（图 51-7）。伴有血管和邻近器官侵犯常为恶性肿瘤。18-FDG 正电子发射断层扫描（18-FDG PET）对恶性肿瘤的检测敏感度高，可用于检测 CT 难以发现的小转移灶或局部复发（图 51-8）。然而，FDG PET 的特异性较差，不能鉴别良性和恶性肾上腺病变。ACC 最常见转移到肝和肺。

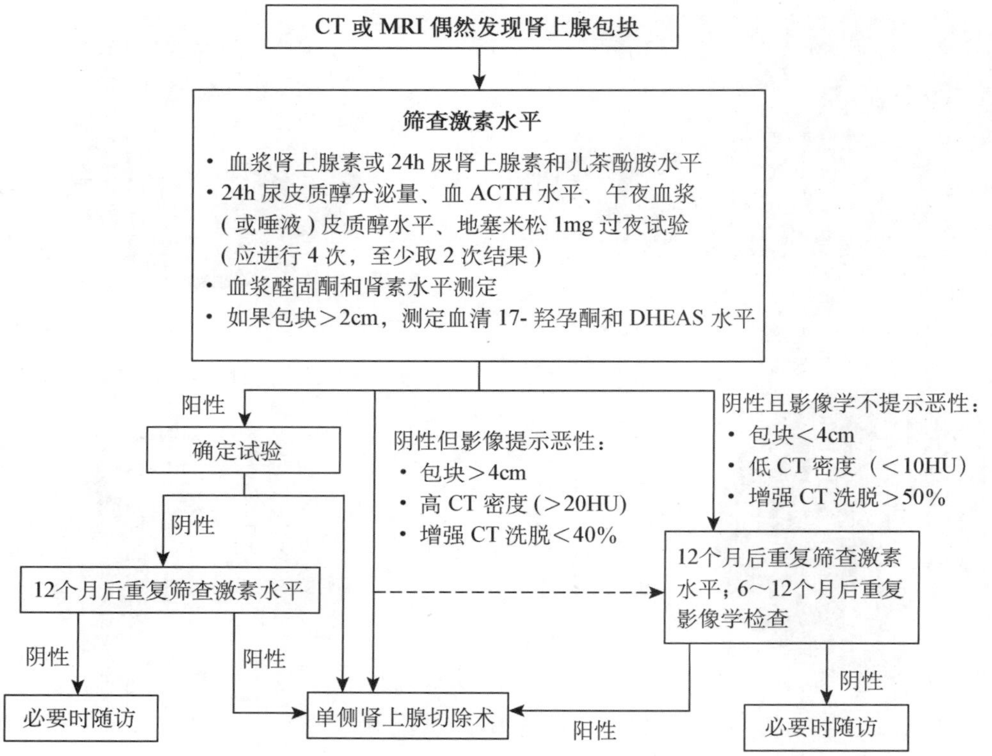

CT或MRI偶然发现肾上腺包块

↓

筛查激素水平

- 血浆肾上腺素或24h尿肾上腺素和儿茶酚胺水平
- 24h尿皮质醇分泌量、血ACTH水平、午夜血浆（或唾液）皮质醇水平、地塞米松1mg过夜试验（应进行4次，至少取2次结果）
- 血浆醛固酮和肾素水平测定
- 如果包块＞2cm，测定血清17-羟孕酮和DHEAS水平

阳性 → 确定试验
- 阴性 → 12个月后重复筛查激素水平
  - 阴性 → 必要时随访
  - 阳性 → 单侧肾上腺切除术
- 阳性 → 单侧肾上腺切除术

阴性但影像提示恶性：
- 包块＞4cm
- 高CT密度（＞20HU）
- 增强CT洗脱＜40%

→ 单侧肾上腺切除术

阴性且影像学不提示恶性：
- 包块＜4cm
- 低CT密度（＜10HU）
- 增强CT洗脱＞50%

→ 12个月后重复筛查激素水平；6～12个月后重复影像学检查
- 阳性 → 单侧肾上腺切除术
- 阴性 → 必要时随访

图 51-7 偶然发现肾上腺包块患者的管理流程

ACTH. 促肾上腺皮质激素；CT. 计算机断层扫描；DHEAS. 硫酸脱氢表雄酮；F/U. 随访；MRI. 磁共振成像

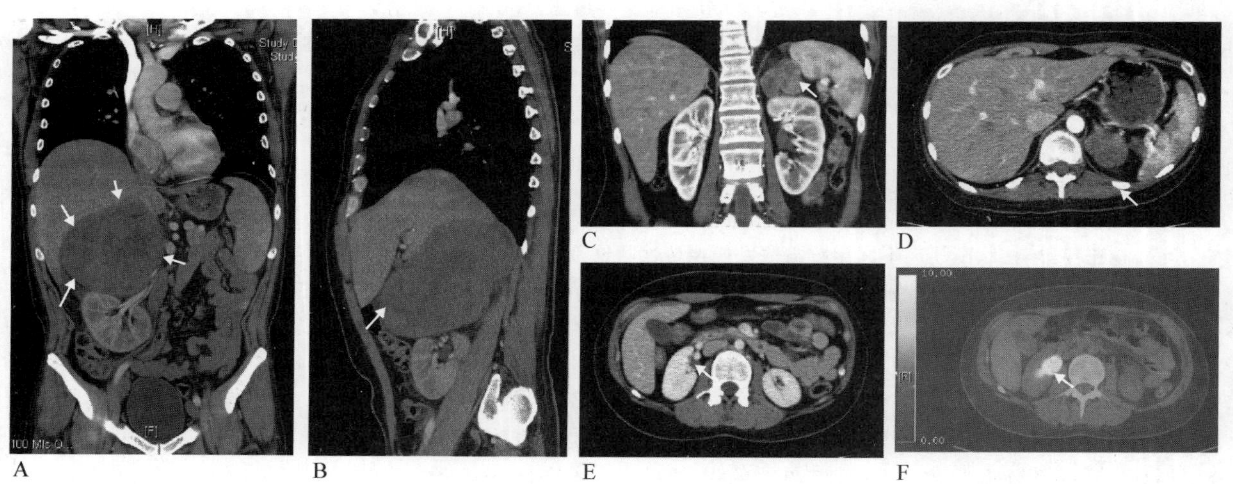

图 51-8 肾上腺皮质癌的影像表现

一例偶然发现的右侧肾上腺皮质癌的MRI影像，冠状位（A）、矢状位（B）。CT显示右侧肾上腺皮质癌，冠状位（C）、横断面（D）。注意肿瘤边界不清、密度不均。CT（E）和PET-CT（F）显示邻近右肾（箭头）的右侧肾上腺皮质癌腹膜转移

表 51-3　肾上腺皮质癌的分期

期	ENSAT 分期	TNM
Ⅰ	T1，N0，M0	T1，肿瘤≤5cm N0，无阳性淋巴结 M0，无远处转移
Ⅱ	T2，N0，M0	T2，肿瘤＞5cm N0，无阳性淋巴结 M0，无远处转移
Ⅲ	T1-T2，N1，M0 T3-T4，NO-N1，M0	N1，有阳性淋巴结 M0，无远处转移 T3，肿瘤浸润到周围组织 T4，肿瘤侵袭相邻的器官或在静脉或肾血管形成癌栓
Ⅳ	T1-T4，N0-N1，M1	M1，出现远处转移

ACC 的预后较差，只有通过手术完整切除肿瘤才能达到治愈目的。初次手术时包膜受侵、已有转移和在非专业中心进行治疗是预后不良的主要因素。如果原发肿瘤侵犯邻近器官，应考虑肾和脾切除以降低复发风险。肿瘤已转移的患者如果分泌很高的肿瘤相关激素，也可以考虑手术，但需充分权衡手术风险，包括血栓栓塞并发症和由此造成的其他治疗延迟。对于确诊 ACC 并成功切除原发肿瘤的患者，尤其是高复发风险的患者，应该接受米托坦辅助治疗。高复发风险因素，包括肿瘤＞8cm、病理有血管及包膜侵犯及 Ki-67 增殖指数≥10％。米托坦开始剂量通常为 500mg 每日 4 次，每 1～2 周剂量增加 1000mg/d，最大耐受剂量通常是每天 8～10g/m^2。如果患者能耐受不良反应，米托坦辅助治疗应至少持续 2 年。治疗期间应定期监测血浆米托坦水平（治疗剂量 14～20mg/L；＞20mg/L 常出现神经毒性），同时还要进行氢化可的松替代治疗。因为米托坦可以诱导肝 CYP3A4 活性，使糖皮质激素失活，所以氢化可的松的剂量应高于常规肾上腺功能不全的使用量（如 20mg，每日 3 次）。米托坦还会增加循环皮质醇结合球蛋白水平，从而降低有效游离皮质醇的比例。单一的转移灶可以采取手术治疗或射频消融。如果在米托坦治疗期间肿瘤复发或进展，可以考虑化疗（如顺铂、依托泊苷、多柔比星加米托坦，Berrutti 方案），骨转移相关疼痛可以进行放疗。ACC 的总体生存率仍然较差，5 年存活率为 30％～40％。

（薛　妍　译）

第十一部分　癌症的间接影响

第 52 章

Chapter 52

副肿瘤综合征：内分泌与血液系统

J. Larry Jameson　Dan L. Longo

除了侵袭局部组织和转移，肿瘤细胞还可以产生多种激素、血液、皮肤及神经反应的产物。副肿瘤综合征是指伴随着良性或恶性肿瘤出现的全身各系统功能紊乱的症状，但并不包括肿瘤本身影响或浸润直接相关的临床表现。神经内分泌源性肿瘤（如小细胞肺癌和类癌）可产生一系列肽类激素，是副肿瘤综合征的常见病因。然而，几乎所有类型的肿瘤也都会产生激素或细胞因子，或者诱导免疫反应的潜能。从其发病率的各项研究表明，副肿瘤综合征比普遍所认为的要更为常见。一些与副肿瘤性疾病相关的症状、体征和代谢变化可能在某一恶性肿瘤的发展和治疗过程中易被忽视。因此，当癌症患者的临床表现不典型时，提示应考虑副肿瘤综合征。下面我们将讨论最常见的与潜在肿瘤相关的内分泌和血液系统综合征。

伴瘤内分泌综合征

病因

激素的产生可分为原位和异位来源，前者是指从原位正常组织表达激素，而后者是指从非典型组织产生的激素。如促肾上腺皮质激素（ACTH）是由垂体前叶的促皮质激素细胞原位表达的，但亦可由小细胞肺癌异位表达。许多激素除了来源于典型的内分泌源组织外，也可由大量其他组织在较低水平产生。因此在组织表达中，异位表达常引起量变而非绝对质变。尽管如此，“异位表达”这一术语仍特指与肿瘤细胞所产生的激素相关的异常生理。除产生大量激素外，异位表达以激素产生调节异常（如反馈调节缺陷）和肽类加工过程调节异常（产生较大且未经加工的前体）为典型特征。

异位激素的产生有多种分子机制。在少数情况下，基因重排很好地解释了异常激素表达的原因。如甲状旁腺激素（PTH）基因易位可导致 PTH 在甲状旁腺外组织的高水平表达。显然这是由于基因重排使 PTH 基因受到了非典型调控元件的控制。体细胞基因重排赋予许多类型的白血病和淋巴瘤生长优势，并改变细胞的分化和功能，这一相关现象是有据可查的（详见第 15 章）。虽然基因重排可能会导致很多异位激素产生的实例，但这种机制是罕见的，与许多肿瘤与多种肽类的过度生成有关。细胞去分化可能构成了大多数异位激素产生的基础。许多癌症是低分化肿瘤。某些肿瘤产物的生成是癌症早期发育阶段基因表达的特征，如人绒毛膜促性腺激素（hCG）、甲状旁腺激素相关蛋白（PTHrP）和 α-甲胎蛋白。相比之下，某些癌症产生特定激素的倾向（如鳞状细胞癌倾向产生 PTHrP）于局部去分化，或某些途径被选择性地去阻遏。这些表达谱的变化可能反映了转录抑制、DNA 甲基化的改变，或者支配细胞分化的其他因素。

小细胞肺癌的分化途径已经较为明确。神经内分泌表型部分决定于碱性螺旋环螺旋（bHLH）转录因子家族中（human achaete-scute homologue 1，hASH-1）基因，而后者在与异位 ACTH 相关的小细胞肺癌中可以异常地高水平表达。*HES-1* 基因和 Notch 蛋白既可抑制 hASH-1 的活性，也能诱导生长抑制。因此，这些转录因子的异常表达似乎与细胞增殖和分化之间建立了某种联系。

假设没有出现相应的临床表现，那么异位激素的产生只是癌症的附带现象。一些激素（如 ACTH、PTHrP 和抗利尿激素）持续的过度产生可以导致癌症高发，并使癌症治疗方案变得复杂。此外，副肿瘤性内分泌系统疾病是潜在恶性肿瘤的典型特征，并提示可能有尚未发现的肿瘤。

已有的报道显示，大量伴瘤内分泌综合征将某些激素的过量生成与特定类型的肿瘤联系了起来。

一些常见的综合征正是来源于此(表52-1)。最常见的伴瘤内分泌综合征包括PTHrP过量生成或其他因素导致的高钙血症,过量抗利尿激素导致的低钠血症,以及异位ACTH生成导致的库欣综合征。

表52-1　异位激素生成导致的副肿瘤综合征

副肿瘤综合征	异位激素	典型肿瘤类型[a]
常见		
伴瘤高钙血症	甲状旁腺激素相关蛋白(PTHrP)	(头颈部、肺部、皮肤)鳞状细胞癌、乳腺癌、泌尿生殖系统肿瘤、胃肠道肿瘤
	1,25-二羟维生素D	淋巴瘤
	甲状旁腺激素(PTH)(罕见)	肺癌、卵巢癌
	前列腺素 E_2(PGE_2)	肾癌、肺癌
抗利尿激素分泌失调综合征(SIADH)	抗利尿激素	肺癌(鳞癌、小细胞癌)、泌尿生殖系统肿瘤、胃肠道肿瘤、卵巢癌
库欣综合征	促肾上腺皮质激素(ACTH)	肺癌(小细胞癌、支气管类癌、腺癌、鳞癌)、胸腺癌、胰岛癌、甲状腺髓样癌
	促肾上腺皮质激素释放激素(CRH)(罕见)	胰岛癌、类癌、肺癌、前列腺癌
	抑胃肽异位表达(GIP),黄体生成素(LH)/人绒毛膜促性腺素(hCG),其他G蛋白耦联受体(罕见)	大结节肾上腺增生
少见		
非胰岛细胞性低血糖	胰岛素样生长因子Ⅱ(IGF-Ⅱ)	间质瘤、肉瘤、肾上腺肿瘤、肝癌、胃肠道肿瘤、肾癌、前列腺癌
	胰岛素(罕见)	宫颈癌(小细胞癌)
男性女性化	hCG[b]	睾丸癌(胚胎癌、精原细胞瘤)、生殖细胞瘤、绒毛膜癌、肺癌、肝癌、胰岛癌
腹泻或胃肠运动过强	降钙素[c]	肺癌、结肠癌、乳腺癌、甲状腺髓样癌
	血管活性肠肽(VIP)	胰腺癌、嗜铬细胞瘤、食管癌
罕见		
肿瘤所致骨软化症	磷调素[成纤维细胞生长因子23(FGF23)]	血管外皮细胞瘤、骨母细胞瘤、纤维瘤、肉瘤、巨细胞瘤、前列腺癌、肺癌
肢端肥大症	生长激素释放激素(GHRH)	胰岛癌、支气管类癌及其他类癌
	生长激素(GH)	肺癌、胰岛癌
甲状腺功能亢进	促甲状腺激素(TSH)	葡萄胎、胚胎瘤、卵巢甲状腺肿
高血压	肾素	肾小球旁器细胞瘤、肾癌、肺癌、胰腺癌、卵巢癌

[a] 仅列出最常见的肿瘤类型。对于大多数异位激素综合征,已报道有大量肿瘤可产生一种或多种激素;

[b] hCG由滋养细胞肿瘤原位产生。某些肿瘤细胞产生不成比例的hCGα或hCGβ亚基。由于与TSH受体结合微弱,高水平的hCG很少引发甲状腺功能亢进;

[c] 降钙素由甲状腺髓样癌原位产生,可用作肿瘤标志物

甲状旁腺激素相关蛋白异位生成导致的高钙血症

病因

高达 20%的癌症患者患有伴瘤体液性高钙血症（HHM）。HHM 最常见于肺癌、头颈部癌、皮肤癌、食管癌、乳腺癌和泌尿生殖系统癌症，以及多发性骨髓瘤和淋巴瘤。虽然 HHM 可由不同的体液因素导致，但其最常见原因是 PTHrP 过量生成。除了作为循环体液因子发挥作用，PTHrP 也可由肿瘤骨转移（如乳腺癌和多发性骨髓瘤）产生，导致局部溶骨作用和高钙血症。

PTHrP 在结构上与 PTH 相关，并可与 PTH 受体结合。这解释了 HHM 和甲状旁腺功能亢进生化特征相似的原因。PTHrP 在骨骼发育中起关键作用，并且调节其他组织（包括皮肤、骨髓、乳腺和毛囊）的细胞增殖和分化。恶性肿瘤中 PTHrP 的诱导机制尚不完全清楚，但与 HHM 相关的肿瘤组织常在发育或细胞新陈代谢过程中产生 PTHrP。Hedgehog 信号通路和 Gli 转录因子活跃于多种恶性肿瘤，可刺激 PTHrP 表达。许多肿瘤产生的转化生长因子 β（TGF-β）可刺激 PTHrP 生成，这一过程部分是通过激活 Gli 途径完成的。某些致癌基因突变（如 Ras）亦可激活 PTHrP 表达。在成熟的 T 细胞淋巴瘤中，人类 T 细胞白血病病毒Ⅰ（HTLV-Ⅰ）产生的反式激活的 Tax 蛋白可刺激 PTHrP 启动子活性。骨转移病灶相比其他组织转移病灶更可能产生 PTHrP，这表明骨可产生增强 PTHrP 生成的因子（如 TGF-β），或生成 PTHrP 的转移病灶在骨组织中有选择性生长优势。综上所述，致癌基因的突变、病毒或细胞转录因子表达的改变，以及局部生长因子均可导致 PTHrP 的产生。

HHM 另一个较为常见的原因是 1，25-二羟维生素 D 过量生成。类似于高钙血症相关的肉芽肿性疾病，淋巴瘤可产生转化酶，将 25-羟基维生素 D 转换为更加活跃的 1，25-二羟维生素 D，从而增强胃肠道对于钙的吸收。

临床表现

HHM 常为恶性肿瘤患者在常规实验室检查中出现血钙过高所发现。在少数情况下，高钙血症是恶性肿瘤最初的表现特征。尤其当人体血钙含量明显增加时[＞3.5 mmol/L（＞14 mg/dl）]，患者可出现疲乏无力、精神状态改变、脱水或肾结石症状。

诊断

相对于原发性甲状旁腺功能亢进，HHM 的特征包括已确诊的恶性肿瘤、初发高钙血症和异常高的血清钙水平。类似于甲状旁腺功能亢进症，PTHrP 引起的高钙血症也伴发尿钙增多和低磷血症。HHM 患者通常有代谢性碱中毒而不是高氯性酸中毒，这一现象亦可见于甲状旁腺功能亢进。可通过测定 PTH 水平排除原发性甲状旁腺功能亢进；HHM 患者的 PTH 水平被抑制。80%伴发癌症的高钙血症患者 PTHrP 水平升高，故 PTHrP 水平升高可确诊。淋巴瘤患者 1，25-二羟维生素 D 水平可增高。

治疗　伴瘤体液性高钙血症

HHM 的初期处置包括避免高钙饮食、应用药物治疗及静脉注射（IV）治疗。口服磷[如 250mg 中性磷，每日 3～4 次，直到血清磷＞1mmol/L（＞3 mg/dl）]。盐水补液用于稀释血清钙，促进钙的代谢。用呋塞米或其他袢利尿药能增强钙的排泄，但对除危及生命的高钙血症意义不大。应在补液完成后使用袢利尿药，并严密监测体液平衡。双磷酸盐，如帕米磷酸钠（60～90mg 肌内注射）、唑来磷酸钠（4～8mg 肌内注射）和依替磷酸钠（每日口服 7.5mg/kg，连续 3～7d）可在 1～2d 降低血清钙，并在几周内抑制钙的释放。双磷酸盐可重复注射。口服双磷酸盐可用于长期治疗。当盐水补液和双磷酸盐在治疗严重的高钙血症效果不佳或起效过慢时，可考虑透析。由于双膦酸盐类药物的使用，降钙素和普卡霉素等现已较少使用。需快速纠正严重的高钙血症时，可考虑使用降钙素（每 6～12 小时皮下注射 2～8U/kg）。糖皮质激素治疗（如每日分 4 次口服泼尼松 40～100mg）可能对与淋巴瘤、多发性骨髓瘤或白血病相关的高钙血症有效果。

异位抗利尿激素：肿瘤相关的抗利尿激素分泌失调综合征

病因

正常情况下抗利尿激素由垂体后叶产生。由肿瘤产生的异位抗利尿激素是导致抗利尿激素分泌失调综合征（SIADH）的常见原因，可见于半数以上的小细胞肺癌患者。SIADH 还可由多种非肿瘤性原因引发，包括中枢神经系统（CNS）创伤、感染和药物。SIADH 的代偿反应(如口渴感降低)可减轻低钠血症的发展。然而随着过量抗利尿激素的持续产生,渗透压控制器控制的口渴感和下丘脑抗利尿激素分泌可再次出现。此外,口服或静脉注射游离水能迅速恶化由肾利尿减少导致的低钠血症。

异位抗利尿激素最常来源于具有神经内分泌功能的肿瘤(如小细胞肺癌和类癌),亦可见于其他类型的肺癌、中枢神经系统病变、头颈部癌、泌尿生殖系统肿瘤、胃肠道肿瘤和卵巢癌。这些肿瘤内抗利尿激素基因的活化机制仍然未知,但常涉及相邻催产素基因的共同表达,这表明该位点阻遏。

临床表现

大多数异位抗利尿激素分泌患者没有临床症状,多因常规化验显示低血钠而被发现。其症状可能包括乏力、嗜睡、恶心、思维错乱、精神沮丧及癫痫发作。症状的严重程度反映发病速度和低钠血症的程度。低钠血症通常发展缓慢,但可因静脉输液或新药的使用而加重。

诊断

异位抗利尿激素生成的诊断特征与 SIADH 的其他病因相同。低钠血症和血浆渗透压降低发生于尿渗透压异常或增高的环境下。若血容量不减少,尿钠排泄量即正常或增加。应除外其他引起低钠血症的原因,包括肾、肾上腺或甲状腺功能不全。生理性抗利尿激素刺激源(中枢神经系统病变、肺部疾病、恶心),自适应循环机制(低血压、心力衰竭、肝硬化)和包括多种化疗药物在内的药物因素,也应被视为低钠血症的可能原因。确诊通常不需测定抗利尿激素水平。

治疗　异位抗利尿激素:肿瘤相关的抗利尿激素分泌失调综合征

大多数异位抗利尿激素生成的患者可在几周或数月内形成低钠血症,若非精神状态改变或有癫痫发作的风险,可以逐渐纠正。对潜在的恶性肿瘤的治疗可能会减少异位抗利尿激素的产生,但这种反应即使出现也很缓慢。限制补液量小于排尿量和不显性失水量的总和,即可部分纠正低钠血症。若使限制补液发挥此作用,需严格监控静脉给予或消耗的液体数量和类型。盐片和生理盐水在血容量减少时方可起效。地美环素(150～300mg,口服,每日 3～4 次)可抑制远端小管的抗利尿激素作用,但其起效较慢(1～2 周)。每日口服 20～120mg 或静脉注射 10～40mg 考尼伐坦(一种非肽类 V_2 受体拮抗药)并限制补液,对纠正正常血容量性低钠血症尤为有效。严重的低钠血症(Na＜115mmol/L)或精神状态改变需用高渗(3%)或生理盐水配合呋塞米输注治疗,以提高自由水清除率。为防止快速液体流动变化和可能发生的脑桥中央髓鞘溶解症,应降低钠离子纠正率(每小时 0.5～1mmol/L)。

异位 ACTH 生成导致的库欣综合征

亦见于第 51 章。

病因

异位 ACTH 综合征占库欣综合征病例总数的 10%～20%,在神经内分泌肿瘤中尤为常见。小细胞肺癌(＞50%)是迄今为止异位 ACTH 生成最常见的病因,其后分别为胸腺类癌(15%)、胰岛细胞瘤(10%)、支气管类癌(10%)、其他部位类癌(5%)和嗜铬细胞瘤(2%)。阿片-黑素-促皮质素原(POMC)基因可编码 ACTH、黑素细胞刺激素(MSH)、β 促脂素和其他一些肽类,其过度表达是造成异位 ACTH 生成的原因。许多肿瘤中含有丰富但异常表达的 POMC 基因来编码 ACTH,它们由第三外显子近端的内部启动子表达。然而,该产物由于缺乏蛋白编码所必需的信号序列,因而不能被分泌,反而由垂体中数量较少、不受管控且与表达 POMC 相同部位的启动子产生的 ACTH 数量增多。但由于肿瘤缺乏多种处理 POMC 多肽所需的酶,其通常以较大且无生物活性的形式,与少量经完全处理具备生物活性的 ACTH 一同释放。

在少数情况下,促肾上腺皮质激素释放激素(CRH)可由胰岛细胞瘤、小细胞肺癌、甲状腺髓样癌、类癌或前列腺癌产生。当 CRH 水平足够高时,可引起垂体促皮质激素细胞增生和库欣综合征。产生 CRH 的肿瘤有时也可产生 ACTH,这增加了通过旁分泌机制生成 ACTH 的可能性。

另一种不依赖 ACTH 的库欣综合征的发生机制是肾上腺结节中 G 蛋白耦联受体的异位表达。这种机制最典型的例子是抑胃肽(GIP)受体的异位表达。在这种情况下,膳食诱导 GIP 分泌,从而不适当地刺激肾上腺生长以及糖皮质激素产生。

临床表现

高皮质醇血症的临床特征只能在一小部分有记载的异位 ACTH 生成患者中被监测到。通常异位 ACTH 综合征患者体重增加和向心性脂肪重新分布并不明显,这可能是由于暴露于过量糖皮质激素的时间较短,以及恶病质减少了增重和脂肪沉积倾向的缘故。异位 ACTH 综合征的一些临床特征可以将其与库欣综合征的其他病因(如垂体腺瘤、肾上腺腺瘤、医源性糖皮质激素过量)区别开来。异位 ACTH 综合征的代谢表现主要有液体潴留和高血压、低钾血症、代谢性碱中毒、葡萄糖不耐受和偶发的类固醇性精神疾病。高水平的 ACTH 常导致色素沉着加深,以及由 POMC 前体肽衍生的 MSH 活性增加。异位 ACTH 来源的患者糖皮质激素水平异常升高,能导致患者皮肤脆性明显增加,更易出现损伤。另外,Ⅱ型肾 11β-羟类固醇脱氢酶通常能够抑制皮质醇并阻止其与盐皮质激素受体结合,但这一作用能被高水平的皮质醇所抑制。因此,高水平的皮质醇既能通过 ACTH 刺激肾上腺产生过量的盐皮质激素,也能通过盐皮质激素受体途径发挥作用,从而导致严重的低钾血症。

诊断

在已知恶性肿瘤的情况下不难诊断异位 ACTH 综合征。尿游离皮质醇水平虽有波动,但通常仍大于平常水平的 2～4 倍。血浆 ACTH 水平通常＞22pmol/L(＞100pg/ml)。ACTH 水平被抑制可排除诊断,并提示为不依赖 ACTH 的库欣综合征(如肾上腺或外源性糖皮质激素所导致)。与垂体来源的 ACTH 不同,多数异位产生的 ACTH 对糖皮质激素抑制并没有反应。因此,大剂量地塞米松(8mg 口服)可抑制 80%生成 ACTH 的垂体腺瘤患者早晨 8 时的血清皮质醇均值(由基础值下降 50%),但并不能抑制～90%异位 ACTH 生成患者的皮质醇水平。与上述原则不同,据报道支气管类癌和其他类癌生成 ACTH 的反馈调节作用和垂体腺瘤区别不大,ACTH 既可被大剂量地塞米松抑制,也对美替拉酮造成的肾上腺阻滞有反应。若依赖 ACTH 的库欣综合征患者的 ACTH 来源不清,可在必要时行岩下窦插管来进行评估。经 CRH 刺激后,若岩窦与外周 ACTH 比值为 3∶1,则强烈提示 ACTH 为垂体来源。影像研究支持活检以及使用特殊着色剂标记激素的产生特征,故可用于评估可疑类癌病变。

治疗　异位 ACTH 生成导致的库欣综合征

异位 ACTH 综合征发病率很高。皮质醇极端过量可能引起患者抑郁状态或人格改变。包括糖尿病和低钾血症在内的代谢紊乱可使疲劳感加重。伤口愈合不良且易于感染使肿瘤的手术治疗变得复杂。生物机会性感染(如肺孢子虫肺炎和真菌感染)是异位 ACTH 生成患者的常见死因。根据潜在恶性肿瘤的预后和治疗计划可得出降低皮质醇水平的方法。潜在恶性肿瘤的治疗措施能降低 ACTH 水平,但不足以将皮质醇水平降至正常。肾上腺切除术对于多数患者并不适用,但若果潜在肿瘤不能切除或预后不良(如类癌),应考虑此法。对于与异位 ACTH 生成相关的皮质醇增多症,药物治疗如使用酮康唑(300～600mg,口服,每日 2 次)、甲吡酮(250～500mg,口服,每 6 小时 1 次)、米托坦(3～6g 口服,分 4 次服用,以维持皮质醇在较低水平生成)或其他阻止类固醇激素合成及活化的药物,常是最可行的治疗策略。糖皮质激素替代疗法可预防肾上腺功能不足。不幸的是,尽管药物有治疗作用,许多患者的病情依然加重。

Ⅱ型胰岛素生长因子过量生成导致的伴瘤低血糖症

据报道,间叶细胞瘤、血管外皮细胞瘤、肝细胞瘤、肾上腺癌,以及其他一些较大的肿瘤能产生过量Ⅱ型胰岛素样生长因子(IGF-Ⅱ)前体。IGF-Ⅱ前体可与胰岛素受体微弱结合,与 IGF-Ⅰ受体强烈结合,从而导致胰岛素样作用。编码 IGF-Ⅱ的基因是印记基因(即只从单一的亲代等位基因表达),位于染色体 11p15 位点。IGF-Ⅱ基因的双等位基因表达出现在部分肿瘤组织中,这表明甲基化和印记丢失是基因诱导的机制。除了促进 IGF-Ⅱ生成,循环结合蛋白的复杂变化也可增加 IGF-Ⅱ的生物利用度。升高的 IGF-Ⅱ抑制生长激素(GH)和胰岛素,导致 IGF 结合蛋白 3(IGFBP-3)、IGFⅠ和酸易变亚单位(ALS)减少。IGFBP-3 和 ALS 通常隔离 IGF-Ⅱ,所以两者的减少使 IGF-Ⅱ被一种小型循环复合物所替代,而这种循环复合物与胰岛素靶组织的亲和度更高。正因如此,尽管造成低血糖症,循环 IGF-Ⅱ水平可能不会显著增高。除了导致 IGF-Ⅱ介导的低血糖症,肿瘤还可以占据足够多的肝组织,损害糖异生。

多数情况下,肿瘤导致低血糖症在临床上是容易甄别的(通常大小＞10cm),低血糖症的发展与禁食有关。通过记录到的低血糖和较低的胰岛素水平,结合低血糖症的症状,可对疾病进行诊断。血清 IGF-Ⅱ水平可能不会增加(IGF-Ⅱ含量测定可能不包括 IGF-Ⅱ前体)。在这类肿瘤中大多可以发现 IGF-Ⅱ mRNA 表达增多。禁用任何可以导致低血糖症的药物。病情允许的情况下，治疗潜在的恶性肿瘤可减少患低血糖症的风险。多餐饮食和葡萄糖静脉注射可以预防低血糖症，特别是在睡眠或空腹时。也可使用胰高血糖素和糖皮质激素刺激葡萄糖生成。

人绒毛膜促性腺素

hCG 由 α 和 β 亚基组成，其形式既可以是具有生物活性的完整激素，也可以是游离的生物惰性亚基。产生异位完整 hCG 的肿瘤常为睾丸胚胎瘤、生殖细胞瘤、性腺外生殖细胞瘤、肺癌、肝癌和胰岛细胞瘤。hCG 的原位生成与滋养细胞肿瘤有关。hCGα 亚基的合成在肺癌和胰岛细胞瘤中尤为常见。在男性中，高 hCG 水平刺激睾丸间质细胞类固醇生成和芳香酶活化，导致雌激素合成增多及男性乳腺发育。发生男孩性早熟或男性乳腺发育时，应测定 hCG 水平，并考虑睾丸肿瘤或其他异位 hCG 生成来源。大部分女性没有临床症状。hCG 水平测定较为简易。治疗应针对相应的潜在恶性肿瘤。

肿瘤所致骨软化症

低血磷肿瘤所致骨软化症，也称肿瘤性骨软化症(TIO)，其特征为血清磷显著降低和肾磷酸盐流失，导致肌无力、骨痛和骨软化症。血清钙和 PTH 水平正常，但 1,25-二羟维生素 D 水平降低。肿瘤所致骨软化症通常由位于四肢骨骼或头部的良性间质肿瘤引起，如血管外皮细胞瘤、纤维瘤和巨细胞瘤，亦可见于肉瘤、前列腺癌和肺癌患者。切除肿瘤可逆转紊乱现象，这也说明了本病具有体液因素基础。高磷酸盐尿循环因子称为磷调素，可抑制肾小管对磷的重吸收以及 25-羟基维生素 D 转换为 1,25-二羟维生素 D。磷调素已被确认为成纤维细胞生长因子(FGF23)。FGF23 水平仅在部分肿瘤所致骨软化症患者中增高。本病的生化特征与 PHEX 基因的失活突变(即 X-连锁低磷酸盐血症的病因)相类似。PHEX 基因编码蛋白酶使 FGF23 失活。治疗方法包括尽可能切除肿瘤及补充磷和维生素 D。对于患有可表达 2 型生长抑素受体肿瘤的患者来说，奥曲肽可减少其肾磷酸盐流失。奥曲肽扫描也可用于肿瘤检测。

血液综合征

髓系增生可导致大多数骨髓增生性疾病患者的粒细胞、血小板和嗜酸性粒细胞计数升高。这种增生是由潜在的疾病，而不是副肿瘤综合征所导致的。实体肿瘤患者的副肿瘤性血液综合征与内分泌综合征相比并不典型，这是由于这类肿瘤中异位激素或细胞因子的作用并未研究清楚(表 52-2)。副肿瘤综合征的严重程度与癌症的进展正相关。

表 52-2　副肿瘤性血液综合征

综合征	蛋白质	与综合征相关的癌症
红细胞增多症	促红细胞生成素	肾癌
		肝癌、小脑血管母细胞瘤
粒细胞增多症	G-CSF	肺癌、胃肠道肿瘤、卵巢肿瘤
	GM-CSF	泌尿生殖系统肿瘤
	IL-6	霍奇金病
血小板增多症	IL-6	肺癌、胃肠道肿瘤、乳腺癌
		卵巢癌、淋巴瘤
嗜酸性粒细胞增多症	IL-5	淋巴瘤白血病、肺癌
血栓性静脉炎	未知	肺癌、胰腺癌、胃肠道肿瘤、乳腺癌
		泌尿生殖系统肿瘤
		卵巢癌、前列腺癌、淋巴瘤

G-CSF. 粒细胞集落刺激因子；GM-CSF. 粒细胞-巨噬细胞集落刺激因子；IL. 白细胞介素

红细胞增多症

由癌细胞异位产生促红细胞生成素是大多数副肿瘤性红细胞增多症的病因。异位生成的促红细胞生成素可刺激骨髓产生红细胞(RBCs)，增大红细胞容积。癌细胞生成的其他淋巴因子和激素可刺激促红细胞生成素释放，但尚未被证实可以导致红细胞增多症。

大多数红细胞增多症患者在血常规检查中出现红细胞容积增大(男性>52%，女性>48%)。约3%肾细胞癌患者、10%肝癌患者和15%小脑血管母细胞瘤患者患有红细胞增多症。多数情况下，红细胞增多症无临床症状。

对于由肾细胞癌、肝癌或中枢神经系统癌症引起的红细胞增多症患者，应测定其红细胞容积。若红细胞容积升高，则应测定血清促红细胞生成素水平。相关癌症患者促红细胞生成素增多，且无其他病因可以解释的(如血红蛋白病可导致氧气亲和力增加，见第 2 章)患有副肿瘤综合征。

治疗　红细胞增多症

成功切除肿瘤通常可治疗红细胞增多症。若肿瘤不可切除或放疗和化疗治疗效果不佳，可以通过抽血控制红细胞增多症的所有相关症状。

粒细胞增多症

约 30%实体肿瘤患者患有粒细胞增多症(粒细胞计数>8000/μl)，这其中约半数患者的粒细胞增多症有明显的非副肿瘤性病因(感染、肿瘤坏死、使用糖皮质激素等)。其他患者尿液和血清中含有可刺激骨髓细胞生长的蛋白质。据记载，肺癌、卵巢癌和膀胱癌患者的肿瘤及肿瘤细胞系可产生粒细胞集落刺激因子(G-CSF)、粒细胞-巨噬细胞集落刺激因子(GM-CSF)和(或)白细胞介素-6(IL-6)。但是，大多数粒细胞增多症患者的病因并无明显特征。

几乎所有粒细胞增多症患者都没有临床症状。白血病分类计数并不能转化为中性粒细胞的不成熟形式。粒细胞增多症发生于 40%的肺癌和胃肠道肿瘤患者、20%的乳腺癌患者、30%的脑肿瘤和卵巢癌患者、20%的霍奇金病患者，以及 10%的肾细胞癌患者中。疾病晚期患者相比早期患者更易患有粒细胞增多症。

副肿瘤性粒细胞增多症不需治疗。潜在癌症治愈后，粒细胞增多症即可消除。

血小板增多症

约 35%血小板增多症(>400 000/μl)患者有基础癌症病变。IL-6 是副肿瘤性血小板增多症病因的候选分子，可刺激机体内外产生血小板。一些伴发癌症的血小板增多症患者血浆 IL-6 水平升高。另一种候选分子是血小板生成素，它是一种可刺激巨核细胞增生和血小板生成的肽类激素。大多数血小板增多症的病因尚未研究清楚。

几乎所有血小板增多症患者都没有临床症状。尚不清楚血小板增多是否与癌症患者血栓形成有关。血小板增多症存在于 40%的肺癌和胃肠道肿瘤患者，20%的乳腺癌、子宫内膜癌和卵巢癌患者及 10%的淋巴瘤患者中。相对来说，血小板增多症患者更易患有晚期疾病，且预后较差。副肿瘤性血小板增多症不需治疗。

嗜酸性粒细胞增多症

约 1%的癌症患者患有嗜酸性粒细胞增多症。淋巴瘤或白血病患者的肿瘤和肿瘤细胞系可产生 IL-5，从而刺激嗜酸性粒细胞生长。通过比对 IL-5 和其他细胞因子的基因可知，淋巴瘤和白血病患者 IL-5 的转录活化可能涉及 5 号染色体长臂的易位。

嗜酸性粒细胞增多症患者通常没有临床症状。嗜酸性粒细胞增多症存在于 10%的淋巴瘤患者和 3%的肺癌患者中，偶见于宫颈癌、胃肠道肿瘤、肾癌和乳腺癌患者。患者嗜酸性粒细胞计数明显升高(>5000/μl)可导致气短和喘息。胸部 X 线片可显示因嗜酸性粒细胞浸润和活化所致的肺部弥漫性浸润。

治疗　嗜酸性粒细胞增多症

病因治疗要针对基础恶性肿瘤，应切除肿瘤或对其进行放疗、化疗。对于大部分因嗜酸性粒细胞增多导致气短的患者，可以口服或吸入糖皮质激素解除症状。

血栓性静脉炎

癌症患者最常见的血栓形成是深静脉血栓形成(DVT)和肺栓塞。迁移性或复发性血栓性静脉炎可能是癌症的初发临床表现。将近 15%的 DVT 或肺栓塞病人被确诊患有癌症。内脏器官癌症(尤其是胰腺癌)伴发外周静脉血栓形成，称为特鲁索综合征(Trousseau's syndrome)。

发病机制

由于经常卧床休息或制动，肿瘤可妨碍或减慢血流，因此癌症患者易患血栓栓塞。长期放置静脉导管也可诱发凝血。此外，肿瘤细胞或相关的炎症细胞释放促凝物质或细胞因子，以及血小板黏附或聚集，均可促进凝血。尚未确定促进血栓栓塞的具体分子物质。

癌症除了引起继发性血栓形成，还可能导致原发性血栓形成倾向性疾病。如抗磷脂抗体综合征就与广泛的病理表现有关，其中约 20％的病人患有癌症。35％～45％出现抗磷脂抗体的癌症患者可形成血栓。

临床表现

患 DVT 的癌症患者常出现腿部肿胀或疼痛，体格检查表现为患处柔软、发红、皮温升高。肺栓塞出现呼吸困难、胸痛和晕厥，体格检查表现为心动过速、发绀及低血压。约有 5％无癌症病史的 DVT 或肺栓塞患者可在 1 年内确诊为癌症。与血栓栓塞形成相关的最常见的癌症包括肺癌、胰腺癌、胃肠道肿瘤、乳腺癌、卵巢癌和泌尿生殖系统肿瘤、淋巴瘤、脑肿瘤。接受全身麻醉外科手术的癌症患者有 20％～30％的风险出现 DVT。

诊断

通过静脉肢体阻抗容积图或双侧压迫超声检查可以诊断癌症患者是否出现 DVT。若患者静脉段不能压缩，即有深静脉血栓形成。如果压迫超声检查正常但仍高度怀疑 DVT，应行静脉造影寻找腔内充盈缺损。与未确诊为癌症的患者不同，D-二聚体升高不能预测癌症患者是否发生 DVT。不伴发血栓形成的 65 岁以上人群可出现 D-二聚体升高，这可能是由于凝血酶沉积和周转率加速老化所导致的。

提示有肺栓塞症状和体征的患者应行 X 线胸片、心电图、动脉血气分析和通气/血流灌注扫描等检查。患者部分肺段血流灌注缺损且与通气显像不匹配，提示有肺栓塞。患者通气/血流灌注结果不明确，应行上述检查以确诊腿部 DVT。如果发现 DVT，患者应接受抗凝治疗。如果未发现 DVT，应考虑行肺动脉造影。

对于未被诊断患有癌症的初发血栓性静脉炎或肺栓塞患者，除了详细询问病史和体格检查外，无须做额外的癌症检测。鉴于有许多可能的原发病灶，故没有必要对无临床症状的患者进行诊断检查。然而，如果标准治疗方法难以去除血凝块，或血凝块在特殊部位，或者血栓性静脉炎具有迁移或复发性，则应争取找到潜在的癌症。

治疗　血栓性静脉炎

对于伴发 DVT 或肺栓塞的癌症患者，首先应静脉注射普通肝素或低分子肝素至少 5d，并在 1d 或 2d 内使用华法林治疗。应调整华法林剂量使其国际标准化比率(INR)达到 2～3。对于 DVT 位于近端且对肝素抗凝治疗有相对禁忌证(出血性脑转移瘤或心包积液)的患者，应考虑在下腔静脉放置滤器(格林菲尔德滤器)以预防肺栓塞。华法林应使用 3～6 个月。另一种方法是使用低分子肝素 6 个月。对于接受大手术治疗的癌症患者，应考虑行肝素化预防或使用气动式袜具。乳腺癌化疗患者及置入导管患者应考虑药物预防(华法林 1mg/d)。

神经系统副肿瘤综合征将在第 53 章中讨论。

感谢：作者感谢 Bruce E. Johnson 对《哈里森内科学》中本章先前版本所做的贡献。

(杨静悦　译)

第 53 章

Chapter 53

副肿瘤神经综合征

Josep Dalmau　Myrna R. Rosenfeld

副肿瘤神经综合征(PNDs)是可影响神经系统癌症相关综合征(表 53-1)。他们所被引发的机制不同,其中肿瘤转移等癌症并发症如凝血功能障碍、脑卒中、代谢与营养状况、感染和癌症治疗途径中引发的不良反应相关。在 60%的肿瘤患者中,神经系统症状先于癌症诊断之前。临床具有 PNDs 的患者可占所有癌症病人的 0.5%~1%,在神经母细胞瘤或小细胞肺癌(SCLC)病人中占到 2%~3%,胸腺瘤或硬化性骨髓瘤占了 30%~50%。

表 53-1　神经系统副肿瘤综合征

经典综合征:通常相关癌症的发生	非经典综合征:伴有或不伴有相关癌症的发生
脑脊髓炎	脑干脑炎
边缘性脑炎	僵人综合征
小脑变性(成人)	坏死性脊髓病　运动神经元病
眼阵挛-肌阵挛	吉兰-巴雷综合征
亚急性感觉噬神经细胞现象	亚急性和慢性混合感觉运动神经病与神经病变有关的浆细胞病和淋巴瘤
胃肠轻瘫或假性梗阻	神经血管炎
皮肌炎(成人)	纯自主神经病变
兰伯特-伊顿肌无力综合征	急性坏死性肌病
癌症或黑素瘤相关的视网膜病变	多发性肌炎
	肌肉血管炎
	视神经病变
	BDUMP

BDUMP. 双侧弥漫性葡萄膜黑色素细胞的增殖

发病机制

大多数的副肿瘤神经综合征是由肿瘤细胞所表达、副肿瘤自身抗原所介导的免疫反应。与中枢神经系统(CNS)中的副肿瘤综合征相关的许多抗体所参与的免疫反应已被证实(表 53-2)。这些抗体与肿瘤之间相互作用,通过对患者血清或脑脊液(CSF)的检测一般可预测癌症的存在。大多数综合征与广泛性浸润的 $CD4^+$ 和 $CD8^+$ T 细胞,小胶质细胞活化,神经胶质增生和神经元丢失等变量相关。浸润的 T 细胞与神经元变性密切相关,它通常显示为一个主要的致病角色。在副肿瘤神经综合征中 T 细胞所介导的细胞毒作用可直接导致急性细胞死亡。因此,体液免疫和细胞免疫参与了许多副肿瘤神经综合征的发病机制。这种复杂的免疫发病机制,可解释对于治疗过程出现的大量抵抗原因。

与对抗细胞内抗原引发的免疫反应有所不同的是,那些抗表达于中枢神经系统神经元表面或在神经肌肉突触的抗原的相关抗体所引发相关疾病对免疫治疗显得更加灵敏(表 53-3 和图 53-1)。这些疾病的发生与肿瘤并无太大关系,现有越来越多的证据证明它们是由抗体所介导的。

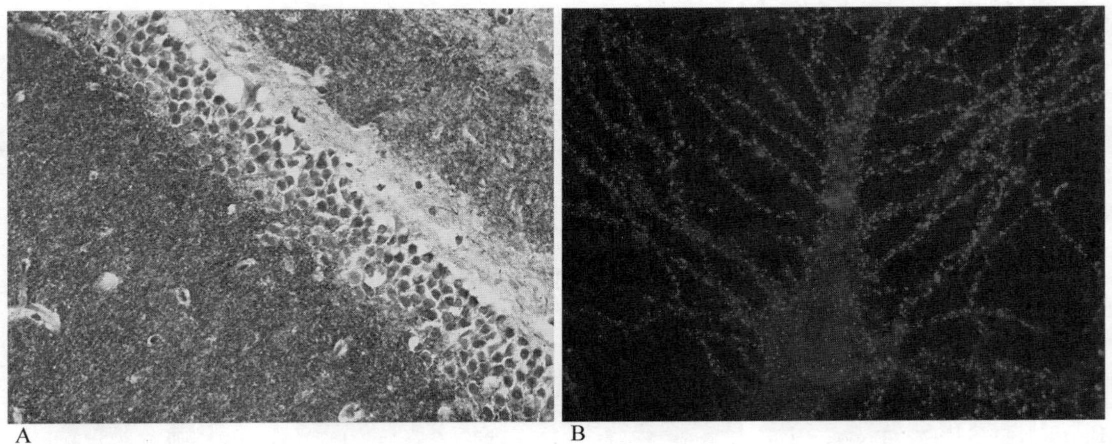

图 53-1　在副肿瘤性脑炎和卵巢畸胎瘤患者中的 N-甲基-D-天冬氨酸受体的 NR1/NR2 亚单位受体(NMDA)抗体

A. 大鼠海马部分齿状回具有患者抗体的免疫标记(褐色染色)，在树枝状突起高度富集的分子层反应占优势。B. 显示了培养的大鼠海马神经元与抗体的相互反应，强烈的绿色免疫标记是对抗 NMDA 受体 NR1 亚基的抗体

炎性神经病和肌病综合征，以及其他的副肿瘤神经综合征可能是由免疫所介导的，尽管他们的抗原是未知的。

另外，许多具有典型副肿瘤神经综合征症状的患者，他们的抗体有时可能为阴性。对于其他的副肿瘤神经综合征，其病因仍然很模糊。其中包括在癌症晚期出现的一些神经病变，部分与浆细胞增生或没有证据证实的炎症浸润淋巴瘤，免疫球蛋白、冷球蛋白、淀粉样物质沉积性相关性神经病。

走近患者　副肿瘤神经综合征

在副肿瘤神经综合征的诊断和治疗中有 3 个要素。第一，症状产生早于肿瘤的出现是很常见的；第二，神经综合征通常在较短的时间内发展迅速；第三，有证据表明，肿瘤迅速控制后神经系统症状也得到改善。因此，医生首要注意的应该是迅速识别副肿瘤综合征并积极治疗肿瘤。

中枢神经系统和背根神经节的副肿瘤神经综合征　当症状涉及脑、脊髓或背根神经节时，对 PNDs 的诊断通常综合临床症状、放射学和脑脊液检查。通常组织活检很难获取，尽管它在排除其他疾病(如转移和感染)时很具有价值。神经病理学对于 PNDs 的发现不是特定的。除此之外，也没有特异的影像或电生理检查来诊断 PNDs。抗神经元抗体检测的出现(表 53-2 和图 53-3)可能有助于对其的诊断，也只有 60%～70%的中枢神经系统 PNDs 和<20%涉及外周神经系统的神经元或神经肌肉可作为测试诊断。磁共振成像(MRI)和脑脊液研究的检测在排除由肿瘤直接蔓延所导致的神经系统症状的诊断中是很重要的，尤其是针对转移和软脑膜疾病。在大多数的 PNDs 中，MRI 的发现是非特异性的。肿瘤的边缘叶脑炎通常与 MRI 检测到内侧颞叶异常有关(见稍后讨论)，但类似的结果也发生在其他疾病[如非副肿瘤性的自身免疫性边缘叶脑炎，人类疱疹病

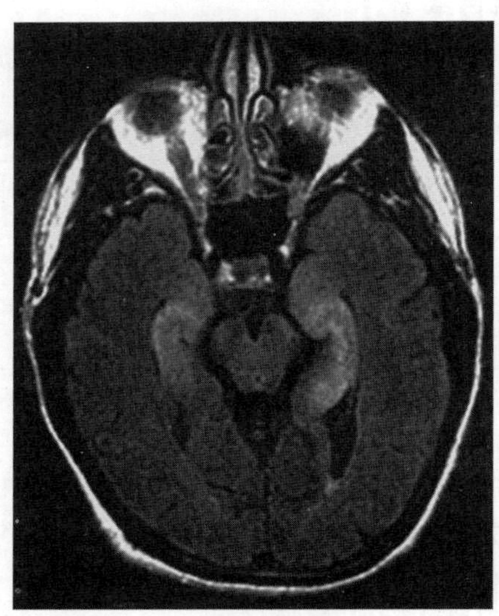

图 53-2　液体衰减反转恢复序列磁共振与边缘叶脑炎患者和 LGI1 抗体的图像

注意累及颞叶内侧面异常高信号

毒 6 型(HHV-6)脑炎](图 53-2)。中枢神经系统的PND 患者的脑脊液或背根神经节通常存在有轻到中度的细胞增多(<200 的单核细胞,主要是淋巴细胞),蛋白质浓度增加,鞘内 IgG 抗体的合成和一个寡克隆带可变性的存在。

表 53-2　抗细胞内抗原的抗体、综合征和相关肿瘤

抗体	相关神经系统综合征	肿瘤
抗-Hu	脑脊髓炎,亚急性感觉噬神经细胞作用	小细胞肺癌
抗-Yo	小脑变性	卵巢癌、乳腺癌
抗-Ri	小脑变性,眼阵挛	乳腺癌、妇科肿瘤、小细胞肺癌
抗-Tr	小脑变性	霍奇金淋巴瘤
抗-CV2/CRMP5	脑脊髓炎,舞蹈病,视神经炎,葡萄膜炎,周围神经病变	小细胞肺癌、胸腺瘤,其他
抗-Ma 蛋白	边缘,下丘脑,脑干脑炎	睾丸癌(Ma2),其他(Ma)
抗-两栖植物	僵人综合征,脑脊髓炎	乳腺癌、小细胞肺癌
恢复蛋白,双极细胞抗体,其他[a]	与癌症相关的视网膜病(CAR) 黑素瘤相关视网膜病(MAR)	小细胞肺癌(CAR)、黑色素瘤(MAR)
抗-GAD	僵人综合征,小脑症状	罕见肿瘤(胸腺瘤)

[a] 已经确定的一个多靶点抗原

神经和肌肉的 PNDs　如果病变发生在周围神经、神经肌肉接头或肌肉,特定的 PNDs 诊断通常是依靠临床、电生理和病理。临床病史、伴随症状(如厌食、体重减轻)及症状的类型可指导研究方向及形成肿瘤的难易程度。如兰伯特-伊顿肌无力综合征(LEMS)和小细胞肺癌的诊断需要进行胸腹部计算机断层扫描(CT)或正电子发射断层扫描(PET)检测,如果检测结果是阴性的,定期的肿瘤筛查至少在神经系统诊断后的 3 年内进行。相比之下,在多发性肌炎与癌症发生这种弱相联的情况下,仍需要反复进行肿瘤筛查。对不明原因的周围神经病变来说,血清和尿免疫固定研究应该考虑;对于 B 细胞或浆细胞恶性肿瘤的发现还需要对单克隆丙种球蛋白进行更多的检测。在对副肿瘤神经病综合征诊断上有用的抗-neuronal 抗体受到抗-CV2/CRMP5 和抗-Hu 的限制。

对于任何类型的 PND,如果抗-neuronal 抗体阴性,诊断依赖于癌症的临床表现并排除其他相关或独立的神经系统疾病。结合 CT 和 PET 扫描可发现其他检查没有发现的肿瘤。对于睾丸生殖细胞肿瘤以及卵巢畸胎瘤,超声和 MRI 可能会发现 PET 检测不到的肿瘤。

特定的神经系统副肿瘤综合征

副肿瘤性脑脊髓炎和局灶性脑炎

脑脊髓炎指神经系统包括大脑、脑干、小脑、脊髓等多灶点受累的炎症。它往往与背根神经节及自主神经功能障碍相关。对于确诊的患者,临床表现由主要涉及的病变区域所确定,而病理研究几乎总能揭示出超出对症区域的那些异常。临床病理综合征可单独或合并发生:①皮质性脑炎,可呈现为"持续性部分癫痫";②边缘性脑炎,具有如下特点:抑郁、焦虑、激动、严重的短期记忆缺失、部分复杂性癫痫发作、时常痴呆(MRI 常表现为单侧或双侧内侧颞叶异常,最容易看出来的是在 T2 和液体衰减反转恢复序列,偶尔需要造影剂来增强);③脑干脑炎,导致眼球运动障碍(眼球震颤、斜视眼阵挛、核上性或核麻痹)、脑神经麻痹、呼吸困难、吞咽困难和中央自主神经功能障碍;④小脑步态和肢体共济失调;⑤脊髓炎,可能会引发较低的或上运动神经元症状、心肌炎、肌肉僵硬和痉挛;⑥自主神经功能紊乱是一个包括下丘脑、脑干、自主神经(见自主神经病变)多水平神经轴参与并引发的结果。心律失常、直立性低血压、中枢性低通气是脑脊髓炎患者的常见致死原因。

副肿瘤性脑脊髓炎和局灶性脑病通常与小细胞肺癌有关,但在许多其他的癌症中也有报道。在小细胞肺癌患者中,存在以上症状的患者通常在血清和脑脊液中具有抗-Hu 抗体。而此种症状在具有抗-cv2/crmp5 抗体的患者中较少发生;而有些患者可能会出现舞蹈症、葡萄膜炎或视神经炎。抗-Ma 蛋白抗体与边缘系统、下丘脑和脑干脑炎相关,而与小脑症状关系不大(图 53-3);一些患者可出现嗜睡、猝死及严重的运动功能减退。边缘叶脑炎的 MRI 通常在下丘脑、基底神经节或脑干上部表现为异常。具有这些抗体的肿瘤将在表 53-2 中显示。

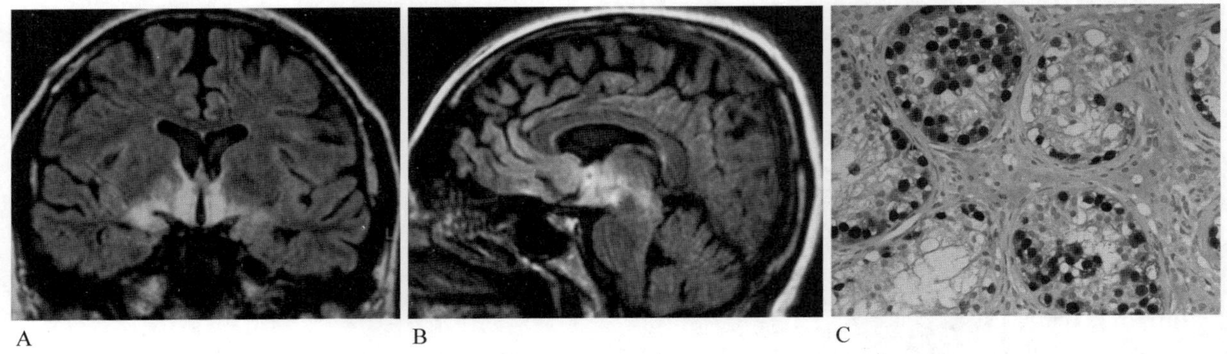

图 53-3　磁共振图像(MRI)和一个具有抗 MA2 相关性脑炎患者的肿瘤

A、B. 是通过液体衰减反转恢复 MRI 序列显示出了在内侧颞叶，下丘脑和脑干上部异常高信号影。C. 对应于睾丸切除患者的生殖细胞肿瘤的特异性标记物(Oct4)切片。阳性(褐色)细胞对应于内生殖细胞瘤

治疗　脑炎脑病

大多数副肿瘤性脑炎和脑脊髓炎对治疗反应不佳。当抗肿瘤治疗有效的时候，偶尔会出现症状的稳定或部分神经功能的改善。而血浆置换、静脉注射免疫球蛋白、免疫抑制等治疗措施尚未明确。约 30%的抗 MA2 相关性脑炎的患者对肿瘤治疗(通常是睾丸生殖细胞肿瘤)及免疫治疗有效。

抗细胞表面或突触蛋白抗体的脑炎(表 53-3)

这些疾病之所以重要的原因有 3 点：①他们的发生可以不依赖于肿瘤的发生；②一些症状主要发生在年轻人和儿童身上；③不管这些症状有多严重，患者总会对肿瘤的治疗及免疫治疗有所反应(糖皮质激素、血浆置换、静脉注射免疫球蛋白、利妥昔单抗或环磷酰胺)。

表 53-3　抗细胞表面或突触抗原的抗体、神经系统综合征和相关的肿瘤

抗体	神经系统综合征	相关肿瘤
抗-乙酰胆碱受体(肌肉)[a]	重症肌无力	胸腺瘤
抗-乙酰胆碱受体(神经元)[a]	自主神经病变	小细胞肺癌
抗-VGKC 相关蛋白[b] (LGI1，Caspr2)	神经性肌强直，边缘性脑炎	胸腺瘤，小细胞肺癌
抗-VGCC[c]	LEMS，小脑变性	小细胞肺癌
抗-NMDAR[d]	抗 NMDAR 脑炎	畸胎瘤
抗-AMPAR[d]	边缘性脑炎复发	胸腺瘤、小细胞肺癌、乳腺癌
抗-GABABR[d]	边缘性脑炎，癫痫发作	小细胞肺癌，神经内分泌癌肿瘤
甘氨酸受体[d]	脑脊髓炎与僵直，僵人综合征	肺癌

[a] 这类抗体的致病作用已被证明；[b] 抗-VGKC 相关蛋白对于神经性肌强直的某些类型是致病的；[c] 抗-VGCC 抗体对于 LEMS 是致病的；[d] 这类抗体高度怀疑是致病性的。AchR. 乙酰胆碱受体；AMPAR. 氨基-3-羟基-5-甲基异噁唑-4-丙酸受体；GABABR. γ-氨基丁酸 B 受体；GAD. 谷氨酸脱羧酶；LEMS. 兰伯特-伊顿肌无力综合征；NMDAR. N-甲基-D-天冬氨酸受体；VGCC. 电压门控钙通道；VGKC. 电压-门控钾通道

具有抗电压门控钾通道（VGKC）相关蛋白（LGI1、Caspr2）抗体的脑炎主要发生于男性，此病表现为记忆的丧失、癫痫发作（边缘脑病）、低血钠、睡眠和自主神经功能障碍。而患者最终发展为神经性肌强直或混合性的临床症状（Morvan 综合征）却不经常发生。约 20%拥有抗-VGKC 相关蛋白抗体的患者患有小细胞肺癌或胸腺瘤。

具有抗 N-甲基-D-天冬氨酸（NMDA）受体抗体的脑炎（图 53-1）通常发生于年轻妇女和儿童，但在男性和老年患者中也可能有发生。这个病症具有逐渐进展的特点，其中包括类似于病毒感染的前驱症状，在接下去的数天内出现严重的精神症状、记忆丧失、癫痫发作、意识障碍、运动异常（口面部、肢体、躯干运动障碍，肌张力障碍）、自主神经不稳定及频繁发生的通气不足。该综合征常被误诊为病毒性或特发性脑炎、神经阻滞剂恶性综合征或嗜睡性脑炎，许多患者最初会被精神科医生认为药物滥用或急性精神病。卵巢畸胎瘤的相关检测具有年龄依赖性；在年龄超过 18 岁的、50%女性患者中可具有单或双侧卵巢畸胎瘤，该抗体可被检测到，而低于 14 岁的年轻女孩中只有不到 9%的患病率。在男性患者中，这类肿瘤是非常罕见的。

具有抗 α 氨基-3-羟基-5-甲基异噁唑-4-丙酸酯（AMPA）受体抗体脑炎通常发生在那些急性大脑边缘功能障碍或无明显精神症状的中年妇女，70%的患者患有肺癌、乳腺癌或胸腺肿瘤。肿瘤和免疫治疗对此种神经功能紊乱有好的疗效。但神经系统症状有复发可能；这些也影响到免疫治疗，并不一定与肿瘤复发有关。

具有抗 γ-氨基丁酸 B 型（$GABA_B$）受体抗体脑炎通常伴随着边缘性脑炎和癫痫发作；50%的患者患有小细胞肺癌或肺的神经内分泌肿瘤。神经症状通常对免疫和肿瘤治疗有效。患者另外可携有抗谷氨酸脱羧酶（GAD）抗体，但其所发挥的重要性还不甚清楚。抗非神经元蛋白的其他抗体在具有这些和抗 AMPA 受体抗体的患者中时常被发现，这指出了自身免疫的一般趋势。

副肿瘤性小脑变性

在这种疾病之前，通常可能具有包括眩晕、振动幻视、视物模糊、复视、恶心、呕吐等一些前驱症状。几天或几周后，患者出现构音障碍、步态和肢体共济失调、吞咽困难。检查时通常显示出抑郁、眼球震颤、眼阵挛。脑干功能障碍、上行足趾或温和性神经病可能会发生，但更为经常发生的临床症状仅限于小脑。在疾病的早期，MRI 检查通常是正常的；之后，MRI 通常显示小脑萎缩。该疾病源于浦肯野细胞，并有小脑皮质神经元的病变、小脑深部核团与脊髓小脑束广泛变性的共同作用。经常涉及肿瘤有小细胞肺癌、乳腺癌、卵巢癌及霍奇金淋巴瘤。

在乳腺癌和妇科肿瘤患者中的抗-Yo 抗体，以及在霍奇金淋巴瘤患者中的抗-TR 抗体通常是与突出的、或单纯的小脑变性相关的两个经典免疫反应。抗 P/Q 型电压门控钙通道（VGCC）的抗体发生在一些小细胞肺癌和小脑功能障碍患者；只有其中一些患者发展为 LEMS。小脑不同程度的功能障碍可以与表 53-2 中所示的几乎所有的抗体与中枢神经系统的副肿瘤综合征有关。大量的单病例报道已描述了经过对肿瘤的切除，血浆置换、静脉注射免疫球蛋白、环磷酰胺、利妥昔单抗或糖皮质激素后，神经系统的功能可得到改善。然而，大多数抗体为阳性的副肿瘤小脑变性患者，在给予治疗后神经功能很少得到改善。

副肿瘤眼阵挛-肌阵挛综合征

眼阵挛是眼球不自主的在凝视方向混乱扫视运动为特征性的疾病，它经常与肌阵挛和共济失调相关联。眼阵挛-肌阵挛可以是癌症相关的或自发性的症状。当由副癌综合征引发时，所涉及肿瘤通常为成人的肺癌和乳腺癌及儿童的神经母细胞瘤。眼阵挛-肌阵挛的病理基础还不清楚，但研究表明小脑顶核的去抑制作用参与了这个过程。多数患者体内没有检出抗神经性抗体。一小部分共济失调，眼阵挛和其他眼运动障碍患者可逐渐形成抗-Ri 抗体；在极少数情况下，肌肉强直、自主神经功能紊乱和老年痴呆症患者也可有发生。最常涉及抗-Ri 相关综合征的肿瘤是乳腺癌和卵巢癌。如果肿瘤没有成功治疗，成人神经系统综合征常发展为脑病、昏迷，甚至死亡。除了对肿瘤的治疗，还有免疫治疗[糖皮质激素、血浆置换和（或）静脉注射免疫球蛋白]。

眼阵挛-肌阵挛中的至少 50%的儿童具有潜在神经母细胞瘤。并常伴随着张力减退、共济失调、行为改变、易怒等这些症状。通过对肿瘤的治疗和给予糖皮质激素、促肾上腺皮质激素（ACTH），血浆置换，静脉注射免疫球蛋白、利妥昔单抗后，神经症状可得到改善。许多病人会留下精神运动迟缓、行为和睡眠障碍等后遗症。

副肿瘤脊髓综合征

关于副肿瘤脊髓综合征，如亚急性噬神经细胞现象和急性坏死性脊髓病的报道近年来已经逐步减少。这可能与及时干预治疗或非副肿瘤综合征病因的查明引起的发病率真正减少有关。

一些癌症患者发生上、下运动神经元功能障碍，或两者共同存在，类似于肌萎缩性侧索硬化症。目前还不清楚，这些疾病是否有一个副肿瘤的病因或简单地与癌症的存在相一致。有个案报告报道了运动神经元功能障碍的癌症患者，在肿瘤治疗后的神经系统症状也得到了改善。对于运动神经元综合征迅速进展的患者应对淋巴瘤的相关检测采取实施或检测其血清或脑脊液单克隆蛋白。

副肿瘤性脊髓炎可呈现出上或下运动神经元的症状，节段性肌阵挛和强直，并可能是脑脊髓炎的最初表现形式。

副肿瘤性脊髓炎还可生产几个特点突出的肌肉僵硬综合征。频谱范围从一个或几个肢体(僵肢综合征或僵人综合征)的局灶症状到脑干受到影响的疾病(称为伴发僵直的脑脊髓炎)，他们可能具有不同的发病机制。一些患有脑脊髓炎和僵直的患者携有抗甘氨酸受体抗体。

副肿瘤僵人综合征

这种疾病的特征是进行性肌强直、僵硬，并且通过听觉、感觉或情绪刺激而触发的痛苦性痉挛。僵直主要涉及下部躯干和腿，但它可能会影响上肢和颈部。症状演变为睡眠和全身麻醉。电生理研究表明，为连续性运动单位活动。与僵人综合征的靶蛋白(GAD，两栖植物)相关的抗体参与了利用 γ-氨基丁酸(GABA)或甘氨酸作为神经递质的抑制性突触的功能。副肿瘤僵人综合征和两栖植物蛋白抗体往往与小细胞肺癌和乳腺癌相关。与此相反，抗 GAD 抗体在一些癌症患者中可能出现，但更经常出现在非副肿瘤性疾病。

治疗　**副肿瘤僵人综合征**

僵人综合征的最为理想的治疗手段包括治疗基础肿瘤，给予糖皮质激素及能够提升 GABA 传输(地西泮、巴氯芬、丙戊酸钠、噻加宾、氨己烯酸)的对症用药。在非肿瘤性疾病中静脉注射免疫球蛋白的疗效已被证实，而在副肿瘤综合征中的作用还有待于进一步证实。

副肿瘤感觉噬神经细胞现象或背根神经节阻滞

这种综合征的特征是感觉障碍，它可以是对称性的也可以是不对称性的，常具有痛觉迟钝、神经根痛、反射的降低或消失。所有包括面部与躯干部的任何感觉都可能被涉及。如味觉和听力等特殊感觉也可受到影响。电生理学研究表明，具有正常或接近正常的运动传导速度的感觉神经电位可减少或消失。症状可能是免疫所介导的炎性引发的，可能是靶向背根神经节引起神经元的损害，导致卫星细胞的增殖和继发脊髓后列变性的一个免疫所介导的过程。背侧和较少见的前神经根和外周神经可能涉及其中的过程。这种疾病通常先于或与脑脊髓炎和自主神经功能障碍相关联，并与相同的免疫学和肿瘤学相关联，如抗-Hu 抗体和小细胞肺癌。

治疗　**副肿瘤噬神经细胞现象**

作为具有抗-Hu 相关性脑脊髓炎，所述治疗方法侧重于及时进行治疗肿瘤。糖皮质激素偶尔会引起临床症状的稳定或改善。静脉注射免疫球蛋白和血浆置换的疗效还没有得到证实。

副肿瘤性周围神经病变

这些疾病可能发生在肿瘤进展的任何时期。发生在癌症或淋巴瘤晚期的神经病变，通常因病因不清的轴突变性而造成轻至中度的感觉缺失。另外，这些神经病变，经常被化疗和其他癌症治疗所引发的神经毒性所掩盖。与此相反，在癌症早期阶段，神经病变常为快速进展表现，有时伴随着复发和缓解的过程，在活检研究中炎性浸润、轴突丢失或脱髓鞘现象已得到证实。如果脱髓鞘特征占主导地位，静脉注射免疫球蛋白、血浆置换或糖皮质激素可改善此种症状。偶尔，抗 CV2/CRMP5 抗体是存在的；当抗-Hu 抗体被检测到，那意味着并发背根神经节炎。

吉兰-巴雷综合征和肱神经丛炎　偶尔在淋巴瘤患者中有报道，但有证据显示其与副肿瘤相关。

恶性单克隆丙种球蛋白病　包括：①多发性骨髓瘤，带有 IgG 或 IgA 的单克隆蛋白质；②瓦尔登斯特伦巨球蛋白血症、B 细胞淋巴瘤相关性硬化骨髓瘤，以及与 IgM 单克隆蛋白有关的慢性 B 细胞淋巴细胞性白血病。这些引起神经症状的疾病可以有多种发病机制，其中包括转移到椎体和骨盆病灶对根和丛神经的压迫，在周围神经淀粉样蛋白的沉积和副肿瘤等机制。该副肿瘤具有几个鲜明的特点。接近半数的硬化骨髓瘤患者可发展为一个伴随主要运动障碍的感觉神经病变，类似一种慢性炎性脱髓鞘神经病变，部分患者可发展为 POEMS 综合征(多发性神经病，脏器肿大，内分泌病，M 蛋白，皮肤改变)。对于浆细胞瘤或巩膜损害的治疗，通常的方法是改善神经病变。与此相反，与多发性骨髓瘤相关的感觉运动或感觉神经病变对治疗很少有效。5%～10%的华氏巨球蛋白血症患者可发展为一个涉及大型感觉纤维的远端对称性感觉神经运动病变。这些患者的血清中可能具有 IgM 抗体对抗髓鞘相关糖蛋白和多种神经节糖酐。另外对于瓦尔登斯特伦巨球蛋白血症的治疗，包括血浆置换，静脉注射免疫球蛋白、苯丁酸氮芥、环磷酰胺、氟达拉滨或利妥昔单抗。以上所有疗法都可有效的改善神经病变。

神经和肌肉的血管炎　可引起对称或不对称性的轴突末梢感觉疼痛，并伴随近端肢体的可变性无力。它主要影响老年男性，并与红细胞沉降率的升高和脑脊液蛋白浓度的增加相关。小细胞性肺癌和淋巴瘤是主要被涉及的原发肿瘤。糖皮质激素和环磷酰胺常能改善这些神经症状。

周围神经过度兴奋(神经性肌强直或艾萨克斯综合征)　其特征是外周神经起源的自发和连续性肌纤维激活。临床特征包括抽筋、肌肉抽搐(肌束震颤或肌纤维抽搐)、僵直、肌肉松弛延缓(假性肌强直)和自发或诱发的腕或脚痉挛。所涉及的肌肉可能出现肥厚，有些患者可能会有感觉异常和多汗。中枢神经系统功能障碍可能包括情绪改变、睡眠障碍或幻觉的发生。肌电图显示纤颤、肌束震颤和具有高内爆发频率的双峰、三峰或多重的单单元(myokymic)放电。约 20%的患者血清中具有抗 CASPR2 相关蛋白抗体。这种疾病的发生常与癌症无关；但有时也发生于副肿瘤、良性和恶性胸腺瘤与小细胞肺癌。苯妥英、卡马西平和血浆置换可对此症状的发生起到改善作用。

副肿瘤自主神经病变　通常作为其他疾病组成的发展，如 LEMS 和脑脊髓炎等。它可能很少作为在节前或节后水平的肾上腺素或胆碱能功能障碍的一个纯粹的或主要的自主神经病变发生。病人可以出现一些危及生命的并发症，如伴随假性肠梗阻的胃肠性麻痹、心律失常和直立性低血压。其他临床表现包括瞳孔异常反应、口干、无汗、勃起功能障碍和括约肌功能障碍。该疾病的发生与一些肿瘤有关，其中包括小细胞肺癌、胰腺癌、睾丸癌、类癌瘤和淋巴瘤。由于自主神经症状可以成为脊髓炎的表现特征，血清中抗-Hu 和抗 CV2/CRMP5 抗体常被检测到。抗神经节(α3 型)神经乙酰胆碱受体抗体是引发自身免疫性自主神经紊乱的原因，其中这与癌症的发生没有关联。

兰伯特-伊顿肌无力综合征

LEMS 属于突触前疾病，在 70%具有重症肌无力症(MG)的患者中他们的下肢近端肌肉及脑神经通常会受到影响。相比之下，MG、LEMS 患者具有抑郁、反射缺失和自主神经症状，如口干。LEMS 由运动神经末梢的 P/Q 型钙离子通道的自身抗体所引起的。

重症肌无力

肌肉无力和疲劳通常是其特征性表现。早期会出现复视及上睑下垂；在劳累后会出现声音的改变、咀嚼无力、舌头无力，休息后上述症状会有缓解。抗乙酰胆碱受体抗体是该疾病引发的原因，它在胸腺瘤中最常见。

多发性肌炎和皮肌炎

癌症与皮肌炎有关，其表现为一种渐进性、对称性的肌肉无力。其通常在面部和躯干部伴随出现扁平红色皮疹。皮疹局部可能具有瘙痒等症状。体液免疫机制参与其中，肌酶会升高。糖皮质激素或其他免疫抑制可在一定程度上改善此症状。

急性坏死性肌病

这种疾病的患者通常表现为肌痛和快速进展的累及四肢、咽和呼吸肌的肌无力，最终往往导致患者的死亡。患者血清肌酶可以是升高的，肌肉活检显示出广泛的坏死伴发或不伴有炎症反应，有时会有补体沉着。所述病症可由多种癌症引发，其中包括小细胞肺癌、胃肠道癌、乳腺癌、肾癌和前列腺癌。糖皮质激素和潜在的肿瘤治疗很少能控制此病。

副肿瘤视觉综合征

这组疾病主要涉及视网膜，较少累及葡萄膜和视神经。视网膜癌症通常是指视锥和视杆细胞功能障碍的一类视网膜疾病。其特点是在视网膜电流图

(ERG)中视力、色觉及光敏性的降低,视野出现中央或环形暗点,夜盲症,光适应的弱化和暗反应等表现。最常见的相关肿瘤是小细胞肺癌。黑色素瘤相关的视网膜病与患者的转移性皮肤黑色素瘤相关。患者出现急性发作性夜盲症和闪光感、眼前黑影,最终往往发展到视力丧失。该 ERG 显示为 b 波与正常暗适应 a 波的降低。副肿瘤视神经炎和葡萄膜炎非常少见,可与脑脊髓炎协同发展。伴有葡萄膜炎的患者可检测出抗 CV2/CRMP5 抗体。

一些副肿瘤性视网膜病与和变性的视网膜细胞亚型起特殊反应的血清抗体相关,并有免疫介导的发病机制作为支持(表 53-2)。副肿瘤视网膜病的治疗通常不会改变疾病的进展,尽管有极少的报道也曾提到糖皮质激素治疗、血浆置换和静脉注射免疫球蛋白等治疗有效。

(郭　燕　杨静悦　译)

第十二部分　肿瘤相关急症和晚期并发症的影响

第 54 章

Chapter 54

肿瘤相关急症

Rasim Gucalp　Janice Dutcher

癌症患者的急症可分为三类:肿瘤引起局部压迫或阻塞,全身代谢或激素水平紊乱(副肿瘤综合征,详见第 52 章)及治疗相关的并发症。

组织-阻塞性肿瘤急症

上腔静脉综合征

上腔静脉综合征(superior vena cava syndrome,SVCS)是由于上腔静脉部分或全部管腔狭窄或闭塞,使血流受阻而引起头颈部及上肢的静脉回流受阻的综合征。肺癌、淋巴瘤等晚期肿瘤是引起上腔静脉综合征的最主要原因。但是由于近年来支架在临床中的广泛使用(如永久中心静脉通路导管、心脏起搏器/除颤器导线),使得非恶性肿瘤原因导致上腔静脉受压综合征的病例数逐年增加,占到病例数的至少 40%。而在恶性肿瘤导致的上腔静脉受压综合征中,85%为肺癌引起,最常见组织类型是小细胞肺癌和鳞癌。当一位年轻患者纵隔包块同时合并上腔静脉综合征,最常见诊断是淋巴瘤和原发性纵隔生殖细胞肿瘤,其次是转移性纵隔恶性肿瘤,多来源于睾丸癌及乳腺癌。其他导致原因还包括良性肿瘤、主动脉瘤、甲状腺肿大、血栓形成和放疗后的纵隔纤维化、组织胞浆菌病,或者是 Behcet 综合征。上腔静脉综合征最初引起 Behcet 综合征可能是由于炎症与上腔静脉的血栓有关。

SVCS 患者通常易出现颈部和面部肿胀(特别是眼睛周围)、呼吸困难和咳嗽。其他症状包括声音嘶哑、舌头肿胀、头痛、鼻塞、鼻出血、咯血、吞咽困难、疼痛、头晕及嗜睡。弯腰或躺下症状会加重。常见阳性体征包括颈静脉怒张、胸壁的侧支静脉形成及静脉曲张、颜面部发绀、手臂和胸部水肿。更为严重的情况包括突眼、舌部及喉头水肿。如果梗阻位于奇静脉上方,症状通常会逐渐加重,但在一些病例,侧支循环的建立可以改善部分症状。

SVCS 很少出现大脑和(或)喉头水肿的症状,其与不良预后相关,如出现其情况应立即紧急评估与治疗。癫痫发作更多可能与脑转移相关,而不是脑水肿的静脉闭塞。小细胞肺癌合并 SVCS 出现脑转移瘤的概率高于没有合并 SVCS 的患者。

心肺相关症状,在休息时特别是随着体位变化而出现,考虑与气道和血管明显的受阻及有限的生理储备相关。甚至有时会发生心搏骤停或呼吸衰竭,尤其是接受镇静药或全身麻醉的病人。

个别患者还会引起食管静脉曲张。静脉曲张根据血液流动的方向将头侧到尾侧称为“向下”(相对于“向上”静脉与尾侧关联到头侧流向与门静脉高压密切相关)。如果阻塞 SVC 是近端奇静脉端,食管静脉曲张会发生在食管的上 1/3。如果阻塞在远端奇静脉,静脉曲张将涉及整个食管。静脉曲张破裂出血可能是慢性 SVCS 的晚期并发症。

SVCS 的诊断以临床为主。典型的胸部 X 线片表现是上纵隔的扩大,最常见的是右侧。胸腔积液仅发生于 25%的患者,经常在右侧。其中大多数积液是渗出性,偶尔乳糜。然而,当胸部 X 线片是正常时,存在其他支持诊断的阳性结果,那么计算机断层扫描(CT)将提供更为可靠的纵隔解剖结构影像图。SVCS 表现为中央静脉结构模糊或结构消失,有明显的侧支静脉循环形成。对于 SVCS 的检查,磁共振成像(MRI)与 CT 相比并没有明显优势。其他的检查例如有创检查,包括支气管镜、经皮肺穿刺活检、纵隔镜,甚至开胸手术,应保证在没有出血等任何重大风险时,可以由技术熟练的医生进行。当一位患者有明确的癌症诊断,一般详细的病情检查不是必须的,患者应在胸部 CT 检查后积极进行合适治疗。而对于那些没有恶性肿瘤的病史的患者,必须进行详细的评估检查以排除其他良性疾病引起，以明确诊断，积极给予患者合适的治疗。

治疗　上腔静脉综合征

纵隔肿块容易威胁生命的并发症是气道梗阻。上气道的阻塞需要紧急治疗：利尿药与低盐饮食、头部抬高、氧气治疗可以缓解症状，糖皮质激素治疗可以有效缩小淋巴肿块，但对肺癌的治疗没有帮助。

放射治疗是非小细胞肺癌（NSCLC）和其他的转移性实体肿瘤导致SVCS的首选治疗方案。而当肿瘤为小细胞肺癌、淋巴瘤或生殖细胞肿瘤时，因化疗疗效明显可以考虑先进行化疗。SVCS有10%～30%的复发率，复发后可通过血管内自扩张支架置入达到缓解症状的目的（图54-1），对于重症患者应尽早进行支架置入术；但是支架置入后，部分患者会因静脉回流的突然增加有出现心力衰竭和肺水肿的风险。这些病例如果选择手术治疗可能相对更为安全并可立刻缓解症状。

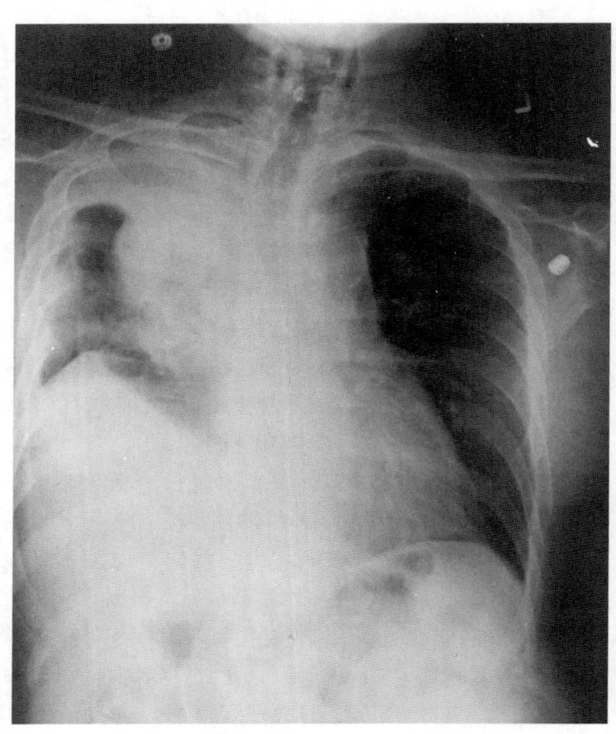

A

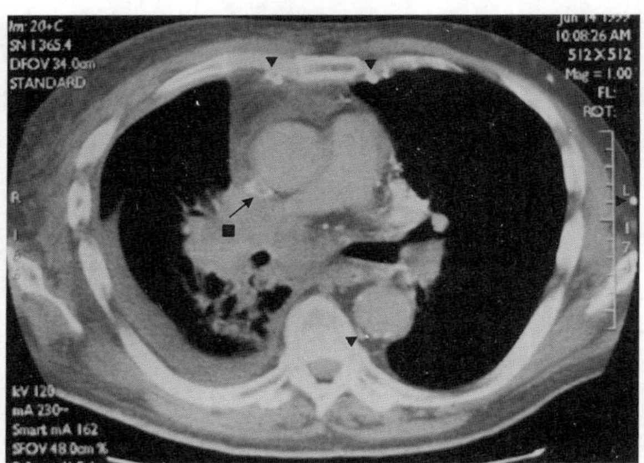

B

C

图54-1　上腔静脉综合征(SVCS)

A. 这是胸部做过放疗的一个患有非小细胞肺癌的59岁男性，疾病复发所导致的SVCS的X线片，可看到右侧气管旁肿块，右侧胸腔积液。B. 计算机断层扫描同一病人由于肺癌（方形）引起的SVC导致血栓形成（带有箭尾的箭头）及侧支的建立（箭头）。C. 同一病人球囊血管成形术（带有箭尾的箭头）与Wallstent支架（箭头所示）

多数患者在疾病演进过程中，上腔静脉综合征症状会有所改善，这种改善是由于足够的侧支循环的建立。因此，对于上腔静脉综合征的治疗不是只关注于上腔静脉的阻塞，而是更多应关注于由何种疾病引起。

SVCS 及中心静脉导管在成年人中的使用　大部分病人都会长期使用中心静脉导管，这将会增加大血管血栓形成的概率。一旦发生这种情况，应及时拔除导管并联合使用抗凝药，以防止栓塞的发生。如果发现较早，则不需拔除导管，仅给予溶栓治疗。并不推荐常规使用低剂量的华法林或低分子量肝素来预防中心静脉通路导管的血栓形成。

心包积液或心脏压塞

5%～10%的恶性肿瘤患者在尸检时发现心包恶性疾病，这些肿瘤中最常见的是肺癌、乳腺癌、白血病和淋巴瘤。胸外恶性肿瘤发生心脏压塞在初期时往往没有症状。而在有症状的心包疾病的癌症患者中，约 50%并不是因为恶性肿瘤，而是与照射、药物性心包炎、甲状腺功能减退症、特发性心包炎、感染或自体免疫疾病相关。以下两种类型的放射性心包炎的发生：一种是急性炎症，感染性心包炎，常发生在放疗后的几个月内，通常可以自行消退；另一种慢性渗出性心包炎，可能出现在放射治疗后 20 年，并且伴随着心包增厚。

大多数患者出现心包转移时并没有症状。有症状的病人的主要表现是呼吸困难、咳嗽、胸痛、端坐呼吸和虚弱。最常见的阳性体征是胸腔积液、窦性心动过速、颈静脉扩张、肝大、血管神经性水肿和发绀。在非恶性肿瘤原因引起的心包疾病中，奇脉、心音遥远、奇脉交替(那些的较大和较小振幅与连续心搏之间交替进给脉冲波)和摩擦音，都比较少见。约 90%患者的胸部 X 线片和心电图表现出异常，但有 50%的异常都是非特异性的。超声心动图是最有用的诊断方法。心包积液可能是浆液性，也可能是血性的，心包积液细胞学检查是诊断心包疾病主要的诊断方法。癌症患者伴有恶性心包积液的生存期非常短，大约 7 周。

治疗　心包积液或心脏压塞

有效的治疗方法包括：心包穿刺或心包穿刺后注射硬化剂，完整心包剥离，心脏照射或全身化疗。急性心脏压塞会危及生命，需要立即通过心包穿刺进行引流。经皮导管引流术后复发率约为 20%，而心包注入硬化剂(如博来霉素、丝裂霉素 C 或四环素)可能会降低复发风险。剑突下心包穿刺可在局部麻醉下 45min 内进行。胸腔镜下心包穿刺术常用于良性病变；而对于恶性心包积液，60%的患者经过上述治疗后仍会复发。

肠梗阻

肠梗阻是晚期癌症患者，特别是大肠癌或卵巢癌中最常遇到的问题。而其他的癌症，如肺癌、乳腺癌和黑色素瘤，是由于腹腔内转移导致的肠阻塞。大多数情况下，腹膜转移癌发生的梗阻往往是多个部位。而恶性黑色素瘤则更容易发生在小肠部位，病灶往往是独立的，这种情况下手术切除可能会延长生存期。假性肠梗阻是由于肿瘤侵及肠系膜或肌肉引起，腹腔神经丛也参与其中，也可能与小细胞肺癌引起的副神经病变相关。副肿瘤性病变与空肠和胃肌间及黏膜下神经丛的神经细胞 IgG 抗体有关。卵巢癌可导致真正意义上的管腔梗阻，也可当肠道蠕动收缩向前发展时引起假性肠梗阻。

梗阻的发生通常是很危险的。最常见的症状是疼痛，性质多为绞痛。疼痛也可因腹胀、肿块或肝大而起。也可引起呕吐，呕吐可以是间歇也可是持续的。完全梗阻时通常也伴有便秘。查体时可以发现腹膨隆、叩诊鼓音、腹水、肠鸣音亢进，有时可触及肿块。腹部立位 X 线片可显示多个气液平面及扩张的小肠或大肠。急性盲肠扩张至超过 12～14cm 时会有破裂的危险，需外科急诊处理。CT 扫描有助于鉴别那些接受过恶性肿瘤手术的患者发生梗阻的原因。对那些先前接受过手术，之后在梗阻部位或手术部位出现的包块、淋巴结肿大、突兀梗阻部位及不规则的肠壁增厚，将意味着恶性肠梗阻。如果 CT 显示肠系膜血管的改变、大量腹水及梗阻部位平滑的肠壁增厚，则良性梗阻的可能性更大。恶性肿瘤患者产生肠梗阻的预后非常差，中位生存期仅有 3～4 个月。有 25%～30%的肠梗阻并非由癌症引起。既往接受过手术也是发生粘连性肠梗阻的一种常见的良性原因。而长春碱，镇痛药物也可导致良性可逆肠梗阻。

治疗　肠梗阻

晚期恶性肿瘤患者肠梗阻的治疗效果与肿瘤范

围和重要脏器的功能状态有关。对手术正确的认识也是非常重要的。因为手术不总是成功的，也可能会导致更多的并发症，也会引起死亡（10%～20%）。在另外一些病例中，认为腹腔镜可以诊断并治疗恶性肠梗阻。在胃、十二指肠、近端空肠、结肠、直肠放置金属支架也可以缓解梗阻症状，而不是必须要进行手术。进展期的腹腔恶性肿瘤患者应接受包括鼻胃管减压在内的长期的非手术治疗，经皮内镜下或外科胃管安置可以缓解恶心和呕吐症状，胃造口联合止吐、解痉及镇痛药物，可使病人缓解症状，维持院外观察。另外，奥曲肽可能通过抑制胃肠分泌来缓解梗阻症状。

尿路梗阻

尿路梗阻可发生于前列腺癌或妇科恶性肿瘤患者，尤其是宫颈癌；也可发生于其他原发恶性肿瘤如乳腺癌、胃癌、肺癌、结肠癌、胰腺癌和淋巴瘤等。另外，放射治疗可引起局部组织纤维化，造成输尿管梗阻。而膀胱出口梗阻通常见于前列腺癌和子宫颈癌，最终导致双侧肾积水和肾衰竭。

尿路梗阻最常见的症状是腰痛。当出现持续性尿路感染、持续性蛋白尿，或癌症患者出现血尿时，都应该怀疑输尿管梗阻。尿路梗阻也可引起少尿或者无尿。一旦发现一个缓慢并持续上涨的血清肌酐水平，必须给予重视。肾超声检查是诊断有无肾积水最安全的方法。也可进行核扫描检查来了解出现梗阻后肾功能状态。CT扫描不仅可以明确梗阻位置，还有助于判断是否存在一个腹膜后肿块或肿大淋巴结。

治疗 尿路梗阻

当出现腰痛、败血症或瘘管形成时，需立即进行尿路改道。可以通过在局部麻醉下放置输尿管支架，或进行经皮肾造口术。由于恶性肿瘤会引起膀胱出口的梗阻，这种情况下可通过耻骨上造口来引流尿液。

恶性胆管梗阻

恶性胆管梗阻是个常见的临床问题，通常是由胰腺癌、十二指肠壶腹癌、胆管癌、肝癌或转移性肝癌合并肝周淋巴结转移或肝实质受侵引起。最常见的引起胆道梗阻的转移性肿瘤是胃癌、结肠癌、乳腺癌和肺癌。由于胆红素吸收障碍引起的常见症状有黄疸、大便颜色变浅、尿黄、皮肤瘙痒、体重减轻。疼痛和继发感染在恶性胆道梗阻中是比较少见的。超声、CT扫描或经皮肝穿刺或内镜逆行胆道造影，可以确定胆道梗阻的部位和性质。

治疗 恶性胆道梗阻

姑息性干预仅用于对药物治疗耐药、严重的吸收障碍或发生感染的患者。CT引导下的支架置入、外科旁路移植、放化联合或单独放疗均可能缓解梗阻症状。治疗方法的选择要考虑到阻塞的部位（近端或远侧）、肿瘤的类型（对放疗、化疗是否敏感），以及患者的一般状况。当没有瘙痒症状时，胆道梗阻可能成为无症状死亡的主要原因。

脊髓压迫

恶性脊髓压迫（MSCC）定义为脊髓和（或）马尾受到硬膜外肿块的压迫。脊髓压迫早期典型的影像学特征是椎管狭窄。脊髓受压发生在5%～10%的癌症患者。约10%的恶性肿瘤患者首先表现出来的是硬膜外肿瘤。肺癌是发生MSCC最常见的病因。

肿瘤转移引起的脊柱受侵往往比其他骨骼更常见。尤其是在肺癌、乳腺癌和前列腺癌。多发性骨髓瘤的脊柱受累发病率也很高。淋巴瘤、黑色素瘤、肾细胞癌和泌尿生殖系统的癌症也会引起脊髓受压。其中胸椎是脊柱受累最常见的部位（70%），其次是腰椎（20%）和颈椎（10%）。在乳腺癌和前列腺癌患者中，常见到多个部位的骨转移。当转移至椎体或椎弓根并压缩底层硬脑膜时，就会发生脊髓损伤。脊髓受压的另一个原因是通过椎间孔直接延伸为一个椎旁病灶。这些情况通常发生在淋巴瘤、骨髓瘤或小儿肿瘤中。脊髓转移引起血行播散是非常罕见的。髓内转移多发于肺癌、多发性骨髓瘤、肾细胞癌和乳腺癌，并且与脑转移及软脑膜疾病密切相关。

硬膜外肿瘤通过以下多种机制引起机体的创伤。硬膜外静脉丛梗阻导致水肿；产生的炎性细胞因子促进了血液流动及水肿的发生；影响血液流动，导致缺血；产生的血管内皮生长因子与脊髓缺氧相关，并且已经成为脊髓损伤的另一潜在原因。

脊髓受压最常见的首发临床表现是因脊椎肿瘤介入引起的局部的背痛和活动受限。疼痛症状总是出现在神经系统检查异常的数天或数月之前，并且会因运动和咳嗽或打喷嚏而加剧。脊髓受压与椎间盘疾病的不同之处在于当病人仰卧时症状加重。神经根性疼痛比局部背痛要少见，且通常发生得较晚。在宫颈或腰骶部的神经根性疼痛，可以是单侧或者双侧。胸椎神经根性疼痛往往是双侧，被患者描述为紧绷感。带状缠绕胸部和腹部的压迫感。典型的颈椎放射性疼痛顺着手臂放射；在腰部区域中，辐射是向下传导的。脊髓受压的早期征兆有 Lhermitte 标志，背部、上肢和下肢的刺痛或电击的感觉。肠道或膀胱失控也有可能发生，但通常发生在后期。偶尔看到一些病人出现的没有运动和感觉的步态共济失调症状，是由于脊髓小脑束受累所引起的。

查体时，根据直腿抬高、颈部屈曲，或椎体敲击引起的疼痛可有助于判断脊髓压迫的程度。患者往往会出现四肢或躯干的麻木及感觉异常，以及对针刺、振动和位置的感觉减退。一个或两个椎骨压缩部位的下方通常是感觉丧失的区域的上限。运动异常包括肌力减退、痉挛、异常的肌肉收缩。伸趾反射阳性表明，脊髓压缩比较严重。深腱反射往往是亢进的。通常先发生括约肌功能障碍，随后出现运动和感觉减退。自主神经功能紊乱的患者会出现肛紧张的减弱、会阴感觉的减退，以及膀胱扩张。肛门反射或球海绵体反射的消失确诊脊髓受累。根据尿液残留量也可用于评价病情，一个>150ml 的膀胱残留量表明膀胱功能障碍。自主神经功能紊乱是一个不利的预后因素。神经功能症状进行性加重的患者，应进行频繁的神经系统检查并及时进行治疗干预。其他的一些疾病也有类似脊髓压迫的症状，如骨质疏松性椎体塌陷、椎间盘疾病、化脓性脓肿或椎体结核、脊髓照射、肿瘤 leptomeningitis、良性肿瘤、硬膜外血肿，以及脊髓脂肪过多症。

马尾综合征是一个症状群，包括下腰痛、单侧或双侧坐骨神经痛、下肢肌肉无力、感觉异常、膀胱直肠功能障碍及鞍区麻木。马尾综合征是由于马尾神经根受到急性或慢性压迫所致。常见原因有大的中央型腰椎间盘突出、椎管狭窄、硬膜外血肿、脊柱肿瘤、骨折。此综合征可以造成永久的运动功能障碍及大小便失禁。

有背部疼痛的肿瘤患者应尽快进行脊髓压迫评估(图 54-2)。治疗有效的往往是在门诊就诊的，这些病人治疗最初时括约肌仍存在部分功能。患者需进行神经系统检查及摄脊柱 X 线片。若存在脊髓受压应该立即给予地塞米松治疗(6mg/6h)。

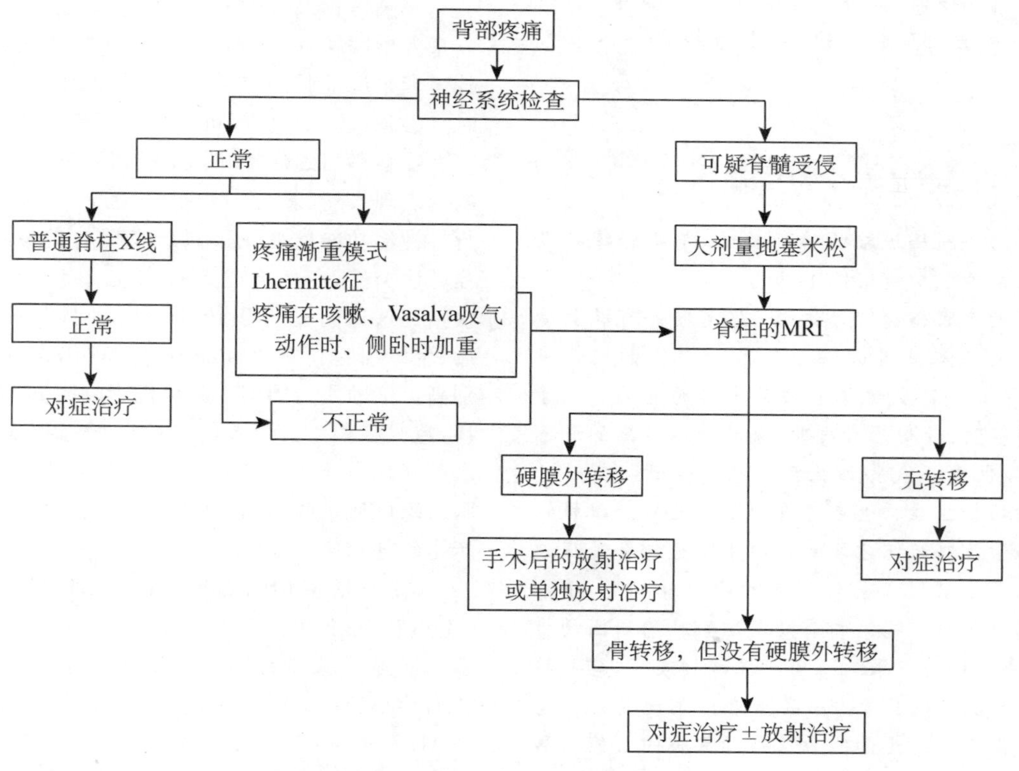

图 54-2　癌症患者的背部疼痛管理

放射线中椎弓根(眨眼征)的侵蚀是脊椎肿瘤最早的影像学表现。其他影像学变化有椎间隙狭窄、椎体破坏、溶骨或成骨病变、椎体齿痕与椎体塌陷。其中椎体塌陷并不是肿瘤存在的证据,因为约20%的椎骨塌陷,并不是恶性肿瘤引起,而是骨质疏松症,特别常见于那些老年患者和绝经后的妇女。同时,一个正常的脊柱X线片也并不能完全排除癌症。骨扫描灵敏度高,但不如脊柱X线具有特异性,其用于诊断脊髓压迫尚未被证实。

MRI可以获得全部脊柱的图像。约25%的脊髓压迫患者存在多个硬膜外转移病灶,这些病灶的出现会影响后续的治疗。在T_1加权像、脑脊液(CSF)和硬膜外病变有很好的对比度。由于其在诊断骨髓肿瘤方面的敏感性,MRI可显示哪部分椎体受到侵犯。T_2加权像对于诊断髓内病变很有用。增强MRI能帮助诊断髓内疾病。在检测合并脊髓压迫的转移性硬膜外疾病时,MRI与脊髓造影联合CT扫描不相上下,甚至更好。但当MRI图像较差或那些不能接受MRI检查的患者,可以采用脊髓造影。脊髓造影结合CT扫描可帮助检测到脊柱的微小病变。

对于一个有脊髓压迫的原发肿瘤未知的病人,需要进行胸部扫描、乳房X线检查、前列腺特异性抗原的测定和腹部CT等检查,以查找潜在的恶性肿瘤。

治疗　脊髓压迫

患者的脊髓压迫症治疗的目的,是减轻疼痛及恢复或保留神经功能(图54-2)。

放射治疗联合糖皮质激素,是大部分有脊髓受压的患者的基本治疗方法。在高达75%的门诊患者中,只有10%的截瘫患者恢复走路的能力。对于那些病因不明、放射治疗失败,或放疗不敏感的肿瘤类型(如黑色素瘤或肾细胞癌)、病理性骨折脱位及迅速进展的神经症状患者可选择手术治疗。椎板切除术可用于获取组织学诊断。由于硬膜外脊髓压迫多数情况下是前壁或前外侧壁的硬膜外病变,手术需要在不影响脊柱稳定的前提下切除肿瘤周围的椎体,可取得良好的效果。一项随机试验表明,那些接受了手术后放疗(14d以内)的患者比单纯放疗的患者更多地保留了行走的能力及神经系统的功能。尽管手术组的生存期有延长的趋势,但并没有显著的不同。由于没有手术的患者得到了比预期更差的结果,这个研究也得到了一些批评。然而,患者应进行评估,如果他们预期生存期超过3个月的话可选择手术,手术后应进行常规放疗。那些不适合做手术,且对同一部位曾进行过放疗的化疗敏感的肿瘤患者,可考虑行化疗。前列腺癌发生脊髓压迫的患者也可采用激素治疗的方法;然而,对于那些没有进行激素治疗的患者,也可选择手术和放疗结合雄激素剥夺治疗。

转移性椎体肿瘤选择经皮椎体成形术或后凸成形术均可获益;同时,往塌陷的椎体里注射丙烯酸水泥也可稳定骨折断裂,也可疼痛缓解,还有局部的抗癌作用。约10%的患者在水泥泄漏时,表现出症状。另外,伴随骨相关事件的患者使用双磷酸盐也可预防脊髓压迫(SCC)。

肿瘤的组织学类型决定着预后和生存期。那些起病急骤,体征和症状的进行性加重的患者,往往预后不良。

颅内压增高

约25%的癌症患者死于颅内转移。最常转移至脑的癌症有肺癌、乳腺癌和黑色素瘤。脑转移常引起非常严重的全身性的表现,甚至功能丧失,过早死亡。脑转移也常作为原发癌的最初表现。由于肺癌是发生脑转移最常见的原发性恶性肿瘤,对大多数患者来说,胸部CT扫描和脑MRI为在初始诊断时是必须进行的检查,可以定位活检部位。

脑转移瘤的症状和体征类似于其他颅内扩张的病变表现头痛、恶心、呕吐、行为改变、癫痫发作、进行性神经功能的变化。偶尔表现为类似脑卒中,往往起病突然,突然出现头痛、恶心、呕吐和神经功能缺损。这通常是由于转移灶出血引起的。黑色素瘤、生殖细胞肿瘤和肾细胞癌颅内出血的发病率特别高。该肿块与周围水肿可能影响阻塞脑脊液的循环,造成脑积水。患者的颅内压增高可表现为视盘水肿伴视力障碍及颈部僵硬。由于肿瘤体积增大,脑组织可通过颅内固有的开口进行移位,发生脑疝,产生各种相应的症状。

CT扫描和MRI都能有效的诊断脑转移瘤。用CT造影扫描,可用于筛选。CT扫描显示脑转移为多个增强区域伴有周边的低密度水肿。如果增强CT仅可见单一的病变或没有转移灶,那么应进行脑部MRI检查。钆增强MRI比CT更敏感,可以显示脑膜受累及微小病灶,特别是在脑干和小脑。

另外也有报道指出颅内高血压也可继发于视黄

酸治疗。

治疗　颅内压增高

地塞米松是所有有症状的脑转移患者的最佳治疗。一旦出现脑疝的信号和症状(特别是头痛、嗜睡和视盘水肿),患者应进行气管插管,保持过度通气,确保 $PaCO_2$ 维持在 25～30mmHg,并给予甘露醇注射,每 6 小时 1～1.5g/kg;同时保持头部抬高,限制液体量,联合高渗利尿药治疗。若患者脑部为多个病灶应接受全脑放射。对于单一脑转移患者,特别是年龄<60 岁,在颅外病变得到控制的前提下,应进行手术切除,术后给予全脑放疗。对放疗不敏感的肿瘤应尽量切除。而对于无法手术或复发的病灶,立体定向放射治疗是一种有效的治疗方法。可以选择伽马刀或直线加速器,电离辐射直接作用于 MRI 上所显示的病灶。部分伴有脑积水且颅内压增高的患者,可进行穿刺引流。如果药物治疗后未能逆转神经功能的恶化,就需要进行脑室手术引流脑脊液或开颅以去除肿瘤或血肿。

肿瘤性脑膜炎

肿瘤侵犯软脑膜既是原发性中枢神经系统(CNS)肿瘤也是肿瘤转移至 CNS 的并发症。发生在 3%～8%的癌症患者。最常见于黑色素瘤、乳腺癌和肺癌,淋巴瘤(包括 AIDS-相关的)及急性白血病。在肿瘤性脑膜炎患者中,11%～31%存在脑实质的转移。

患者一般表现为复杂的神经系统症状和信号,包括头痛、步态异常、心理的变化、恶心、呕吐、抽搐、背部或根性疼痛、四肢无力。信号包括脑神经麻痹、下肢无力、感觉异常及深腱反射减弱。

通过脑脊液中找到恶性肿瘤细胞可明确诊断。然而,高达 40%的脑脊液细胞学检查得到了假阴性的结果。因为脑脊液蛋白水平的升高几乎总是存在的(除了在人 T 淋巴细胞病毒 Ⅰ 型相关的成年 T 细胞白血病)。有神经症状的患者虽未找到肿瘤细胞,但脑脊液中蛋白水平升高的话,脑脊液穿刺至少重复 3 次。MRI 可以发现肿瘤性脑膜炎包括软脑膜、室管膜、硬脑膜或脑神经增强(cranial nerve enhancement);也可发现脑浅表病变及交通性脑积水。脊髓 MRI 是非白血病性脑膜炎的评价指标之一,约 20%的患者有异常影像学表现,如硬膜下的增强结节可判断脑膜受累。马尾病变是常见的,但病变可在椎管随处见到。放射性标记的脑脊液流动研究的结果显示,高达 70%的肿瘤性脑膜炎患者都是不正常的。另外,心室出口梗阻、椎管内的异常流动,或通过大脑凸面时的缺损,可能会影响鞘内化疗药的分布,从而导致疗效下降或治疗毒性的增加。放射治疗可在鞘内化疗前防止 CSF 流动异常。肿瘤性脑膜炎也可导致颅内压增高和脑积水。一个脑室腹腔分流装置可以有效地改善上述症状。

肿瘤性脑膜炎的发生通常是由于中枢神经系统外的原发癌症未得到有效的控制,因此,预后较差(中位生存时间 10～12 周)。然而,通过对肿瘤性脑膜炎的治疗也可缓解症状并控制中枢神经系统播散。

治疗　肿瘤性脑膜炎

鞘内化疗,也就是通常使用甲氨蝶呤、阿糖胞苷或塞替派,通过腰椎穿刺或通过脑室引流装置(Ommaya)每周 3 次递送直至 CSF 中,直到脑脊液中找不到恶性细胞为止。之后每周注射 2 次,持续 1 个月,然后每周 1 次,持续 1 个月。阿糖胞苷的缓释制剂(Depocyte)具有更长的半衰期,并且比其他制剂更有效。在这些实体瘤中,乳腺癌的疗效最好。急性白血病或淋巴瘤患者的全身性疾病得到控制的话,肿瘤性脑膜炎将有可能治愈。

癫痫发作

在癌症患者中发生癫痫可以由以下原因引起:肿瘤本身、代谢紊乱、辐射损伤、脑梗死、化疗相关脑病,或中枢神经系统的感染。肿瘤患者发生中枢神经转移是癫痫发作的最常见的原因。然而,相对于转移性的脑肿瘤,更多见于原发脑肿瘤患者。6%～29%的中枢神经系统转移患者表现为癫痫。约 10%的中枢神经系统转移最终发生癫痫。病变侵犯额叶,颞叶和顶叶比枕叶更易发生癫痫。额叶病变与癫痫早期发作有关,脑半球症状的出现增加了晚期癫痫发作的风险。颅后窝和鞍区的病变,不论在早期还是晚期几乎都不会发生癫痫。黑色素瘤脑转移患者及低分化的脑转移肿瘤发生癫痫是常见的。细胞毒性药物如依托泊苷、白消安、苯丁酸氮芥等很少会导致疾病发作。与药物治疗有关的疾病发作另外一个原因是:后部可逆性白质脑病综合征。后部可逆性白质脑病综合征与下列药物的应用有关:顺铂、氟尿嘧啶、博来霉素、长春碱、长春新碱、依托泊苷、紫杉醇、异环磷酰胺、环磷酰胺、阿霉素、阿糖胞苷、甲氨蝶呤、奥沙利铂、环孢霉素、他克莫司、贝伐单抗。后部可逆性白质脑病综合征特点是头痛、意识状态改变、癫痫发作、视力障碍、高血压,计算机断层扫描或磁共振显示大脑后动脉白质血管性水肿。疾病发作开始是局部性的但具有普遍性。

治疗 癫痫发作

证实患有中枢神经系统转移的病人,应用苯妥英进行抗惊厥治疗。一般不推荐采用预防性抗惊厥药进行治疗,除非是高危晚期疾病发作(黑色素瘤、出血性转移瘤、用放射外科治疗)病人。应严密监控血清苯妥英水平,并根据血清水平调整剂量。苯妥英会引发地塞米松的肝代谢,使其半衰期缩短;地塞米松同时还可降低苯妥英水平。大多数抗惊厥发作药物都会诱发细胞色素 P450,而细胞色素 P450 则会改变抗肿瘤药的代谢,包括伊立替康、紫杉烷、依托泊苷,以及分子靶向药物,包括伊马替尼、吉非替尼、埃罗替尼、替吡法尼。左乙拉西坦及托吡酯为不会因肝细胞色素 P450 系统而代谢的抗惊厥药物,并且这两种药也不会改变抗肿瘤药的代谢。

肺部及大脑白细胞淤滞

高白细胞血症和白细胞淤滞综合征是急性白血病(尤其是髓系白血病)潜在致命并发症。当外周白细胞计数>100 000/ml 时就会发生高白细胞血症,有 5%~13% 发展为急性髓系白血病,10%~30% 发展为急性淋巴细胞白血病。但是在淋巴性白血病中白细胞淤滞很少见。白细胞计数很高时,血液黏度也会增加,血流会因肿瘤细胞的数目而减慢。原始骨髓白血病细胞可通过内皮细胞入侵,从而引发出血。脑部及肺部通常都会受到影响。大脑白细胞淤滞的病人可能会出现昏迷、头痛、头昏、耳鸣、视力障碍、肌肉协调性缺失、意识模糊、睁眼昏迷或猝死。600cGy 瑞的全脑照射可以预防这种并发症,同时也可快速进行抗白血病治疗。3~5g 的羟基脲可使高母细胞数目快速降低,同时需进行确切的诊断检查。肺部白细胞淤滞的症状有呼吸窘迫、低氧血症、呼吸衰竭。X 线胸片可能很正常但通常显示间质性浸润或肺泡浸润。对于动脉血气的分析结果,应做出谨慎解读。对明显增加的白细胞数目中等离子氧的快速消耗可造成虚假的低动脉氧气压力。对白细胞增多的病人来说,血氧测量为最精确的评估氧合作用的方法。白细胞去除法对减少外周白细胞数目很有帮助。白血病的治疗可导致肺部细胞溶解而引起肺出血,称为白血病细胞溶解性肺病。血管内容积减少及不必要的输血可能增加血液黏度并使白细胞淤滞恶化。白细胞淤滞很少表现为与慢性淋巴性白血病及慢性粒细胞白血病相关的外周白细胞增高。

用不同的药物制剂如视黄酸及三氧化二砷治疗急性早幼粒细胞白血病时,大脑或肺部的白细胞淤滞可能以肿瘤细胞的形式出现,而不同于成熟的中性粒细胞。若利用细胞毒素的化学疗法及不同药剂一起治疗,该并发症可以在很大程度上避免出现。

咯血

咯血可能由良性情况引起,但更多见于肺癌。多达 20% 的肺癌病人在其疗程中会咯血。支气管转移的肾癌及黑色素瘤也可能会出现咯血。咯血量一般不易测定。凡 24h 内咯血量在 200~600ml 的情况均可称为大咯血。同时,任何危及生命的咯血均可认为是大咯血。一旦病人呼吸困难,应紧急处理咯血。首先保持气道畅通,优化氧合,稳定血流动力学状态。病人一般都能感觉到出血部位。这时应该保持与血流方向相反的姿势,并且给予氧气吸入。若继续大出血或气道遭到破坏,应给病人气管插管,并进行紧急支气管镜检查。经检查,出血要么接受外科手术,要么用钕进行治疗,即接受钕:钇铝柘榴石激光治疗。优先推荐外科手术。这样,支气管动脉栓塞可控制 75%~90% 患者的快速出血,使最终的外科手术更有效。若接受动脉栓塞的病人未接受手术,则有 20%~50% 再次出血的风险。复发性咳血往往会导致再次栓塞。栓塞后综合征特点如下:胸膜疼痛、发热、吞咽困难。并且可能会发生白细胞增多;栓塞后综合征将会持续 5~7d,并且通过对症治疗进行医治。并发症如:支气管或食管壁坏死、心肌梗死、脊髓缺血等很少见。

恶性血液病中咯血性肺出血或不咯血性肺出血通常都与真菌感染有关,尤其是曲霉菌感染。粒细胞减少消除后,浸润在曲霉菌中的肺部可能会形成泡并诱发大量咯血。如有可能,应对血小板减少及凝结进行医治。推荐对曲霉菌空洞性病变的病人进行手术评估。

贝伐单抗是一种可抑制血管新生的血管内皮生长因子的抗体。本抗体与患非小细胞肺癌的病人的致命性咯血有关，尤其与组织类型为鳞状细胞癌的有关。伴有空洞性病变的非小细胞肺癌病人，其肺出血的风险更高。

气道阻塞

气道阻塞指的是主支气管阻塞或主支气管以上部分阻塞。气道阻塞可引发管腔内的肿瘤生长或气道外源性压迫。恶性上呼吸道阻塞最常见的原因即相邻的原发性肿瘤的压迫，最常见的是肺癌，其次是食管肿瘤、甲状腺肿瘤、纵隔恶性肿瘤。胸腔外原发性肿瘤如肾癌、结肠癌、乳腺癌，均可通过支气管内和(或)纵隔淋巴结转移而引发气道阻塞。病人可能会出现如下症状：呼吸困难、咳血、喘鸣、哮喘、顽固性咳嗽、去阻塞后肺炎或声音嘶哑。X 线胸片通常会显示阻塞性病变。CT 会显示肿瘤的大小。氧气、糖皮质激素、氦气和氧气(氦氧混合气)的混合物，均可暂时缓解症状。若气道阻塞接近喉部，则实施气管造口术即可挽救病人生命。对大部分病人的更多末端阻塞，尤其是未完全阻塞气道的气管内病变，支气管镜及激光治疗、光动力疗法或支架置入术，均可立即缓解症状(图 54-3)。然而放射治疗(外线束放射或短程疗法)与糖皮质激素治疗一起应用可缓解恶性肿瘤引起的阻塞症状。有症状的外源性压迫可通过支架置入术得到减轻。若病人患原发性气道肿瘤如鳞状细胞癌、类癌瘤、腺样癌、或非小细胞肺癌，则应该接受外科手术治疗。

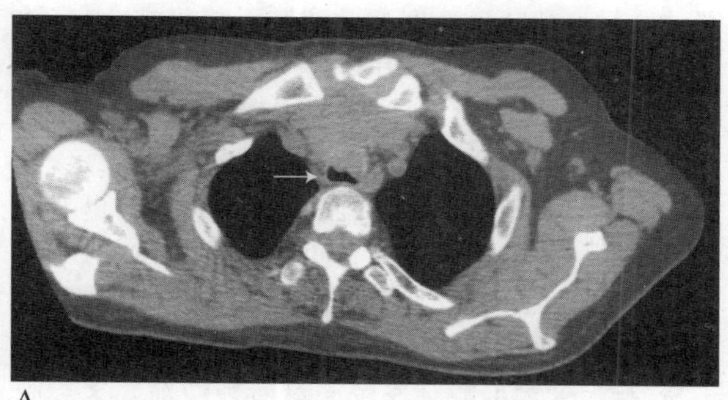

A

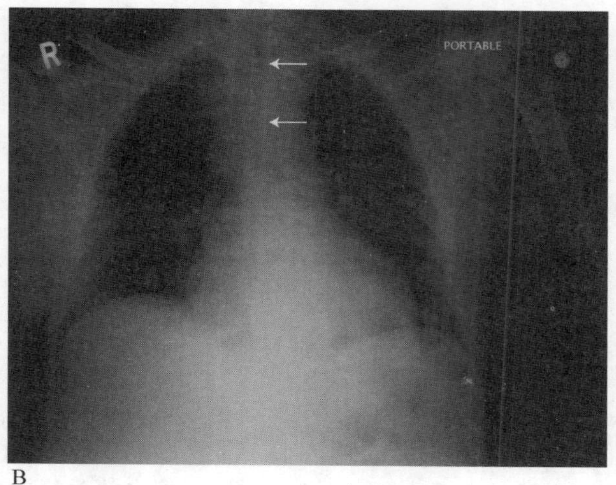

B

图 54-3　气道阻塞

A. 一位因肾癌引发的气管阻塞病人(62 岁)的 CT 片，显示气管旁侧部分(A)与气管内受侵/阻塞(箭头)。B. 支架(箭头)移入后该病人的胸透

代谢性急症

高钙血症

高钙血症是最为常见的副肿瘤综合征。我们已在第 52 章中对其发病机制与治疗进行全面探讨。

抗利尿激素分泌异常综合征

抗利尿激素分泌　对癌症病人来说，低钠血症是很常见的电解质紊乱现象。抗利尿激素分泌异常综合征对患癌病人来说很常见。我们已在第 52 章中对抗利尿激素分泌异常综合征进行探讨。

乳酸血症

乳酸血症很罕见，并且是癌症潜在的致命代谢性并发症。我们的身体每天会产生 1500mmol 的乳酸，大部分由肝代谢。正常情况下，这种乳酸是由皮肤(25%)、肌肉(25%)、红细胞(20%)、大脑(20%)和肠道(10%)产生的乳酸血症可因肝代谢减少而发生。正常的乳酸盐水平为 0.5～2.2mmol/L(4.5～19.8mg/dl)。与败血症及循环衰竭相关的乳酸血症对许多恶性肿瘤来说是很常见的终末症状。白血病、淋巴瘤、实体瘤病人会因血氧不足而患上乳酸血症，通常这部分病人肝大部分受到肿瘤侵袭。大多数情况下，因肿瘤引起的新陈代谢减慢或乳酸产生增加均会促进乳酸盐的积累。糖酵解酶及线粒体功能障碍的肿瘤细胞的扩散同样会促进乳酸盐的进一步增加。艾滋病病人有患侵袭性淋巴瘤的风险，此类病人若合并乳酸血症，则与肿瘤的快速增长或与核苷类反转录酶抑制剂的毒性有关。乳酸血症症状包括呼吸急促、心搏加速、精神状态异常及肝大。乳酸的血清水平可达到 10～20mmol/L(90～180mg/dl)。对乳酸血症，应针对其潜在疾病治疗。乳酸血症的威胁来自酸中毒，而非乳酸盐。若酸中毒非常严重或氢离子产生速度非常快甚至不可控，则应输注碳酸氢钠治疗。其预后不良。

低血糖症

持续的低血糖症有时会与除胰岛细胞瘤以外的肿瘤相关。通常这类肿瘤瘤负荷会很大，如间叶细胞瘤、肝细胞瘤或肾上腺皮质瘤均可引发低血糖症。间叶细胞瘤通常长在腹膜后腔或胸腔。昏迷、意识不清、行为失常可能会发生于诊断肿瘤前。这类肿瘤通常分泌的胰岛素样生长因子Ⅱ，该因子一种能够激活胰岛素受体并导致低血糖的激素。这类分泌未完全处理胰岛素样生长因子Ⅱ的肿瘤特点是：胰岛素样生长因子Ⅱ增加至Ⅰ，抑制的胰岛素及C肽水平，低到不合理程度的生长激素与羟丁酸浓度。低血糖症很少会因非胰岛细胞癌促使的胰岛素分泌诱发致病。来自肝转移的肝功能损害程度的发展及肿瘤造成的葡萄糖消耗增加均可诱发低血糖症。若肿瘤无法切除，则病人可通过服用葡萄糖、糖皮质激素或胰高血糖素来缓解低血糖症。

低血糖症也可人为造成，如抽血后，因白血病、骨髓增生性疾病、类白血病反应或集落刺激因子治疗而导致的白细胞增多，均可增加试管中的葡萄糖消耗，从而引发假性低血糖症。

肾上腺功能不全

癌症病人合并肾上腺功能不全不易检出。原因可能是其症状如恶心、呕吐、厌食、直立性低血压等为非特异性的，可能被错误地归咎于癌症进展或治疗。原发性肾上腺功能不全的原因可能是肺肿瘤、胸肿瘤、结肠肿瘤或肾肿瘤、淋巴瘤引发的双侧腺体转移、双侧腺体的切除、与败血症或抗凝相关的出血性坏死等。肾上腺类固醇合成受损发生在用米托坦、酮康唑、氨鲁米特治疗的癌症病人或糖皮质激素在治疗中快速减小的病人身上。原发性肾上腺功能不全很少成为有潜在恶性肿瘤患者的主要临床症状。癌症病人尸体解剖发现转移到垂体或下丘脑的情况可达5%，但引起相关的继发性肾上腺功能不全则是罕见的。醋酸甲地孕酮在过去通常用于治疗癌症及艾滋病引发的恶病质，现在可以抑制皮质醇及促肾上腺皮质激素的血浆水平。口服甲地孕酮的病人可能会引起肾上腺分泌不足的情况，而使一些合并有肾上腺不全无症状的患者，病情加重。而一些病人也会因醋酸甲地孕酮的类糖皮质激素活性而患上库欣综合征和(或)高血糖症。儿童期脑瘤的头颅照射可影响到下丘脑-垂体-肾上腺轴，从而导致继发性肾上腺功能不全。

急性肾上腺功能不全可能会致命。对疑似肾上腺危象的治疗应在血清皮质醇及促肾上腺皮质激素水平(详见第51章)检测后进行。

治疗中出现的紧急情况

肿瘤溶解综合征

肿瘤溶解综合征特点有高尿酸血、高钾血、高磷酸盐血症。高钙血症是由大量快速增生的肿瘤细胞的破坏引发。也可能会出现酸中毒。急性肾衰竭也会频发。

肿瘤溶解综合征通常与伯基特淋巴瘤、急性淋巴细胞白血病及其他迅速增殖淋巴瘤相关。但是该综合征也见于慢性白血病，极少出现实体瘤。慢性淋巴细胞性白血病病人在用核苷如氟达拉滨进行治疗后，也会出现本综合征。服用糖皮质激素、激素类抗肿瘤药如来曲唑及三苯氧胺；单克隆抗体如利妥昔单抗与吉妥珠单抗后，肿瘤溶解综合征也会出现。肿瘤溶解综合征通常发生在化学疗法期间或之后的1～5d。恶性肿瘤的自发性坏死在极少情况下会引发肿瘤溶解综合征。

高尿酸血可能会在病人进行化疗时出现。有效的治疗会杀死恶性肿瘤细胞，并因核酸分解而提高血清尿酸水平。局部的酸性环境下，尿酸可沉淀在小管与髓质中，使肾垃圾聚集，从而导致肾衰竭。乳酸血症与脱水均可促成肾小管中尿酸的沉淀。尿液中尿酸结晶物即为尿酸性肾病的有利证据。急性高尿酸性肾病病人的尿酸及尿肌酐比率＞1；因其他原因导致的肾衰竭病人尿酸及尿肌酐比率＜1。

高磷酸盐血症可因肿瘤细胞造成细胞内磷酸盐池的释放，因此可产生一种血清钙的相互抑制，而这又导致严重的神经肌肉应激性和强直。肾中磷酸钙的沉积及高磷酸盐血均可导致肾衰竭。钾为主要的细胞内阳离子，恶性肿瘤细胞对其的严重破坏可导致高钾血症。肾衰竭病人的高钾血症可很快威胁到病人的生命。它可引起室性心律失常及猝死。

肿瘤溶解综合征最可能会发生在伯基特淋巴瘤病人身上，该综合征与肿瘤负荷及肾功能相关。高尿酸血及乳酸脱氢酶的高血清水平(乳酸盐脱氢酶＞1500 U/L)均与肿瘤负荷及肿瘤溶解综合征的风险相关。肿瘤溶解综合征的高危患者，预先治疗评估应包括全部血细胞数、血清化学评估、尿液分析。由于抽血后细胞的溶解，高白细胞及血小板数可帮助评估钾水平（“假性高钾血症”）。这种情况下，结果得到的是等离子钾而非血清钾。假性高钾血症中，不存在心电图异常情况。基线肾功能异常的病人的肾及腹膜后区域应采用超声波扫描法和（或）CT 进行评估，以排除阻塞性尿路病。应严密监管排尿量。

治 疗　肿瘤溶解综合征

治疗本综合征中最重要的步骤是风险识别及预防（图 54-4）。标准预防措施包括注射别嘌醇、尿碱性化、侵蚀性水化。静脉注射别嘌醇法可用于无法接受口腔治疗的病人。某些情况下，即使采取标准预防措施，也不能充分降低尿酸水平。拉布立酶（基因重组尿酸氧化酶）在这类情况下可以发挥作用。尿酸氧化酶在灵长类动物中正在消失；尿酸氧化酶可催化不可溶性尿酸向可溶性尿酸的转化。拉布立酶起作用很快，可在数小时内降低尿酸水平；但它也可导致过敏性反应，如支气管痉挛、血氧不足、低血压。拉布立酶也用于预防肿瘤溶解综合征的高危病人。禁止将拉布立酶用于葡萄糖-6-磷酸脱氢酶不足的病人，因这类病人不能分解尿酸氧化酶的最终产品——过氧化氢。尽管积极预防，肿瘤溶解综合征和（或）少尿的或无尿的肾衰竭仍可能发生。密切观察病人，尤其是在碳酸氢钠输注期间碱中毒容易诱发低血钙症状的出现。服用碳酸氢钠也可导致磷

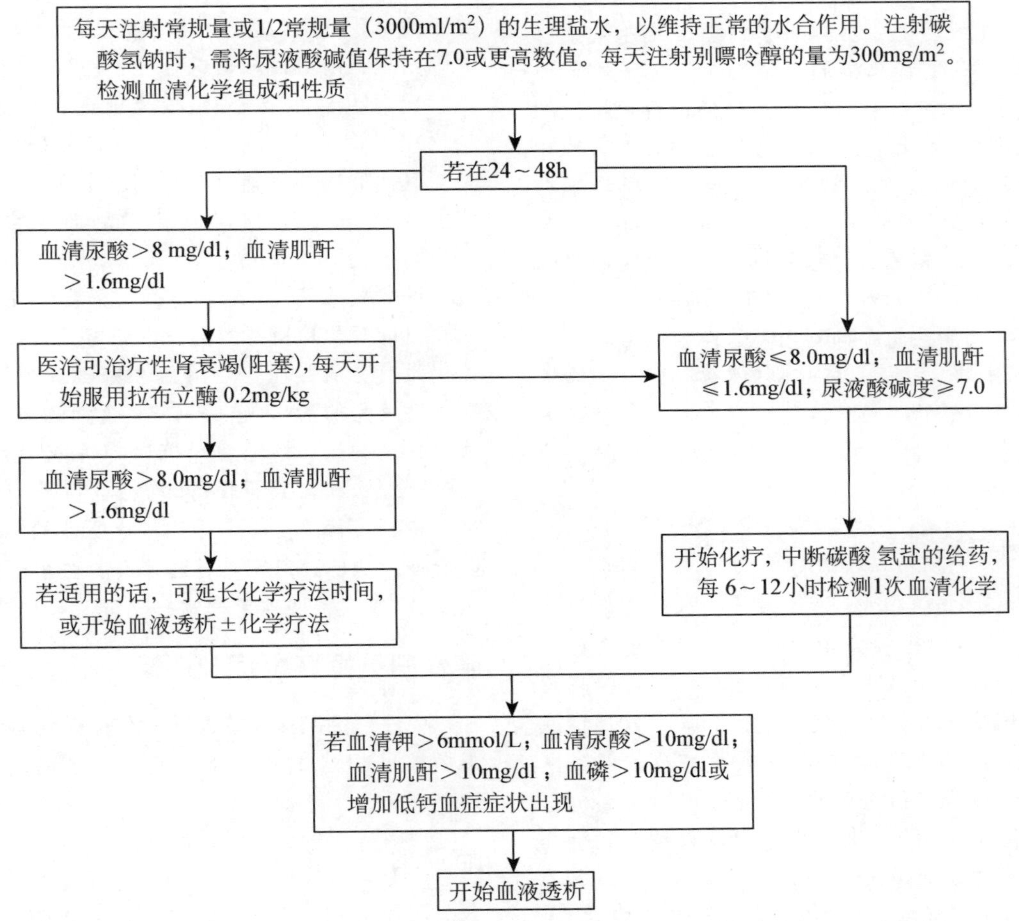

图 54-4　对肿瘤溶解综合征高危病人的治疗

酸钙的尿沉淀，并且在碱性条件下更难溶。透析是非常重要的并在治疗早期就应考虑进行。优先进行血液透析，因此血液过滤提供的是渐进、持续地除去副产品及液体的方法。本综合征预后非常好。在尿酸水平降到≤10mg/dl后，肾功能得到恢复。

人源性抗体输液反应

人类抗体或人源化抗体(如利妥昔单抗、尼妥珠单抗、曲妥珠单抗)初次输入后，多达50%的病人均会出现发热、寒战、恶心、无力、头痛。1%的病人会出现支气管痉挛、低血压。情况严重时会出现肺浸润、急性呼吸窘迫综合征、心源性休克。而这些情况均极少出现，通常会出现肝氨基转移酶值升高、血小板减少、凝血酶原时间延长。发病机制为免疫效应过程(细胞及补语)的激活及抗炎性细胞因子的释放、如肿瘤坏死因子α及白细胞介素6(细胞激素释放综合征)。利妥昔单抗的严重反应发生于瘤负荷大的肿瘤(> 50×10^9 个淋巴细胞)的进行靶抗原的循环细胞(CD20)的治疗，并且与循环肿瘤细胞的急速减少及轻微的肿瘤溶解综合征的电解质异常有关；仅在极为罕见的情况下，才会发生死亡病例。此外，肝酶增加、二聚体、乳酸盐脱氢酶、凝血酶原时间延长均可能发生。苯海拉明、氢化可的松丁酸钠、对乙酰氨基酚均能预防并抑制相关的注射后症状。若症状出现，则停止注入；并在症状缓解后以开始输液率的一半重新开始。对急性呼吸窘迫综合征及顽固性低血压来说，严重的“细胞因子释放综合征”需要加强支持治疗。

溶血性尿毒症综合征

抗肿瘤药(包括丝裂霉素、顺铂、博来霉素及吉西他滨)治疗期间很少发生溶血性尿毒症综合征及血小板减少性紫癜。患有胃、肺、结肠直肠癌、胰腺癌和乳腺癌的病人有时会发生上述病症。这种情况下，35%的病人出现本病症时无明显癌症症状。继发性溶血性尿毒症综合征/血小板减少性紫癜也已有报道过的罕见病例。但有时是骨髓移植有时也会引发的致命并发症。

溶血性尿毒症综合征在化学疗法治疗完毕后4～8周发作，但几个月后检测到已经正常了。溶血性尿毒症综合征特点如下：微血管性溶血性贫血、血小板减少、肾衰竭，呼吸困难、虚弱、疲劳、少尿和紫癜也是常见的初期症状。系统性高血压和肺水肿也经常发生。严重的高血压、肺水肿、溶血和肾功能的快速恶化可能会在输血及血制品的输入后发生。心脏检查结果包括心律失常、心包摩擦、心包积液。雷诺现象是博来霉素治疗的患者出现的部分症状。

实验室检查结果包括严重的中度贫血与红细胞破碎和外围涂片上的众多分裂细胞相关。溶血表现有网织红细胞增多、血红蛋白降低、LDH降低。血清胆红素水平通常正常或略有升高。库姆斯测试结果为阴性。白细胞数通常是正常的，血小板减少症(<100 000/μl)几乎总是存在。虽然有些患者在凝血酶时间及纤维蛋白降解产物的水平会轻微增加，但大多数患者为正常血凝。血清肌酐水平表现为升高，并在氮质血症始发后数周内显示出亚急性期的临床表现。同时尿常规也会显示血尿、蛋白尿、粒状或透明的循环免疫复合物出现。

基本病理改变为纤维蛋白在毛细血管壁和小动脉壁的沉积，并且这些沉积物类似于那些由于其他原因出现在溶血性尿毒综合征中的沉积物。这些微血管异常主要涉及肾，而很少出现在其他器官中。与化疗相关的溶血尿毒症综合征的发病机制尚不清楚。其他形式的溶血性尿毒综合征/血小板减少性紫癜减少，与ADAMTS13蛋白酶造成的血管性血友病因子的减少有关。

该病病死率高，大多数病人都会在几个月内死去。目前对化疗所致的溶血性尿毒综合征的最佳治疗仍没有达成共识。对溶血性尿毒综合征/血小板减少性紫癜的治疗，包括免疫复合物的去除(血浆置换、免疫吸附、交换输血)、抗血小板或抗凝治疗、免疫抑制疗法和血浆置换等，均会取得不同程度的效果。将利妥昔单抗完全用于化疗所致的溶血性尿毒综合征及ADAMTS13不足导致的血小板减少性紫癜患者，事实证明效果非常好。

中性白细胞减少症及感染

中性白细胞减少症及感染仍然是癌症治疗过程中最常见的严重并发症。其详情已在第29章中讲述。

肺浸润

癌症患者可能会出现呼吸困难，并伴有X线胸片上的弥漫性间质浸润。这种浸润可能是：潜在恶性肿瘤发展、与治疗相关的毒性、感染或无关疾病进展引起。原因可能是多方面的，然而，最常见的是，它们是由治疗引起。患有白血病、淋巴瘤、乳腺癌和其他实体癌肺浸润常被描述，肿瘤可通过肺淋巴管癌扩散，导致 X 线胸片上间质性表现增多。病人发作时往往表现为轻度呼吸困难，但肺衰竭在数周内会发展。某些患者的呼吸困难发生在胸片变化之前，伴随着干咳。这种综合征是实体瘤的特征。对白血病患者来说，肿瘤支气管周的微转移和细支气管周的出现浸润但可能无症状。然而，一些患者表现为弥漫性肺间质浸润、肺泡毛细血管阻塞综合征、呼吸窘迫。在此情况下，糖皮质激素可以缓解症状，但相应的化疗也应立即开始。

几种细胞毒药物如博来霉素、甲氨蝶呤、白消安、亚硝基脲、吉西他滨、丝裂霉素、长春瑞滨、多西他赛、异环磷酰胺，可能导致肺损伤。最常见的有间质性肺炎、肺泡炎、肺纤维化。一些细胞毒性剂包括甲氨蝶呤、丙卡巴肼，可能会导致急性过敏反应。阿糖胞苷与非致癌性肺水肿相关。多个细胞毒性药物的服用、放射治疗及原始肺部疾病治疗同时进行，会增强治疗相关的肺毒性。氧气的补充会增强药物及辐射损伤。病人应该按照最低用力呼气量（吸入氧分数）来进行管理，这足以维持足够血红蛋白饱和。

本综合征的发作可能是潜在的；症状包括呼吸困难、干咳、心动过速。病人可能会发出湿啰音、吸气爆裂音、发热、发绀。一般情况下，X 线胸片显示一个间隙，有时呈现为肺底部最强的肺泡内模式，而且可能是对称的。可能会发生少量积液。低氧血症一直存在，且一氧化碳扩散能力在降低。糖皮质激素可能对放疗或化疗造成的肺毒性患者有帮助。另外，此治疗为维持疗法。

分子靶向药物、伊马替尼、埃罗替尼、吉非替尼均是强大的酪氨酸激酶抑制剂。这些药物都可能会引发间质性肺病。在吉非替尼药物治疗病例中，原发性纤维化、体能状态欠佳及之前的胸辐照等，均是独立的危险因素；这种并发症死亡率很高。在日本，用吉非替尼药物治疗的间质性肺病的发病率约为 4.5%，而在美国为 0.5%。西罗莫司是一种雷帕霉素的衍生物，是抑制雷帕霉素靶蛋白作用的药物；也是一种在调节控制细胞分裂的蛋白质合成中起重要作用的酶。无论是否存在弥漫性间质性肺疾病和肺实质合并，它都有可能导致肺部毛玻璃样浑浊。

放射性肺炎和（或）纤维化是胸放射治疗相对多见的不良反应。可分为急性与慢性两种。辐射诱导的肺毒性是一个函数，构成为辐照肺活量、每一部分的剂量和辐射剂量。辐照肺野越大，患放射性肺炎的风险越高。放化疗的届时使用使肺毒性增加。病人通常在放疗完成后 2～6 个月患上放射性肺炎。该临床综合征程度各有不同，包括呼吸困难、咳嗽有痰、低热，X 线胸片显示模糊浸润。渗透和组织损伤通常局限于已遭辐射的器官。病人随后可能出现不完整的肺泡浸润和支气管充气征，而这可能发展为急性呼吸衰竭，有时是致命的。肺活检对诊断是必要的。放射治疗后出现的无症状浸润无需治疗。然而，若患者出现发热或其他症状，应服用泼尼松。辐射肺炎消退后，泼尼松的用量应逐渐减少，这是因为糖皮质激素的突然停用可能使肺炎加重。辐射治疗后，辐射纤维化可能推后发生；其发生的标志是活动时呼吸困难。辐射纤维化通常是轻微的，但它可发展为慢性呼吸衰竭。因此，治疗为持续性。

典型的辐射肺炎会导致肺纤维化，其原因是辐射作用下出现了局部细胞因子的释放，如血小板源生长因子 β、肿瘤坏死因子、白细胞介素、辐射区转化生长因子 β。约 10% 的患者会发生免疫介导的放射性肺炎；由 T 细胞介导的双边肺泡导致辐射区外的浸润。这种形式的辐射肺炎症状通常没有后遗症。

肺炎对接受癌症治疗的病人来说是常见病。细菌性肺炎通常会导致 X 线胸片上的局部渗透。治疗是针对致病菌。发热病人出现弥漫性肺间质浸润时，鉴别诊断方法很多，包括：感染卡氏肺孢子虫肺炎；病毒感染包括巨细胞病毒、腺病毒、单纯疱疹病毒、带状疱疹、呼吸道合胞体病毒，或细胞内病原体如支原体、军团菌种；药物或辐射的影响；肿瘤进展；非特异性肺炎；真菌性疾病。肺感染中，对机会性致病菌的检测仍然是一个挑战。诊断工具包括：X 线胸片、CT 扫描、支气管镜检查和支气管肺泡灌洗、纤维支气管镜刷检、气管活检、细针穿刺活检、开放肺活检。除了细胞培养外，卡氏肺囊虫的支气管肺泡灌洗液的评量及聚合酶链反应和血清半乳甘露聚糖测试均可提高诊断率。中性粒细胞缺乏的、发热、胸部浸润的癌症患者应最先接受广谱抗生素治疗。新的或病灶持久的渗透不应采取广谱抗生素，该观点与经验性抗真菌治疗的观点仍有争议。对发热性中性粒细胞减少的患者，当两侧浸润扩散持续时，无论有无应用红霉素，均应使用广谱抗生素及甲氧苄啶-磺胺甲基异治疗。在一些情况下，添加一种抗病毒制剂是必要的，如接受同种异体造血干细胞移植的患者。如果病人情况在 4d 内未得到改善，则应进行开放肺活检。支气管镜检和支气管肺泡灌洗可用于不适合手术的病人。

对不发热的肺浸润患者、心力衰竭和多处肺栓塞应另行进行鉴别诊断。

中性粒细胞减少性小肠结肠炎

中性粒细胞缺乏可引发盲肠及周围组织的炎症和坏死，而这会使治疗急性白血病复杂化。不过，此病可能涉及胃肠道的任何部分，包括小肠、阑尾和结肠。这种并发症中也发现于其他形式的癌症患者身上(接受紫杉醇治疗和接受高剂量化疗)(图 54-5)。病人会出现右下腹疼痛，而且在发热和中性粒细胞减少时，疼痛会经常容易反弹、还会出现腹胀。水样腹泻(通常含有噬黏膜)和菌血症也很常见，而且可能合并出血。腹部立位 X 线片通常没有诊断价值，CT 扫描显示明显的肠壁增厚，特别是在盲肠，存在肠壁水肿、肠系膜病变、腹水。超声波图显示患者肠道壁厚＞10mm，则有较高的死亡率。然而，肠壁增厚明显在患难辨梭状芽孢杆菌结肠炎患者身上更加突出。只有在那些小肠结肠炎和局部缺血的病人身上，才会发现气动肠炎胎弧菌。小肠和大肠的联合诊断方可断定小肠结肠炎。快速的广谱抗生素和鼻胃管吸引可逆转病程。尽管需克服凝血障碍，但手术干预对严重的、伴有中性粒细胞减少的小肠结肠炎(症状为穿孔、腹膜炎、坏疽的肠，或胃肠道出血)病例却是扭转性的。

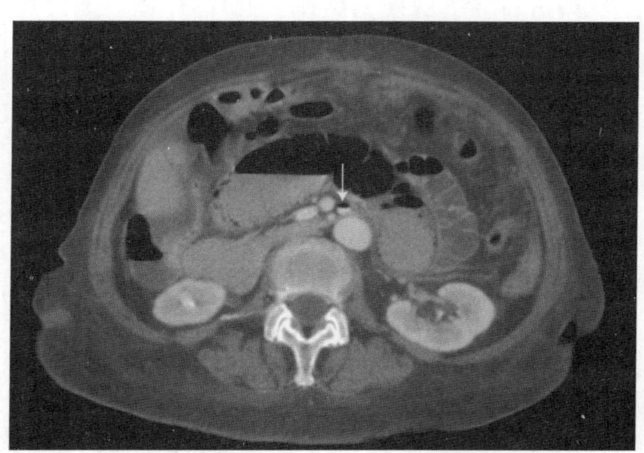
A

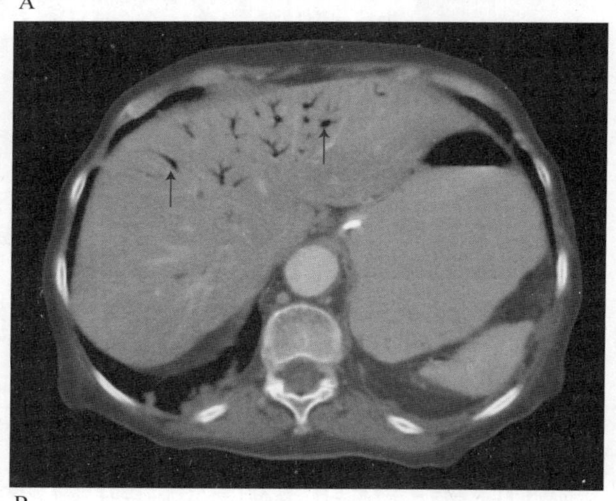
B

图 54-5　计算机断层扫描(CT)扫描一个 72 岁的女病人(化疗后患有中性白细胞减少症的小肠结肠)

A. 肠系膜下静脉(箭头所指)中气体和积气的肠壁；B. 上腹部 CT 扫描显示门静脉内气体(箭头)

难辨梭状芽孢杆菌结肠炎的发病率在增加。相比以前研究的菌株，新株梭状芽孢杆菌会产生约 20 倍的毒素 A 和 B。随着化疗的进行，难辨梭状芽孢杆菌的风险也在增加，如果不能排除假膜性结肠炎，则应该添加抗生素覆盖的梭状芽孢杆菌。

出血性膀胱炎

接受环磷酰胺或异环磷酰胺治疗的病人有引发出血性膀胱炎的风险。这两种药物代谢产生丙烯醛，而丙烯醛是为强大的化学刺激物，由尿排出。长期接触丙烯醛或高浓度的丙烯醛可导致膀胱刺激和出血。症状包括严重血尿、尿频、排尿困难、尿烧灼感、尿紧迫感、尿失禁、夜尿症。此病最好的治疗是预防。保持较高的尿流量可减少发生风险。此外，美司钠可对此代谢产物进行解毒，并可与药物一起进行治疗。美司钠通常为当天异环磷酰胺服用量的 3 倍剂量，如果出血性膀胱炎炎症发展，则维护一个高尿流即可满足对其的支持性护理。若无有效的非手术治疗，则用 0.37%～0.74%的甲醛溶液冲灌膀胱，大多数情况下 10min 即可止血。半胱氨酸也可作为一种有效的冲灌。前列腺素(卡前列素)可抑制此病程。极端的情况下，才需进行下腹部动脉的结扎、尿转移或胆囊切除术。

出血性膀胱炎也可发生在接受骨髓移植的患者身上。骨髓移植时，早发性出血性膀胱炎与治疗方案(如环磷酰胺、异环磷酰胺)中的药物有关；晚发性出血性膀胱炎通常是由多瘤病毒或 11 型腺病毒引发。尿液多瘤病毒的负荷或结合移植物抗宿主病，与急性出血性膀胱炎的进展相关。PCR 为基础的诊断测试通常会检测出病毒原因。病毒性出血性膀胱炎的治疗主要是维持性；如果可能的话，减少免疫抑制药物的应用。尽管据报道小样本研究中的西多福韦是有效的，但抗病毒治疗仍未经批准。

抗肿瘤的药物过敏反应

很多抗肿瘤药物可导致过敏性反应。这些反应是不可预知的并会对病人的生命造成潜在危险。大多数反应发生在注射用药期间或数小时内。引起急性过敏反应常见的药物有紫杉烷、铂化合物、天冬酰胺酶、依托泊苷、生物制剂(包括美罗华、贝伐单抗、曲妥珠单抗、吉妥珠单抗、西妥昔单抗、阿仑单抗等)。一些药物(如紫杉烷)的急性过敏性反应通过发生在第一次或第二次使用时。铂化合物引发的过敏性反应发生在与该化合物的长时间接触后。皮试能识别出与卡铂接触而引发的过敏性反应的高危患者。治疗前预处理，组胺 H_1 和 H_2 受体拮抗剂，以及糖皮质激素均可减少紫杉烷类过敏反应的发生率，尤其是紫杉醇。尽管采用预处理，过敏性反应仍有可能发生。这种情况下，可小心尝试对过敏性反应的再次预处理，但需联合其他药物。

（杨　舒　杨静悦　译）

第 55 章

Chapter 55

癌症及其治疗的后期影响

Carl E. Freter　Dan L. Longo

在一千多万的美国癌症幸存者中。绝大多数会有癌症及其治疗所带来的后遗症，他们正承受着这些治疗以外因素的长期影响，如医学问题、心理社会功能障碍、经济困难、性功能障碍及就业和保险上的歧视。其中许多问题是由癌症治疗直接引起的。因为具有更多治疗方法的恶性肿瘤的患者存活时间较以往更长，所以因不规范或过度治疗所带来的伤亡人数逐渐增加。患者、癌症专家和普通内科医师每天都要处理这些治疗所带来的影响。虽然儿童白血病、霍奇金淋巴瘤和睾丸癌的长期幸存者已经让我们增加了对癌症治疗影响的了解，尤其随着新的治疗方法的使用，患者生存时间更长，研究人员和医师也不断学习更多知识。但是如何缓解治疗所带来的影响，其发展步伐依旧很慢，部分原因是缺乏新的、有效的、毒性更小的，且具有更小“附带损害”治疗药物，以替代具有已知毒性的药物。癌症治疗的影响类型各异。一般情况下，最终的途径是不可修复地损害 DNA。外科手术能够导致功能障碍，包括导致吸收困难和移除的身体部位功能丢失等。辐射可能损害末梢器官的功能。如前列腺癌症患者的功能消失、继发肺纤维化、意识认知障碍、动脉粥样硬化加重和继发性癌症。正如本章中所讨论的，癌症化疗可以作为一种致癌物质并且有千变万化的其他毒性。表 55-1 中列出了治疗的长期影响。

治疗的第一目标是根除或控制恶性肿瘤。后期治疗影响的确证明了该治疗的不断成功。他们的发病率强调了开发出更小长期发病率和病死亡率更有效的治疗方法。同时，具有一种远见感和相对风险感是很有必要的；对长期并发症的恐惧不应阻止应用有效的(尤其是有疗效的)癌症治疗。

心血管功能障碍

化疗药物

癌症化疗药物的心血管毒性包括心律失常、充血性心力衰竭(CHF)、心包疾病及周围性血管疾病。因为这些心脏毒性很难区分是否与癌症治疗相关，所以也很难确定其引起心脏毒性病源学方面的机制。在临床中，癌症患者治疗中伴发心血管疾病应高度重视，排除与治疗的相关性。具有典型心肌损伤，往往是剂量依赖的，与心脏中的自由基产生及药物代谢产物蓄积相关。Fe(Ⅲ)-多柔比星复合物损伤 DNA、细胞核和细胞质膜及线粒体。使用＞450～550mg/m^2 多柔比星的约 5%的病人会发展为 CHF。与蒽环霉素剂量有关的心脏毒性显然不是一个阶梯函数，而是一个连续函数。我们发现，具有 CHF 的少数病人蒽环霉素的剂量显著降低。高龄、其他伴随性的心脏疾病、高血压、糖尿病和胸部放射疗法都是非常重要的诱因，可促进蒽环霉素发生相关的 CHF。蒽环霉素相关的 CHF 很难治愈，其死亡率高达 50%，这标志着预防至关重要。一些蒽环霉素，如米托蒽与低毒性相关，而且连续给药治疗或封装在脂质体中的多柔比星与低心脏毒性相关。右丙亚胺是一种细胞内铁螯合剂，可以限制米托蒽的毒性，但是限制化疗效果的担忧也限制了这种药物的使用。监测患者的心脏毒性主要包括定期进行多门核素血管扫描评估左心室射血分数[多门核素血管造影术(MUGA)]或心脏超声。磁共振(MRI)这种技术在监测过程中不够规范而没有被广泛使用。在临床中，在累积剂量较高的患者会增加监测频率，排除其他的危险因险，用于治疗早期发现并治疗 CHF 或其他心脏病。

表 55-1　癌症治疗的后期影响

外科手术程序	影响	
切断术	功能损失	
淋巴结清除术	淋巴水肿风险	
造口术	造成社会心理影响	
脾切除术	脓毒症风险	
粘连术	阻塞风险	
肠接合术	吸收不良综合征	
放射疗法	影响	
器官		
骨骼	骨骼发育过早结束，并产生骨质坏死	
软组织	萎缩、纤维化	
延髓	神经精神系统损伤，认知功能紊乱	
甲状腺	甲状腺功能减退、葛瑞夫兹症、癌症	
唾液腺	口干、龋齿、味觉障碍	
眼睛	白内障	
心脏	心包炎、心肌炎、冠状动脉疾病	
肺	肺纤维化	
肾	功能减退、高血压	
肝脏	功能减退	
肠	吸收障碍、肠狭窄	
生殖腺	不孕症、过早绝经	
所有器官	形成继发性肿瘤	
化学疗法		影响
器官	药物	
骨骼	糖皮质激素	骨质疏松症、缺血性坏死
延髓	甲氨叶酸、阿糖孢苷(Ara-C)、其他	神经精神系统损伤、认知能力下降
末梢神经	长春新碱、铂类药物、紫杉烷	神经病变、听力损失
眼睛	糖皮质激素	白内障
心脏	蒽环霉素、曲妥珠单抗	心肌症
肺	博来霉素	肺纤维化
肾	铂类药物、其他	肺部过敏症
肝	多种药物、甲氨蝶呤	功能减退、低镁症、功能突变
生殖腺	烷基化药物、其他	不孕症、过早绝经
骨髓	多种药物	发育不全、脊髓发育不良、继发性白血病

蒽环类药物是目前应用最普遍的一种心毒性药物。曲妥珠单抗通常应用在 HER2 阳性乳腺癌的辅助治疗或晚期治疗中，有时也与蒽环类药物一同使用，人们认为它可以产生相加或可能的协同毒性。与蒽环类药物相比，曲妥珠单抗产生的心脏毒性不是剂量相关的，而是可逆的，并且与蒽环类药物与心脏肌原纤维的病理变化无任何关联，它具有一种不同的作用机制，对内在心脏修复机制有一定抑制作用的。如早期心功能测试中描述的一样，其毒性通过 3～4 份剂量的蒽环类药物进行常规控制。

其他心毒性药物包括拉帕替尼、磷酰胺氮芥（环磷酰胺）、异环磷酰胺、白细胞介素-2、伊马替尼和舒尼替尼。

放射疗法

放射疗法包括可能引起心肌间质纤维化、急性和慢性心包炎、心瓣膜病和加速过早动脉粥样硬化冠状动脉疾病的心脏。重复或过高（>6000cGy）的放射剂量具有较大风险，如同步或间断进行心毒性癌症化疗药物治疗，治疗后 9 个月出现高峰的急性心包炎症状，包括呼吸困难、胸痛和发热。慢性缩窄性心包炎可能会在放射治疗后 5～10 年出现恶化。心脏瓣膜病包括可导致乳头肌功能失调的主动脉瓣闭锁不全，造成二尖瓣反流的纤维化。斗篷式放射野会将致命性心肌梗死的风险增加 3 倍，导致加速冠状动脉疾病。颈动脉放射同样会增加栓塞性脑卒中的风险。

治疗 化学疗法和放射疗法诱发心血管疾病

化学疗法和放射疗法诱发心血管疾病的疗法与癌症治疗无关疾病的疗法基本相同。中断损伤性药物是第一步。利尿药、流体和限钠及抗心律失常药物通常对治疗急性症状有一定疗效。血管紧张素转化酶(ACE)抑制药或一些病例中β肾上腺素受体阻滞药(卡维地洛)对后负荷减少产生很好的效果,洋地黄也有很好的治疗效果。

肺功能障碍

化疗药物

博来霉素会产生活性氧自由基,并导致肺炎。肺炎可扩散至整个肺部的,下叶更加严重,与射线照射或间质磨玻璃的出现相关。此毒性与剂量相关并受剂量限制。肺对二氧化碳的扩散能力是对毒性与修复的敏感测量,也是为博来霉素治疗前的预测的基本基准值。相加或协同风险因素包括年龄、先前肺部疾病及肺部接受放疗和高浓度吸氧与其他化学疗法的配合使用。其他肺毒性相关的需值得注意的化疗药物包括丝裂霉素、亚硝基脲、多柔比星与放射、吉西他滨联合周用多西紫杉醇、甲氨叶酸和氟达拉滨。高剂量烷化剂、环磷酰胺、异环磷酰胺和美法仑频繁使用在造血干细胞移植中,配合全身放射治疗。这种疗法可能或导致严重的肺纤维化和(或)肺静脉闭塞病。

放射疗法

放射性肺炎的风险因素包括高龄、状态不佳、先期肺功能损伤、放射时间和剂量。肺损伤的剂量"阈值"被认为在5~20Gy的范围内。血氧不足和劳力型呼吸困难为典型特征。细高啰音有可能是常伴发的物理特征,发热、咳嗽和胸膜炎性胸痛为常见症状。虽然肺炎可能发展至放射野之外,有时也会涉及对侧未受辐射的肺,但DL^{CO}为对肺功能障碍的最敏感测量,并且磨玻璃浸润与已辐射量相比带有尖锐边缘。

治疗 肺功能障碍

化学疗法和辐射诱导的肺炎通常为糖皮质激素反应性,除了亚硝基脲。使用1mg/kg泼尼松对急性症状和肺功能障碍进行控制,效果普遍逐渐变弱。对于持续很久的糖皮质激素疗法,需要通过质子泵抑制药、高血糖管理、加强感染管理和类固醇性骨质疏松症的预防和治疗,进行胃肠保护。给予必要剂量的抗生素、支气管扩张剂、氧气和利尿剂可能在肺炎管理中起着很大作用,并且应定期咨询肺脏学家。既往对作为肺放射防护剂的氨磷汀进行了研究,其结果不确定,氨磷汀与皮疹、疲劳和恶心有关;因此,在当时被认为是不合格的疗法。转化生长因子β(TGF-β)被认为是放射纤维病的主要诱导物,代表抗TGF-β疗法发展的治疗标的。一般说来,对于接受胸部放射疗法或博来霉素的患者,在绝对必要时及FiO_2可能最低时,应补充O_2。

神经功能障碍

化疗药物

由于目前更为积极的治疗与护理,使癌症患者活得更久,同时后期毒性反应得以更多的发现,化疗及放疗引起的神经障碍不管从发生率和严重性都较以往明显上升。对于髓磷脂、胶质细胞和神经元的直接效果受到影响,作为机制的细胞骨架、轴突运输和细胞代谢都发生了改变。

长春碱可产生一种典型的"长袜手套式"神经病,其麻木和刺痛感可发展至运动功能丧失,这和剂量紧密相关。末梢感觉运动的多发性神经病明显包含深部腱反射的丧失,最初是疼痛和温度感觉的丧失,接着是本体感觉和振动性的丧失。这需要详细的病历和体检,由于药物毒性,由经验丰富的肿瘤专家决定何时必须停药。更温和的毒性通常能够渐渐得全部溶解掉。长春碱可能与颌跛行、自主神经病变、肠梗阻、脑神经麻痹有关,严重的情况下也可能与脑病、癫痫和昏迷有关。

铂类药物与感觉运动性神经病和听觉丧失有关,尤其当剂量>400mg/m^2时,需要对听觉退化的患者进行听力测定。由于非铂类药物对听觉的作用较小,在这些情况下常被替代。

在儿童存活的急性淋巴细胞白血病(ALL)患者中,治疗充分描述引起神经认知功能障碍的风险,包括结合预防性全脑照射的鞘内注射甲氨蝶呤或阿糖胞苷。仅甲氨蝶呤就能导致以嗜睡和意识障碍为特点的急性脑白质病变,这通常是可逆的。急性毒性与剂量有关,尤其当剂量>3g/m^2时,较年轻的患者有更大风险。亚急性甲氨蝶呤毒性在治疗后数周发作，常通过糖皮质激素治疗而减轻。慢性甲氨蝶呤毒性（脑白质病变）在治疗后数月或数年发作，其临床特点是逐渐丧失认知功能和局灶神经信号，这是不可逆的，受同时或异时放射疗法的推动，对于年龄较小者更加显著。

只有接受到辅助化疗的乳腺癌患者特别容易产生化疗后的神经认知衰退，这被称为“化疗脑。”在临床上与缺损的记忆力、学习能力、注意力和信息处理速度有关。根据认知能力，衰退是衰老的正常特点这个事实，难以对该问题的严重性进行评定。女性在接受乳腺癌辅助疗法后，认知能力比年龄相仿的参与者衰退速度更快，这一说法并不完全确定。此外，化疗药物对中枢神经系统（CNS）的穿透性不佳，其原因尚不清楚。还未研发出预防措施或治疗方法。该情况正在引起研究人员的关注。

在成功治疗后，很多癌症患者都经历过要承受局限性或广泛性的癌症复发。另外，这些患者可能还要承受工作、保险、压力、人际关系、财务和性方面带来的困难。医师需要借助合适的咨询或支持系统，询问这些癌症幸存者，判断是否存在这些问题。在癌症患者和幸存者中，自杀意念和自杀行为的发生率增加。

放射疗法

急性放射 CNS 毒性在数周内发作，其特点是恶心、困倦、嗜睡和共济失调，这些症状常随着时间而减轻。早期毒性在治疗后数周至 3 个月发生，其相关症状与急性毒性的症状类似，并且在病理上与可逆性脱髓鞘相关。慢性晚期放射危害在治疗后 9 个月至 10 年内发生。局灶性坏死是普通的病理学发现，糖皮质激素可能对此有效。辐射危害与总体 CNS 神经功能障碍有关，弥漫性脑白质改变在计算机断层扫描和磁共振成像中可以发现。病理上，小血管变化显著。糖皮质激素在症状上可能有帮助，但是不能改变发展进程。坏死性脑病是放疗危害最严重的后遗症，几乎总是与化疗，尤其是甲氨蝶呤相关。

头颅放疗也可能造成一系列脑垂体-下丘脑功能轴破坏引起的内分泌异常。需要高度重视、及时甄别疑似病例，及时确诊及治疗。

放射性脊髓损伤（脊髓病）呈剂量依赖性，并且在现代放射治疗过程中极少发生。接受治疗后 6～12 周可以观察到，病人颈部向前屈曲时，其脊髓自病变以下出现早期自限性电击感（莱尔米特征），通常这种情况要持续几周。由于相对辐射阻抗的存在，所以周围神经毒性很少发生。

肝功能障碍

化疗药物

标准化疗方案很少造成长期肝损伤情况。长期使用甲氨蝶呤或大剂量单纯化疗或放射疗法，如骨髓移植预处理疗法，可能导致肝小静脉阻塞病。这种潜在的致命性并发症的出现，同时伴有典型的无黄疸腹水、碱性磷酸酶升高和肝脾大。从病理上来讲，需要注意以下症状，包括静脉充血、上皮细胞增殖及由肝细胞萎缩向明显的纤维变性发展。在任何化疗期间，均须密切观察肝功能测试情况，以避免特异肝毒性和预期毒性。熊去氧胆酸片可以在骨髓移植前大剂量治疗情况下，用于阻止胆汁淤积症的发生。

放射疗法

放射性肝损伤主要取决于剂量、体积、分级，先前患有的肝病和同步化疗或异步化疗是其高危因素。一般情况下，对肝的放射剂量大于 1500cGy 时，会导致肝功能障碍，并伴有陡直的剂量-损伤曲线图。放射性肝病与肝小静脉闭塞病高度相仿。

肾功能障碍和膀胱功能障碍

铂类化合物在肾功能中不但可以引起可逆性功能不全，而且在肾病出现时，会产生不可逆毒性，加重肾功能损害并持续影响。可以观察到，由于镁流失而造成低镁血症。环磷酰胺和异环磷酰胺作为肝中首先要激发的前药，会产生分解产物（丙烯醛），而这些分解产物会造成出血性膀胱炎。上述情况可以通过采用自由基清除剂美司钠避免，这是对异环磷酰胺用药的要求。由上述药剂引起的出血性膀胱炎可能导致病人患上膀胱癌。

生殖功能障碍和内分泌功能障碍

化疗药物

烷化剂与男性和女性不育、不孕症高发率有密切关系，直接取决于年龄、剂量和治疗期。接收治疗的年龄是生育结果的一个非常重要的决定因素，青春期前的病人具有更高的耐受性。卵巢功能衰竭与年龄有关，接受治疗后，重新出现月经来潮的女性仍处于过早绝经的风险中。一般情况下，在较低强度烷化化疗过程中，男性会出现可逆性精子缺乏症。同时，长期不孕症与环磷酰胺总剂量＞9g/m^2 和高强度疗法，如造血干细胞移植过程中使用的疗法有关。对男性可以在化疗前储备精子。然而，有些癌症与有缺陷的精子发生过程有关。促性腺激素释放激素（GnRH）类似物可以保持卵巢功能。辅助生殖技术可以帮助患有化疗相关性不育、不孕症的夫妻。

放射疗法

青春期前病人的睾丸和卵巢对放射损伤的敏感性较低；精子发生是由低放射性剂量引起，完全的精子缺乏发生在 600～700cGy 范围内。相反，间质细胞的功能障碍发生在＜2000cGy 情况下；因此，内分泌功能在高放射性剂量下比精子发生过程中损失更多。勃起功能障碍发生在 80％以上的男性接受前列腺癌体外放射线治疗过程中。西地那非（和同类药物）可以有助于减轻勃起功能障碍。放射性卵巢功能损伤与年龄有关，发生在 150～500cGy 剂量范围内。过早绝经说明可能有医疗后遗症和心理后遗症。对于雌激素受体阳性乳腺癌，激素替代疗法被视为禁忌。必须注意，通过补充钙质和维生素 D 及口服双磷酸盐药物，可以维持癌症患者骨量；这可以通过骨密度测定进行监测。帕罗西汀、可乐定、普瑞巴林和其他药物对控制潮热症状非常有效。在无禁忌情况下，雌激素可以用在治疗期 5 年以下的低剂量治疗过程中，缓解症状。

接受颅脑放射疗法的儿童期癌症（如 ALL）远期存活者可能改变了瘦蛋白生物功能和生长激素缺乏症，导致肥胖及体力、运动耐力和骨密度减小。

颈部放射疗法，如霍奇金淋巴瘤，可能导致甲状腺功能减退、葛瑞夫兹症、甲状腺炎和甲状腺恶性肿瘤。促甲状腺激素（TSH）也会如期而至，当足以导致甲状腺功能减退、抑制促甲状腺激素时，可以用左甲状腺素片。

眼部并发症

糖皮质激素可引起白内障，这取决于激素在体内的持续时间和剂量、放射疗法、三苯氧胺。眼窝放射疗法可能引起失明。

口腔并发症

放射疗法可能引起口干症（口腔干燥），龋齿和牙齿发育不良也会更加严重，抑制味觉和食欲。长期使用二磷酸盐可能导致下颌骨坏死。

雷诺现象

使用博来霉素治疗的 40％病人可能出现雷诺现象，这一机制尚不清楚。

第二原发恶性肿瘤

癌症治愈的病人若有可能再患其他继发恶性肿瘤，导致癌症复发引起死亡，所以后期随访也非常重要。继发恶性肿瘤的发生是受多因素相互作用的复杂过程，包括年龄、性别、暴露环境、遗传易感性和癌症治疗本身等。在多因素作用下可导致原发肿瘤增加继发其他恶性肿瘤的风险。如肺癌患者患食管癌、头颈部癌的风险很大，反之亦然，由于共同的危险因素，包括酗酒、吸烟。确实，这些病人患第二原发头颈部癌、食管癌或肺癌的风险会增加。乳腺癌患者另一侧乳房癌的风险也随之增加。霍奇金淋巴瘤患者在治愈后亦有风险。遗传性癌症综合征，如多发性内分泌瘤病、李-佛美尼症候群、林奇综合征、多发性错构瘤综合征和加德纳综合征，都是基于遗传的继发性多重恶性肿瘤具体类型范例。癌症治疗本身不会导致这些多重恶性肿瘤的发生。而且，经常使用化疗或放疗确实会增加与治疗相关的第二原发肿瘤的可能性。DNA 修补不足会大大增加因 DNA 损坏药物而患癌的风险。因此，为这些综合治疗方法，建立治疗的综合计划非常重要，这些病人需要密切观察。对于一些危重的特殊病人，可以考虑预防性手术作为适当治疗，阻止第二原发恶性肿瘤的发生。

化疗药物

化学疗法与两种致死率高的第二原发恶性肿瘤密切相关：急性白血病和骨髓增生异常综合征。两种类型的白血病已做描述。对于采用烷化剂治疗的病人，急性髓性白血病和染色体 5 或 7 的缺失相关。生命风险为 1％～5％，随着放射疗法的进行和年龄增长增加。4～6 年间的白血病发生率最高，且有 10 年返回基线风险。急性骨髓性白血病其他类型和拓扑异构酶、染色体 10q23 易位相关。发生率＜1％，一般在治疗后 1.5～3 年发生。这两种急性白血病通常很难治疗，致死率很高。骨髓增生异常综合征随着化学疗法，尤其是慢性烷化剂疗法的进行愈发严重。这些症状经常和预后极差的白血病恶化相关。

放射疗法

接受放射的病人在治疗后第 2 个 10 年中，第二原发恶性肿瘤每年发生的概率为 1%～2%，但在 25 年后为>25%。这些肿瘤包括甲状腺癌、乳腺癌、肉瘤和 CNS 肿瘤，这些疾病通常极具侵袭性，且有不良预后。如器官、年龄、性辐射诱导继发性恶性肿瘤是乳腺癌，<30 岁，放射风险较小，但 30 年后，将以基线为准 20 倍的增加。采用皮质激素与放射治疗的患霍奇金淋巴瘤 25 岁女性到了 55 岁，患乳腺癌的风险将精确上升到 29%。

激素疗法

5 年或更长时间使用他莫昔芬内分泌治疗乳腺癌，与 1%～2%的子宫内膜癌风险有关。密切监测通常在初期有效。与使用他莫昔芬作为辅助治疗乳腺癌的卓越的疗放相比，他莫昔芬所引发子宫内膜癌而导致的病死率是很低的。

免疫抑制治疗

由于免疫抑制治疗应用于异体骨髓移植，尤其是通过去除 T 细胞并使用抗胸腺细胞免疫球蛋白或其他方式，将提高与爰泼斯坦-巴尔病毒相关的 B 细胞淋巴病产生的风险。去除 T 细胞后 10 年内的发病率为 9%～12%。如果停止免疫抑制治疗，可以完全缓解治疗疾病。

建议后续治疗

对所有既往确诊癌症患者需定期随诊并接受后续治疗。后续治疗通常是由肿瘤专家进行，但人口结构的变化表明，许多初级保健医师在缓解治疗癌症患者的后续治疗中需要接受培训。癌症患者需要了解复发的症状、体征及与治疗有关的潜在不良反应。在之前的放射野中，局部疼痛或明显的异常可进行影像学的评估。及时筛查可以有效并及时发现，如乳房 X 线检查和子宫颈涂片检查，尤其是在患者接受对指定器官进行放射时，则筛查可用于日常或定期进行。经过乳房放射后，10 年内每年需进行乳房 X 线检查。患者接受放射的区域，包括甲状腺组织应定期进行甲状腺组织测试和 TSH 测试。使用烷化剂或拓扑异构酶抑制剂治疗患者，应该每 6～12 个月进行一次全血细胞计数，血细胞减少、外周涂片出现异常细胞或大红细胞症应该通过骨髓活检，以及细胞遗传学研究，流式细胞术或适当的荧光原位杂交研究（FISH）进行评估。

随着人口的老龄化及增长，癌症幸存者的研究日益成为一个公认的话题。医学研究所和国家科学院全国研究委员会出版了专著《聚焦转变：从癌症患者到癌症幸存者》。这就提出了一个计划以提醒医师关心癌症幸存者前期治疗的完整详情，治疗的并发症、后期的症状和体征。表 55-2 描述了不同癌症类型的长期治疗影响。

表 55-2　不同癌症类型的长期治疗影响

癌症类型	后期影响
儿科癌症	多数患者至少有一个后期影响；30%的患者有中度/重度问题
	心血管：放射、蒽环霉素
	肺：放射
	骨骼异常：放射
	心理、认知及性问题
	继发性肿瘤的显著死因
霍奇金淋巴瘤	甲状腺功能障碍：放射
	早发冠心病：放射
	性腺功能障碍：化疗
	脾切除后脓毒症
	脊髓发育不良
	急性骨髓性白血病
	非霍奇金淋巴瘤
	乳腺癌、肺癌及黑素瘤
	疲劳、心理及性问题
	周围神经突变
非霍奇金淋巴瘤	脊髓发育不良
	急性白血病
	膀胱癌
	周围神经病变
急性白血病	继发性恶性肿瘤：血液学、实体肿瘤
	神经功能障碍
	矮小症
	甲状腺异常
	不孕不育
骨髓干细胞移植	不孕不育
	移植物抗宿主病（异基因移植）
	性心理功能异常
头和颈部癌症	恶劣齿列、口腔干燥
	营养不良：放射
乳腺癌	他莫西芬：子宫内膜癌
	血凝块
	芳香酶抑制剂：骨质疏松症、关节炎

续表

癌症类型	后期影响
	心肌症:蒽环霉素±放射 曲妥单抗 急性白血病 激素缺乏症症状:热潮红、阴道干涩、性交疼痛 心理社会功能障碍 “化疗脑”
睾丸癌症	雷诺现象、肾功能障碍
	肺功能障碍
	逆行性射精:外科手术
	性功能障碍(15%)
大肠癌	主要风险是继发性大肠癌
	幸存者中生活质量高
前列腺癌症	阳痿
	尿失禁(0～15%)
	慢性前列腺炎或膀胱炎:放射

前景

显然,未来面临的挑战是如何综合手术化疗、靶向药物、生物疗法、放射和利用更小毒性及不良反应达到更好治疗效果,包括治疗的后期影响。这项研究说起来容易,做起来难。随着治疗在新患者群体中(如卵巢癌、膀胱癌、肛门癌及喉癌)疗效日益显著,在新患者群体中可以发现后期影响的风险。这些群体应谨慎进行后续治疗以使此类影响得到及时发现并治疗。癌症幸存者,尤其儿童癌症幸存者将会有多种慢性危害健康的疾病,但是这些治疗的后期影响会随年龄的增长而日趋减少,从而使密切观察的必要性降低,治疗的后期影响减少。

(杨静悦　译)

彩 图

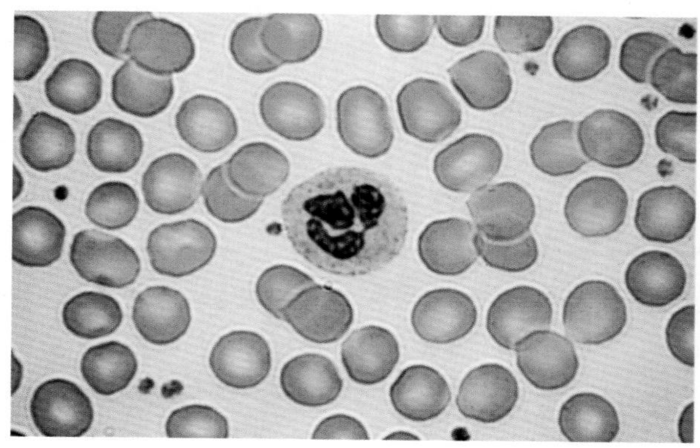

彩图 2-3 **正常血液涂片(瑞氏染色法)**

高倍镜显示正常红细胞、中性粒细胞和血小板

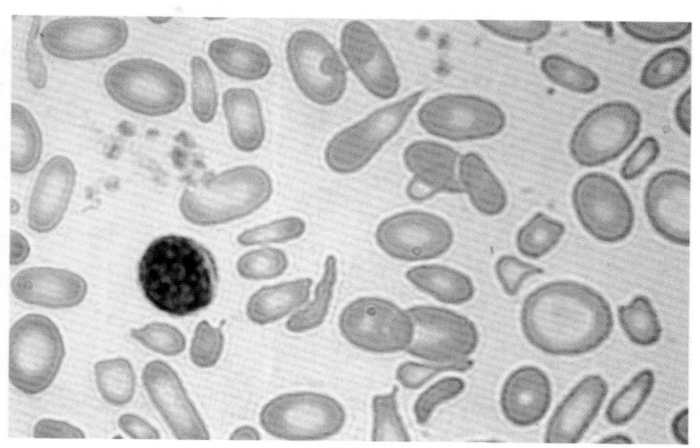

彩图 2-4 **严重缺铁性贫血**

红细胞的大小和形状(异形红细胞)具有明显的差异,小细胞低色素(红细胞)较有核的淋巴细胞小得多

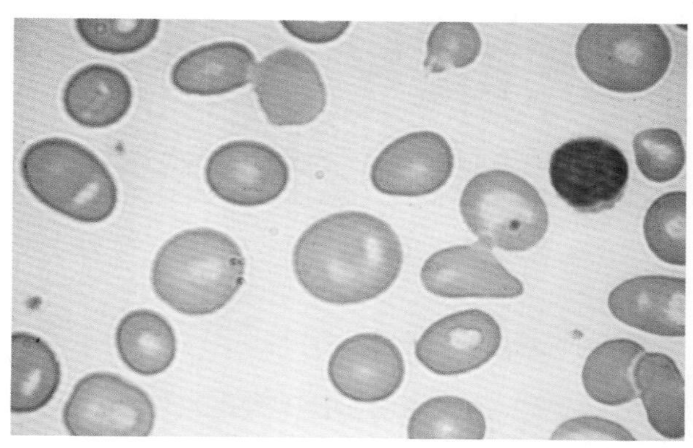

彩图 2-5 **大红细胞**

红细胞较小淋巴细胞大,血红蛋白丰富。大红细胞通常是椭圆形状(大卵圆形细胞)

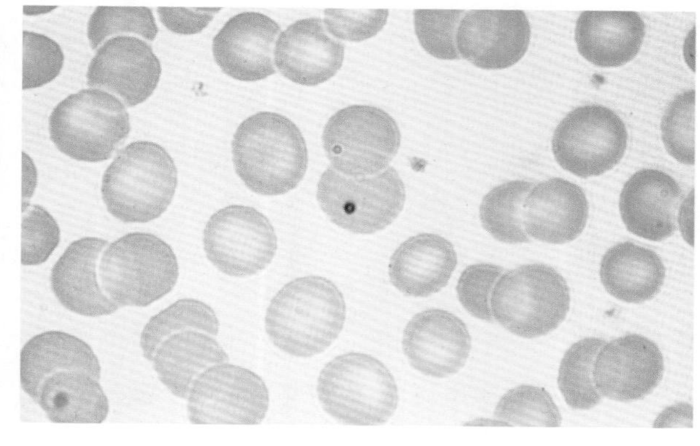

彩图 2-6 **豪-焦小体**

在脾没有功能的情况下,核残留物不能从红细胞完全去除,残留物被瑞氏染液着色为蓝色均质颗粒状包涵体

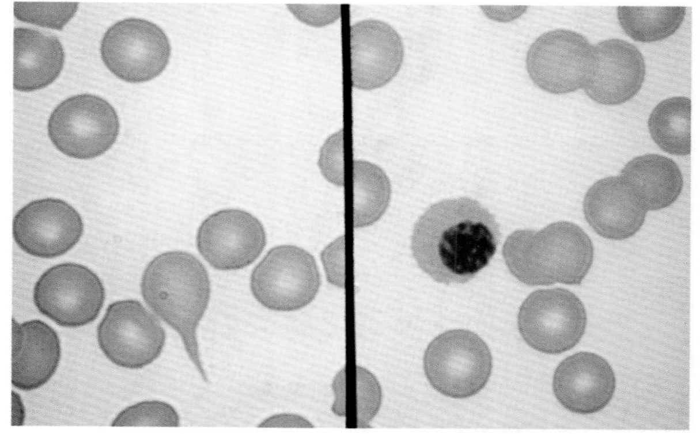

彩图 2-7 **骨髓纤维化红细胞的改变**

A. 泪滴形红细胞;B. 有核红细胞。这些形态可见于骨髓纤维化

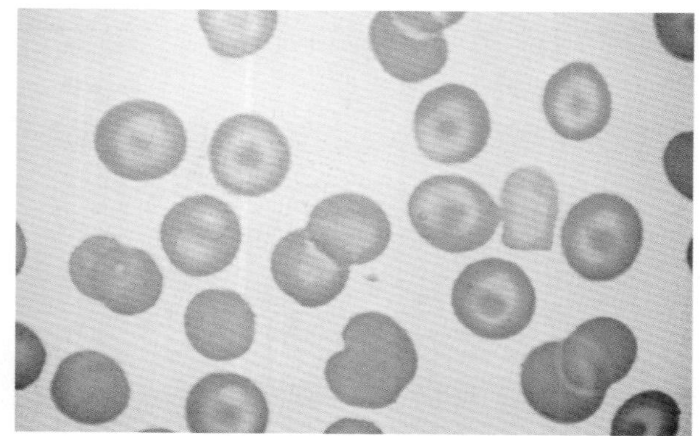

彩图 2-8 **靶形细胞**

靶形细胞具有靶心的外观,可在地中海贫血和肝病患者看到

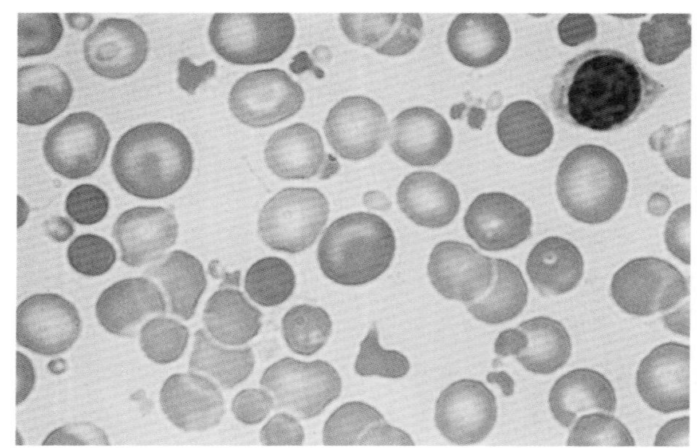

彩图 2-9 **红细胞碎片**

红细胞会成为碎片，在外周循环中的红细胞可见异形小体，如安装机械心脏瓣膜后

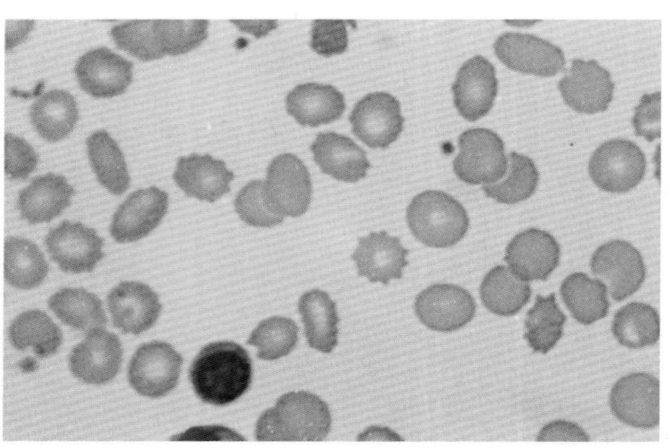

彩图 2-10 **尿毒症**

在尿毒症患者红细胞可有大量规则间隔的、具小刺的突触。这种细胞称为毛刺细胞，很容易与不规则毛刺棘区分（图 2-11）

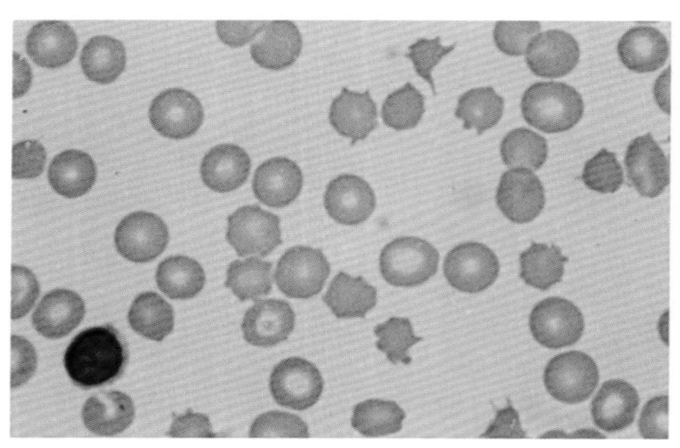

彩图 2-11 **棘突红细胞**

棘突细胞是指异形红细胞包含几个不规则分布的刺状突触。这种形态异常的细胞被称为棘突细胞

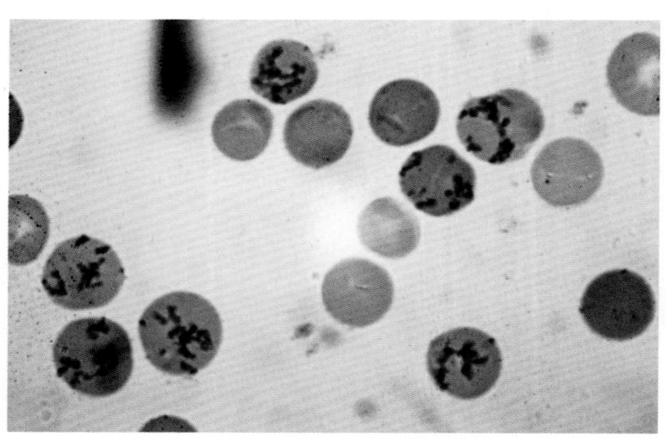

彩图 2-12 **网织红细胞**

亚甲蓝染色显示残余 RNA 在刚产生的红细胞中的分布

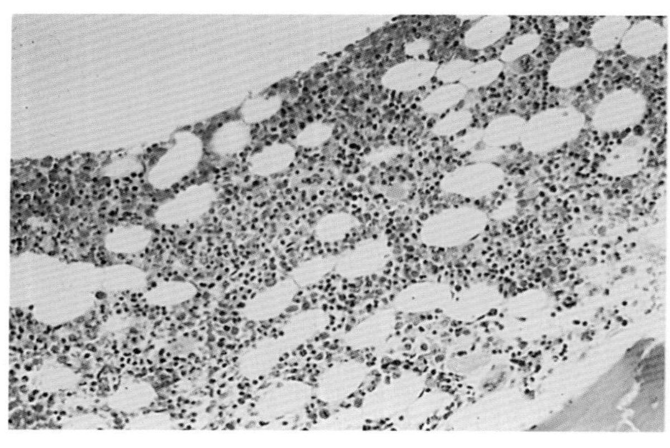

彩图 2-14 **正常骨髓**

这是一段用苏木精和曙红（H&E）染色的正常骨髓活检低倍镜图。请注意有核细胞成分占 40%～50%，脂肪（浅染区）占 50%～60%的面积

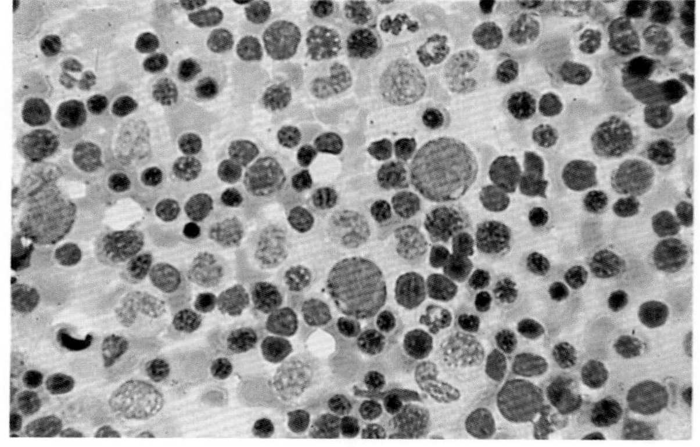

彩图 2-15 **红系增生**

这个骨髓象显示红系增生，当骨髓出现急性失血或溶血时，正常的骨髓即出现代偿性增生。粒/红比约为 1∶1

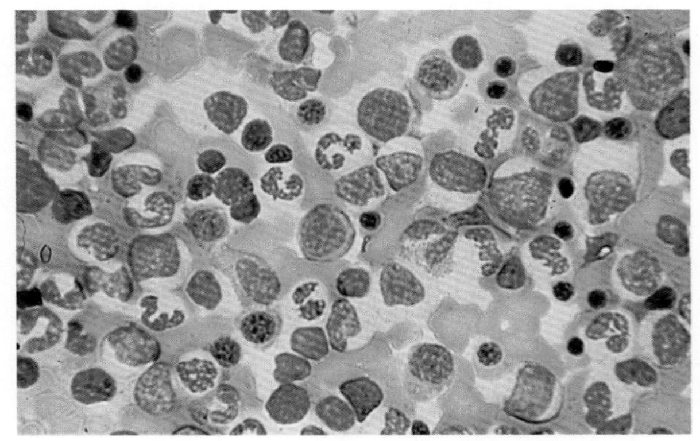

彩图 2-16 **髓系增生**

这个骨髓象显示髓系或粒细胞谱系中的细胞增生，可能是骨髓对感染的正常反应。髓细胞/红细胞比>3∶1

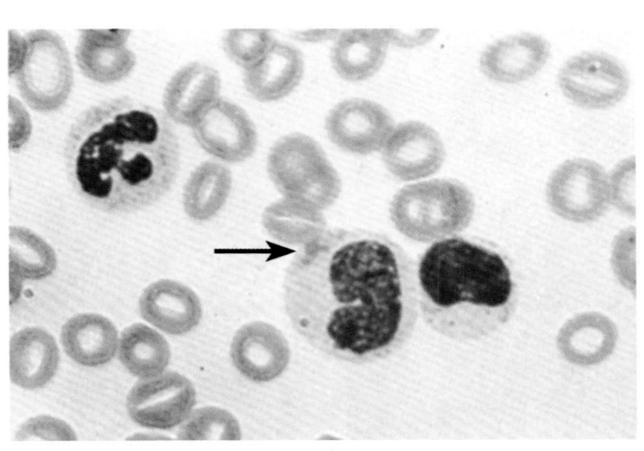

彩图 5-3 **中性粒细胞 Döhle 小体**

中心区域香肠形状的细胞核是一个杆状核中性粒细胞。Döhle 小体是在中性粒细胞的非颗粒状区域出现的离散的、蓝染的颗粒。它们是聚集的粗面内质网

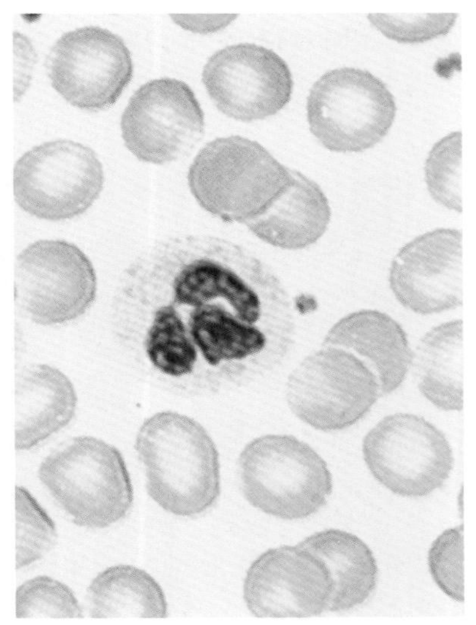

彩图 5-4 **正常的粒细胞**

正常的粒细胞具有分叶核，深染、成堆的染色质；细致的中性颗粒分散于细胞质中

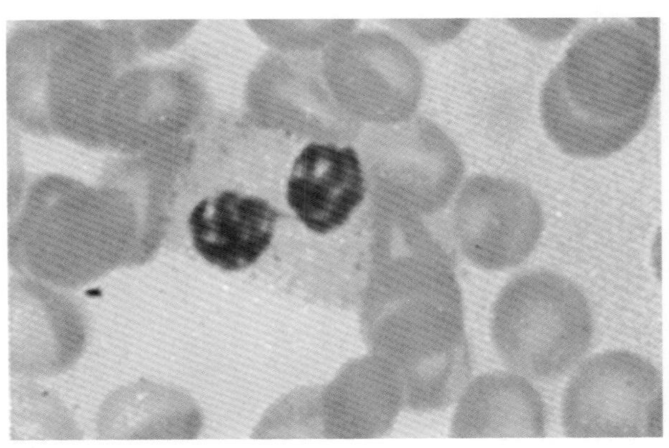

彩图 5-5 **佩-胡异常**

良性异常，粒细胞大多呈现双叶。细胞核通常为眼镜状的或者“夹鼻眼镜”的形状

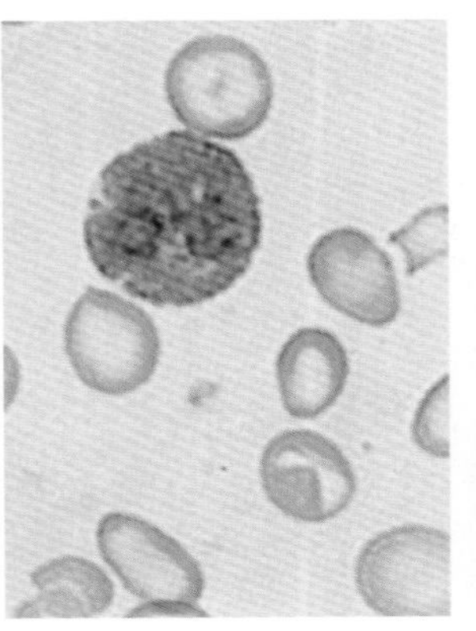

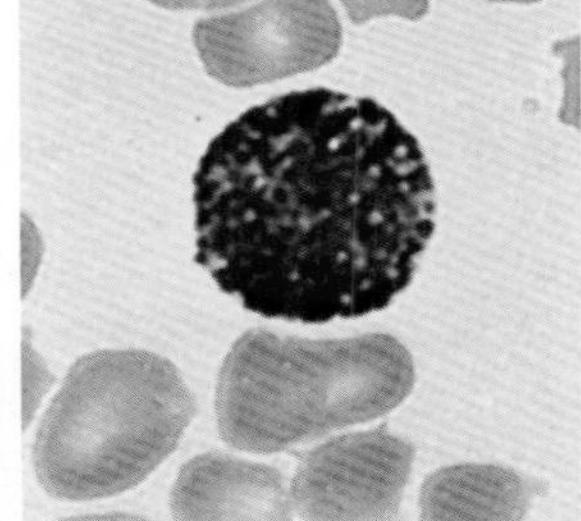

彩图 5-6 **正常嗜酸性粒细胞和嗜碱性粒细胞**

嗜酸性粒细胞包含大而明亮的橙色颗粒，通常为一个双叶的细胞核。嗜碱性粒细胞含有大黑紫色颗粒填充整个细胞并遮蔽原有细胞核

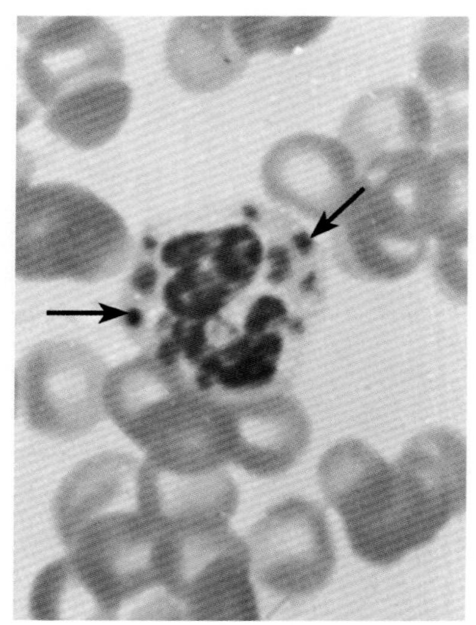

彩图 5-9 Chédiak 东银综合征

粒细胞包含巨大的细胞质颗粒聚集、天青与特殊颗粒(箭头)的融合形成的。大异常颗粒见于其他含颗粒的细胞

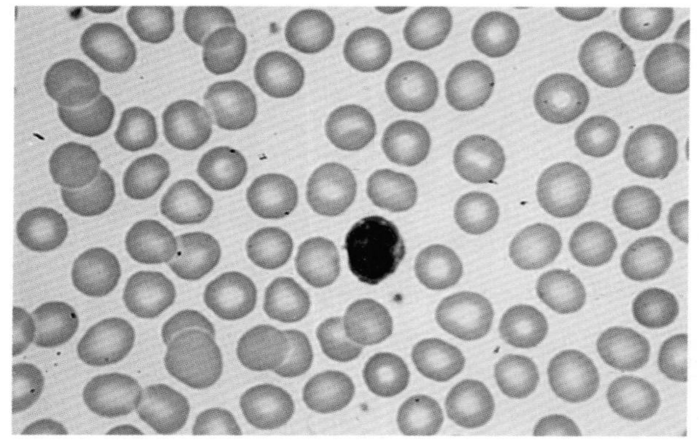

彩图 6-1 **正常外周血涂片**

视野中央为小淋巴细胞。红细胞的直径和小淋巴细胞的胞核直径相近

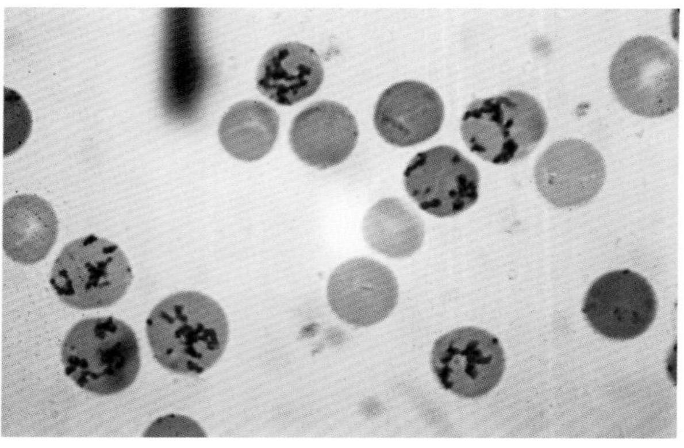

彩图 6-2 **网织红细胞计数准备**

这幅新亚甲蓝染色血涂片显示了大量深染网织红细胞(该细胞包含了深蓝色的 RNA 沉积物)

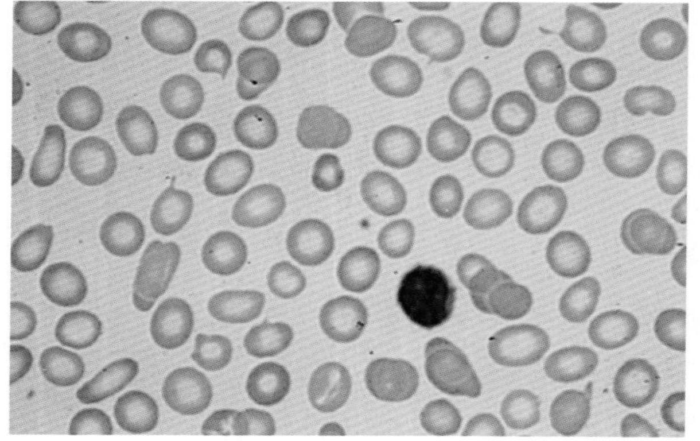

彩图 6-3 **缺铁性小细胞低色素性贫血**

视野内小淋巴细胞可用于评估红细胞大小

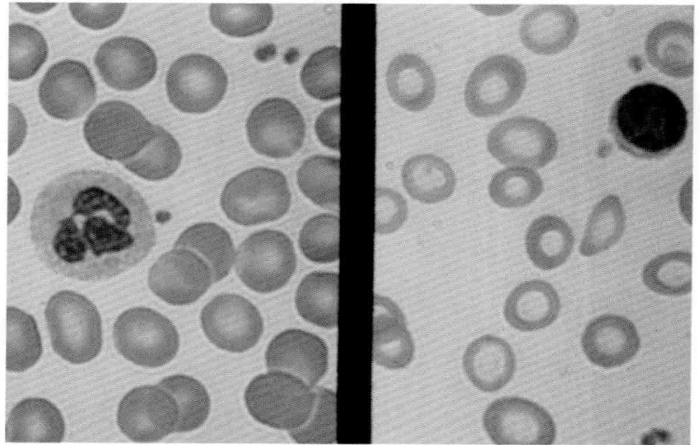

彩图 6-4 **缺铁性贫血与正常红细胞的对比**

小红细胞相较正常红细胞(细胞直径$<7\mu m$)体积小，有或没有血红蛋白减少

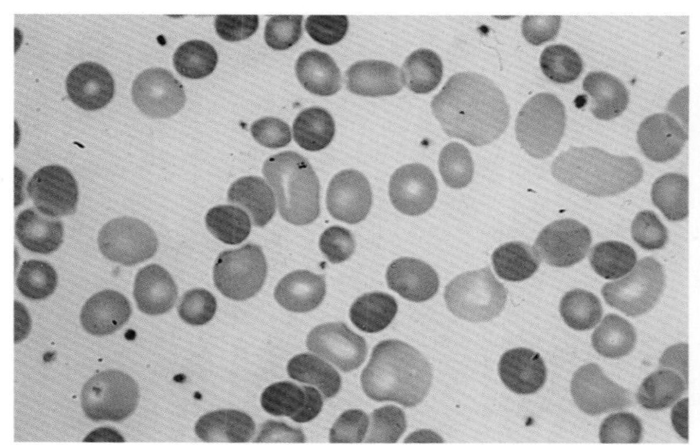

彩图 6-5　**多染色性**

大体积红细胞伴淡紫色着色

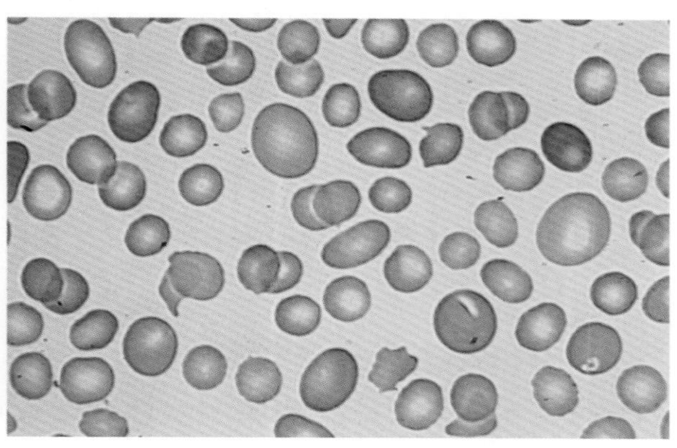

彩图 6-6　**大红细胞症**

这些细胞体积上较普通细胞大（平均红细胞容积>100），形态上近似椭圆形。一些形态学家称之为大卵形红细胞

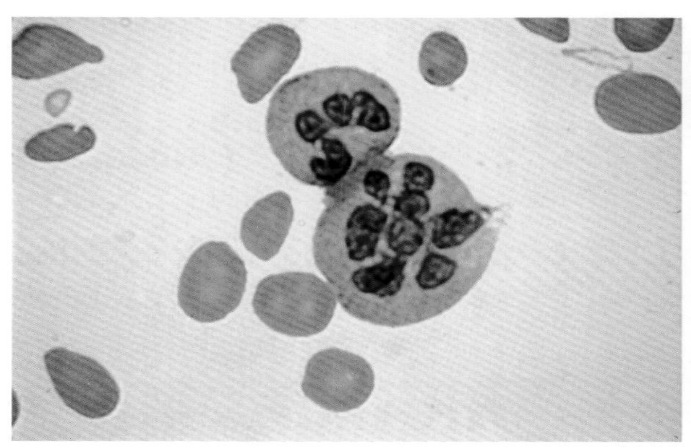

彩图 6-7　**多叶核嗜中性粒细胞**

多叶核嗜中性粒细胞（多形核白细胞）比正常的中性粒细胞体积要大，有 5 个或更多的核分叶。通常见于叶酸或维生素 B_{12} 缺乏

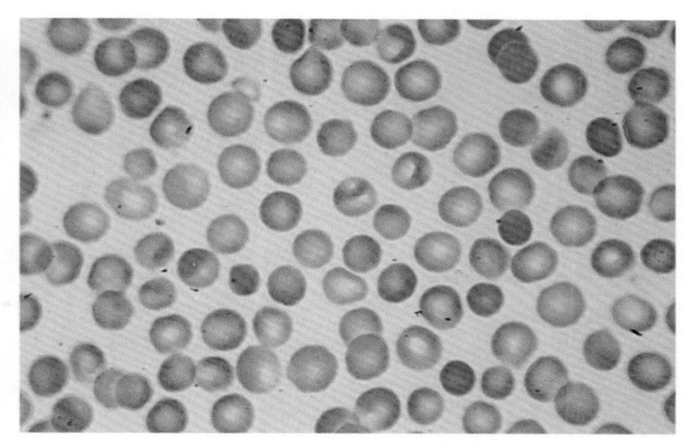

彩图 6-8　**球形红细胞症**

注意小的深染的细胞，细胞中央无淡染区域

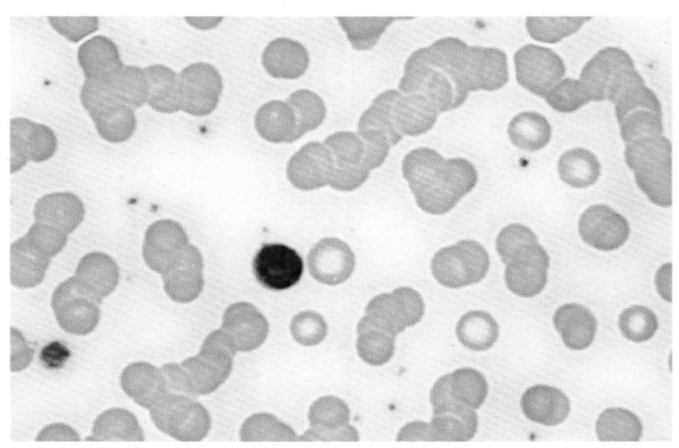

彩图 6-9　**缗钱状红细胞**

小淋巴细胞位于视野中央。红细胞如同钱币一样排成一排，通常和血清蛋白水平升高有关

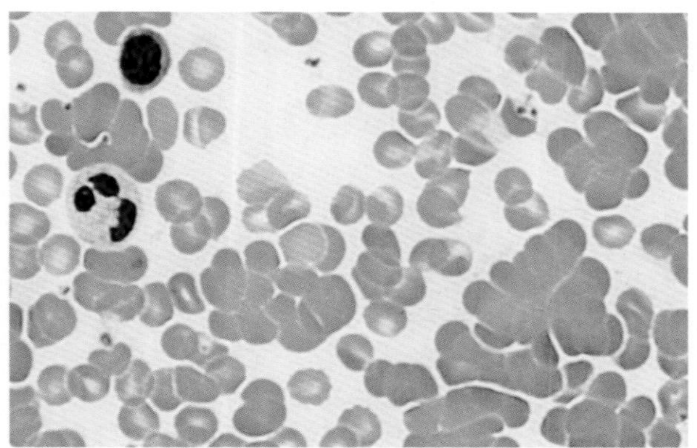

彩图 6-10　**红细胞凝集**

小淋巴细胞和分叶核中性粒细胞位于视野左上方。注意不规则的红细胞聚集团块

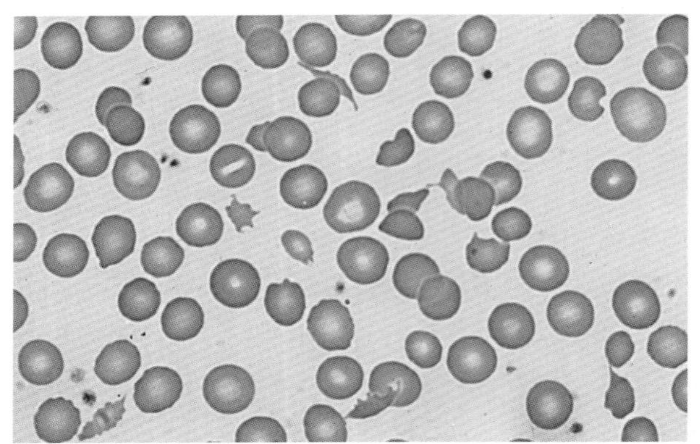

彩图 6-11　**碎片状红细胞**
心脏瓣膜性溶血

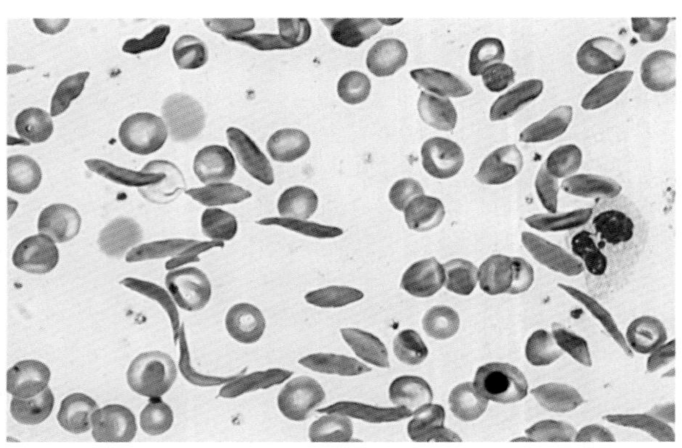

彩图 6-12　**镰状红细胞**
纯合子的镰状红细胞疾病。有核红细胞和中性粒细胞也出现在视野中

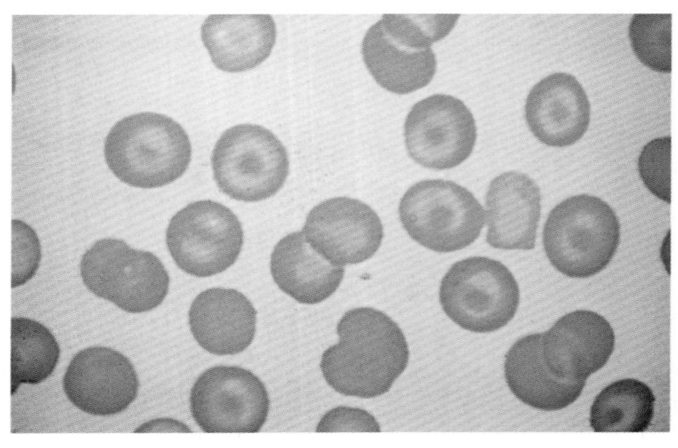

彩图 6-13　**靶形细胞**
靶形细胞可以通过牛眼征来确定。肝病和地中海贫血会出现少量的靶形细胞。大量的靶形细胞通常见于血红蛋白 C 疾病

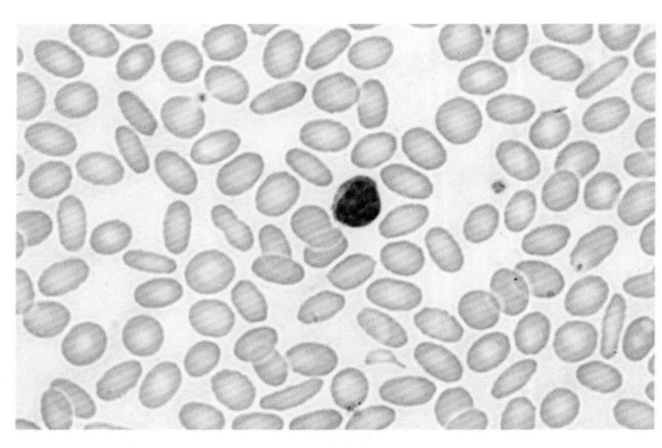

彩图 6-14　**椭圆形红细胞增多症**
视野中央是小淋巴细胞。椭圆形的红细胞和细胞膜结构的破坏有关，通常是因为血影蛋白突变

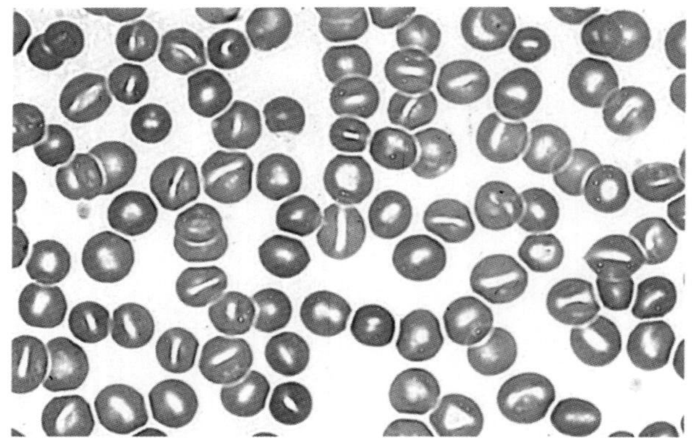

彩图 6-15　**口形红细胞增多**
红细胞的特征是出现较宽的裂缝或气孔。经常见于人为导致的脱水的血涂片。这些细胞可见于溶血性贫血，也可见于红细胞缺水或含水过多等情况

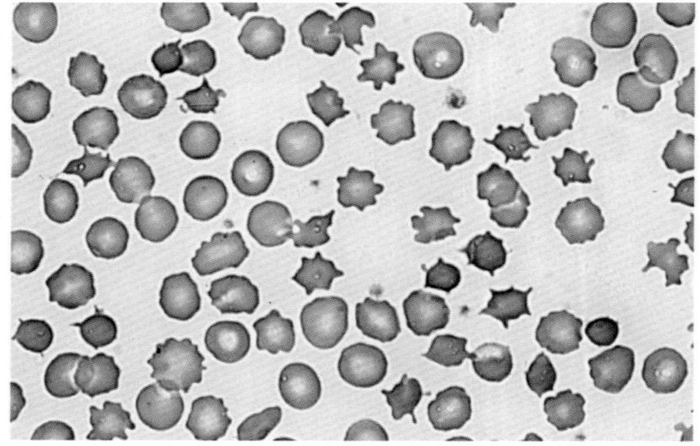

彩图 6-16　**棘红细胞增多症**
有针状骨的红细胞有两种类型：棘刺红细胞是收缩后的密集细胞，不规则的膜表面出现棘状突起，长度和宽度上差别很大；棘形红细胞有小而一致的均匀分布的膜表面突起，又称锯齿状红细胞。棘刺红细胞会出现在严重的肝损害、脂蛋白缺乏症及罕见的 Mcleod 血型的患者中。棘形红细胞会出现在严重的尿毒症、糖酵解红细胞酶缺乏和微血管性溶血性贫血的患者中

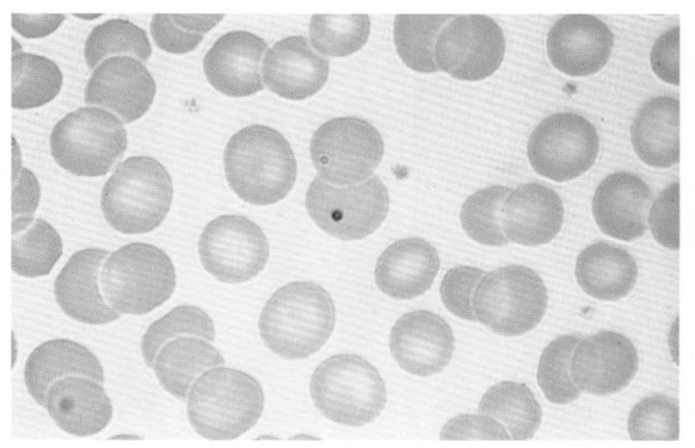

彩图 6-17 **Howell-Jolly 小体**

Howell-Jolly 小体是微小核酸残留物，正常情况下被脾清除。在脾切除术后(清除减少)和成熟/发育异常疾病(生成增多)中可以出现

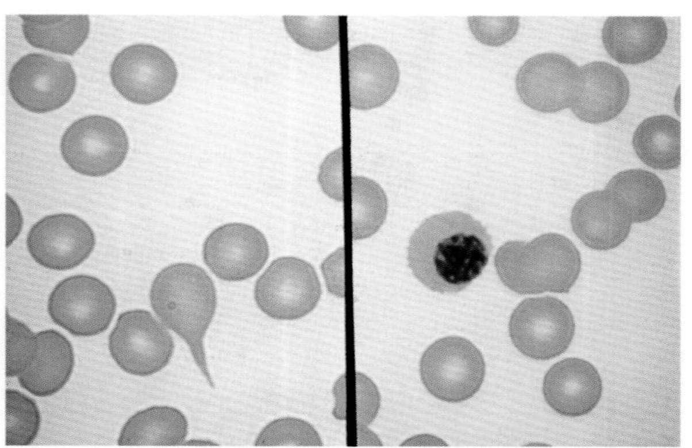

彩图 6-18 **骨髓纤维化特征性的泪珠状细胞和有核红细胞**

典型的骨髓纤维化和髓外造血会有泪珠状的红细胞(A)和有核红细胞(B)表现

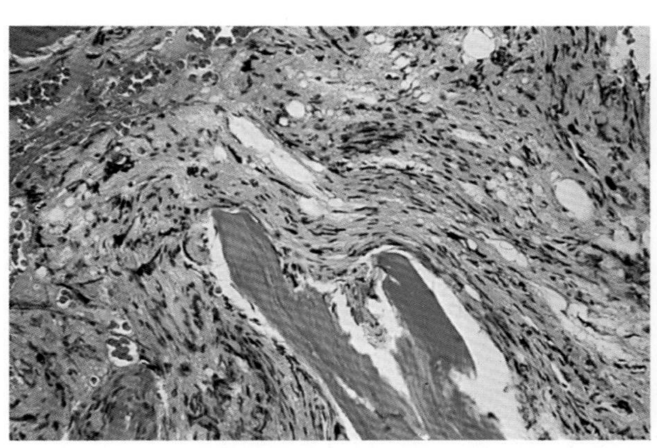

彩图 6-19 **骨髓纤维化**

骨髓前体细胞和脂肪细胞被网状蛋白纤维和胶原蛋白完全替代(HE 染色)

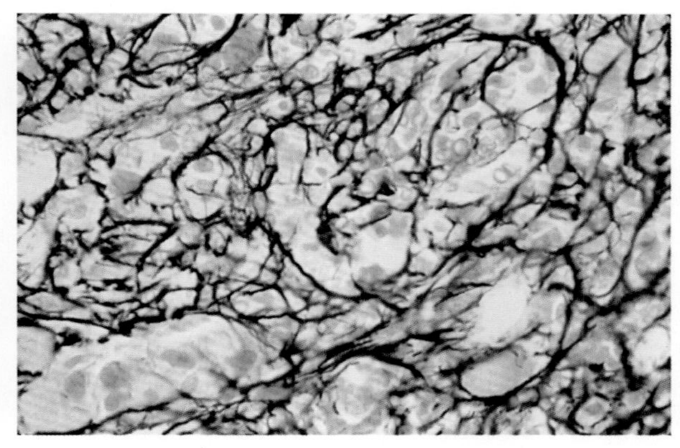

彩图 6-20 **骨髓纤维化的网状蛋白染色**

骨髓纤维化的骨髓银染显示网状蛋白纤维增多(黑染的线条)

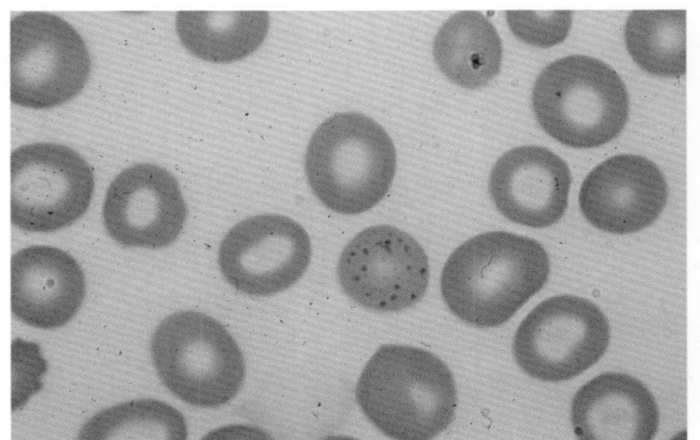

彩图 6-21 **铅中毒时的点彩红细胞**

轻度的血红蛋白减低。颗粒状点彩红细胞

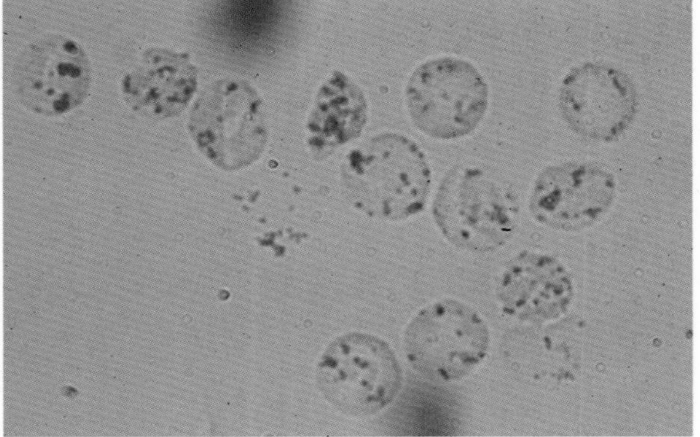

彩图 6-22 **海因小体**

结晶紫的低渗溶液和血液混合。着色的物质是细胞中变性血红蛋白沉淀物

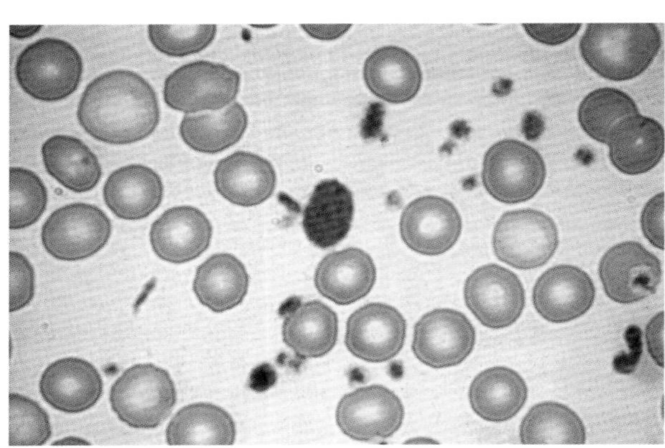

彩图 6-23 **巨大血小板**

巨大血小板伴随血小板计数的显著升高，见于骨髓增殖性疾病，特别是原发性的血小板增多症

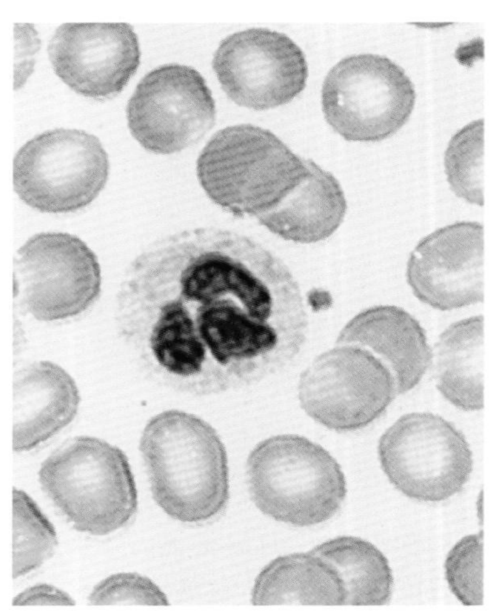

彩图 6-24 **正常的粒细胞**

正常的粒细胞有分叶核，染色体较深，集群分布；清晰的嗜中性颗粒分布于胞质各处

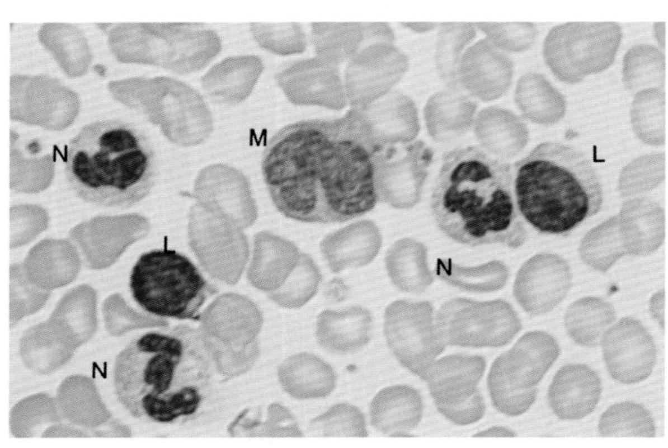

彩图 6-25 **正常的单核细胞**

涂片来源于正常人血液的白细胞层。L. 淋巴细胞；M. 单核细胞；N. 中性粒细胞

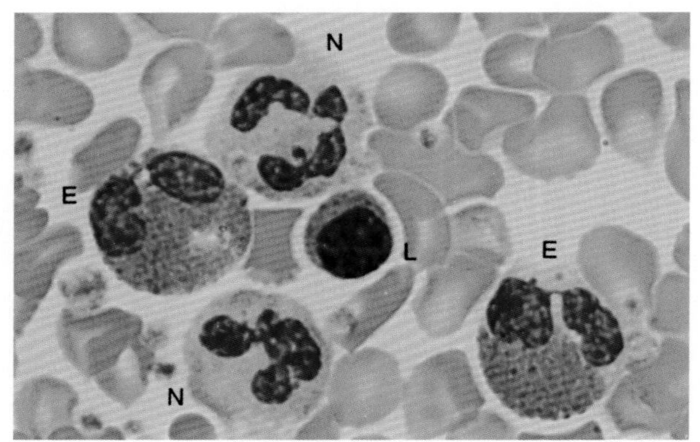

彩图 6-26 **正常的嗜酸性粒细胞**

涂片来源于正常人外周血的白细胞层。N. 中性粒细胞；E. 嗜酸性粒细胞；L. 淋巴细胞

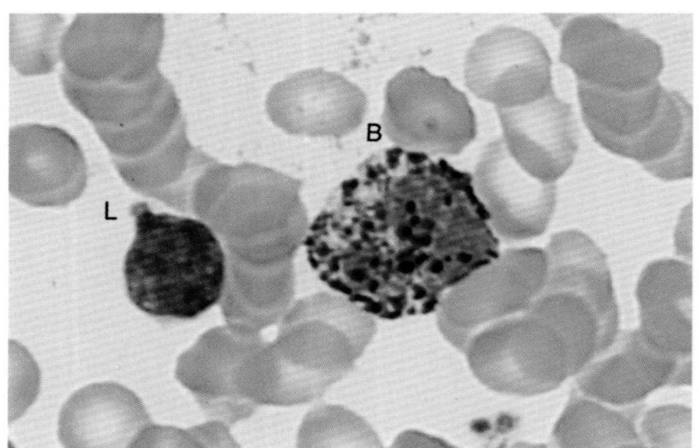

彩图 6-27 **正常的嗜碱性粒细胞**

涂片来源于正常人血液的白细胞层。L. 淋巴细胞；B. 嗜碱性粒细胞

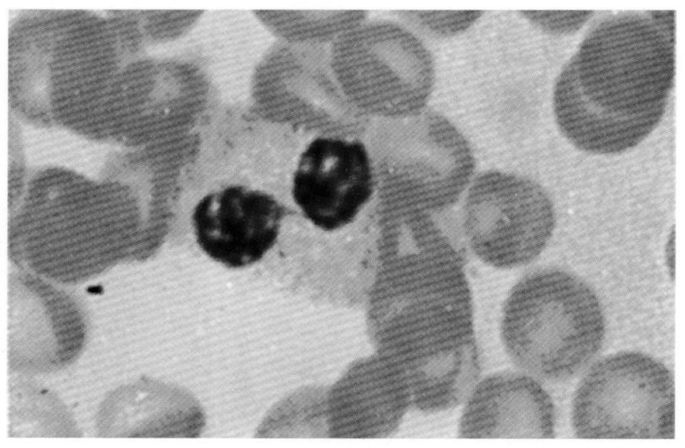

彩图 6-28 **Pelger-Hüet 异常**

良性病变，绝大多数的粒细胞是双核。很多细胞核都有一种“眼睛”征

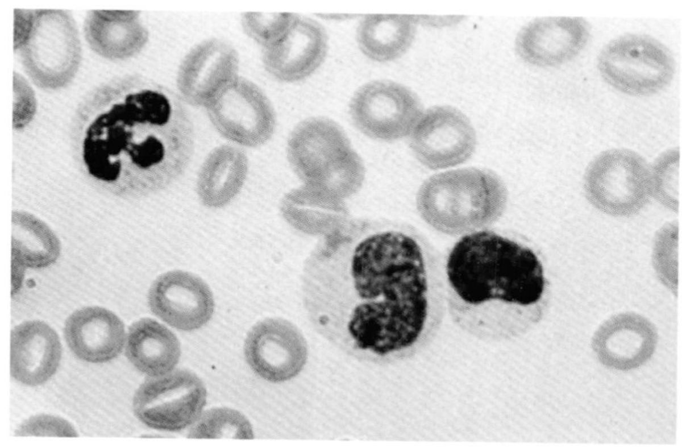

彩图 6-29　**杜勒小体**

带状核中性粒细胞内有杜勒小体。视野中央的中性粒细胞有腊肠状的细胞核即为带状核。杜勒小体是散在蓝染的非颗粒状区域，通常见于感染和其他中毒情况下的中性粒细胞的胞质外围。它们代表了粗面内质网

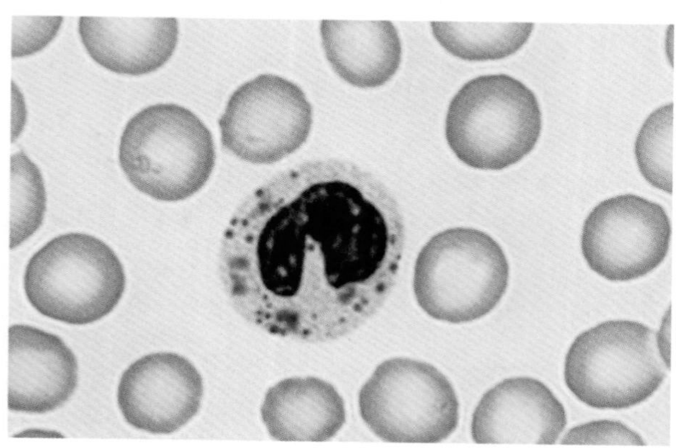

彩图 6-30　Chédiak-Higashi 病

注意中性粒细胞中的巨大颗粒

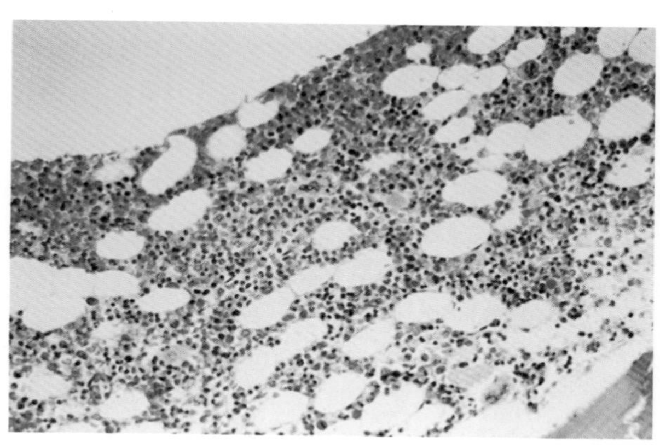

彩图 6-31　**正常骨髓**

正常成人骨髓的低倍镜图片（HE 染色），显示了脂肪细胞（空白区）和造血细胞。造血细胞区域所占比例和骨髓造血的活跃程度有关。对于成人来讲，正常骨髓的造血细胞比例为 35%～40%。如果骨髓造血细胞增多，则造血活跃。随着年龄增长，造血活跃程度下降，脂肪组织比例上升。70 岁以上的患者的骨髓造血活性只有 20%～30%

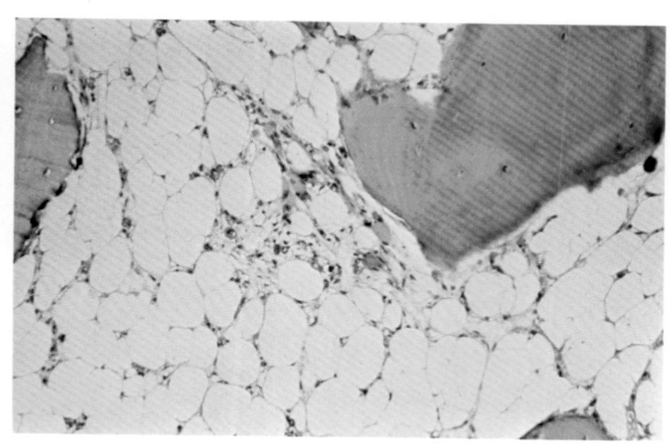

彩图 6-32　**再生障碍性贫血的骨髓**

正常的造血前体细胞几乎消失，只有脂肪细胞、网状内皮细胞及网状纤维结构

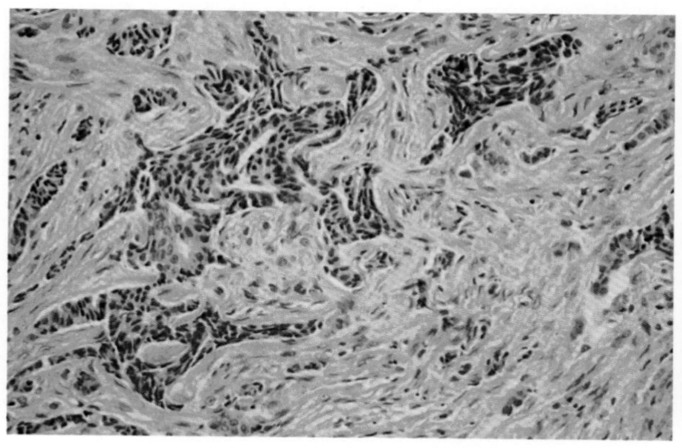

彩图 6-33　**骨髓转移癌**

骨髓活检显示转移性的乳腺癌对骨髓的浸润及继发性纤维化（HE 染色）

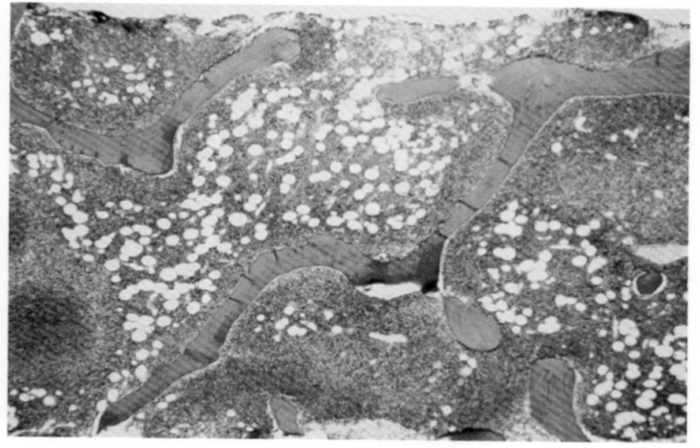

彩图 6-34　**骨髓的淋巴瘤**

骨髓活检显示淋巴瘤呈现结节状的浸润。注意淋巴瘤细胞在小梁旁的特征性定位

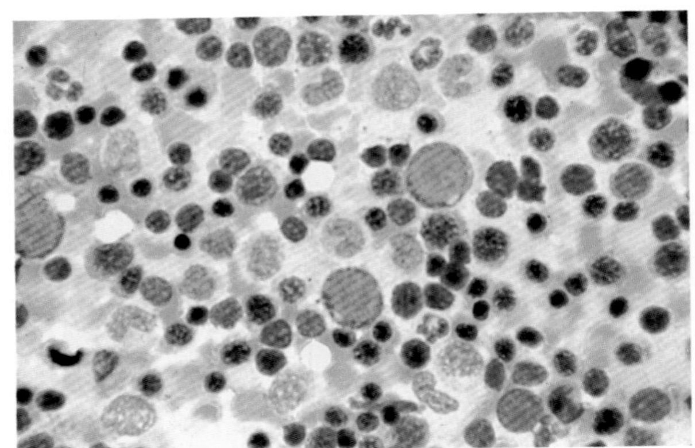

彩图 6-35　**骨髓红系增生**

骨髓涂片显示粒红比为 1∶(1～2)，为溶血性贫血或失血恢复时的典型表现

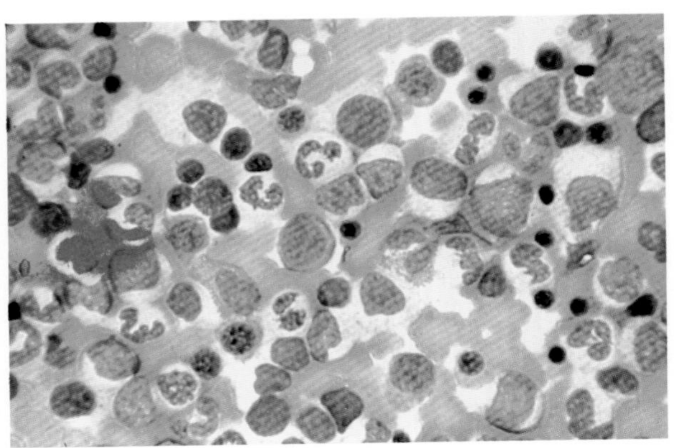

彩图 6-36　**骨髓的髓系增生**

骨髓涂片显示粒红比≥3∶1，提示红细胞前体细胞的丢失或髓细胞的增生

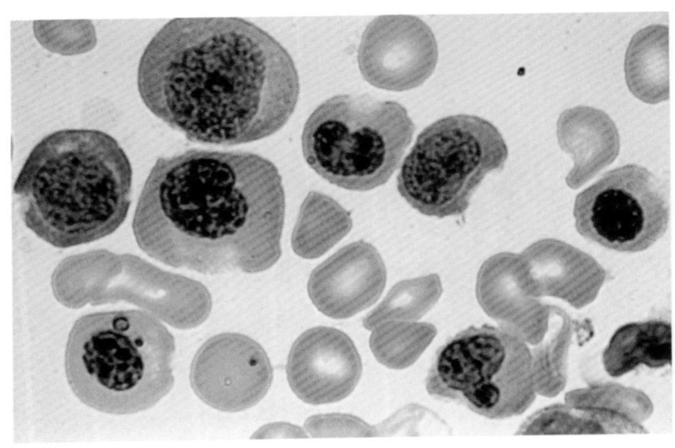

彩图 6-37　**巨幼变红细胞生成**

巨幼细胞性贫血患者的巨幼变红细胞增多，成熟延迟，核质发育不同步，胞核幼稚，胞质成熟

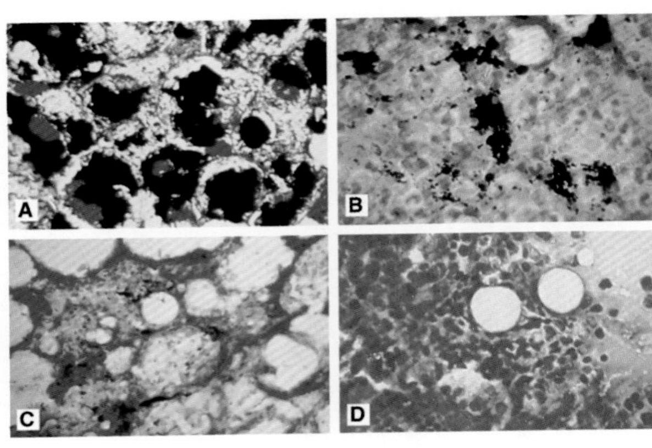

彩图 6-38　**普鲁士蓝染色骨髓铁储备**

铁储备评分可分为 0～4＋。A. 有过多的铁储备的骨髓(＞4＋)；B：正常铁储备(2＋～3＋)；C. 较少铁储备(＋)；D. 铁储备缺乏(0)

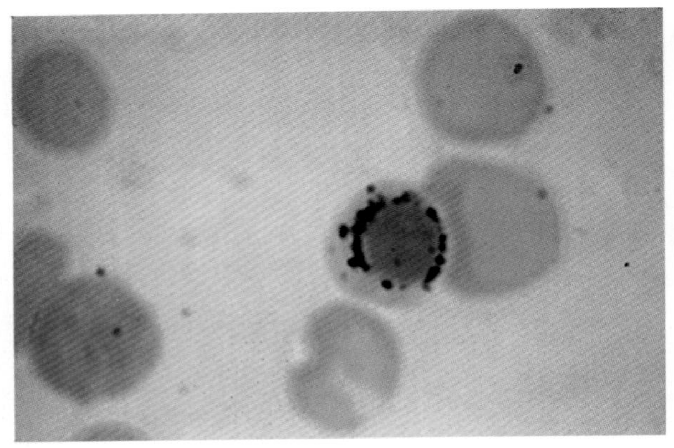

彩图 6-39　**环铁粒幼红细胞**

正色素幼红细胞，胞核周围有环状蓝色颗粒围绕(线粒体外周的铁)

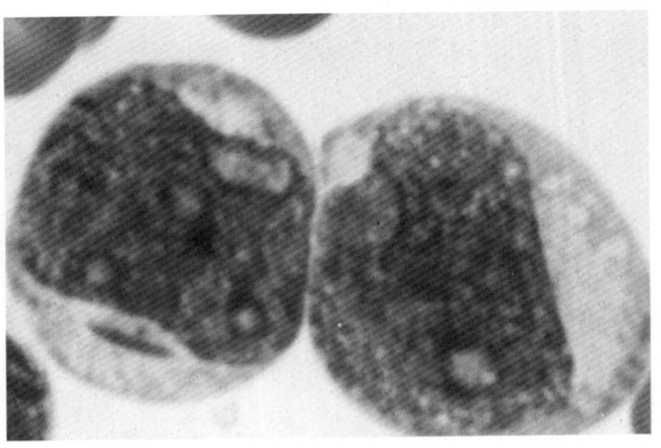

彩图 6-40　**急性髓细胞白血病**

白血病的原始粒细胞有奥氏小体。注意每一个细胞中有 2～4 个大的、显著的核仁

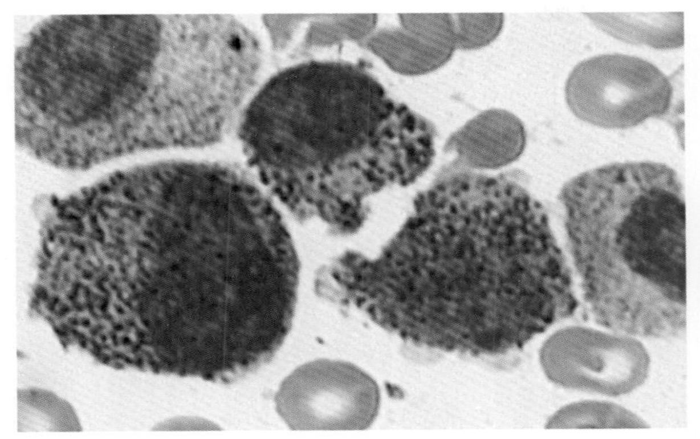

彩图 6-41 **急性早幼粒细胞白血病**

注意白血病细胞中显著的胞质颗粒

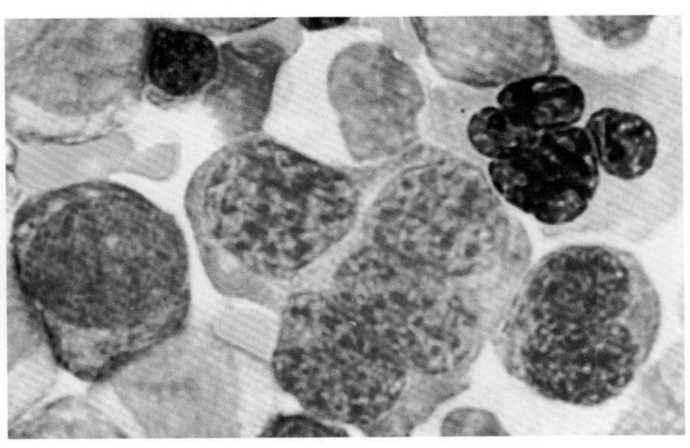

彩图 6-42 **急性红白血病**

注意巨大的异型性有核红细胞；两个是双核的，一个是多核的

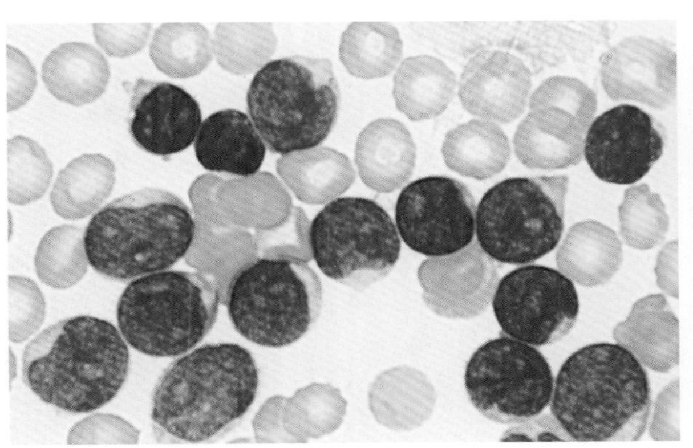

彩图 6-43 **急性淋巴细胞白血病**

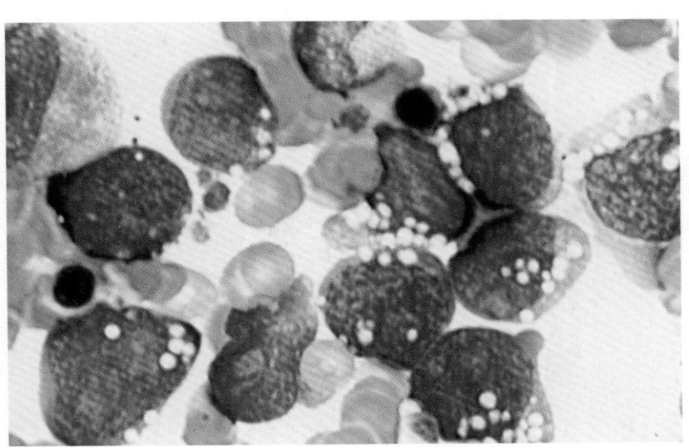

彩图 6-44 **伯基特淋巴瘤/急性淋巴细胞白血病**

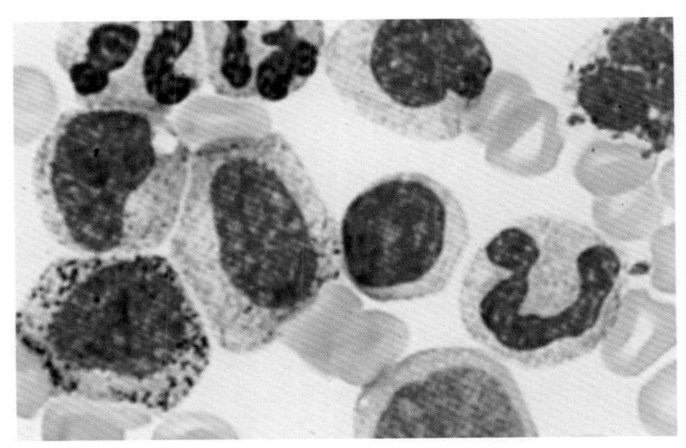

彩图 6-45 **慢性髓细胞白血病患者的外周血**

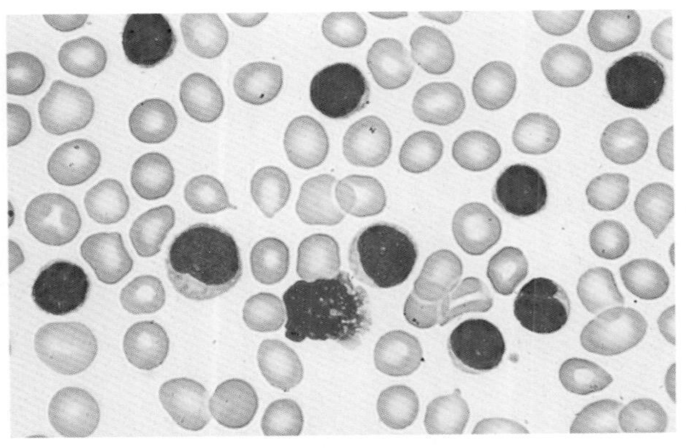

彩图 6-46 **慢性淋巴细胞白血病患者的外周血**

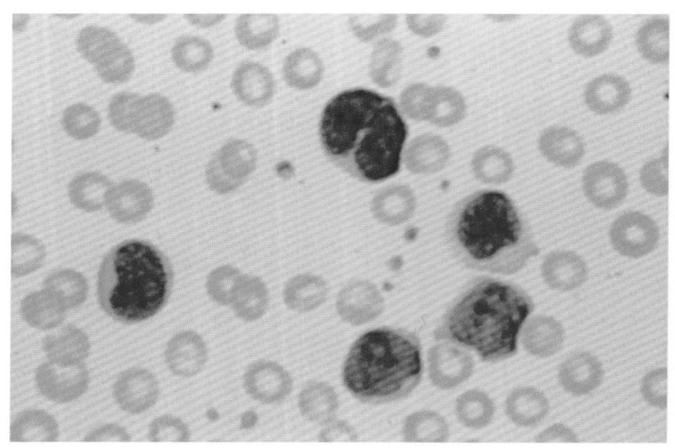

彩图 6-47　Sézary 综合征

蕈样肉芽肿患者的淋巴细胞经常可见脑回样的核（Sézary 细胞）

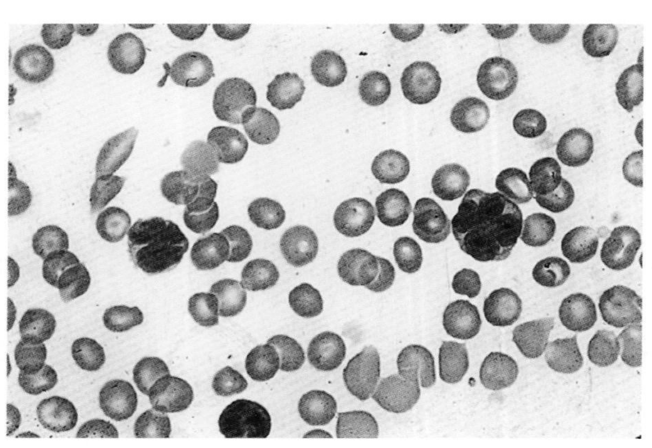

彩图 6-48　**急性 T 淋巴细胞白血病**

外周血涂片显示白血病细胞具有典型的花瓣状核

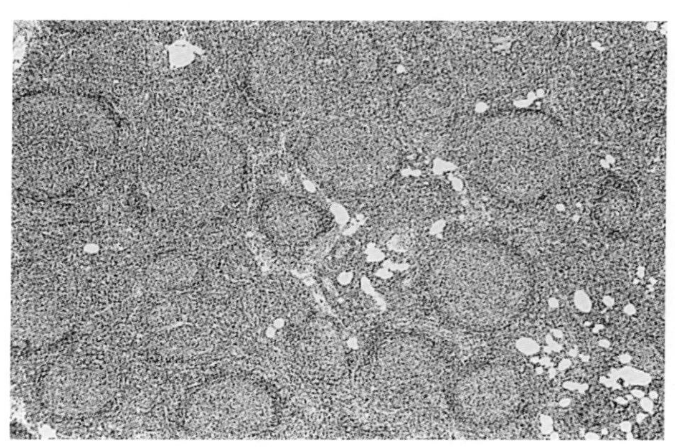

彩图 6-49　**淋巴结的滤泡性淋巴瘤**

正常的淋巴结结构被结节状浸润的瘤细胞所破坏。结节大小不一，主要包含核裂隙的小淋巴细胞和不同数量的具有空泡状染色质和显著核仁的大细胞

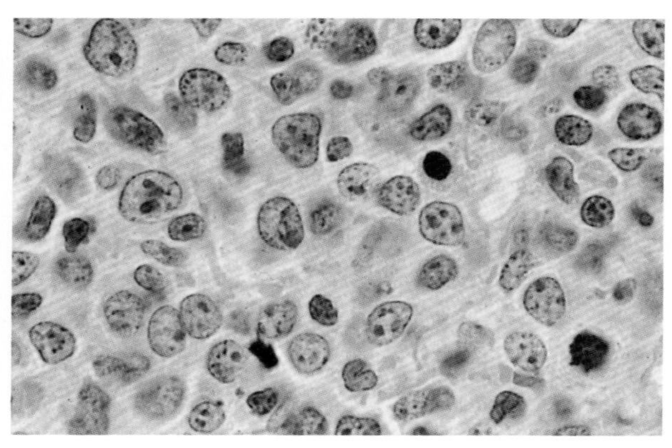

彩图 6-50　**淋巴结的弥漫大 B 细胞淋巴瘤**

瘤细胞是异型性的，但主要为大细胞，具有空泡状的染色质和显著的核仁

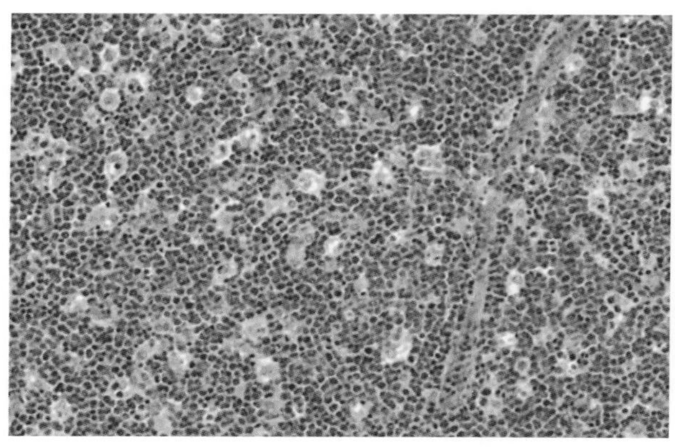

彩图 6-51　**淋巴结的伯基特淋巴瘤**

伯基特淋巴瘤的星空象。淡染区为正在清除死细胞的巨噬细胞

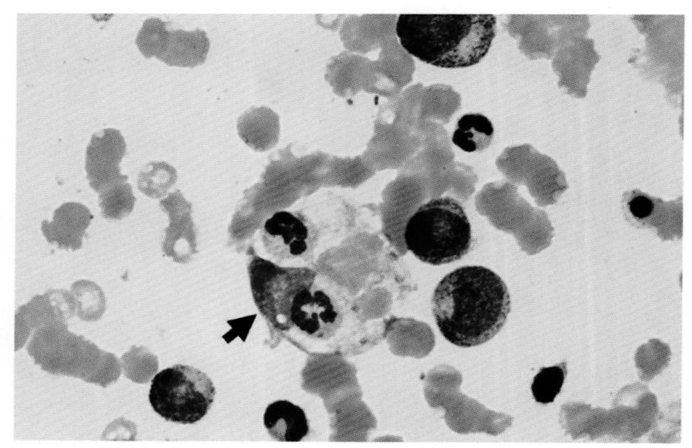

彩图 6-52　**侵袭性淋巴瘤伴噬血现象**

中间的巨噬细胞正在吞噬红细胞、中性粒细胞和血小板（Courtesy of Dr. Kiyomi Tsukimori，Kyushu University，Fukuoka，Japan.）

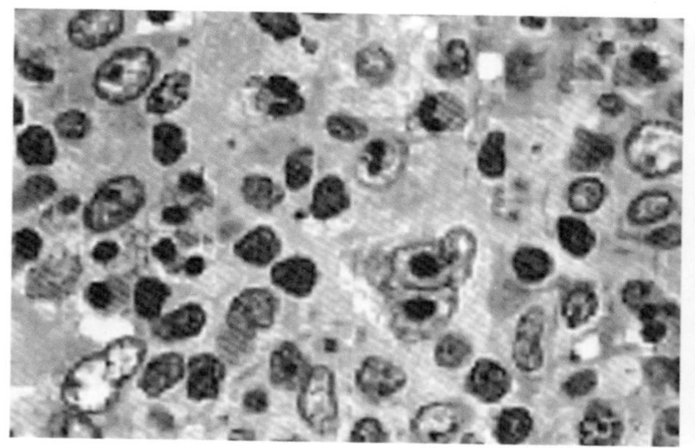

彩图 6-53　**霍奇金淋巴瘤**

视野中心为 Reed-Sternberg 细胞，具有双核的大细胞，核仁突出，典型的称之为“镜影细胞”。大多数的细胞为正常的淋巴细胞、中性粒细胞和嗜酸性粒细胞，呈现多类型细胞浸润

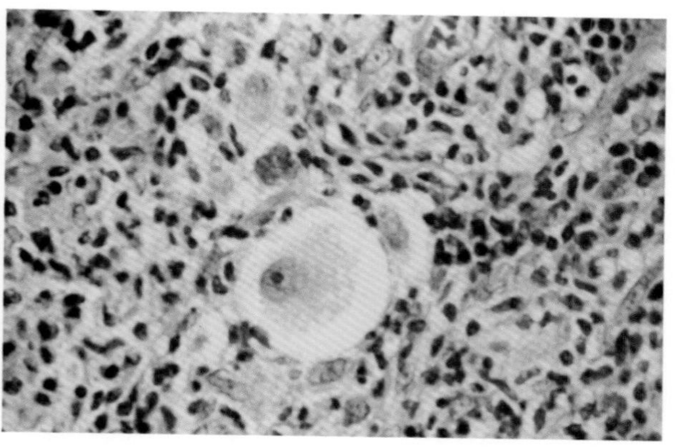

彩图 6-54　**陷窝细胞：结节硬化型霍奇金淋巴瘤的 Reed-Sternberg 细胞的变体**

结节硬化型 HD 患者的高倍镜下观察到单个核陷窝细胞，胞质收缩，与周围细胞形成透明空隙

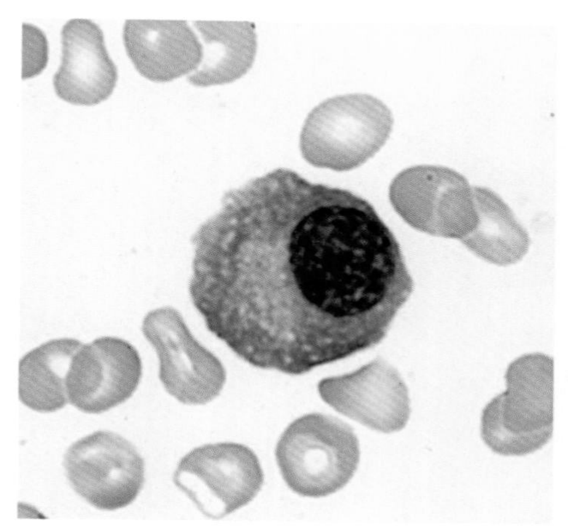

彩图 6-55　**正常浆细胞**

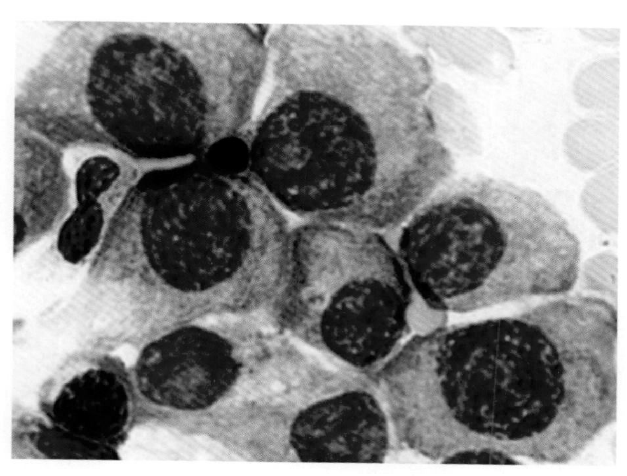

彩图 6-56　**多发性骨髓瘤**

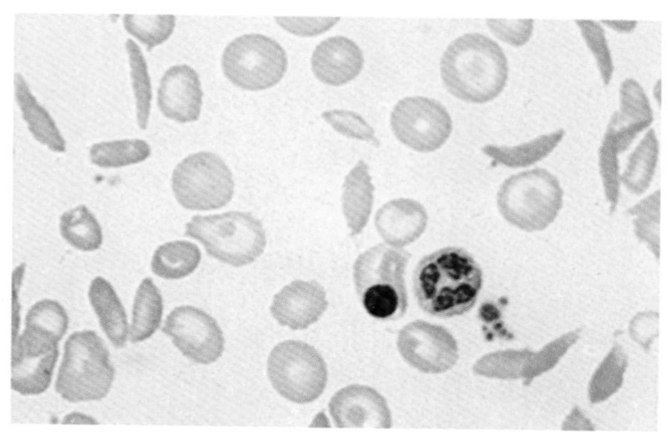

彩图 8-4　**镰状细胞贫血**

此图中外周血涂片上可看到代表性的镰状红细胞，呈现拉长的、月牙形红细胞。也见到靶形红细胞

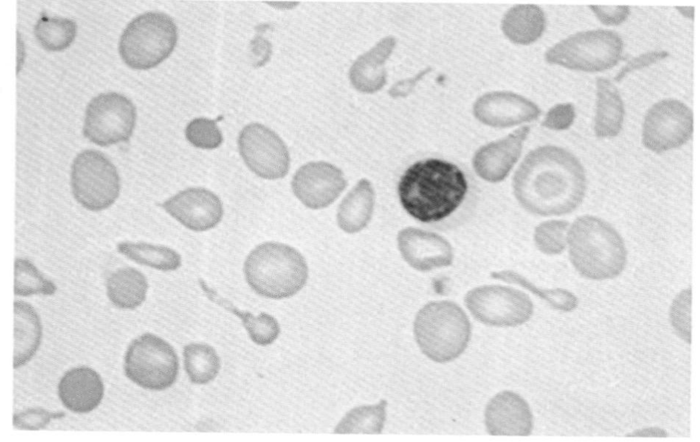

彩图 8-5　**β 地中海贫血**

可见小细胞、低色素性红细胞，类似于严重铁性贫血的红细胞。可见许多椭圆状、泪滴状红细胞

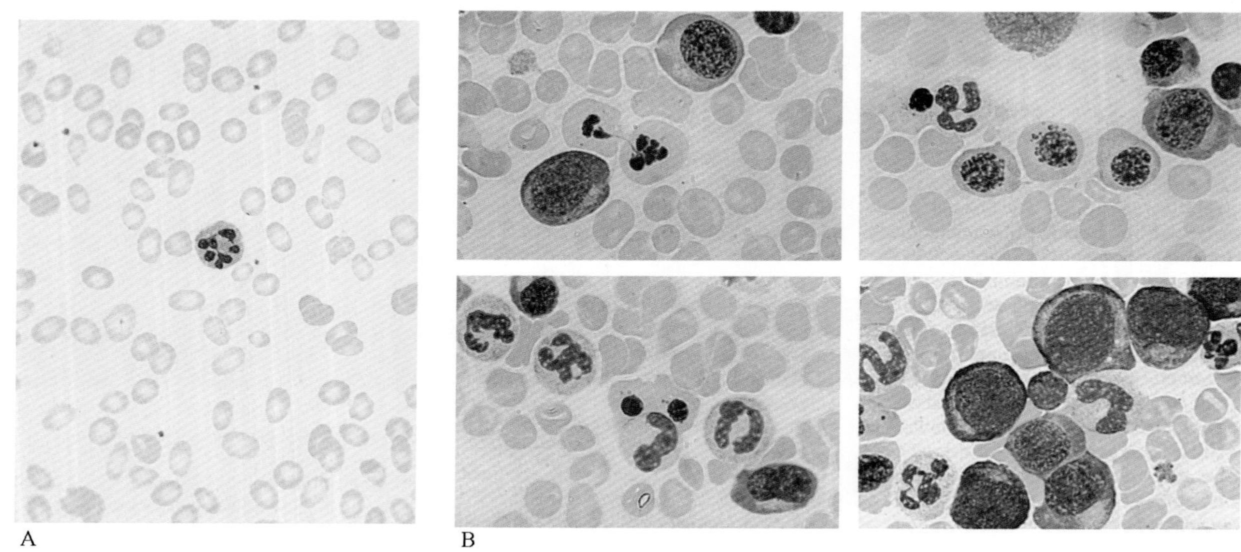

A B

彩图 9-2 A. 外周血中严重的巨幼细胞贫血；B. 骨髓严重的巨幼细胞贫血

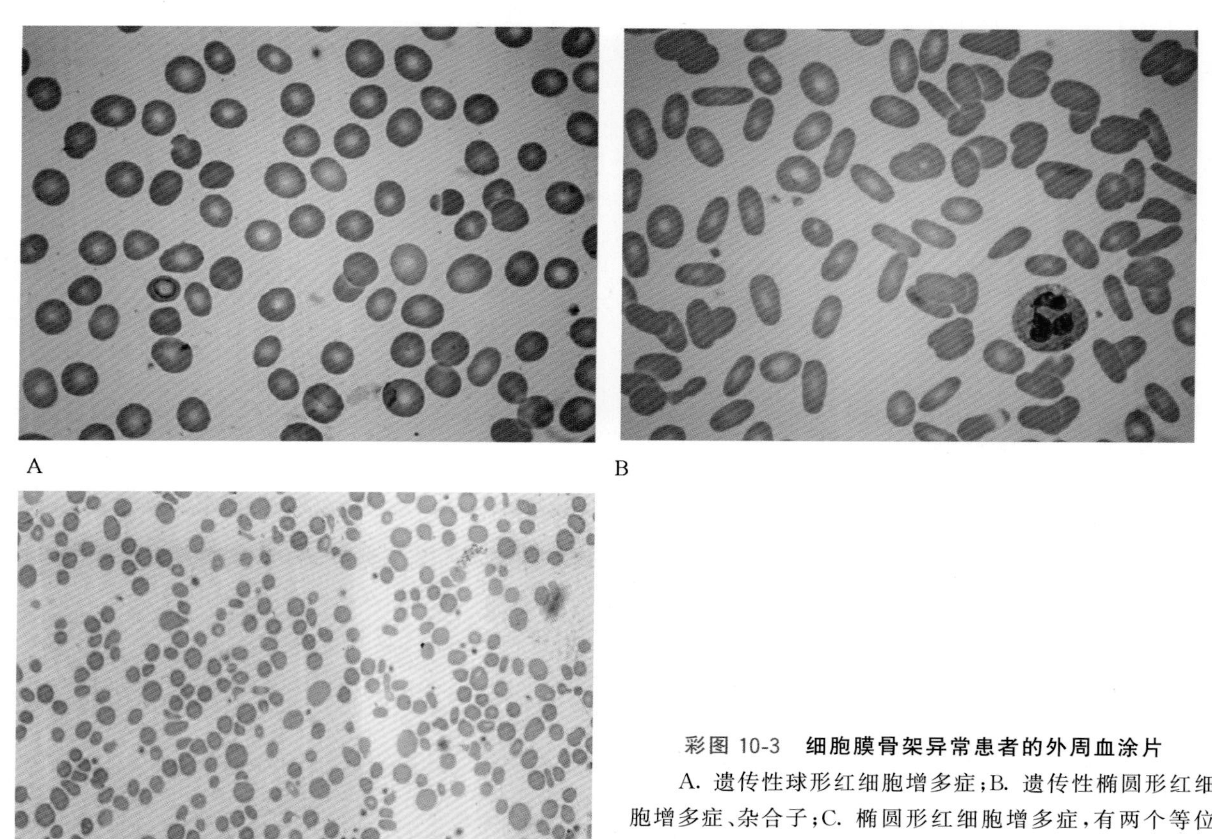

A B C

彩图 10-3 细胞膜骨架异常患者的外周血涂片

A. 遗传性球形红细胞增多症；B. 遗传性椭圆形红细胞增多症、杂合子；C. 椭圆形红细胞增多症，有两个等位基因的 α-血影蛋白基因的突变

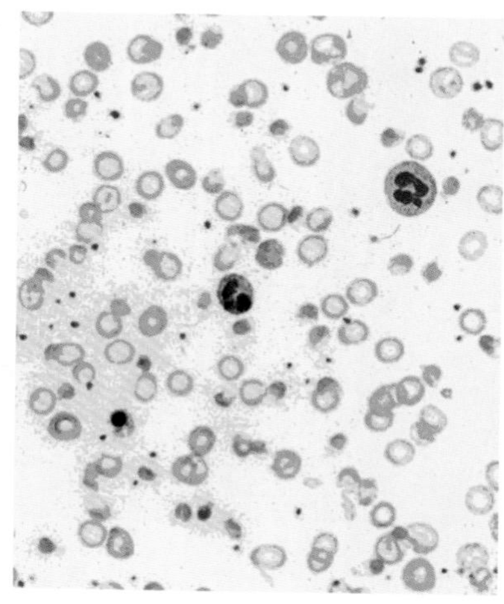

彩图 10-6 5岁 G-6-PD 缺乏症男孩急性蚕豆病的外周血涂片

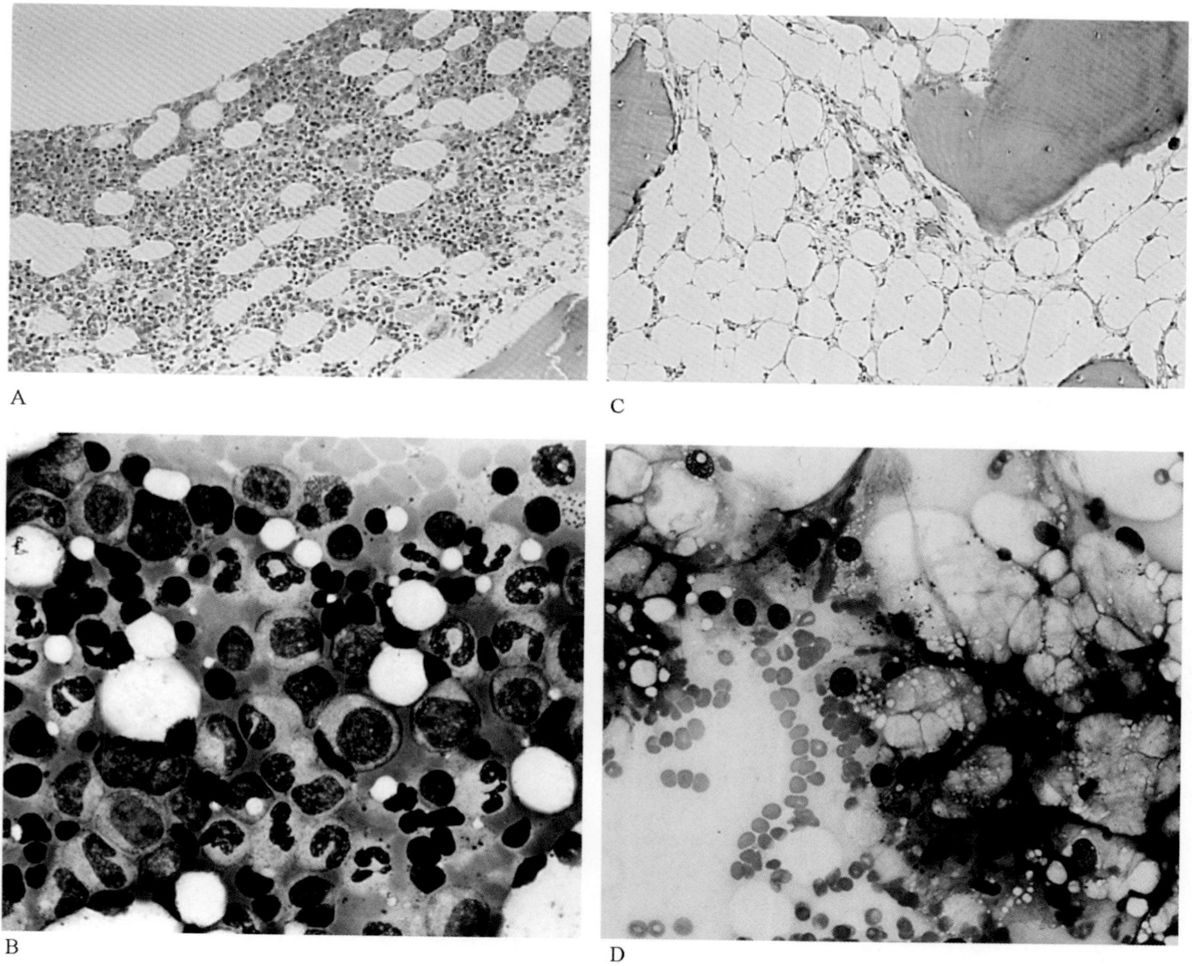

A

C

B

D

彩图 11-1 A. 正常骨髓活检。B. 正常骨髓穿刺涂片。骨髓通常有 30%～70%细胞容量，且髓细胞、红细胞和淋巴样细胞异质性混合。C. 再生障碍性贫血骨髓活检。D. 再生障碍性贫血骨髓涂片。骨髓显示造血组织被脂肪组织和残留的基质和淋巴样细胞所取代

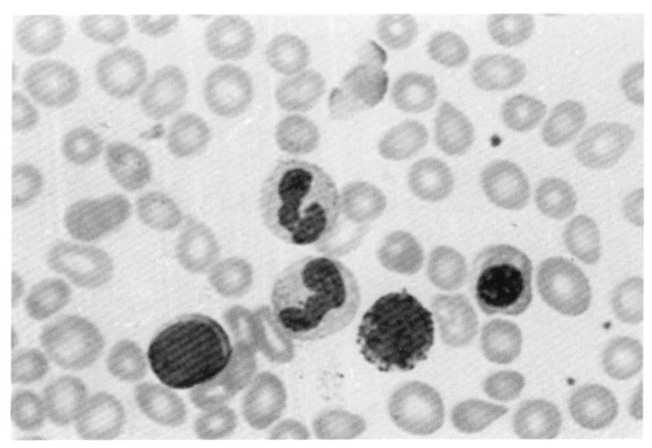

彩图 13-1 **泪珠状红细胞**

泪珠状红细胞表明在通过脾时有膜的损伤，有核红细胞、幼稚的骨髓细胞表明存在髓外造血。这个外周血涂片表明任何原因造成的髓外造血都有关

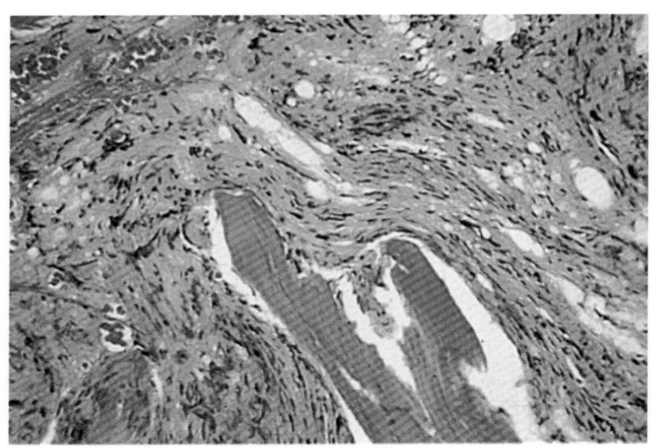

彩图 13-2 **骨髓的一个层面显示了骨髓腔**

骨髓腔被纤维组织所替代，包含了网状蛋白纤维和胶原蛋白。当这种纤维化是原发血液系统疾病时，就被称为骨髓纤维化

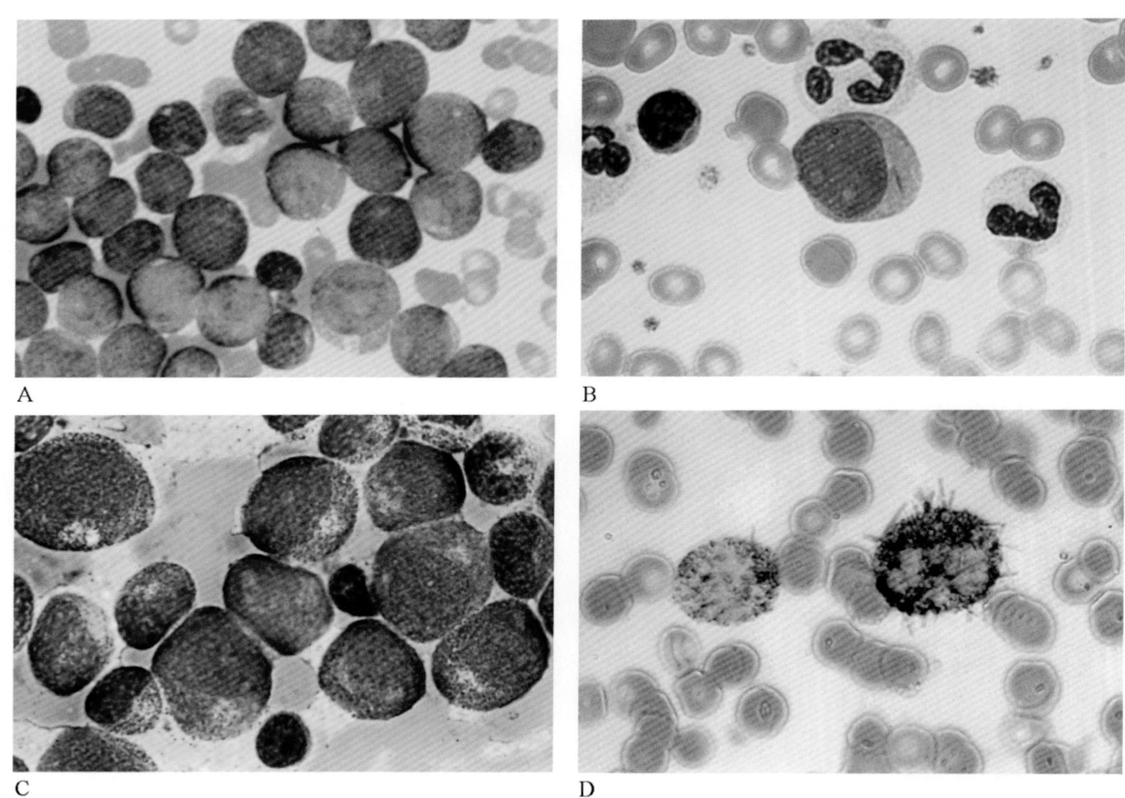

彩图 14-1 **AML 细胞形态**

A. 原始粒细胞群，带有不成熟的染色质，部分细胞中可见核仁，胞质中含有原始颗粒。B. 含有奥氏小体的原始白血病细胞。C. 含有明显的胞质原始颗粒的早幼粒细胞白血病细胞。D. 过氧化物酶染色显示AML 细胞中的颗粒中被染成深蓝色的过氧化物酶

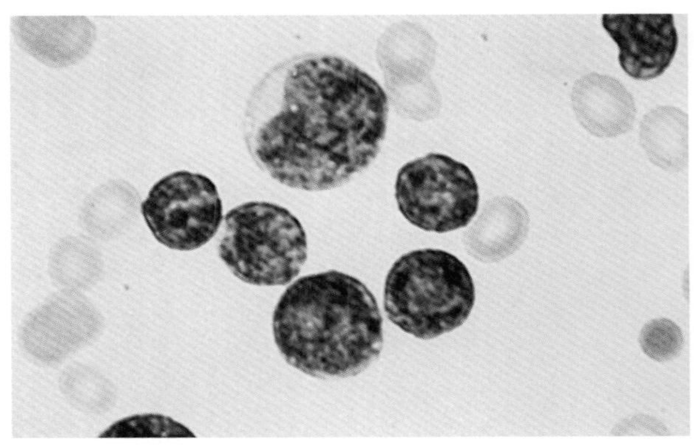

彩图 15-5　**急性淋巴母细胞白血病**

细胞大小不均一，有圆形或缠绕型的细胞核，核质比很高，胞质内颗粒缺乏

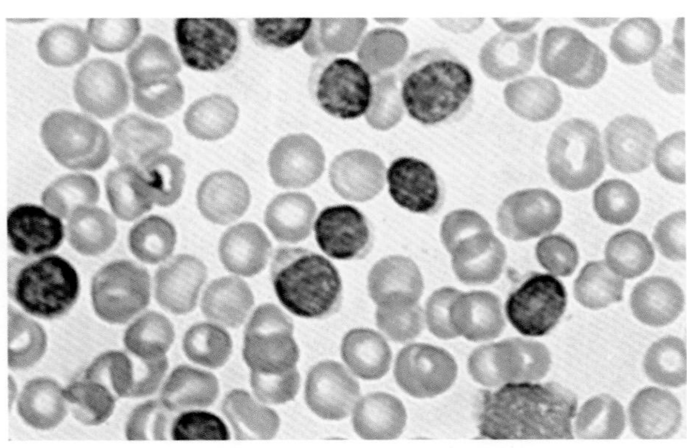

彩图 15-6　**慢性淋巴细胞白血病**

循环白细胞计数因为分化较好、表现正常的小淋巴细胞数量升高而升高。白血病淋巴细胞易碎，因此血涂片上通常有大量的细胞碎片导致视野很脏

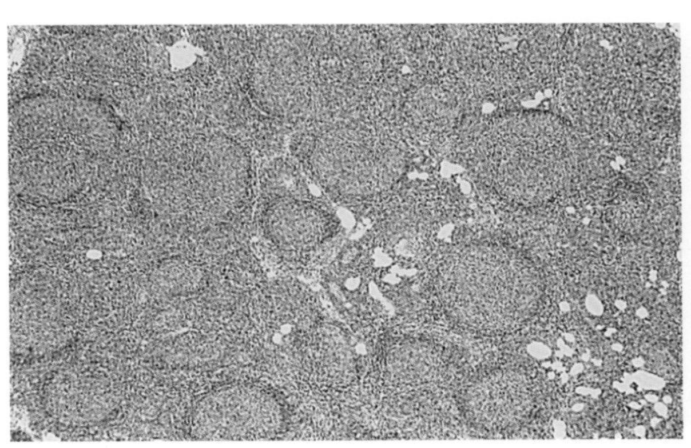

彩图 15-7　**滤泡型淋巴瘤**

正常的淋巴结结构被结节状生长的肿瘤细胞所破坏。结节大小不一，组成为以带有分裂核的小细胞为主，带有泡状染色质和明显核仁的大细胞按不同比例散在分布

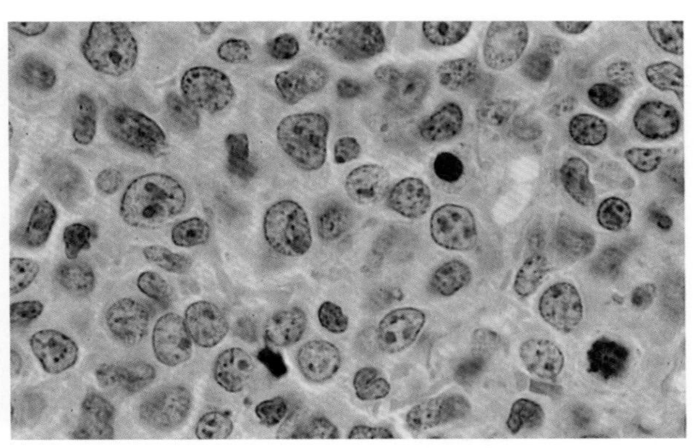

彩图 15-8　**弥漫大 B 细胞淋巴瘤**

肿瘤细胞异型性，主要以大细胞为主，细胞内含泡状的染色体，核仁明显

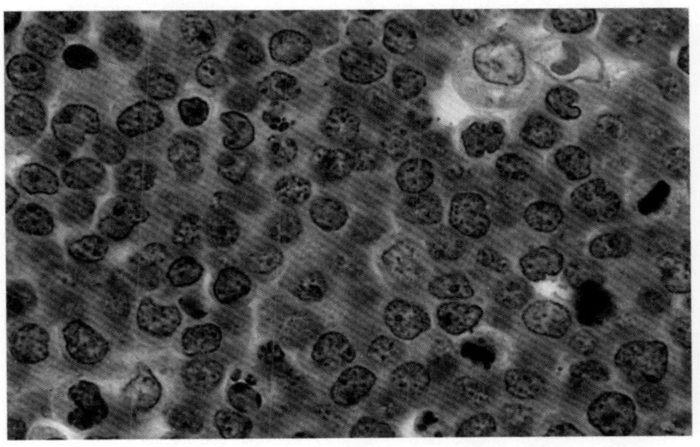

彩图 15-9　**伯基特淋巴瘤**

肿瘤细胞为均一的中等大小的 B 细胞，细胞出现频繁的有丝分裂象，代表细胞处于高度增殖状态。反应性的巨噬细胞分散其中，巨噬细胞白色的胞质分布在蓝染的肿瘤细胞背景中呈现了一种称为满天星的现象

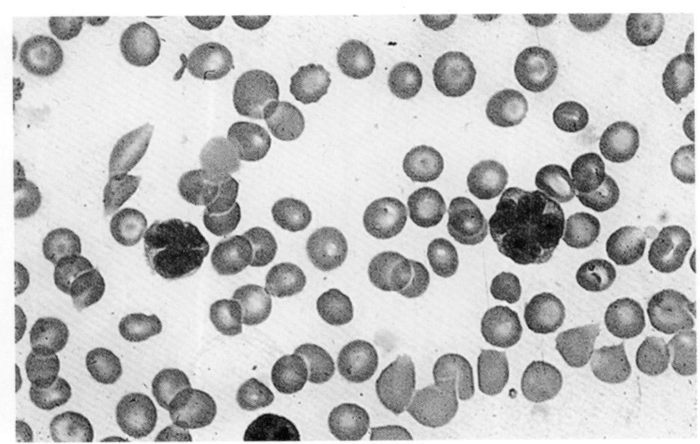

彩图 15-10　**成人 T 细胞白血病/淋巴瘤**

外周血涂片可见典型的花瓣状细胞核的白血病细胞

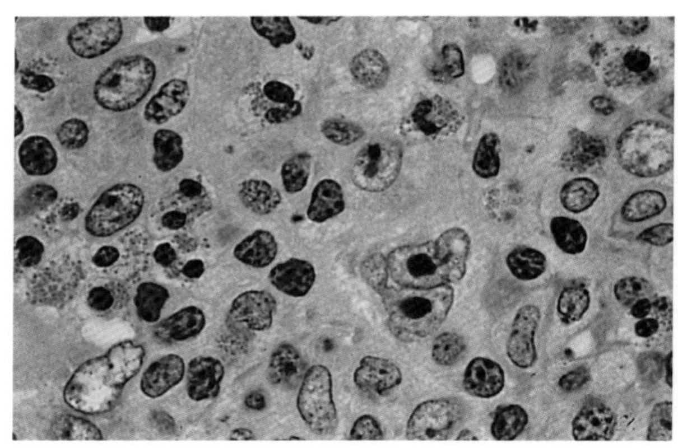

彩图 15-11　**混合细胞型霍奇金淋巴瘤**

Reed-Sternberg 细胞在视野中心附近；其细胞很大，具有二叶核，核仁明显，呈现“鹰眼征”。大多数细胞是正常的淋巴细胞、中性粒细胞和嗜酸性细胞，多形性细胞浸润

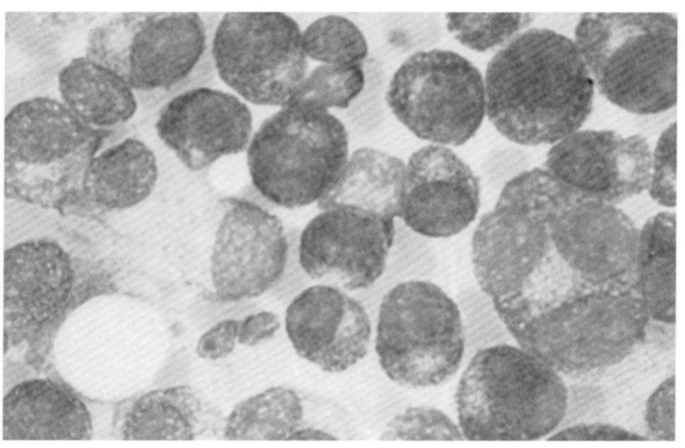

彩图 17-2　**多发性骨髓瘤(骨髓)。**细胞具有浆细胞的特征性形态，圆形或卵圆形的细胞，胞核形状奇特，由粗糙的集群分布的染色体组成，具有浓密的嗜碱性胞质，细胞核周围的空白区包含了高尔基体。可见双核或多核的恶性浆细胞

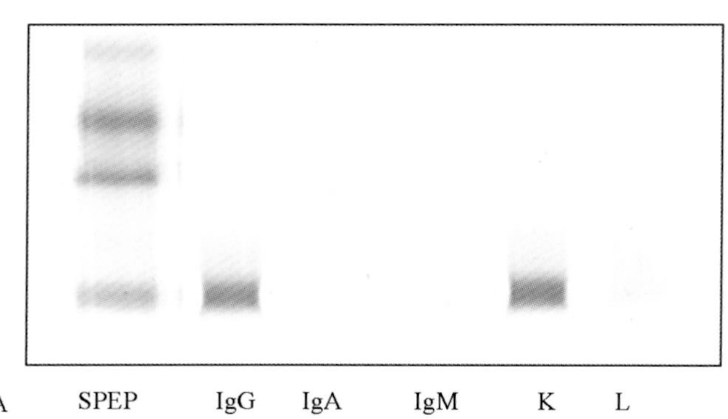

B

彩图 18-3　**AL 淀粉样变性的实验室检查**

A. 此例血清免疫固定电泳显示，IgGκ 型的单克隆蛋白，但一般血清免疫固定电泳是正常的。B. 另一个病人骨髓的部分活检：免疫组化(左)后可见 CD138 抗体(浆细胞高表达蛋白多糖)。中间和右边的图是用荧光标记的探针黏附于 λ、κ 浆细胞内的 mRNA(Ventana 医疗系统)，进行原位杂交染色。SEPE. 血清蛋白电泳(照片由 C. O'Hara 提供)

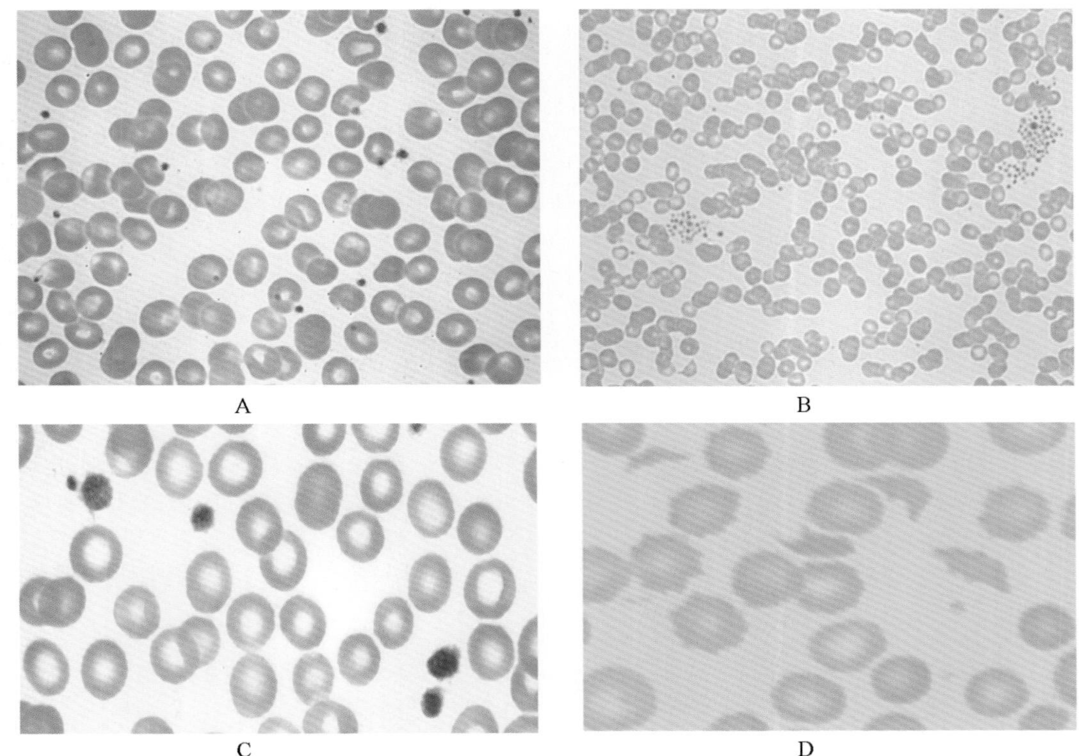

彩图 19-1　**外周血涂片的显微照片**

A. 正常外周血；B. 血小板聚集性血小板减少；C. 在常染色体显性遗传性血小板减少症中异常大的血小板；D. 在微血管病性溶血性贫血中碎裂细胞和血小板减少

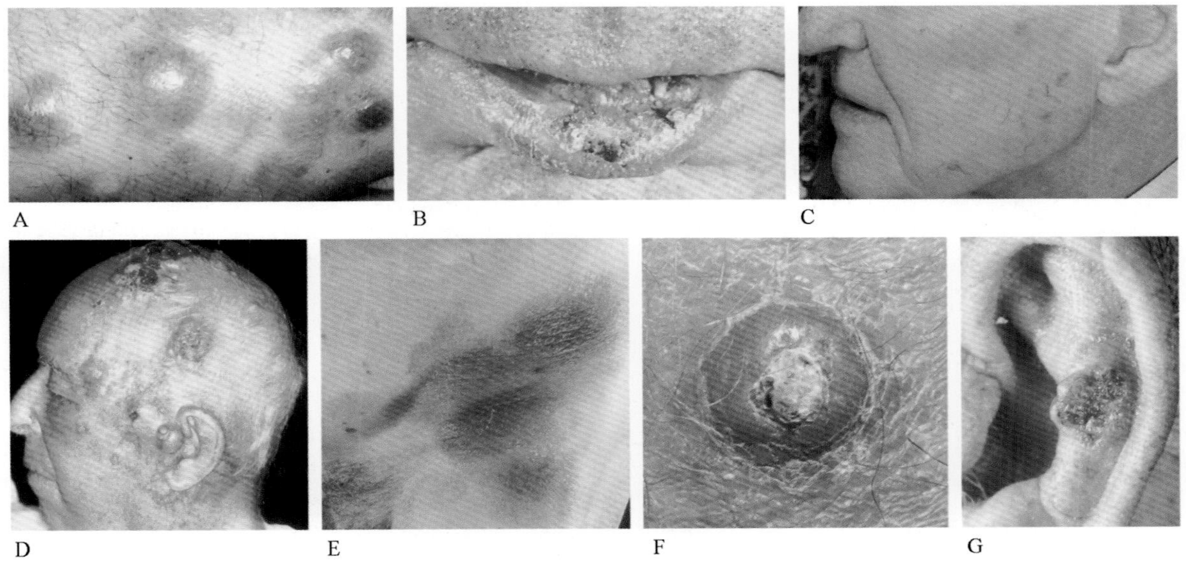

彩图 33-4　**皮肤肿瘤**

A. 非霍奇金淋巴瘤，侵犯到皮肤表现为典型的紫罗兰色，"梅花色"结节。B. 鳞状细胞癌，在这里看到的角化结痂，有点侵蚀斑块在下唇。阳光暴露的皮肤，如头部、颈部、双手和胳膊是典型位置。C. 光化性角化病包括太阳暴露的皮肤过度角化斑疹丘和斑块，在中年到老年人发展，有潜在的恶变转化可能。D. 皮肤转移癌的特征表现为炎症，经常破溃的皮肤结节。E. 蕈样肉芽肿可见于皮肤 T 细胞淋巴瘤和斑块期病变患者可见。F. 角化棘皮瘤表现为一种外生性结节中央角质坏死的低度鳞状细胞癌。G. 基底细胞癌表现为中央溃疡和轧扎的珍珠似的毛细血管扩张肿瘤边界